Hefte zur Unfallheilkunde
Beihefte zur Zeitschrift „Unfallheilkunde/
Traumatology"
Herausgegeben von J. Rehn und L. Schweiberer

153

44. Jahrestagung

der Deutschen Gesellschaft
für Unfallheilkunde e.V.

19. bis 22. November 1980, Berlin

Kongreßthemen: Experimentelle Unfallchirurgie - Chancen und Risiken der Frakturbehandlung - Aufklärung und Dokumentation - Die Behandlung des epiduralen Hämatoms - Erstversorgung von Sehnenverletzungen an Hand und Unterarm - Wie läßt sich die Prognose stumpfer Bauchverletzungen verbessern? - Gelenksteifen, präventive und therapeutische Maßnahmen

---

Kongreßbericht
im Auftrage des Vorstandes zusammengestellt von

J. Probst und A. Pannike

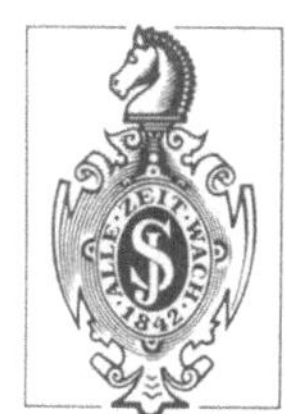

Springer-Verlag
Berlin Heidelberg New York 1981

Reihenherausgeber:

Prof. Dr. Jörg Rehn, Chirurg. Universitätsklinik und Poliklinik der Berufsgenossenschaftlichen Krankenanstalten „Bergmannsheil", Hunscheidstraße 1, 4630 Bochum

Prof. Dr. Leonhard Schweiberer, Direktor der Abteilung für Unfallchirurgie der Chirurgischen Universitätsklinik, 6650 Homburg

Deutsche Gesellschaft für Unfallheilkunde e.V.

Zusammenstellung des Berichts:

Prof. Dr. J. Probst
Ärztlicher Direktor der Berufsgenossenschaftlichen Unfallklinik Murnau
Prof.-Küntscher-Str. 8, 8110 Murnau/Staffelsee

Prof. Dr. A. Pannike
Direktor der Abteilung Traumatologie am Zentrum der Chirurgie der Universität
Theodor-Stern-Kai 7, 6000 Frankfurt/Main

Mit 184 Abbildungen

ISBN-13: 978-3-540-10926-6 e-ISBN-13: 978-3-642-95398-9
DOI: 10.1007/978-3-642-95398-9

CIP-Kurztitelaufnahme der Deutschen Bibliothek. Deutsche Gesellschaft für Unfallheilkunde:
. . . Jahrestagung der Deutschen Gesellschaft für Unfallheilkunde e.V. : Kongressbericht / im Auftr. d. Vorstandes zsgest. - Berlin ; Heidelberg ; New York : Springer. Früher u.d.T.: Deutsche Gesellschaft für Unfallheilkunde, Versicherungs-, Versorgungs- und Verkehrsmedizin: Jahrestagung der Deutschen Gesellschaft für Unfallheilkunde, Versicherungs-, Versorgungs- und Verkehrsmedizin e.V. Titeländerung zwischen 38. 1974 u. 40. 1976. 44. 1980. 19. bis 22. November 1980, Berlin. - 1981.
(Hefte zur Unfallheilkunde ; H. 153)
ISBN 3-540-10926-9 (Berlin, Heidelberg, New York)
ISBN 0-387-10926-9 (New York, Heidelberg, Berlin)

Druck- und Bindearbeiten: Beltz Offsetdruckerei, Hemsbach/Bergstr.
2124/3140-5 4 3 2 1 0

Inhaltsverzeichnis

Referentenverzeichnis

Ahlers, J., Dr.; Abteilung für Unfallchirurgie, Chirurgische Universitätsklinik, Langenbeckstr. 1, D-6500 Mainz

Albers, W., Dr.; Habergasse 22, D-8600 Bamberg

Arens, W., Dr.; Ärztlicher Direktor der BG-Unfallklinik, Pfennigsweg 13, D-6700 Ludwigshafen

Bartsch, H., Dr.; Oberarzt der Abteilung für Orthopädie und Traumatologie, Krankenhaus Am Urban, Dieffenbachstr. 1, D-1000 Berlin 61

Bethke, R.O., Dr.; Oberarzt der Unfallchirurgischen Klinik im Klinikum der Universität Heidelberg, Theodor-Kutzer-Ufer, D-6800 Mannheim

Biemer, E., Priv.-Doz. Dr.; Chirurgische Klinik und Poliklinik der Technischen Universität, Abteilung für Plastische- und Wiederherstellungschirurgie, München, Ismaninger Str. 22, D-8000 München 80

Blauth, W., Prof. Dr.; Direktor der Orthopädischen Universitätsklinik, Klaus-Groth-Platz 4, D-2300 Kiel

Blümel, G., Prof. Dr.; Direktor des Instituts für Experimentelle Chirurgie der Technischen Universität, Ismaninger Str. 22, D-8000 München 80

Böhm, E., Dr.; Pathologisches Institut der Bergbau-BG, Krankenanstalten „Bergmannsheil", Hunscheidtstr. 1, D-4360 Bochum

Braun, A., Dr.; Orthopädische Klinik und Poliklinik der Universität, Schlierbacher Landstr. 200 a, D-6900 Heidelberg

Braune, T., Dr.; Orthopädische Klinik der Freien Universität im Oskar-Helene-Heim, Clayallee 229, D-1000 Berlin 33

Breyer, H.-G., Dr.; Abteilung für Unfall- und Wiederherstellungschirurgie im Klinikum Steglitz der FU, Hindenburgdamm 30, D-1000 Berlin 45

Brückner, W.L., Prof. Dr.; Ltd. Oberarzt der Chirurgischen Poliklinik der Universität, Pettenkoferstr. 8 a, D-8000 München 2

Brüggemann, H., Dr.; Unfallchirurgische Klinik der Medizinischen Hochschule, Karl-Wiechert-Allee 9, D-3000 Hannover 61

Buhl, D., Dr.; Kinderchirurgische Klinik der Universität, Lindwurmstr. 4, D-8000 München 2

Burri, C., Prof. Dr.; Leiter der Abteilung für Unfallchirurgie, Department für Chirurgie der Universität, Steinhövelstr. 9, D-7900 Ulm/Donau

Bushe, K.A., Prof. Dr.; Direktor der Neurochirurgischen Klinik und Poliklinik der Universität, Josef-Schneider-Str. 11, D-8700 Würzburg

Charlet, H.U., Dr.; Unfallchirurgische Abteilung des Friederikenstiftes, Humboldtstr. 5, D-3000 Hannover 1

Dallek, M., Dr.; Universitäts-Krankenhaus Eppendorf, Chirurgische Klinik, Martinistr. 52, D-2000 Hamburg 20

Decker, S., Priv.-Doz. Dr.; Chirurgische Universitätsklinik und Poliklinik der Berufsgenossenschaftl. Krankenanstalten „Bergmannsheil", Hunscheidtstr. 1, D-4630 Bochum

Dieterich, H.J., Dr.; Universitätsklinikum der Gesamthochschule, Abteilung für Unfallchirurgie, Hufelandstr. 55, D-4300 Essen 1

Dietrich, F.E., Dr.; Leiter der Abteilung für Handchirurgie u. Plastische Chirurgie der Chir. Universitätsklinik und Poliklinik der Berufsgenossenschaftl. Krankenanstalten „Bergmannsheil", Hunscheidtstr. 1, D-4630 Bochum

Dittel, K.K., Dr.; Berufsgenossenschaftliche Unfallklinik, Rosenauer Weg 95, D-7400 Tübingen

Dölle, H., Dr.; Diakoniekrankenhaus, Chirurgische Abteilung, D-2130 Rotenburg

Domres, B., Priv.-Doz. Dr.; Chirurgische Universitätsklinik, Calwer Str. 7, D-7400 Tübingen

Draenert, K., Dr.; Oberarzt der Orthopädischen Klinik und Poliklinik rechts der Isar der Technischen Universität, Ismaninger Str. 22, D-8000 München 80

Draenert, Y., Dr.; Orthopädische Klinik und Poliklinik rechts der Isar der Technischen Universität, Ismaninger Str. 22, D-8000 München 80

Drutschmann, J., Dr.; Unfallchirurgische Klinik der Medizinischen Hochschule, Karl-Wiechert-Allee 9, D-3000 Hannover 61

Duspiva, W., Priv.-Doz. Dr.; Abteilung für Plastische- und Wiederherstellungschirurgie der Technischen Universität, Ismaninger Str. 22, D-8000 München 80

Ecke, H., Prof. Dr.; Leitender Arzt der Unfallchirurgischen Abteilung der Chirurgischen Universitätsklinik, Klinikstr. 37, D-6300 Gießen

Eggers, D., Dr.; Abteilung für Unfallchirurgie, Plastische- und Wiederherstellungschirurgie der Universität, Steinhövelstr. 9, D-7900 Ulm/Donau

Egkher, E., Dr.; II. Universitätsklinik für Unfallchirurgie, Spitalgasse 23, A-1097 Wien

Eitel, F., Dr.; Universitätsklinik Homburg, Unfallchirurgische Abteilung, D-6650 Homburg/Saar

Enes-Gaiao, F., Dr.; Abteilung für Unfallchirurgie und Wiederherstellungschirurgie, Klinikum Steglitz der Freien Universität, Hindenburgdamm 30, D-1000 Berlin 45

Epping, W., Dr.; Leitender Arzt der Handchirurgischen Abt. des Allgemeinen Krankenhauses Wandsbek, D-2000 Hamburg 70

Erhardt, W., Dr.; Institut für Experimentelle Chirurgie der Technischen Universität, Ismaninger Str. 22, D-8000 München 80

Fabricius, K., Dr.; Oberarzt am Zentrallabor des Stadtkrankenhauses, D-6050 Offenbach

Faensen, M., Dr.; Abt. für Unfall- und Wiederherstellungschirurgie, Klinikum Steglitz der Freien Universität, Hindenburgdamm 30, D-1000 Berlin 45

Fasol, P., Univ.-Doz. Dr.; II. Universitätklinik für Unfallchirurgie, Spitalgasse 23, A-1097 Wien

Förster, W., Dr.; Oberarzt der Abteilung für Handchirurgie, Plastische- und Wiederherstellungschirurgie der Unfallklinik des Friederikenstiftes, Marienstr. 37, D-3000 Hannover 1

Franzki, H., Dr. jur.; Präsident des Oberlandesgerichtes Celle, Schloßplatz 2, D-3100 Celle

Friedebold, G., Prof. Dr.; Direktor der Orthopädischen Klinik und Poliklinik der Freien Universität im Oskar-Helene-Heim, Clayallee 220, D-1000 Berlin 33

Friedrich, B., Prof. Dr.; Direktor der Unfallchirurgie, Zentralkrankenhaus, St.-Jürgen-Str., D-2800 Bremen

Fritsche, H., Dr.; Institut für Experimentelle Chirurgie der Technischen Universität, Ismaninger Str. 22, D-8000 München 80

Gadzaly, D., Dr.; Leitender Arzt der Handchirurgischen Abteilung, Plastische- und Wiederherstellungschirurgie der Unfallklinik des Friederikenstiftes, Marienstr. 37, 3000 Hannover 1

Galle, P., Dr.; II. Univ.-Klinik für Unfallchirurgie, Spitalgasse 23, A-1097 Wien

Garbe, G., Dr.; Oberarzt der Unfallchirurgischen Abteilung des Friederikenstiftes, Humboldtstr. 5, D-3000 Hannover 1

Garde, U., Dr.; Unfall- und Chirurgische Klinik, Münsterstr. 240, D-4600 Dortmund 1

Geldmacher, J., Prof. Dr.; Leitender Arzt der Abteilung für Handchirurgie und Plastische Chirurgie der Chirurgischen Universitätsklinik, Krankenhausstr. 12, D-8520 Erlangen

Gerngroß, H., Dr.; Unfallchirurgische Abteilung, Department für Chirurgie der Universität, Steinhövelstr. 9, D-7900 Ulm/Donau

Giebel, B., Dr.; Unfallchirurgische Klinik der Medizinischen Hochschule, Karl-Wiechert-Allee 9, D-3000 Hannover 61

Gluck, H., Dr.; Berufsgenossenschaftliche Unfallklinik, Pfennigstr. 13, D-6700 Ludwigshafen

Gördes, W., Priv.-Doz. Dr.; Orthopädische Abteilung des Bundeswehrkrankenhauses, D-8000 München

Gotzen, L., Dr.; Unfallchirurgische Klinik der Medizinischen Hochschule, Karl-Wiechert-Allee 9, D-3000 Hannover 61

Grewe, H.E., Prof. Dr.; Chefarzt der Chirurgischen Klinik der Städtischen Krankenanstalten, Natruper-Tor-Wall 1, D-4500 Osnabrück

Grönninger, J., Dr.; Chirurgische Universitätsklinik, Langenbeckstr. 1, D-6500 Mainz 1

Groher, W., Prof. Dr.; Orthopädische Klinik und Poliklinik der Freien Universität im Oskar-Helene-Heim, Clayallee 229, D-1000 Berlin 33

Haas, N., Dr.; Unfallchirurgische Klinik der Medizinischen Hochschule, Karl-Wiechert-Allee 9, D-3000 Hannover 61

Härle, A., Dr.; Orthopädische Universitätsklinik, Hüfferstr. 27, D-4400 Münster

Hahne, H., Dr.; Unfallchirurgische Abteilung des St. Josef-Krankenhauses, Bäumerplan 24, D-1000 Berlin 42

Harnacke, E.G., Dr.; Berufsgenossenschaftliche Unfallklinik, Großenbaumer Allee 250, D-4100 Duisburg 28

Hasert, H., Dr.; Chirurgische Universitätsklinik und Poliklinik der Berufsgenossenschaftl. Krankenanstalten „Bergmannsheil", Hunscheidtstr. 1, D-4630 Bochum

Havemann, D., Prof. Dr.; Leiter der Abteilung Unfallchirurgie, Zentrum Operative Medizin I der Universität, Hospitalstr. 40, D-2300 Kiel

Hax, P.M., Dr.; Berufsgenossenschaftl. Unfallklinik Duisburg-Buchholz, Großenbaumer Allee 250, D-4100 Duisburg 28

Hecker, Ch.W., Prof. Dr.; Direktor der Kinderchirurgischen Klinik der Universität, Lindwurmstr. 4, D-8000 München 2

Heine, W.-D., Prof. Dr.; Pathologisches Institut Leopodinakrankenhaus der Stadt Schweinfurt, Gustav-Adolf-Straße, D-8720 Schweinfurt

Heisel, J., Dr.; Berufsgenossenschaftliche Unfallklinik, D-6700 Ludwigshafen

Heiss, J., Dr.; Chirurgische Klinik und Poliklinik der Technischen Universität, Ismaninger Str. 22, D-8000 München 80

Helbig, B., Dr.; Orthopädische Universitätsklinik, Klaus-Groth-Platz 4, D-2300 Kiel

Hempel, D., Dr.; Oberarzt der II. Chirurgie des Allgem. Krankenhauses Barmbek, Rübenkamp 148, D-2000 Hamburg 60

Hendrich, V., Dr.; Chirurgische Universitätsklinik, Abteilung Unfallchirurgie, Hugstetter Str. 55, D-7800 Freiburg

Hepp, R., Dr.; Orthopädische Universitätsklinik, Klaus-Groth-Platz 4, D-2300 Kiel

Hertel, P., Prof. Dr.; Abtl. Unfallchirurgie, Chirurgische Universitätsklinik, D-6650 Homburg/Saar

Hess, H., Prof. Dr.; Chefarzt der Orthopädischen Abteilung Elisabeth-Klinik, Kapuzinerstr. 4, D-6630 Saarlouis

Heusgen, J., Dr.; Berufsgenossenschaftliche Unfallklinik, Großenbaumer Allee 250, D-4100 Duisburg 28

Heymann, H., Prof. Dr.; Direktor der Klinik für Allgemeinchirurgie der Medizinischen Hochschule im Krankenhaus Oststadt, Podbielskistr. 380, D-3000 Hannover 51

Hierholzer, G., Prof. Dr.; Ärztlicher Direktor der Berufsgenossenschaftlichen Unfallklinik, Großenbaumer Allee 250, D-4100 Duisburg 28

Hierholzer, S., Dr.; Berufsgenossenschaftliche Unfallklinik, Großenbaumer Allee 250, D-4100 Duisburg 28

Holschneider, A.M., Dr.; Kinderchirurgische Klinik der Universität, Lindwurmstr. 4, D-8000 München 2

Holz, P.J., Priv.-Doz. Dr.; Berufsgenossenschaftliche Unfallklinik, Rosenauer Weg 95, D-7400 Tübingen

Holzrichter, D., Dr.; Universitäts-Krankenhaus Eppendorf, Chirurgische Klinik, Martinistr. 52, D-2000 Hamburg 20

Hofstetter, H., Dr.; Zentrum für Chirurgie am Klinikum der Justus Liebig-Universität, Klinikstr. 29, D-6300 Gießen

Hörster, G., Dr.; Berufsgenossenschaftliche Unfallklinik, Großenbaumer Allee 250, D-4100 Duisburg 28

Imig, H., Priv.-Doz. Dr.; Oberarzt der Chirurgischen Univ.-Klinik, Abtl. Unfallchirurgie, Joseph-Stelzmann-Str. 9, D-5000 Köln

Jäger, M., Prof. Dr.; Oberarzt der Staatl. Orthopädischen Klinik, Harlachinger Str. 51, D-8000 München 90

Jänicke-Lorenz, J., San. Rat, Dr.; Zentrale Tierlaboratorien der Freien Universität, Krahmerstr. 6, D-1000 Berlin 45

Johner, R., Dr.; Oberarzt am Hopital Cantonal, CH-1700 Fribourg

Jungbluth, G., Prof. Dr.; Direktor der Unfallchirurgischen Abteilung des Univ.-Krankenhauses Eppendorf, Martinistr. 52, D-2000 Hamburg 20

Junker, Gr., Dr.; Abteilung für Unfall- und Wiederherstellungschirurgie des Allgemeinen Krankenhauses St. Georg, Lohmühlenstr. 5, D-2000 Hamburg 1

Kastner, E., Dr.; Chirurgische Poliklinik d. Universität, Pettenkoferstr. 8 a, D-8000 München 2

Keyl, M., Prof. Dr.; Staatl. Orthopädische Klinik, Harlachinger Str. 51, D-8000 München 90

Kieninger, G., Prof. Dr.; Chirurgische Universitätsklinik, Calwer Str. 7, D-7400 Tübingen

Kinzel, L., Dr.; Abteilung für Unfallchirurgie, Plastische und Wiederherstellungschirurgie der Universität, Steinhövelstr. 9, D-7900 Ulm/Donau

Kirchner, R., Dr.; Klinikum der Albert-Ludwig-Universität, Zentrum Radiologie, Hugstetter Str. 55, D-7800 Freiburg

Kirschner, P., Prof. Dr.; Abteilung für Unfallchirurgie, Chirurgische Universitätsklinik, Langenbeckstr. 1, D-6500 Mainz

Klapp, F., Priv.-Doz. Dr.; Abteilung für Unfallchirurgie, Chirurgische Universitätsklinik, D-6650 Homburg/Saar

Klaue, E., Prof. Dr.; Oberarzt der Chirurgischen Universitätsklinik und Poliklinik, Josef-Schneider-Str. 2, D-8700 Würzburg

Kleining, R., Dr.; Berufsgenossenschaftliche Unfallklinik, Großenbaumer Allee 250, D-4100 Duisburg 28

Kleinschmidt, J., Dr.; Chirurgische Poliklinik der Universität, Pettenkoferstr. 8 a, D-8000 München 2

Klemm, K., Dr.; Leitender Arzt der Abteilung für posttraumatische Osteomyelitis der BG-Unfallklinik, Friedberger Landstr. 430, D-6000 Frankfurt 60

Komitowski, D., Priv.-Doz. Dr.; Institut für experimentelle Pathologie, Deutsche Krebsforschungsgesellschaft, Am Neuenheimer Feld 280, D-6900 Heidelberg

Konradt, J., Dr.; Unfallchirurgische Abtl. des Klinikum der Freien Universität, Hindenburgdamm 30, D-1000 Berlin 45

Kraeft, H., Dr.; Kinderchirurgische Klinik der Universität, Lindwurmstr. 4, D-8000 München 2

Kramer, S., Dr.; Direktor der Unfall- u. Chirurgischen Klinik, Münsterstr. 240, D-4600 Dortmund

Kratzat, R., Dr.; Orthopäd. Klinik u. Poliklinik Heidelberg, D-6900 Heidelberg

Krimm, A., Dr.; Berufsgenossenschaftliche Unfallklinik, Prof.-Küntscher-Str. 8, D-8110 Murnau/Staffelsee

Kühnke, A., Dr.; Universitäts-Krankenhaus Eppendorf, Chirurgische Klinik, Martinistr. 52, D-2000 Hamburg 20

Küpper, W., Dr.; Chefarzt der Unfallchirurgischen Klinik der Städtischen Krankenanstalten Bielefeld-Mitte, Oelmühlenstr. 26, D-4800 Bielefeld

Küsswetter, W., Priv.-Doz. Dr.; Orthopädische Klinik, König-Ludwig-Haus, Brettreichstr. 11, D-8700 Würzburg

Küster, H.H., Dr.; Orthopädische Universitätsklinik, Schlierbacher Landstr. 200 a, D-6900 Heidelberg 1

Kuhlendahl, H., Prof. Dr.; Em. Direktor der Neurochirurgischen Universitätsklinik Düsseldorf, Moorenstr. 5, D-4000 Düsseldorf

Kuner, E.H., Prof. Dr.; Ärztlicher Direktor der Unfallchirurgischen Abteilung der Chirurgischen Universitätsklinik, Hugstetter Str. 55, D-7800 Freiburg

Kunze, K., Dr.; Zentrum für Chirurgie am Klinikum der Justus Liebig-Universität, Klinikstr. 29, D-6300 Gießen

Lack, G., Dr.; Chirurgische Klinik im Klinikum Mannheim der Universität Heidelberg, Theodor-Kutzer-Ufer, D-6800 Mannheim

Langendorff, H.-U., Dr.; Unfallchirurgische Abteilung des Universitätskrankenhauses Eppendorf, Martinistr. 52, D-2000 Hamburg 20

Lanz, U., Priv-Doz. Dr.; Chirurgische Universitätsklinik, Josef-Schneider-Str. 11, D-8700 Würzburg

Laufs, A., Prof. Dr. jur.; Direktor des Instituts für geschichtliche Rechtswissenschaft, Grabengasse 1, D-6900 Heidelberg

Laumann, U., Dr.; Orthopädische Universitätsklinik, Hüfferstr. 27, D-4400 Münster

Leitz, G., Prof. Dr.; Leitender Arzt der Klinik für Orthopädie und Unfallchirurgie, Dr. Baumann e.V., Alexanderstr. 5–7 a, D-7000 Stuttgart

Lies, A., Dr.; Chirurgische Univ.-Klinik und Poliklinik der Berufsgenossenschaftl. Krankenanstalten „Bergmannsheil", Hunscheidtstr. 1, D-4630 Bochum

Lorenz, R., Dr.; Veterinär-Anatomie, Histologie und Embryologie der Freien Universität, Koserstr. 20, D-1000 Berlin 33

Lütjohann, U., Dr.; Abtl. für Unfall- und Wiederherstellungschirurgie AK St. Georg, Lohmühlenstr. 5, D-2000 Hamburg 1

Maatz, R., Prof. Dr.; Spindelmühler Weg 22, D-1000 Berlin 45

Madus, S., Dr.; Universitäts-Krankenhaus Eppendorf, Chirurgische Klinik, Martinistr. 52, D-2000 Hamburg 20

Mann, M., Dr.; Orthopädische Universitätsklinik, Klaus-Groth-Platz 4, D-2300 Kiel

Mathias, K., Priv.-Doz. Dr.; Klinikum der Albert-Ludwigs-Universität, Zentrum Radiologie, Hugstetter Str. 55, D-7800 Freiburg

Martinek, H., Univ.-Doz. Dr.; II. Universitätsklinik für Unfallchirurgie, Spitalgasse 23, A-1097 Wien

Meeder, P.J., Dr.; Berufsgenossenschaftliche Unfallklinik, Rosenauer Weg 95, D-7400 Tübingen

Meiss, L., Dr.; Universitätskrankenhaus Eppendorf, Chirurgische Klinik, Martinistr. 52, D-2000 Hamburg 20

Michelbach, B., Dr.; Orthopädische Universitätsklinik Heidelberg-Schlierbach, D-6900 Heidelberg

Mockwitz, J., Dr.; Oberarzt der Berufsgenossenschaftlichen Unfallklinik, Friedberger Landstr. 430, D-6000 Frankfurt 60

Müller, K.H., Dr.; Chirurgische Universitätsklinik und Poliklinik der BG-Krankenanstalten „Bergmannsheil", Hunscheidtstr. 1, D-4630 Bochum

Muhr, G., Prof. Dr.; Oberarzt der Unfallchirurgischen Klinik, Medizinische Hochschule, Karl-Wiechert-Allee 9, D-3000 Hannover 61

Neugebauer, W., Dr.; Chirurgische Klinik und Poliklinik der Universität, Calwer Str. 7, D-7400 Tübingen

Nonnemann, H.C., Prof. Dr.; Leitender Arzt der Unfallchirurgischen Abteilung des St.-Joseph-Krankenhauses, Bäumerplan 24, D-1000 Berlin 42

Oestern, H.J., Dr.; Unfallchirurgische Klinik, Medizinische Hochschule, Karl-Wiechert-Allee 9, D-3000 Hannover 61

Pasch, B., Dr.; Hygiene-Institut der Universität, D-6900 Heidelberg

Paschmeyer, H., Dr.; Leitender Arzt der Abteilung für Hand- und plastisch-wiederherstellende Chirurgie, Roland-Klinik, D-2800 Bremen

Peiper, H.J., Prof. Dr.; Direktor der Allg.-Chirurg. Universitätsklinik und Poliklinik, Robert-Koch-Str. 40, D-3400 Göttingen

Petracic, B., Dr. Dr.; Unfallchirurgische Abteilung, Krankenhaus Evang. Stift St. Martin, Johannes-Müller-Str. 7, D-5400 Koblenz 1

Pfister, U., Dr.; Berufsgenossenschaftliche Unfallklinik, Rosenauer Weg 95, D-7400 Tübingen

Plaue, R., Prof. Dr.; Direktor der Unfallchirurgischen Klinik im Klinikum Mannheim der Universität Heidelberg, Theodor-Kutzer-Ufer, D-6800 Mannheim

Ponhold, H., Dr.; Universitätsklinik für Chirurgie Graz, Department für Unfallchirurgie, A-8036 Graz

Posalaky, J., Dr.; Zentrum für Chirurgie am Klinikum der Justus Liebig-Universität, Klinikstr. 29, D-6300 Gießen

Probst, J., Prof. Dr.; Ärztlicher Direktor der BG-Unfallklinik, Prof.-Küntscher-Str. 8, D-8110 Murnau/Staffelsee

Proschka, G.W., Prof. Dr.; Chirurgische Klinik der Technischen Universität, Ismaninger Str. 22, D-8000 München 80

Raaymakers, E., Dr.; Universitätsklinik für Chirurgie, Grimburgwall 10, NL-Amsterdam

Rahmanzadeh, R., Prof. Dr.; Direktor der Abteilung f. Unfall- und Wiederherstellungschirurgie im Klinikum Steglitz der Freien Universität, Hindenburgdamm 30, D-1000 Berlin 45

Rahmel, R., Dr.; Leitender Arzt der Abtl. für Unfall-, Hand- und Wiederherstellungschirurgie, D-5090 Leverkusen

Raute, M., Dr.; Chirurgische Klinik im Klinikum Mannheim der Universität Heidelberg, Theodor-Kutzer-Ufer, D-6800 Mannheim

Rauterberg, K., Dr.; Orthopädische Universitätsklinik, Schlierbacher Landstr. 200 a, D-6900 Heidelberg 1

Reichmann, W., Prof. Dr.; Chirurgische Universitätsklinik, Abteilung Unfallchirurgie, Joseph-Stelzmann-Str. 9, D-5000 Köln

Reill, P., Dr.; Leitender Arzt der Handchirurgischen Abteilung der BG-Unfallklinik, Rosenauer Weg 95, D-7400 Tübingen

Reschauer, R., Dr.; Universitätsklinik für Chirurgie Graz, Department für Unfallchirurgie, A-8036 Graz

Rogge, M.; Leit. Krankengymnastin, Orthopädische Universitätsklinik, Klaus-Groth-Platz 4, D-2300 Kiel

Rudolph, H., Dr.; Chefarzt, Chirurgische Abteilung II, Diakonie-Krankenhaus, Postfach, D-2130 Rotenburg/Wümme

Rüdigier, J., Dr.; Abteilung für Unfallchirurgie, Chirurgische Universitätsklinik, Langenbeckstr. 1, D-6500 Mainz

Rüter, A., Prof. Dr.; Oberarzt der Unfallchirurgischen Abteilung, Department für Chirurgie der Universität, Steinhövelstr. 9, D-7900 Ulm/Donau

Sadr, J., Dr.; Unfall- und Chirurgische Klinik, Münsterstr. 240, D-4600 Dortmund 1

Schäfer, A., Dr.; Abteilung für Unfallchirurgie, plastische und Wiederherstellungschirurgie der Universität, Steinhövelstr. 9, D-7900 Ulm/Donau

Scheuer, I., Dr.; Chirurg. Univ.-Klinik u. Poliklinik, Berufsgenossenschaftliche Krankenanstalten „Bergmannsheil", Hunscheidtstr. 1, D-4630 Bochum

Schlegel, K.-F., Prof. Dr.; Direktor der Orthopädischen Klinik und Poliklinik, Universitätsklinikum, Hufelandstr. 55, D-4300 Essen 1

Schmidt, J.M., Dr.; Staatl. Orthopädische Klinik, Harlachinger Str. 51, D-8000 München 90

Schmit-Neuerburg, K.P., Prof. Dr.; Direktor der Abteilung für Unfallchirurgie, Universitätsklinikum, Hufelandstr. 55, D-4300 Essen 1

Schmüling, F., Dr.; Abteilung für Unfallchirurgie, Universitätsklinikum, Hufelandstr. 55, D-4300 Essen 1

Schöning von, G., Dr.; Unfallchirurgische Abteilung des St. Joseph-Krankenhauses, Bäumerplan 24, D-1000 Berlin 42

Schöttle, H., Dr.; Abteilung für Unfallchirurgie des Universitätskrankenhauses Eppendorf, Martinistr. 52, D-2000 Hamburg 20

Schumacher, G., Dr.; Orthopädische Klinik und Poliklinik der Universität, Schlierbacher Landstr. 200 a, D-6900 Heidelberg 1

Schwarzkopf, W., Dr.; Abteilung für Unfallchirurgie, Chirurgische Universitätsklinik, Langenbeckstr. 1, D-6500 Mainz

Schweiberer, L., Prof. Dr.; Direktor der Abteilung Unfallchirurgie an der Chirurgischen Universitätsklinik im Landeskrankenhaus, D-6650 Homburg/Saar

Schwemmle, K., Prof. Dr.; Leiter der Chirurgischen Klinik des Zentrums für Chirurgie, Anaesthesiologie und Urologie der Justus Liebig-Universität, Klinikstr. 29, D-6300 Gießen

Schwering, H., Dr.; Abteilung Allgemeinchirurgie, Chirurgische Klinik und Poliklinik der Universität, Jungeblodtplatz 1, D-4400 Münster

Seggl, W., Dr.; Department für Unfallchirurgie der Universitätsklinik für Chirurgie, A-8020 Graz

Seidel, W., Dr.; I. Universitätsklinik für Unfallchirurgie, Alserstr. 4, A-1090 Wien

Seiler, M., Dr.; Abteilung für Unfallchirurgie an der Chirurgischen Universitätsklinik im Landeskrankenhaus, D-6650 Homburg/Saar

Senekowitsch, R., Dr.; Abteilung für Nuklearbiologie der Gesellschaft für Strahlen- und Umweltforschung, D-8042 München-Neuherberg

Spich, P., Dr.; Abteilung für Orthopädie und Traumatologie, Krankenhaus am Urban, Dieffenbachstr. 1, D-1000 Berlin 61

Spier, R., Dr.; Oberarzt der BG-Unfallklinik Ludwigshafen, Pfennigsweg 13, D-6700 Ludwigshafen

Spitz, R., Dr.; Unfallchirurgische Klinik, Kliniken der Landeshauptstadt, Schwalbacher Str. 62, D-6200 Wiesbaden

Springorum, H.W., Priv.-Doz. Dr.; Orthopädische Universitätsklinik, Schlierbacher Landstr. 200 a, D-6900 Heidelberg 1

Suppelna, G., Dr.; Orthopädische Universitätsklinik, Schlierbacher Landstr. 200 a, D-6900 Heidelberg 1

Stangl, Th., Dr.; Abteilung für Unfall- und Wiederherstellungschirurgie, Klinikum Steglitz der Freien Universität, Hindenburgdamm 30, D-1000 Berlin 45

Stanković, P., Prof. Dr.; Oberarzt der Allg.-Chirurg. Universitätsklinik und Poliklinik, Robert-Koch-Str. 40, D-3400 Göttingen

Stedtfeld, H.W., Dr.; Chirurgische Klinik und Poliklinik der Universität, Jungeblodtplatz 1, D-4400 Münster

Stemberger, A., Dr.; Institut für Experimentelle Chirurgie der Technischen Universität, Ismaninger Str. 22, D-8000 München 80

Strube, H.D., Dr.; Abteilung für Unfallchirurgie der Chirurgischen Universitätsklinik, Langenbeckstr. 1, D-6500 Mainz

Stübinger, B., Dr.; Chirurgische Klinik und Poliklinik der Technischen Universität, Ismaninger Str. 22, D-8000 München 80

Stuhler, Th., Dr.; Orthopädische Universitätsklinik, König-Ludwig-Haus, Brettreichstr. 11, D-8700 Würzburg

Sturm, J., Dr.; Unfallchirurgische Klinik, Medizinische Hochschule, Karl-Wiechert-Allee 9, D-3000 Hannover 61

Szyskowitz, R., Prof. Dr.; Leiter des Departments für Unfallchirurgie der Universitätsklinik für Chirurgie, A-8020 Graz

Thiel, W., Dr.; Orthopädische Abteilung der Elisabeth-Klinik, Kapuzinerstr. 4, D-6630 Saarlouis

Thiele, H.H., Dr.; Chirurgische Klinik im Klinikum Mannheim der Universität Heidelberg, Theodor-Kutzer-Ufer, D-6800 Mannheim

Tiling, Th., Dr.; Allgemeinchirurgische Universitätsklinik und Poliklinik, Robert-Koch-Str. 40, D-3400 Göttingen

Tittel, Th., Dr.; Oberarzt der Unfallchirurgischen Klinik, Kliniken der Landeshauptstadt, Schwalbacher Str. 62, D-6200 Wiesbaden

Trede, M., Prof. Dr.; Direktor der Chirurgischen Klinik im Klinikum Mannheim der Universität Heidelberg, Theodor-Kutzer-Ufer, D-6800 Mannheim

Trentz, O., Priv.-Doz. Dr.; Chefarzt der Klinik für Unfall- und Wiederherstellungschirurgie des Krankenhauses Nordstadt, Haltenhoffstr. 41, D-3000 Hannover 1

Trilling, V., Dr.; Unfall- und Chirurgische Klinik, Münsterstr. 240, D-4600 Dortmund

Tscherne, H., Prof. Dr.; Direktor der Unfallchirurgischen Klinik der Medizinischen Hochschule, Karl-Wiechert-Allee 9, D-3000 Hannover 61

Uebelhör, A., Dr.; Leitender Arzt der Abteilung für Septische Chirurgie der BG-Unfallklinik Murnau, Prof. Küntscher-Str. 8, D-8110 Murnau/Staffelsee

Vécsei, V., Univ.-Doz. Dr.; I. Universitätsklinik für Unfallchirurgie, Alserstr. 4, A-1090 Wien

Voigt, G., Prof. Dr.; Department for Forensic Medicine, Universität Lund, Sölvegatan 25, S-223 62 Lund

Wackernagel, K., Dr.; Berufsgenossenschaftliche Unfallklinik, Großenbaumer Allee 250, D-4100 Duisburg 28

Wagner, P., Dr.; Orthopädische Universitätsklinik, Klaus-Groth-Platz 4, D-2300 Kiel

Walde, H.-J., Dr.; Abteilung für Unfallchirurgie, Chirurgische Universitätsklinik, Langenbeckstr. 1, D-6500 Mainz

Weigert, M., Prof. Dr.; Chefarzt der Abteilung für Orthopädie und Traumatologie, Krankenhaus Am Urban, Dieffenbachstr. 1, D-1000 Berlin 61

Weinrich, Prof. Dr.; Chefarzt der Chirurgischen Klinik des Städt. Krankenhauses I, Holwedestr. 16, D-3300 Braunschweig

Weise, K., Dr.; Berufsgenossenschaftliche Unfallklinik, Rosenauer Weg 95, D-7400 Tübingen

Weissauer, W., Dr. med. h.c.; Ministerialdirigent, Eckerstr. 34, D-8050 Freising

Weller, S., Prof. Dr.; Ärztlicher Direktor der BG-Unfallklinik, Rosenauer Weg 95, D-7400 Tübingen

Wentzensen, A., Dr.; BG-Unfallklinik, Rosenauer Weg 95, D-7400 Tübingen

Wielke, B., Dr.; II. Universitätsklinik, Spitalgasse 23, A-1097 Wien

Wilde, C.D., Dr.; Universitätsklinikum der Gesamthochschule, Abteilung für Unfallchirurgie, Hufelandstr. 55, D-4300 Esssen 1

Willenegger, H., Prof. Dr.; Präsident der AO-International, Murtenstr. 35, CH-3008 Bern

Wimmer, B., Dr.; Klinikum der Albert-Ludwigs-Universität, Zentrum Radiologie, Hugstetter Str. 55, D-7800 Freiburg

Winter, R., Dr.; Orthopädische Universitätsklinik, Klaus-Groth-Platz 4, D-2300 Kiel

Winter-Klemm, P., Dipl.-Psych.; Berufsgenossenschaftliche Unfallklinik, Friedberger Landstr. 430, D-6000 Frankfurt 60

Wirth, C.J., Dr.; Staatl. Orthopädische Klinik, Harlachinger Str. 51, D-8000 München 90

Wischhöfer, E., Dr.; Chirurgische Poliklinik der Universität München, Pettenkoferstr. 8 a, D-8000 München 2

Wissing, H., Dr.; Universitätsklinikum der Gesamthochschule, Abteilung Unfallchirurgie, Hufelandstr. 55, D-4300 Essen 1

Wittrin, G., Prof. Dr.; Chirurgische Klinik und Poliklinik, Allgemeinchirurgie, der Universität, Jungeblodtplatz 1, D-4400 Münster

Wolter, D., Priv.-Doz. Dr.; Chefarzt der II. Chirurgischen Abteilung, Allg. Krankenhaus St. Georg, Lohnmühlenstr. 5, D-2000 Hamburg 1

Wriedt-Lübbe, J., Dr.; Institut für Experimentelle Chirurgie der Technischen Universität, Ismaninger Str. 22, D-8000 München 80

Wulle, Ch., Dr.; Chefärztin der Abteilung für Handchirurgie und Plastische Chirurgie der Klinik Dr. Erler GmbH, Kontumazgarten 12–18, D-8500 Nürnberg

Zilch, H., Dr.; Oberarzt der Orthopädischen Klinik der Freien Universität, Oskar-Helene-Heim, Clayallee 229, D-1000 Berlin 33

Zimmermann, H.G., Dr.; Oberarzt des Allgemeinen Krankenhauses Barmbek, Rübenkamp 148, D-2000 Hamburg 60

Zimmermann, R.E., Prof. Dr.; Leiter der Abteilung für Molekularbiologie am Physiologischen Institut II der Universität, Jungeblodtplatz 1, D-4400 Münster

Zwank, L., Dr.; Oberarzt der Unfallchirurgischen Abteilung, Chirurgische Universitätsklinik im Landeskrankenhaus, D-6650 Homburg/Saar

Eröffnungsansprache des Präsidenten der Deutschen Gesellschaft für Unfallheilkunde für 1980

W. Düben, Hannover

Nach dieser musikalischen Einstimmung eröffne ich die 44. Jahrestagung der Deutschen Gesellschaft für Unfallheilkunde und heiße Sie, meine sehr geehrten Damen und Herren, in Berlin, unserem ständigen Tagungsort, herzlich willkommen.

Mein besonderer Gruß gilt dabei unseren ausländischen Gästen und Ehrenmitgliedern, Herrn Junghanns und Herrn Perret. Als Zeichen enger Verbundenheit dürfen wir die Teilnahme der Präsidenten der uns befreundeten Österreichischen Gesellschaft für Unfallchirurgie und der Schweizerischen Gesellschaft für Unfallmedizin und Berufskrankheiten werten, der Herren Primarius Dr. Beck und Professor Dr. Baur. In Vertretung des Regierenden Bürgermeisters von Berlin begrüße ich den Senator für Gesundheit- und Umweltschutz, Herrn Pätzold.

Ich danke unseren Ehrengästen für ihr Erscheinen und begrüße den Präsidenten des Sozialgerichtes Berlin, Herrn Bernd, den Dezernenten des Gesundheitswesens Spandau, Herrn Bezirksstadtrat Heidepriem, sowie den Geschäftsführer des Landesverbandes der gewerblichen Berufsgenossenschaften Berlin, Herrn Assessor Last.

Daß Sie, Herr Heim, in zweifacher Funktion, als Ehrenmitglied, aber auch als Präsident der Ärztekammer mit Ihrem Geschäftsführer, Herrn Cloppenburg, heute zu uns gekommen sind, ehrt uns.

Sehr geehrter Herr Kollege Vilmar, es erfüllt uns mit großer Freude, daß Sie, trotz zahlreicher Verpflichtungen, die Ihnen Ihr hohes Amt aufbürdet, an unserer Eröffnungsfeier teilnehmen.

Ihre Anwesenheit, lieber Herr Spohn, als amtierender Präsident der Deutschen Gesellschaft für Chirurgie, und Herr Heberer als Pastpräsident, unterstreicht die Gemeinsamkeiten unserer beiden Gesellschaften.

Ich darf um Nachsicht bitten, falls ich den einen oder anderen nicht persönlich begrüßt habe, obwohl er es hätte erwarten können.

Die Vorbereitungen zur diesjährigen Tagung waren durch den Einsturz der Kongreßhalle – ein in vieler Hinsicht idealer Tagungsort – überschattet. Als Ersatzlösung bot sich schließlich das Palais am Funkturm an, das unter wohlwollender Berücksichtigung unserer Wünsche und Vorstellungen rechtzeitig umgestaltet worden ist.

In unserer an Vorbildern armen Zeit ist es mir ein aufrichtiges persönliches Bedürfnis, vorab mit einigen Worten meines verstorbenen Lehrers Hans Hellner zu gedenken.

Am 24. Oktober 1900 als Sohn eines Arztes in dieser Stadt geboren, fühlte sich Hans Hellner zeitlebens als Berliner. Unter den Chirurgen seiner Generation war er eine heraus-

Hefte zur Unfallheilkunde, Heft 153
Zusammengestellt von J. Probst/A. Pannike

ragende Persönlichkeit in Klinik und Forschung, von hoher Intelligenz, fachlichem Weitblick und unvergleichbarer Originalität. Im Wissen um eigene und anderer Menschen Schwächen haßte Hans Hellner jede überhöhte Pose und jegliches autoritäre Gehabe. In der von ihm geleiteten Göttinger Chirurgischen Universitätsklinik herrschte ein Klima, das durch „Mitdenken“ und „Mitarbeiten“ bestimmt war, und das von allen seinen Schülern in besonderer Weise hoch geschätzt wurde. Bahnbrechend beispielhaft beteiligte er seine engeren Mitarbeiter in damals nicht üblichem Maße an der Verantwortung, aber auch an den wirtschaftlichen Erträgen der Klinik. Seine Lebensarbeit galt, wie Sie wissen, der Pathologie und Klinik der Knochengeschwülste und -krankheiten. Ihm gelang als Erstem die tierexperimentelle Erzeugung eines Knochensarkoms. Seine wissenschaftlichen und chirurgischen Interessen waren jedoch wesentlich breiter gefächert, so wie seine Neigungen und seine Bildung weit über das Medizinische, ja über das Ärztliche hinausreichten. Lassen wir den Humanisten, der seine Mußestunden mit Büchern, am Klavier oder mit der Geige verbrachte, in seinen vor zehn Jahren erschienenen „Randnotizen“ selbst zu Wort kommen, wenn er beispielhaft ein vielschichtiges und stets aktuelles Phänomen unserer sogenannten Massengesellschaft „prägnant“ folgendermaßen formuliert:

„Das Anonyme
ist das Niederträchtige,
und das Niederträchtige
ist stets das Mächtige,
daß Ihr es wißt!
Der Einzelne ist gegen die
Masse wehrlos.
Wundere Dich nicht, wenn Du
als Einzelner gegen die Masse,
die ehrlos,
gegen die mächtige anonyme Masse
wehrlos bist.“

Dem haben auch wir Chirurgen – so meine ich – heute nichts hinzuzufügen!

Zu den Grundzügen meines Tagungsprogramms gebe ich nun einige Erläuterungen. Neue Erkenntnisse der „*Experimentellen Unfallchirurgie*“ wurden uns bereits gestern* vermittelt. Experimente sind unabdingbare Voraussetzung für Forschung und Praxis. Daß diese Beiträge an anderer als bislang gewohnter Stelle des Programms plaziert waren, ist rein organisatorisch bedingt und ohne tiefere Bedeutung.

Für das II. Hauptthema „*Chancen und Risiken der Frakturbehandlung*“ sind Vortragsanmeldungen in so großer Zahl eingegangen, daß nur jede dritte berücksichtigt werden konnte. Sicherlich einer Zeitströmung entsprechend, für mich aber völlig überraschend, ist dabei die konservative Behandlung unberechtigt in den Hintergrund gedrängt worden. Auf ein Beispiel negativer Auswirkungen der operativen Knochenbruchbehandlung werde ich am Ende meiner Rede ausführlich eingehen.

Abwägbare Chancen und Risiken der Frakturbehandlung werden abermals berührt, wenn Experten zum III. Hauptthema über „*Aufklärungspflicht und Dokumentation*“ vortragen und im anschließenden Rundgespräch mit dem Auditorium diskutieren. Die mit der Aufklärungspflicht zusammenhängenden vielfältigen Fragen zwischen Juristen und Ärzten

---

* Der Eröffnung vorangegangene wissenschaftliche Sitzung am 19. 11. 1980

sind bislang nicht erschöpfend beantwortet. Insbesondere besteht auch heute noch große Rechtsunsicherheit über die praktische Durchführung der sogenannten „Einwilligungsaufklärung zur Operation“, die für uns Chirurgen so entscheidend ist.

Die legitime Zuständigkeit von Neurochirurgen für die Behandlung epiduraler Hämatome führte zu Konsequenzen, die den Verletzten bei langen Transportwegen in weiter entfernt liegende Spezialabteilungen nicht immer genutzt, ja eher geschadet haben. Ich habe deswegen die Anregung Kuhlendahls gern aufgegriffen, um mit Neurochirurgen und Unfallchirurgen die vielleicht etwas provokatorisch gestellte Frage zu diskutieren, ob *die Behandlung des epiduralen Hämatoms* mit zum Aufgabenbereich des Unfallchirurgen gehören muß. Die Problematik der Diagnose und Therapie des epiduralen Hämatoms wurde 1973 auf dem von Gelbke geleiteten Deutschen Chirurgenkongreß und zuletzt in diesem Jahr von Marguth aufgezeigt, der vom Zurückdrehen des Rades sprach. Damit ist gemeint, daß Chirurgen ohne neurochirurgische Abteilung in unmittelbarer Nachbarschaft die Trepanation selbst oder wieder selbst in die Hand nehmen sollten.

Über die Bedeutung des V. Hauptthemas *„Erstversorgung von Sehnenverletzungen an Hand und Unterarm“* braucht in diesem Kreise kein Wort verloren zu werden. Sie erfolgt im praktischen Alltag auch heute noch größtenteils durch Allgemein- und Unfallchirurgen und nur zum geringen Teil durch Spezialisten, die sich ganz dem Organ „Hand“ verschrieben haben. Wir haben also allen Grund, uns auf dem laufenden zu halten und neue, inzwischen aber weitgehend standardisierte Nahttechniken in unser Behandlungsrepertoire mit einzubeziehen.

Das VI. Hauptthema *„Wie läßt sich die Prognose stumpfer Bauchverletzungen verbessern?“* ist von besonderer Wichtigkeit, denn intraabdominelle Verletzungen stellen Chirurgen und Unfallchirurgen immer wieder vor schwerwiegende Entscheidungen und belasten mit ihrer hohen Mortalität uns alle. Schwerpunktmäßig sollen neue diagnostische Möglichkeiten als echte Bereicherung von den Referenten dargestellt werden.

Obwohl von großem klinischem Wert, wurden *Gelenksteifen* auf vorangegangenen Tagungen etwas stiefmütterlich bedacht, so daß ich sie als VII. Hauptthema auf das Tagungsprogramm gesetzt habe. Orthopäden und Unfallchirurgen sind gleichermaßen angesprochen. Weil Orthopäden meistens die größeren Erfahrungen mit rekonstruktiven Gelenkeingriffen besitzen, stehen orthopädische Vorträge im Vordergrund. Die gar nicht hoch genug einzuschätzenden prophylaktischen Maßnahmen stellen einen wesentlichen Bestandteil dieses letzten Tagesthemas dar.

Meine Damen und Herren,

durch ein über drei Jahrzehnte währendes Engagement als Unfallchirurg und aufgrund der Wahl zum Präsidenten dieser Gesellschaft fühle ich mich aufgefordert, zu aktuellen Fragen unseres Berufes einige persönliche Gedanken zu äußern, die weder Vollständigkeitsanspruch noch Unfehlbarkeitsdogmatismus beinhalten.

In einem 1957 erschienenen Beitrag hat Hans Hellner vergleichende Betrachtungen über die Chirurgie des 19. und 20. Jahrhunderts angestellt und dabei wörtlich ausgeführt: „Es sind also auch die Zeiten vorbei, wo ‚der‘ Chirurg oder ‚Chef‘ alles operierte und alles in seinem Fach beherrschte.“

Inzwischen ist die Aufzweigung der Chirurgie in mehrere Teilgebiete als logische Konsequenz der Verfeinerung und Weiterentwicklung vollzogen und nahezu widerspruchslos toleriert worden. Freilich ist die Aufgabenteilung zwischen Allgemein- und Unfallchirurgen nach wie vor in Einzelheiten umstritten und durch das Ihnen bekannte, von Unfallchirurgen unterzeichnete „Memorandum“ erneut in den Blickpunkt des Interesses gerückt. Stein des Anstoßes für Kompetenzstreitigkeiten ist in erster Linie die letztendliche Verantwortung für den polytraumatisierten Patienten in indikatorischer und operativer Hinsicht. Nach Meinung Allgöwers ist dieses Problem in seiner Vielschichtigkeit nirgendwo in idealer Weise gelöst. Vom selben Autoren stammt die Äußerung, daß der Polytraumatisierte in Deutschland wesentlich besser gestellt ist als in den angelsächsischen und lateinamerikanischen Ländern, weil die Arbeitsteilung am Patienten bei uns noch nicht so weit spezialisiert ist. Sind diese Auslegungen etwa so zu verstehen, daß der Vielfachverletzte letztlich von einem Arzt, gleichsam einem Superchirurgen, bessere und wirksamere Hilfe erhoffen kann, als von einem noch so gut eingespielten Spezialistenteam? Das ist hier die Frage des Seins oder Nichtseins für den Patienten! Ist die Verantwortung quo ad vitam teilbar oder nicht, und wer trägt ärztlich-ethisch und forensisch die letzte Verantwortung?

Kernpunkt unterschiedlicher Meinungen ist wohl die grundsätzliche Orientierung operativer Fächer und deren Teilgebiete. Der Spezialisierungsmodus an Organen und funktionellen Organsystemen ist eindeutig und deshalb prima vista am wenigsten strittig. Die Aufgabenabgrenzung nach ätiologischen Gesichtspunkten, wie sie sich die Unfallchirurgie zu eigen macht, oder nach Lebensalter, die für die Kinderchirurgie zutrifft, schafft eine Reihe von beachtlichen Problemen! Sie betreffen den ganzen Menschen mit allen seinen anatomischen und funktionellen Strukturen. Will man das Betätigungsfeld des Unfallchirurgen ganz auf die Gliedmaßen abstellen, Rumpf und Körperhöhlen aber ausklammern? Kann andererseits der Kinderchirurg gleichsam vom „kleinen Organismus“ alle Organe beherrschen, was am erwachsenen Organismus auf einmal nicht mehr möglich sein soll? Besteht die Unfallchirurgie nur aus der Knochenbruchbehandlung und sind sonstige traumatisierte Organe und Funktionssysteme ausgeschlossen? Haben aber Unfallschock, Blutverlust und Infektion nach Frakturen nicht dieselbe Bedeutung wie der Wundschock und die Infektionen nach großen Operationen in den Körperhöhlen? Ist die allgemeine Pathophysiologie der Traumatologie nicht letztlich die gleiche wie die Pathophysiologie der Operationen schlechthin? Man lese doch nochmal in Lexers klassischen zwei Bänden „Allgemeine Chirurgie“ nach! Von Wunden und Wundbehandlung, Aseptik, allgemeiner und örtlicher Betäubung, allgemeiner plastischer Chirurgie, Wundinfektionen und chirurgisch wichtigen Infektionskrankheiten bis zur Tuberkulose und Syphilis hin handeln die ersten Kapitel, um sich dann den Verletzungen der Knochen und Gelenke zuzuwenden, die für den chirurgischen Giganten Lexer zur allgemeinen Chirurgie zählten. Weshalb soll nun heute die viscerale Chirurgie der Prototyp der Allgemeinchirurgie sein? Gehören Herz, Niere, Uterus, Lunge etc. nicht auch zu den „Eingeweiden“ und sind dennoch durch Spezialisierung, sprich Fachbereiche oder Teilgebiete vertreten? Ist also die Visceral-Chirurgie nicht in letzter Konsequenz ebenfalls ein Teilgebiet, wenn vielleicht auch das größte?

Die Unfallchirurgie ist in meinen Augen integrierter Bestandteil der Gesamtchirurgie und kann nur von voll weitergebildeten Chirurgen ausgeübt werden. Die meisten jetzigen leitenden Chirurgen traumatologischer Abteilungen beherrschen noch lebensbedrohliche Notsituationen in der visceralen Chirurgie. Das wird man aus vielerlei Gründen in der Zukunft vermutlich nicht von den meisten unserer Nachwuchsunfallchirurgen erwarten können. Allerdings muß, um die Zulassung zum Verletzungsarten-Verfahren zu erfüllen, nach abgeschlossener Weiterbildung in Allgemeinchirurgie eine vierjährige unfallchirurgische Tätigkeit nachgewiesen werden. Die während einer insgesamt zehnjährigen beruflichen

Weiterbildung erworbenen Kenntnisse und Erfahrungen in der Gesamtchirurgie dürften einem Unfallchirurgen die notwendigen Voraussetzungen für die Rolle als Koordinator im interdisziplinären Zusammenwirken bei der Versorgung von Polytraumatisierten verschaffen, insbesondere deswegen, weil meistens Unfallchirurgen in der Unfallrettung und als Erste Hilfe am Unfallort eingesetzt sind. Kein Unfallchirurg sollte sich jedoch anmaßen, alle Verletzungen der drei Körperhöhlen, des Rumpfes und der Gliedmaßen gleich gut versorgen zu können. So sollte Bauchverletzungen der sog. Allgemeinchirurg behandeln, der nach seiner Weiterbildung und Erfahrung die besten Voraussetzungen dazu mitbringt und deswegen unvorhergesehene Situationen eher meistern kann. Ich bin mir bewußt, daß auch dieser gedankliche Entwurf nicht die schwierigsten Fragen unseres chirurgischen Berufes, nämlich die der indikatorischen Prioritäten, in jeder Situation beantworten kann. Daß die Pflege kooperativer Zusammenarbeit unsererseits aber sehr ernst gemeint ist, können Sie schon daraus ersehen, daß anerkannte Allgemeinchirurgen die Hauptreferenten für das Thema Bauchverletzungen sind. Rivalitätsdenken oder Konkurrenzstreben sind mir in dieser Thematik völlig fremd.

Zum Aufgabenbereich Chirurgen kleinerer und mittlerer Krankenhäuser gehört neben ihrer schwergewichtigen allgemein-chirurgischen Tätigkeit natürlich die Frakturbehandlung. Entsprechende Ausbildung ist selbstverständliche Grundvoraussetzung dafür. Wo bereits selbständige allgemein- und unfallchirurgische Abteilungen bestehen oder in der Zukunft hoffentlich noch geschaffen werden, sollte es bei vorhandener kooperativer Einstellung nicht schwer fallen, die Aufgabenteilung jeweils so zu lösen, daß Allgemein- und Unfallchirurg unter einem Dach arbeiten und sich ergänzen. Strikte Normen oder rechtliche Patentlösungen lassen sich dafür jedoch nicht aufstellen. Fähigkeit zur Zusammenarbeit, heute teamwork genannt, ist nicht nur eine Frage der Aus- und Weiterbildung, sondern in erster Linie der Persönlichkeit, also des Charakters.

In meinen Erläuterungen zum II. Hauptthema hatte ich das Dominieren von Vorträgen bemängelt, die sich auf operative Fraktur-Behandlungen beziehen. Die negativen Behandlungsergebnisse nach Osteosynthesen vor Augen habend, liegt mir speziell die Infektion nach geschlossenen Frakturen am Herzen. Einerseits ist es die Sorge um unsere Patienten, die oft einen hohen Zoll für die operative Frakturbehandlung entrichten, andererseits liegt es im Interesse der Osteosynthese selbst, die durch beachtliche postoperative Infektionsraten unverdientermaßen in Mißkredit geraten könnte. Qualität und Bewährung der Osteosynthese werden nicht allein an ihren guten Ergebnissen, schon gar nicht an Paradebeispielen, sondern an der Schwere und Häufigkeit bakterieller Infektionen, sprich Mißerfolgen, gemessen. Wie überall im Leben, werden wir auch hier nicht an unseren Siegen sondern an unseren Niederlagen bewertet.

Die aus traumatologischen Zentren stammenden Statistiken über postoperative Infektionsraten können schon deswegen kein wirklichkeitsgetreues Bild vermitteln, weil deren Kapazität lediglich 12% aller chirurgischen Betten ausmacht. Es kann hier auch nicht auf die Probleme der zeit- und organisationsbedingten Diskontinuität unserer Krankenbehandlung eingegangen werden. Postoperative iatrogene Infektionen nach geschlossenen Frakturen erfordern septische Stationen und Abteilungen, ihre Betten sind heute bis zur Hälfte mit ursprünglich geschlossenen Frakturen belegt. Das ist eine beunruhigende und alarmierende Bilanz! Diese Strömungen werden auch im benachbarten Ausland sehr aufmerksam verfolgt und sollten für uns Grund zur Selbstkritik sein.

Wer seine wissenschaftlichen Kenntnisse nicht allein auf die Literatur der letzten fünf Jahre stützt oder gar in Selbstüberschätzung meint, mit ihm persönlich habe die Chirurgie erst eigentlich begonnen, kennt nicht die großen Verdienste von Lorenz Böhler und Bürkle de la Camp, die als Mahner früh zur Stelle waren und besonders vor unnötigen oder gar kritiklosen Osteosynthesen bei geschlossenen Frakturen gewarnt haben. Eine kritische Überprüfung der heute praktizierten Frakturbehandlung erscheint mir unumgänglich! Jedes Bemühen um die Ausschaltung bekannter Infektionsquellen im Klinikbetrieb hilft die Infektionsgefahr zwar verringern, ohne sie jedoch völlig ausschalten zu können. Vorerst müssen wir die Vorstellung einer infektionsfreien Chirurgie als Utopie betrachten und die Praxis der Frakturbehandlung darauf abstellen. Seit Kirschners Zeiten hat sich die minimale Infektionsfrequenz aller streng aseptischen Operationen von ca. 2% trotz Schleusen, steriler Operationsboxen und Antibiotica nicht verändert. Auch das sollte unseren Fortschrittsoptimismus dämpfen und ist ganz einfach als Faktum zur Kenntnis zu nehmen!

Die Entscheidung für das jeweilige therapeutische Vorgehen hat sich am „Sowohl-alsauch" zu orientieren. Konservative und operative Verfahren haben ihre Indikationen, die weniger untereinander rivalisieren als sich gegenseitig ergänzen. Die Osteosynthese kann nur als Alternativlösung gelten, wenn sie der konservativen Behandlung in *jeder* Hinsicht eindeutig überlegen ist und somit auch operative Risiken und Komplikationen rechtfertigt. Welchen Stellenwert in der Indikation haben z.B. „Ungeduld" und „Anspruchsdenken" des Patienten, der „Komfortgewinn" in der Pflege und Übungsbehandlungsphase, ja selbst der technische Ehrgeiz des Operateurs und die Röntgenkosmetik? Die Indikationsgrenzen unter diesem Blickwinkel respektieren, bewahrt vor Fehlschlägen, insbesondere vor unnötigen Infektionen. In der Negativbilanz unserer Therapie ist nach dem Verlust des Lebens die Infektion die schwerwiegendste. Der von einer Osteomyelitis betroffene Patient wird durch Monate oder gar Jahre währende Behandlungsdauer auf eine harte Probe gestellt. Auch mit dem Tribut der Amputation als letztem Ausweg zur Sanierung der Osteomyelitis sind die iatrogenen Folgen seiner „maladie postoperatoire" (Leriche) nicht behoben. Die durch die heutigen gesundheitspolitischen Sparappelle besonders aktuellen volkswirtschaftlichen Auswirkungen der posttraumatischen Osteomyelitis haben Bürkle de la Camp, Junghanns und Klemm an Zahlenbeispielen aufgezeigt. Danach betragen Behandlungs- und Folgekosten einer Osteomyelitis des Ober- oder Unterschenkels 4–700.000 DM und können nicht selten Größenordnungen von 1 Million DM und darüber erreichen, vom Verlust an „ideellen Lebensqualitäten" – wie man heute sagt – ganz zu schweigen.

Ich habe Entwicklungen und Behandlungen in der Knochenbruchbehandlung über 3 1/2 Jahrzehnte persönlich miterlebt und kritisch beobachtet. Der Weiterentwicklung folgend, wurden viele Neuerungen, aber längst nicht alle, in meiner Klinik nachvollzogen. Nicht alles, was neu und modern war, hat sich als gut und als echter Fortschritt erwiesen. Diese ernüchternde Erfahrung haben wir Chirurgen mit unseren politischen Gesellschaftsreformern gemeinsam machen müssen. Gerade in der Frakturbehandlung sollte man sich wahrhaft kritische Einstellung und redliche Beurteilung bewahren. Beides schützt vor unnötigen Fehlleistungen und ermöglicht uns, die postoperative Infektionsquote bei geschlossenen Frakturen einzudämmen. Um nicht mißverstanden zu werden: Ich plädiere *keinesfalls* für die Rückkehr zum ersten Böhlerschen Hauptsatz der konservativen Frakturbehandlung, daß ein geschlossener Knochenbruch nicht oder nur im Ausnahmefall in einen offenen umgewandelt werden darf. Ich wende mich aber gegen Tendenzen, daß geschlossene Frakturen nur in Ausnahmefällen geschlossene Frakturen bleiben dürfen. Das „Nihil nocere" unserer Standesethik ist keinesfalls obsolet. Fragen wir uns, welche Indikation wir im Falle einer geschlossenen Fraktur für uns selbst gelten lassen würden. Bewahren wir uns stets den Respekt der Wissenden vor unseren Operationen, selbst wenn wir sie technisch perfekt beherrschen.

Damit schließe ich. Ich danke Ihnen für Ihre Geduld des Zuhörens.

Meine Damen und Herren!

Herr Pätzold wird uns die Grüße des Regierenden Bürgermeisters von Berlin übermitteln. Ich bitte ihn dazu ans Rednerpult.

Grußworte

Senator Pätzold, Berlin

Meine sehr verehrten Damen und Herren!

Ich darf Sie im Namen des Senats von Berlin zu Ihrer 44. Jahrestagung der Deutschen Gesellschaft für Unfallheilkunde hier in Berlin sehr herzlich willkommen heißen. Der Regierende Bürgermeister Dietrich Stobbe hat mich gebeten, Ihnen auch seine ganz persönlichen Grüße zu übermitteln.

Wir danken Ihnen sehr dafür, daß Sie dem Tagungsort Berlin verbunden bleiben. Wir freuen uns darüber, daß wieder so viele Ärzte auch der Zahl nach an dieser Jahrestagung teilnehmen.

Meine sehr verehrten Damen und Herren! Berlin ist eine Stätte der Bildung, der Wissenschaft und der Kunst. Aber wir Berliner dürfen daran erinnern, daß Berlin auch nach wie vor die größte Industriestadt zwischen Paris und Moskau ist. Nach Jahrzehnten der Spannung um Berlin haben wir im letzten Jahrzehnt aus Berlin so etwas wie eine Stätte der Entspannung zu machen vermocht, bei allem, was natürlich an absolut Unnormalem in dieser Stadt und um diese Stadt herum verblieben ist. Wir haben aber ein ganz kleines Stück Normalisierung für die Menschen, insbesondere für die Menschen jenseits der Mauer, erreichen können, ohne daß wir dabei irgendwelchen Illusionen verfallen wären. Jeder weiß, daß Recht zu haben das eine ist, daß aber der Zusammenhalt der Nation nicht durch Rechthaberei verwirklicht werden kann, sondern daß diejenigen, die unsere Nation auf Dauer trennen wollen, ihr Ziel erreicht hätten, wenn über Jahrzehnte hinweg die Menschen aus den unterschiedlichen Teilen unseres Landes selbst dann, wenn sie engste Verwandte sind, einander in der nächsten und übernächsten Generation nicht mehr gekannt hätten.

Deshalb glauben wir, daß wir durch die Politik der möglich gemachten menschlichen Begegnungen auch einen ganz wichtigen Beitrag zum Zusammenhalt der deutschen Nation geleistet haben. Dabei muß für jedermann, insbesondere für die Machthaber im Osten, klar sein, daß wir hier in Berlin unsere Positionen immer absolut wahren werden. Wir wissen, bei wem wir wirklich Rückhalt haben: bei der Bundesrepublik Deutschland und bei den westlichen Alliierten. Wir wissen, wer nach wie vor welche Ziele mit dem Blick auf Berlin hat.

Dennoch sind die Fortschritte der letzten zehn Jahre erfreulich gewesen. Um so härter trifft es uns, wenn in den letzten Wochen wieder ein Stück Vereisung hier um Berlin versucht worden ist. Aber ich bitte, auch das nüchtern einzuschätzen. Die Entwicklung in Afghanistan und wohl insbesondere die Entwicklung in Polen legen die ganze Schwäche der Machthaber drüben dar. Es ist eben Ausfluß dieser Schwäche, wenn man versucht, wieder die Abgrenzung zu verschärfen. Es wird sehr darauf ankommen, in angemessenen Reaktionen darauf zu antworten, nichts durchgehen zu lassen, was man nicht durchgehen lassen kann. Aber die westliche Politik – um es in einem Bild auszudrücken – darf auch nicht so reagieren, daß man über jeden Stock, der einem hingehalten wird, wie ein Hund springt; denn es ist das Ziel derer drüben, die menschlichen Kontakte aus ihrer Sicht einzudämmen, wann immer es möglich ist. Es darf nicht so sein, daß wir mit unseren Reaktionen ungewollt dieser Abgrenzungspolitik der Machthaber drüben Vorschub leisten.

Wir werden also sehen müssen, daß wir weiter ohne Illusionen möglichst die Position offenhalten; ich sage es noch einmal: mehr noch für die Menschen drüben als für die Menschen hier im Westen unserer Stadt. Die Menschen drüben bedürfen dessen noch mehr.

Vielleicht darf man in diesem Zusammenhang auch sagen, daß in Berlin die Situation – das muß nicht auf Dauer so bleiben – insofern eine günstigere ist als früher, als früher bei Entwicklungen, wie wir sie in den letzten Monaten und im letzten Jahr seit der Invasion der Sowjets in Afghanistan zu verzeichnen hatten, dies eigentlich immer dazu geführt hat, daß der Krisenhebel Westberlin, die geographische Schwäche unserer Lage ausgenutzt worden ist. Alles dies ist im letzten Jahr unterblieben. Es zeigt sich, daß das Geflecht von Verträgen und auch von wechselseitigen, wenn in der Sache auch sehr gegenläufigen Interessen bis jetzt gehalten hat. Ich wiederhole: Das muß nicht so bleiben. Wir sind auch darauf eingestellt, daß sich das anders entwickelt. Aber es ist einfach eine Tatsache, daß dieses Geflecht bisher leidlich gehalten hat. Wir müssen sehen, ob man diese Position auch in aller Nüchternheit bewahren kann.

Meine sehr verehrten Damen und Herren! Ich hoffe, daß Sie unsere Stadt Berlin nach wie vor als eine weltoffene und im guten Sinne des Wortes reformfreudige Stadt erleben. Mit dem Wort „Reform" ist das so eine Sache. Ich will an das anknüpfen, was Ihr Präsident gesagt hat. Ich glaube, eine Demokratie unterscheidet sich auch dadurch von autoritären Regierungsformen, daß das Wort „Reform" daran gemessen wird, ob die Regierten, die Bürger, etwas als Fortschritt, als wirkliche Reform empfinden und akzeptieren, nicht etwa daß die Dinge in der Weise gehandhabt werden, daß die Regierenden dekretieren, daß etwas besser geworden sei, was man unter das Wort „Reform" stellt.

Ich denke, daß wir in Berlin bewiesen haben, daß wir gerade im Gesundheitswesen in vielem mit nüchternem Blick die Dinge vorangebracht haben. Für unsere auswärtigen Gäste darf ich sagen, daß das Gesundheitswesen zum zweitenmal in einer Regierungserklärung – mit gutem Grund – zum Schwerpunkt der Stadtpolitik gemacht worden ist, nachdem gerade dieses Berliner Gesundheitswesen lange Jahre im Schatten anderer Bereiche, insbesondere der Bildungsbereiche, gestanden hatte. Wir haben inzwischen ein großes Krankenhauserneuerungsprogramm mit mehr als drei Milliarden DM Investitionskosten durchzusetzen vermocht. Wir werden in zehn bis fünfzehn Jahren alle auf Dauer benötigten Krankenhäuser in Berlin – sie sind zum Teil sehr alt und nicht mehr zeitgemäß – von Grund auf durch Neubauten erneuern oder durch totale Modernisierung. Das ist ein Krankenhausbauprogramm, wie es außerhalb Berlins und außerhalb unserer Zeiten seinesgleichen sucht.

Ich möchte dazu in aller gebotenen Kürze sagen, daß wir uns bei aller Förderung, die weiter notwendig ist für die heilende Medizin, darum bemühen wollen, das Schwergewicht unserer Bemühungen sehr viel stärker auf die Vorbeugung zu legen und damit auch auf die Forschung im Dienst der Gesundheit. Das bedeutet vor allen Dingen, daß wir die Menschen in unseren heutigen Lebensformen stärker gegen die Gefahren schützen wollen, die aus den modernen Lebensformen herrühren. Das hat etwas mit der Lebensweise des Einzelnen zu tun; da kann der Einzelne Manches tun. Das hat aber vor allen Dingen auch mit den Belastungen aus der Umwelt, insbesondere mit den physikalischen Umweltbelastungen zu tun. Da werden die Menschen gerade in einer Stadt wie Berlin kaum sich selbst helfen können, wenn man etwa an die hohe Luftbelastung in einer Stadt wie Berlin denkt. Hier muß die Gemeinschaft das Notwendige mehr als bisher durchsetzen, um gerade auch langfristig die Gesundheit der Menschen zu schützen.

Meine sehr verehrten Damen und Herren! Im Vorfeld des Internationalen Jahres der Behinderten 1981 sind auch für uns in allgemeinerer Sicht Fragen der Behandlung von Unfallfolgeschäden von besonderer Bedeutung. Die Erstversorgung von Unfallverletzten ist die wesentliche Voraussetzung für die erfolgreiche Weiterbehandlung und damit für die Verhütung schwerer Behinderungen. Die Unfallzahlen steigen leider ständig. Allein bei den Verkehrsunfällen hat ein Fünftel einen Personenschaden zur Folge, um so mehr sind Ihre Fortschritte in der Diagnostik insbesondere auch der inneren Verletzungen und der Behandlung von Unfallverletzten überhaupt unverzichtbar für die medizinische Versorgung. Die Unfallverhütung erfordert jedoch die Mitverantwortung und Mitwirkung aller, um Unfallursachen zu verringern.

Gerade auch von daher hoffen wir, daß die Erkenntnisse Ihrer Tagung in die breite Öffentlichkeit wirken und vielleicht auch sträflichen Leichtsinn – insbesondere bei Haushalts-, Arbeits- und Verkehrsunfällen – verhindern helfen.

Insgesamt, meine sehr verehrten Damen und Herren, darf ich Ihnen einen erfolgreichen Verlauf Ihrer Tagung wünschen. Wir alle sind sehr gespannt ob der konkreten Ergebnisse. Unseren auswärtigen Gästen wünschen wir einen angenehmen Aufenthalt in Berlin, das noch ein wenig mehr als nur Kongreßatmosphäre zu bieten hat.

Wir hoffen sehr, daß Sie die, wie wir meinen, gute Tradition, in Berlin zu tagen, fortsetzen werden.

Ich darf Sie deshalb schon heute herzlich einladen: Kommen Sie bald wieder in unsere Stadt!

Präsident W. Düben

Sehr geehrter Herr Pätzold, ich danke Ihnen herzlich für die Grußworte und kann den Berliner Patienten angesichts eines so großen ins Auge gefaßten Sanierungsprogramms im Krankenhauswesen eigentlich nur gratulieren.

Bei unseren Tagungen erstmalig, soweit ich mich erinnern kann, darf ich nun Ihnen, lieber Herr Vilmar, als dem Präsidenten der Bundesärztekammer und des Deutschen Ärztetages das Wort geben.

Dr. Vilmar, Präsident der Bundesärztekammer

Herr Präsident! Herr Senator Pätzold!
Meine sehr verehrten Damen, meine Herren, liebe Kolleginnen und Kollegen!

Es ist mir eine besondere Freude und eine große Ehre, Ihnen die Grüße der Bundesärztekammer und des Deutschen Ärztetages zu überbringen und der 44. Jahrestagung der Deutschen Gesellschaft für Unfallheilkunde einen guten Verlauf und eine nachhaltige Wirkung in der Ärzteschaft, aber auch eine große Resonanz in der Öffentlichkeit zu wünschen.

Die im Programm dieser Tagung gesetzten Schwerpunkte zeugen einmal von dem Bemühen, neue Erkenntnisse für die Behandlung unfallverletzter Patienten unverzüglich nutzbar zu machen, eine möglichst vollständige Wiederherstellung zu erreichen, mindestens aber die Verletzungsfolgen weitgehend zu mindern, andererseits aber auch von den Anstrengungen zur Kooperation aller an der Behandlung unfallverletzter Patienten beteiligten Ärzte und dem Streben nach der ebenso dringend notwendigen Zusammenarbeit mit Juristen bei der Behandlung der Themen „Aufklärung und Dokumentation". Themen, die gerade für unfallverletzte Patienten oftmals eine besondere, außerordentlich folgenschwere Bedeutung haben können.

Die auch in der Unfallheilkunde durch Differenzierung und Spezialisierung gewonnenen neuen Erkenntnisse erfordern gleichzeitig eine intensive interdisziplinäre Zusammenarbeit, wenn sie für den Patienten und insbesondere den polytraumatisierten Patienten nutzbringend angewendet werden sollen. Die moderne Medizin, insbesondere auch der Ausbau des Rettungswesens sowie der Notfall- und Intensivmedizin eröffnete vielen Menschen einen sonst verlorenen Abschnitt lebenswerten Lebens. Gleichzeitig sind damit aber auch eine Vielzahl neuer Probleme entstanden, sowohl bezüglich der in diesem Umfang früher unbekannten Fragen der Koordination und Kooperation aller an der Behandlung Beteiligten, als auch im Verhältnis der Medizin und damit des Arztes zum Patienten. Häufig wurden und werden dabei in einer oft geradezu blinden Wissenschafts- und Technikgläubigkeit im Menschen selbst liegende Grenzen verkannt, so daß der Eindruck entsteht, daß eigentlich alles möglich sei, wenn man es nur anders organisiere, ausreichend finanziere, transparent und justitiabel mache. Es wird verkannt, daß auch der Mensch den Naturgesetzen unterliegt trotz allen Fortschrittes das Leben endlich ist.

Es muß künftig mehr berücksichtigt werden, daß der enorme Anstieg der Leistungsfähigkeit der Medizin häufig auch mit einem entsprechenden Anstieg der Risiken verbunden ist. Erfolge in Grenzsituationen sind nicht immer zu verallgemeinern. Das bei fast allen Methoden immer noch statistisch nachweisbare Risiko des Mißerfolges ist zwar im Einzelfall für den Patienten wie den Arzt außerordentlich belastend, manchmal sogar tragisch, es sollte aber nicht dazu führen, der Medizin generell Unkenntnis oder totales Versagen anzulasten und das sogar in Fällen, in denen das Risiko in der Medizin kleiner ist als das Risiko, das allseits z.B. als Fußgänger oder Autofahrer im Straßenverkehr von Jedermann ohne weitere Diskussion eingegangen wird.

Es ist heute keinem Menschen mehr möglich, das gesamte Wissen der Welt in seinem Kopf zu vereinen; ebensowenig gibt es einen medizinischen Polyhistor. Dieser Tatsache ist in allen Wissensgebieten durch Differenzierung und Spezialisierung Rechnung getragen. In der Medizin hat der Deutsche Ärztetag 1924 in Bremen auf der Grundlage eines weiterhin gemeinsamen Berufsbildes „Arzt" erstmals Regeln für die gebotene Spezialisierung, aber auch die gerade deshalb umso dringender notwendige Kooperation erarbeitet. Diese Regeln sind inzwischen durch die ärztliche Selbstverwaltung vielfach verändert und weiterentwickelt worden und heute in einer Weiterbildungsordnung niedergelegt, für die nach dem Beschluß des Bundesverfassungsgerichtes vom 9. Mai 1972 die Landesgesetzgeber die gesetzlichen Grundlagen geschaffen haben. Durch den in Bundeskompetenz fallenden staatlichen Akt der Berufszulassung erhält der Arzt zum Abschluß seiner Ausbildung mit der Approbation die Berechtigung zur Ausübung der Heilkunde am Menschen. In die Landeskompetenz fallen alle Regelungen für die unterschiedliche Berufsausübung dieses gemeinsamen Berufes Arzt, also für die Weiterbildung und Spezialisierung. Wegen des dafür notwendigen Sachverstandes haben die Landesgesetzgeber diese Aufgabe der ärztlichen Selbstverwaltung überantwortet, wobei die wissenschaftliche Entwicklung und eine angemessene Versorgung der Bevölkerung berücksichtigt werden müssen, wie es in den Heilberufsgesetzen der Länder heißt.

Für die Differenzierung in Gebiete und Teilgebiete haben Verfassungs- und Gesetzgeber damit wesentliche Eckpunkte festgelegt. Bei aller notwendigen Differenzierung muß wegen der gemeinsamen Grundlage des Arztberufes eine Atomisierung der Medizin in eine unübersehbare Zahl von Minidisziplinen vermieden werden, nicht zuletzt deshalb, weil durch die damit möglicherweise verbundene röhrenförmige Einengung des Gesichtsfeldes eine angemessene Versorgung der Bevölkerung und damit des ganzen Menschen erschwert würde. Dem trägt die Weiterbildungsordnung durch Gliederung in Gebiete und Teilgebiete Rechnung. Die dadurch möglichen Hinweise auf besondere Kenntnisse in einem bestimmten beruflichen Gebiet des gemeinsamen Arztberufes sind aber nur dann erlaubt, „wenn dies im Hinblick auf die wissenschaftliche Entwicklung und eine angemessene Versorgung der Bevölkerung erforderlich ist".

Daraus folgt, daß die Weiterbildungsordnung nicht einer vollständigen Abgrenzung einzelner Spezialdisziplinen gegen andere dienen soll, ebensowenig wie sie als „Konkurrenzschutzordnung" oder „Werbeordnung" oder aber auch als Instrument zur Zuweisung von Arbeitskräften für Krankenhäuser mißbraucht werden darf.

Da erst kürzlich in allen Bundesländern Weiterbildungsordnungen auf der Grundlage der neuen Landesgesetze in Kraft getreten sind, sollte jetzt nach fast 10jähriger Rechtsunsicherheit seit dem Bundesverfassungsgerichtsbeschluß von 1972 eine Festlegung des ländereinheitlichen Rechts abgewartet werden. An Novellierungen und Veränderungen wird weder seitens der Bundesärztekammer noch seitens der Landesärztekammern derzeit gedacht. D.h. jedoch nicht, daß die heutigen Gebiets- oder Teilgebietsregelungen und die dazugehörigen Definitionen und Beschreibungen der Weiterbildungsinhalte überhaupt nicht mehr verändert werden könnten. Im Gegenteil, gerade wegen des in der Ärzteschaft vorhandenen Sachverstandes hat der Gesetzgeber diese Detailregelungen in die ärztliche Selbstverwaltung gegeben. Es ist also durchaus möglich, auch über die Zweckmäßigkeit der Gliederung z.B. der heute an der Unfallbehandlung beteiligten Gebiete und Teilgebiete nachzudenken, internationale Entwicklungen mit in die Überlegungen einzubeziehen und daraus vielleicht eine Neu- oder Umgliederung abzuleiten. Dabei muß jedoch das deutsche Rechtssystem beachtet werden, außerdem kann Maßstab der Überlegungen immer nur die wissenschaftliche Entwicklung und die angemessene Versorgung der Bevölkerung sein. Ausgangspunkt aller Überlegungen ist und bleibt also der Patient.

An den Notwendigkeiten für eine möglichst gute Versorgung der Patienten müssen sich aber auch die vorhandenen Krankenhausstrukturen und Organisationsformen orientieren, wobei ebenfalls der wissenschaftlichen Entwicklung und der angemessenen Versorgung der

Bevölkerung Rechnung zu tragen ist. Da sich aus diesen Entwicklungen ergebende Konsequenzen nicht in den Einwirkungsbereich der ärztlichen Selbstverwaltung fallen, sondern in das Organisationsrecht des einzelnen Krankenhausträgers gehören, der seinerseits wieder die staatliche Krankenhausbedarfsplanung zu beachten hat, kann ärztlicher Sachverstand hier oftmals nur sehr viel schwerer wirksam werden. Es sei jedoch auch hier betont: ebensowenig wie die Weiterbildungsordnung Selbstzweck ist, ist es Aufgabe der Krankenhäuser, administrative Organisationsstrukturen oder Tarifgefüge aufrechtzuerhalten. Beides muß sich vielmehr umgekehrt nach den Erfordernissen einer möglichst guten sowie einer möglichst effizienten Versorgung der Patienten richten. Krankenhausträger und vor allem aber auch Gesetzgeber sollten deshalb künftig mehr als in der Vergangenheit üblich ärztlichen Sachverstand bei ihren Entscheidungen berücksichtigen und ärztlichen Sachverstand vor allem schon bei der Krankenhausbedarfsplanung mehr als bisher wirksam werden lassen. Das sei besonders im Hinblick auf die in der kommenden Legislaturperiode anstehende Novellierung des Krankenhausfinanzierungsgesetzes mit allem Nachdruck unterstrichen.

Gerade angesichts der Kostenentwicklung werden wir uns im kommenden Jahrzehnt auf das Wesentliche konzentrieren, dabei möglicherweise auch auf Angenehmes, vielleicht sogar Überflüssiges verzichten müssen. Mit heckenschnittartigen Sparmaßnahmen ohne Beteiligung des ärztlichen Sachverstandes ist das nicht möglich. Das sollten alle in Bund und Ländern politisch Verantwortlichen bedenken. Mit einem simplen Hin- und Herschieben des „Schwarzen Peters“ von Krankenkassen zu Ärzten, von Ärzten zu Patienten oder zu Krankenhäusern und zum Staat und zurück oder in beliebiger anderer Reihenfolge ist es ebensowenig getan wie mit dem Versuch, die Ursachen für die Kostenentwicklung jeweils dem ambulanten oder dem stationären Bereich, den niedergelassenen Ärzten oder den Ärzten in Krankenhäusern, Allgemeinärzten oder Fachärzten anzulasten. Ein freiheitliches System sozialer Sicherung darf weder zu einer Ausplünderung aller durch alle führen, noch zu einem Kampf aller gegen alle.

Die Ärzteschaft muß sich aus diesen Gründen um die Angelegenheiten der Gemeinschaft kümmern. Dabei sind auch alle bei der Behandlung unfallverletzter Patienten beteiligten Disziplinen gefordert. Dies vielleicht sogar deshalb in besonderem Maße, weil ihr Handeln wegen der außerordentlichen Plötzlichkeit des Unfallereignisses, das die Menschen aus dem Alltagsleben herausreißt, das besondere Interesse der Öffentlichkeit findet und ärztliches Handeln gerade in einer Unfallsituation bei Patienten wie ihren Angehörigen in besonderem Maße die Einstellung gegenüber der Leistungsfähigkeit unseres freiheitlichen Gesundheitssystems prägt.

Dieser ärztlichen Aufgabe im weiteren Sinne und der damit verbundenen Verantwortung müssen wir uns ebenso stellen wie unseren operativen Entscheidungen, um so bei allen Entscheidungsgremien Verständnis zu wecken für die Möglichkeiten, die Notwendigkeiten, aber auch die Grenzen moderner Medizin und ärztlicher Kunst. Der Schlüssel zum Erfolg liegt dabei nicht im Gegeneinander, sondern im Miteinander. In diesem Sinne wünsche ich der 44. Jahrestagung der Deutschen Gesellschaft für Unfallheilkunde einen guten Verlauf.

Präsident W. Düben

Sehr geehrter Herr Kollege Vilmar! Sie haben mehrfach den für Entscheidungen notwendigen Sachverstand angesprochen. Wir hoffen und wünschen, daß dieser auch dann maßgeblich ist, wenn Neuorientierungen an der Unfallbehandlung beteiligter Gebiete und Teilgebiete zur Realisierung anstehen sollten.

Ich darf jetzt Herrn Spohn, den Präsidenten der Deutschen Gesellschaft für Chirurgie, um sein Grußwort bitten.

K. Spohn, Karlsruhe, Präsident der Deutschen Gesellschaft für Chirurgie

Herr Präsident! Herr Präsident der Bundesärztekammer und des Deutschen Ärztetages! Meine verehrten Kolleginnen und Kollegen!

Mir ist die Ehre zuteil geworden, der Deutschen Gesellschaft für Unfallheilkunde im 58. Jahr ihres Bestehens zu ihrem 44. Jahreskongreß die Grüße der Deutschen Gesellschaft für Chirurgie zu überbringen.

Erlauben Sie mir zunächst ein ganz persönliches Wort an unseren Präsidenten, meinen lieben Freund Walter Düben: Ich komme der Aufgabe, hier ein Grußwort zu sprechen, ganz besonders gern nach, weil Sie, lieber Herr Düben, der Präsident sind und wir beide uns vor 29 Jahren auf dem Kongreß der Deutschen Gesellschaft für Chiururgie in München kennengelernt haben, als jeder für sich seinen ersten Vortrag zu halten hatte. Sie waren ein armer Assistent aus Göttingen und ich ein solcher aus Heidelberg. Wir waren in einer kleinen Pension zusammen mit dem hier und heute auch schon apostrophierten Heinz Gelbke. Wir haben 22 Jahre die Zeit während der Kongresse in dieser Pension gemeinsam verbracht und das verbindet. Wir sind erst ausgezogen, als unsere Wirtin sich pensionieren ließ, sonst wären wir wohl heute noch während unseres Kongresses dort. Exakt die Hälfte des Alters Ihrer Gesellschaft kennen wir uns nun, und genauso lange sind wir beide Mitglieder der Deutschen Gesellschaft für Chirurgie.

Daß die Unfallheilkunde eine interdisziplinäre Aufgabe ist, haben die Gründer Ihrer Gesellschaft erkannt und sich deshalb zusammengeschlossen. Die Deutsche Gesellschaft für Chirurgie und ihre Sektion „Unfallchirurgie", der Ihr derzeitiges Beiratsmitglied Karl-Heinz Jungbluth vorsteht, sieht mit anerkennender Hochachtung auf die vielfältigen Aufgabenbereiche, deren sich mit großem Erfolg die Deutsche Gesellschaft für Unfallheilkunde seit Kriegsende angenommen hat: Verhütung von Unfällen, Abwehr von schädigenden Einflüssen vieler Art, bestmögliche Behandlung von Verletzungen, gute Rehabilitation und objektive gutachterliche Beurteilung. Behalten Sie die Integration dieser Sparten auch in den kommenden 58 Jahren als Ihr Ziel. Wir würden es nicht für richtig ansehen, wenn die Deutsche Gesellschaft für Unfallheilkunde eine Deutsche Gesellschaft für Unfallchirurgie würde.

Das Spektrum der Bereiche, denen Sie sich stellen, spiegeln Ihre Präsidenten, unter denen wir ganz hervorragende Persönlichkeiten auch aus der Inneren Medizin, aus der Orthopädie, aus der Pathologie, aus der Rechtsmedizin genauso finden wie Juristen, Neurologen und schließlich Chirurgen, wider. Die personelle Verflechtung unserer beiden befreundeten Gesellschaften drückt sich auch darin aus, daß acht Chirurgen in ihrem Leben sowohl Präsidenten Ihrer als auch unserer Gesellschaft gewesen sind. Wir denken mit Verehrung an die Herren Georg Magnus, Viktor Schmieden, Fritz König, A.W. Fischer, Heinrich Bürkle de la Camp, Erich von Redwitz, Karl-Heinrich Bauer und an unseren Generalsekretär,

Ihr und unser Ehrenmitglied, den hier zu Beginn seines 79. Lebensjahrs genauso vital und gesund, wie wir ihn immer kennen, anwesenden Herbert Junghanns.

Das Gewicht, das unsere Gesellschaft dem Teilgebiet „Unfallchirurgie" als dem allerersten Zweig der Unfallheilkunde überhaupt beimißt, wird auch dadurch sichtbar, daß Ihr Präsident von 1978, Siegfried Weller, unser Präsident für 1981/82 sein wird.

Sowohl Ihr Präsident Düben als auch er verstehen sich – wir haben es gerade gehört – als Voll-Chirurgen mit einer speziellen Spitze in der Unfallheilkunde.

Wir Chirurgen haben sehr wohl und mit hoher Befriedigung soeben das Bekenntnis von Ihnen, sehr verehrter Herr Düben, gehört, daß die Unfallchirurgie erstens ein integrierter Bestandteil der Gesamtchirurgie sei und zweitens nur von voll ausgebildeten Chirurgen ausgeübt werden könne. Das bringt unsere Weiterbildung auch zum Ausdruck.

Zu demselben Ergebnis kam ein Rundgespräch auf unserem diesjährigen Kongreß in München unter Georg Heberer und Martin Allgöwer über „Das Polytrauma – eine Notwendigkeit zur integrierten Behandlung". Spezialisten aus vielen Disziplinen kamen dort zu dem Schluß: Ein entsprechend ausgebildeter Chirurg muß beim Polytrauma als Koordinator eines straff geführten Behandlungsplans fungieren. Je nach Struktur des Hauses und nach Ausbildung der Leitenden Ärzte wird das der Unfallchirurg oder der Allgemeinchirurg sein können.

Meine Damen und Herren! Sie stehen am Anfang Ihres chirurgiebetonten 44. Kongresses. Die deutschen Chirurgen in ihrer Gesamtheit und unsere Gesellschaft gratulieren Ihrem Präsidenten zu seiner Wahl hochinteressanter Themen, darunter auch das wiederum so aktuelle – ich hätte fast gesagt: brisant gewordene – der „Aufklärung und Dokumentation".

Gleichermaßen beglückwünschen wir aber die Deutsche Gesellschaft für Unfallheilkunde zu ihrem Präsidenten Walter Düben, dem profilierten Vertreter der deutschen Unfallchirurgie, und wünschen ihm für uns mit dem Ausdruck unseres Danks für alle seine Mühen und guten Wünschen für seine Gesundheit einen vollen Erfolg.

Präsident W. Düben

Lieber Herr Spohn! Herzlichen Dank für Ihre Grußworte, aber auch herzlichen Dank dafür, daß Sie ein mahnendes Wort im Hinblick auf die ursprüngliche Zusammensetzung unserer Gesellschaft gesprochen haben, nämlich der interdisziplinären Vereinigung. Ich glaube, daß das gut, aber auch angebracht war. Es droht nämlich etwas zu verwässern.

Ehrungen

Präsident W. Düben

Es gehört zu meinen erfreulichen Aufgaben, Ehrungen vorzunehmen und den diesjährigen Liniger-Preis zu vergeben. Zunächst darf ich die Herren Baur und Trojan zu mir auf das Podium bitten.

Lieber Herr Trojan! Sie sind ein über die Grenzen Ihres Landes hinaus bekannter Unfallchirurg, unserer Gesellschaft seit Jahrzehnten verbunden und bereits Korrespondierendes Mitglied.

Heute ernennen wir Sie zum Ehrenmitglied. Das ist die höchste Auszeichnung, die unsere Gesellschaft zu vergeben hat . (Es folgt die Verlesung der Urkunde.)

Ich darf Ihnen, lieber Herr Trojan, zu dieser Ehrung als erster herzlich gratulieren.

Herr Baur, Sie haben Ihre Lebensaufgabe der Unfallheilkunde gewidmet und sich insbesondere auf dem Gebiet der Organisation und Dokumentation verdient gemacht. In Würdigung Ihrer Arbeit ernennt Sie unsere Gesellschaft zum Korrepondierenden Mitglied. (Es folgt die Verlesung der Urkunde.)

Herzlichen Glückwunsch, Herr Baur!

E. Trojan, Wien

Sehr geehrter Herr Präsident! Liebe Kolleginnen und Kollegen! Ich muß mich sehr herzlich beim Vorstand Ihrer Gesellschaft dafür bedanken, daß er mich für würdig befunden hat, diese hohe Auszeichnung Ihrer Gesellschaft entgegenzunehmen. Ich empfinde das nicht nur als eine persönliche Ehrung, sondern auch als den Ausdruck einer gewissen Verbundenheit zwischen den beiden Gesellschaften, denen wir angehören bzw. als Verbundenheit zwischen der deutschen und der österreichischen Unfallheilkunde und Unfallchirurgie.

Diese Verbindungen sind ja schon alt und umfassen bereits mehrere Generationen. Es ist allerdings im Laufe dieser Generation ein gewisser Wandel dahingehend eingetreten: Während die Auseinandersetzungen früherer Jahre – wenn man die alten Protokolle liest – mehr auf Aggression und Konfrontation, wenn ich an meinen Lehrer Lorenz Böhler denke, ausgerichtet waren, so ist doch das Klima im Sinne einer gewissen Erwärmung, wie es auch die Meteorologen feststellen, milder geworden. Es sind mehr freundschaftliche und weniger aggressive Kontrakte zustandegekommen, was sehr erfreulich ist.

In diesem Sinne wollen wir auch weiter diese Verbindungen pflegen.

Ich danke Ihnen nochmals.

E. Baur, Luzern

Sehr verehrter Herr Präsident! Sehr verehrte Damen und Herren! Die Gesetze zur Einführung der obligatorischen Unfallversicherung vor der Jahrhundertwende im Deutschen Reich und nachher in der Schweiz hatten schon sehr früh zur Folge, daß sich Ärzte, die

Unfallverletzte behandeln und begutachten, zusammenschlossen, um gemeinsam die Probleme der Unfallheilkunde und der Unfallbegutachtung zu erörtern und zu klären.

Die Sprachgrenzen innerhalb meines Vaterlands boten dabei keinen Einhalt.

So zählten auch Schweizer Unfallärzte französischer Zunge zu den Referenten Ihrer Jahresversammlungen. Die Verbindungen zwischen den deutschen und den schweizerischen Unfallärzten waren nur während der beiden Weltkriege unterbrochen. Sehr bald fand man sich aber wieder, so daß schließlich die gemeinsamen Deutsch-Österreichisch-Schweizerischen Unfalltagungen entstanden, welche die Kontakte zwischen den Unfallärzten stark förderten.

Meine Ernennung zum Korrespondierenden Mitglied Ihrer Gesellschaft soll für mich eine Verpflichtung sein, nach besten Kräften die Verbindungen der Schweizerischen Unfallärzte mit der Deutschen Gesellschaft für Unfallheilkunde zu hegen und zu pflegen. Ich danke Ihnen für diese Ehrung, die Sie mir persönlich zukommen ließen, die aber die Gesamtheit der Schweizerischen Unfallärzte mit einbezieht.

Mein Wunsch geht dahin, daß die seit Jahrzehnten geübte Gastfreundlichkeit unserer beiden Gesellschaften auch in Zukunft bestehen bleiben möge.

Präsident W. Düben

Der von unserer Gesellschaft zu vergebende Liniger-Preis ist eine Anerkennung für wissenschaftliche Leistungen auf unfallchirurgischem Gebiet mit Nutzanwendung für die Klinik. Von einer größeren Anzahl für preiswürdig befundener Arbeiten wurde die Habilitationsschrift des Privatdozenten Dr. Lob primo loco gesetzt, und zwar einstimmig. Die Urkunde über die Verleihung lautet:

Die Deutsche Gesellschaft für Unfallheilkunde e.V. verleiht Herrn Privat-Dozent Dr. med. Günther Lob, Wissenschaftlicher Assistent am Department für Chirurgie – Abteilung Unfallchirurgie – der Universität Ulm für seine wissenschaftliche Arbeit „Chronische posttraumatische Osteomyelitis: Tierexperimentelle und klinische Untersuchungen zu einer oralen antibakteriellen Vaccination"

den Hans Liniger-Preis 1980.

In seinen tierexperimentellen Untersuchungen und mit seiner klinischen und immunologischen Analyse eines größeren Kollektivs von Patienten mit posttraumatischer Osteomyelitis hat der Autor die therapeutische Wirksamkeit einer oralen Vaccination nachweisen können und damit neue Möglichkeiten in der Behandlung dieser für die Unfallheilkunde sehr wichtigen Erkrankung aufgezeigt.

Berlin, den 19. November 1980

gez. Probst
Der Generalsekretär

gez. Düben
Der Präsident

Lieber Herr Kollege Lob, ich gratuliere Ihnen dazu aufrichtig und darf Ihnen die damit verbundene Urkunde und die Geldprämie überreichen.

I. Experimentelle Chirurgie*
(Vorsitz: R. Plaue, Mannheim, D.Havemann, Kiel)

W. Düben, Präsident

Meine sehr geehrten Damen und Herren!

Der Not gehorchend an einem anderen Ort und auch zu unüblicher Zeit steht die experimentelle Unfallchirurgie erstmalig am Beginn der Tagung. Wollen Sie bitte Verständnis dafür haben, daß die Tagesvorsitzenden und ich die Zahl der Vorträge reduzieren mußten. Wir haben uns diese Auswahl wahrlich nicht leicht gemacht.

Ich darf jetzt den Vorsitz an Herrn Plaue und Herrn Havemann übergeben.

R. Plaue, Mannheim: Es hat sehr viele Anmeldungen zum Thema: „Experimentelle Unfallchirurgie" gegeben. Damit wenigstens die Hälfte dieser Vorträge im Programm berücksichtigt werden konnten, mußten die Redezeiten erheblich gekürzt werden. Die Vortragenden werden also nur in sehr gedrängter Form ihre Untersuchungen schildern können. Aber vielleicht kann man diesen Nachteil in der Diskussion dadurch etwas ausbügeln, daß allgemein interessierende Einzelaspekte etwas weiter vertieft werden und die eine oder andere Zusatzinformation von den Referenten erfragt werden kann.

Corticale Durchblutungsstörungen nach Fraktur und Osteosynthese

G. Hörster und E. Böhm, Duisburg und Bochum

Die mit Kontinuitätsdurchtrennungen der Röhrenknochen einhergehenden Durchblutungsstörungen und deren Rückbildung sind im Tierexperiment eingehend untersucht worden. Die Untersuchungen wurden an verschiedenen Tierspecies vorgenommen. Es wurden experimentell Frakturen bzw. Osteotomien erzeugt und die Wiederherstellung der Zirkulation untersucht unter Berücksichtigung der verschiedenen Standardbehandlungsverfahren [1, 2, 4, 5, 8, 9, 11, 11].

Da das Tiermodell die Verhältnisse am menschlichen Röhrenknochen nach Fraktur und Osteosynthese nur bedingt wiedergeben kann, scheint es gerechtfertigt, der Vielzahl von

---

* Wissenschaftliche Sitzung am 19. 12. 1980

Hefte zur Unfallheilkunde, Heft 153
Zusammengestellt von J. Probst/A. Pannike

Literaturstellen einen weiteren Beitrag hinzuzufügen, wobei über Durchblutungsstörungen nach Fraktur und Osteosynthese am menschlichen Röhrenknochen berichtet werden soll. Die Untersuchungen wurden ermöglicht durch Angiographie von Amputationspräparaten. Es soll auf das feststellbare Ausmaß der primär durch Fraktur bzw. Osteosynthese verursachten mechanischen Durchblutungsstörungen sowie auf Zeichen der Revascularisierung der Röhrenknochendiaphyse innerhalb der ersten 2–4 Wochen eingegangen werden.

Methodik

Es wurden menschliche Amputationspräparate bei Zustandsbildern nach Fraktur und Osteosynthese im Röhrenknochenschaftbereich zur Untersuchung herangezogen. Die Amputation war entweder direkt nach dem Trauma oder innerhalb der ersten 4 Wochen aufgrund irreparabler Weichteilschäden durchgeführt worden. Es wurden nur Präparate verwandt, bei welchen eindeutige Rückschlüsse auf die knöcherne Durchblutung möglich waren. Die Präparate wurden nach durchgeführter Amputation zunächst in tiefgefrorenem Zustand aufbewahrt. Nach Auftauen wurde eine arterielle Angiographie mit einer Mischung aus Tusche, Mikropaque und Conray durchgeführt. Die Injektion erfolgte von Hand, eine besondere Druckkontrolle erfolgte nicht, ebensowenig eine spezielle Vorbereitung der Gefäße [10, 13].

Angesichts der Tatsache, daß auf menschliche Amputationspräparate zurückgegriffen wurde, mußte auf den im Tierversuch möglichen Vorteil der Darstellung definierter Fraktursituationen und Behandlungsmethoden verzichtet werden. Der Nachteil der fehlenden Homogenität des untersuchten Materials gegenüber dem Tierversuch muß dadurch aufgewogen werden, daß es sich hier um die Darstellung menschlicher Fraktursituationen handelt. Insgesamt wurden 10 Präparate untersucht, die verschiedenen Standardosteosyntheseverfahren waren vertreten.

Ergebnisse

1. Die primäre Gefäßverletzung. Bei der frischen verschobenen und unverschobenen Fraktur war durch die Verletzung bedingt eine Unterbrechung der A. nutricia zu erkennen. Die medulläre Durchblutung distal der Fraktur war jeweils vollständig ausgefallen. Primärer Ersatz durch periostale oder metaphysäre Gefäße wurde auch nicht in Teilbereichen gesehen. Die periostale Zirkulation zeigte das Gefäßmuster des Ruhestadiums mit nur geringer Gefäßanfüllung. Von periostal aus in die Corticalis reichende Gefäße wurden nur selten gesehen.

2. Die Revascularisation. Auch 2–4 Wochen nach Fixateur externe-Osteosynthese bzw. Plattenosteosynthese war die Unterbrechung der A. nutricia bei Unterschenkelschaftfrakturen noch vollständig; distal der Fraktur war nach wie vor kein zentraler Gefäßbaum zu erkennen. In Bruchbereichen mit starken benachbarten Weichteilkontusionen war ebenfalls die periostale Durchblutung gestört. Beginnende Versorgung der Corticalis von periostal her war körperfern der Fraktur festzustellen, wobei insbesondere die mediale Schienbeinzircumferenz starke Aktivität zeigte. Die periostale Revascularisation nahm von proximal nach distal leicht zu, erreichte im unteren Schaftbereich den Markraum und führte von hier aus zu beginnender endostaler Zirkulation (Abb. 1). Nach Marknagelung war trotz Aufbohrens und schlüssigem Nagelsitz nach 14 Tagen im Bereich der Markenge eine teilweise periostale Revascularisation von vorderen medialen Schienbeinabschnitten ausgehend mit beginnendem Wiederaufbau eines zarten ringförmigen endostalen Gefäßnetzes zu erkennen.

3. Das Spätstadium. Bei unkompliziertem Verlauf nach Plattenosteosynthese war die Wiederherstellung medullärer Zentraldurchblutung mit von hieraus erfolgender Versorgung der Corticalis festzustellen. War aufgrund einer Knocheninfektion mit narbiger oder eitriger Verlegung der Markhöhle der Aufbau einer Zentralmarkraumdurchblutung nicht möglich, so konnte eine Vervollständigung der in den ersten Wochen sichtbaren corticalen Durchblutung von periostal her festgestellt werden. Ein gut sichtbares endostales Gefäßnetz wurde peripher aufgebaut. Der Blutfluß erfolgte ganz offensichtlich auch im Spätstadium im zentripetalen Sinne (Abb. 2).

Diskussion

In der Literatur wird in der letzten Zeit überwiegend die Bedeutung der medullären Zirkulation für die Versorgung der unverletzten Röhrenknochencorticalis herausgestellt [1, 2, 5, 7, 8, 9, 11, 12, 13]. Demgegenüber gibt de Marneffe der periostalen Zirkulation alleinige Bedeutung für die Versorgung der Corticalis [6].

Untersuchungen über die Gefäßversorgung nach unverschobener Fraktur zeigen im Tierversuch übereinstimmend in der Regel das Gefäßmuster der unverletzten Diaphyse bis auf die Störungen im direkten Bruchbereich [1, 8, 9, 10]. Bei unseren Untersuchungen hat sich demgegenüber ergeben, daß auch bei zwei vollständig unverschobenen Frakturen eine Unterbrechung der A. nutricia im Bruchbereich vorlag. Es kann allerdings nicht ausgeschlossen werden, daß vor Anfertigung der Röntgenaufnahme eine gewisse Verschiebung der Fragmente vorgelegen hat, welche zur Zerreißung der A. nutricia geführt haben könnte. Von Bedeutung ist bei der Angiographie direkt nach der Fraktur die Tatsache, daß am menschlichen Präparat offensichtlich eine primäre Stromumkehr mit direkter Wiederauffüllung des meduallären Gefäßbaumes nicht die Regel ist. Von periostal her in die Corticalis reichende Gefäße wurden in diesem allerersten Stadium nach dem Trauma nur in seltenen Ausnahmefällen gesehen. Auch eine Wiederauffüllung von epi- bzw. metaphysär fand sich nicht. Ganz offensichtlich sind das periostale und das metaphysäre Gefäßsystem nicht in der Lage durch Wiederauffüllung des Gefäßbaumes eine normale Durchblutungsstruktur in den ersten Stunden nach eingetretener Unterbrechung der A. nutricia aufrechtzuerhalten. Dambe hat demgegenüber eine Auffüllung des medullären Gefaßbaumes von epiphysär her gesehen; Hildebrandt beschreibt ebenfalls die Stromumkehr nach Verletzung der A. nutricia unter Benutzung von Anteilen der zentralen Markraumgefäße; Trueta beschreibt primäre Wiederauffüllung des Gefäßbaumes von epi-metaphysär nach Ausfall der A. nutricia; Rhinelander sieht das medulläre Gefäßsystem eine Woche nach Querosteotomie wieder aufgebaut [1, 4, 8, 13].

Nach unseren Untersuchungen wird auch innerhalb der ersten 4 Wochen ein zentraler medullärer Gefäßbaum nicht wieder aufgebaut. In dieser Zeit kommt es lediglich zu einer vom Frakturbereich nach distal leicht zunehmenden vom Periost ausgehenden Wiederdurchblutung der Corticalis. Im unteren Schaftbereich erreichen die vom Periost aus-

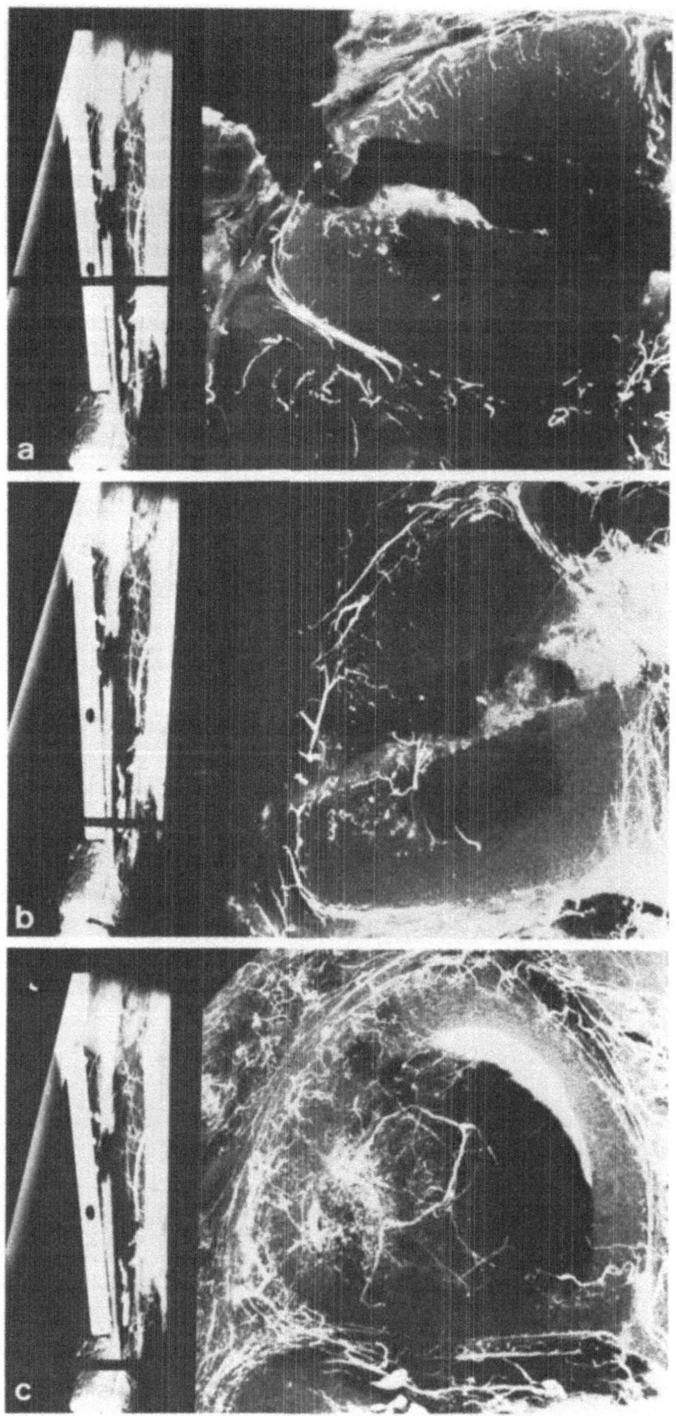

Abb. 1a–c. Zustand nach Unterschenkelschaftfraktur und Plattenosteosynthese; periostaler Wiederaufbau der Corticalisdurchblutung distal der Fraktur; das Ausmaß der corticalen Durchblutung nimmt nach distal zu. **a–c** Querschnittangiogramme in verschiedener Höhe

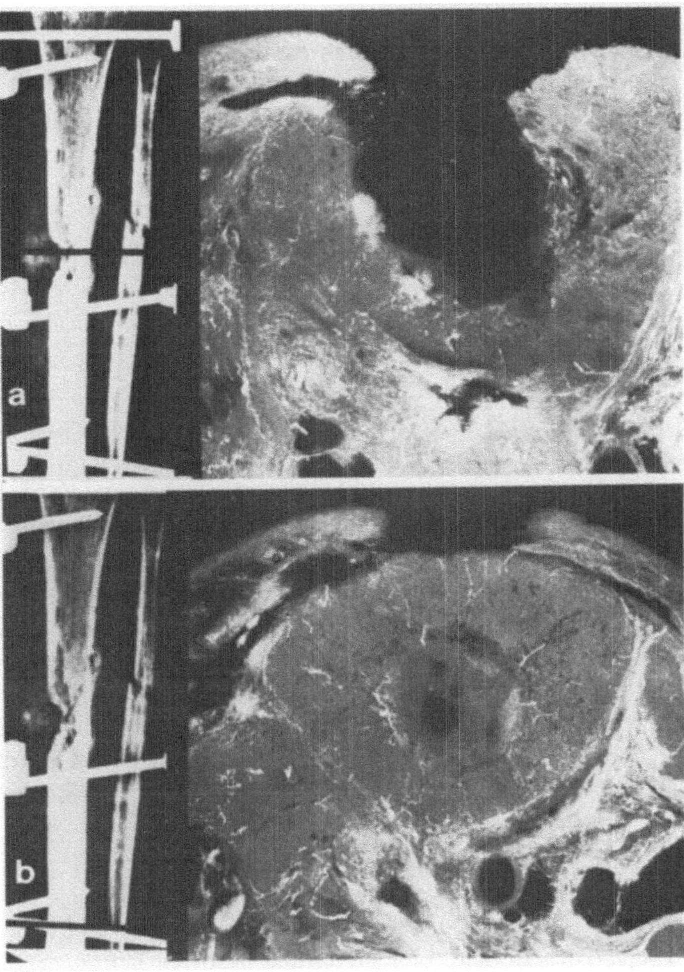

Abb. 2a, b. Chronische posttraumatische Knocheninfektion der Tibia mit Markhöhlenphlegmone; auch im Spätstadium periostale Durchblutung der Corticalis im Muldenbereich (**a**) und distal der ehemaligen Fraktur (**b**)

gehenden Gefäße den Markraum und führen zu einem beginnenden endostalen Wiederaufbau des Gefäßsystems. Während die Homburger Arbeitsgruppe eine derartige periostale Revascularisierung der Corticalis bei Ausfall des medullären Gefäßsystems nicht feststellen konnte, stimmen unsere Untersuchungen überein mit denen von Rhinelander, Hildebrandt und Harms, welche übereinstimmend dem Periost bei Ausfall der Markraumdurchblutung die Möglichkeit der corticalen Revascularisation zuschreiben [1, 2, 3, 4, 8, 9, 10, 11]. Wir haben ergänzend feststellen müssen, daß besonders die mediale Corticalis besonders schnell revascularisiert und damit zum endostalen Gefäßaufbau beiträgt. Dieses ist sicher ein überraschender Befund, da der medialen Schienbeinseite bisher keine wesentliche Bedeutung im Sinne periostaler Gefäßversorgung zugemessen wurde. Im Stückbruchbereich selber zeigt das Periost ebenfalls eine erhebliche Durchblutungsvermehrung, diese war jedoch im Falle gleichzeitiger Weichteilkontusion mit Durchblutungsstörung der zugehörigen Muskulatur vermindert, teilweise sogar aufgehoben. In diesem Fall war bei Ausfall sowohl der zentralen Markraumdurchblutung als auch der periostalen Durchblutung noch nach 4 Wochen eine vollständige Avascularität der einzelnen Knochenfragmente zu erkennen. Auch Holden hat darauf hingewiesen, daß die Revascularisation der Corticalis von der Vitalität der umgebenden Muskulatur abhängig ist [5]. Hildebrandt erklärt die große Bedeutung des periostalen Gefäßsystems bei Mehrfragmentfrakturen damit, daß hier ein langstreckiger Ausfall der zentralen Markraumdurchblutung entsteht [4].

Nach unseren Untersuchungen erreichen die ersten von periostal kommenden Gefäßäste bei Ausfall der A. nutricia nach 10–14 Tagen den Markraum und beginnen mit dem endostalen Gefäßaufbau. Eine vollständige Wiederherstellung oder aber eine Auffüllung des medullären zentralen Gefaßbaumes wurde nicht beobachtet. Auch im Falle vollständiger Aufbohrung der Corticalis vor Marknagelung und röntgenologisch schlüssigem Nagelsitz war nach 14 Tagen eine feine endostale zirkuläre Gefäßzeichnung zwischen Marknagel und Corticalis erkennbar, wobei auch hier eindeutig von medial-periostal ausgehende Gefäße für den ersten Aufbau verantwortlich zu machen waren. Harms hatte nach Ausräumung des Markraumes der Hundetibia mit nachfolgender Pallacosauffüllung nach 3 Wochen deutliche Revascularisationszeichen der Corticalis von periostal her gesehen, so daß diese Angaben zeitlich in etwa mit unseren übereinstimmen [3]. Schweiberer weist darauf hin, daß auch nach Aufbohren der Markhöhle der Stromfluß stets zentrifugal bleibt und keine kompensatorische Ernährung vom Periost her stattfindet [11, 12]. Diese Untersuchungen waren jedoch überwiegend am nicht aufgebohrten Röhrenknochenschaft durchgeführt worden, so daß eine medulläre Durchblutung primär offensichtlich erhalten war. Dambe hatte ebenfalls nach Marknagelung ohne Aufbohren eine erhaltene A. nutricia gesehen und eine Gefäßfüllung der Corticalis insbesondere lateral und dorsal beschrieben [1]. In seltenen Fällen war die A. nutricia nicht erhalten; in diesen Fällen wurde eine frühzeitige Wiederauffüllung des medullären Gefäßbaumes von epiphysär beschrieben [1].

Nach Plattenosteosynthese war eine Revascularisierung der Corticalis aus dem Plattenlagerbereich innerhalb der ersten 4 Wochen nicht zu erkennen. Die Querschnittsangiogramme der Tibia im proximalen und mittleren Drittel zeigten deutlich, daß bei ventral liegender Platte eine erhaltene zentrale Markraumdurchblutung nicht gefährdet wird, da die A. nutricia in diesem Bereich mehr dorsal liegt. Diese Ergebnisse würden für eine mehr ventrale Plattenlage sprechen, um das Risiko einer Verletzung der A. nutricia durch Schrauben möglichst gering zu halten.

Die Frage, ob es sich bei den von periostal in die Corticalis eintretenden Gefäße um alte Gefäßabschnitte, eröffnete Ruheanastomosen oder aber den Aufbau völlig neuer Gefäßabschnitte im Rahmen corticaler Resorptionsvorgänge handelt, kann aufgrund unserer angiographischen Untersuchungen nicht beantwortet werden. Da jedoch primär nach durchgemachtem Trauma derartige Verbindungen zwischen periostalem und endostalem Corticalisanteil nicht gesehen wurden, spricht dieses eher für ein Überwiegen neu aufgebauter Gefäßkanäle. Eitel hat 12 Wochen nach Marknagelung zu 30% Gefäße in vorhandenen Haversschen Kanälen und zu 70% in neugebildeten corticalen Gefäßkanälen beobachtet [2]. Rhinelander fand eine vermehrte Porosität der Corticalis im Verlauf der Bruchheilung nach Unterarmbrüchen beim Hund und bringt dieses mit der Durchdringung periostaler Gefäße nach Umkehr des Blutflusses bei Zerstörung der A. nutricia in Zusammenhang [9].

Im Ausheilungsstadium überwiegt nach Fraktur und Osteosynthese bei unkompliziertem Verlauf wieder die medulläre Durchblutung, während die in den ersten Wochen erkennbare

Auffüllung des periostalen Gefäßsystems wieder zurückgeht. Dieses entspricht den in der Literatur angegebenen Ergebnissen der unkomplizierten Frakturheilung [1, 2, 3, 8, 9, 11, 12]. Ist jedoch ein Wiederaufbau des zentralen medullären Gefäßbaumes nicht möglich, wie zum Beispiel im Rahmen einer chronischen posttraumatischen Knocheninfektion durch Vernarbung oder Vereiterung des Markraumes, so sehen wir auch im Spätstadium eine vollständige Durchblutung der Corticalis von periostal her. Der zunächst offensichtlich für die erste Zeitphase vorgesehene Mechanismus der Revascularisation der Corticalis bleibt hier auf Dauer bestimmend. Die periostalen Gefäße scheinen in der Lage zu sein, eine Durchblutung der Corticalis auf Dauer aufrechtzuerhalten. Auch Rhinelander hat sich in dieser Weise geäußert [8, 9].

Zusammenfassung

Es wurden verschiedene menschliche Amputationspräparate innerhalb der ersten 4 Wochen nach Fraktur und Osteosynthese angiographisch untersucht. Zunächst konnte festgestellt werden, daß bei Unterbrechung der A. nutricia in den ersten Stunden eine von periostal oder epi-metaphysär herkommende Wiederauffüllung des distalen Gefäßbaumes der A. nutricia nicht erfolgte. Die zunächst avasculäre Corticalis wird später zunehmend von periostal wieder durchblutet, wobei ca. 10–14 Tage nach Trauma die ersten Gefäße den Markraum erreichen und eine feine endostale Gefäßzeichnung hervorrufen. Auch nach Aufbohrung und schlüssiger Marknagelung ist diese Gefäßzeichnung zu erkennen. Bei der Revascularisierung des Schienbeins entwickelt dabei offensichtlich die mediale Corticalis eine bisher nicht bekannte Aktivität. Im Ausheilungsstadium wird bei unkompliziertem Verlauf eine ungestörte medulläre Durchblutung gesehen, während die periostale Gefäßversorgung der Corticalis bestehen bleibt, wenn die Möglichkeit des Wiederaufbaues der A. nutricia aufgrund narbiger oder eitriger Veränderungen der Markhöhle nicht gegeben ist.

Literatur

1 Dambe L T (1971) Revaskularisation der Diaphyse langer Röhrenknochen nach Fraktur und Osteosynthese. Inaug Diss Univ Saarl
2 Eitel F, Schenk R K, Schweiberer L (1980) Corticale Revitalisierung nach Marknagelung an der Hundetibia. Hefte Unfallheilkd 83. Springer, Berlin Heidelberg New York, S 202
3 Harms J, v de Berg P A, Mertz C (1974) Knochenrevascularisation nach Refobacin-Palacos-Füllung. Arch Orthop Unfall-Chir 80: 71
4 Hildebrandt G (1979) Die Bedeutung der periossären und intramedullären Durchblutung für die Entstehung der posttraumatischen Osteomyelitis und für die Wahl des Osteosyntheseverfahrens. Beitr Orthop u Traumat 26: 181
5 Holden C E A (1972) The Role of Blood Supply to Soft Tissue in the Healing of Diaphyseal Fractures. Bone Jt Surg 54-A: 993
6 Marneffe R de (1951) Recherches morphologiques et experimentales sur la vascularisation osseuse. Ed Acta med belg
7 Nelson G E, Kelly P J, Peterson F A, Janes J M (1960) Blood Supply of the Human Tibia. J Bone Jt Surg 42-A: 625
8 Rhinelander F, Baragry R A (1962) Microangiography in Bone Healing. J Bone Jt Surg 44-A: 1273

9 Rhinelander F (1968) The normal Microcirculation of Diaphyseal Cortex and its Response to Fracture. J Bone Jt Surg 50-A: 784
10 Schoenmackers J Technik der postmortalen Angiographie mit Berücksichtigung verwandter Methoden postmortaler Gefäßdarstellung. Ergebnisse der Pathologie, Bd 39
11 Schweiberer L, Dambe L T, Eitel F, Klapp F (1973) Revaskularisation der Tibia nach konservativer und operativer Frakturenbehandlung. Hefte Unfallheilkd 119, Springer, Berlin Heidelberg New York, S 18
12 Schweiberer L (1978) Nekrosepseudarthrose. Hefte Unfallheilkd 81, Springer, Berlin Heidelberg New York, S 228
13 Trueta J, Cavadias A X (1964) A study of the Blood Supply of the long Bones. Surg Gyn Obstet 118: 485

Das Verhalten der Knochendurchblutung an der hinteren Extremität von Schäferhunden vor und nach Osteotomien und Osteosynthesen

Kl.-G. Kunze, H. Hofstetter und I. Posalaky, Gießen

In der operativen Frakturenbehandlung zeigt sich immer wieder der Wert der Durchblutung der einzelnen Knochenfragmente [2, 8, 11, 14]. Nicht mehr durchblutete Fragmente sind in hohem Maße infektionsgefährdet, auch wenn es zu keiner Infektion kommt, dauert der knöcherne Einbau eines avitalen Fragmentes wesentlich länger als der eines gut durchbluteten Fragmentes. Mit Hilfe der tracer microspheres-Methode [3, 5, 6, 7, 9, 10, 11] konnten wir im Tierexperiment die Durchblutungsverhältnisse am Knochen überprüfen und die Veränderungen der Durchblutung nach Osteotomien und nach Platten- und Schraubenosteosynthesen am Femur messen. Die Versuche wurden an ausgewachsenen Schäferhundbastarden durchgeführt (Abb. 1), dabei wurde an einem Femur eine Querosteotomie etwa in Schaftmitte und am anderen Femur eine Schrägosteotomie gesetzt. Die Querosteotomie wurde mit einer 6-Loch-DC-Platte unter Kompression versorgt, die Schrägosteotomie durch eine interfragmentäre Verschraubung mit drei Zugschrauben. Die Durchblutung wurde vor Beginn der Manipulation am Knochen, nach den Osteotomien und nach den Osteosynthesen gemessen [1, 4, 13, 15].

Nach einfachen Quer- und Schrägosteotomien am Femur sinkt die Durchblutung zunächst in der Spongiosa des gesamten Knochens ab (Tabelle 1). In der Spongiosa der proximalen Epiphyse kommt es nach der Osteotomie zu einem Rückgang der Durchblutung von 11,23 auf 7,17 ml/100 g · min, d.h. auf 64% des Ausgangswertes. Stärker ist der Rückgang der Durchblutung in der Spongiosa der distalen Epiphyse, hier gehen die Durchblutungswerte von 12,43 auf 5,32 ml/100 g · min zurück, d.h. auf 43% des Ausgangswertes. Während es aber in der Spongiosa der proximalen Epiphyse in der Zeit der Durchführung der Osteosynthese zu einer Erholung der Durchblutung kommt, die Werte steigen wieder auf 8,16 ml/100 g · min an, sinkt die Durchblutung der Spongiosa der distalen Epiphyse nach Durchführung der Osteosynthese weiter ab auf 4,74 ml/100 g · min.

Hefte zur Unfallheilkunde, Heft 153
Zusammengestellt von J. Probst/A. Pannike

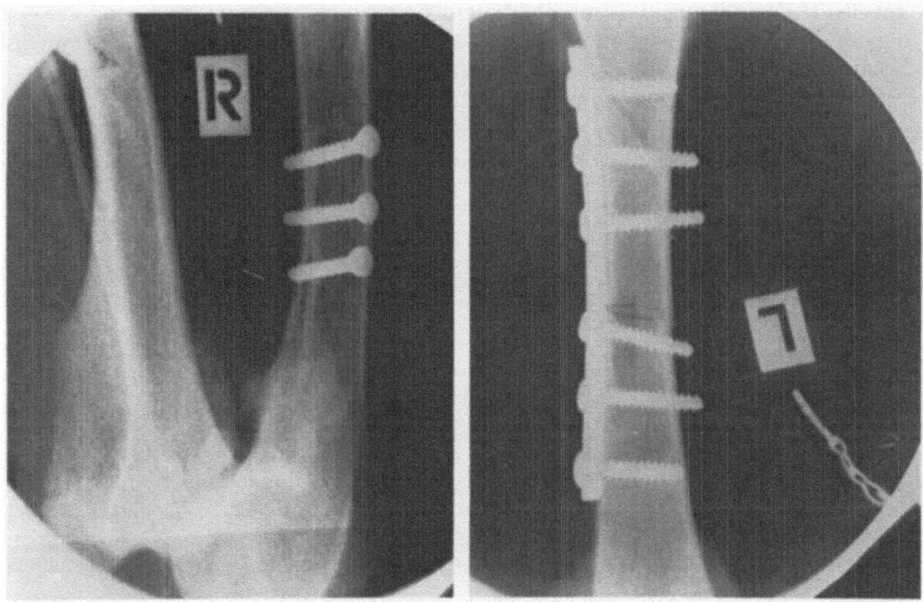

Abb. 1. Versorgung einer Schrägosteotomie mit 3 interfragmentären Zugschrauben und einer Querosteotomie am Femur mit einer 6-Loch-DC-Platte

Betrachtet man die Corticalis, so findet sich ein anderes Verhalten der Durchblutung (Tabelle 2). Proximal kommt es nach der Durchführung der Osteotomie insgesamt nur zu einem geringen Abfall der Durchblutung von 1,55 auf 1,47 ml/100 g · min, erst nach Durchführung der Schrauben- bzw. Plattenosteosynthesen sinkt die Durchblutung signifikant ab auf 1,11 ml/100 g · min, auf 73% des Ausgangswertes.

Bei der distalen Femurcorticalis kommt es direkt nach Durchführung der Osteotomie zu einem signifikanten Abfall der Durchblutung von 1,61 auf 0,62 ml/100 g · min, also auf 39% des Ausgangswertes. Dieser Abfall der Durchblutungswerte setzte sich bei der Durchführung der Osteosynthese fort, sie betrug dann noch 0,48 ml/100 g · min, das sind 30% des Ausgangswertes. Das Plattenlager selbst und der verschraubte Bereich einer interfragmentär verschraubten Schrägosteotomie sind in diesen Zahlen nicht enthalten.

Untersucht man die Durchblutung in Abhängigkeit von der Distanz zu der gesetzten Querosteotomie (Tabelle 3), so findet man, daß die frakturferne proximale Corticalis durch die Manipulationen nur wenig beeinträchtigt wird. Die Durchblutungswerte ändern sich nicht signifikant, der Ausgangswert beträgt 1,57 ml/100 g · min nach Osteotomie 1,63 ml/100 g · min und nach Durchführung der Osteosynthese 1,29 ml/100 g · min. Der direkt proximal der Osteotomie gelegene Abschnitt der Corticalis fällt mit der Durchblutung nach Setzen der Osteotomie nur geringfügig ab, von 1,37 auf 1,22 ml/100 g · min. Erst nach Durchführung der Plattenosteosynthesen kommt es zu einem signifikanten Abfall der Durchblutungswerte auf 0,61 ml/100 g · min, also auf 45% des Ausgangswertes. Distal der Osteotomie kommt es im gesamten Fragment sofort nach Durchführung der Osteotomie zu einem signifikanten Abfall der Durchblutung, beim osteotomienahen Anteil der Corticalis von 1,61 auf 0,56 ml/100 g · min, also auf 35% des Ausgangswertes und beim osteotomie-

Tabelle 1. Veränderung der Durchblutung der Spongiosa der proximalen und der distalen Femurepiphyse nach Osteotomien und Osteosynthesen in Schaftmitte bei ausgewachsenen Schäferhunden [7]. Gemessen in ml/100 g Substanz/min; Mittelwert ± Standardfehler

	Proben	Ausgangswert	Mittlere Abnahme gegenüber dem Ausgangswert n. Osteotomie	n. Osteosynthese
1. Prox. Femurspongiosa	n = 15	11,23 ± 1,46	- 4,05 ± 1,79[a]	- 3,07 ± 1,83
2. Dist. Femurspongiosa	n = 17	12,43 ± 1,89	- 7,10 ± 2,13[a]	- 7,69 ± 2,11[a]

[a] Statistisch im t-Test signifikant

Tabelle 2. Veränderung der Durchblutung der Femurschaftcorticalis ausgewachsener Schäferhunde [7] proximal und distal von in Schaftmitte gesetzten Osteotomien und Osteosynthesen, ausschließlich Plattenlager und verschraubter Bereich einer Schrägosteotomie. Gemessen in ml/100 g Substanz/min; Mittelwert ± Standardfehler

	Proben	Ausgangswert	Mittlere Abnahme gegenüber dem Ausgangswert n. Osteotomie	n. Osteosynthese
1. Proximal der Osteotomie	n = 35	1,55 ± 0,11	- 0,07 ± 0,16	- 0,44 ± 0,16[a]
2. Distal der Osteotomie	n = 33	1,61 ± 0,15	- 1,01 ± 0,18[a]	- 1,13 ± 0,19[a]

[a] Statistisch im t-Test signifikant

fernen Anteil der Corticalis von 1,64 auf 0,63 ml/100 g · min also auf 38% des Ausgangswertes. Nach Durchführung der Plattenosteosynthesen setzt sich der Abfall der Durchblutungswerte fort, osteotomienah auf 0,41 und osteotomiefern auf 0,53 ml/100 g · min. Betrachtet man das in diesen Zahlen nicht berücksichtigte Plattenlager isoliert (Tabelle 4) dann zeigen sich praktisch gleiche Veränderungen der Durchblutungswerte. Beim proximalen Plattenlager sind die Werte vor und nach der Osteotomie mit 1,66 ml/100 g · min konstant, nach Durchführung der Plattenosteosynthesen kommt es zu einem signifikanten Abfall der Durchblutungswerte auf 0,93 ml/100 g · min. Beim distalen Plattenlager vollzieht sich der Abfall der Durchblutungswerte während der Durchführung der Osteotomie von 1,64 auf 0,57 ml/100 g · min. Bei der Durchführung der Osteosynthese kommt es zu einem weiteren Abfall der Durchblutung auf 0,47 ml/100 g · min, auf 29% des Ausgangswertes. Etwas anders verhält es sich im interfragmentär verschraubten Bereich einer Schrägosteotomie. Hier kommt es bereits nach dem Setzen der Schrägosteotomie auch im proximalen Fragment zu einem signifikanten Abfall der Durchblutungswerte von 1,78 auf 0,87 ml/100 g · min, also auf 49% des Ausgangswertes. Im distalen Fragment fällt die Durchblutung von 1,41 auf 0,49 ml/100 g · min ab, auf 35% des Ausgangswertes. Im proximalen Fragment setzt sich der Abfall der Durchblutung nach Durchführung der Schraubenosteosynthese nicht fort, während im distalen Fragment die Durchblutung weiter auf 0,34 ml/100 g · min absinkt, auf 24% des Ausgangswertes.

Tabelle 3. Veränderung der Durchblutung der Femurcorticalis ausgewachsener Schäferhunde [7] proximal und distal von in Schaftmitte gesetzten Querosteotomien und Osteosynthesen in Abhängigkeit von der Entfernung der Osteotomie. Gemessen in ml/100 g Substanz/min; Mittelwert ± Standardfehler

	Proben	Ausgangswert	Mittlere Abnahme gegenüber dem Ausgangswert n. Osteotomie	n. Osteosynthese
1. Ab 2 cm proximal der Osteotomie	n = 14	1,57 ± 0,17	+ 0,06 ± 0,25	- 0,28 ± 0,25
2. Direkt proximal der Osteotomie	n = 12	1,37 ± 0,17	- 0,15 ± 0,32	- 0,76 ± 0,24[a]
3. Direkt distal der Osteotomie	n = 11	1,61 ± 0,23	- 1,05 ± 0,29[a]	- 1,20 ± 0,22[a]
4. Ab 2 cm distal der Osteotomie	n = 16	1,64 ± 0,25	- 1,00 ± 0,30[a]	- 1,11 ± 0,32[a]

[a] Statistisch im t-Test signifikant

Tabelle 4. Veränderung der Durchblutung der Femurschaftcorticalis ausgewachsener Schäferhunde [7] nach Osteotomien und nach Osteosynthesen in Schaftmitte im Bereich des Plattenlagers und im Bereich von interfragmentär verschraubten Schrägfrakturen. Gemessen in ml/100 g Substanz/min; Mittelwert ± Standardfehler

	Proben	Ausgangswert	Mittlere Abnahme gegenüber dem Ausgangswert n. Osteotomie	n. Osteosynthese
1. Proximales Plattenlager	n = 8	1,66 ± 0,31	+ 0,01 ± 0,63	- 0,72 ± 0,39
2. Distales Plattenlager	n = 7	1,64 ± 0,28	- 1,07 ± 0,46	- 1,17 ± 0,38[a]
3. Proximales Fragment einer verschr. Schrägosteotomie	n = 11	1,78 ± 0,26	- 0,91 ± 0,36[a]	- 0,91 ± 0,30[a]
4. Distales Fragment einer verschr. Schrägosteotomie	n = 16	1,41 ± 0,20	- 0,91 ± 0,20[a]	- 1,07 ± 0,22[a]

[a] Statistisch in t-Test signifikant

Diskussion

Bei unseren Untersuchungen hat sich gezeigt, daß es bereits nach einfachen Osteotomien in der Spongiosa des gesamten Femurs zu einem Absinken der Durchblutung kommt. Während sich die Werte für die Durchblutung im proximalen Femur erholen, kommt es distal der Osteotomie, bei der auch das zentrale Markraumgefäß mit unterbrochen wurde, nach der Osteosynthese zu einem weiteren Absinken der Durchblutung. Möglicherweise spielen hier zumindest in der proximalen Spongiosa Gefäßspasmen eine Rolle, die sich nach einiger Zeit wieder lösen. Bei der Femurcorticalis fanden wir diesen Effekt nicht, hier zeigt sich, daß die osteotomienahen Bereiche der Corticalis hinsichtlich der Durchblutung besonders gefährdet sind, insbesondere die Spitzen langer Schrägfrakturen.

Zusammenfassung

Es wird über die Veränderungen der Knochendurchblutung am Femur ausgewachsener Schäferhundbastarde nach Osteotomien und Osteosynthesen berichtet. Die Messungen wurden mit der „tracer microspheres“ Methode durchgeführt. Bei der Spongiosa kommt es im gesamten Knochen zunächst zu einem Absinken der Durchblutung, proximal steigen die Durchblutungswerte nach kurzer Zeit wieder an, während sie distal nach Durchführung der Osteosynthese weiter absinken.

Bei der Corticalis kommt es proximal der Osteotomie zunächst nur zu einem geringen Abfall der Durchblutungswerte, erst nach Durchführung der Osteosynthese wird der Abfall stärker. Distal der Osteotomie kommt es sofort nach der Durchführung der Osteotomie zu einem starken Abfall der Durchblutungswerte.

Literatur

1 Berg P A van de (1973) Zur Frage der Blutversorgung des Knochens nach Marknagelung und Verplattung. Bruns' Beitr klin Chir 220: 103–109
2 Brookes M (1967) Blood flow rates in compact and cancellous bone and bone marrow. J Anat 101: 533–541
3 Bruckberg G D, Luck J C, Payne D B, Hoffmann J I E, Archie J P, Fixler D E (1971) Some sources of error in measuring regional blood flow with radioactive microspheres. J of Applied Physiologie 31, 4: 598–604
4 Gunst M A, Suter C, Rahn B A (1979) Die Knochendurchblutung nach Plattenosteosynthese. Helv Chir Akta 46: 171–175
5 Hoffmann J I E, Heymann M A, Rudolph A M, Payne B D (1977) Uses and abuses of the radioactive microspheres Method of measuring regional blood flow. Bibl Anat 15: 20–23
6 Kunze Kl-G, Kraus J, Winkler B, Wüsten B (1978) Messung der Knochendurchblutung mit der „tracer microspheres“ Methode. Unfallchirurgie 4: 253–255
7 Lunde P K M, Michelsen K (1970) Determination of cortical blood flow in the rabbit femur by radioactive microspheres. Acta Physiol Scand 80: 39–44
8 MacNab J, Haas W G de (1974) The role of periosteal blood supply in the healing of fractures of the tibia. Clin Orthop 105: 27–33
9 Okubo M, Kinoshita T, Yukimura T, Abe Y, Shimazu A (1979) Experimental study of measurement of regional bone blood flow in the adult mongrel dog using radioactive microspheres 138: 263–270
10 Reenemann R S, Verheyen A (1977) The radioactive microspheres method. Bibl Anat 15: 15–19
11 Rhinelander F W (1974) Tibial blood supply in the relation to fracture healing. Clin Orthop 105: 34–81
12 Rudolph A M, Heymann M A (1967) The circulation of the fetus in utero. Circulation Research XXI: 163–184
13 Schweiberer L, Dambe L T, Eitel F, Klapp F (1974) Revaskularisation der Tibia nach konservativer und operativer Frakturenbehandlung. Hefte Unfallheilkd 119, Springer, Berlin Heidelberg New York, S 18–26
14 Trueta J (1974) Blood supply and the rate of healing of tibial fractures. Clin Orthop 105: 11–26
15 Whiteside L A, Ogata K, Lesker P, Reynolds F C (1978) The acute effects of periostal stripping and medullary reaming on regional bone blood flow. Clin Orthop 131: 266–277

Die primär angiogene Kontaktheilung der Spongiosa

K. Draenert, Y. Draenert und H. Willenegger, München und Bern

Danis (1949) verwirklichte das Prinzip der interfragmentären Kompression und erreichte callusfreie (soudure autogene) Knochenheilungen. Wagner (1963), sowie Schenk und Willenegger (1963) zeigten die Histomorphologie dieser primären Knochenheilung. Die interfragmentäre Kompression erreichte Müller (1961) mit der Zugschraube mit Zug- und Gleitloch, sowie in Form der axialen Kompression mit Hilfe des Plattenspanngerätes. Allgöwer, Matter, Perren und Rüedi (1973) führten hierfür die dynamische Kompressionsplatte ein.

Charnley (1948) verwirklichte die Kompressionsosteosynthese auch im Bereich des spongiösen Knochens. Sprach Charnley (1974) von einer „very restricted form of osteogenic activity" in bezug auf die Heilungstendenz des Spongiosaknochens, so beschrieb Krompecher (1974) die schnelle Ausbildung eines primär angiogenen Spongiosacallus, selbst in Defekten. Das Bild der direkten metaphysären Knochenheilung ist noch weitgehend unbekannt.

Jede Instabilität führt zum Bild der spontanen Knochenheilung mit der Ausbildung eines endostalen und periostalen Callus. Als Ausdruck mechanischer Beanspruchung findet sich im Frakturspalt Faserbinde- und Knorpelgewebe. An den Fragmentenden und in den angrenzenden Spongiosawaben führen Osteoclasten zum Bild der lacunären Resorption. Breite Geflechtknochenformationen sind Bestand des endostalen und periostalen Callus, das blutbildende Knochenmark wird vermißt. Unter biomechanisch stabilen Verhältnissen kommt es zur direkten metaphysären Knochenheilung, wie sie von Draenert, Handschin, Schenk, Willenegger, Müller (1981) beschrieben wurde. Die Kontakt- und die Spaltheilung sind Formen der primären oder direkten Knochenheilung (Schenk und Willenegger, 1967; Gallinaro, Rahn und Filogamo, 1969). Die Spaltheilung ist für die Spongiosaheilung die Regel; Kontakte zwischen einzelnen Spongiosabälkchen sind eher selten.

Die direkte Knochenheilung der Corticalis erfolgt über eine Rekanalisierung Haversscher Systeme mit Verzapfung durch neugebildete Osteone, die sich auffallend häufig um die Osteotomie herum spitzwinklig verzweigen (Schenk und Willenegger, 1963). Spongiosatrabekel oder Wandelemente mit einer Dicke zwischen 90 und 110 μm werden von den Markräumen her versorgt, Spongiosabälkchen zwischen 200 und 300 μm, in der Regel um 250 μm, werden über einen zentralen Gefäßkanal ernährt (Ham, 1952). In Kontakt aufeinanderstehende Spongiosatrabekel oder Wandelemente können nicht durch eine „intrakanaläre Osteogenese" (Schenk und Willenegger, 1963) vereinigt werden. Sie stellen, wenn man sich eine Spongiosierung des Komptaktaknochens vorstellt, die Schaltlamelle zwischen den Gefäßräumen dar. Ihre Vereinigung erfolgt durch Apposition in lamellärer Form oder in Form eines Geflechtknochengerüstes, das dann schließlich kompaktisiert. Erst nach einer Vereinigung der Knochentrabekel kommt es zum Auftreten von Bohrköpfen mit nachfolgender Knochenapposition, wobei die Spongiosabälkchen in querer oder schräger Richtung von neuen Osteonsystemen im Bereich ihres Unterbruches durchzogen werden. Ein weiterer Umbau im Zuge des Remodelings mit Längsausrichtung der Gefäße oder aber ihrer Obliteration, sofern sie mit Trajektorien zusammenfallen, setzt erst nach der dritten Woche ein.

Hefte zur Unfallheilkunde, Heft 153
Zusammengestellt von J. Probst/A. Pannike

Beim „Tubulus completus“ (Roux, 1895) kann es zu einer direkten Vereinigung der Gefäßkanäle mit Ausbohrung des zentralen Gefäßkanales und Neubildung dieses Osteons kommen. So in Kontakt aufeinanderstehende tubuläre Spongiosabälkchen werden zusätzlich durch eine direkt lamelläre Apposition verstärkt. Das Remodeling erfolgt dann nach den Gesetzen der trajektoriellen Ausrichtung und kann sowohl vom Markraum her als auch über den zentralen Gefäßkanal erfolgen.

Die Kontaktheilung kann im Modellversuch mit schlüssigen Zylinderimplantaten reproduzierbar studiert werden. Autologe Zylinder-Transplantate finden sich im gut vascularisierten Empfängerbett bereits nach acht Tagen vollständig integriert (Abb. 1) und sind nach vier Wochen kaum noch zu erkennen. Das Remodeling dieser Transplantate setzt unmittelbar nach Einwachsen des Gefäßparenchyms ein. Eine osteogene Aktivität des Transplantates wird bei gut vascularisiertem Empfängerbett nicht beobachtet.

Die Kennzeichen der primär angiogenen Kontaktheilung der Spongiosa sind: die direkte Verstärkung der in Kontakt aufeinanderstehenden Bälkchen in lamellärer Form, das Auftreten hämotopoetischen Knochenmarkes und das unmittelbar nach der Revascularisation einsetzende Remodeling.

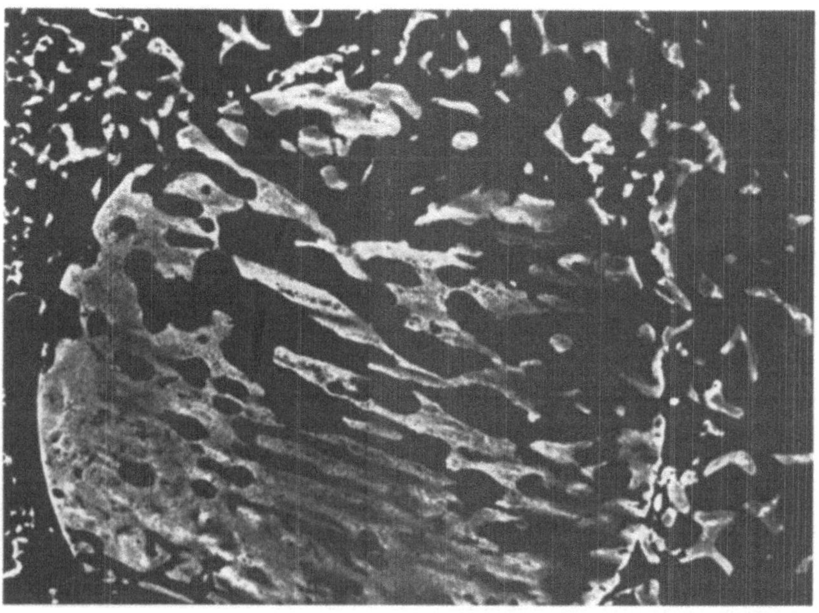

Abb. 1. Voll integriertes, autologes Spongiosa-Zylinder-Transplantat. Das stabil implantierte Zylinder-Transplantat ist im gut vascularisierten Empfängerbett bereits nach 8 Tagen vollständig integriert. Mikroradiogramm eines autologen Zylinder-Transplantates 8 Tage nach Implantation in die distale Femurmetaphyse des Affen. Leitz Aristophot

Literatur

Allgöwer M, Matter P, Perren S M, Rüedi Th (1973) The dynamic compression plate DCP. Springer, Berlin Heidelberg New York
Charnley J (1948) Positive pressure in arthrodesis. Including central dislocation as a principle in hip surgery. Livingstone, Edinburgh
Charnley J (1974) The closed treatment of common fractures. Livingstone, Edinburgh London
Danis R (1949) Theorie et pratique de l'osteosynthese. Paris, Masson et Cie
Draenert K, Handschin M, Schenk Re, Willenegger H, Müller M E (1981) Histo-Morphology of the direct metaphyseal bone healing. Sicot (In press)
Gallinaro P, Rahn B A, Filogamo G (1969) The effect of compression in internal fixation of transverse osteotomies in rabbits. Europ Surg Res 1: 171
Ham A W (1952) Some histomorphological problems peculiar to calcified tissues. J Bone Joint Surg 34-A: 701–728
Krompecher St (1974) Über den Spongiosakallus. Z Orthop 112: 1196–1201
Müller M E (1961) Principes d'osteosynthese. Helv Chir Acta 28: 198–206
Roux W (1895) Gesammelte Abhandlungen über Entwicklungsmechanik der Organismen, Bd 1 und 2. Leipzig, Engelmann
Schenk R, Willenegger H (1963) Zum histologischen Bild der sogenannten Primärheilung der Knochenkompakta nach experimentellen Osteotomien am Hund. Experientia 19: 593–595
Schenk R, Willenegger H (1967) Morphological findings in primary fracture healing. Symp Biol Hung 7: 75–86
Wagner H (1963) Die Einbettung von Metallschrauben im Knochen und die Heilungsvorgänge des Knochengewebes unter dem Einfluß der stabilen Osteosynthese. Langenbecks Arch Chir 305: 28–41

Untersuchungen über die Fähigkeit spongiöser Flächen zur Gelenkneubildung

D. Wolter, Ch. Eggers und L. Kinzel, Hamburg und Ulm

Klinische und experimentelle Beobachtungen zeigen, daß der Knochen und sein umgebendes Gewebe die Fähigkeit besitzen, bei instabiler Situation ein Falschgelenk zu bilden. Der Grad der Falschgelenkbildung kann dabei von einer isolierten Vernarbung der Bruchenden bis hin zur Entwicklung einer Nearthrose reichen, welche in dem Aufbau der anatomischen Strukturen dem normalen Gelenk ähneln kann [1, 2, 3]. Da spongiöser Knochen im mobilen Bereich aufgrund seiner Vascularisation eine besonders rasche und ausgeprägte Reaktion erwarten läßt, sind wir im folgenden Versuch der Frage nachgegangen, welche Fähigkeit spongiöse Flächen zur Gelenkneubildung aufweisen. Das Hüftgelenk schien dabei aufgrund seiner anatomischen Struktur und seiner Knochenführung besonders geeignet zu sein.

Hefte zur Unfallheilkunde, Heft 153
Zusammengestellt von J. Probst/A. Pannike

Material und Methodik

Bei 10 ausgewachsenen männlichen einjährigen Blohhorn-Schafen erfolgte in Intubationsnarkose die Arthrotomie des linken Hüftgelenkes. Nach Luxation des Kopfes wurde der Knorpel unter Mitnahme der subchondralen Knochenlamelle mit Hilfe von Fräswerkzeugen entfernt. Durch die Entfernung von Knorpel und subchondralem Knochen bis in den spongiösen Bereich resultierte eine Inkongruenz und Spaltbildung von ca. 3–4 mm.

Die Beobachtungszeit der Tiere betrug bis zu 6 Monaten. Die Umbauvorgänge des Knochens wurden durch Tetracyclin und Calcein grün im monatlichen Wechsel markiert.

Nach Tötung der Tiere erfolgte die röntgenologische und fotografische Dokumentation. Die Präparate wurden zur histologischen Untersuchung entkalkt und die 8–10 μ dicken Schnitte mit Hämatoxylin-Eosin, Alcian, Safranin 0, Toluidinblau, Acan und PAS gefärbt. Zum anderen wurde ein Teil der Präparate in Methylmetacrylat eingebettet und die Dünnschliffe fluorescenzoptisch ausgewertet.

Ergebnisse

Der Heilungsverlauf war bei allen Tieren komplikationslos. Eine zunehmende Belastung des operierten Beines setzte nach ca. 3–4 Wochen ein. Am Ende der Beobachtungszeit hatte sich das Gangbild der Tiere weitgehend normalisiert (Abb. 1). Bei der Entnahme der Präparate zeigte sich eine unterschiedlich starke Deformierung des Hüftkopfes und der Hüftpfanne. Die Gelenkkapsel war stark verdickt und ließ schon makroskopisch einzelne verkalkte Bezirke erkennen. Die neugebildeten Gelenkflächen wiesen knorpelartige bzw. Strukturen aus straffem Bindegewebe auf. Der neue Gelenkbelag war dabei im Bereich der Pfanne stärker ausgeprägt. Die Hüftkopfoberfläche wies neben knorpeligen oder bindegewebigen Strukturen auch freiliegenden Knochen auf (Abb. 2). Im Gegensatz zum klinischen Befund ließ der gute Funktionszustand einen derartigen lokalen Befund nicht erwarten.

Die fluorescenzmikroskopische Auswertung zeigte einen intensiven Knochenumbau, der zu Ausbildung einer neuen subchondralen Knochenlamelle geführt hat. Daran schließt sich in der Regel eine Zone von unregelmäßig strukturiertem Faserknorpel an, welcher von einer Schicht kollagenfaserreichen Bindegewebes bedeckt sein kann. Diese kollagenfaserreiche Schicht kann jedoch auch direkt der knöchernen Lamelle aufliegen.

Bei der lichtmikroskopischen Beurteilung der entkalkten und gefärbten Präparate fand sich angrenzend an den spongiösen Bereich eine unregelmäßig aufgebaute Weichteilschicht. Die Faserknorpelanteile wiesen unterschiedliche Differenzierungsgrade auf und wechselten mit Zonen von kollagenfaserreichem Bindegewebe ab. Eine gleichmäßige Knorpelneubildung fand sich nicht. Im Pfannenanteil war die Weichteilschicht deutlich ausgeprägter als im Kopfbereich (Abb. 3). Die Gelenkkapsel bestand in erster Linie aus faserreichem kollagenem Bindegewebe mit kleinen verkalkten Bezirken.

Diskussion

In dem vorliegenden Versuchsmodell wurde die Fähigkeit artikulierender spongiöser Flächen zur Gelenkersatzbildung untersucht. Durch die Entfernung des Knorpels sowie

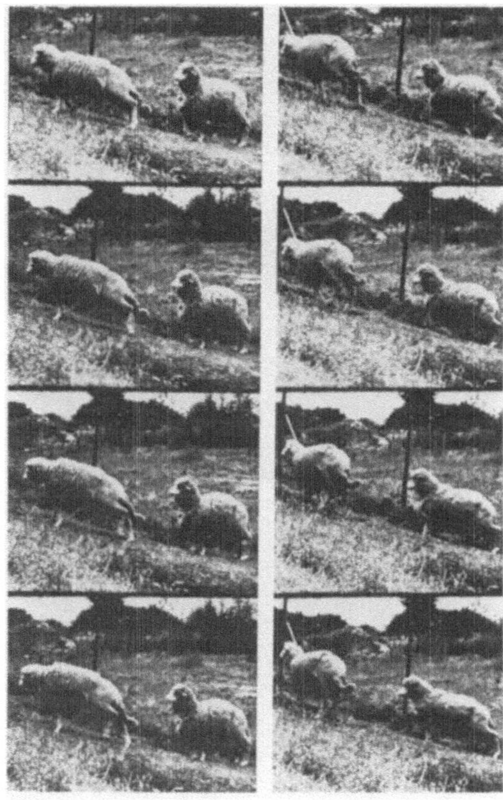

Abb. 1. Fast vollständige Funktion der operierten linken hinteren Extremität nach 6 Monaten. Die Tiere belasten den Hinterlauf voll. Die Gelenkbeweglichkeit ist im Vergleich zur Gegenseite um ca. ein Drittel eingeschränkt

der darunterliegenden corticalen Lamelle war es primär schon zu einer Inkongruenz der Gelenkflächen gekommen. Dies führte insbesondere im Kopfbereich zu einer verstärkten mechanischen Beanspruchung in der Zone der Hauptbelastung. Für die zunehmende Deformation der Gelenksflächen im Verlauf der Beobachtungszeit muß somit die Inkongruenz mit der verstärkten mechanischen Belastung und die verminderte Belastbarkeit spongiöser Strukturen angesprochen werden. Weiterhin sind die in diesem Bereich ablaufenden Umbauvorgänge und Gewebsneubildungen für die Verformung von Hüftpfanne und Kopf mitverantwortlich. Die Verminderung der Vascularisation aufgrund der Durchtrennung des Ligamentum capitis femoris scheint eine zusätzliche Ursache für die Verformung des Kopfes darzustellen.

Trotz dieser Faktoren ist es in der Beobachtungszeit zur Umwandlung der oberflächlichen knöchernen spongiösen Strukturen mit Ausbildung einer neuen Gelenkfläche gekommen, welche aus einem Gemisch von Knorpel und Bindegewebsanteilen besteht. Die Ursache für die beobachteten periarticulären Verkalkungen ist in dem durch den Fräsvorgang verschleppten osteogenetischen Material zu sehen [4].

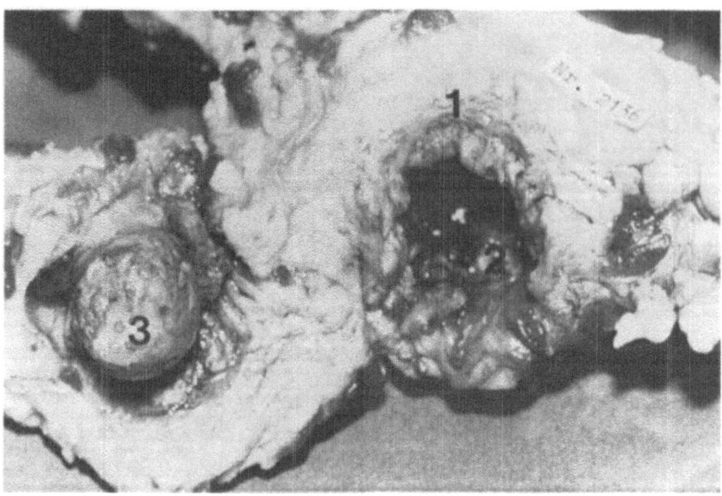

Abb. 2. Makroskopischer Befund des entknorpelten Hüftgelenkes nach einer Beobachtungszeit von 6 Monaten. Es findet sich eine stark verdickte bindegewebige Kapsel (*1*). Die spongiösen Flächen der Pfanne sind nach 6 Monaten von einem 4–5 mm dicken, unregelmäßig strukturierten Weichteilgewebe bedeckt (*2*). Der Kopf weist Bezirke von neugebildetem Faserknorpel auf. Es finden sich jedoch auch Areale mit freiliegendem Knochen (*3*)

Zusammenfassung

Nach vollständiger Entknorpelung der Hüftgelenksflächen bis in den spongiösen Bereich kam es bei 10 Schafen nach einer Beobachtungszeit von 6 Monaten zur Ausbildung von neuen Gelenkflächen, die aus Faserknorpel und straffem Bindegewebe bestanden. Gleichzeitig fand sich eine bei den einzelnen Tieren unterschiedlich starke Verformung der Gelenkflächen. Diese Verformung scheint einerseits durch die Inkongruenz und verminderte Belastbarkeit spongiöser Strukturen, zum anderen durch die Umbauvorgänge im Bereich der artikulierenden spongiösen Flächen bedingt zu sein. Im Gegensatz zum makroskopischen Befund stand das überraschend gute funktionelle Ergebnis.

Literatur

1 Müller J, Schenk R (1973) Experimentelle Untersuchungen über die Heilungsvorgänge bei Pseudarthrosen. Helv Chir Acta 40: 253–257
2 Rohe K M, Sarvestani M, Bierther M (1979) Structure und Ultrastructure of Pseudarthrotic Connective Tissue. In: Chapchal G (ed) Pseudarthroses and Their Treatment. Thieme, Stuttgart
3 Weber B G, Cech O (1973) Pseudarthrosen. Huber, Bern
4 Wolter D (1976) Das komprimierte und geformte autologe Spongiosatransplantat. Habil Schrift Universität Ulm

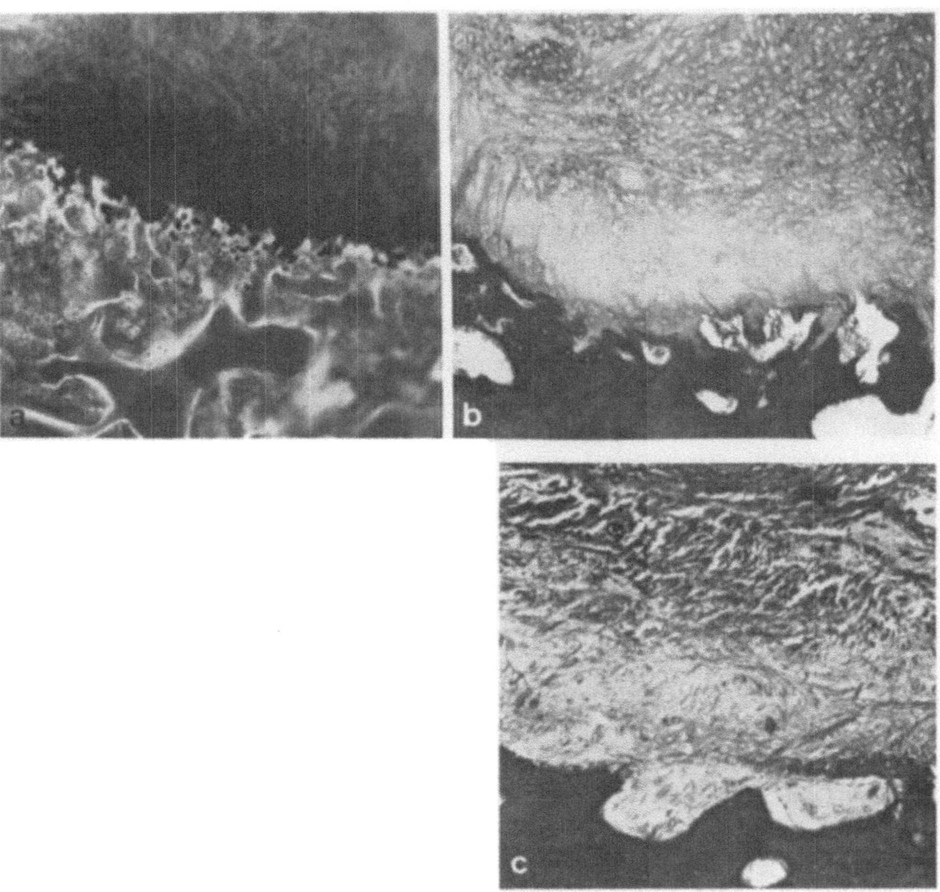

Abb. 3a–c. Mikroskopischer Befund nach 6 Monaten. **a** Fluorescenzoptisch intensiver Knochenumbau mit Ausbildung einer subchondralen Lamelle, daran anschließend knorpelgewebsähnliche Strukturen. Dünnschliffpräparat 60 μ, Markierung durch Tetracyclin und Calcein grün. Vergrößerung 85 x. **b** An den knöchernen Bereich anschließend Zone von unregelmäßig aufgebautem faserknorpelartigem Gewebe mit unterschiedlichem Differenzierungsgrad. Färbung: Acan, Vergrößerung 85 x. **c** Zone von kollagenfaserreichem Bindegewebe, welche sich an den knöchernen Bereich anschließt. Färbung: Acan, Vergrößerung 85 x

Revascularisierung komprimierter Spongiosa im Vergleich zum Normalverhalten

H. Zilch, T. Braune und G. Friedebold, Berlin

Bei der Auffüllung von Knochendefekten hat sich die Transplantation autologer Spongiosa bestens bewährt, da sie schnell und zuverlässig revascularisiert wird.

Die zentrale Bedeutung einer schnellen Revascularisation ist in der raschen Resorption und Regeneration des transplantierten Knochens zu sehen, denn ohne vollständigen Umbau des Transplantates ist eine Übernahme in den Wirtsknochen nicht möglich. Hierzu schafft die rasche Vascularisation die erste Voraussetzung, und die primäre Form der Knochenneubildung ist immer die angiogene. Goldberg und Lange (1972) konnten durch quantitative Untersuchungen mittels Isotopen den Zusammenhang von Revascularisation und Osteogenese aufzeigen. Die Schnelligkeit und das Ausmaß der Vascularisation wird nicht nur vom Lager, sondern auch vom Transplantat selbst mit beeinflußt.

Deleu und Trueta (1965) betonen, daß durch Kompression die leicht revascularisierbare lockere Gerüststruktur verlorengehe. Nach Burri und Wolter gewinnt komprimierte Spongiosa pro Volumeneinheit an osteoinduktiver Substanz; die vasculäre Erschließbarkeit vermindert sich ihrer Ansicht nach jedoch nicht. Eitel, Schweiberer u. Mitarb. (1978) vermuten, daß trotz größerer osteogenetischer Potenz die biologische Wertigkeit der komprimierten Spongiosa geringer sei als die der unverändert übertragenen.

Durch mikroangiographische Techniken sollte deshalb tierexperimentell die Revascularisation der unveränderten und der komprimierten Spongiosa überprüft werden.

Material und Methoden

Zu dieser Versuchsserie standen uns 12 Schäferhundbastarde zur Verfügung. In Allgemeinnarkose wurde unter sterilen Bedingungen Spongiosa aus beiden Trochanteren und beiden Tibiaköpfen gewonnen. Diese Spongiosa wurde im Rechts-Links-Versuch getestet, in dem links komprimierte und rechts unveränderte Spongiosa in zwei unterschiedliche Lager – entsprechend der häufigsten klinischen Anwendung – verpflanzt wurde: in ein spongiöses und in ein Lager in Diaphysenmitte der Tibia. Im Bereich der Femurcondylen wurde ein spongiöser Zylinder von 8 mm Durchmesser mit einer Hohlfräse herausgefräst, rechts unverändert und links erst nach Kompression replantiert. Der Volumenverlust nach Kompression wurde durch Zugabe der Spongiosa aus den Trochanteren ausgeglichen. Die Spongiosa in den Trochanteren und den Femurcondylen ist in ihrer Trabekeldichte ähnlich. Die im Vergleich hierzu lockere Spongiosa der Schienbeinköpfe wurde in einen Defekt von 10 x 8 mm Größe in die Diaphysenmitte der Tibia verpflanzt (Abb. 1). Die Kompression der Spongiosa wurde mit der von Wolter (1977) entwickelten Spongiosapresse (Firma Hug, 7801 Umkirch) unter konstantem Druck von 350 kp erreicht, wobei der kleinste zur Verfügung stehende Zylinder von 8 mm Durchmesser verwendet wurde.

Die Überlebenszeit der Tiere geht aus Tabelle 1 hervor. Die mikroangiographischen Techniken entsprechen weitgehend dem von van de Berg, Dambe und Schweiberer (1972) angegebenen Verfahren. Die entkalkten Knochen wurden in 1,5 mm dicke Scheiben ge-

Hefte zur Unfallheilkunde, Heft 153
Zusammengestellt von J. Probst/A. Pannike

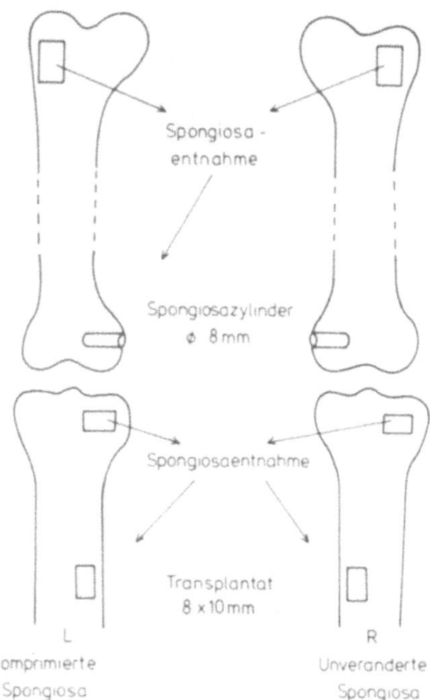

Abb. 1. Schematische Darstellung des operativen Vorgehens an den Hinterläufen des Hundes

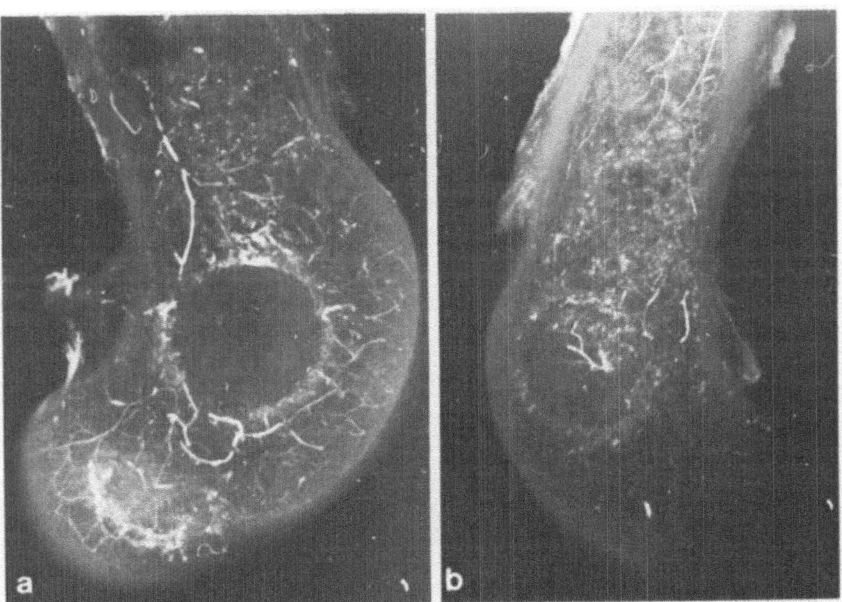

Abb. 2a, b. Revascularisierung eines replantierten Spongiosazylinders in den Femurcondylus des Hundes. **a** Nach 2 Tagen zeigen sich kranzartige Capillaranhäufungen am Transplantatrand (hier komprimierte Spongiosa links), **b** Nach 3 Tagen dringen diese unterschiedlich stark ins Transplantat vor (rechts, unverändert übertragene Spongiosa)

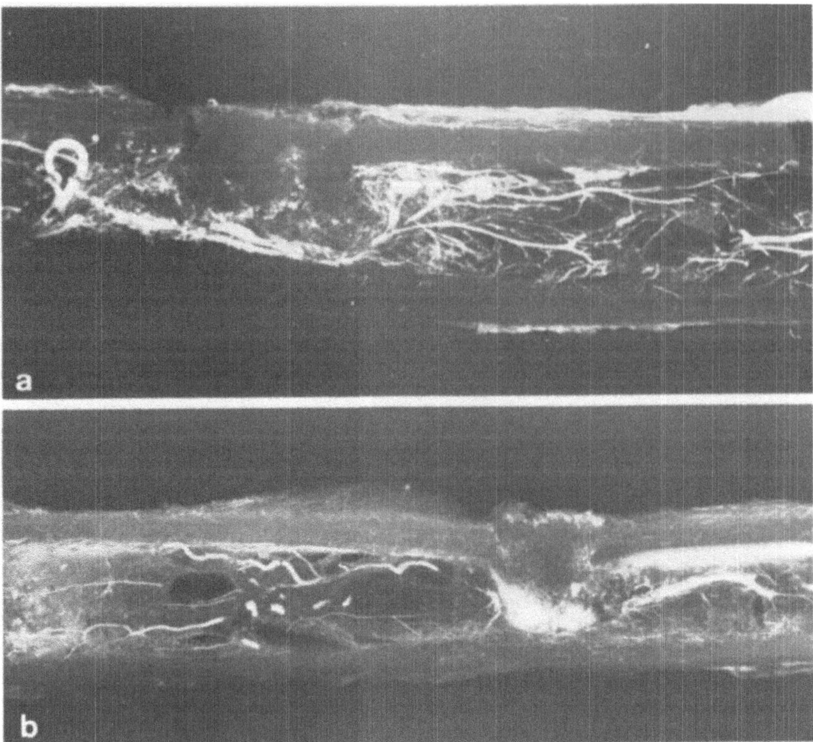

Abb. 3a, b. Revascularisierung eines 8 x 10 mm großen Spongiosatransplantates in Zylinderform in die Diaphyse der Hundetibia. a 3 Tage Überlebenszeit, komprimierte Spongiosa, b unverändert übertragene nach 5 Tagen

schnitten und unter einem Mammomaten Typ G2020 (Firma Siemsen) mit einem Agfa-Strukturix Film D7 in Lichtschutzumschlag verpackt geröntgt. Einstelldaten: 28 Kv, 64 m/As, Film-Fokusabstand 45 cm.

Alle Tiere überlebten, eine oberflächliche Infektion trat lediglich einmal an der Trochanterentnahmestelle auf.

Ergebnisse

Zunächst muß beachtet werden, daß sich die komprimierte Spongiosa in etwa 10–20 sec um ca. 20–30% ausdehnt. Dieses viscoelastische Verhalten schwächt sich danach ab, jedoch standen die komprimierten Zylinder am Tötungstag gelegentlich über dem Niveau des Femurcondylus. Auch in Tibiamitte unterhalb des Corticalisfensters zeigte die komprimierte Spongiosa meist eine größere Ausdehnung als dem ursprünglichen Corticalisdefekt von 1 cm Länge entsprach.

Tabelle 1. Überlebenszeit der Hunde in Tagen

Versuchstier Nr.	Anzahl	Überlebenszeit in Tagen
Hund 9, 11, 12	3	2
Hund 1–4	4	3
Hund 5, 6, 10	3	5
Hund 7, 8	2	7

Die Revascularisierung des Spongiosazylinders im spongiösen Lager beginnt um den 2.–3. Tag. Zunächst bilden sich an der Transplantatgrenze Capillaranhäufungen, die dann unterschiedlich stark das Transplantat durchdringen. Deshalb ist eine planimetrische Ausmessung der revascularisierten Fläche nicht möglich. Die Auswertung unterschied deshalb zwischen einer fehlenden, einer Revascularisation bis zur Hälfte des Transplantates und darüber.

Die Revascularisation der Spongiosa in der Corticalis der Tibia beginnt um den 2.–3. Tag von den Gefäßen des Markraumes her, erst ab dem 7. Tag beteiligen sich die periostalen Gefäße. Bis zu diesem Zeitpunkt sind die Corticalisgefäße des Haversschen Systems noch völlig unbeteiligt. Ähnliche Befunde fanden Saur u. Mitarb. (1978).

Die statistische Auswertung der Revascularisation zeigen Tabelle 2 und 3 mit Angabe der Differenzen. Für die Femurcondylen verteilen sich diese Differenzen etwa gleichmäßig auf die Werte 0 und die von 0 verschiedenen nach Anzahl und Betrag sowohl auf positive als auch auf negative Werte. Ein Unterschied läßt sich statistisch nicht nachweisen (Wilcoxon-Test für Paardifferenzen).

Bei der Revascularisierung der Spongiosa in der Tibiacorticalis ergaben sich andere Werte. Hier war nach 2 und 3 Tagen Überlebenszeit die komprimierte Spongiosa bei 7 Proben 4 x schlechter revascularisiert mit einer ein- bis zweistufigen Differenz als die unverändert übertragene Spongiosa. Nach 5 und 7 Tagen ließen sich seitengleiche Befunde erkennen.

Zusammenfassung

Die Revascularisierung eines Spongiosatransplantates in unverändert und komprimierter Form wurde im Rechts-Links-Versuch an 12 Hunden getestet. Die Kompression erfolgte

Tabelle 2. Auswertungskriterien

Keine Revascularisation des Transplantates		0
Revascularisation bis zur Hälfte des Transplantates		+
Revascularisation über die Hälfte des Transplantates		++
Revascularisation	re. > li.	+
	re. < li.	–

Tabelle 3. Statistische Auswertung der Ergebnisse

		Femurcondylus			Tibiaschaft		
		re.	li.	Diff.	re.	li.	Diff.
2d	H11	+	+	0	++	0	++
	9	0	0	0	+	0	+
	12	+	+	0	+	+	0
3d	1	+	+	0	+	+	0
	2	+	+	0	+	+	0
	3	0	+	–	++	+	+
	4	+	0	+	+	0	+
5d	5	+	++	–	++	++	0
	6	++	+	+	+	+	0
	10	+	++	–	+	+	0
7d	7	+	+	0	+	+	0
	8	+	+	0	+	+	0

mit der von Wolter entwickelten Spongiosapresse. Als Transplantatlager wurde an jedem Tier ein spongiöses Lager (Femurcondylus) und ein Corticalislager (Diaphysenmitte der Tibia) gewählt. Der transplantierte Zylinder hatte einen Durchmesser von 8 mm und eine Länge von 10 mm. Die Tiere überlebten 2, 3, 5 und 7 Tage. Durch mikroangiographische Techniken ließ sich nachweisen, daß komprimierte Spongiosa im spongiösen Lager gleich der unverändert übertragenen Spongiosa revascularisiert wird. Im Corticalislager war nach 5 und 7 Tagen ebenfalls kein Unterschied zu erkennen, nach 2 und 3 Tagen war die komprimierte Spongiosa jedoch in 4 von 7 Fällen schlechter revascularisiert als normale Spongiosa.

Literatur

Berg A P van de, Dambe T L, Schweiberer L (1972) Angiographische und mikroangiographische Technik an der Tibia des Hundes. In: Loose (Hrsg) Angiographie und ihre Fortschritte. Thieme, Stuttgart, S 277

Burri C, Wolter D (1977) Das komprimierte autologe Spongiosatransplantat. Unfallheilkd 80: 169

Deleu J, Trueta J (1965) Vascularization of bone grafts in the anterior chamber of the eye. J Bone Joint Surg 47-B: 319

Eitel F, Schweiberer L, Saur K, Dambe L T, Klapp F (1980) Theoretische Grundlagen der Knochentransplantation – Osteogenese und Revaskularisation als Leistung des Wirtslagers. In: Hierholzer, Zilch (Hrsg) Transplantatlager und Implantatlager bei verschiedenen Operationsverfahren. Springer, Berlin Heidelberg New York

Goldberg V M, Lance F M (1972) Revascularization and accretion in transplantation. J Bone Joint Surg 54-A: 807

Saur K, Dambe L T, Schweiberer L (1978) Experimentelle Untersuchungen zum Einbau autologer Spongiosa in die Compacta des Röhrenknochens. Arch Orthop Traumat Surg 92: 211

Wolter D, Hutzschenreuter P, Burri C (1974) Einbaustudien autologer Spongiosa am Kompaktknochen in Abhängigkeit von der übertragenen Menge und des anliegenden Gewebes. Langenbecks Arch Chir, Supplement Chirurg. Forum S 225

Wolter D, Hutzschenreuter P, Burri C, Steinhardt B (1975) Einbau autologer Spongiosa am Kompaktknochen in Abhängigkeit von der Vitalität der transplantierten Zellen. Langenbecks Arch Chir, Supplement Chirurg Forum S 383

Diskussion

Plaue: Wir kommen zunächst zur Diskussion des Vortrags von Herrn Hörster. Ich könnte mir vorstellen, daß zu diesem Vortrag eine Wortmeldung aus Homburg vorliegt, weil die Bedeutung der periostalen Gefäße hier etwas anders dargestellt wurde, als wir das aus den Homburger Tierversuchen kennen.

Schweiberer: Ich scheine hier angesprochen zu sein. Das sind absolut disseminierte Vorgänge. Man kann diese Dinge nicht aus Einzeldaten ohne eine schichtweise statistische Auswertung herleiten. Es ist ganz klar, daß Sie dort, wo Sie ein musculäres Touchement haben, ein Gefäßeindringen haben. Das ist nie bestritten worden. Aber ich habe bei allen Bildern, die gezeigt worden sind, eine sehr ausgedehnte avasculäre Corticalis gesehen, die nach zwei oder drei Wochen – die Zeitangabe war mir nicht immer ganz klar – immer noch sehr intensiv vorhanden war. Das ist ein Zeichen dafür, wie gefährlich doch unsere Trümmerfrakturen sind. Insofern sind diese am Menschen gezeigten Untersuchungen sehr wertvoll, weil sie einmal mehr aufzeigen, wie gefährdet die Corticalis ist.

Plaue: Im Prinzip also kein Widerspruch zwischen den Untersuchungen.

Eitel, Homburg: Ein bißchen Widerspruch schon. Ich möchte zum rein Technischen Herrn Hörster fragen: Haben Sie histologisch den Strukturtyp im von außen revascularisierten Gebiet festgestellt?

Hörster: Wir haben histologische Untersuchungen zum einen von den Gefäßen gemacht, um in mehreren Schichten festzustellen, ob irgendwelche Vorerkrankungen vorhanden waren, die die Durchblutung irgendwie beeinflußt haben. Zum anderen haben wir histologische Untersuchungen gemacht, allerdings nur stichprobenartig, weil man nicht zehn gesamte betroffene Knochen untersuchen kann. Wir haben natürlich gefunden, daß primär bei den frisch amputierten Patienten die Corticalis normal vital war und daß bei den drei Fällen, die ich hier gezeigt habe, die vor vierzehn Tagen bis drei Wochen amputiert wurden, die Revascularisierung am Schienbein ganz offensichtlich – das war ein ganz überraschender Befund für uns – von medial mehr ausging als von anderen Corticalisbereichen, daß die Corticalis hier in einem vitaleren Zustand war als dorsal und lateral, wobei einmal lateral das Plattenbett war.

Eitel, Homburg: Sie haben Makroangiogramme gezeigt. Haben Sie auch Mikroangiogramme gemacht? Wir wissen ja – gerade bei Ihnen haben wir es gesehen –: Diese dicken Gefäße sind Anastomosen zwischen innen und außen, die sich in späterer Zeit bilden und die wir immer bei Reaktionen sehen. Sie sagen aber noch nichts über die Revitalisierung der Corticalis aus. Es sind mehr oder weniger Durchgangskanäle. Haben Sie Mikroangiogramme gemacht? Sie haben hier nur Makroangiogramme demonstriert. Natürlich ist die Vitalitätsdiagnose allein aufgrund des Mikroangiogramms sehr schwierig.

Hörster: Wir haben Angiogramme bis zu 2 Millimeter Dicke gemacht. Aber es ist klar, daß bei der Füllung von menschlichen Amputationspräparaten, bei denen man nicht wie beim Tier in entsprechender Weise vorbereitend angiographieren und die Gefäße vorher aufweiten kann, die Gefäßfüllung nicht so stark ist. Die dünnen Angiogramme sind nicht so aussagekräftig. Dabei muß man natürlich sagen, daß gewisse Überlagerungen bei den größeren Angiogrammen vorhanden waren. Wir haben nicht nur größere Verbindungsgefäße zwischen Periost und Endost gesehen, sondern auch ganz freie Auffüllungen der Corticalis, so daß nicht nur größere anatomotische Gefäße da waren, sondern sicher auch neugebildete freie Gefäßkanäle.

Eitel, Homburg: Haben Sie festgestellt, ob bei diesen Patienten außen Primär- oder Sekundärstrukturen vorhanden waren? Wir wissen ja, daß Primärosteone von außen revascularisiert werden, während die Sekundärosteone von innen her revascularisiert werden. Wie alt waren die Patienten? Wir wissen, daß der Patient desto mehr Primärstrukturen außen hat, je jünger er ist. Desto mehr hat er die Möglichkeit, auch von außen zu revascularisieren.

Hörster: Die Patienten waren in einem Alter zwischen 16 und 60 Jahren. Die frischen traumatischen Fälle waren im Schnitt zwischen 20 und 30 Jahre alt. Es waren Arbeitsunfallverletzte, und zwar junge Leute.

Zur Frage der Primär- und Sekundärosteone kann ich keine Angaben machen.

Eitel, Homburg: Das wäre schon sehr wichtig, weil die Revascularisation von der Knochenstruktur abhängt.

Hierholzer, Duisburg: Ich wollte nur im Grundsatz darauf abheben, daß es mir außerordentlich wichtig erscheint, daß hier über Befunde am Menschen berichtet wird. Herr Hörster hat das zwar gesagt, aber es mag vielleicht etwas untergegangen sein. Die Diskussion bewegt sich seit Jahren auf der Basis von Befunden, die am Tier erhoben werden. Hier liegen aber Befunde am Menschen vor. Insofern ist, glaube ich, gerade die Aussage einer Versorgung von medial her, was an sich unserer Kenntnis widerspricht, die wir bisher zugrunde legen, sehr wichtig.

Plaue: Ich glaube, es ist bei der Diskussion herausgekommen, daß hier ein gewisses Novum zu verzeichnen ist.

Schmit-Neuerburg, Essen: Ich möchte nur ergänzen, daß wir bei Hunden Stückfrakturen simuliert haben, also Mittelsegmente devascularisiert, wieder eingesetzt, aufgebohrt und mit der üblichen Technik ohne Erhitzung genagelt haben. Wir haben festgestellt, daß eindeutig eine periostale Revascularisierung dieses avasculären Mittelfragments eintritt, wobei ein ganz wesentlicher Unterschied besteht zwischen den Mittelfragmenten, die zwar devascularisiert, aber noch durch Periost gedeckt waren, und den Fragmenten, die ohne

Periost, also „nackt", eingesetzt wurden. Ich glaube, auch das weist auf die Bedeutung des Periosts hin, das wohl rascher einen Weichteilanschluß findet. Ich glaube, daß die Osteonenstruktur zwischen Hund und Mensch nicht verschieden ist – darüber gibt es jedenfalls keine entscheidenden Erkenntnisse –, sofern das Tier ausgewachsen ist. Hier handelte es sich um Tiere, die mindestens vier Jahre alt waren.

Schweiberer: Herr Schmit-Neuerburg hat schon darauf hingewiesen, daß das Alter äußerst wichtig ist. Auch Herr Eitel hat es vorhin gesagt. Wenn ein aufgebohrter Zylinder vorhanden ist, der periostbedeckt bleibt, bleibt er im größeren Drittel periostal vascular, sofern das Periost bestehen blieb. Es wird doch niemand glauben, daß die Wegnahme des Periosts dem Knochen gut tut. Das ist nie gesagt worden; das wäre auch ein Unsinn. Insgesamt gesehen muß ich sagen: Ich freue mich, wie intensiv unsere Untersuchungen, die nun seit etwa zehn Jahren laufen, endlich die Diskussion und die Forschung angeregt haben.

Experimentelle Untersuchungen zur Erhöhung der Biegestabilität der Plattenosteosynthesen bei Querfrakturen – Klinische Ergebnisse

V. Vécsei und W. Seidel, Wien

Experimentelle Untersuchungen, sowie die klinischen Erfahrungen zeigen, daß bei Plattenosteosynthesen, insbesondere von queren Osteotomien oder Frakturen, im Zuge des Anspannvorganges ein gleichmäßiges Verteilen des applizierten Druckes auf die Kontaktflächen nicht immer gelingt, ja es bei übertriebener Kompression zu einem Aufklaffen des Frakturspaltes auf der plattengegenüberliegenden Seite kommen kann, während die drucktragende Fläche sich kontinuierlich auf Gebiete, nächst der Platte gelegen, verkleinert.

Dies läßt sich nur durch ideales Vorspannen der Platte und durch dosierte Druckapplikation, z.B. durch Benützung des Kompressionsprinzipes einer DC-Platte, vermeiden.

Trotzdem kann es im Rahmen der cyclischen Zug- und Biegebelastung im natürlichen Bewegungsablauf auch ohne Belastung zum Aufklaffen des Frakturspaltes kommen, besonders dann, wenn der Platte gegenüber kleine Defekte vorliegen.

Diese Mikrobewegungen lassen sich mit Sicherheit nur durch Maßnahmen verhindern, die die biomechanisch günstige Plattenform (z.B. Verstärkung, Vergrößerung der Auflagefläche) verändern oder indem zu „unphysiologischen" Montagearten (z.B. Doppelplattenosteosynthese) gegriffen wird.

Auf die großen Nachteile derartiger Lösungen sei nur am Rande hingewiesen. Ein unseres Erachtens möglicher Weg ist das Queren der Fraktur mit einer Schraube. Indem diese Schraube als Stützschraube eingebracht wird, werden die Frakturflächen aneinander gebunden und mit der Platte zugleich vereinigt. Eventuell auftretende Scherkräfte werden durch symmetrische Applikation neutralisiert (Abb. 1).

Hefte zur Unfallheilkunde, Heft 153
Zusammengestellt von J. Probst/A. Pannike

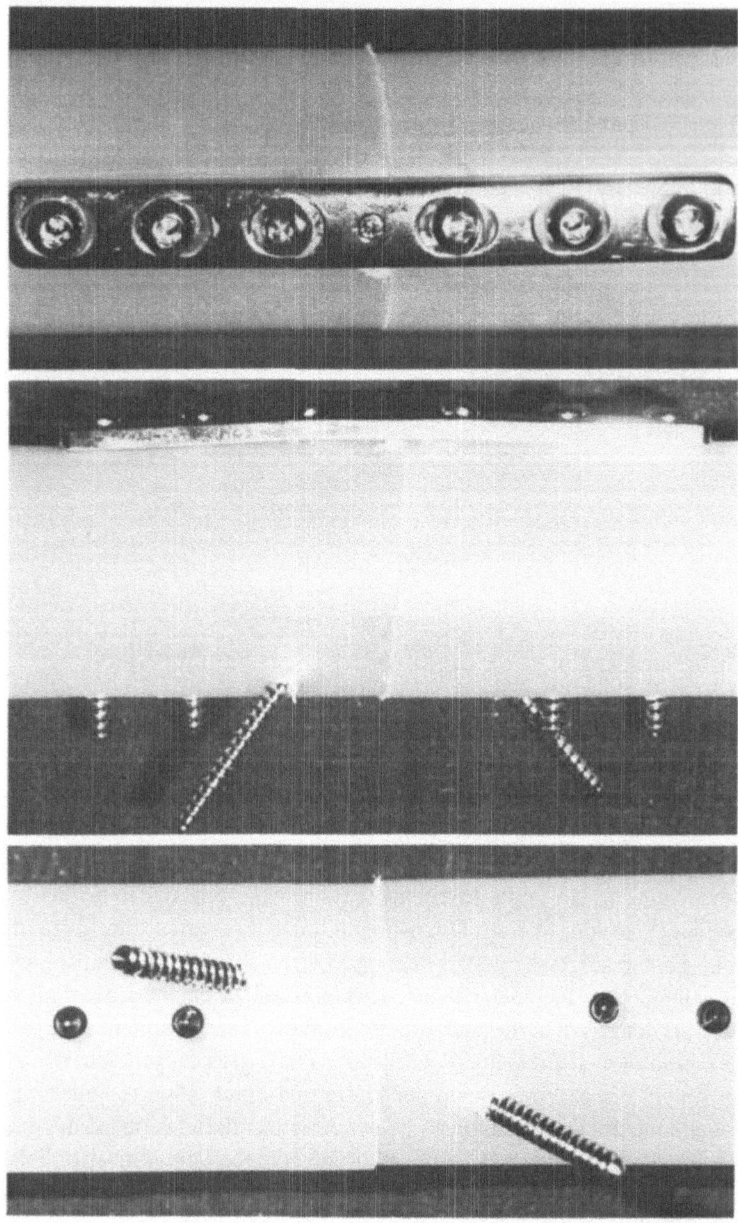

Abb. 1. Vorgeschlagene Montageart, durchgeführt an einem in der Mitte durchgeschnittenen PVC-Rohr mit zwei, die Schnittfläche kreuzenden Schrauben in verschiedenen Ansichten

Um die Tauglichkeit dieser Montage objektiv beurteilen zu können, haben wir die konventionelle Montage mit der von uns vorgeschlagenen Montage, vorgenommen an PVC-Rohren, vergleichend geprüft.

Experimenteller Teil

1. Versuchsanordnung

Um eine Standardisierung der Versuches zu gewährleisten, haben wir als Modell für lange Röhrenknochen je zehn 60 cm lange, 40 mm im Durchmesser haltende PVC-Rohre mit einer Wandstärke von 3 mm verwendet.

Die Rohre wurden in der Mitte auseinandergeschnitten. Die Verplattung erfolgte nach Los mit einer schmalen Sechsloch-DC-Platte, die 3°–4° vorgeschränkt worden war, mit paralleler Schraubenlage (konventionelle Verplattung, *Gruppe I*) oder mit zwei, die Schnittflächen kreuzenden Schrauben, die durch die der Schnittfläche nächstgelegenen Löcher der Platte eingebracht worden waren (*Gruppe II*). In beiden Versuchsanordnungen wurde die Möglichkeit der dynamischen Verspannung genützt. Die Schraubenlängen waren jeweils um mindestens 4 mm länger gewählt als mit der Schublehre gemessen und wurden mit einem Drehmoment-Schraubenzieher bis zum Festsitzen (2,5–3,3 Nm) angezogen.

Die Messung nach DIN 53 452 wurde unter Verwendung einer vollelektrischen Universalprüfmaschine mit induktiver Kraft und Dehnungsmeßeinheit der Firma Zick mit einer maximalen Prüfkraft von 50 MN durchgeführt. Die Krafteinwirkung erfolgte kontinuierlich im normalen Winkel zu der Montage (Abb. 2), bis zum Auftreten eines 1 mm breiten, mit der Schublehre gemessenen Spaltes, an der der Kraftwirkung gegenüberliegenden Seite.

2. Ergebnisse

Gruppe I: Herkömmliche Verplattung. Die Biegekraft N, die einen 1 mm breiten Spalt verursachte, lag zwischen 30,4 und 38,3 N, im Mittel 33,76 ± 3,5 N.

Gruppe II: Die Biegekraft N für die Erreichung der experimentellen Zielsetzung war bei der neuartigen Montage mit den „die Fraktur kreuzenden Schrauben" zwischen 57,99–68,7 N, im Mittel 63,86 ± 2,86 N.

In Anbetracht der doch nicht 100% gleichartigen Beschaffenheit der PVC-Rohre erfolgte die Auswertung nach statistischen Gesichtspunkten. Bestimmt wurde das einseitige Konfidenzintervall: p (D > 26,48) = 99%; p (D > 27,64) = 95%. Aufgrund unserer Berechnung

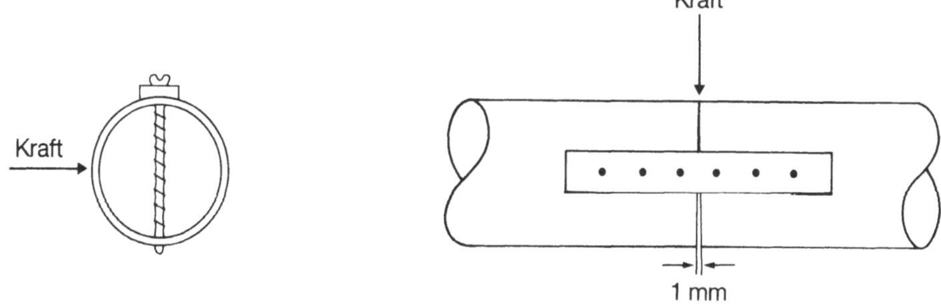

Abb. 2. Darstellung der Prüfanordnung und der Prüfbedingungen

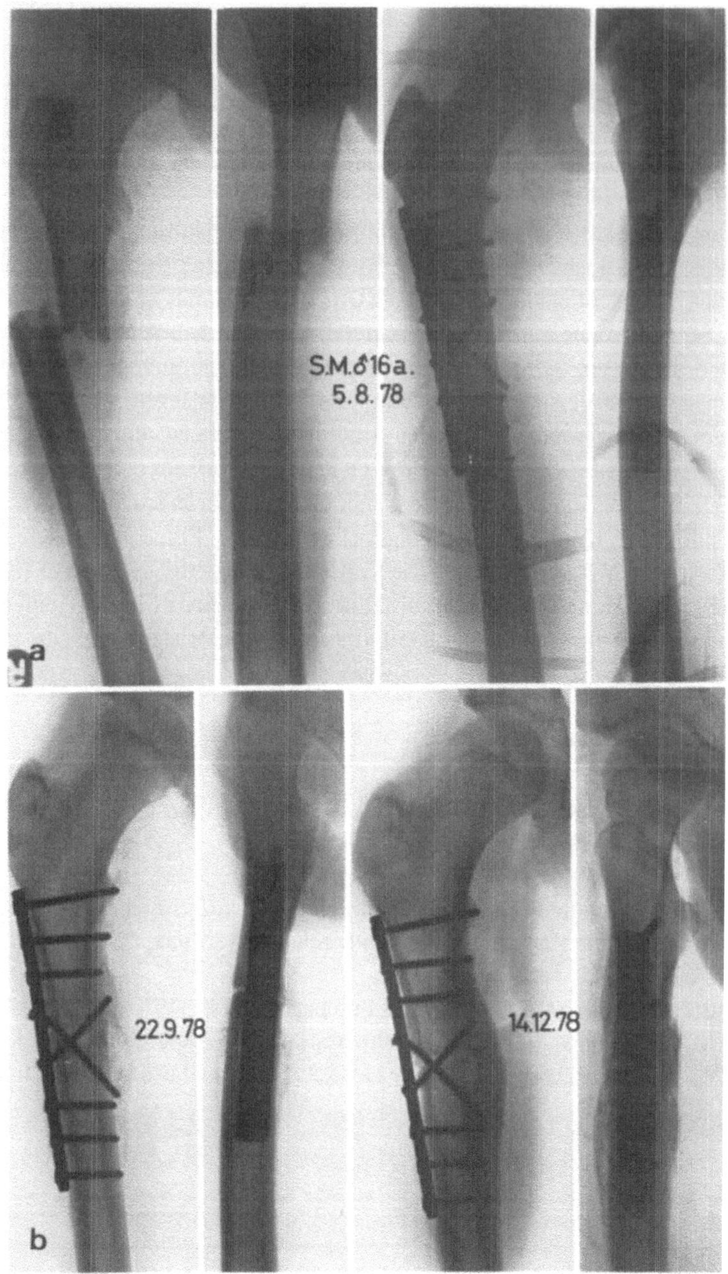

Abb. 3a, b. S. Text

kann man sagen, daß bei einer Montage mit Schrauben, die die quere Frakturebenen kreuzen, gegenüber der konventionellen Montage, mit 99%iger Wahrscheinlichkeit eine Kraftdifferenz von mindestens 26,48 N zu erwarten ist.

Bei den Untersuchungen ergab sich ein Differenzmittelwert von 30,1 N.

Klinischer Teil

Aufgrund dieser überzeugenden experimentellen Ergebnisse haben wir die angegebene Art der Verplattung zwischen 1975–1978 bei 5 Patienten angewandt. Es handelte sich um Querfrakturen, die aus Gründen, wie z.B. Kombinationsverletzung, offenen Epiphysenfugen, einer Plattenosteosynthese zugeführt werden mußten.

Kasuistik: 16jähriger Patient, der sich im Rahmen eines Motorradunfalles eine Oberschenkelschaftfraktur rechts zuzog. Wegen den offenen Epiphysenfugen wurde die Verplattung als Osteosyntheseart bevorzugt, und am 1. Tag durchgeführt. Bereits 18 Tage nach dem Unfall verließ der Patient das Krankenhaus mit Stützkrücken, und obwohl ihm die Gewichtsbelastung des Beines nur bis 20 kg erlaubt war, legte er die Stützkrücke ab der 6. postoperativen Woche ab. Nach 4 Monaten war der Bruch röntgenologisch voll konsolidiert (Abb. 3a, b).

Über die Qualität der vorgeschlagenen neuartigen Montage konnten wir uns in 4 weiteren Fällen überzeugen. Die Entlastungsphase konnte annähernd auf die Hälfte reduziert werden. Dies ist in einer vermehrten Biege- und wie wir bereits in anderen Versuchen belegen konnten, besseren Rotationsstabilität, bedingt durch die ausgeschwenkten, die Fraktur kreuzenden Abstützschrauben begründet.

Schlußfolgerungen

Wenn auch aus den bisherigen klinischen Erfahrungen, aufgrund der geringen Patientenzahl, schlüssige Aussagen über eine neuartige Montageart nur mit Vorsicht gemacht werden können, haben diese das Ergebnis unserer eindeutigen experimentellen Untersuchungen bekräftigt. Wir glauben, daß mit die Frakturebene kreuzenden Schrauben (Winkel = 40°) bei Querfrakturen der langen Röhrenknochen die Stabilität einer Plattenosteosynthese wesentlich verbessert werden kann.

Literatur

1 Allgöwer M, Kinzl L, Matter P, Perren S M, Ruedi T (1973) Die dynamische Kompressionsplatte DCP. Springer, Berlin Heidelberg New York
2 Claudie B (Im Druck) Schräge Plattenzugschraube. Helv Chir Acta
3 Gotzen L, Strohfeld G, Haas N (1980) Die Wertigkeit von Plattenverbiegung und Verspannung sowie schräger Plattenzugschraube für die Osteosynthesestabilität. In: Chir Forum '80, Langenbecks Arch Chir Suppl. Springer, Berlin Heidelberg New York, S 21–25
4 Vécsei V (1976) Experimentelle Untersuchungen zur Erhöhung der Rotationsstabilität bei Plattenosteosynthesen. Unfallchirurgie 2: 71–75

Tierexperimentelle Untersuchungen über den stabilitätsmindernden Effekt der Spongiosierung nach Plattenosteosynthese

G. Lack und R. Plaue, Mannheim

Die exzentrische Anbringung eines zusätzlichen Kraftträgers bei der Plattenosteosynthese führt zur Umlenkung des Kraftflußes in der Diaphyse, wie sich durch spannungsoptische Modellversuche, aber auch mit dem einfacheren Lackriß-Verfahren veranschaulichen läßt. Die feste Anbindung des Knochens an die wesentlich rigidere Platte nötigt ihm darüberhinaus das elastomechanische Verhalten des Metalls auf, das einen zehnmal höheren E-Modul besitzt und dementsprechend auf mechanische Belastung mit einer zehnmal geringeren Formveränderung reagiert.

Die durch Umleitung des Kraftflußes und Streßprotection gekennzeichnete Veränderung der Belastungsbedingungen hat eine selektive Umstrukturierung des Knochens zur Folge, die vereinfachend als Spongiosierung bezeichnet worden ist, weil ihr hervorstechendstes Merkmal in einem spongiösen Umbau der weniger belasteten Corticalisabschnitte besteht. Die Spongiosierung wird als Hauptursache für Spontanfrakturen genannt, die gelegentlich nach Plattenentfernung vorkommen. Daneben spielen aber auch die generelle Inaktivitätsosteoporose des betroffenen Skeletabschnitts und die zur Befestigung der Platte gesetzten Bohrlöcher eine stabilitätsmindernde Rolle.

Der Stabilitätsverlust spongiosierter Diaphysen läßt sich im Tierversuch überprüfen. Dies ist vielfach geschehen, teils an kleineren Prüfstücken, die aus den verschiedenen Abschnitten der Diaphyse herausgesägt wurden, teils auch an kompletten Diaphysenknochen. Die Untersuchungen konzentrieren sich allerdings auf die Biegungsfestigkeit. Die Torsionsfestigkeit der Röhrenknochen, die deutlich geringer ist, blieb ungeprüft. Gerade Torsionsmechanismen sind aber bei der Entstehung von Spontanfrakturen vorrangig beteiligt. Hier setzen die eigenen Untersuchungen an, über die zu berichten ist.

Bringt man an einem geschlossenen Rohr einen Längsschlitz an, so reduziert sich hierdurch die axiale Tragfähigkeit kaum, die Biegungsfestigkeit gering, die Torsionsstabilität aber erheblich. Zunächst war festzustellen, ob ein Röhrenknochen mit einem schlitzförmigen Defekt sich mechanisch ähnlich verhielt wie ein geschlitztes Rohr. In die medioventrale Fläche von Schienbeinpräparaten wurden daher perforierende Defekte von der Größe einer 4-Loch-Platte gefräst. Zunächst wurden fünf mit solchen Defekten versehene Schienbeine auf ihre Biegungsfestigkeit untersucht. Die Kraftrichtung wurde so gewählt, daß der Knochendefekt auf der Seite der Biegungskonvexität lag, also auf Zug beansprucht wurde. Die kontralateralen unbearbeiteten Schienbeine dienten als Kontrollen. Es zeigte sich, daß der plattengroße Defekt als Extremmodell einer umschriebenen Corticalisverdünnung nur eine unwesentliche Herabsetzung der Biegungsfestigkeit zur Folge hatte. Anders verhielt es sich mit der Torsionsfestigkeit. Hier lagen die Festigkeitswerte für die Schienbeine mit Defekten deutlich unter denen der Kontrollen (Abb. 1).

Nach diesen Vorversuchen – Kunststoffrohre hatten sich hierfür übrigens wegen ihrer zu hohen Plastizität als ungeeignet erwiesen – konzentrierten sich die Tierversuche auf Messungen der Torsionsstabilität. An die Femurdiaphysen von fünf Schafen wurden 4-Loch-AO-Platten geschraubt und drei Monate dort belassen. Nach dieser Zeit war eine deutliche Spongiosierung der Femora nachweisbar. Die spongiosierten Diaphysen wurden nun auf

Hefte zur Unfallheilkunde, Heft 153
Zusammengestellt von J. Probst/A. Pannike

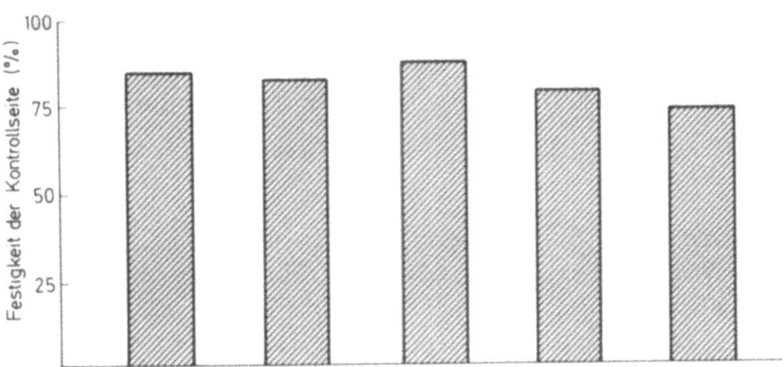

Abb. 1. Torsionsfestigkeit defektgeschwächter menschlicher Tibiae. Bruchdrehmomente jeweils in Prozent der Werte der intakten Gegenseite

ihre Torsionsfestigkeit untersucht, wobei die unbehandelte Gegenseite als Kontrolle diente. Das Bruchdrehmoment der spongiosierten Femora lag um fast 40% niedriger als das der Kontrollen (Abb. 2).

Die Gefahr eines Bruches im Plattenlager scheint also vor allem bei Torsionsbelastung gegeben. Hierfür spricht auch die klinische Erfahrung, daß nach Kreuzplattenarthrodesen der Hüfte besonders häufig – manche Autoren geben bis zu 10% an – Frakturen des spongiosierten Femurknochens beobachtet werden. Die fehlende Hüftgelenksbeweglichkeit läßt in diesen Fällen Torsionsmechanismen verstärkt wirksam werden.

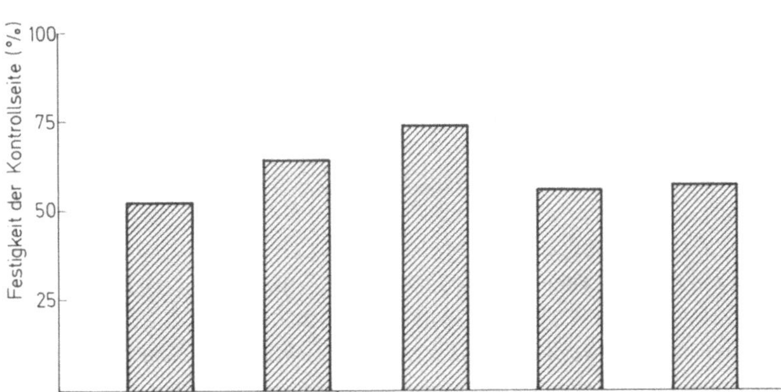

Abb. 2. Torsionsfestigkeit spongiosierter Schafsfemora. Bruchdrehmomente jeweils in Prozent der Werte der intakten Gegenseite

Histo-Morphologie der knöchernen Umbauvorgänge bei langjähriger Implantation von Plattenosteosynthesen

K. Draenert und H. Willenegger, München und Bern

Refrakturen der Tibia bei zwei jungen Erwachsenen veranlaßten Uhthoff und Dubuc (1971), die Veränderungen der Corticalis unter stabiler innerer Fixation im Hundeexperiment zu studieren. In ihren Verläufen, bis 24 Wochen nach der Operation, beschrieben die Autoren eine „Osteopenie" direkt unter der Platte, sowie eine Verringerung des Schaftdurchmessers aufgrund periostaler Resorption und das Ausbleiben eines Remodelings, welches Geflechtknochenformationen durch reifen Lamellenknochen ersetzen sollten. Auch Matter, Brennwald und Perren (1974) beschrieben als biologische Reaktion des Knochens auf die Osteosyntheseplatte einen regen Haversschen Umbau der Corticalis zwischen der dritten und neunten Woche, mit einem steilen Anstieg bis zur siebten Woche. Als Endergebnis schilderten sie eine deutliche Verringerung der Knochendichte, wobei das „Spiegelbild" der Platte in der darunterliegenden Corticalis zum Ausdruck kam.

Der charakteristische Kompressionsabfall im Osteotomiespalt, wie er von Perren et al. (1969) nachgewiesen wurde, steht einer einfachen Erklärung des Umbaues der Compacta, etwa aufgrund der Streßprotektion, entgegen. Histo-morphologische Untersuchungen an Osteosynthesen, die mehrere Jahre zuvor durchgeführt worden waren, zeigen, daß die Wechselwirkung zwischen Implantat und Knochen sehr kompliziert und einer Analyse nicht so leicht zugänglich ist.

Am Beispiel der Rechtwinkelplatte kann gezeigt werden, daß die Drucktrajektorien die Plattenklinge größtenteils im dorso-medialen Bereich umlaufen, so daß von einer Streßprotektion in diesem Bereich nicht gesprochen werden kann. Um das Plattenbett fand sich nach acht Jahren eine kompaktisierte knöcherne Scheide ausgebildet. Im proximalen Bereich der Zwölf-Loch-Winkelplatte waren die Schrauben fest knöchern verankert. Der Rindenknochen hatte sich der Platte ebenmäßig angepaßt. Die kompakte Substanz direkt unter der Platte erschien verschmälert. Zu beiden Seiten der Platte jedoch war die Rinde deutlich verbreitert, das Knochenvolumen insgesamt wenig verändert. Im distalen Bereich der Platte war um die Schrauben ein feiner knöcherner Saum erkennbar. Die kompakte Substanz grenzte nicht unmittelbar an das Metall. Es wurde erwartet, daß bei der Länge der Zwölf-Loch-Winkelplatte die Starrheit der Platte zu Relativbewegungen mit Heraushebeln der Schrauben geführt hatte. Die Untersuchungen der Abriebspuren im Elektronenmikroskop ergaben jedoch, daß Drehmomente um die Schraubenachse eingewirkt hatten. Diese Mikrobewegungen erklären die knöchernen Sägezähne entlang des Schraubengewindes, welche sicherlich nicht zur Ausbildung gekommen wären, wenn die Schraube sich in axialer Richtung bewegt hätte.

Der knöcherne Köcher um die distalen Schraubengewinde (Abb. 1) stellt ein Analogon zum knöchernen Köcher um eine gelockerte Femurschaft-Prothese dar.

Zusammenfassend darf aufgrund dieser ersten Befunde ausgeführt werden, daß der Knochen in Verbindung mit der Zeit das Implantat umgeht. Mit anderen Worten bedeutet dies: solange eine spezifische Krafteinwirkung vom Metall auf den Knochen ausgeht, wird ein Remodelingprozeß aufrecht erhalten. Die Wechselwirkung kommt in Abriebspuren am Metall zum Ausdruck.

Hefte zur Unfallheilkunde, Heft 153
Zusammengestellt von J. Probst/A. Pannike

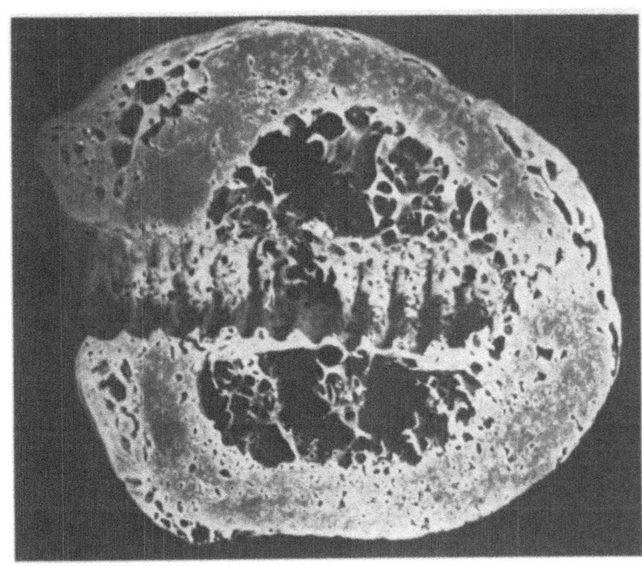

Abb. 1. Knöcherner Köcher des Schraubenlagers. Zwischen Gewindegang der Schraube und dem Knochen hat sich ein dickes Faserbindegewebe gebildet. Gegen die Markhöhle erscheint das Gewindelager knöchern abgekapselt. Distale Schraube einer Zwölf-Loch-Condylenplatte 8 Jahre nach Osteosynthese einer proximalen Femurschaftfraktur. Macerationspräparat eines nativen Sägeschnittes. Leitz Aristophot

Literatur

Matter P, Brennwald J, Perren S M (1974) Biologische Reaktion des Knochens auf Osteosyntheseplatten. Helv Chir Acta (Suppl) 12

Perren S M, Huggler A, Russenberger M, Straumann F, Müller M E, Allgöwer M (1969) A method of measuring the change in compression applied to living cortical bone. Acta Orthop Scand (Suppl) 125

Uhthoff H, Dubuc F (1971) Bone structure changes in the dog under rigid internal fixation. Clin Orthop 81: 165–170

Experimentelle Grundlagen zu einem pneumodynamischen intramedullären Osteosyntheseverfahren

N. Haas, L. Gotzen und J. Drutschmann, Hannover

Die Marknagelung am Femurschaft, 1940 von Küntscher inauguriert, ist ein leistungsfähiges, aber auf den mittleren Schaftabschnitt begrenzt anwendbares Osteosyntheseverfahren. Das Wirkungsprinzip beruht auf der elastischen Verklemmung des Nagels im Knochenrohr. Um eine genügend lange Verklemmungsstrecke zu erzielen, muß die Markhöhle wegen ihrer Sanduhrform aufgebohrt werden. Dies führt zu einer erheblichen Traumatisierung des Knochens mit temporärer Zerstörung des intramedullären Gefäßsystems.

Um diese Nachteile zu eliminieren, wurde ein pneumodynamisches, intramedulläres Stabilisierungsprinzip konzipiert. Das hierzu entwickelte Implantat (Abb. 1a) besteht aus zwei Komponenten: Einem metallischen Außenkörper, der einen widerstandsfähigen Dehnkörper mit Ventilmechanismus aufnimmt. Der Außenkörper ist so gestaltet, daß er aufgrund seiner Materialstärke und -geometrie bereits eine hohe Eigenfestigkeit hat. Er besteht aus einem soliden Kopfstück von 9 cm Länge, an dem 2 Halbschalen mit 2 mm Wandstärke als Spreizlamellen befestigt sind. Das Kopfstück ist mit 12 scharfkantigen Rippen von 1 mm Höhe versehen. Es dient gleichzeitig zur Aufnahme des Ventilmechanismus. Die Spreizlamellen haben bei vollständigem Kontakt der Halbschalen in der Frontalebene 11 mm und in der Sagittalebene 12 mm Durchmesser. Auf jeder Halbschale befindet sich eine selbstschneidene 1 mm hohe Rippe.

Zur Einführung des Implantates in das Femur wird die Trochanterspongiosa kurzstreckig eröffnet. Ein Aufbohren des Markraumes ist nicht erforderlich, da sich die Spreizlamellen elastisch zusammendrücken. Der Nagel erhält durch die Gestaltung des Kopfstückes eine feste Verankerung in der Trochanterspongiosa. Bereits im Übergangsbereich zu den im Durchmesser geringeren Spreizlamellen kommt es zu einer festen elastischen Verklemmung in der proximalen Markhöhle (Abb. 1b).

Durch Druckbeaufschlagung des aus einer speziellen Kautschukverbindung hergestellten innenliegenden Schlauches werden die beiden Halbschalen an die Knocheninnenwand ge-

Abb. 1a–e. Prinzip des pneumodynamischen Marknagels und Versuchsanordnung. **a** Skizze des ungespreizten Implantates mit eingelegtem Dehnkörper sowie entsprechenden Querschnitten in unterschiedlichen Höhen, **b** Im Femur eingeführtes Implantat ohne Druckbeaufschlagung, **c** nach Druckbeaufschlagung. Bei der Versuchsanordnung zur Durchführung der Belastungsuntersuchungen wurden querosteotomierte Femura nach intramedullärer Stabilisierung mit dem proximalen Fragment an einer speziellen Haltevorrichtung fest eingespannt. Bei Biegebelastungsuntersuchungen (**d**) griff am freien Fragmentende eine kontinuierlich ansteigende Kraft F_B über einen definierten Hebelarm l an. Zugkraft und vertikale Auslenkung s des freien Fragmentes wurden gemessen. Die Registrierung erfolgte mit einem XY-Schreiber, auf dessen Achsen der Auslenkungswinkel β und das Biegemoment M_B aufgezeichnet wurden. Bei Torsionsbelastungsuntersuchungen (**e**) wurde das freie Fragmentende durch eine Aufhängung unterstützt, daß nur Drehbewegungen möglich waren. Über einen definierten Hebelarm k griff eine kontinuierlich aufgreifende Kraft F_T an. Zugkraft und vertikale Auslenkung des freien Hebelarmes t wurden gemessen. Die Registrierung erfolgte mit einem XY-Schreiber, auf dessen Achsen der Torsionswinkel φ und das Torsionsmoment M_T aufgezeichnet wurden

Hefte zur Unfallheilkunde, Heft 153
Zusammengestellt von J. Probst/A. Pannike

a
b
Wegaufnehmer
xy–Schreiber
b
$M_T = F_T \cdot K$
K
t
$\varphi \approx \frac{180°}{\pi} \cdot \frac{t}{b}$
Kraftaufnehmer
c
F_T
ß
Wegaufnehmer
xy–Schreiber
$M_B = F_B \cdot L$
a
S
$ß \approx \frac{180°}{\pi} \cdot \frac{s}{a}$
l
Kraftaufnehmer
d
F_B

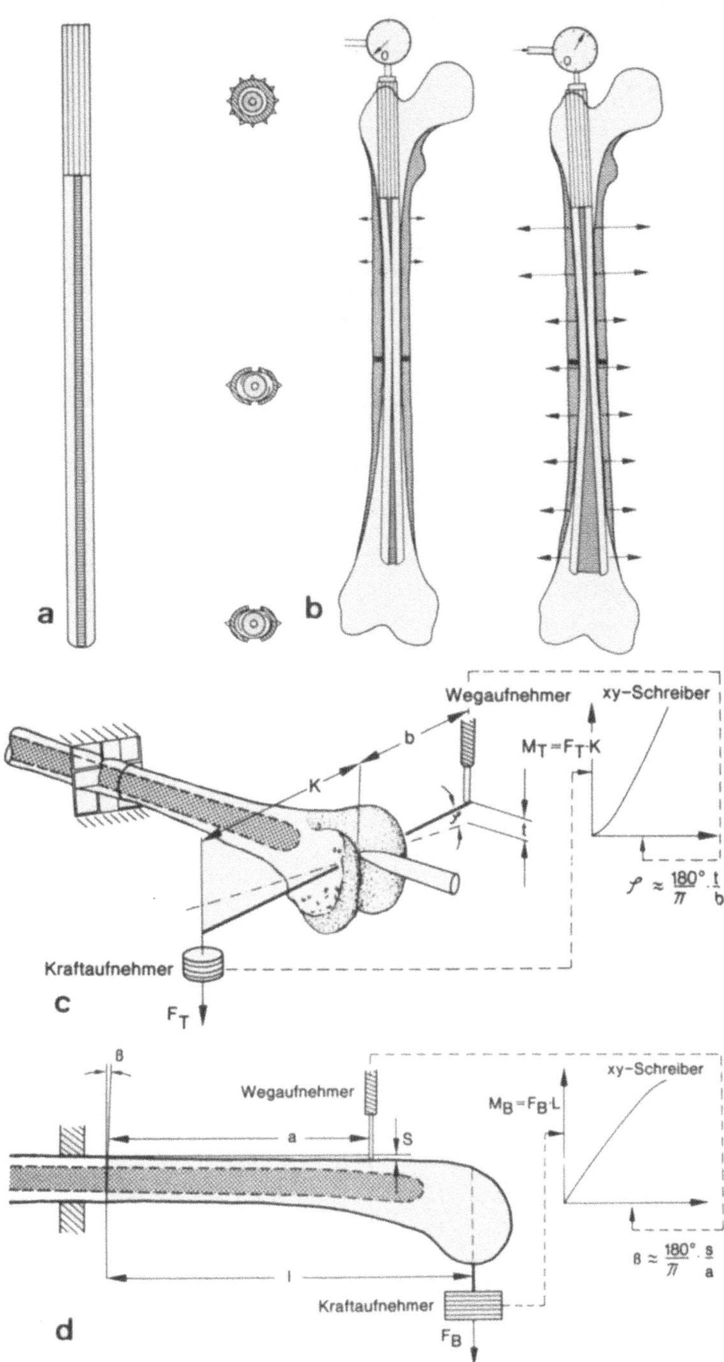

Abb. 1a–e

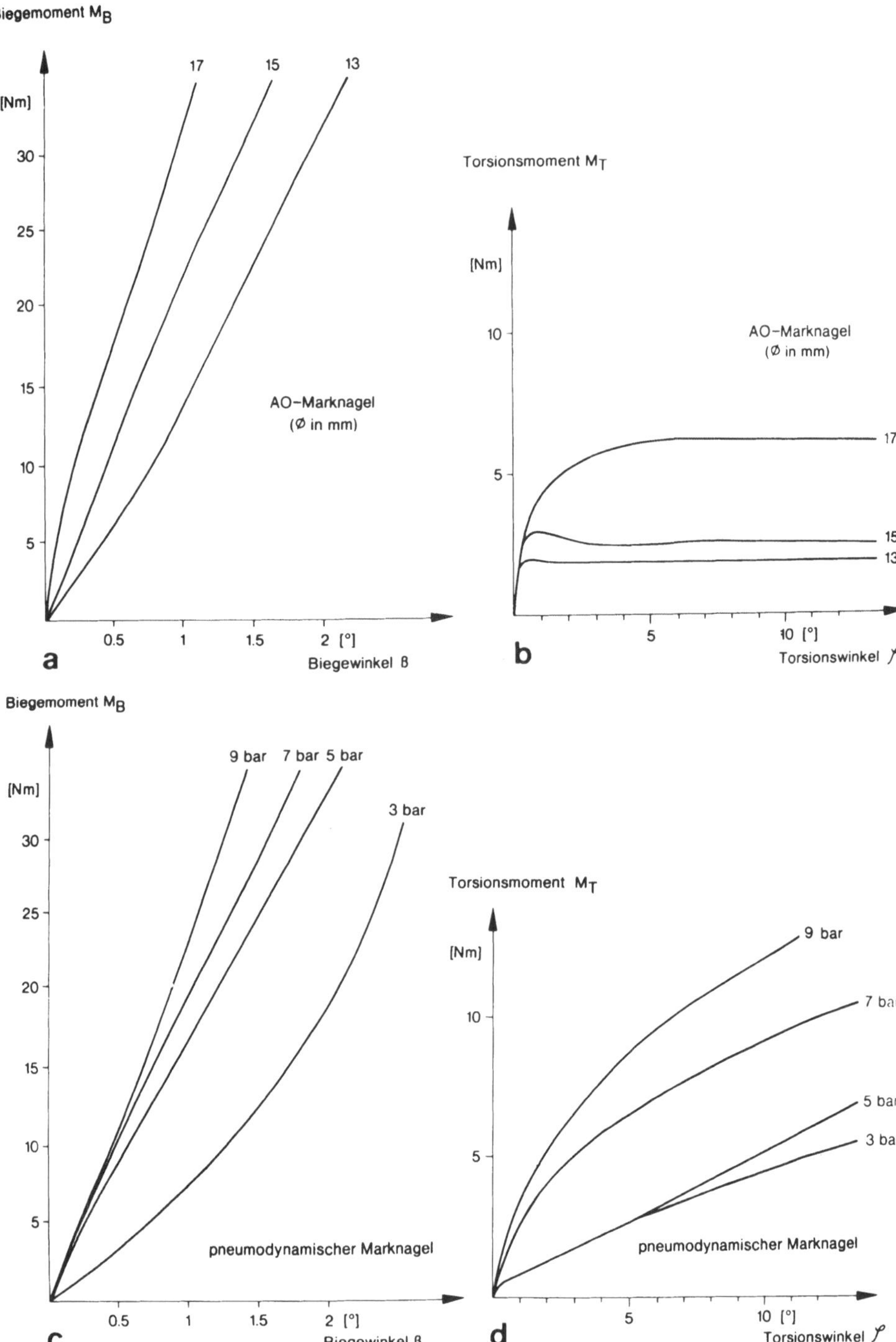

Abb. 2a–d. Biege- und Torsionsbelastungsdiagramme. **a** Biege- und **b** Torsionsbelastungsdiagramme für AO-Marknägel mit unterschiedlichen Durchmessern. **c** Biege- und **d** Torsionsbelastungsdiagramme des pneumodynamischen Implantates bei unterschiedlicher Druckbeaufschlagung

preßt (Abb. 1c). Um eine Beschädigung durch Heraustreten des Schlauches zu verhindern, wurde eine aus dünnem Metall gefertigte Spaltabdeckung inwändig zwischen den Halbschalen angebracht.

Zur Analyse der mit diesem Implantat erzielbaren Biege- und Rotationsstabilität wurden im Vergleich zur herkömmlichen AO-Marknagelung biomechanische Untersuchungen an frischen, in der anatomischen Mitte querosteotomierten Leichenfemora durchgeführt. Die Versuchsanordnungen sind in der Abbildung 1d, e wiedergegeben. Es wurden Marknägel mit einem Durchmesser von 13, 15 und 17 mm verwendet. Die Nagelung erfolgte in üblicher AO-Technik. Die Femora wurden auf Biegung und Torsion belastet, wobei der Biege- bzw. Torsionswinkel in Abhängigkeit vom einwirkenden Moment gemessen wurde. Jeweils drei Belastungsdiagramme wurden erstellt und daraus Mittelwertkurven errechnet. Wie aus Abb. 2a ersichtlich, nimmt die Biegestabilität mit steigendem Nageldurchmesser zu. Die Rotationsstabilität steigt ebenfalls mit Zunahme des Nageldurchmessers an, insgesamt ist sie aber gering. Es kommt in allen Fällen zu einem irreversiblen Verdrehen der Fragmente, wie aus dem Kurvenverlauf ersichtlich ist (Abb. 2b).

Bei dem pneumodynamischen Implantat wurden die Belastungsuntersuchungen bei 3, 5, 7 und 9 bar Luftbeaufschlagung durchgeführt. Biege- und Rotationsstabilität nehmen mit steigendem Druck deutlich zu (Abb. 2c u. d). Im Unterschied zur herkömmlichen Technik wird jedoch ein erheblich höheres Torsionsmoment toleriert, das darüberhinaus im gesamten Meßbereich voll reversibel ist. Dies bedeutet, daß es zwar zu einer geringen Verdrehung des Implantates, jedoch nicht zu einer irreversiblen Relativbeweung zwischen Knochen und Nagel kommt.

Diese in-vitro gewonnenen Ergebnisse lassen von der Stabilität her das vorgestellte Verfahren als eine gangbare Weiterentwicklung der intramedullären Stabilisierung erscheinen.

Weitere Grundlagenuntersuchungen sowohl hinsichtlich der verwendeten Materialien, der Druckbeständigkeit im Dehnkörper und des Langzeitverhaltens im lebenden Organismus sind Gegenstand laufender Untersuchungen.

Zusammenfassung

Es wird ein neuartiges pneumodynamisches Marknagelsystem vorgestellt. Hinsichtlich Biege- und Torsionsstabilität wird es mit der herkömmlichen Marknagelungstechnik verglichen.

Literatur

1 Aginsky J, Reis N D (1980) The present state of medullary nailing of the femur: biomechanical limitations and problems of blood supply to the fracture due to reaming. Injury 11: 190–196
2 Küntscher G (1940) Die Marknagelung von Knochenbrüchen. Langenbecks Arch Klin Chir 2)): 443–455
3 Müller M E, Allgöwer M, Schneider R, Willenegger H (1977) Manual der Osteosynthese. Springer, Berlin Heidelberg New York

Entwicklungsstudie und biomechanische Untersuchungen eines neuartigen intramedullären Kraftträgers

Th. Stangl, J. Konradt und H.G. Breyer, Berlin

Die Sanduhrform des Markraumes verhindert eine stabile Versorgung metaphysärer Frakturen langer Röhrenknochen mit intramedullären Kraftträgern. Auch modifizierte Konstruktionen erzielen keinen kraftschlüssigen Verbund von Nagel und Knochen in erforderlichem Maße. Als Denkanstoß für mögliche Entwicklungen wollen wir eine pneumatische Marknagelkonstruktion, die wir vor 4 Jahren entwickelt und in vitro untersucht haben, vorstellen.

Sie besteht aus einem lamellierten Doppelrohr aus Titan. Durch Anordnung und Dimensionierung der Lamellen sowie durch den niedrigen Elastizitätsmodul und die hohe Elastizitätsgrenze des Werkstoffes Titan ist sichergestellt, daß die Lamellen bei der Spreizung nur elastisch verformt werden (Abb. 1). Als Spreizelement wird in dieses System ein durch ein Ventil abgeschlossener Silikon-Kautschuk-Mantel eingeführt und durch kombinierte Gas-Flüssigkeitsfüllung aufgeweitet. In diesem Dehnungsrohr unterbindet ein Zuganker die Auslenkung des Silikonmantels in Längsrichtung.

Wir haben dieses Osteosyntheseverfahren an Leichenfemora und Tibiae eingesetzt. Bei verschiedenen Frakturlagen wurde das mechanische Verhalten bei Einwirkung von Zug-, Druck-, Biege- und Torsionsmomenten überprüft und jeweils den Messungen mit klassischen Osteosyntheseformen der AO an korrespondierenden Leichenknochen gegenübergestellt.

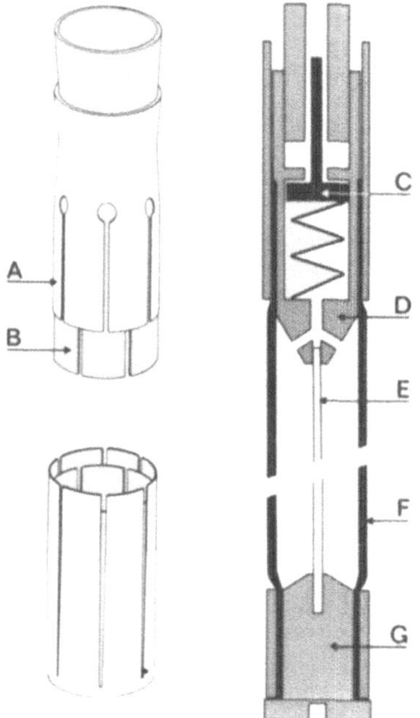

Abb. 1. Skizze der Nagelkonstruktion. *A* und *B* Aussenmantel von je 6 gegeneinander versetzten Titanlamellen. Rechts: Schnittbild durch den Spreizmechanismus, *C* Plattenventil, *D* Auslaßbohrungen im Schlauch F, *E* Zuganker, *G* Abschlußteil

Hefte zur Unfallheilkunde, Heft 153
Zusammengestellt von J. Probst/A. Pannike

Am Beispiel der distalen Femurquerfraktur möchten wir ein Ergebnis skizzieren. Sie sehen im Röntgenbild (Abb. 2) die Auslenkung der Lamellen und den zentralen Zuganker. Diese durchaus diskussionswürdige Nagelindikation haben wir an der Prüfmaschine den Messungen der AO-Condylenplatte gegenübergestellt. In den nächsten beiden Bildern zeigen wir den Kurvenverlauf bei kontinuierlich gesteigerter, seitlich auf den Frakturbereich einwirkender Prüfkraft. Nach Erreichen definierter Verformungsstufen wurde der Verbund jeweils total entlastet und die dabei entstehenden Hystereseschleifen registriert. Diese Versuchsdurchführung ergibt eine bessere Aussage über die Abläufe im Verbund, als es eine einmalige Belastung bis zur Zerstörung vermag. Der Kurvenverlauf für die AO-Condylenplatte zeigt zunächst die Aufnahme von Biegemomenten ohne Verformung als Ausdruck der primären interfragmentären Kompression. Bei wiederholter Be- und Entlastung erschöpft sich dieser Vorspannungseffekt. Der Kurvenverlauf bei unserer Konstruktion dokumentiert nur einen minimalen Vorspannungseffekt und zeigt vergleichbar zu den Untersuchungen des AO-Marknagels bei Frakturen in Schaftmitte eine zunehmende Distraktion im Frakturbereich. Im nächsten Bild sehen Sie die Untersuchungsergebnisse an zwei Knochenpaaren vergleichend dargestellt (Biegemomente Condylenplatte: 1.300–5.000 U cm, Biegemomente pneumatischer Nagel: 800–2.200 U cm). Ähnliche Ergebnisse fanden wir auch unabhängig von der Frakturlage bei den Zug-, Druck-, Biege- und Torsionsversuchen.

Unsere Erfahrungen und Untersuchungsergebnisse möchten wir wie folgt zusammenfassen:

1. In allen Untersuchungsanordnungen zeigt sich unsere Neuentwicklung der von der jeweiligen Frakturlokalisation abhängigen „idealen" Osteosyntheseform nach den AO-Prinzipien in absoluten Meßwerten unterlegen. Die Untersuchungsergebnisse lassen je-

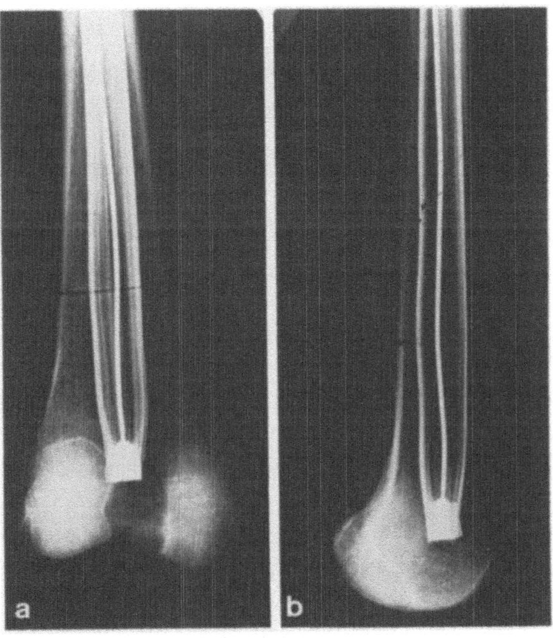

Abb. 2a, b. Supracondyläre Femurfraktur mit Lamellennagel. **a** ap; **b** seitlich

doch den Schluß zu, daß durch diesen pneumatischen intramedullären Kraftträger auch Frakturen im sogenannten Grenzbereich langer Röhrenknochen übungsstabil versorgt werden können.

2. Die absoluten Festigkeitswerte lassen sich problemlos durch Konstruktionsänderungen verbessern.
3. Material-technische Schwierigkeiten mit dem Spreizkörper ermöglichen bislang keine in vivo-Versuche.

Diskussion

Nonnemann: Wenn ich den Vortrag bei der hier nicht sehr guten Akustik richtig verstanden habe, hat er klinische Erfahrungen aus einem Fall dargestellt. Mich würde trotzdem interessieren, ob die hier gezeigte nagelgerechte Femurfraktur nur aus experimentellen Gründen mit einer Platte mit gekreuzten Schrauben versorgt wurde.

Vécsei: Ich glaube, daß das nur an der Akustik gelegen haben kann, daß Sie das nicht mitbekommen haben. Der Patient hatte offene Epiphysenfugen, und einen solchen Patienten würde ich niemals marknageln. Darüber hinaus diente das nicht dem Experiment, sondern es war eine Schaftfraktur bei einem jungen Mann mit einer klaren Indikation zur Plattenosteosynthese. Wir wollten zunächst eine Plattenosteosynthese machen, von der wir wußten, daß sie stabiler ist als die andere. Wir waren überrascht, den Patienten sechs Wochen später auf einem Fußballplatz spielend vorzufinden, und die Krücken lagen am Rand. Das hat mich dann weiter interessiert.

Plaue: Schönen Dank, Herr Vécsei, für Ihre treffende Replik.

Hahn: Herr Vécsei, bei Ihren klinischen Röntgenbildern zeigte sich deutlich, daß die Schrägstellung der Schrauben 25° übertrifft, daß also wohl Schwierigkeiten beim Einbringen der Schrauben auftreten müßten. Bei dem einen Bild hatte man den Eindruck, daß die Schraube leicht verbogen ist.

Vécsei: Das ist völlig richtig. Die Schraubenschulter muß auf den Seitenlochteil auftreffen und sich dabei verbiegen, wenn man sie eintreibt. Man muß aber über 30° hinausgehen, sonst erhält man Scherkräfte, und der ganze Zweck wäre verfehlt.

Gotzen: Das Problem bei der Querfrakturplatte ist meiner Ansicht nach nicht die Belastung an der Hochkante der Platte, weil sie dort gute Stabilität gibt, sondern das Aufbiegen, besonders an der Tibia, wo keine Zuggurtungsseite definiert ist. Ich möchte Herrn Vécsei fragen, ob er auch experimentelle Ergebnisse über diese Belastungsrichtung hat.

Vécsei: Nein, Herr Gotzen, die habe ich nicht. Aber es gibt ja Untersuchungen von Ihnen. Außerdem haben Sie eine Zugschraube genommen und wir eine Stützschraube. Ich glaube, das ist der einzige wesentliche Unterschied. Ich begründe kurz, warum wir eine Stützschraube nehmen: Wenn man eine Zugschraube nimmt, treten Scherkräfte auf, während eine Stützschraube den Anzug der gegenüberliegenden Corticalis zur Platte hin unterbindet.

Plaue: Wir kommen zum Vortrag von Herrn Draenert.

Rüter: Herr Draenert, Sie haben diesen Köcher um die Schraube im Markraum gezeigt. Sie haben gesagt, das sei der Beweis der Instabilität. Bisher war es doch so, daß die Instabilität die Osteolyse machte und die Stabilität die knöcherne Abstützung. Habe ich das falsch verstanden, oder ist das etwas Neues?

Draenert: Ich sprach nicht von „Instabilität", sondern von „Mikrobewegungen". Das ist ganz eindeutig. Auch um das Plattenbett herum haben Sie Mikrobewegungen, die die Knochenneubildung induzieren.

Rüter: Wo ist die Grenze zwischen Mikrobewegung und Instabilität? Bewegung war bislang der Kraftdurchgang durch Null.

Draenert: Sie können bei einer Platte, die über zwölf Jahre implantiert ist, nicht mehr von „Instabilität" reden. Es sind Wechselwirkungen vom Knochen auf die Platte und umgekehrt. Sie sehen es auch an den Abriebfurchen an der Platte selber. Im distalen Bereich dieser Platte kam es zu Wechselwirkungen, und zwar zur Rotation um die Achse der Schraube, was zu einem dicken Bindegewebe zwischen Schraube und dem knöchernen Lager der Schraube geführt hat. Wir streiten uns genauso bei der Prothese. Eine Prothese, die von einem Bindegewebsköcher umgeben ist, ist für uns instabil und nicht mehr stabil implantiert. Das Schraubenlager ist implantiert.

Rüter: Aber Sie haben nirgendwo einen Kontakt zwischen Metall und Knochen. Sie haben das puffernde Bindegewebslager.

Draenert: Wir haben im distalen Bereich irgendwo einen Kontakt zwischen Metall und Knochen. Ich glaube, daß ich es deutlich gezeigt habe.

Rüter: Aber es gilt immer noch, daß die Instabilität die Osteolyse in Gang setzt?

Draenert: Ja, das ist richtig. Aber über zwölf Jahre verteilt wird die Osteolyse natürlich abgelöst.

Schmit-Neuerburg: Herr Draenert, darf ich das so interpretieren, daß Sie gesagt haben, daß praktisch das Implantat ebenso ausgeschaltet wird wie langliegende Marknägel, was auch dadurch bestätigt zu werden scheint, daß keine Spongiosierung eingetreten ist, sondern eine normale Kraftübernahme durch den Knochen bei Ausschaltung des Implantats stattgefunden hat?

Draenert: Das ist richtig, aber auch nur zum Teil; denn die Wechselwirkung zwischen Knochen und Platte bleibt in einem großen Teil dieser Metallage bestehen. Im proximalen Bereich dieser Winkelplatte übertragen die Schrauben nach wie vor Kraft auf den Knochen. Nur im distalen Bereich ist das nicht der Fall. Dort hat die Platte für die Kraftübertragung keine Bedeutung mehr. Das ist eine morphologische Interpretation. Ich glaube, sie ist unbestreitbar.

Plaue: Herr Draenert, verstehe ich Sie richtig: Wenn die Kraftlinien nicht mehr ausschließlich und nicht mehr durch das ganze Transplantat verlaufen, übernimmt der Knochen wieder eine Funktion, die er vorher nicht hatte? Dann nimmt er an den Stauchungs- und Dehnungsvorgängen in anderer Weise teil, als wenn die Platte noch funktioniert?

Draenert: Genau. Die gesamten Vorgänge sind sehr, sehr kompliziert. Es ist eine Wechselwirkung zwischen Knochen und Metall vorhanden, die topographisch sehr verschieden aussehen kann.

Plaue: Dann diskutieren wir den Vortrag von Herrn Haas. Sind Fragen zu diesem sehr vielversprechenden neuen Modell?

Konradt: Ich möchte Herrn Haas fragen, ob er die materialtechnischen Möglichkeiten im Bereich des Dehnungsrohres weiterentwickelt hat, ob ihm langfristige Versuche gelungen sind oder nur eine Druckentfaltung über wenige Stunden, wie wir die Erfahrung gemacht haben? Die Problematik, wie sich sich für uns stellt, möchte ich ganz klar herausstellen: Der Dehnungsmantel ist nicht luftdicht zu halten. Es gibt keinen Kunststoff und keine Kunststoff-Butyl-Kautschuk-Verbindung, wie wir es versucht haben, die über mehrere Wochen hinweg absolut luftdicht zu halten ist.

Plaue: Das ist sehr interessant.

Haas: Eine absolut luftdichte Masse gibt es nicht. Aber die Entwicklung bei uns geht schon über eine längere Zeit. Das Problem ist der Dehnkörper in der Mitte. Mit der Firma, mit der wir zusammenarbeiten, haben wir eine Mischung entwickelt, die sicher über zwölf Monate hinweg den Druck aufrechterhalten kann, so daß man davon ausgehen kann, daß in der Zeit die Bruchheilung stattgefunden hat. Die entsprechenden Langzeitversuche laufen im Moment. Die Versuche mit dem reinen Dehnkörper zeigen, daß wir jetzt auf dem richtigen Weg sind. Das ist vielversprechend. Es ist ein Problem der Mischung. Die Firmen geben die Zusammensetzung allerdings nicht preis.

Vécsei: Herr Haas, haben Sie keine Bedenken, wenn Sie zum Beispiel zehn Monate lang neun oder zehn Atü Druck im Mark haben, daß Sie laufend Spongiosafrakturen bekommen, daß sich das nachlockert? Könnten Sie dann nacheichen, nachblasen?

Haas: Das Nacheichen oder Nachblasen wäre sicher nicht das Problem, denn das Ventil sitzt am Kopfstück. Das wäre sicher mit einem kleinen Zugang wieder erreichbar, um eventuelle Korrekturen durchzuführen oder vorzeitig den Druck abzulassen, wenn die Frakturheilung eingetreten ist. Wie schon gesagt: Die Tierversuche laufen an, so daß man zu dieser Frage, inwieweit Spongiosa durch den anhaltenden Druck zerstört wird, nichts sagen kann.

Rüter: Es ist immer wieder die intramedulläre Druckerhöhung bei der Marknagelung diskutiert worden. Kann man dieses Moment völlig vergessen, daß man wahrscheinlich zunächst erheblichen Druck aufbieten muß, um diesen Spreizkörper auszudehnen und die Metall-Lamelle entsprechend zu verformen? Gibt es da Untersuchungen?

Haas: Darüber hat auf der letzten berufsgenossenschaftlichen Tagung in Kiel Herr Stürmer aus Essen berichtet. Es entstehen, wenn ich das richtig in Erinnerung habe – Herr Schmit-Neuerburg wird mich sicher berichtigen, wenn ich es falsch sage – Drucke von über 200 bar. Wir arbeiten ja im Bereich von 3 bis 9/10 bar. Im distalen Femurbereich kommen wir gar nicht in den Bereich von über 200 bar.

Gotzen: Es sind keine 200 bar, die im Markraum nach herkömmlicher Nagelung erreicht wurden. Man kann durchaus sehen, wenn man dieses System aufdehnt, daß es zu einem Herausdrücken von Mark aus den Knochenkanälen an der Oberfläche kommt. Das sieht man ganz deutlich bei den In-vitro-Versuchen. Inwieweit sich das biologisch negativ auswirkt, können wir zur Zeit nicht sagen.

Plaue: Es gibt ja Tierversuche, die belegen, daß beim Bohren das Mark in die kleinen Gefäßkanäle gedrückt wird und daß die dem Markraum zugewandte Corticalis in stärkerem Maße der Nekrose anheimfällt, als wenn man den Druck entlastet, während man bohrt.

Gotzen: Dazu muß man natürlich sagen: Wenn ich einen Marknagel in ein aufgebohrtes Knochenloch hineinschlage, habe ich vorn an der Spitze sicherlich ziemlich starke Druckkräfte. Wir machen das nicht lokal oder punktuell, sondern über die gesamte Länge.

Plaue: Das ist sicher ein Vorteil. Sind Wortmeldungen zum Vortrag von Herrn Stangl?

Wilhelm: Es gibt bei all den Fragen, die gerade auch bei dem Vortrag von Herrn Haas angeklungen sind, ein weiteres Problem, nämlich die Entfernung des Nagels. Zwischen die Lamellen wächst der Knochen ein, und es ist hinterher etwas schwierig, diese Lamellen wieder herauszubekommen. Wir selbst haben keine Erfahrungen mit dem pneumatischen Nagel, aber mit einem lamellären Nagel. Den haben wir tierexperimentell angewandt und dabei die allergrößten Schwierigkeiten bekommen, diesen Nagel auf die Dauer wieder zu entfernen.

Dynamischer äußerer Spanner

G. von Schöning, H.C. Nonnemann und H. Hahne, Berlin

Einleitung

Die Anwendung des äußeren Spanners hat in den vergangenen Jahren zunehmende Verbreitung, besonders an der unteren Extremität gefunden. Er wird immer dann verwendet, wenn das Versenken von Osteosynthesematerial problematisch ist: Bei zweit- und drittgradig offenen Frakturen, bei chronisch infizierten Frakturen und schließlich bei Arthrodesen im Bereiche des Kniegelenkes und des oberen Sprunggelenkes. Die Tatsache, der geringen Weichteilschädigung hat sich ebensosehr als Vorteil erwiesen, wie die Möglichkeit, auch postoperativ Veränderungen am Osteosynthesematerial vorzunehmen und von außen die Lage und Spannung zu überprüfen.

Nachteilig für den Patienten ist die Behinderung seiner Bewegungsfreiheit. Ein weiterer Nachteil sind die gelegentlichen Kanalinfekte an den Steinmann-Nägeln, die zum vorzeitigen Entfernen des äußeren Spanners zwingen können. Schließlich ist ein wesentlicher Nachteil des herkömmlichen Spanners, daß man den im Knochen ausgeübten Druck nicht bestimmen kann und daß man ihn häufig nachstellen muß, wobei dieses Nachspannen nur nach dem „Gefühl" und nach der optisch wahrgenommenen Verbiegung der Steinmann-Nägel vorgenommen wird. Bei höherem Druck kommt es zur plastischen Verformung der Steinmann-Nägel, so daß dann ihre Verbiegung keinen Anhalt mehr für den tatsächlich ausgeübten Druck ergeben kann. Es resultiert häufig ein Stabilitätsverlust des gesamten Systems mit verzögerter Heilung und gelegentlich mit ungewollter Dislokation der Fragmente [1].

Material und Methodik

Um diesen Nachteil des äußeren Spanners zu vermeiden, haben wir einen neuartigen dynamischen äußeren Spanner konstruiert, bei dem die Knochenfragmente unter einem ständig dosierbaren dynamischen Federdruck stehen und bei dem man jederzeit den tatsächlich ausgeübten Druck an einer Meß-Skala ablesen kann. Die Abb. 1 zeigt das Konstruktionsprinzip des dynamischen äußeren Spanners. Er besteht aus zwei teleskopartigen Rohren, die eine Zugfeder enthalten. Diese Zugfeder kann über eine Schraubspindel in Spannung versetzt werden und hat in diesem Zustand Federkraft und Federweg gespeichert. Beides wird über die Steinmann-Nägel auf den Knochen übertragen. Die Meß-Skala zeigt den jeweiligen Spannungszustand der Feder und damit den im Knochen bestehenden Druck. Die Abb. 2 zeigt die Konstruktion im Einzelnen. Die Stäbe lassen sich leichter zerlegen und sterilisieren. Das Material ist nicht rostender Edelstahl. Der dynamische Spanner kann sowohl als Rahmenspanner als auch als zeltartiger Spanner verwendet werden, je nach Indikation.

Jeder einzelne Teleskopstab kann Druckwerte bis zu 80 kp erzeugen, was theoretisch bedeutet, daß man den Knochen unter einem Druck von etwa 160 kp bringen könnte. Die gegenwärtig verfügbaren Steinmann-Nägel verformen sich jedoch schon bei einer geringen

Hefte zur Unfallheilkunde, Heft 153
Zusammengestellt von J. Probst/A. Pannike

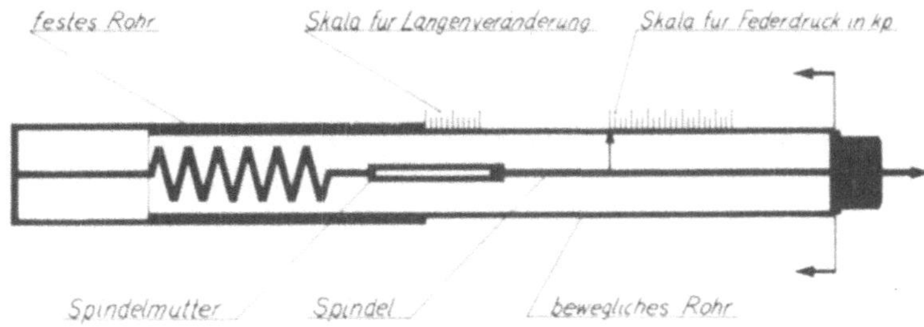

Abb. 1. Konstruktionsprinzip des dynamischen äußeren Spanners

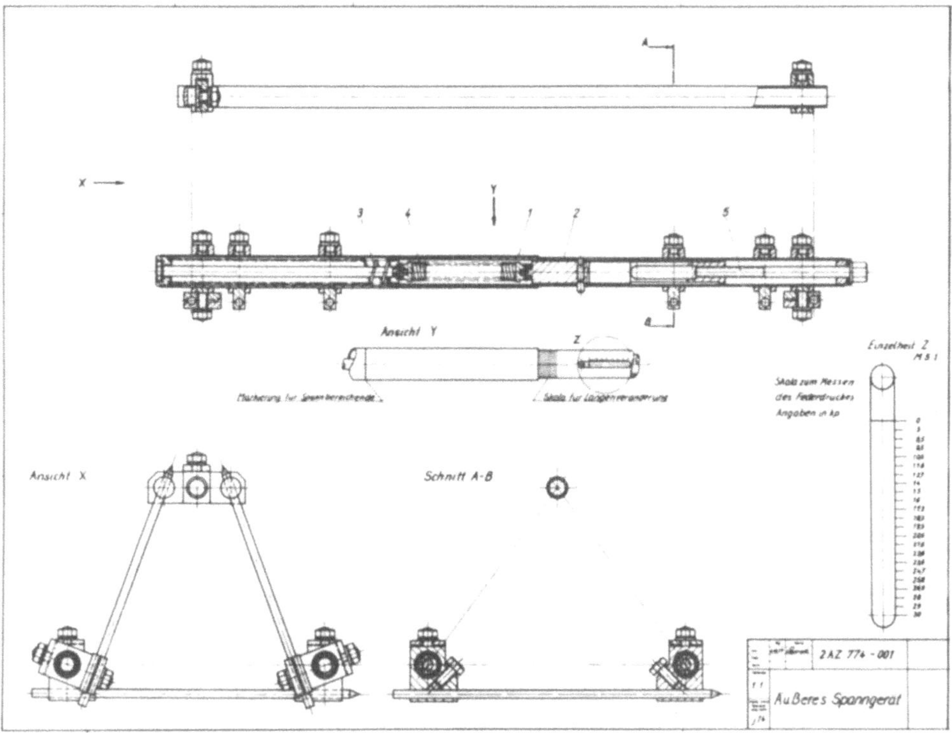

Abb. 2. Konstruktionzeichnung des dynamischen äußeren Spanners

Biegebelastung plastisch. Bei Verwendung von vier Steinmann-Nägeln kann man Druckwerte bis zu 62 kp ausüben bis sich die Steinmann-Nägel plastisch verformen. Diese Druckkräfte werden im Ruhezustand auf die Fraktur ausgeübt. Bei der Belastung der Extremität kommen das Körpergewicht und die Muskelkräfte noch hinzu. Die so erreichten Druckwerte reichen nach unserer Meinung vollkommen, um die Fragmente zur knöchernen Vereinigung zu bringen und die Knochenneubildung möglicherweise anzuregen.

Dies bestätigen auch die Untersuchungen von Hildt et al. [2]. Hildt gibt an, daß bereits Kompressionswerte von 20–50 kp eine ausreichende Systemsteifigkeit bewirken.

Klinische Anwendung

Wir verwenden den dynamischen Spanner bei zweit- und drittgradig offenen Unterschenkelquerbrüchen, zur Stabilisierung von Infektpseudarthrosen an der Tibia und bei Arthrodesen des oberen Sprunggelenkes und des Kniegelenkes. Naturgemäß kann der dynamische äußere Spanner keine Anwendung finden bei Trümmerbrüchen, Schrägbrüchen oder nach Defektauffüllung mit Spongiosa, also bei Fragmentformen in denen axialer Druck eine Verkürzung des Röhrenknochens bewirken würde.

Die bisherigen klinischen Erfahrungen mit dem dynamischen äußeren Spanner sind sehr ermutigend. Die Zahl der Fälle ist aber noch sehr klein und läßt eine objektive Aussage darüber noch nicht zu, ob das System die theortischen Erwartungen erfüllt. Es bleibt auch zu prüfen, ob aus Gründen der Gewichtsersparnis verschiedene Teile aus Kunststoff hergestellt werden können.

Zusammenfassung

Bei dem dynamischen äußeren Spanner handelt es sich um eine Verbesserung des bereits in der Praxis bewährten äußeren Spanners in der Weise, daß hierdurch ein dosierbarer Federdruck ausgeübt werden kann. Die Feder kann im gespannten Zustand Federweg und Federkraft vergeben. Damit wird eine eventuelle resorptionsbedingte Verkürzung des Knochens bei fast gleichbleibender Druckkraft ausgeglichen. Der tatsächlich im Knochen ausgeübte Druck ist über eine Meß-Skala zu kontrollieren. Das Konstruktionsprinzip besteht aus teleskopartigen Rohren, die eine Zugfeder enthalten. Federkraft und Federweg werden über Steinmann-Nägel auf den Knochen übertragen.

Literatur

1 Müller K H, Stratmann P, Rehn J (1979) Grundlagen zur kontinuierlichen Spannungsmessung am Frakturspalt nach Fixateur-externe-Osteosynthese. Hefte Unfallheilkd 82: 183–191
2 Hildt P, Hoffmann D, Burger H, Kraus J (1978) Festigkeitsuntersuchung am Fixateur-externe unter Biegebeanspruchung. Unfallchirurgie 4: 77–83

Dosierte Spannung und Nachspannung des äußeren Festhalters mit Hilfe eines Meßgerätes

B. Domres, Tübingen

Bei der Montage aller gebräuchlichen äußeren Festhalter wird die Vorspannung bisher unkontrolliert nach dem Gefühl appliziert. Häufig wird auch unterlassen, die im weiteren Verlauf erforderliche Nachspannung vorzunehmen. Daraus ergeben sich vermeidbare Komplikationen wie verzögerte Heilung bei zu geringer Stabilität, Dislokation oder Refraktur infolge unsymmetrischer Spannung und Einstauchung von Trümmerfrakturen, die zu früh unter zu hohen Druck gesetzt werden.

Ein eigens konstruiertes Meßgerät ermöglicht, die wirksamen Kräfte zu messen und entsprechend Dosis-kontrolliert zu applizieren.

Technik des Meßgerätes

Das konstruktionstechnische Prinzip des Meßgerätes (Abb. 1) besteht aus einem elastischen Metallring (A) zur Messung und Erzeugung der Kräfte. Diese werden über ein Hebelsystem (B) auf die Backen der Steinmann-Nägel übertragen. Mit der Flügelschraube (C) wird durch eine elastische Verformung des Metallrings Kraft erzeugt. Zwei Klemmbacken (D) dienen zur Befestigung des Meßgerätes an den Rohren des Festhalters. Die Montage des Gerätes (Abb. 1b), die Messung der Kräfte und die Spannung des Festhalters sind technisch einfach in wenigen Minuten durchführbar.

Klinische Anwendung

Abgestützte Unterschenkelfrakturen belasten wir mit der Kraft von 50 kp (Burri, 1960). Wöchentlich werden die noch wirksamen Kräfte gemessen und entsprechend erneuert.

Bei der Distanzosteosynthese mit Spongiosaplastik soll der Festhalter in den ersten 5 Wochen ohne Kompressionskräfte das Repositionsergebnis halten. Dafür werden die beiden Steinmann-Nägel im proximalen Fragment gegeneinander unter Spannung gebracht und ebenso im distalen Fragment. Die Stabilität des Systems wird so erhöht und zum anderen verhindert, daß sich die Nägel in ihren Bohrkanälen verschieben. Nach 5 Wochen ist die transplantierte Spongiosa belastbar. Dann soll mit einer Kraft von 5 kp begonnen werden, die jede Woche entsprechend dem weiteren Heilverlauf erhöht wird.

Auf Grund der dosierten Spannung und Nachspannung mit Hilfe des Meßgerätes gelingt es uns, die mit den äußeren Festhaltern stabilisierten Frakturen heilen zu lassen, ohne nach Besserung der Weichteilverhältnisse noch auf eine Osteosynthese der internen Fixation umzusteigen.

Im Katastrophenfall, wie in dem Feldlazarett für kambodschanische Flüchtlinge (Abb. 2) Khao I Dang, verbieten die hygienischen Bedingungen Osteosynthesen mit interner Fixation. Auch hier ist die dosierte Spannung und Nachspannung des äußeren Festhalters besonders zu beachten.

Hefte zur Unfallheilkunde, Heft 153
Zusammengestellt von J. Probst/A. Pannike

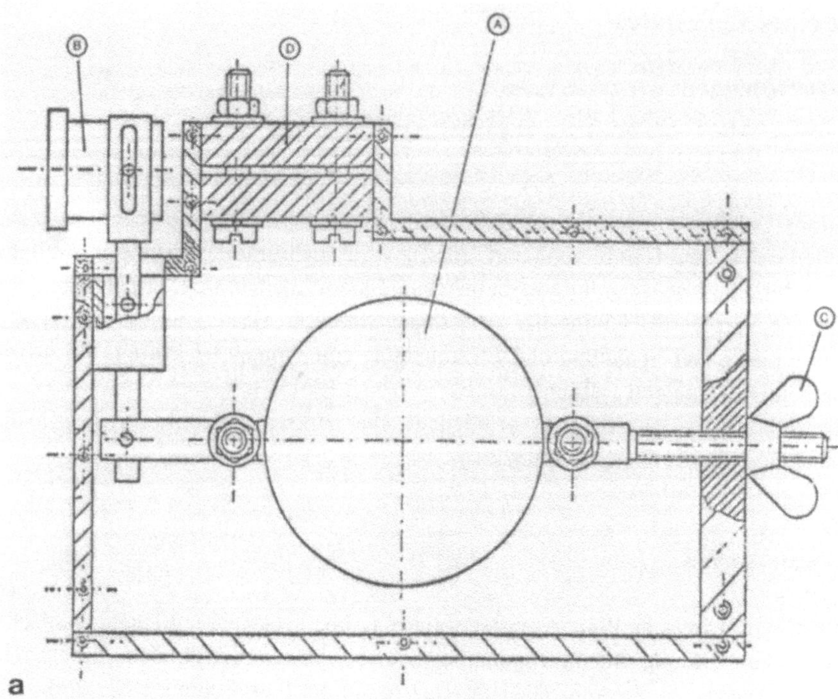

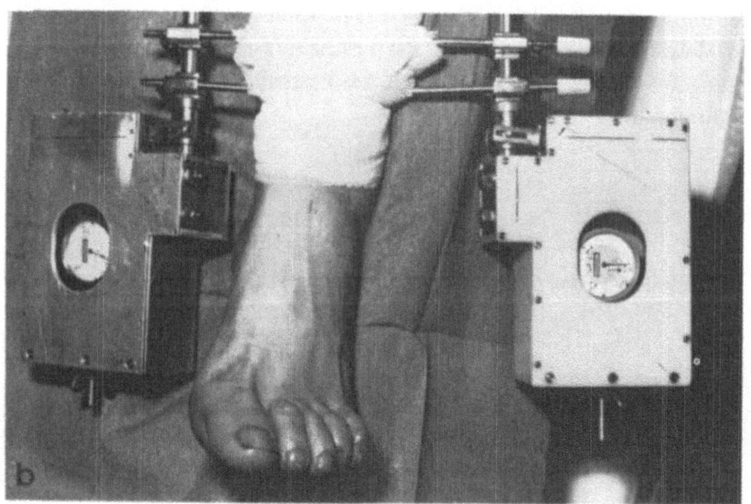

Abb. 1. a Technik des Meßgerätes. **b** Klinische Anwendung

Zusammenfassung

Bei mit einem äußeren Festhalter versorgten Knochenbrüchen können Störungen der Heilung durch eine dosierte Spannung und Nachspannung mit Hilfe eines Meßgerätes vermieden werden.

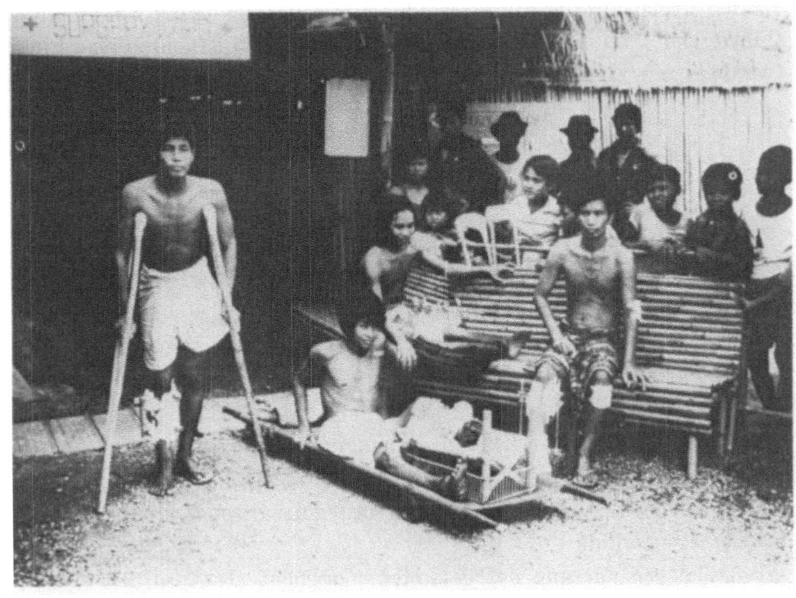

Abb. 2. Feldlazarett des Deutschen Roten Kreuzes für kambodschanische Flüchtlinge in Khao I Dang. Mit äußerem Festhalter (Aesculap) versorgte Kriegsverletzungen

Literatur

1 Burri C (1960) Die Tibiapseudarthrose. Die Möglichkeit der Druckdosierung am Gerät nach Key. Inaugural Dissertation, Universität Bern

Nagelung oder Verschraubung einer medialen Schenkelhalsfraktur? (Vergleichende experimentelle Untersuchungen)

H. Martinek, E. Egkher, B. Wielke und P. Galle, Wien

Die Entscheidung ob zur Versorgung einer medialen Schenkelhalsfraktur ein Gelenkersatz oder eine kopferhaltende Osteosynthese durchgeführt wird machen wir vom Ausmaß der Dislokation, von der Steilheit der Bruchfläche und vom biologischen Alter des Patienten abhängig. Als Osteosynthese kommt an unserer Klinik die Nagelung mit dem Dreilamellen-Nagel und in den letzten Jahren in zunehmendem Maße auch die Verschraubung mit 3–4 Spongiosaschrauben zur Anwendung.

Hefte zur Unfallheilkunde, Heft 153
Zusammengestellt von J. Probst/A. Pannike

Wir haben uns die Frage gestellt, ob die Verschraubung der Fraktur eine ähnliche Stabilität ergibt wie die Nagelung und ob auch diesen Patienten eine Frühbelastung gestattet werden kann. Zu diesem Zweck wurde die folgende experimentelle Studie durchgeführt.

Methodik

Zwanzig menschliche Oberschenkelknochen wurden spätestens einen Tag nach dem Tod entnommen und in typischer Weise verschraubt bzw. genagelt, wobei darauf geachtet wurde, daß das Implantat am Adamschen Bogen auflag und mit der Spitze in der dichten zentralen Spongiosa des Kopfes verankert war. Nach temporärem Rückziehen des Osteosynthesematerials wurde der Oberschenkelhals mit des oszillierenden Säge durchtrennt. Es entstand so eine standardisierte Osteotomie mit einem Neigungswinkel von etwa 50°. Diese Knochen wurden anschließend in einer statisch-dynamischen Verformungsanlage (Fa. Instron, England, Type 1253) eingespannt und unter Simulation des normalen Ganges mit zunehmenden Lastwerten bis zur Zerstörung der Osteosynthese belastet.

Gemessen wurde

a) die Längenänderung des gesamten Knochens als Ausdruck einer bleibenden Verformung im Bereich der Osteosynthese (Meßgenauigkeit 0,0001 mm) und
b) die Bruchlast, bei der es regelmäßig zum Ausbruch eines Corticaliskeiles am Adamschen Bogen kam (Meßgenauigkeit 0,05 kp).

Ergebnisse

Die Ergebnisse zeigen verständlicherweise eine relativ große Streuung, da auch nicht beeinflußbare Faktoren wie z.B. die Festigkeit der Kopfspongiosa einen wesentlichen Anteil an der Belastbarkeit des Systems haben.

Die durchschnittliche Längenänderung des Knochens bei zunehmender Belastung ist in Abb. 1 dargestellt. Man kann erkennen, daß die verschraubten Präparate eine um etwa 50% höhere Festigkeit haben als die genagelten Knochen und daß dies vor allem bei niedrigen Belastungswerten zum Ausdruck kommt. Es scheint dies eine Folge der interfragmentären Kompression durch die Schrauben und die dadurch bedingte höhere Reibung an der Osteotomiefläche zu sein.

Mit Erreichen der Bruchlast kam es zum Ausbruch der Corticalis an der Auflagefläche am Adamschen Bogen. Bei den genagelten Knochen betrug diese Bruchlast durchschnittlich 164 kp, bei den verschraubten Präparaten 188 kp. Es handelt sich somit bei beiden Osteosynthesearten um Werte die in der postoperativen Mobilisierungsphase bei normaler Belastung des Beines kaum erreicht werden.

In Abb. 2 sind die beiden gemessenen Parameter – Längenänderung und Bruchlast – einander gegenübergestellt. Man kann an der Punktewolke erkennen, daß die verschraubten Knochen zum Zeitpunkt des Bruches eine geringere plastische Verformung aufwiesen als die genagelten Fälle. Es handelt sich um eine 75% : 25% Verteilung zugunsten der verschraubten Präparate.

Zusammenfassend glauben wir auf Grund dieser Untersuchungen feststellen zu können, daß die Verschraubung einer medialen Schenkelhalsfraktur besonders bei den in der postoperativen Phase interessanten niedrigen Belastungswerte geringere Bewegungen in der

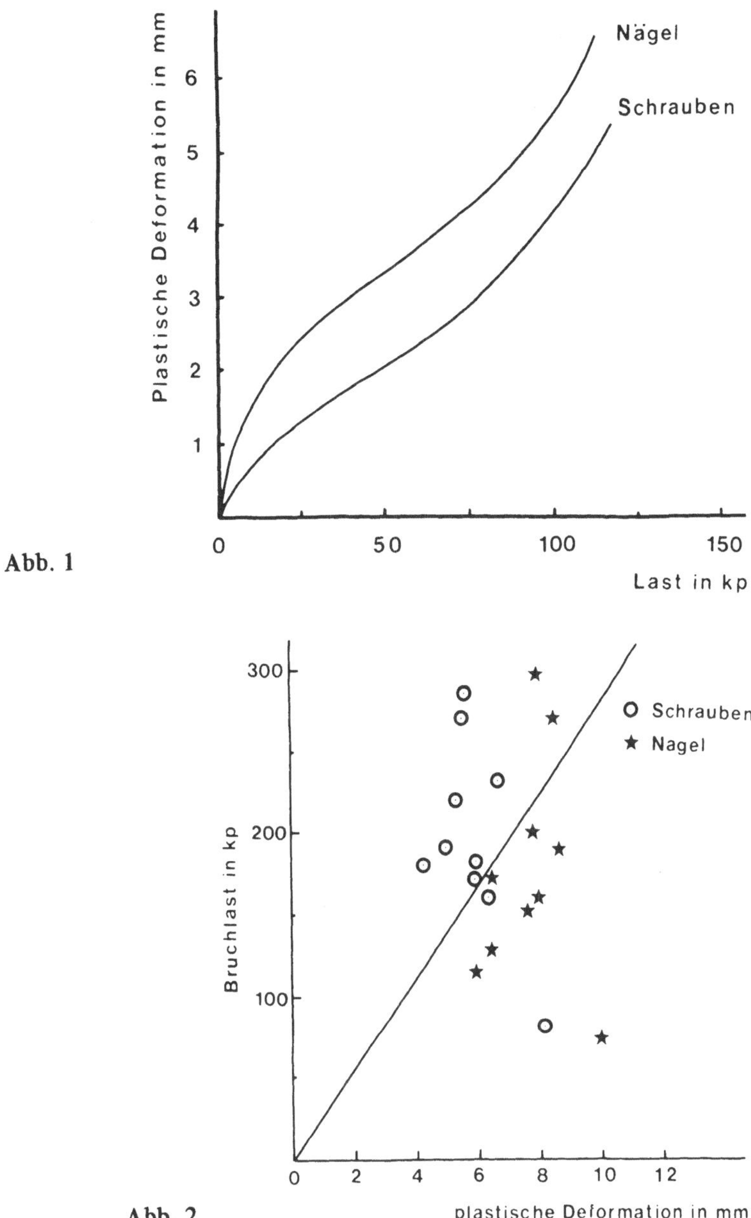

Abb. 1

Abb. 2

Fraktur zuläßt und somit eine bessere Stabilität ergibt als die Nagelung. Eine sichere Verankerung der Schraube in der zentralen Kopfspongiosa ist ebenso eine Voraussetzung für eine stabile Osteosynthese wie die bekannte Tatsache, daß die Gewindegänge der Schraube den Bruchspalt nicht überqueren dürfen. Daneben ist auch noch zu berücksichtigen, daß die Verschraubung sicherlich auch das schonendere Vorgehen darstellt, da die Fragmente intraoperativ nicht distrahiert und somit auch die ernährenden Kopfgefäße wahrscheinlich weniger gefährdet werden als bei einer Nagelung.

Literatur

Böhler J (1978) Differenzierte Indikationsstellung bei Schenkelhalsfrakturen. Hefte Unfallheilkd 81: 155–163

Kaessmann H J, Hopf G, Koch H, Lattermann D, Stankovic P, Hardt J, Kunith W (1972) Experimentelle Untersuchungen über die mechanische Belastbarkeit der Hüftkopfspongiosa als Voraussetzung für die axiale Druck-Osteosynthese nach Schenkelhalsfrakturen. Arch Orthop Unfall-Chir 74: 146–154

Schwarz N (1979) Ergebnisse der Kompressionsosteosynthese an Schenkelhalsfrakturen. Hefte Unfallheilkd 82: 291–296

Zilch H (1976) Verbessert die Kompressionsverschraubung die Prognose des medialen Schenkelhalsbruches? Hefte Unfallheilkd 79: 263

Reaktionen der wachsenden Kaninchentibia auf veränderte mechanische Belastung

H. Schöttle, H.U. Langendorff, M. Dallek und K.H. Jungbluth, Hamburg

In einer experimentellen Untersuchung wurde die Wirkung verstärkter mechanischer Belastung auf die wachsende Kaninchentibia untersucht. Bestimmt wurden:

der Mineralgehalt und das Breitenwachstum der Tibiadiaphyse

und die Achsenverhältnisse der Tibia.

Von besonderem Interesse erschien die Frage, ob vermehrte Biegebelastung der Tibia zur Änderung der Wachstumsrichtung führt.

Methodik

Als Versuchstiere dienten acht Wochen alte Kaninchen. Bei 10 Tieren wurde durch Resektion des 3,5 cm langen Abschnittes der rechten Femurdiaphyse eine Pseudarthrose gesetzt, die eine Gewichtsbelastung der rechten hinteren Extremität ausschloß. Hierdurch waren die Tiere während des Versuchszeitraumes von neun Wochen gezwungen, von den hinteren Extremitäten ausschließlich die linke Seite zu belasten.

Zehn nicht operierte Tiere dienten als Kontrollkollektiv.

Der *Knochenmineralgehalt* sowie der Durchmesser der Tibia wurde an 3 standardisierten Meßstellen über dem proximalen, dem mittleren und dem distalen Drittel durch ^{125}Jod Photonen-Absorptionsmessung im seitlichen Strahlengang bestimmt.

Ergebnisse

Erwartungsgemäß ist der Mineralgehalt an den stärker belasteten linken Tibiae höher als an den entlasteten und an denen des Kontrollkollektivs. Die Rechts-Links-Differenz der

Hefte zur Unfallheilkunde, Heft 153
Zusammengestellt von J. Probst/A. Pannike

Op.-Gruppe sind im Vergleich zur Kontrollgruppe auf dem 1% Verläßlichkeitsniveau signifikant.

Dieser Sachverhalt ist auf dem Diagramm der Regressionsgeraden dargestellt (Abb. 1). Die Werte der Kontrollgruppe scharen sich sehr dicht um eine Gerade mit der Steigung m = 0,9. Dagegen lassen sich die Werte der Op.-Gruppe einer Geraden mit der Steigung m = 0,26 zuordnen. Auf diesem Diagramm ist auch eine Tendenz erkennbar, daß der durchschnittliche Mineralgehalt der Tibiadiaphyse in beiden Gruppen von proximal nach distal abfällt.

Der *Knochendurchmesser* ist an der stärker belasteten Tibia ebenfalls signifikant größer als an der entlasteten Gegenseite und an den Tibiae des Kontrollkollektivs. Die Rechts-Links-Differenz beträgt bei der Op.-Gruppe an den drei Meßstellen durchschnittlich 1 mm.

Die *histologische Untersuchung* tetracyclinmarkierter Diaphysenquerschnitte von der Mitte des Tibiaschaftes mit der Fluorescenzmikroskopie zeigt, daß die Zunahme des Knochendurchmessers auf eine vermehrte periostale Knochenapposition bei den verstärkt belasteten Tibiae zurückzuführen ist (Abb. 2, links). Die planimetrische Bestimmung der Knochenapposition zwischen dem ersten und dem zweiten Markierungsstreifen – dazwischen liegt ein Zeitraum von sieben Wochen – ergibt bei den vermehrt belasteten Tibiae einen um den Faktor 7 stärkeren Knochenanbau, als auf der entlasteten Seite. Gegenüber den Tibiae des Kontrollkollektivs ist der Knochenanbau bei den stärker belasteten Tibiae um den Faktor 2,5 erhöht. Weiter ist zu sehen, daß an den vermehrt belasteten Tibiae nicht nur der Anbau, sondern auch der Knochenabbau an der endostalen Seite der Corticalis gesteigert ist, also insgesamt ein stark erhöhter Knochenumbau stattfindet.

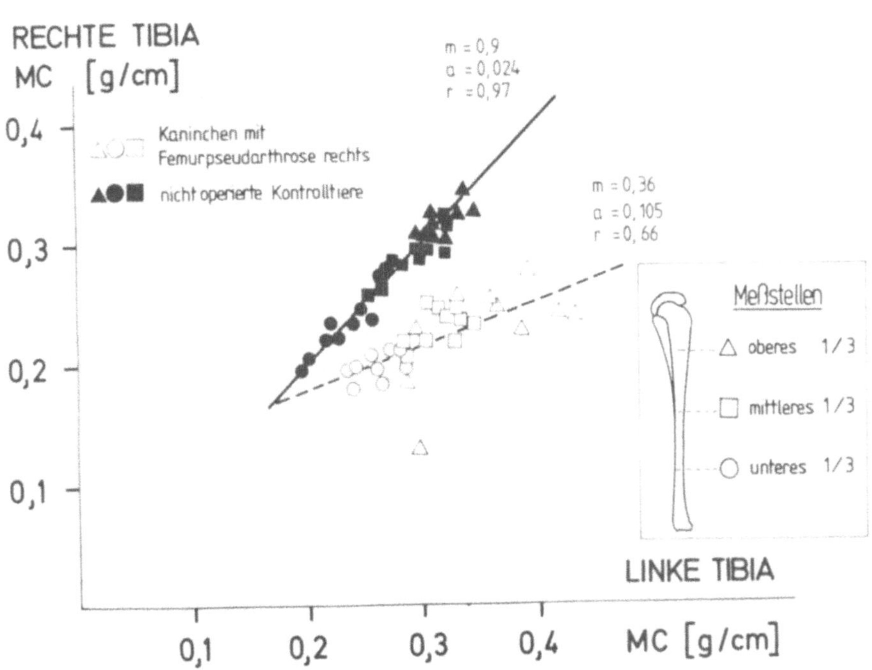

Abb. 1. Links-Rechts-Vergleich des Mineralgehaltes (MC) der Tibiae

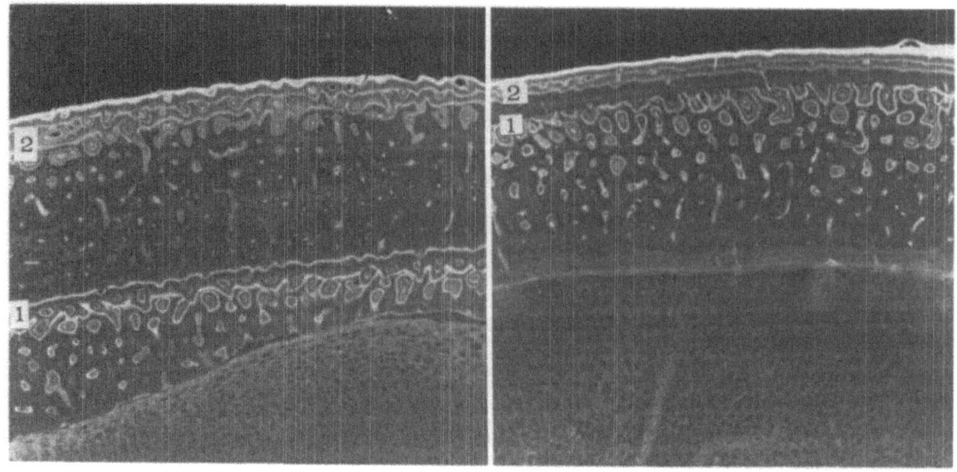

Abb. 2. Querschnitt durch tetracyclinmarkierte Tibiadiaphyse. *Links:* stärker belastete Seite, *rechts:* entlastete Seite. *1:* Markierungsstreifen der 1. Versuchswoche, *2:* Markierungsstreifen der 7. Versuchswoche. Fluorescenzmikroskopie, ca. 45 x

Die erhöhte Mineralisation und das gesteigerte Breitenwachstum der Diaphyse der verstärkt belasteten Tibia stehen im Einklang mit dem Rouxschen Gesetz von der funktionellen Adaptation des Knochens. Umgekehrt können die festgestellten Veränderungen als Beweis dafür gelten, daß die Versuchstiere den linken Hinterlauf im Vergleich zur rechten Seite tatsächlich stärker belastet haben.

Welchen Einfluß haben nun die veränderten Belastungsbedingungen auf das Längenwachstum der Tibia? Es werden keine signifikanten Differenzen im Rechts-Links-Vergleich und zwischen der Op.-Gruppe und der Kontrollgruppe hinsichtlich des Längenwachstums festgestellt. Es sind auch keine Varus- oder Valgusabweichungen aufgetreten.

Es kommt aber zu ungleichmäßigem Längenwachstum in der Sagittalebene, das an der stärker belasteten Tibia zu einer ausgeprägten Antekurvationsstellung von durchschnittlich 24° im Vergleich zu 10° auf der unbelasteten Gegenseite und zu 16° beim Kontrollkollektiv führt (Abb. 3). Die Unterschiede sind nach dem U-Test auf dem 1% Verläßlichkeitsniveau signifikant.

Um einen Einblick in die Ursachen dieser Formveränderung der proximalen Tibia zu gewinnen, müssen einige Besonderheiten des Kaninchenkniegelenkes erwähnt werden:

1. Die Femurcondylen artikulieren in Ruhestellung sowie bei der Fortbewegung ausschließlich mit dem dorsalen Anteil des Tibiaplateaus. Zunahme der Gewichtsbelastung führt zu erhöhter Druckkraft auf den dorsalen Bereich der proximalen Tibiaepiphyse.
2. In normaler Ruheposition nimmt das Kniegelenk des Kaninchens eine Beugestellung von rund 40° ein. Hierbei steht die Patellarsehne unter Zugbelastung, die auf ihrer Insertionsstelle übertragen wird. Die Patellarsehne inseriert überwiegend an der proximalen Tibiametaphyse, zum Teil aber auch vorn an der Tibiaepiphyse. Hierdurch ist der vordere Anteil der Epiphyse einer Zugbelastung ausgesetzt, die bei erhöhter Beanspruchung zunimmt.

Auf Druckdifferenz zwischen den dorsalen und den ventralen Anteilen der Epiphysenfuge, also einer Biegebeanspruchung, antwortet die Fuge mit ungleichmäßigem Längen-

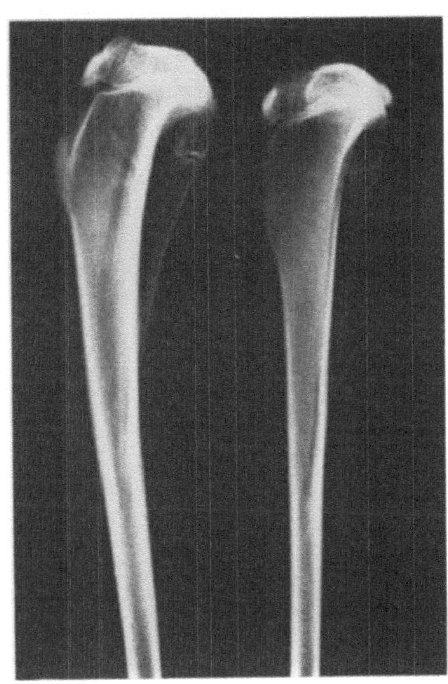

Abb. 3. *Links:* stärker belastete Tibia. *Rechts:* entlastete Tibia

wachstum in der Sagittalebene: In der dorsalen Zone der vermehrten Druckbelastung mit verlangsamtem Wachstum, in den ventralen Anteilen, die einer Zugbelastung ausgesetzt sind, mit beschleunigtem Wachstum. Das Resultat ist eine Zunahme der Antekurvationsstellung.

Möglicherweise sind auch erhöhte Scherkräfte auf die proximale Tibiawachstumsfuge an der Zunahme der Antekurvation beteiligt, da die Tibiaepiphyse der Patellarsehne in starker Beugestellung des Kniegelenkes als Hypomochleon dient und auf sie eine Druckwirkung in sagittaler Richtung ausübt. Daß eine derartige Krafteinwirkung die Wachtumsrichtung beeinflussen kann, hat Hert gezeigt. Wir stellen also fest, daß wachsender Knochen auf Biegebelastungen der Epiphysenfuge mit ungleichmäßigem Längenwachstum antwortet:

- Hemmung des Wachstums im Bereich erhöhter Druckbelastung,
- Stimulierung des Wachstums in Zonen verminderten Druckes oder bei Zugbelastung.

Diese Feststellung steht im Einklang mit dem Hueter-Volkmannschen Gesetz und mit Untersuchungsergebnissen von Arkin und Katz, aber im Widerspruch zu Angaben von Pauwels.

Die Klärung des quantitativen Zusammenhanges zwischen Höhe des Druckes auf die Epiphysenfuge und ihrer Wachstumsreaktion bedarf weiterer Untersuchungen.

Literatur

1 Arkin A M, Katz J F (1956) The effects of pressure on epiphyseal growth. J Bone Joint Surg 38-A: 1056–1076

2 Hert J (1972) Reaktion des Knochens auf mechanische Impulse. Gegenbaurs morph Jahrb Leipzig 118: 351–368

3 Hueter C (1862) Anatomische Studien an den Extremitätengelenken Neugeborener und Erwachsener. Virchows Arch 25: 572–599
4 Pauwels F (1965) Funktionelle Anpassung des Knochens durch Längenwachstum. In: Gesammelte Abhandlg zur funktionellen Anatomie des Bewegungsapparates. Springer, Berlin Heidelberg New York, S 400–423
5 Roux W (1912) Anpassungslehre, Histomechanik und Histochemie. Virchows Arch 209: 168
6 Volkmann R (1862) Chirurgische Erfahrungen über Knochenverbiegungen und Knochenwachstum. Arch f Pathol Anat 24: 512–540

Diskussion

Plaue: Es bleibt uns nur noch wenig Zeit für eine Diskussion. Ich bitte also, sich kurz zu fassen. Sind Fragen zu den beiden Vorträgen aus Berlin und Tübingen zum äußeren Spanner? – Das ist nicht der Fall. Sind Wortmeldungen zu dem Vortrag von Herrn Martinek?

Zilch: Eine Bemerkung zur Plazierung der drei Schrauben. Aus biomechanischen Überlegungen ist es sinnvoll, mindestens eine Schraube weiter lateral zu legen; denn je weiter lateral sie liegt, desto weniger Schraubenvorspannkraft benötigt man, um eine kinematische Ruhe am Frakturspalt zu erreichen.

Trojan: Nur noch eine Anregung. Sie hatten eine standardisierte Fraktur, die dem Typ P II entsprach. Es wäre sehr interessant, wenn Sie diese Untersuchungen auch noch beim Typ P III durchführten; denn dort wissen wir ja, daß bei guter Nagellage eine stabile Osteosynthese erzeugt werden kann. Es wäre interessant zu wissen: Wie ist es beim Typ III mit den Schraubenosteosynthesen?

Nonnemann: Noch eine Anregung: Ich empfehle, bei den Schrauben spiralkonische Federköpfe zu verwenden. Wir haben früher nachgewiesen, daß die Schraubenfixation mit spiralkonischen Federköpfen eine zweieinhalbfache Fixationsfestigkeit gegenüber der normalen Schraubenfixation erzielt.

Martinek: Zu Herrn Zilch: Wir haben auf die Arbeiten von Kaessmann zurückgegriffen, die Sie sicher kennen werden. Wir haben verschiedene Modelle von Schraubenlagen in der Untersuchung laufen. Ich kann darüber noch nichts sagen. Wir haben auch solche Schrauben, die einen Zuggurtungseffekt ausüben werden; wir hoffen es mindestens.

Zu Herrn Professor Trojan: Den Typ III haben wir nicht gemessen. Wir haben uns auf die Untersuchung des Typs II beschränkt.

Wahl: Wir bevorzugen bei Patienten im mittleren Alter auch häufig die Schraubenosteosynthese bei der medialen Schenkelhalsfraktur; und zwar nicht, weil wir glauben, daß hier eine vermehrte Stabilität gegenüber einem Nagel gegeben ist, sondern weil wir hoffen –

und unsere klinischen Nachuntersuchungen haben das bewiesen –, daß wir durch die interfragmentäre Kompression eine frühere Revitalisation des Femurkopfes erhalten. Belasten dürfen die Patienten sowieso nicht.

Anwendung des Fibrinklebers in der Frakturbehandlung

B. Stübinger, G.W. Prokscha, H.-M. Fritsche, A. Stemberger,
W. Theisinger und G. Blümel, München

Nach umfangreichen, tierexperimentellen Studien, die eine stabile Fixation und Wiedereinheilung von corticospongiösen Fragmenten, sowie eine gute Ergänzung der herkömmlichen autologen Spongiostransplantation durch den Fibrinkleber zeigten, setzten wir dieses biologische Klebeverfahren auch in der Traumatologie ein. Die Indikation zur klinischen Anwendung wurde in ausgewählten Fällen gestellt, bei:

a) Versorgung von Spongiosaentnahmestellen (in Verbindung mit Kollagenvlies)
b) Fixation von corticospongiösen Fragmenten
c) Anlagerung von Spongiosa
d) Autologe Spongiostransplantation „Spongiosa-Fibrinkleber-Plombe"

Patientengut

Die Spongiosagewinnung erfolgte hauptsächlich aus Beckenkamm, Trochanterbereich und Tibiakopf; in allen Fällen konnte nach Transplantatentnehme durch Fibrinkleber-benetztes Kollagenvlies eine bluttrockene Versorgung erreicht werden. Auf eine Vakuumdrainage wurde bei den meisten Patienten verzichtet.

Bei geeigneten und operativ zu versorgenden Frakturen wurden – nach Osteosynthese der Hauptfragmente – kleine und mittlere corticospongiöse Fragmente stabil mittels Klebung plaziert. Bis zur knöchernen Ausheilung und Metallentfernung mußten wir keine Dislokation so eingebrachter Bruchstücke registrieren. In einigen Fällen lagerten wir auch Spongiosa mit Fibrinkleber an, um vor allem im Bereich der Gegencorticalis auch nur geringe Defekte auszufüllen.

Die Hauptindikation zur klinischen Anwendung des Humanklebers sahen wir in der Kombination mit autologem Material, als sogenannte „Spongiosa-Fibrinkleber-Plombe". Damit konnten auch ältere Pseudarthrosen nach gründlicher Ausräumung und exakter Wiederauffüllung saniert werden.

Die ausgezeichnete Modellierbarkeit und Haftfestigkeit solcher Spongiosa-Fibrinkleber-Transplantate zeigte sich am besten in der Überbrückung größerer Knochendefekte, z.B. an der Tibia (Abb. 1 und 2). Auch im Unterarmbereich konnten wir so in 12 Fällen mit verschieden großen Defekten sehr positive Resultate erzielen.

Hefte zur Unfallheilkunde, Heft 153
Zusammengestellt von J. Probst/A. Pannike

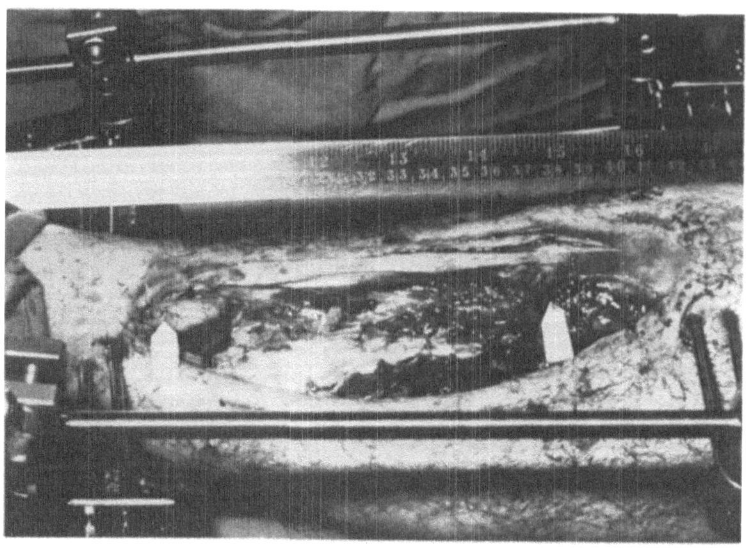

Abb. 1. Tibiaschaftdefekte von knapp 14 cm Ausdehnung

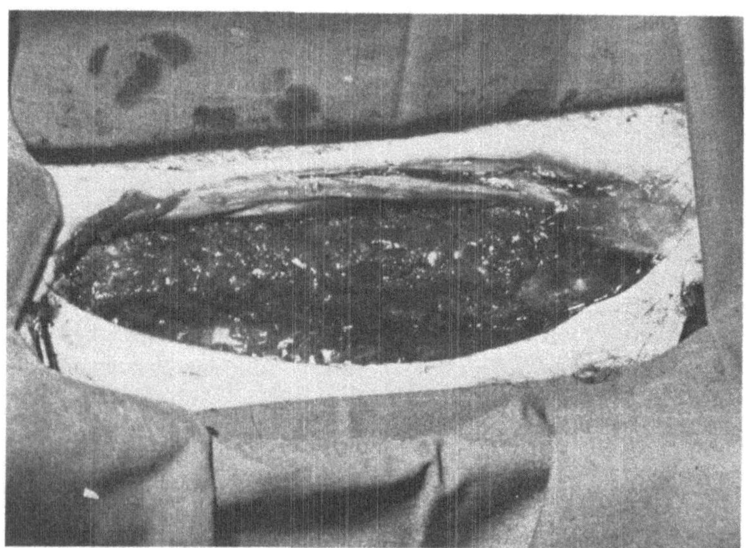

Abb. 2. Ausgezeichnete Überbrückung des Tibiaschaftdefektes mit der Spongiosa-Fibrinkleber-Plombe

Fallbeispiel

Bei einem Patienten mit einer auswärts versorgten, isolierten Radiusfraktur kam es postoperativ zur Osteomyelitis. Nach Sanierung des Infektes wurde der resultierende Defekt mit autologer Spongiosa und unter Anwendung des Fibrinklebers ersetzt. Etwa 16 Wochen später zeigte sich röntgenologisch und klinisch ein gutes Ergebnis; die Vitalität des Spongiosa-Transplantates wurde durch Gamma-Kamera und Scanner nachgewiesen. Es fand sich eine homogene, gesteigerte Aktivität im ganzen Radiusschaft als Ausdruck eines vermehrten Knochenstoffwechsels. Weitere 2 Monate danach: deutliche Minderung der Methyldiphosphonateinlagerung als Zeichen eines im wesentlichen abgeschlossenen knöchernen Umbauvorganges der autologen Spongiosa.

Schlußfolgerung

Bisher wendeten wir in über 60 Fällen erfolgreich den Fibrinkleber in der Frakturenbehandlung an; seine Vorteile lagen nochmals zusammengefaßt in einer:

a) schonenden und guten Blutstillung bei Spongiosaentnahme (evtl. Verzicht auf Vakuumdrainage)
b) stabilen Plazierung und Haftung von corticospongiösen oder cartilaginären Fragmenten (ohne Osteosynthesematerial)
c) sehr guten Modellierbarkeit der Spongiosa-Fibrinkleber-Plombe, um Defekthöhlen aufzufüllen oder
d) längere Defektstrecken zu überbrücken.

Aufgrund dieser Eigenschaften des Fibrinklebers und unserer positiven Erfahrungen werden wir weiter bei ausgewählten Fällen in der Traumatologie Klebungen durchführen.

Zusammenfassung

Nach umfangreichen tierexperimentellen Studien (40 Kaninchen und 16 Hunde) mit sehr positiven Ergebnissen wendeten wir den Fibrinkleber seit 2 Jahren klinisch in der Traumatologie an. Bei über 60 Patienten mit Extremitätenfrakturen konnte mit diesem biologischen Klebesystem eine erfolgreiche Knochenheilung erreicht werden. Vor allem in Verbindung mit autologer Spongiosa als „Spongiosa-Fibrinkleber-Plombe“ konnten so größere Defekte gut überbrückt werden. Wir sehen daher bei bestimmten Fällen in der Anwendung des Fibrinklebers eine sinnvolle Ergänzung der Frakturenbehandlung.

Geformte Corticalismehl-Fibrinplomben zur Auffüllung von Knochendefekten im Tierexperiment

D. Holzrichter, L. Meiss, S. Madaus und A. Kühnke, Hamburg

Bei der Versorgung von Trümmerfrakturen lassen sich Biegungskeile häufig nicht vital erhalten, so daß zur Sicherung der Osteosynthese die autologe Spongiosaplastik erforderlich wird. Da autologe Spongiosa nicht unbegrenzt zur Verfügung steht, soll geklärt werden, ob sich die Grundsubstanz corticaler Biegungskeile durch Zerkleinerung zur Osteoinduktion nutzen läßt.

Material und Methodik

Bei 6 Kaninchen wird in Nembutalnarkose an der Tibia eine 4 mm breite Defektosteotomie durch Plattenosteosynthese stabilisiert, der entnommene Knochenring mit einer manuell betriebenen Kaffeemühle bis zu einer Korngröße von 1 mm zerkleinert. Das gewonnene Corticalismehl wird mit homologem Fibrinogen vermischt und durch Thromboplastin formbar zu einer Plombe ausgehärtet. Im Rechts-Linksvergleich werden die Defekte mit Corticalisfibrin und mit reinem Fibrin aufgefüllt. Darstellung der Verknöcherungszonen mit Reverin, Calceinblau und Alicarinkomplexon. Je zwei Tiere werden nach 4, 6 und 14 Wochen getötet. Einbetten der Präparate in Methylmetacrylat und Herstellen von 70 μ dicken Schliff- und 5 μ dicken Schnittpräparaten. Um die Osteotomiekante und das Regenerat im Spalt simultan beurteilen zu können, wird dabei eine Schnittebene von 60° zur Schaftachse gewählt.

Ergebnisse

Röntgenuntersuchung. Die Verlaufskontrolle nach Auffüllung mit Fibrin zeigt besonders vom proximalen Markraum ausgehende zapfenförmige Regenerate. Bis zur 14. Woche wird der Defekt zunehmend durchbaut. Auf der Gegenseite findet sich eine proximal beginnende Resorption des Corticalismehls. Bis zur 14. Woche hat die Resorptionsfront die distale Osteotomie fast erreicht. Gleichzeitig erscheint proximal eine corticale Strukturierung.

Mikroradiographie. In der Fibringruppe läßt sich bereits nach 4 Wochen eine diffuse Geflechtknochenbildung nachweisen, während auf der Gegenseite lediglich das transplantierte Corticalismehl zur Darstellung kommt. Nach Fibrin wird bis zur 14. Woche eine corticale Strukturierung deutlich. Nach Corticalismehl überwiegt noch ein diffuses kalkdichtes Regenerat.

Histologie. In der Fibrinplombe findet sich nach 4 Wochen Geflechtknochen mit Osteoclasten. An den Corticalisfragmenten herrschen Osteoclasten vor. Nach 6 Wochen hat sich in der Fibringruppe weiterer Geflechtknochen gebildet. In der Corticalismehlgruppe

Hefte zur Unfallheilkunde, Heft 153
Zusammengestellt von J. Probst/A. Pannike

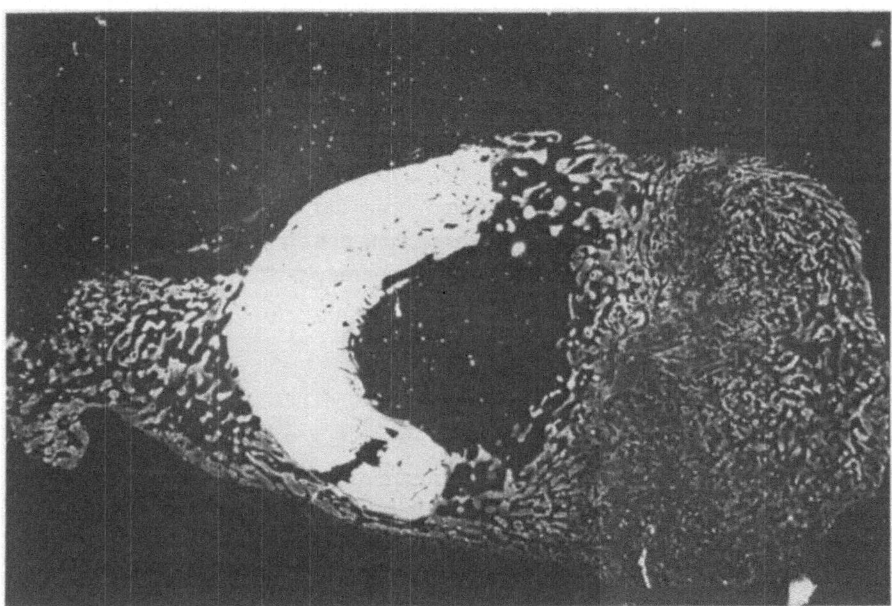

Abb. 1. Mikroradiographie eines 70 μ dicken Schliffpräparats nach Auffüllung des Defekts mit einer Fibrinplombe. Deutliche Geflechtknochenbildung nach 4 Wochen

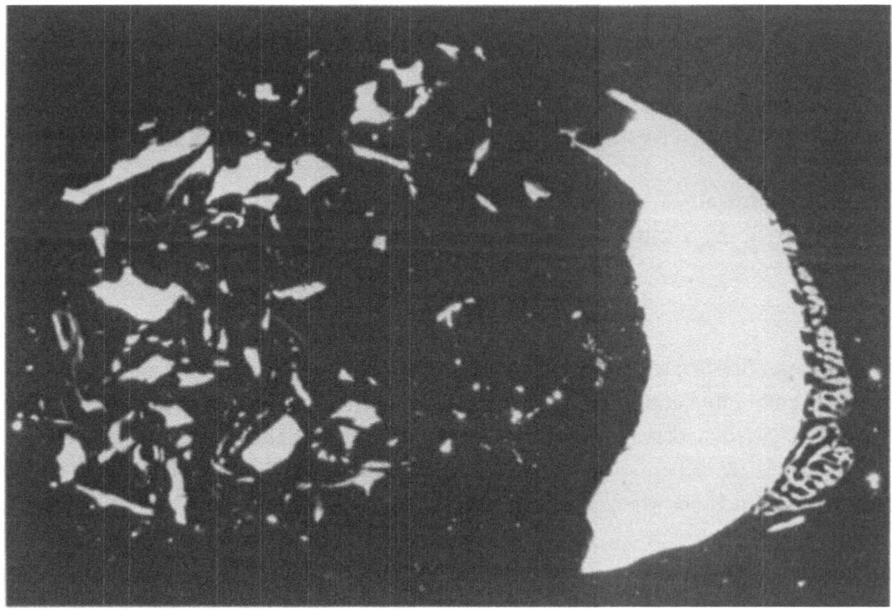

Abb. 2. Mikroradiographie eines 70 μ dicken Schliffpräparats nach Auffüllung des Defekts mit einer Corticalismehlfibrinplombe. Fehlende Geflechtknochenbildung zwischen den Corticalisfragmenten nach 4 Wochen

lassen sich nun auch zunehmend Osteoblasten und zarte Osteoidsäume nachweisen. Nach 14 Wochen wird besonders im Fibrininterponat ein lamellärer Umbau erkennbar.

Fluorescenzmikroskopie. In beiden Gruppen lassen sich nach Gabe von Calceinblau in der 2. Woche keine Wachstumszonen nachweisen. Mit Alicarinkomplexon markierte Wachstumszonen der 5. Woche sind in der Fibringruppe diffus über das Regenerat verteilt, in der Vergleichsgruppe nur in unmittelbarer Nähe des Corticalismehls zu finden. Reverinmarkierte Wachstumsringe der 8. Woche finden sich in beiden Gruppen. Dabei fehlen in der Corticalismehlgruppe nach 14 Wochen Markierungen der 5. Woche.

Zusammenfassung

In der Corticalismehlgruppe steht in den ersten 4–6 Wochen eine osteoclastische Tätigkeit im Vordergrund, während nach Fibrininterponat bereits bis zur 4. Woche ein grobmaschiges Geflechtknochennetz angelegt wird. Die verspätete Geflechtknochenbildung zwischen den Corticalisfragmenten ist möglicherweise auf eine Behinderung einsprossender Gefäße durch die Corticalisfragmente zurückzuführen. Trotz vollständiger Erschließung der transplantierten Knochengrundsubstanz in den untersuchten Schnitten bleibt die Knochenneubildung hinter der Fibringruppe zurück. Demnach kann die Osteoinduktion durch Corticalismehl dieser Größe die früher einsetzende Knochenneubildung während der Osteoblastenphase in der Fibringruppe nicht ausgleichen.

Experimentelle Untersuchungen zur Überbrückung von Knochendefekten

B. Stübinger, H.-M. Fritsche, I. Wriedt-Lübbe, R. Senekowitsch,
W. Erhardt, A. Stemberger und G. Blümel, München

Ziel unserer Studien war es, den Einfluß von hochkonzentriertem Fibrinogen in Verbindung mit Thrombin und einem Fibrinolyseinhibitor auf die Einheilung so behandelter Spongiosaplomben gegen herkömmliche autologe Spongiosaplastiken zu vergleichen. Weiterhin versuchten wir, Knochendefekte teilweise oder vollständig durch Kollagenpräparation zu ersetzen, um auch bei Mangel an autologer Spongiosa eine knöcherne Überbrückung zu induzieren.

Material und Methodik

In Intubationsnarkose wurde mit der oscillierenden Säge an der Hundetibia (n = 16) ein Schaftdefekt von 1 cm Ausdehnung gesetzt (Abb. 1). Die Stabilisierung nahmen wir mit

Hefte zur Unfallheilkunde, Heft 153
Zusammengestellt von J. Probst/A. Pannike

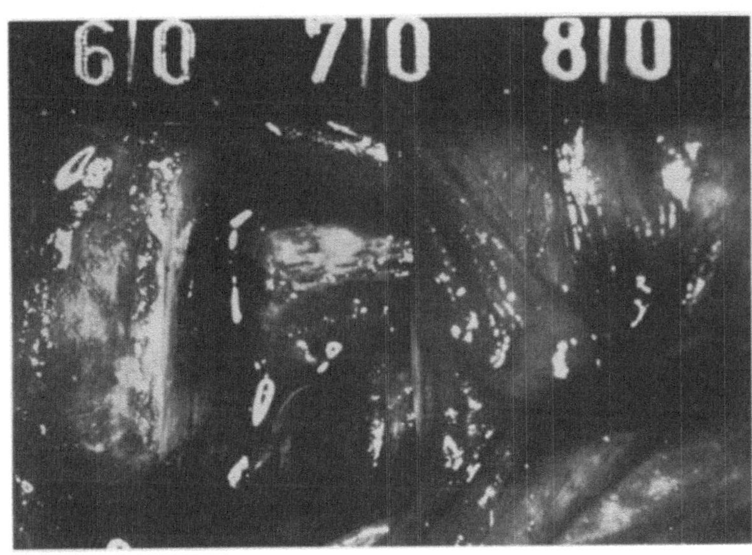

Abb. 1. Schaftdefekt an der Hundetibia von 1 cm Länge

einer medial angelegten 6 Loch-AO-Unterschenkelplatte vor. Die Auffüllung der Defekte erfolgte durch:

a) autologe Spongiosa,
b) autologe Spongiosa + Fibrinogen (Abb. 2),
c) autologe Spongiosa + Fibrinogen + Kollagen,
d) Fibrinogen + Kollagen alleine.

Postoperativ wurden die Tiere der vier Versuchsgruppen bis 4 Monate röntgenologisch und szintigraphisch kontrolliert. Histologische Untersuchungen der Defektzone wurden nach Opferung der Hunde zu verschiedenen Zeiten durchgeführt.

Ergebnisse

Klinisch waren die Tiere in ihrem Verhalten gleich, d.h. nach einigen Tagen der Schonung belasteten sie die operierte Extremität voll. Sonst bestanden jedoch deutliche Unterschiede. In der Gruppe (d) – Defektauffüllung mit Kollagen und Fibrinogen – zeigte sich zwar röntgenologisch nach 4, 8 und 16 Wochen eine Verschmälerung der Osteotomiezone, zu einer sichtbaren knöchernen Durchbauung kam es aber nicht. Das gleiche Resultat ergab sich im histologischen Präparat, das meist in der Mitte des ehemaligen Defekts eine Faserknorpelzone erkennen ließ. Auch szintigraphisch fand sich im operierten Bereich nie eine homogene Aktivitätsanreicherung.

Bessere Ergebnisse stellten sich in der 3. Gruppe heraus, bei der wir zur Auffüllung ein Gemisch aus autologer Spongiosa, Kollagen und Fibrinogen verwandten. Bereits nach 6 Wochen sah man im Röntgenbild eine teilweise Überbrückung des Defektes. Histologisch ließ sich eine relativ dichte Spongiosa erkennen, die zunehmend kompakter wurde und die im Randbereich Tendenz zeigte, sich wieder geordnet auszurichten.

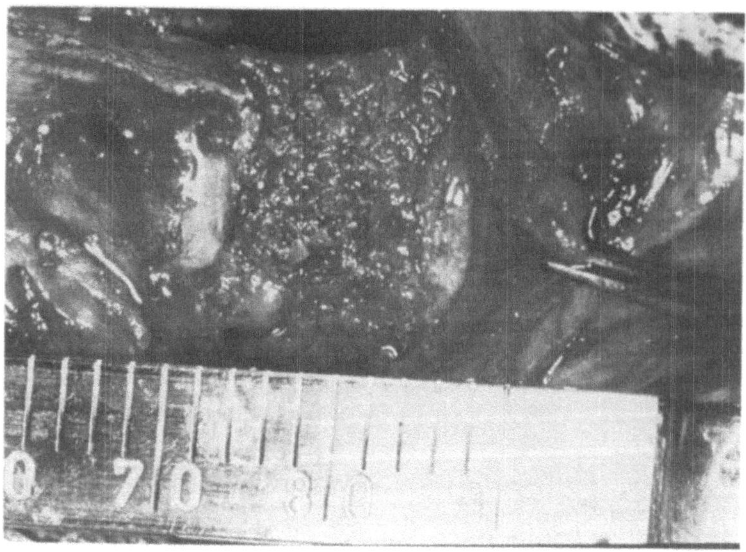

Abb. 2. Auffüllung des Schaftdefektes mit autologer Spongiosa und Fibrinogen

Erwartungsgemäß am besten waren die Befunde der mit autologer Spongiosa allein oder in Verbindung mit Fibrinkleber behandelten Tiere. Röntgenologisch stellte sich bei diesen zwei Gruppen nach 4 und 8 Wochen fast kein Unterschied heraus; abgesehen davon, daß die nicht eingeklebte Spongiosa teilweise verschoben wurde. Demgegenüber verdeutlichte die Szintigraphie mit ^{99m}Tc-MDP bereits nach 3 Wochen eine deutlich vermehrte und homogenere Aktivität in dem Bereich der Fibrinkleber-Spongiosa. Offensichtlich wurde aufgrund der Anwendung von Fibrinogen in Verbindung mit autologer Spongiosa und der damit verbundenen verbesserten Haftung derselben in der Osteotomiezone eine Steigerung des Knochenstoffwechsel hervorgerufen. Vier Wochen später waren die Vergleichskontrollen im wesentlichen ähnlich.

Nach 3 Monaten fand sich eine deutlich verminderte Einlagerung des knochenaffinen Radiopharmazeuticums bei den zusätzlich mit Fibrinkleber versorgten Defekten; dies wurde als Ausdruck der im Großen und Ganzen abgeschlossenen Um- und Abbauvorgänge innerhalb des Spongiosatransplantates gewertet. In der 16. Woche waren beide Versuchsgruppen gleich. Die gemessene Aktivität entsprach in etwa der über der nicht operierten gegenseitigen Extremität, die wir jeweils zum Vergleich dazu untersuchten. Auch histologisch ergab sich nach dieser Zeit kein Unterschied; bereits makroskopisch am Präparat erkenntlich, fand sich eine gute knöcherne Überbrückung des ehemaligen Defekts, wie auch in der Vergrößerung deutlich zu sehen war.

Diskussion

Unsere experimentellen Untersuchungen am Hund zeigten, daß es nach der Auffüllung von Knochendefekten mit einem Spongiosa-Kollagen-Fibrinkleber-Gemisch zu einer verzögerten, aber teilweise knöchernen Überbrückung kam; die alleinige Anwendung von Kollagen und

Fibrinkleber war dazu nicht ausreichend. Die besten Ergebnisse brachte – wie erwartet – die autologe Spongiosaplastik, wobei wir – vor allem in der Frühphase – durch die zusätzliche Anwendung des Fibrinklebers eine Steigerung der Knochenstoffwechselvorgänge sahen. Dies ist als Folge der ausgezeichneten Haftung der Spongiosa untereinander und im Transplantatlager zu werten.

Zusammenfassung

Ziel unserer experimentellen Untersuchungen am Hund (n = 16) war es herauszufinden, ob die zusätzliche Anwendung der Fibrinklebung bei autologen Spongiosatransplantationen einen begünstigenden Einfluß auf die Heilung hat. Weiterhin wurden Knochendefekte teilweise oder völlig mit Kollagen aufgefüllt, um bei Spongiosamangel eine knöcherne Überbrückung zu unterstützen.

Nach Röntgenkontrollen, Szintigraphie, Histologie und klinischem Verlauf zeigte sich, daß die Anwendung von autologer Spongiosa die besten Ergebnisse brachte. Darüberhinaus schien uns aber die Fibrinklebung – vor allem in der Anfangsphase der Defektheilung – einen begünstigenden Einfluß auf die Knochenstoffwechselvorgänge zu haben. Teilweiser Spongiosaersatz durch Kollagen brachte zufriedenstellende Resultate; durch Kollagen und Fibrinklebung alleine konnte keine ausreichende Defektheilung erzielt werden.

Der Fibrin-Antibioticum-Verbund im Tierexperiment

A. Braun, G. Schumacher, R. Kratzat, W.D. Heine, B. Pasch
und K. Fabricius, Heidelberg, Offenbach und Schweinfurt

Möglichkeiten und Grenzen der Fibrin-Klebung zur chirurgischen Naht oder Osteosynthese werden entscheidend durch die Belastung der Klebestelle einerseits und durch die ortsständige fibrinolytische Aktivität andererseits bestimmt (Braun et al., 1979; Braun, 1980).

Mischt man vor der Fibrin-Polymerisation dem hochkonzentrierten Fibrinogen ein Antibioticum bei, mit dem Ziel einer protrahierten Wirkstoff-Freisetzung im infizierten Knochen- und Weichteilgewebe, so kommt dem Fibringerinnsel nicht mehr die Bedeutung eines Klebers mit hoher Reißfestigkeit (Seelich et al., 1980), sondern die einer „biologischen Trägersubstanz" (Abb. 1) zu. Darin muß zunächst ein wesentlicher Vorteil gegenüber den herkömmlichen synthetischen Trägersubstanzen lokal applizierter Antibiotica gesehen werden.

Zur Frage der Wirkstoff-Freisetzung wurde an 60 Kaninchen die distale Femurmetaphyse mit 5–10 Mill. Keimen Staphylococus aureus kontaminiert. In einer randomisierten Studie wurde die Knochenhöhle mit Fibrin bzw. Fibrin-Tobramycin-Verbund verschlossen.

Hefte zur Unfallheilkunde, Heft 153
Zusammengestellt von J. Probst/A. Pannike

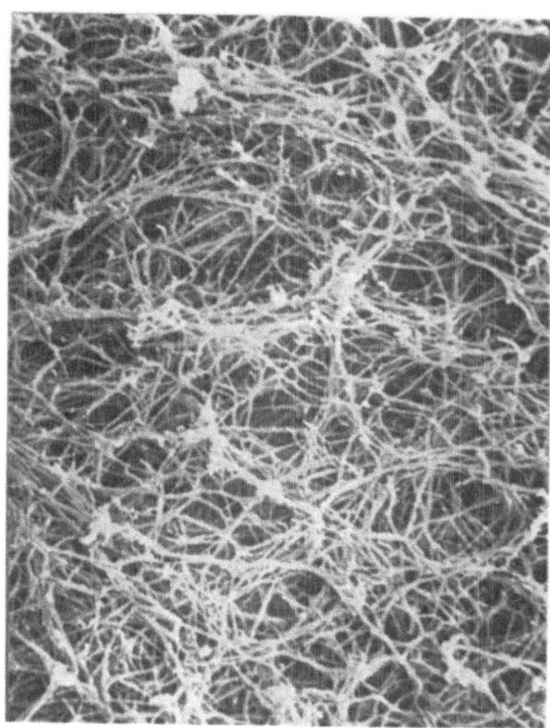

Abb. 1. Fibrinpolymerisat als „biologische Trägersubstanz" für lokal applizierte Antibiotica (Rasterelektronenmikroskop, Sekundärvergrösserung ca. 4500 : 1)

Nach 7 Tagen zeigten sich makroskopisch deutliche Unterschiede zwischen Test- und Kontrollgruppe.

Histologisch ließ sich in der mit Antibioticum behandelten Gruppe noch ein angedeuteter Fibrinrest nachweisen, der von Granulationsgewebe umschlossen war (Abb. 2). In einigen Fällen waren bereits neugebildete Knochenbälkchen aus geflechtartigem Knochen vorhanden. Das histologische Bild spricht dafür, daß Antibioticum aus dem Matrixmaterial in die Umgebung übertritt und offensichtlich auf den Erreger wirksam wird. Im Gegensatz dazu ließ sich bei der Gruppe ohne Antibioticum weniger Fibrin nachweisen. Es bestand eine schwere eitrige, vielfach nekrotisierende Osteomyelitis (Abb. 3), die in zahlreichen Fällen die distale Epiphysenfuge zerstörte, auf die Epiphyse übergriff und die umgebenden Weichteile mit einbezog. Compacta und Spongiosa zeigten ausgedehnte Sequestrierungen. Heilungsvorgänge im Sinne einer einsetzenden Knochenneubildung konnten in keinem Fall nachgewiesen werden.

Die intramedulläre und periarticuläre bakterielle Untersuchung ergab zwischen behandelten und nicht behandelten Tieren nach Auswertung der Vierfeldertafel bei einer Signifikanzwahrscheinlichkeit von ($P = 0{,}01$) eine Irrtumswahrscheinlichkeit von höchstens 1%. Nach dieser statistischen Aussage muß *qualitativ* die lokale Abgabe von Tobramycin aus dem Fibrin-Verbund als außergewöhnlich wirksam angesehen werden. Eine Aussage über die *quantitative* Wirkstoff-Freisetzung läßt sich durch diese Versuchsanordnung nicht treffen. Die ersten Untersuchungen zur Pharmakokinetik der Aminoglykosidantibiotica aus dem Fibrinpolymerisat lassen eine rasche Diffusion mit exponentiellem Verlauf über 48 Std erkennen. Ein ähnliches Verhalten wurde auch von Stanek et al. (1980) bei den

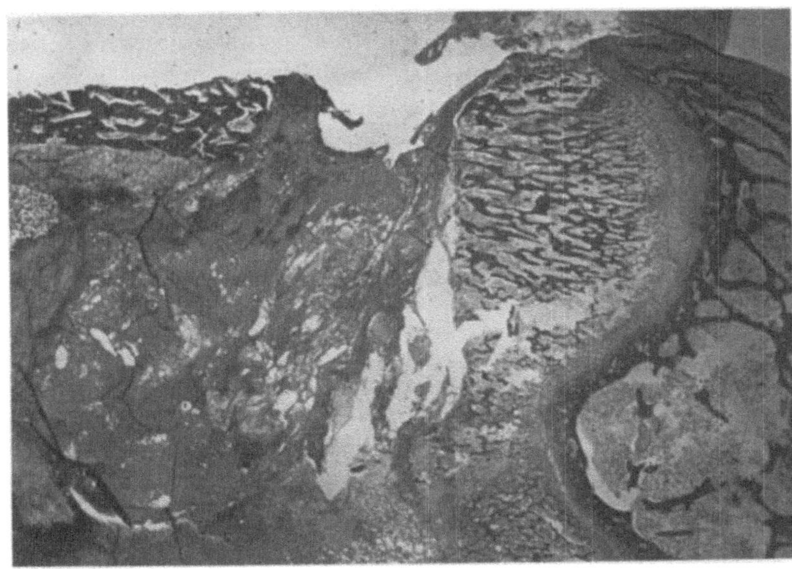

Abb. 2. Distales Femur mit Bohrloch und Fibrin-Antibioticum-Verbund 7 Tage nach Inoculation mit Staphylococcus aureus: gut erhaltener Fibrinclot, granulierende Reaktion in der Nachbarschaft (Ladewigfärbung, Lupenvergrößerung)

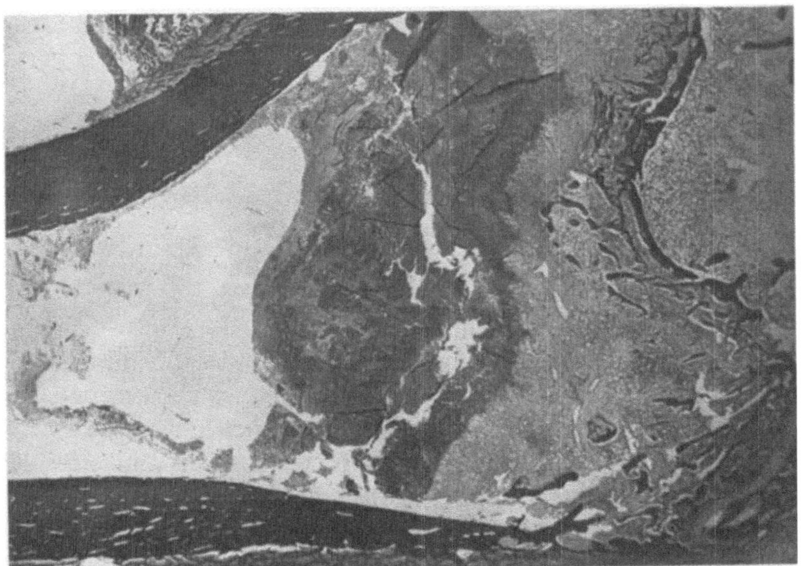

Abb. 3. Distales Femur, 7 Tage nach Inoculation mit Staphylococcus aureus, Fibrindepot ohne Antibioticumzusatz. Ausgedehnte nekrotisierende Osteomyelitis mit Übergreifen auf Epiphysenfuge und Epiphyse. Keine granulierende Reaktion erkennbar bei erheblicher Destruktion des Knochens (Ladewigfärbung, Lupenvergrößerung)

Antibiotica Amikacin und Bacitracin im Fibrin-Verbund beobachtet. Auf Grund dieser Erfahrung muß die Antibioticumfreisetzung im wesentlichen als Folge der Diffusion und weniger der lokalen Fibrinolyse angesehen werden. Zu berücksichtigen ist weiterhin, daß im gut vascularisierten Milieu der distalen Femurmetaphyse im Tierversuch ein wesentlich rascherer Abtransport des zur Verfügung gestellten Antibioticums erfolgt als dies im sklerosierten und eburnisierten Knochen einer chronischen Entzündung der Fall ist.

Die klinische Anwendung des Fibrin-Aminoglykosid-Verbundes ist also nur dann gerechtfertigt, wenn ein ausgiebiges Debridement des Infektionsherdes erfolgte, da nur kurzfristig ein hochdosierter lokaler Wirkstoffspiegel errreicht wird.

Literatur

Braun A, Brüwer W, Schumacher G, Heine W D (1980) Die fibrinolytische Aktivität im traumatisierten Kniegelenk und ihre Bedeutung bei der Fibrinklebung osteochondraler Frakturen. Hefte Unfallheilkd 148. Springer, Berlin Heidelberg New York, S 814

Braun A (1980) Habilitationsschrift

Seelich T, Redl H (1980) Theoretische Grundlagen des Fibrinklebers. In: Schimpf Kl (Hrsg) Fibrinogen, Fibrin und Fibrinkleber. Schattauer, Stuttgart New York

Stanek G, Bösch P, Weber P, Hirschl A (1980) Experimentelle Untersuchungen über das pharmakokinetische Verhalten verschiedener, lokal applizierter Antibiotika im Knochen. Vortrag: 5. Symposium des Arbeitskreises für Osteologie, Salzburg

Staphylokokken-Antikörper-Titer bei unfallchirurgischen Patienten

G. Hierholzer und S. Hierholzer, Duisburg

Von den pathogenen Keimen werden in chirurgischen Kliniken unverändert die Staphylokokken am häufigsten nachgewiesen. Staphylococcus aureus ist ein Mikroorganismus mit hoher biologischer Aktivität. Die von ihm gebildeten Fermente und Toxine besitzen antigene Eigenschaften, so daß ein von ihm befallener Organismus zur Antikörperproduktion stimuliert wird. Von besonderem Interesse sind dabei die Antikörper, die gegen die letalen, dermonekrotischen und hämolysierenden Eigenschaften des Alpha-Toxins und gegen die cytotoxische Wirkung des Leukocidins gerichtet sind.

Wir berichten über Untersuchungen, mit denen bei unterschiedlichen Personengruppen Anti-Alpha-Toxin-Titer bestimmt wurden. Es stellten sich folgende Fragen:

1. Höhe der Antikörper-Titer bei Normalpersonen?
2. Höhe der Antikörper-Titer bei unfallchirurgischen Patienten mit aseptischem Verlauf nach einem operativen Eingriff?
3. Höhe der Antikörper-Titer bei Patienten mit einer posttraumatischen Knocheninfektion?
4. Höhe der Antikörper-Titer bei querschnittsgelähmten Patienten mit Entzündungen, wie z.B. einer Harnwegsinfektion?

Hefte zur Unfallheilkunde, Heft 153
Zusammengestellt von J. Probst/A. Pannike

5. Läßt sich eine Beziehung herstellen zwischen der Höhe der gemessenen Antikörper-Titer und dem Infektionsverlauf?

Methodisch verwendeten wir die Anti-Alpha-Toxinbestimmung nach Harter [1]. In einem Testansatz entfällt die hämolysierende Wirkung des Staphylokokken-Alpha-Toxins in Anwesenheit von Anti-Alpha-Toxin nach Neutralisierung. In Verdünnungsreihen werden die Serum- bzw. Standard-Antitoxin-Verdünnungen ermittelt, bei denen die Alpha-Toxin-Neutralisierung noch unvollständig und eine beginnende Hämolyse eben festzustellen ist.

Ergebnisse

Sie sind in der Abb. 1 und in den Tabellen 1–4 zusammengefaßt. Auf Grund des ubiquitären Vorkommens von pathogenen Staphylokokken sind auch bei gesunden Personen meßbare Antikörper-Titer festzustellen. Die von uns ermittelten Normalwerte stimmen mit der Literatur überein [3, 5]. Die 3 Patientengruppen wiesen signifikant höhere Anti-Alpha-Toxin-Titer auf, die als Immunantwort des Organismus gegenüber einer Staphylokokkeninvasion bzw. -infektion zu deuten sind. Bei unfallchirurgischen Patienten (Abb. 1, Tabelle 1) mit aseptischem postoperativem Verlauf ist die Titererhöhung mit einer lokalen Keimbesiedelung und klinisch inapparentem Verlauf und mit der Invasion von Krankenhauskeimen über die Schleimhäute zu erklären. Auch bei der Gruppe der querschnittsgelähmten Patienten (Abb. 1, Tabelle 4) findet sich gegenüber Normalpersonen ein durchschnittlich höherer Antikörper-Titer. Zur Erklärung kann auf die gegenüber Normalpersonen gehäuft auftretenden Entzündungen z.B. im Bereich der ableitenden Harnwege hingewiesen werden. Besonders hoch sind die Antikörper-Titer bei Patienten mit einer posttraumatischen Knocheninfektion und positivem Staphylokokkennachweis (Abb. 1, Tabelle 3). Auch hierbei sind die Unterschiede zur Normalpersonengruppe signifikant (Tabelle 3). Die erhöhten Antikörpertiter bei Patienten ohne Staphylokokkennachweis sind durch das bekannte mikrobiologische Phänomen des Keimwechsels zu erklären. Bei einer längerdauernden

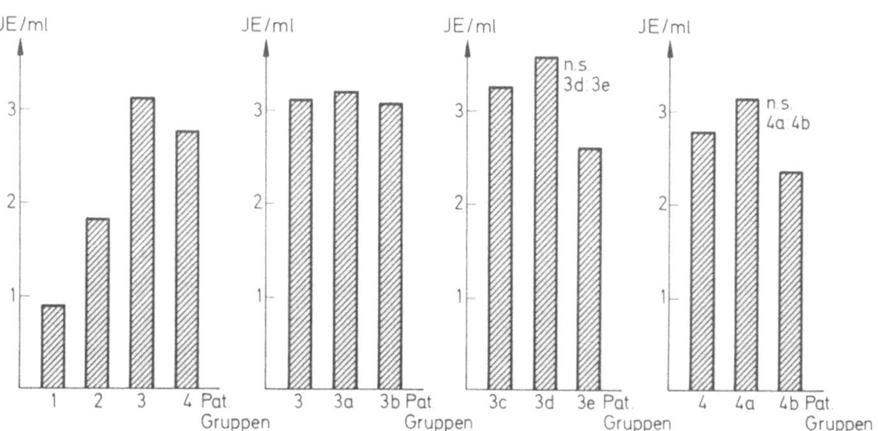

Abb. 1. Staphylokokken-Anti-Alpha-Toxin-Titer der in den Tabellen 1–4 näher definierten Patientengruppen

Tabelle 1. Median (x), Standardabweichung (s), 95% Vertrauensbereich (95% VB; x_u x x_o) und Signifikanzanalyse der Staphylokokken-Anti-Alpha-Toxin-Titer (IE/ml)

Gruppe, n	x	s	95% VB		Signifikanzanalyse	
			x_u	x_o	Gruppen	p
1. Normalpersonen, 100	0,9	2,4	0,2	5,1		
2. Aseptische Patienten-						
gruppe 2, 100	1,8	2,1	0,4	7,7	2 : 1	< 0,005
3. Septische Patienten-					3 : 1	< 0,001
gruppe, 100	3,1	2,3	0,6	16,6	3 : 2	< 0,001
4. Querschnittsgelähmte					4 : 1	< 0,001
Patienten, 100	2,8	2,7	0,4	19,6	4 : 2	< 0,001

Tabelle 2. Legende wie zu Tabelle 1 bei Patienten der septischen Station

Gruppe, n	x	s	95% VB		Signifikanzanalyse	
			x_u	x_o	Gruppen	p
3. Septische Patienten-					3 : 1	< 0,001
gruppe, 100	3,1	2,3	0,6	16,6	3 : 2	< 0,001
3a. Staphylokokken-					3a : 1	< 0,001
nachweis pos., 58	3,2	2,5	0,5	19,9	3a : 2	< 0,001
3b. Staphylokokken-					3b : 1	< 0,001
nachweis neg., 42	3,1	2,0	0,8	12,4	3b : 2	< 0,005
					3b : 3a	< 0,80

Tabelle 3. Legende wie zu Tabelle 1 bei Patienten mit posttraumatischer Knocheninfektion

Gruppe, n	x	s	95% VB		Signifikanzanalyse	
			x_u	x_o	Gruppen	p
3c. Pat. mit Knochen-					3c : 1	< 0,001
infektion, 55	3,3	2,4	0,6	19,5	3c : 2	< 0,001
3d. Staphylokokken-					3d : 1	
nachweis pos., 40	3,6	2,8	0,4	29,1	3d : 2	< 0,001
3e. Staphylokokken-					3e : 1	< 0,02
nachweis neg., 15	2,6	2,3	0,5	14,3	3e : 2	< 0,20
					3e : 3d	< 0,30

Infektion tritt nicht selten eine Änderung des nachweisbaren Keimspektrums auf, ein Vorgang, der z.B. auch durch Antibiotica ausgelöst werden kann. Insofern entspricht der in den Tabellen aufgeführte Staphylokokkennachweis nur dem Befund zum Zeitpunkt der jeweiligen Abstrichuntersuchung. Bei dieser Patientengruppe mit Knocheninfektionen fällt die erhebliche Schwankungsbreite der gemessenen Werte auf, und es stellt sich die Frage, ob ein niedriger Antikörper-Titer mit einem negativen und ein höherer Titer mit einem positiven Krankheitsverlauf in Zusammenhang gebracht werden kann [2]. Klinisch ergeben sich dafür gewisse Anhaltspunkte. Experimentelle Untersuchungen zeigen, daß die Überlebensrate im Tierversuch bei einer gesetzten Staphylokokkeninfektion an eine Serumtitererhöhung von mindestens 2 Staphylokokken-Antitoxinen gebunden ist [4]. Wir haben unsere

Tabelle 4. Legende wie zu Tabelle 1 bei querschnittsgelähmten Patienten

Gruppe, n	x	s	95% VB x_u	x_o	Signifikanzanalyse Gruppen	p
4. Querschnittsgelähmte					4 : 1	< 0,001
Patienten, 100	2,8	2,7	0,4	19,7	4 : 2	< 0,005
4a. Staphylokokken-					4a : 1	< 0,001
nachweis pos., 56	3,1	2,8	0,4	23,0	4a : 2	< 0,001
4b. Staphylokokken-					4b : 1	< 0,005
nachweis neg., 44	2,4	2,6	0,4	15,7	4b : 2	< 0,20
					4b : 4a	< 0,20

Fragestellung auf die zusätzliche Bestimmung des Anti-PV-Leukocidins erweitert und werden über diese Ergebnisse berichten.

Die Untersuchungen lassen insgesamt die Forderung nach weiteren Kenntnissen über die Möglichkeiten einer aktiven Immunisierung bei chirurgischen Infektionen erheben.

Zusammenfassung

Es wurden Anti-Alpha-Toxin-Titer bei unfallchirurgischen Patienten bestimmt. Danach ergeben sich im Vergleich zu Normalpersonen erhöhte Antitoxin-Titer:

1. Bei Patienten nach Operationen mit aseptischem Wundheilverlauf.
2. Bei Patienten mit chirurgischen Infektionen, insbesondere bei denen mit posttraumatischen Knocheninfektionen.
3. Bei querschnittsgelähmten Patienten.

Die erhöhten Staphylokokken-Antitoxin-Titer sind Ausdruck einer Immunantwort des Organismus gegenüber einer Staphylokokkeninvasion bei der aspetischen Patientengruppe und einer Staphylokokkeninfektion bei Patienten mit Knochenentzündungen und Querschnittslähmungen. Die relativ große Variationsbreite der Einzelwerte bei Patienten mit einer Knocheninfektion deutet auf eine unterschiedliche Immunantwort, so daß die Frage nach einem Zusammenhang von Antitoxin-Titerhöhe und Krankheitsverlauf diskutiert wird.

Literatur

1 Harter F, Schwick H G, Störiko K (1965) Nachweis von Anti-Staphylokokken-Alpha-Hämolysin mit stabilem Trockenantigen. Klin Wschr 43: 1114

2 Johanovsky J (1958) Die Bedeutung des Antileukozidins und Antitoxins bei der Immunität gegen Staphylokokken-Infektionen. Z Immun Forsch 116: 318

3 Simon C (1965) Zur Serodiagnostik der Staphylokokken-Infektion im Kindesalter. Z Immun Forsch 128: 378

4 Stein P (1966) Tierexperimentelle Untersuchungen über die Bedeutung des Staphylokokken-Anti-Alpha-Hämolysins und des Anti-PV-Leukozidins für den Schutz von Staphylokokken-Infektionen. Behringerwerke Mitteilungen 46: 61

5 Winterhoff D, Gröger H (1973) Klinische Relevanz der Antistaphylolysin-Reaktion. Diagnostik 6: 161

Kritische Untersuchungen zur Methodik von Antibioticaspiegelbestimmungen in menschlichen Geweben

R.O. Bethke, R. Plaue und K. Fabricius, Mannheim

In der Diskussion über die therapeutische Eignung neu eingeführter Antibiotica wird stets auch die unterschiedliche Gewebegängigkeit der einzelnen Präparate ins Feld geführt. Als Argument dienen Antibioticaspiegelbestimmungen in den verschiedenen menschlichen Geweben. Das Problem bei der Interpretation derartiger Gewebespiegelmessungen besteht darin, daß für jede homogenisierte Gewebeprobe nur eine Durchschnittskonzentration ermittelt wird, die natürlich noch nichts über die Verteilung des Antibioticums innerhalb des intakten Gewebes aussagt.

Die Antibioticakonzentration in der Blutbahn erreicht sehr schnell relativ hohe Werte, schon kleine Blutbeimengungen im Gewebe verfälschen daher das Bild erheblich. Vermeintlich hohe Gewebekonzentrationen sind unter Umständen nichts anderes als ein Ausdruck vermehrter Blutfülle. Der intravasale Wirkstoffanteil läßt sich aber über den Hb-Gehalt der Gewebeproben und den Antibioticaspiegel im Serum ermitteln und in Abzug bringen (Rosin, 1973). Die Zuverlässigkeit dieser Methode ist inzwischen anhand von Dextranmessungen überprüft worden (Müller, 1978) (Abb. 1).

Die Unterscheidung intra- und extravasaler Wirkstoffanteile löst das Problem aber nur zum Teil, denn auch innerhalb des Extravasalraums ist das Antibioticum zweifellos nicht homogen verteilt. Rosin und Naumann (1978) haben in diesem Zusammenhang auf die von der Perfusion weitgehend ausgenommenen kristallinen Toträume des Knochens hingewiesen. Es ist daher wünschenswert, den interstitiellen Perfusionsraum, auf den sich der extravasale Wirkstoffanteil tatsächlich verteilt, quantitativ genauer einzugrenzen (Abb. 2 und Tabelle 1).

Hierzu wurde eine Versuchsanordnung gewählt, die sozusagen in einer Umkehr des sonst bei der Antibioticaspiegelbestimmung üblichen Eluationsvorganges besteht. Es wurden antibioticafreie Gewebeproben homogenisiert und mit einer Antibioticalösung versetzt.

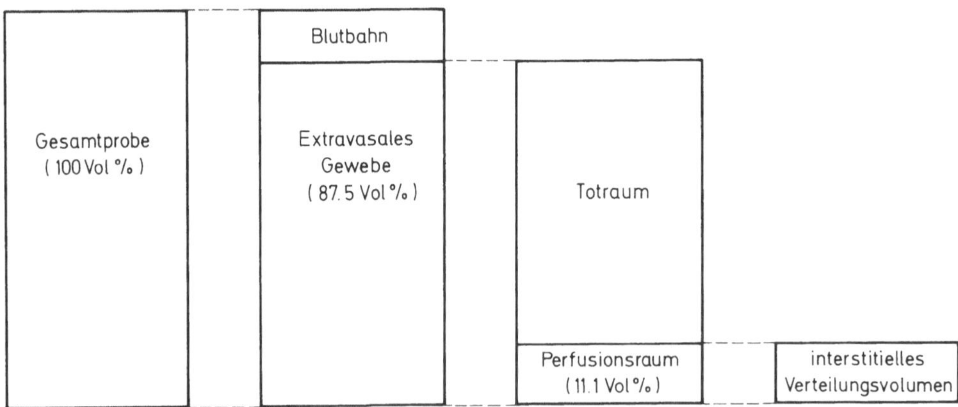

Abb. 1. Bezugsvolumina bei der Gewebespiegelbestimmung (Beispiel: Corticalisknochen)

Hefte zur Unfallheilkunde, Heft 153
Zusammengestellt von J. Probst/A. Pannike

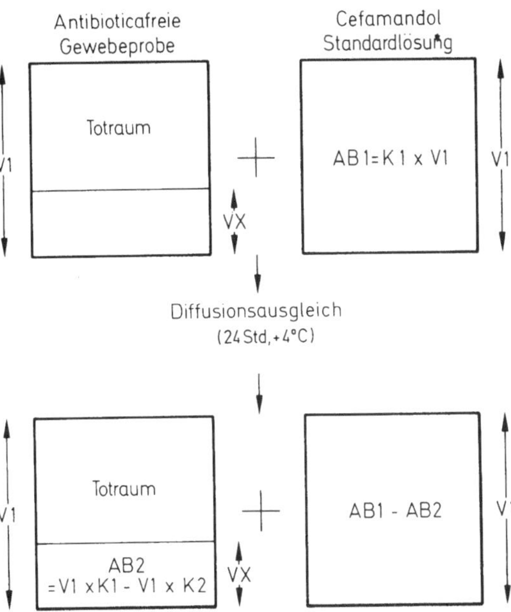

Abb. 2. Erfassung des Perfusionsraums (VX)

Als Prüfstoff diente Cephamandol. Nach Diffusionsausgleich wurde die Antibioticakonzentration des Gemischs erneut untersucht. Grundgedanke der Untersuchung war, daß die in der Lösung vorgegebene Antibioticamenge sich jetzt auch auf den Perfusionsraum des Gewebes verteilt haben mußte. Aus dem Verdünnungseffekt sollte der Perfusionsraum des Gewebes errechnet werden.

Tabelle 1. Konzentrationsabfall der Standardlösung nach Zugabe des Gewebehomogenats

Gewebe	K 2	$\frac{VX}{V1}$
Corticalis	139,3 (13,2)	0,46 (0,16)
Muskel	85,3 (15,2)	1,47 (0,41)
Subcutis	137,0 (14,7)	0,48 (0,16)
Fascie	113,3 (24,9)	0,85 (0,39)
Haut	92,0 (16,4)	1,23 (0,39)
Spongiosa	134,7 (26,7)	0,49 (0,38)

Standardabweichungen in Klammern

Das Hinzufügen der einzelnen Gewebehomogenate zur Cephamandol-Standardlösung hatte einen unterschiedlichen, mehr oder weniger gewebespezifischen Konzentrationsabfall zur Folge. Obwohl stets nur gleiche Volumenanteile Standardlösung und Gewebe miteinander vermischt wurden, sank die Cephamandolkonzentration bei Fascie, Haut- und Muskulatur um mehr als die Hälfte ab. Selbst wenn das gesamte Gewebevolumen als zusätzlicher Verteilungsraum zur Verfügung stünde, hätte die Ausgangskonzentration höchstens auf die Hälfte verdünnt werden können. Eine Unterschreitung dieser Grenze war durch reine Diffusionsvorgänge nicht zu erklären. Da die Gewebe offensichtlich mehr Wirkstoff in sich aufnahmen als die gleiche Menge eines wässrigen Lösungsmittels mußten hier erhebliche Adsorptions- bzw. Inaktivierungsvorgänge mit im Spiel sein (Tabelle 2 und 3).

Der eingetretene Konzentrationsverlust wurde also nicht allein durch Diffusion des Wirkstoffs in den Verteilungsraum der Gewebe bewirkt, wie das Versuchskonzept unterstellte, sondern es treten Adsorptions- und Inaktivierungsvorgänge hinzu, die den Diffusionsverlust massiv überlagern. Es fiel aber auf, daß die verlorengegangene Cephamandolmenge eindeutig mit dem artspezifischen Wassergehalt der Gewebe korrelierte.

Die Gewebe, die das meiste Wasser enthalten, ziehen auch die größte Wirkstoffmenge aus der Antibioticalösung ab. So erklären sich die auffallend hohen Konzentrationen, die in der Literatur für zahlreiche Antibiotica im Fasciengewebe und in der Haut angegeben wurden und für die man bisher keine plausible Erkärung fand. Umgekehrt sind die immer wieder festgestellten niedrigen Antibioticaspiegel im Knochen vermutlich durch den niedrigen Wassergehalt dieses mineralisierten Gewebes begründet.

Die Korrelation der Diffusionsverluste zum Wassergehalt der Gewebe legt es nahe, auch für die Berechnung des Antibioticagehaltes einer Gewebeprobe ihren Wassergehalt zugrunde zu legen. Der für den wasserlöslichen Anteil des Antibioticums im Gewebe zur Verfügung stehende Perfusionsraum kann vernünftigerweise nicht wesentlich größer sein als das enthaltene Wasservolumen. Es ist vielmehr anzunehmen, daß bestimmte Anteile des Gewebswasser, wie z.B. das Kristallwasser des Knochens, als Verteilungsraum ausfallen. Weiterhin sind Zellmembranen als Diffusionsgrenzen zu berücksichtigen. Insgesamt wird man also

Tabelle 2. Ins Gewebe diffundierte Cefamandolmenge und gewebespezifischer Wassergehalt im Vergleich

Gewebe	AB2 G	F 1	H_2O G%	F 2
Corticalis	34,2	1	14,7	1
Spongiosa	57,2	1,7	19,8	1,3
Subcutis	67,7	2,0	19,5	1,3
Fascie	83,4	2,4	65,4	4,4
Haut	101,6	3,0	67,2	4,6
Muskel	113,3	3,3	72,0	4,9

Tabelle 3

AB2 G	=	im Gewebe aufgenommene Cefamandolmenge in mcg/g Gewebe
F 1	=	Größenordnung zu AB2 G
H_2O G%	=	Wassergehalt der Gewebe in Gewichtsprozent
F 2	=	Größenordnung zu H_2O G%

Tabelle 4. Wassergehalt als Bezugsvolumen für Antibioticaspiegelbestimmungen

Gewebe	H_2O G%	Blut G%	Cef/g Gewebe	Cef/ml H_2O	K F
Corticalis	20,9	6,0	18,9	119,1	6,3
Spongiosa	32,4	18,0	21,6	121,0	5,6
Subcutis	24,9	6,5	29,6	151,0	5,1
Fascie	72,3	7,2	64,4	90,2	1,4
Haut	71,7	3,7	87,8	122,9	1,4
Muskel	74,1	13,5	29,1	40,7	1,4

Cef/g Gewebe = frühere, extravasale Cefamandolspiegel mcg/g Gewebe
Cef/ml H_2O = umgerechnete Werte in mcg/ml Gewebswasser
K F = Korrekturfaktor

Tabelle 5. Berechnung der Antibioticakonzentration in mcg/ml Gewebswasser

Extravasale Antibioticakonzentration	=	$\frac{\text{AB Gewebe} - \text{AB Gewebeserum}}{\text{V Gewebswasser} - \text{V Blut}}$
AB Gewebe	=	gesamte Antibioticamenge in der Gewebeprobe
AB Gewebeserum	=	im Blutserumanteil der Gewebeprobe gelöste Antibioticamenge
V Gewebswasser	=	Wasservolumen der Gewebeprobe
V Blut	=	Blutvolumen der Gewebeprobe

annehmen dürfen, daß der tatsächliche Verteilungsraum eher kleiner ist als das Wasservolumen.

Durch die Einführung des Gewebswassers als Bezugsvolumen eröffnen sich neue, ermutigende Perspektiven. Vor allem für die Gewebe mit geringem Wassergehalt ergeben sich jetzt nämlich wesentlich höhere Antibioticakonzentrationen als bei dem bisher üblichen Berechnungsmodus, der auf das Gewebegewicht Bezug nahm (Tabelle 4).

Unter Zugrundelegung bekannter Durchschnittswerte für den Wasser- und Blutgehalt der Gewebe lassen sich frühere, in mcg/g Gewebe mitgeteilte Antibioticakonzentrationen neu berechnen. Teilweise ergeben sich beachtliche Korrekturen. So kann man davon ausgehen, daß sich im Corticalisknochen etwa 6mal höhere Cephamandolkonzentrationen erreichen lassen als bisher zu vermuten war (Plaue u. Mitarb., 1978) (Tabelle 5).

Literatur

Malmquist H (1979) Antibiotika in mineralisiertem Gewebe. Riksstämma Stockholm 29.11–2.12.1978. Zit n Praxis-Kurier 11: 23

Müller O (1978) Experimentelle Untersuchungen über die Diffusionsrate von Cefamandol in verschiedene menschliche Gewebe bei unterschiedlicher Applikationsweise. Med Diss Mannheim

Plaue R, Müller O, Fabricius K, Bethke R O (1978) Untersuchungen über die Diffusionsrate von Cefamandol in unterschiedliche menschliche Gewebe. Arzneimittelforsch 28: 2343

Plaue R, Oellers B, Müller O (1979) Möglichkeiten und Grenzen einer systemischen Antibioticaprophylaxe bei offenen Verletzungen. Bericht 42. Jahrestagung d Dtsch Ges f Unfallheilkd Berlin 23.–25.11.1978. Hefte Unfallheilkd 138. Springer, Berlin Heidelberg New York, S 116

Rosin H (1972) Verteilung der Gentamycin-Aktivität im menschlichen Knochen. Bericht 4. Arbeitstagung d Dtsch Ges f Hygiene und Mikrobiologie in Mainz 2.–4.10.1972

Rosin H, Naumann P (1978) Therapie der posttraumatischen Osteomyelitis aus mikrobiologischer Sicht. Vortrag Int. Symposion: Posttraumatische Osteomyelitis Duisburg 7.–8.4.1978

Erste Ergebnisse mit dem Temperaturdifferenzmeßgerät für Hautoberflächen bei der Früherkennung der drohenden Infektion

K. Weise und S. Weller, Tübingen

Trotz aller Bemühungen in der Wahrung der Asepsis spielt die postoperative Infektion in sämtlichen Sparten der Chirurgie nach wie vor eine wichtige Rolle. Insbesondere in der Unfallchirurgie, wo häufig metallische Fremdkörper den Unterhalt einer floriden Infektion begünstigen, kommt der Früherkennung dieser Komplikation eine große Bedeutung zu, ist es doch meist möglich, nach rechtzeitigem Eingreifen in den Anfangsstadien des entzündlichen Geschehens eine größere Ausbreitung zu verhindern. Während die manifeste Frühinfektion meist leicht zu erkennen ist und die Spätinfektion nur selten foudroyant verläuft, bietet vor allem die drohende Infektion als Vorstufe der ersteren häufig diagnostische Schwierigkeiten. Als Parameter zur Beurteilung eines gestörten Wundheilungsverlaufes werden neben der täglichen Wundkontrolle Laboruntersuchungen wie Bestimmung der Leukocyten sowie der BKS und die tägliche mehrfache Erhebung der Körpertemperatur herangezogen. Letztere kann durch zusätzliche entzündliche Geschehen sowie Tagesschwankungen auch über den 4. bis 6. postoperativen Tag hinaus erhöht sein, an dem sie an sich zu Normalwerten zurückgekehrt sein sollte. Ähnliches gilt für die Leukocyten, welche in aller Regel nach spätestens einer Woche in den Normalbereich zurückgehen, jedoch bei nicht der Operationswunde zuzuordnenden Entzündungen auch länger erhöht sein können. Die BKS sinkt meist erst nach 3 bis 6 Wochen auf Normalwerte ab; auch das Röntgenbild bietet in diesem Stadium keine diagnostische Hilfe.

Zusätzlich zur täglichen klinischen Überprüfung des Lokalbefundes und Kontrolle der laborchemischen Entzündungsparameter werden Anstrengungen unternommen, das Stadium der drohenden Infektion bzw. der symptomarmen Frühinfektion mittels dafür geeigneten Geräten zu objektivieren. In Anlehnung an thermographische Verlaufskontrollen in verschiedenen Bereichen der Medizin (z.B. nach peripheren Gefäßeingriffen bzw. bei der Erkennung von Mamma-Tumoren) ist die Überlegung angestellt worden, inwieweit Hauttemperaturmessungen nach Extremitäteneingriffen dazu geeignet sind, pathologische Wundheilungsvorgänge frühzeitig zu verifizieren und einer entsprechenden Therapie im Sinne

Hefte zur Unfallheilkunde, Heft 153
Zusammengestellt von J. Probst/A. Pannike

einer Frühintervention zuzuführen. Voraussetzung dafür ist jedoch die Kenntnis des Temperaturverlaufes von Operationswunden bei ungestörter Wundheilung, welche als Grundlage zur Beurteilung gesteigerter reparativer Entzündungsvorgänge dienen sollen.

Methodik

In der Berufsgenossenschaftlichen Unfallklinik Tübingen steht uns ein Gerät zur Messung der Hautoberflächentemperatur zur Verfügung, welches von der Firma SESA-Electronic GmbH in Stuttgart konzipiert wurde (Abb. 1). Das Gerät besitzt zwei Halbleiter-Fühler, welche auf der Haut aufgesetzt werden und eine Meßgenauigkeit von ± 0,1°C bzw. 2% besitzen. Der Meßbereich liegt zwischen 20° und 45°C, die Temperaturanzeige erfolgt digital, optische und akustische Signale zeigen Erhöhungen über eine vorgegebene Maximaltemperatur bzw. das Übersteigen einer eingestellten Temperaturdifferenz zwischen operierter und nicht operierter Seite an. Das Gerät besitzt überdies 4 Ausgänge für handelsübliche Schreiber.

In der ersten Versuchsserie erfolgten Messungen bei 23 Patienten nach Hüftgelenktotalendoprothesen, wobei jeweils ein Fühler nahe der Operationswunde, der andere am korrespondierenden kontralateralen Hautareal angelegt wurde (Abb. 2). Die Ablesung der Temperatur erfolgte in der Regel dreimal täglich zwischen dem 2. und 6. postoperativen Tag, zusätzlich wurden täglich die Leukocyten bestimmt.

Um Aufschluß über pathologische Wundheilungsvorgänge bzw. das Verhalten der Temperaturdifferenz zu gewinnen, wurde an insgesamt 21 Patienten vor und nach septischen Eingriffen in analoger Weise eine tägliche vergleichende Hauttemperatur zwischen operierter und kontralateraler Seite ausgeführt. Es handelte sich im einzelnen um 5 infizierte Osteo-

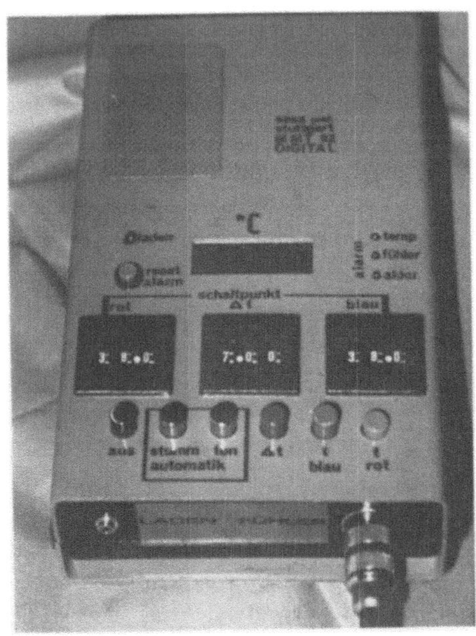

Abb. 1. Gerät zur Oberflächenmessung der Hauttemperatur

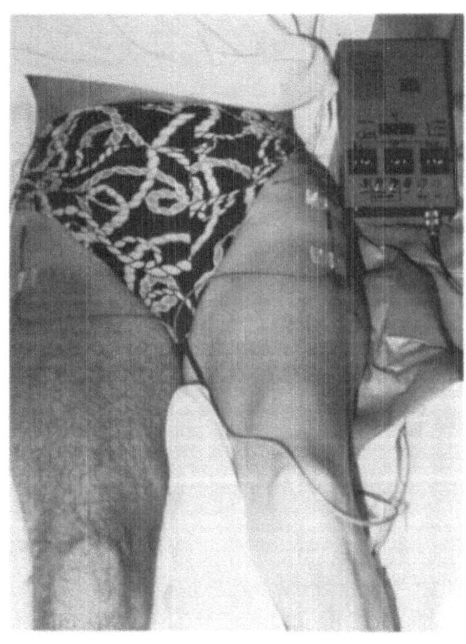

Abb. 2. Hauttemperaturmessung bei frischoperierten Patienten im Seitenvergleich

synthesen, 4 Absceßspaltungen, 4 Spongiosaplastiken bei Infektpseudarthrosen der Tibia, 3 Spongiosaplastiken bei Infektpseudarthrosen des Femur, 2 Kniegelenksempyeme und jeweils 1 septische Arthrodese, Fistelrevision bzw. Markraumphlegmone.

Ergebnisse

Bei der Auswertung der Meßergebnisse zeigte sich, daß die Hauttemperatur im Operationsbereich am 3. postoperativen Tag mit durchschnittlich 36,9°C ihren Höhepunkt erreichte, bis zum 6. Tag dann auf Durchschnittswerte von 36,0° zurückging. Die Hauttemperatur im Bereich der Gegenseite schwankte zwischen durchschnittlich 35,6°C am 2. sowie 35,2° am 4. und 5. postoperativen Tag (Abb. 3).

Die Verlaufskurve nach septischen Operationen zeigte, daß die Absoluttemperatur auf der Operationsseite nur zögernd zurückging. Die durchschnittliche Temperatur lag wegen der unterschiedlichen anatomischen Orte niedriger als nach Hüftoperationen, da die normale Hauttemperatur immer tiefere Werte erreicht, je weiter es der Peripherie zugeht; sie beträgt am Unterschenkel je nach Durchblutungsverhältnissen durchschnittlich zwischen 30° und 34°C. Auf der nicht operierten Seite zeigte sich ein weitgehend neutrales Temperaturverhalten, was die absolute Temperatur anbetrifft (Abb. 4).

Die Temperaturdifferenz ging nach aseptischen Operationen von maximal 1,36°C am 3. bis auf durchschnittlich 0,76°C am 6. postoperativen Tag zurück (Abb. 5). Drei Patienten wiesen am 5. postoperativen Tag noch Temperaturdifferenzen zwischen 2,62 und 2,89°C auf, wobei 2 Patienten ein in Rückgang befindliches, nicht operationsbedürftiges Hämatom zeigten, bei 1 Patientin später eine schleichende Infektion festgestellt wurde.

Bei septischen Patienten lag die präoperativ gemessene Temperaturdifferenz zwischen infizierter und gesunder Seite durchschnittlich bei 2,7°C, wobei Spitzenwerte bis 3,7°C

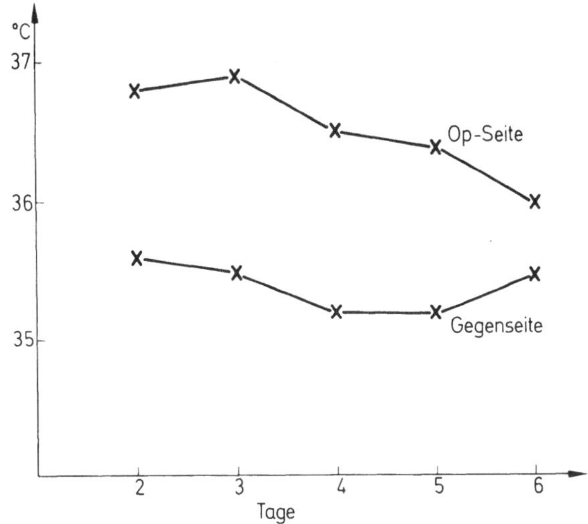

Abb. 3. Verlauf der Hauttemperatur im Seitenvergleich nach aseptischen Operationen

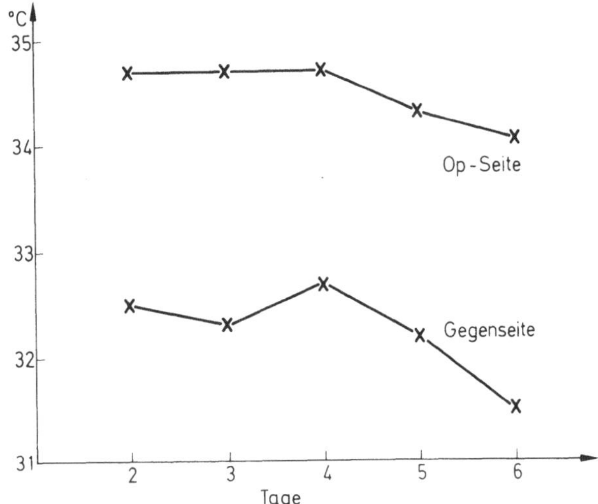

Abb. 4. Verlauf der Hauttemperatur im Seitenvergleich nach septischen Operationen

erreicht wurden (Abb. 6). Bezeichnend ist jedoch vor allem, daß im Gegensatz zu ungestörten Wundheilungsverläufen die Temperaturdifferenz nach septischen Eingriffen in den ersten Tagen keinerlei Tendenz zum Rückgang hatte. Am 6. postoperativen Tag lag sie durchschnittlich immer noch bei 2,7°C, was als Zeichen gesteigerter reparativer Vorgänge aufzufassen ist.

Die präoperativ durchschnittlich bei 6400/ml liegenden Leukocyten gingen von 8900 am 2. postoperativen Tag auf 7300 am 6. Tag zurück. Am 5. postoperativen Tag erhöhte sich die Leukocytenzahl nochmals auf durchschnittlich 8000, was wir am ehesten der an diesem Tag durchgeführten Mobilisierung anlasteten (Abb. 7).

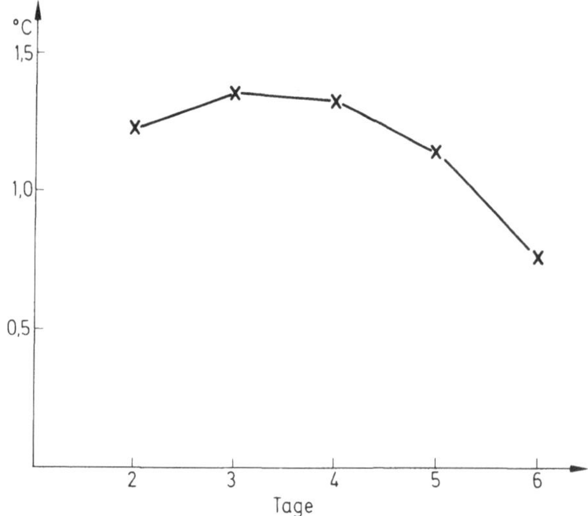

Abb. 5. Temperaturdifferenz operierte/nichtoperierte Seite nach aseptischen Operationen

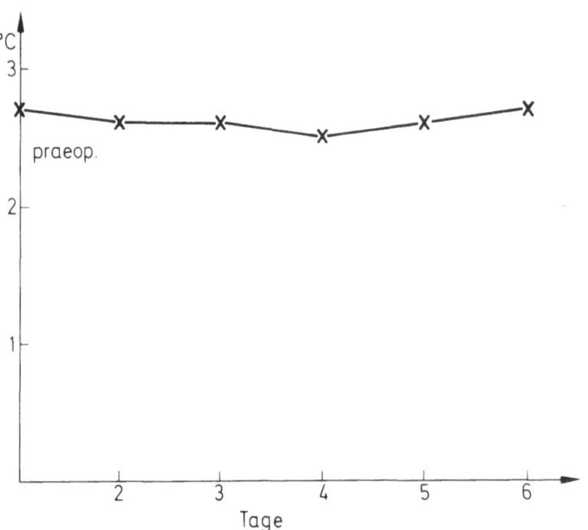

Abb. 6. Temperaturdifferenz operierte/nichtoperierte Seite nach septischen Operationen

Die Leukocytose ging nach septischen Eingriffen kontinuierlich zurück, wobei wir auch hier den nochmaligen Anstieg am 4. postoperativen Tag der zunehmenden Mobilisierung des Patienten anlasteten. Insgesamt lag die Leukocytenzahl deutlich höher als bei aseptischen Eingriffen, nicht immer korrelierte jedoch der Leukocytoseverlauf mit dem klinischen Befund (Abb. 8).

Als Fehlerquelle bei der Oberflächenmessung von Hauttemperaturen sind zum augenblicklichen Zeitpunkt folgende Punkte anzuführen:

1. Voluminöse Verbände auf der Operationsseite im Gegensatz zum nicht operierten Areal.
2. Unterschiede in der Durchblutung zwischen den Extremitäten.
3. Verwendung von kühlenden Hautdesinfektionsmitteln auf der Operationsseite.

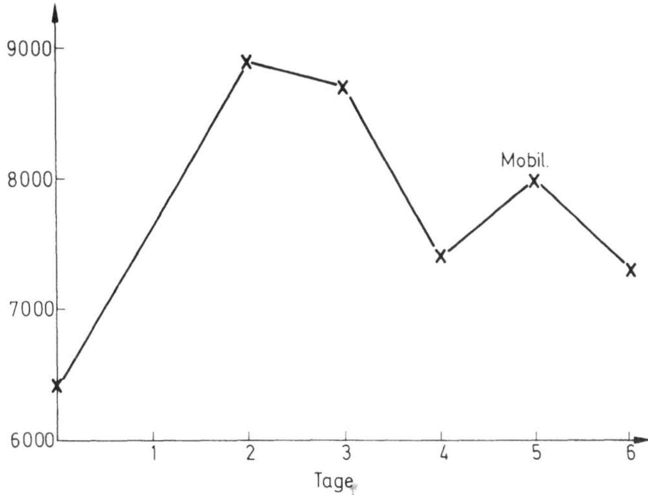

Abb. 7. Leukocytenrückgang nach aseptischen Operationen

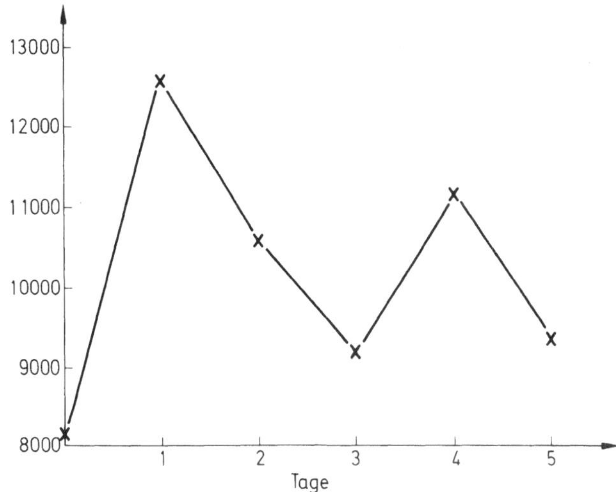

Abb. 8. Leukocytenrückgang nach septischen Operationen

4. Nicht korrekt angelegte Fühler.
5. Nicht am korrespondierenden anatomischen Ort angelegte Fühler.
6. Zu rasches Ablesen der Hauttemperatur (normale Meßzeit ca. 2 min).

Diskussion

Bei der Auswertung der Meßergebnisse im Vergleich normaler und gestörter Wundheilungsverläufe ist festzustellen, daß die Absoluttemperatur wegen ihrer Schwankungen im Tagesverlauf sowie ihrer Beeinflußung durch andere Faktoren nur bedingt zur Verlaufskontrolle infektionsgefährdeter Operationswunden herangezogen werden kann. Im Gegensatz dazu scheint jedoch die Temperaturdifferenz zwischen operierter und nicht operierter Seite wertvolle Hinweise auf den normalen oder gestörten Rückgang der postoperativen reparativen Wundheilungsvorgänge zu liefern. Verdächtig auf das Vorliegen einer drohenden Infektion scheinen nach der uns bisher zur Verfügung stehenden, zugegebenermaßen noch geringen Erfahrung zwei Faktoren zu sein:

1. Anhaltende Temperaturdifferenzen von 2–2,5°C zwischen operierter und nicht operierter Seite über den 4. bis 6. postoperativen Tag hinaus.
2. Erneutes Ansteigen von $\triangle$ T zwischen dem 4. und 6. postoperativen Tag.

Selbstverständlich kann dieser Methode nur in Kombination mit Wundkontrolle, Körpertemperaturmessung, Bestimmung von Leukocyten und Blutkörperchensenkungsgeschwindigkeit eine Bedeutung zukommen. Einfache Handhabung der Geräte, Standardisierung der Meßbedingungen und Dokumentation der Meßwerte mittels Schreiber sind Voraussetzungen zur Einführung dieser zusätzlichen Möglichkeit bei der Frühdiagnostik drohender Infektionen. Es ist geplant, durch weitere zahlreiche Meßungen bei infektionsverdächtigen Patienten sowie zusätzliche standardisierte Tierversuche Anhaltswerte zu gewinnen, welche einer besseren Beurteilung der Temperaturmeßwerte und damit einer Verbreitung dieser Untersuchungsmethode vorausgehen müssen.

Zusammenfassung

Neben den bekannten Kriterien zur Früherkennung einer drohenden Infektion wie Kontrolle des Lokalbefundes, Bestimmung der Leukocyten und Meßung der Körpertemperatur sowie Überprüfung der BKS werden Möglichkeiten zur Objektivierbarkeit dieser postoperativen Komplikation gesucht. Oberflächenmeßungen der Hauttemperatur an jeweils über 20 Patienten mit ungestörter und septischer Wundheilung haben gezeigt, daß bei letzterer die Temperaturdifferenz zwischen operierter und nicht operierter Seite in den ersten 6 Tagen nach dem Eingriff immer noch $\triangle$-T-Werte von über 2,5°C aufweist. Präoperativ lag bei septischen Situationen das $\triangle$-T im Seitenvergleich bei durchschnittlich 2,7°C. Mit dem Oberflächenmeßgerät für Hauttemperaturen ist es unserer Ansicht nach möglich, aufgrund von $\triangle$-T-Erhöhungen über 2,5°C bzw. verzögertem Rückgang des $\triangle$-T nach operativen Eingriffen zusätzliche Hinweise auf das Vorliegen einer drohenden Infektion zu erhalten.

Literatur

1 Aarts N J M (1969) Thermography in Malignant and inflammatory Diseases of the Bone. Bibl Radiol 5: 182
2 Gros Ch, Bourjat P (1967) Die Anwendungsmöglichkeiten der Thermographie. Rö Fo 106: 561
3 Knapp U (1979) Die infizierte Wunde. Hefte Unfallheilkd 138. Springer, Berlin Heidelberg New York, S 143
4 Lattermann D, Kaiser G, Krtsch H, Stuhler Th (1979) Variationsformen thermographischer Profile bei Knochentumoren und entzündlichen Knochenerkrankungen der Extremitäten. Aktuel Chir 14: 233–248
5 Mali J W H (1969) Some Physiological Aspects of the Temperature of the Body Surface. Bibl Radiol 5: 8–21

Die Beurteilung der Wundheilung mit Hilfe des Blutsenkungs-Diagramms

A. Härle, Münster

Die Blutsenkungsgeschwindigkeit (BSG) nach Westergren [6] stellt einen Plasmalabilitätstest dar, wobei im durch Citratzusatz ungerinnbar gemachten Blut die Erythrocyten ihrer höheren Dichte wegen im Plasma absinken. Die Sedimentationsgeschwindigkeit beträgt bei gesunden Männern 0–6 mm in der ersten Stunde; bei Frauen finden sich für die erste Stunde Werte zwischen 0 und 12 mm, wobei eine Cyclusabhängigkeit gegeben ist.

Der sedimentierenden Schwerkraft wirken die Plasma-Viscosität und die Oberflächenspannung an der Grenzschicht Erythrocyt-Plasma entgegen. Somit ist die Sedimentationsgeschwindigkeit von der Oberfläche der absinkenden Partikel abhängig. Extrakorporal aggregieren Erythrocyten reversibel zu geldrollenartigen Gebilden; für 10 Erythrocyten verringert sich dadurch die wirksame Oberfläche von 1500 μ^2 auf 600 μ^2 [5].

Letztlich ist also die Schnelligkeit der Rollenbildung für die BSG der bestimmende Faktor. Dieser Prozeß wird durch die Zusammensetzung des Plasmas beeinflußt; Fibrinogen, Globuline und gewisse bei Gewebsnekrosen freiwerdende Stoffe beschleunigen, Albumine hemmen ihn.

Nach Hegglin [4] findet sich eine BSG-Erhöhung bei allen umschriebenen eitrigen Prozessen und den meisten bakteriellen Infektionen; sehr hohe BSG-Werte sind bei Erkrankungen festzustellen, die mit einer Dysproteinämie einhergehen, wie malignen Tumoren, Lebererkrankungen und dem Myelom [1]. Bei virusinduzierten Infektionskrankheiten ist die BSG oft nicht erhöht.

Eine BSG-Erhöhung tritt auch nach Traumen auf, die zu einer Gewebszerstörung führen, da dabei der Gehalt an Fibrinogen und Gewebsfaktoren im Blut ansteigt, die die Erythrocytenaggregation fördern [5]. (Jede wesentliche Verletzung der Körperintegrität, wie sie eine Operation immer darstellt, ist geeignet, die BSG zu verändern.) Wie Engeset [2] in experimentellen Untersuchungen zeigen konnte, sind die postoperativ auftretenden Faktoren, die die Erythrocytenaggregation fördern, im Serum enthalten und mit diesem übertragbar. Um welche Stoffe es sich dabei handelt, ist noch nicht geklärt, doch scheinen die biogenen Amine und Kinine eine Rolle zu spielen.

Kann ein derartig unspezifisch reagierender Parameter in der postoperativen Beurteilung der Wundheilung überhaupt nützlich sein? Gilt nicht das diese Untersuchungsmethode verwerfende Urteil, daß postoperativ die BSG eben erhöht ist?

Das stimmt insoweit, als aus einem BSG-Wert allein nichts abgeleitet werden kann. Durch die Operation wird, zeitlich genau determiniert, dieser Prozeß angestoßen, und es bildet sich ein für die unkomplizierte Wundheilung typischer Kurvenverlauf. Schon am ersten postoperativen Tag ist die BSG erhöht und steigt schnell bis zum Gipfelwert an, der zwischen dem 3. und 6. postoperativen Tag errechnet ist. Darauf folgt eine kontinuierliche Verringerung der BSG-Werte (Abb. 1).

Die Kurvenanalyse zeigt, daß die Verhältnisse am besten durch eine Bateman-Funktion beschrieben werden können, wobei der Parameter K 1 den Prozeß, der zur BSG-Erhöhung führt und K 2 den Parameter für den Normalisierungsvorgang darstellen. Durch die Berücksichtigung der Zeit t, beginnend mit der Operation, ist eine wichtige Verknüpfung erreicht, die den gemessenen BSG-Werten ihre Lage auf der Abszisse zuordnet.

Hefte zur Unfallheilkunde, Heft 153
Zusammengestellt von J. Probst/A. Pannike

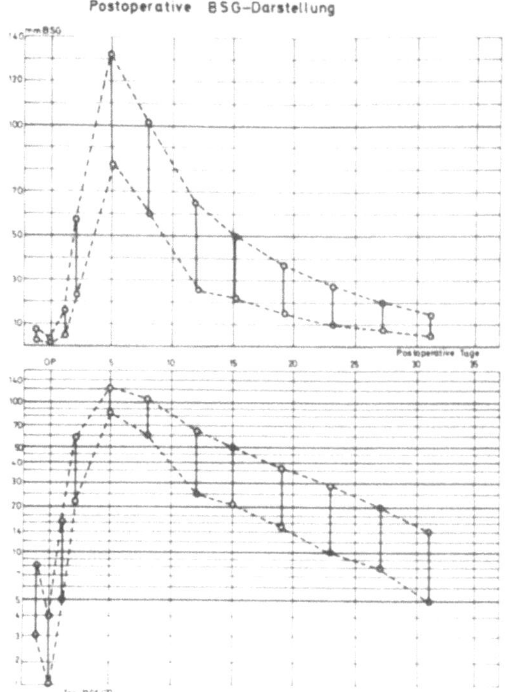

Abb. 1. Für eine ungestörte Wundheilung typischer Verlauf der postoperativen BSG-Kurve; durch die semilogarhythmische Darstellung (unten) wird der nach oben konkave Kurvenverlauf in ein gerades Band transformiert

$$y = \frac{y_0 \cdot K_1}{K_2 - K_1} \left(e^{-K_1 \cdot t} \; e^{-K_2 \cdot t}\right)$$

Bateman-Funktion

Nun sind für den ungeübten Betrachter eine derartige Kurvencharakterisierung und eventuelle Abweichungen kaum beurteilbar. Durch semilogarithmische Darstellungen wird der abfallende Schenkel ab der doppelten Gipfelzeit in ein gerades Band transformiert, das leicht interpretierbar ist. Nicht die negative Steigung des abfallenden Schenkels oder die BSG-Höchstwerte sind für die Beurteilung der Wundheilung entscheidend, sondern daß ein gerader Verlauf gegeben ist [3]. Der Anstieg der BSG und die Dauer der Normalisierung sind abhängig vom Operationstrauma. Meist erreicht der abfallende Schenkel zwischen dem 20. und 30. postoperativen Tag wieder die Normalwerte, bei kleinen Operationen aber auch schon früher.

Pathologische Verläufe liegen vor, wenn die BSG ein anhaltendes Plateau auf hohem Niveau bildet oder es nach kurzer abfallender Phase zu einem Wiederanstieg oder zu einer Plateaubildung mit mittelgradig erhöhten Werten kommt. Insbesondere bei der latenten Infektion oder unter Antibioticatherapie kann mit dieser Methode die Heilungssituation verfolgt werden.

Bei diesem 14jährigen Jungen kam es nach einer Segmentresektion am rechten proximalen Femur und linksseitiger Spongiosaentnahme aus dem Beckenkamm bei intraoperativ begonnener Antibioticatherapie ab dem 10. Tag zu langsam ansteigendem Fieber; gleichzeitig trat eine Schwellung des ganzen linken Beines auf mit Druckschmerzhaftigkeit über der Vena femoralis (Abb. 2). Nach chirurgischem und kinderärztlichem Konzil wurde

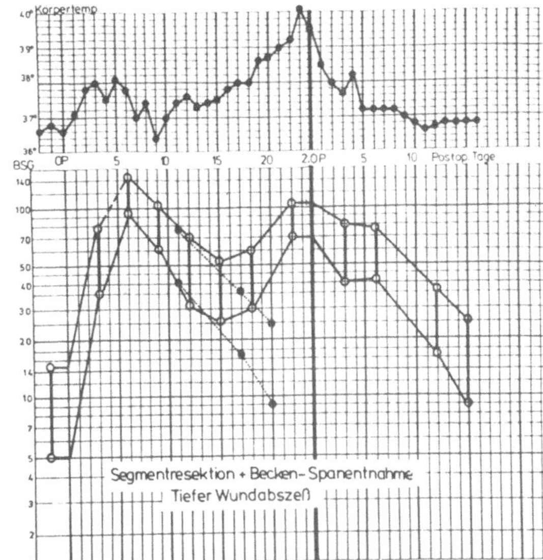

Abb. 2. Die kurzzeitige Phase der BSG-Normalisierung nach der 1. Operation endet kurz nach dem Fieberbeginn und mündet in einem Wiederanstieg, der parallel mit der Temperatur verläuft. Nach der 2. Operation kommt es dann zu der für ungestörte Wundheilung typischen, schnellen geradlinigen BSG-Normalisierung

unter der Diagnose einer hochakuten Thrombophlebitis eine Heparin-Behandlung eingeleitet; tags darauf veranlaßte uns die Analyse des Wundheilungsprotokolles, eine operative Revision wegen einer vermuteten tiefen Wundinfektion durchzuführen. Es fand sich ein Absceß an der Spanentnahmestelle; nach sorgfältigem Debridement und Einlegen von Septopal-Ketten[1] fiel das Fieber in wenigen Tagen und die BSG normalisierte sich ab dem 7. postoperativen Tag in dem typischen geradlinigen Verlauf. Die ganz ausgefüllten Kreise nach der ersten Operation zeigen den Kurvenverlauf, wie er bei einer ungestörten Wundheilung zu erwarten gewesen wäre; die BSG-Werte sind aus dem Verlauf nach der zweiten Operation übertragen worden.

Wir glauben, daß diese Methode leicht vollziehbar ist und einen objektiven Maßstab für die Beurteilung der Wundheilung darstellt, der allerdings durch begleitende andere nosokomiale Infektionskrankheiten verschleiert werden kann.

Herrn Prof. Dr. G. Wiese, Kinderklinik der Universität Münster, danke ich für die mathematische Analyse.

Literatur

1 Deutsch E, Geyer G (1969) Laboratoriumsdiagnostik. August Steinkopf, Berlin, S 525–526

2 Engeset J, Stalker A L, Metheson N A (1967) Objective Measurement of the Dispersing Effect of Dextran 40 on Red Cells from Man, Dog, and Rabbit. Cardiovasc Res 1: 385–388

3 Härle A (1979) Die Bedeutung des postoperativen Verlaufes der Blutsenkungsgeschwindigkeit. Orthop Praxis XV: 695–702

---

1 Hersteller: Fa. E. Merck, Darmstadt

4 Hegglin R (1969) Differentialdiagnose Innerer Krankheiten, 10. Auflage. Thieme, Stuttgart, S 197–198
5 Keele C A, Neil E (1965) Samson Wright's Applied Physiology, 11th Edition. Oxford University Press, London, p 67–68
6 Westergren A (1922) Klin Wschr 1: 1359

Diskussion

Havemann: Sind Diskussionsbeiträge zu dem Vortrag von Herrn Hierholzer? – Keine. Sind Diskussionsbeiträge zum Vortrag von Herrn Bethke?

Härle: Ich möchte nach diesen Untersuchungen die Frage stellen, ob wir von unserer Auffassung abweichen müssen, daß die systemische Antibioticatherapie bei Knocheninfektionen leider selten etwas bringt? Wir haben gehört, daß zwar der Antibioticaspiegel relativ höher ist als bisher vermutet, aber die klinischen Ergebnisse sind eigentlich nicht in der Richtung geartet, daß wir daraus ableiten dürfen, es könnte nun plötzlich besser gehen, nachdem die experimentellen Daten besser sind.

Bethke: Unsere Untersuchungen ersetzen natürlich nicht die Antibioticaspiegelbestimmungen in den einzelnen Geweben für jedes Antibioticum extra. Es ist nur eine Arbeitsgrundlage für diese Bestimmung.

Plaue: Im übrigen ist dieser Beitrag natürlich keine Stellungnahme zur Klinik der Osteomyelitis. Die Therapie wird nach wie vor eine chirurgische sein müssen. Die Rolle der Antibiotica ist eine ganz definierte. Die können wir hier wahrscheinlich in diesem Zusammenhang schlecht diskutieren. Nur: Die Untersuchungen zeigen, daß man dort, wohin man die Antibiotica haben will, nämlich in das gut durchblutete Gewebe, ohne weiteres Antibiotica hinbekommen kann. Auch das war ja bis dato zweifelhaft.

Havemann: Ich habe noch eine Frage an den Referenten. Ist Ihre Untersuchung so zu verstehen, daß es bei der Antibioticaspiegelbestimmung darauf ankommt, die verschiedenen Kompartimente, in denen sich die Antibiotica befinden, zu objektivieren?

Bethke: Das muß man bejahen.

Hierholzer: Mich wundert, daß wir keine Forschungsabteilung eines Instituts oder einer Firma interessieren können, an diesen Dingen mitzuarbeiten. Es könnte sich ja ergeben, daß man diese Befunde wirklich eines Tages therapeutisch nützt. Das ist außerordentlich bedauerswert, denn allein können wir diese Dinge nicht vorantreiben. Wir brauchen dazu die Hilfe. Vielleicht ergibt sich doch irgendwann einmal das Interesse eines derartigen Instituts.

Weller: Herr Hierholzer, ich möchte fragen: Ist diese Staphylokokken-Antikörper-Titer-Untersuchung eine sehr diffizile und schwierige Untersuchung und dies vielleicht der Grund, warum Manche dieser Sache so wenig praktisch zuneigen?

Hierholzer: Sie ist nicht so schwer, was das Antistaphylolysin angeht. Sie ist ziemlich aufwendig, was das Leukocytin angeht. Aber es wird damit eine prinzipielle Frage angesprochen. Wenn wir wirklich zu einem Toxoid mit einem Pool von Antikörpern kämen, könnte man das sicher therapeutisch nutzbar machen.

Havemann: Wie es ja in anderen Bereichen mit anderen Keimgruppen schon geschieht. Herr Weber in St. Gallen hat seit langem die Vaccination in seinem Programm.

Linke: Was die Weber-Vaccination angeht: Wir haben 500 Prothesen identisch operiert – in demselben Saal unter denselben Bedingungen –, und zwar 250 geimpfte und 250 nichtgeimpfte Patienten. Wir haben festgestellt, daß es in dieser Hinsicht keinen Unterschied gibt. Wir sind im Moment noch bei der Auswertung, aber bisher haben wir keine Differenz festgestellt.

Havemann: Aber auch bei anderen Eitererregern – ich darf das aus zeitlichen Gründen so vereinfachend ausdrücken – gibt es durchaus erfolgversprechende Forschungsprojekte, die eine positive Entwicklung einleiten können. Deswegen glaube ich, daß der Beitrag von Herrn Hierholzer so wichtig ist.

Wir müssen dieses sehr interessante Kapitel jetzt leider abschließen. Sind Fragen zu dem Vortrag von Herrn Weise?

Weller: Herr Härle, welchen Stellenwert weisen Sie der BSG-Erhöhung zu? Es ist eine alte Weisheit, daß eine Erhöhung bei einer drohenden Infektion vorliegt. Würden Sie in Ihrem Beispielsfall Ihre Indikation zur Wunderöffnung allein durch den Anstieg der BSG gestellt haben oder würden Sie noch weitere Parameter zu Rate ziehen? Ich persönlich stehe auf dem Standpunkt, daß man bei einer postoperativen BSG-Erhöhung und einer Zunahme der BSG, nachdem sie bereits abgefallen ist, und einer Temperaturerhöhung, die in aller Regel vorhanden ist – sicher auch in Ihren Fall –, die Vermutung einer Wundinfektion so lange aufrechterhalten muß, bis endgültig ausgeschlossen ist, daß an der Wunde nichts ist. Deshalb die Frage: Welche Bedeutung kommt der BSG in Ihrer Diagnostik zu?

Härle: Für uns kommt dieser BSG-Untersuchung eine sehr große Bedeutung zu. Wir stellten uns die Frage, wenn wir nach sechs Wochen operierten: Ist die Infektion wirklich beseitigt oder nicht? Wir haben das in mehreren tausend Fällen gemacht. Deswegen auch die Bemerkung, daß auch andere nosokomiale Infektionen, die man bisher nicht bemerkt hat, zum Beispiel des ableitenden Harntrakts, plötzlich auffällig werden. Wichtig ist dabei, daß man latente Infektionen sehen kann. In diesem Fall gebe ich Ihnen völlig recht: Der klinische Aspekt hat hier eigentlich schon etwa 90% der Diagnose klargemacht. Es war aber trotzdem umstritten. Für uns war in diesem Fall eigentlich, obwohl das ganze Bein geschwollen war, die BSG der letzte Punkt. Bei latenten Infektionen, die äußerlich keine Zeichen geben, außer daß die BSG nicht absinkt, ist sie, glaube ich, ein Hilfsmittel. Insbesondere wenn Antibiotica gegeben worden sind – das ist ja in verschiedenen Krankenhäusern nicht so selten – kann man eine latente Infektion überhaupt nicht erkennen. Hier sieht man sie.

Havemann: Temperatur- und Blutsenkungskurve waren hier absolut identisch. Ich meine, es besteht bei Ihrem klinischen Befund wohl kaum ein Zweifel, daß dort eine massive Infektion vorhanden war.

Präsident W. Düben: Meine sehr verehrten Damen und Herren! Sie stimmen mir, so hoffe ich, zu, wenn ich sage, daß die experimentellen Beiträge durchweg von hoher Qualität waren. Dafür dürfen wir den Vortragenden herzlich dankbar sein. Zum anderen geht mein Dank an unsere beiden Vorsitzenden dafür, daß sie sich ihrer Aufgabe souverän entledigt haben.

Faktor XIII – Verhalten beim polytraumatisierten Patienten

E. Wischhöfer, W.L. Brückner, J. Kleinschmidt und E. Kastner, München

Die stabile Fibrinvernetzung ist Grundlage eines raschen Wundschlusses [11]. In klinischen Studien wurde ein erhebliches Absinken der Faktor XIII-Serumkonzentration postoperativ gefunden [4, 5]. Bei Substitution wurde eine Verminderung der postoperativen Rate an Wundheilungsstörungen von verschiedenen Autoren beschrieben [1, 4, 5, 10, 11], die sich in tierexperimentellen Studien bisher nicht nachweisen ließ [3, 6].

Unsere Untersuchungen dienten dem Ziel eine Aussage über die Beziehung der Faktor XIII-Serumkonzentration beim polytraumatisierten Patienten und der Rate an Wundheilungsstörungen machen zu können. Andererseits interessierte uns die Frage, inwieweit sich eine Operation beim Polytrauma auf die Faktor XIII-Serumkonzentration auswirkt.

Material und Methode

Bei 21 polytraumatisierten Patienten fanden sich folgende Verletzungsmuster (Tabelle 1). Die Alters- und Geschlechtsverteilung geht aus Tabelle 2 hervor.

Die Faktor XIII-Bestimmung erfolgte nach dem Verfahren von Bohn und Haupt [2]. Die Blutabnahmen wurden unmittelbar posttraumatisch nach Klinikeintritt, sowie täglich bis zum 6. Tag, am 10., 14. und 28. Tag vorgenommen.

Am Unfalltag wurden 9 unserer Patienten operiert, 5 Patienten wegen akuter Vitalgefährdung verzögert zwischen dem 2.–5. Tag. Zwei Patienten kamen am 6. Tag bzw. am 10. Tag nach dem Unfall ad exitum. Fünf Patienten wurden konservativ behandelt.

Hefte zur Unfallheilkunde, Heft 153
Zusammengestellt von J. Probst/A. Pannike

Tabelle 1. Verletzungsmuster bei 21 polytraumatisierten Patienten

Zusatzverletzung	Basis-trauma	Mehrfach-fraktur	SHT	Thorax	Ausged. Weichteil-läsion	Seltene
Fraktur großer Röhrenknochen	18	11	9	4	7	5
Thoraxtrauma	2	3	2	–	3	1
Abdomentrauma	1	–	–	1	1	–

Tabelle 2. Alters- und Geschlechtsverteilung n = 21

Männer	n = 14	Durchschnittsalter:	45,3	(18–77 Jahre)
Frauen	n = 7	Durchschnittsalter:	58,4	(16–86 Jahre)

Ergebnisse

Unmittelbar nach dem Trauma schwankten die Werte der Faktor XIII-Konzentration im Serum zwischen 50%–150% der Norm bei einem Mittel von 87% (Abb. 1). In den folgenden Tagen kommt es zu einem kontinuierlichen Abfall der Serumkonzentration mit einem Tief von 61% (± 18%) der Norm am 4. Tag. Die Kurven der Fälle mit und ohne Operation (Abb. 2) verlaufen in den ersten 6 Tagen nahezu gleichförmig mit einem rascheren Wiederanstieg bis zur Normalisierung der Werte bis zum 14. Tag in der Operationsserie. Im höheren Lebensalter, sowie auch bei Frauen kommt es zu einem deutlich höheren Abfall der Faktor XIII-Serumkonzentrationen.

Konsistenz und Wundheilungsstörungen

Bei einem 40jährigen Mehrfachverletzten kam es nach stumpfem Bauchtrauma mit Sigmaübernähung und Dünndarmresektion zur Anastomoseninsuffizienz mit diffuser Peritonitis, die zum Exitus letalis am 6. Tag führte. Die Faktor XIII-Serumkonzentration betrag bei Eintritt 60% d.N. und blieb unter täglichem Vollblutersatz von 900 ml auf diesem Niveau.

Ein 74jähriger Patient mit Rippenserienfraktur, Schenkelhalsfraktur und Unterschenkelfraktur beidseits verstarb an den Folgen einer Pneumonie an Herzversagen. Hier betrug der tiefste Faktor XIII-Wert am 5. und 6. Tag 60% d.N. Drei weitere Patienten mit einem Faktor XIII-Abfall zwischen 30% und 40% d.N. zwischen dem 3. bis 6. Tag zeigten einen verzögerten Fraktur- und Wundheilungsverlauf, davon 1 Fall einer Infektpseudarthrose am Oberschenkel mit Implantatbruch, sowie ein Fall einer Unterschenkelosteomyelitis.

Zwei Patienten mit Faktor XIII-Serumkonzentrationswerten von 30% zwischen dem 4.–6. Tag hatten einen völlig komplikationslosen Verlauf.

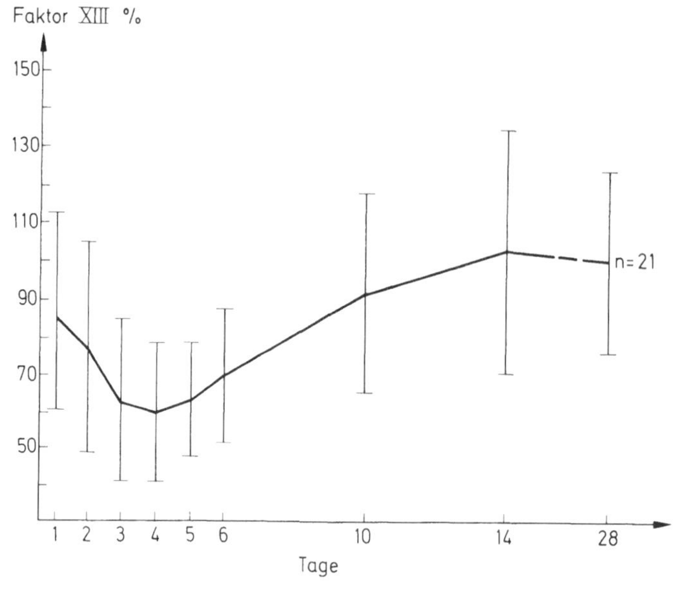

Abb. 1. Faktor XIII-Serumkonzentration bei 21 polytraumatisierten Patienten: rascher Abfall in den ersten 4 Tagen. Tiefstwert 61% ± 18% am 4. Tag

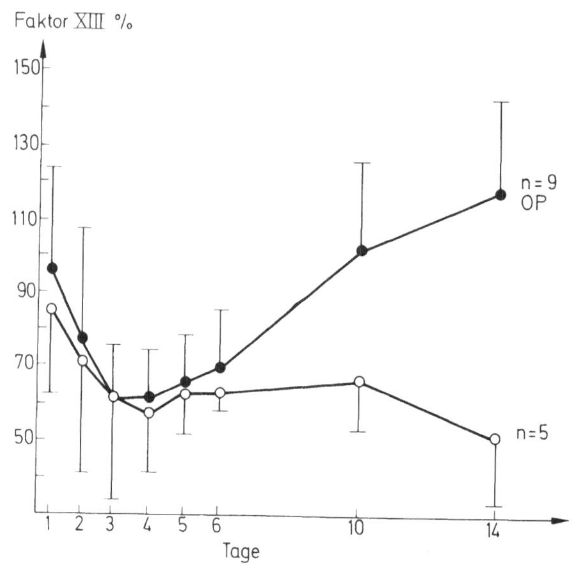

Abb. 2. Faktor XIII-Serumkonzentration bei 9 Patienten mit Operation am Unfalltag und 5 Patienten ohne Operation (untere Kurve): gleichförmiger Verlauf in den ersten 6 Tagen. Rascherer Wiederanstieg der Werte bis zum 14. Tag in der Operationsserie

Schlußfolgerung

Beim polytraumatisierten Patienten kommt es mit oder ohne Operation zu einem Abfall der Serumkonzentration von Faktor XIII in den ersten Tagen, wobei Werte bis zu 30% d.N. bei 4 Patienten auftraten. Bei kritischer Beurteilung unserer kleinen Fallzahl läßt sich noch kein eindeutiger Zusammenhang zwischen Auftreten von Wundheilungsstörungen und absinkender Faktor XIII-Serumkonzentration bis 30% d.N. ableiten.

Literatur

1 Benfer J, Struck H (1977) Factor XIII and fracture healing. An experimental study. Eur Surg Res 9: 217
2 Bohn H, Haupt H (1968) Eine quantitative Bestimmung von Faktor XIII mit Antifaktor XIII-Serum. Thrombos Diathes Haemorrh 19: 309
3 Bustamante I, Haiges M, Heitland W, Kummer D (1980) Influence of the Concentration of Factor XIII on the Healing of Intestinal Anastomosis. An Experiment in Rabbits. Eur Surg Res (Supp 1) 12: 61
4 Fürstenberg H S, Schneider B (1975) Erworbener Faktor-XIII-Mangel und postoperative aseptische Wundheilungsstörungen. Zbl Chir 100: 806
5 Gierhake F W, Papastavrou N, Zimmermann K, Bohn H, Schwick H G (1974) Prophylaxe postoperativer Wundheilungsstörungen durch Faktor-XIII-Substitution. Ergebnisse eines Doppeltblindversuches. Dtsch med Wschr 99: 1004
6 Hellerer O, Brückner W L, Frey K W, Westerbrug, K W, Klessinger U (1980) Fracture healing under Factor XIII medication. Arch Orthop Traumat Surg 97: 157
7 Knoche H, Schmitt G (1976) Autoradiographische Untersuchungen über den Einfluß des Faktors XIII auf die Wundheilung im Tierexperiment. Arzneim-Forsch 26: 547
8 Petracic B, Zelinka L (1980) Verhalten von Immunglobulinen und Faktor XIII bei Polytraumatisierten. Die gelben Hefte 3: 116
9 Schmidtler F, Schildberg F-W, Schramm W, Gleisner C (1974) Zur Pathogenese der postoperativen Bauchwandruptur. Teil I: Klinische Untersuchungen zu Ermittlung gefährdeter Patientengruppen. MMW 119: 685
10 Schramm W, Schaarschmidt K, Schmidtler F, Schildberg F-W (1977) Zur Pathogenese der postoperativen Bauchwandruptur. Teil II: Hämostaseologische Verlaufskontrollen bei ausgewählten Patientengruppen. MMW 119: 690
11 Witzke G (1979) Fibrinbildung und Fibrinstabilisierung. Die gelben Hefte 4: 155

Die Fibrinvernetzung nach operativer Knochenbruchbehandlung

H. Schwering, H.W. Stedtfeld, G. Wittrin und R.E. Zimmermann, Münster

Trauma und Hämostase

Jedes Trauma führt zur Exposition von Kollagen. Phospholipide aktivieren die Gerinnungskaskade, Thrombin setzt Fibrinogen zu Fibrin um. Das Fibringerinnsel wird durch den Faktor XIIIa kovalent verknüpft und am Fibronektin der Zellmembran verankert.

Die Thrombinbildung führt zur Immobilisierung des Enzyms am Fibrinogen, das zusammen mit dem Faktor XIII und dem Plasminogen als multifaktorieller Komplex zirkuliert (Abb. 1). Dieser wird in Minuten gebildet. Sobald die Gerinnung einsetzt, werden durch das initial gebildete Thrombin

1. die Thrombocyten zur Bildung von Fibrinogen veranlaßt,
2. Fibrinmonomere durch Abspaltung des Fibrinopeptides A gebildet und
3. die Fibrinmonomere durch den gleichzeitig aktivierten Faktor XIII dimerisiert.

Diese schnellen Reaktionen führen zur Immobilisierung der Fibrinmonomere und der Thrombocyten am exponierten Kollagen.

Der im Plasma zirkulierende Gerinnungsfaktor XIII ist ein auf die Polymerisierung der Fibrinmonomere spezialisiertes Enzym, das aus vier Untereinheiten besteht [1]. Das inaktive Enzym wird zunächst durch Thrombin aktiviert, dabei werden zwei kleinere Aktivierungspeptide aus den α-Ketten abgetrennt. Fibrinogen und Calcium ändern die Molekülstruktur, so daß das aktive Zentrum mit seiner SH-Gruppe zugängig wird. Erst dadurch ist das Enzym im Stande, die γ- und die α-Ketten des Fibrins zu polymerisieren. Das entstandene Fibringerüst dient den Fibroblasten als Wachstumsschiene. Die Gewebstransglutaminase sorgt für die Stabilisierung des einsprossenden Gewebes. Durch die Immobilisierung des Faktors XIIIa am Fibrin und seine lange Präsenz im Wundgebiet reichen schon geringe Mengen an Faktor XIII aus, um ein stabiles Gerinnsel zu bilden. Da die Bildung des aktiven Faktors XIII von der Menge gebildeten Thrombins abhängig ist, kann die postoperative Faktor XIII Substitution nur effektiv sein, solange das lokale Wundgebiet Thrombin enthält.

Faktor XIII-Mangel

Seit bei dem seltenen kongenitalen Faktor XIII-Mangel eine Störung der Wundheilung beschrieben wurde, werden Bedeutung des Enzyms und Indikation zur therapeutischen Substitution diskutiert [4, 5]. In den seltenen Fällen kongenitalen Mangels entwickelt sich ein mechanisch nicht belastbares lockeres Granulationsgewebe. Dagegen beeinflussen Faktor XIII-Konzentrationen von 30% die Wundheilung nicht, denn gesunde Schwangere unter der Geburt und gesunde Neugeborene verfügen nur über 35% der Erwachsenennorm [2, 7].

Auch nach operativer Frakturbehandlung kommt es, wie nach allen größeren operativen Eingriffen, in der ersten postoperativen Woche zu einem Absinken der Faktor XIII-Konzentration im zirkulierenden Plasma. Dieses Phänomen ist vielfach beschrieben und konnte auch von uns in unserem eigenen Krankengut bestätigt werden [6].

Hefte zur Unfallheilkunde, Heft 153
Zusammengestellt von J. Probst/A. Pannike

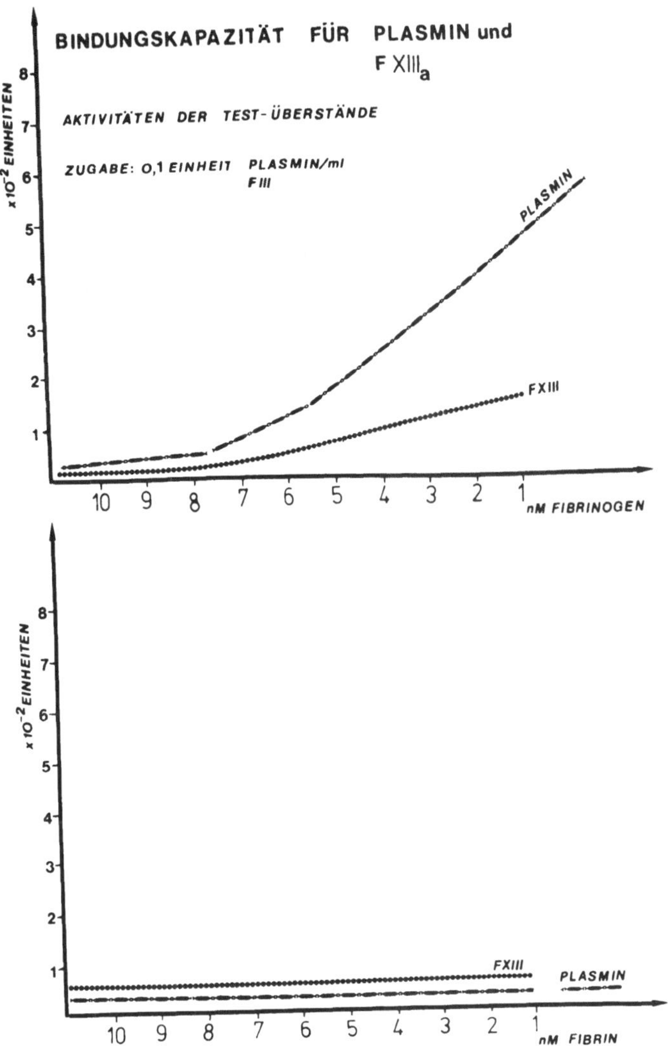

Abb. 1. Nachweis der Bindung von Plasmin und Faktor XIII durch Fibrinogen und Fibrin

Eigene Untersuchungen

Wie aus der Tabelle 1 zu ersehen ist, reichen schon geringste Mengen aktiven Faktor XIII aus, um in wenigen Minuten ein stabiles Fibringerinnsel zu bilden. Bei einem Faktor XIII-Gehalt von 5% der Norm und einer Inkubationszeit von 10 min findet eine vollständige Fibrinpolymerisierung statt. Bei einer Verlängerung der Inkubationszeit wird die vollständige Fibrinvernetzung bereits von einer noch geringeren Faktor XIII-Konzentration erzielt, so reichen bei einer Inkubationszeit von 1000 min bereits ~0,05% der physiologischen Faktor XIII-Konzentration für eine vollständige Vernetzung aus.

Die Faktor XIII-Konzentration wurde in einem photometrischen Meßverfahren als Menge nicht vernetzten Fibrins nach einer Induktionsdauer von 10 min gemessen. Ein ml Plasma wurde mit je 1 Einheit Thrombin versetzt und bei 37° im Wasserbad inkubiert. Das entstehende Gerinnsel wurde durch Zentrifugation vom Überstand abgetrennt, noch ver-

Tabelle 1. Zusammenhang zwischen Fibrinvernetzung und Faktor XIII-Konzentration

Faktor XIII-Konzentration %	Fibrinvernetzung Extinktionsdifferenz Δ E 280 nm
1	1,0
2	0,8
3	0,55
4	0,25
5	0,0
mehr als 5	0 vollständige Fibrinvernetzung

bliebene Plasmaproteine wurden durch 3maliges Waschen mit 0,9%iger Kochsalzlösung entfernt. Zur Kontrolle wurde die optische Dichte der letzten Waschlösung bei 280 nm im Spektralphotometer gemessen. Durch Verdünnung von Patientenplasma mit steigenden Mengen Fibrinogen ohne Faktor XIII wurden abgestufte Faktor XIII-Konzentrationen in den Meßansätzen eingestellt und die notwendige Zeit für eine totale Vernetzung des Fibrins kontrolliert. Vollständig vernetzte Fibringerinnsel sind in 1%iger Monochloressigsäure unlöslich. Die Extinktionswerte bei 280 nm lassen nun Rückschlüsse zu, wieviel Fibrin vernetzt wurde, wenn eine Extinktion von 3,96 als Grenzwert für eine Fibrinogenkonzentration von 3 mg/ml Plasma angenommen wird.

Diskussion

Der Faktor XIII-Spiegel sinkt in der postoperativen Phase über ein Zeitintervall von 6 Tagen kontinuierlich ab. Diese Beobachtung läßt vermuten, daß die in diesem Zeitraum ablaufenden Wundheilungsprozesse sowie die latent bleibenden Hämostaseprozesse im Operationsgebiet den Faktor XIII-Spiegel zusätzlich erniedrigen. Da sich die Thrombocytenzahl jedoch bereits am 2. postoperativen Tag normalisiert, ist anzunehmen, daß die in den Plättchen zirkulierende Transglutaminase nicht zur Auffüllung des Defizits in plasmatischen Raum beiträgt. Der Faktor XIII der Plättchen leistet somit nur einen lokalen Beitrag zur Wundheilung, der zirkulierende Plasma-Faktor XIII sinkt in der Regel nicht unter 30% der Norm. Die Fibrinvernetzung erfolgt rasch innerhalb von Minuten, um dann langsam fortzuschreiten, im Gegensatz zur Fibrinbildung, die vom Thrombin katalysiert und schon nach 30 min durch AT 3/Heparin gehemmt wird, weist die Fibrinvernetzung keine schnelle Inhibition auf. Außerdem führt die physiologisch in der postoperativen Phase gesteigerte Fibrinogensynthese selbst zu einer vermehrten Faktor XIII-Aktivierung; Fibrinogen begünstigt die Dissoziation des Faktor XIII in seine enzymatisch wirksame a_2-Kette und seine unwirksame b_2-Kette, der nur eine Transportfunktion zukommt. Das im Wundgebiet vorhandene Thrombin kann die freie a_2-Kette des Faktor XIII leichter als die gebundene aktivieren, so daß der Anteil des aktivierten Faktor XIII steigt [3] (Abb. 2). Dieser natürliche Regulationsmechanismus dient der Kompensation des Faktor XIII-Abfalls.

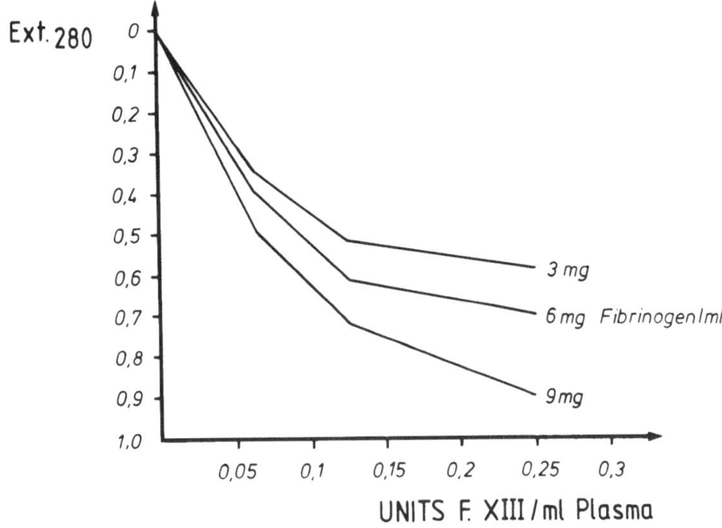

Abb. 2. Einfluß der Fibrinogenkonzentration auf die Faktor XIII-Aktivierung

Ein Verbrauch an Faktor XIII kann sich schwerlich auf die Wundheilungsprozesse auswirken, da das immobilisierte Gerinnsel hinreichend mit dem Enzym ausgestattet ist. Der physiologische postoperative Abfall der Faktor XIII-Konzentration im zirkulierenden Plasma unterschreitet in der Regel die Grenze von 30% nicht. Daß eine Faktor XIII-Konzentration von 30% die Wundheilung nicht beeinträchtigt, zeigen auch andere klinische Beobachtungen. So verfügen gesunde Schwangere unter der Geburt sowie das gesunde Neugeborene nur über 35% der Norm, wie bereits ausgeführt wurde. Das Kind erreicht erst im 9. Lebensjahr Faktor XIII-Werte, die denen des Erwachsenen entsprechen.

Bei einem kongenitalen Faktor XIII-Mangel von 3% der Norm sind Komplikationen wie eine spontane Milzruptur beschrieben [8]. Erworbene Faktor XIII-Mangelsyndrome dieses Schweregrades sind klinisch jedoch außerordentlich selten, so daß eine therapeutische Faktor XIII-Substitution in der Regel nicht erforderlich ist.

Zusammenfassung

Nach operativer Knochenbruchbehandlung kommt es wie nach allen größeren operativen Eingriffen zu einem Absinken der Faktor XIII-Konzentration im zirkulierenden Plasma. Eine Indikation zur Substitution ergibt sich jedoch nicht, da dieser Abfall durch eine Konzentrationserhöhung des Anteiles aktiven Faktor XIII in der postoperativen Phase durch die physiologisch gesteigerte Fibrinogenstimulation kompensiert wird und schon bei einer physiologischen Fibrinogenkonzentration von 3 mg% in 20 min 90% aller Fibrinmonomere von nur 3% Faktor XIII polymerisiert werden.

Literatur

1 Bohn H, Haupt H, Kranz T (1972) Die molekulare Struktur der fibrinstabilisierenden Faktoren des Menschen. Blut 25: 235–248
2 Coppland A, Alkjaersig A, Fletcher (1969) Reduction in plasma factor XIII concentration during pregnancy. J Lab & Clin Med 73: 144
3 Credo R B, Curtis C G, Lorand L (1978) Ca^{2+} related regulatory function of fibrinogen. Prog Natl Acad Sci USA 75: 4234
4 Duckert F (1973) The fibrin stabilizing factor, factor XIII. Blut 26: 177–179
5 Duckert F, Jung E, Schmerling D H (1960) A hitherto undescribed congenital hemorrhagig diathesis probably due to fibrin stabilizing factor deficiency, Thromb. et Diath. Haemorrh 5: 179
6 Hosenfeld D et al (1969) Das Verhalten des Faktor XIII nach Operationen. 1. Mitteil Med Welt 20: 286 und 2. Mitteil Med Welt 20: 1170
7 Künzer W, Lütgemeier J (1965) Zur entwicklungsgeschichtlichen Abhängigkeit des Plasmagehaltes an Fibrin-stabilisierendem Faktor (FSF). Ann paediat 204: 232
8 Toubouras M, Panagopoulos F, Makris G (1980) Spontane Milzruptur bei einem Patienten mit kongenitalem Faktor XIII-Mangel. Chirurg 5: 46–47

Ein neuer prognostischer Index beim Schwerverletzten

H.-J. Oestern, J.A. Sturm, O. Trentz und O.A. Trentz, Hannover

Der Krankheitsverlauf Polytraumatisierter wird aufgrund deutlicher Verbesserungen des Rettungswesens, der Erstbehandlung und der Intensivmedizin weniger durch die frühen pulmonalen und renalen Schockfolgen, sondern durch ein spät auftretendes Multiorganversagen und Sepsis bestimmt (Border, Lerf, Oestern). Für Prognose und Therapie erscheinen deshalb klinisch relevante Parameter notwendig, welche eine Aussage zur Früherkennung dieses Multiorganversagens und damit ein Gefährdungsgrad eines Patienten erlauben.

Methodik

In einer prospektiven Untersuchung wurden bei 81 Schwerverletzten kardiorespiratorische und metabolische Parameter sowie die Größen des Säurebasenhaushaltes untersucht.

Um eine möglichst große Homogenität der Gruppe der schwerverletzten Patienten und damit eine verbesserte Aussagekraft zu erreichen, waren bestimmte Auswahlkriterien für die Aufnahme in die Studie notwendig. Folgende Patienten wurden deshalb nicht in die Untersuchung aufgenommen:

1. Schwerverletzte unter 15 Jahren,
2. Patienten mit schwerem Schädel-Hirn-Trauma,

Hefte zur Unfallheilkunde, Heft 153
Zusammengestellt von J. Probst/A. Pannike

3. Verletzte mit einem geschätzten Blutverlust, von weniger als 1,5 l innerhalb der ersten Stunde nach dem Unfall,
4. Verletzte, deren Unfall bei Therapiebeginn länger als 1 Std zurücklag.

Das Behandlungsregime mit aggressiver Schockbehandlung und Beatmung mit positiv endexspiratorischem Druck war bei allen Patienten einheitlich.

Ergebnisse

Die 81 Patienten erlitten im Durchschnitt 6,4 Einzelverletzungen. Darunter war eine große Zahl von Verletzungen zweier Körperhöhlen.

Dreiundvierzig Patienten überlebten, 38 verstarben, davon 9 an nicht beherrschbaren Blutungen innerhalb der ersten 36 Std nach dem Unfall. Die dominierende Todesursache der übrigen Patienten war eine respiratorische Insuffizienz, die häufig in Begleitung eines Multiorganversagens auftrat. Die durchschnittliche Überlebenszeit dieser Patienten betrug 19 Tage.

Nur eine geringe prognostische Aussage ließ sich aus der AIS und ISS Einteilung ableiten. Nach AIS (Abbreviated Injury Scale) wurde die schwerste Einzelverletzung bei den später Überlebenden mit 4,84 sogar höher bewertet als bei den verstorbenen Patienten.

Der ISS-Wert (Injury Severity Scale) als Summe der Quadrate der nach der AIS-Skala beurteilten 3 schwersten Einzelverletzungen lag bei den Verstorbenen mit 47,3 nur wenig höher als bei den Überlebenden, die einen ISS-Wert von 45,6 aufweisen.

Deshalb wurde ein Parameter zur Prognose und Steuerung der Therapie entwickelt, der zur Beurteilung der Lungenfunktion das Perfusions- und Ventilationsverhalten zusammenfaßt und aus Herzindex, Pulmonalarteriendruck und dem Quotienten P_aO_2/FiO_2 aufgebaut wurde.

Der Index lautet: $HI \cdot \frac{P_aO_2}{FiO_2} \bar{p}_{AP}$

Dieser Parameter lag in der Anfangsphase bei den Überlebenden zwischen 70 und 80, bei den Verstorbenen dagegen selten über 40. Die Unterschiede waren während des gesamten Verlaufes hochsignifikant ($p < 0{,}01$) (Abb. 1). Sechs Std nach dem Unfall lag der Quotient bei 16,6% der Überlebenden, dagegen bereits bei 75% der Verstorbenen unter 40.

Wurden die Werte aller Patienten zusammengefaßt, so lagen nur 11,6% der Überlebenden, aber 50,7% der später Verstorbenen unter 30.

Aus dem Quotienten der Häufigkeitsverteilung jedes Wertes von Überlebenden und Verstorbenen wurde eine Kurve errechnet, die jedem Meßwert das entsprechende Letalitätsrisiko zuordnet. Daraus ergab sich z.B. bei einem Wert von 20 ein Letalitätsrisiko von 11 : 1.

Die Bedeutung der verschiedenen Meßwerte für die Prognose der Patienten wurde mit der Varianzanalyse ermittelt. Zum Aufnahmezeitpunkt kam dem Quotienten aus P_aO_2/FiO_2 die größte Bedeutung zu, da zu diesem Zeitpunkt noch kein entsprechend differenziertes Monitoring mit Swan Ganz-Katheter durchgeführt wurde.

An allen übrigen Zeitpunkten hatte der Index aufgrund der Größe seines Varianzquotienten die größte Relevanz für die Prognose (Tabelle 1).

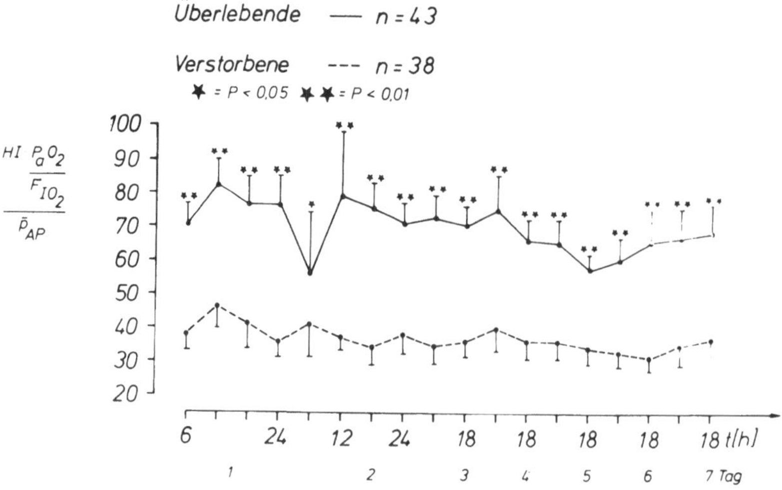

Abb. 1. Verlauf des Index Hi $\cdot \frac{P_aO_2 / FiO_2}{\bar{P}AP}$ im Verlauf der 1. Woche bei überlebenden und später verstorbenen Patienten

Tabelle 1. Varianzanalyse aller hämodynamischen und respiratorischen Parameter für jeden Meßzeitpunkt. Die Parameter mit dem jeweils höchsten Varianzquotienten pro Zeitpunkt sind dargestellt

Zeit	Parameter	Varianzquotient F
0	P_aO_2/FiO_2	10,48
6	Index	10,88
12	HI, Index	12,1; 11,77
18	Index	14,39
24	Index	13,24

Schlußfolgerung

Zusammenfassend ergibt sich aus diesen Untersuchungen:

1. Die Frühform des posttraumatischen Lungenversagens kann durch eine aggressive Schock- und Beatumungstherapie vermieden werden.
2. Das späte progressive Lungenversagen im Rahmen eines Multiorganversagens und Sepsis bestimmt den klinischen Verlauf eines Polytraumatisierten.
3. Die Größe des ermittelten prognostischen Index erlaubt bereits zu einem frühen Zeitpunkt eine Aussage über die Gefährdung eines Patienten und die Entwicklung eines Multiorganversagens. Dadurch können therapeutische Schritte rascher eingeleitet werden.

Literatur

1 Border I R, Chenier K, McMenamy R H, La Buca J, Seibel K, Birkhahn R, Yu L (1976) Multiple systems organ failure: muscle fuel deficit with visceral protein malnutrition. Surg Clin North Am 56: 1147–1167
2 Lerf B, Glinz W (1978) Sepsis als Komplikation beim Schwerverletzten. Unfallheilkd 81: 553–557
3 Oestern H-J, Trentz O, Hempelmann G, Trentz O A, Sturm J (1980) Cardiorespiratory and metabolic patterns in multiple trauma patients. Resuscitation 7: 169–184

Pathophysiologie der Knochenheilung bei der Verbundosteosynthese im Tierexperiment

H. Brüggemann, Hannover

Corticale Durchblutung ist eine der Hauptvoraussetzungen für eine ungestörte Frakturheilung. Bei der Verbundosteosynthese zerstört die in den Markraum eingebrachte Zementplombe das medulläre Gefäßnetz (Harms), trotzdem zeigen zahlreiche klinische Beobachtungen (Greif, Muhr, Spier), daß Frakturen auch unter diesen Bedingungen innerhalb der normalen Zeit ausheilen. Sogar größere corticale Defekte, die zur Erzielung einer optimalen Stabilität mit Acrylat aufgefüllt sind, werden knöchern überbrückt.

Fragestellung

Die durchgeführten tierexperimentellen Untersuchungen hatten folgende Fragestellungen:

1. Auf welche Weise heilt eine Osteotomie bei der Verbundosteosynthese und wie werden Corticalisdefekte überbrückt?
2. Wie groß ist das Ausmaß der primären Durchblutungsstörungen der Corticalis und wie wird der Knochen revascularisiert?
3. Welchen Einfluß hat ein Weichteiltrauma über der Osteotomie auf Corticalisrevascularisierung und Knochenneubildung?

Methodik

Die Untersuchungen wurden an 96 ein- bis zweijährigen Schwarzkopfschafen durchgeführt. Bei 48 Tieren erfolgte eine quere Osteotomie in Schaftmitte, der Markraum wurde mit Acrylat aufgefüllt und der Knochen mit einer Plattenosteosynthese stabilisiert. Bei den restlichen 48 Schafen wurde zusätzlich ein 5 mm breites Corticalissegment in Plattenmitte reseziert und der entstandene Defekt ebenfalls mit Knochenzement aufgefüllt. In Gruppen

Hefte zur Unfallheilkunde, Heft 153
Zusammengestellt von J. Probst/A. Pannike

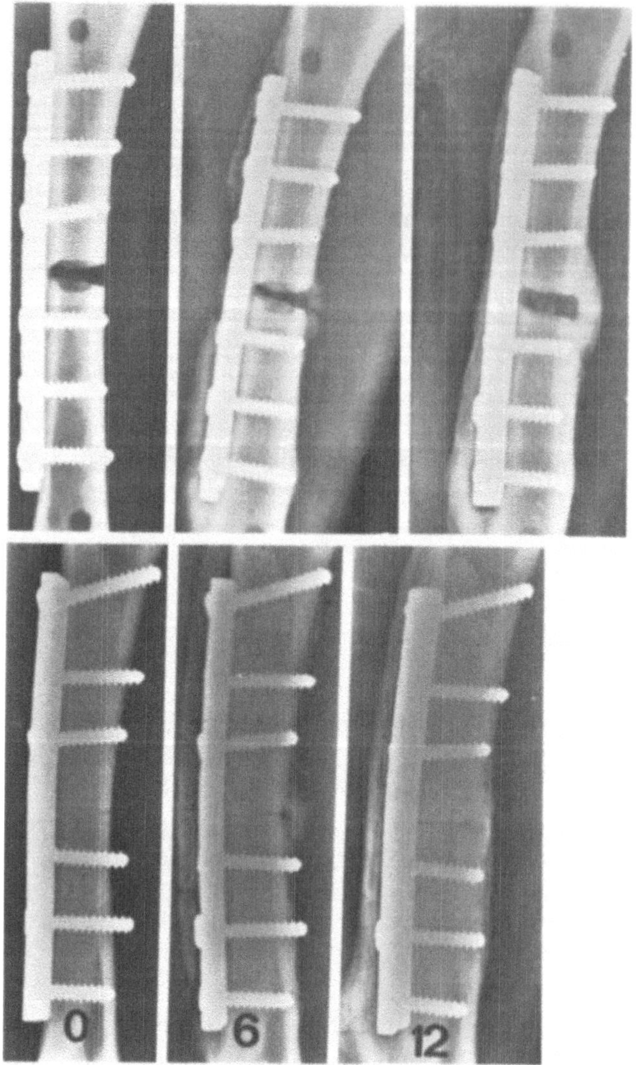

Abb. 1. Röntgenologische Verlaufskontrollen bei Verbundosteosynthese mit Segmentresektion (*oben*) und querer Osteotomie (*unten*)

zu je 7 Schafen blieben die Weichteile über der Osteotomie intakt bzw. wurden durch Resektion von Periost und Muskulatur in 5 Schweregraden stufenweise traumatisiert.

Ergebnisse

Zwei Wochen nach der Operation ist die Corticalis vollständig avasculär. In den Weichteilen über der Osteotomie findet sich eine deutliche Hypervascularisierung mit faserreichem Granulationsgewebe. Nach 6 Wochen ist die Osteotomie bzw. der Corticalisdefekt durch

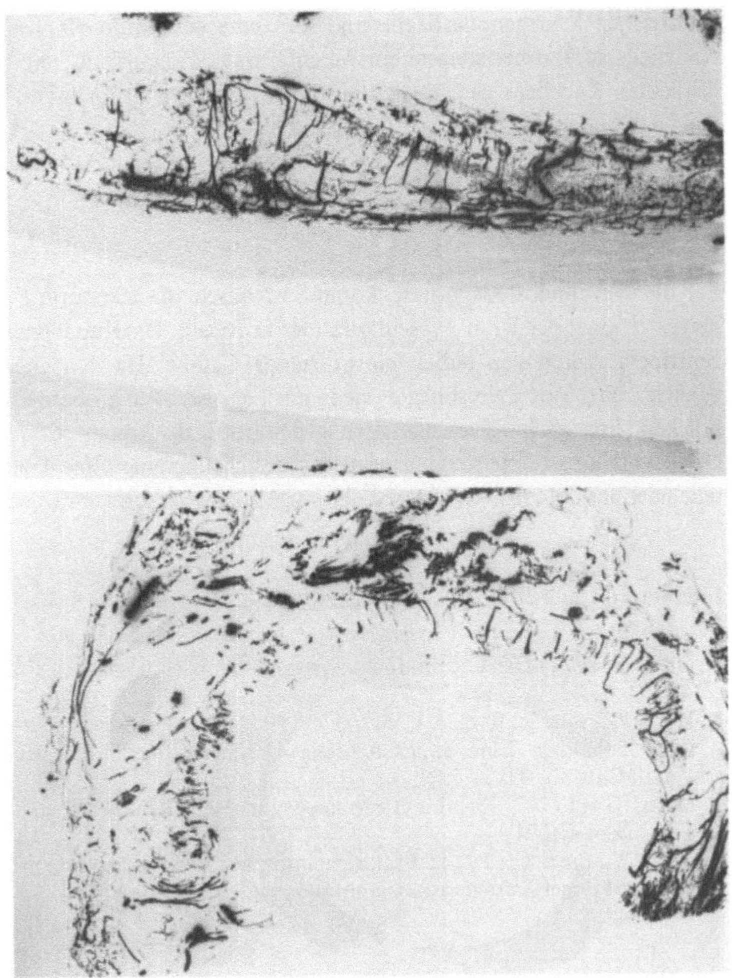

Abb. 2. Mikroangiogramm nach 6 Wochen Standzeit im Längsschliff (*oben*) und im Querschliff (*unten*). Deutlich sichtbare Stromumkehr mit zentripetaler Revascularisierung

neugebildeten Knochen überbrückt. Die Corticalis ist im peripheren Drittel über periostal einsprossende Gefäße revascularisiert. Es findet sich in den durchbluteten Knochenabschnitten ein lebhafter Haversscher Umbau mit einer primären Knochenheilung der Osteotomie. Die markraumnahe Compacta ist asvasculär.

Zwölf Wochen postoperativ findet sich die Tibia über eine solide Callusmanschette verheilt. Die Corticalis ist vollständig revascularisiert, die Osteotomie primär verheilt. Ein medulläres Gefäßnetz ist nicht wieder entstanden, zwischen Knochenzement und Corticalis findet sich eine wenige μ dicke bindegewebige Schicht mit einzelnen spärlichen Gefäßen.

Nach 12 Wochen Standzeit wurde in den einzelnen Gruppen spezifische Oberfläche und Volumen der Corticalis als Maß für den Haversschen Umbau und damit die Revascularisierung des Knochens morphometrisch bestimmt.

Mit zunehmendem Weichteiltrauma findet sich eine statistisch signifikante Abnahme der spezifischen Knochenoberfläche und Zunahme des Volumens. Die Revascularisierung des Knochens ist also bei steigendem Weichteiltrauma signifikant verzögert. Die Höhe des neugebildeten Knochens über der Osteotomie ist in allen Gruppen unabhängig von der Schädigung der Weichteile.

Zusammenfassung

Bei der Verbundosteosynthese kommt es durch die Zerstörung des medullären Gefäßnetzes zu einer primären Avascularität der Corticalis. Die Knochenrevascularisierung erfolgt zentripetal durch von außen einsprossende Gefäße. Die Knochenheilung erfolgt immer zunächst über eine Callusbrücke, die in der Lage ist, auch größere Corticalisdefekte zu überbrücken. Erst nach Revascularisierung der Corticalis kommt es zu der bei einer stabilen Osteosynthese zu erwartenden primären Knochenheilung. Eine Traumatisierung der Weichteile über der Osteotomie führt zu einer signifikant verzögerten Knochenrevascularisierung.

Literatur

1 Greif E (1974) Die Verbundosteosynthese bei pathologischen Frakturen. Act Traumatol 4: 261
2 Harms J, van de Berg A P, Mertz C (1974) Knochenrevascularisation nach Refobacin-Palacos-Füllung. Eine experimentelle Untersuchung an der Hundetibia. Arch Orthop Unfall-Chir 80: 71
3 Muhr G (1974) Kombinationsosteosynthesen bei pertrochanteren Frakturen. Act Traumatol 4: 271
4 Spier W, Burri C (1974) Frakturheilung bei Verbundosteosynthesen unter Mitverwendung autologer Knochentransplantate. Act Traumatol 4: 253

Tierexperimentelle Untersuchungen über das Verhalten von Calcium-Phosphat-Keramik im infizierten Knochendefekt

S. Decker und H. Hasert, Bochum

Bei der Behandlung infizierter wie auch nicht infizierter Knochendefekte gilt die autologe Spongiosaplastik gegenwärtig als Methode der Wahl. Abgesehen von der zur Entnahme erforderlichen Defektsetzung ist jedoch ein wesentlicher Nachteil der autologen Spongiosaplastik darin zu sehen, daß autologes spongiöses Knochengewebe nur in einem begrenzten und für manche Fälle nicht ausreichenden Umfang zur Verfügung steht.

In den letzten Jahren wurden im Batelle-Institut in Frankfurt am Main Implantate aus keramischen Werkstoffen auf der Basis von Calciumphosphat entwickelt und experimentell

Hefte zur Unfallheilkunde, Heft 153
Zusammengestellt von J. Probst/A. Pannike

erprobt (Köster et al., 1976, 1977, 1979). Die keramischen Werkstoffe erwiesen sich bei einem Calciumphosphatverhältnis von 3 : 1, das etwa dem des anorganischen Bestandteils des Knochens entspricht, als optimal gewebeverträglich. Im Gegensatz zu homologen und heterologen Knochentransplantaten fand sich keine bindegewebige Einscheidung der Implantate und es war sogar eine Stimulation des Knochenwachstums an der Keramikoberfläche erkennbar.

Darüberhinaus konnten Köster und Mitarbeiter tierexperimentell nachweisen, daß Tricalciumphosphatkeramik in einem vom Gefügeaufbau abhängigen Ausmaß resorbiert und durch neugebildetes Knochengewebe ersetzt wird. Die Tricalciumphosphatkeramik zeigte damit im Experiment ähnliche Eigenschaften wie autologe Spongiosa.

Da die keramischen Werkstoffe auf der Basis von Calciumphosphat bisher nur unter aseptischen Bedingungen erprobt wurden, sind wir in Zusammenarbeit mit dem Batelle-Institut der Frage nachgegangen, wie sich Tricalciumphosphatkeramik als Defektersatz bei einer infizierter Pseudarthrose verhält.

Als Modell wählten wir eine experimentell induzierte Pseudarthrose am Ulnaschaft des Hundes, die mit Staphylococcus aureus bzw. Pseudomonas aeruginosa kontaminiert wurde. Nach Osteotomie der Ulna und Kontamination der Knochenenden entwickelte sich in allen Fällen eine infizierte Pseudarthrose, die röntgenologisch eine fortschreitende Osteolyse mit Verbreiterung des Osteotomiespaltes bis auf 5 mm erkennen ließ. Diese osteolytische Phase kam erst nach ca. 6 Wochen zum Stillstand. Danach war im Verlauf von weiteren 4 Wochen eine zunehmende Callusbildung im Sinne der Entwicklung einer typischen Elefantenfußpseudarthrose zu beobachten und die lokalen Entzündungserscheinungen klangen bis auf blande Fistelbildungen ab.

Zwei bis 16 Wochen nach dem Ersteingriff wurden bei einer 2. Operation die Fragmentenden reseziert, ein Zylinder aus Tricalciumphosphatkeramik paßgenau unter leichtem Druck eingesetzt und die Ulna mit einer Plattenosteosynthese stabilisiert. Die Calciumphosphatzylinder hatten eine Länge von 1,5 cm, einen Durchmesser von 0,8–1,2 cm und waren zusätzlich mit coaxialen Bohrungen versehen.

Nach Implantation eines solchen Keramikzylinders während der Entwicklungsphase der Pseudarthrose, d.h. vor der maximalen Rückbildung der Fragmentenden etwa in der 6. Woche, setzte sich die progressive Osteolyse auch nach einer Resektion der Fragmentenden und Implantation der Calciumphosphatkeramik fort, sodaß es zur Lockerung des Implantates mit Ladenbildung kam.

Histologisch fand sich bei den Versuchstieren, bei denen in der Phase der Osteolyse implantiert wurde, ein gefäß- und zellreiches Granulationsgewebe, die Keramikzylinder waren z.T. fibrös abgekapselt und lagen teilweise in sehr zellreichen osteolyelitischen Herden.

Bei einer 2. Versuchsgruppe wurde die Implantation der Keramik-Distanzstücke in der Phase der Callusbildung bzw. Konsolidierung 8, 10 bzw. 16 Wochen nach der primären Osteotomie vorgenommen. Zu diesem Zeitpunkt waren die Knochenfragmente mit straffem Bindegewebe verbunden und die lokalen Entzündungserscheinungen waren zum Stillstand gekommen. Bei diesen Versuchstieren blieb der unmittelbar nach der Implantation erhobene Röntgenbefund unverändert bis etwa zur 8. Woche nach dem Zweiteingriff bestehen. Es kam weder zu einer Osteolyse oder Dislokation des Keramik-Distanzstückes noch zu einer röntgenologisch sichtbaren Resorption oder Ossifikation (Abb. 1). Im weiteren Verlauf zeigte sich jedoch röntgenologisch eine nach etwa 16 Wochen beginnende Verzahnung

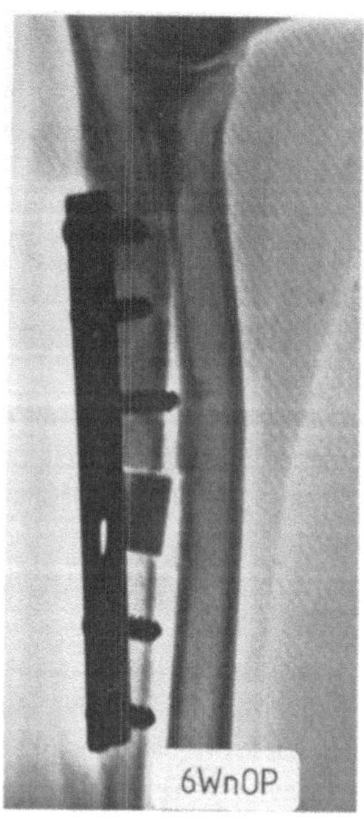

Abb. 1. 6 Wochen nach der Implantation eines Tricalciumphosphatkeramik-Distanzstückes in eine infizierte Pseudarthrose der Ulna des Hundes ist weder eine fortschreitende Osteolyse oder Dislokation noch eine röntgenologisch erkennbare Resorption oder Ossifikation zu beobachten

der Knochenkeramikgrenze, die als Resorption der Keramik und Einsprossung von neugebildetem Knochengewebe interpretiert wurde (Abb. 2).

Histologisch ergaben diese Versuche, bei denen die Implantation der Keramik-Zylinder erst 8–10 Wochen nach Induktion der Infektpseudarthrose erfolgte, eindeutig positivere Befunde als die Vorversuche mit simultaner Implantation und Infektion. Die Tricalciumphosphatkeramik war in diesen Fällen weitgehend knöchern integriert. Neben straffen, sehr zellarmen Bindegewebslagen fand sich an den Implantaten neugebildetes lamelläres Knochengewebe, welches teilweise resorptiv in die Calciumphosphatatoberfläche eingewachsen war. Die Peripherie der Implantationsstellen war teilweise fibrös, teilweise knöchern repariert. Progressive entzündliche Reaktionen bzw. osteolytische Prozesse waren nicht mehr vorhanden.

Röntgenologisch sind bei einem zur Zeit noch im Versuch stehenden Hund 11 Monate nach der Implantation des Keramik-Zylinders noch weiter fortgeschrittene Resorptionserscheinungen an der Knochen-Keramik-Grenze erkennbar. Im Vergleich zu den glatten Implantatgrenzen wenige Wochen nach der Operation (Abb. 1) findet sich jetzt ein unregelmäßig gestalteter inniger Knochen-Keramik-Verbund (Abb. 2), sodaß mit einem weiteren Fortschreiten der Resorption und der Ersatzknochenbildung gerechnet werden kann.

Zusammenfassung

Auf Grund unserer vorläufigen Ergebnisse ist festzustellen, daß die Überbrückung einer infizierten Pseudarthrose durch ein Calcium-Triphosphatkeramik-Distanzstück in der Phase der

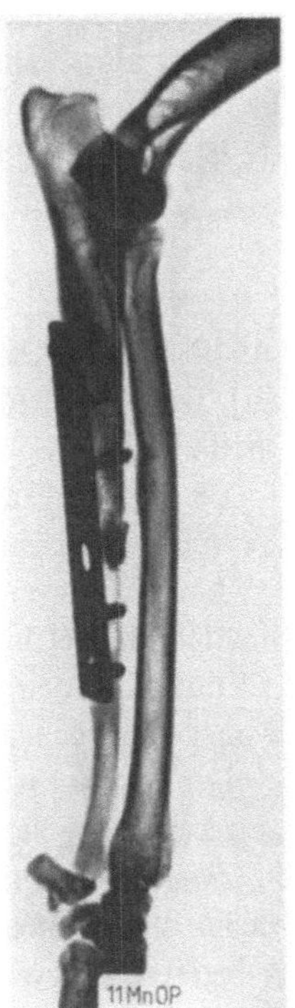

Abb. 2. 11 Monate nach der Überbrückung einer infizierten Pseudarthrose der Ulna des Hundes mit einem Tricalciumphosphatkeramik-Distanzstück findet sich röntgenologisch eine fortgeschrittene Verzahnung der Knochen-Keramik-Grenze im Sinne einer Resorption der Keramik und Einsprossung von neugebildetem Knochengewebe

Osteolyse zur Abkapselung des Implantates führt, während nach einer Implantation in der Phase der Callusbildung und Konsolidierung zwischen der 8. und 16. Woche eine weitgehende Integration des keramischen Werkstoffes in das geschwächte Knochenlager unter Resorption und Knochengewebseinsprossung zu beobachten ist.

Literatur

Köster K, Karbe E, Kramer H, Heide H, König R (1976) Experimenteller Knochenersatz durch resorbierbare Calciumphosphat-Keramik. Langenbecks Arch Chir 341: 78–86

Köster K, Heide H, König R (1977) Histologische Untersuchungen an der Grenzfläche zwischen Knochengewebe und Calciumphosphat-Calciumaluminat- und Aluminiumoxidkeramik. Z Orthop 115: 693–699

Köster K. Heide H, König R (1977) Resorbierbare Calciumphosphatkeramik im Tierexperiment unter Belastung. Langenbecks Arch Chir 343: 173–181

Köster K, Erhard H, Kubicek J, Heide H (1979) Experimentelle Anwendung von Kalziumphosphatgranulat zur Substitution von konventionellen Knochentransplantaten. Z Orthop 118: 398–403

Erste experimentelle Untersuchungen zur Knochenbruchheilung bei der alkoholisierten Ratte

H. Bartsch, J. Jänicke-Lorenz und R. Lorenz, Berlin

Alkoholiker weisen bekanntlich eine größere Frakturhäufigkeit auf als Vergleichsgruppen [6]. Die Knochenbruchheilung ist in der kurativen Medizin von schwerwiegender Problematik begleitet.

Die hier vorgenommenen Untersuchungen an alkoholisierten Ratten stellen einen ersten Versuch zur Klärung der Parameter dieser schlechten Heilungstendenz dar.

Adulte, konventionelle, SPF und keimfreie HAN: Wistar-Ratten beiderlei Geschlechts dienten als Versuchstiere. Es wurden zu jedem hygienischen Status 40 Versuchstiere und 5 Kontrolltiere eingesetzt. Die Tiere wurden von 1%–20% mit reinem Äthanol alkoholisiert, wobei eine wöchentliche Steigerung von 5% erfolgte.

Der Alkohol wurde den Tieren ad libitum über das Trinkwasser verabreicht. Als Alleinfutter diente pelletiertes Altromin 1314 ff (Fa. Altromin GmbH, Lage/Lippe).

Zwei Wochen nach 20%iger Verabreichung des Äthanols wurden beide Femora der Versuchs- und Kontrollgruppen in Barbituratnarkose unter Defektsetzung (10%iges Nembutal, 4 mg/100 g Kgw i.p.) osteotomiert und mit Rush-pins (1,2–1,4 mm, je nach Größe der Femora) chirurgisch versorgt.

Die röntgenologische Kontrolle erfolgte 14-tägig mittels Mammographen, und als Gegenüberstellung wurden xeroradiographische Aufnahmen angefertigt.

Die Serum- und Plasmagewinnung zur Messung der klinisch-chemischen Parameter, wie γ-GT, Mg, Thrombinzeit, Quickwert, Faktor XIII erfolgten in dreiwöchigem Abstand. Erstmalig wurde die γ-GT verlaufsmäßig kontrolliert. Die Blutentnahmen erfolgten ebenso, wie zur Messung der IgG-Spiegel und des Blutalkohols, die in der prä- und postoperativen Phase stattfanden, durch Herzpunktion.

Die IgG-Werte wurden durch radiale Immundiffusion [10] ermittelt. Histologische Untersuchungen der Osteotomiestellen erfolgten 9 Wochen post operationem nach Tötung der Tiere.

Die Tabelle 1 zeigt die drei Hauptmerkmale: Blutalkohol, γ-GT und Serum-MG, wo eine eindeutige Erhöhung der Medianwerte bei alkoholisierten Ratten gefunden werden konnten. Statusabhängige Unterschiede ließen sich nicht feststellen.

Messungen der PTT, des Gerinnungsfaktors XIII, der Thrombinzeit und des Quick-Wertes führten zu keinen aussagekräftigen Werten.

Der vorgenommene γ-GT-Verlauf über 16 Tage, bei denen die Tiere vom 1. Tag an 20% Alkohol über das Trinkwasser erhielten, ist in der Abb. 1 dargestellt.

Hierbei ist der doch erhebliche Anstieg der γ-GT vom 4. Tag an, sowie die Streuungszunahme bei den alkoholisierten Ratten ersichtlich. Beim Minimalwert handelt es sich übrigens um ein männliches Tier, wohingegen der Maximalwert durch ein weibliches Tier repräsentiert wird.

Die gemessenen Werte der weiblichen Ratten lagen sowohl bei der γ-GT, als auch beim Blutalkohol stets höher als die der männlichen Tiere. Bei den immunologischen Untersuchungen zeigt sich nur ein deutlicher Anstieg der IgG-Werte bei den alkoholisierten SPF-Ratten; bei den anderen Versuchsgruppen zeigen sich keine Unterschiede.

Hefte zur Unfallheilkunde, Heft 153
Zusammengestellt von J. Probst/A. Pannike

Tabelle 1. Die Tabelle gibt die Ergebnisse alkoholisierter, adulter Wistar-Ratten beiderlei Geschlechts an, Unterschiede bei verschiedenen Haltungsbedingungen ergaben sich nicht

Stamm	Status	Merkmal	Einheit	Medianwerte der Ratten ($\tilde{x}$) 20% Alkohol	Kontrolle
Wistar	gf SPF konventionell	Blutalkohol	%.	0,26 (18)	0,00 (5)
Wistar	gf SPF konventionell	γ-GT	U/L	2,30 (9)	0,50 (5)
Wistar	gf SPF konventionell	Serum-Mg	mmol/L	1,30 (8)	0,79 (5)

( ) = Anzahl der Tiere je Versuchsansatz und Status
gf = keimfrei
SPF = spezifiziert pathogen frei

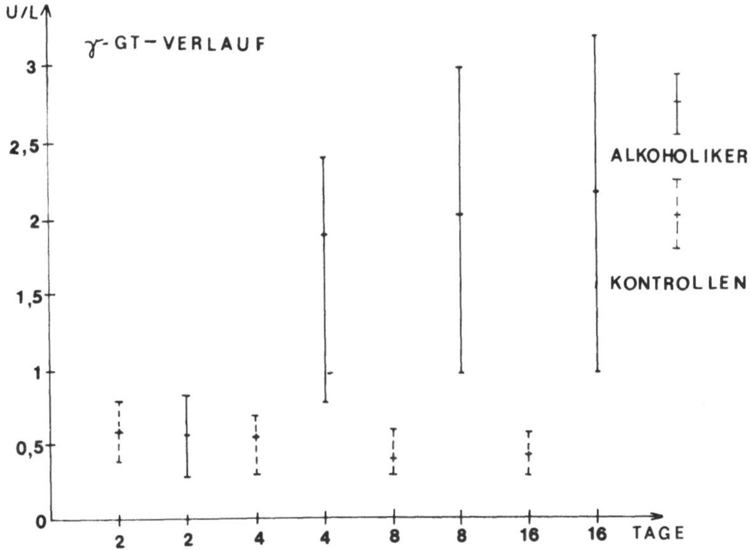

Abb. 1. Die Verlaufskurve der Medianwerte von Wistar-Ratten beiderlei Geschlechts zeigt, daß die γ-GT im Mittel ansteigt und die Streuung zunimmt. Anzahl der Tiere pro Gruppe (n = 6)

Bei den immunologischen Untersuchungen zeigt sich nur ein deutlicher Anstieg der IgG-Werte bei den alkoholisierten SPF-Ratten; bei den anderen Versuchsgruppen zeigen sich keine Unterschiede.

Die Knochenhistologie weist bei 9 Wochen alten Frakturen der alkoholisierten Ratten weniger Callus auf, wobei über die Quantität vorerst keine Aussagen gemacht werden können (Abb. 2 und 3).

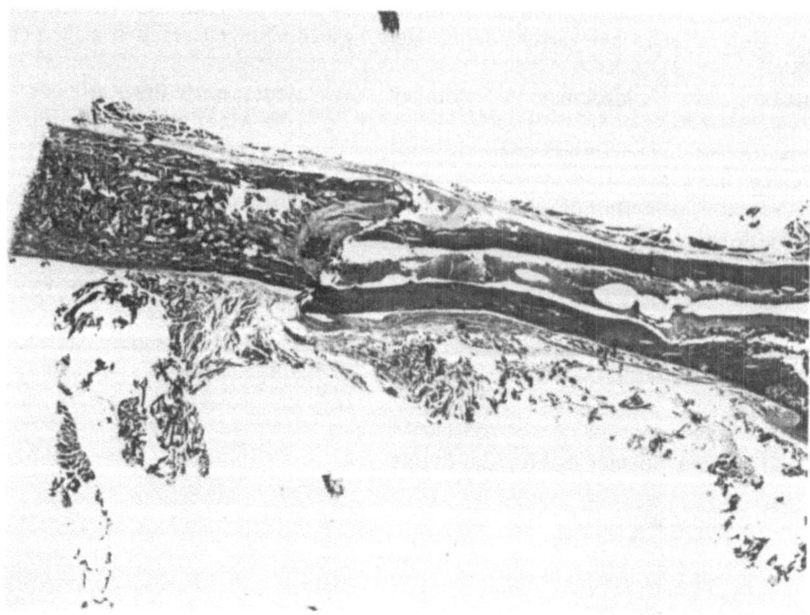

Abb. 2. 9 Wochen alte Osteotomiestelle einer alkoholisierten Ratte mit geringer Callusbildung

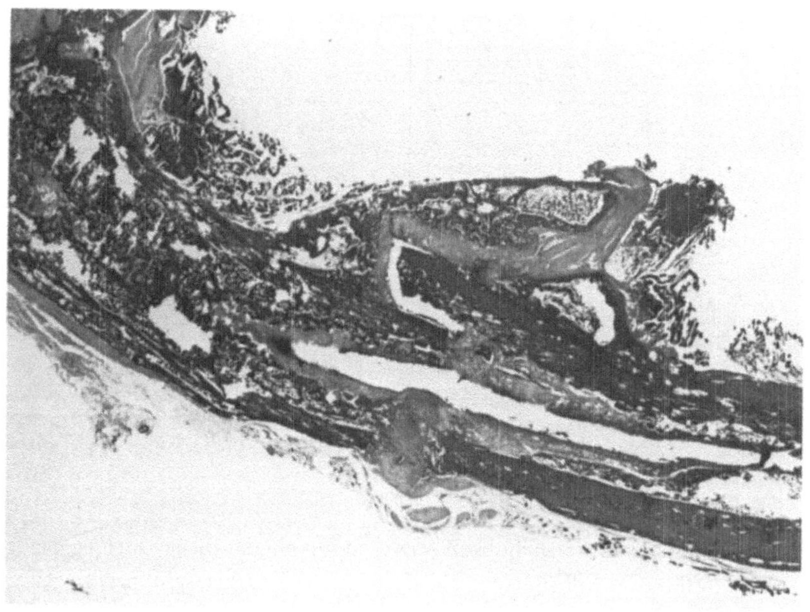

Abb. 3. 9 Wochen alte Osteotomiestelle eines Kontrolltieres mit knöchernem, knorpeligem und bindegewebigem Callus

Die Tabelle 2 zeigt die Merkmale in Medianwerten, bei denen keine auswertbaren Unterschiede feststellbar sind. Die angegebenen Werte von Serum-PO_4, Serum-Ca, Cholesterin und Neutralfetten sind auch hier unabhängig vom Status.

Die Wundheilung verlief bei konventionellen Ratten im gleichen Maße unproblematisch wie bei den gnotobiotischen Tieren [15].

Die hier gefundenen Werte können nicht einfach auf die Problematik der humanmedizinischen Fragestellung übernommen werden.

So weisen „Alkohol-Knochen" nach Dalen und Feldkirch [1] und Dalen und Lamke [2] eine geringere Knochendichte auf, während bei der Ratte Alkohol keinen Einfluß auf die Knochendichte hat [13, 14].

Auch hat der Alkoholiker eine erhöhte Ausscheidung von Mg und Ca über den Harn [5], verbunden mit einer Hypomagnesaemie [3] und einer Senkung des Serum-Ca-Spiegels [9]. Stattdessen zeigt die alkoholisierte Ratte keine Veränderung der Serumkonzentration von Ca und P [14]. Eigene Untersuchungen ergaben sogar einen Anstieg des Serum-Mg-Spiegels.

Gastro-duodenal Ulcera, verbunden mit Verlust an Knochenmineralien, die häufig beim Alkoholiker diagnostiziert werden [12], ließen sich bei den Ratten nicht finden.

Alimentäre Störungen [8] spielen auch bei der Ratte eine große Rolle [7]. Sie müssen als Ursache der erhöhten Blutungsneigung in Betracht gezogen werden, da eine verhinderte Koprophagie Vitamin-K-Mangel verursachen kann [4].

Dennoch kann die Ratte als Tiermodell herangezogen werden, da Alkohol auch bei der Ratte eine verzögerte Frakturheilung bewirkt. Hierzu sind jedoch weitere klärende Untersuchungen unbedingt notwendig.

Es sei noch zu erwähnen, daß im Handel befindliche humane Testsätze, wie Testomar-Alkohol (Behring) oder Tina-Quant (Boehringer) nicht problemlos auf das Tier übertragen werden können.

Tabelle 2. Die Tabelle zeigt Serumwerte alkoholisierter, adulter Ratten beiderlei Geschlechts, die unabhängig vom Status sind. Die Gruppengröße betrug jeweils 10 Tiere

Stamm	Status	Merkmal	Einheit	Medianwerte der Ratten ($\tilde{x}$) 20% Alkohol	Kontrolle
Wistar	gf SPF konventionell	Serum-Ca	mmol/L	2,42	2,65
Wistar	gf SPF konventionell	Serum-PO_4	mmol/L	1,85	1,98
Wistar	gf SPF konventionell	Cholesterin	mg/dL	32,00	35,00
Wistar	gf SPF konventionell	Neutralfette	mg/dL	89,00	92,00

gf = keimfrei
SPF = spezifiziert pathogen frei

Zusammenfassung

Als Versuchstiere dienten adulte konventionelle, SPF und keimfreie HAN: Wistar-Ratten, die stufenweise mit Äthanol über das Trinkwasser alkoholisiert wurden.

Die Femora der Tiere wurden unter Barbiturat-Narkose osteotomiert und mit Rush-pins chirurgisch versorgt.

Klinisch-chemische und immunologische Parameter wurden ebenso wie knochen-histologische Untersuchungen durchgeführt.

Alkohol bewirkte auch bei der Ratte eine verzögerte Frakturheilung.

Literatur

1 Dalen N, Feldreich A (1974) Osteopenia in alcoholism. Clin Orth Rel Res 99: 201–202
2 Dalen N, Lamke B (1976) Bone mineral losses in alcoholics. Acta Orthop Scan 47: 469–471
3 Heaton F, Pyrah L, Beresford C, Bryson R (1962) Hypomagnesium in chronic alcoholism. Lancet 2: 802–805
4 Juhr N-C, Dietzel L, Horn J (1975) Vit.-K-Mangel bei „SPF-Ratten", ernährt mit einer strahlensterilisierten halbsynthetischen Diät. Z Versuchstierk 17: 212–228
5 Kalbfleisch J, Lindemann R, Ginn H, Smith W (1963) Effects of ethanol administration on urinary excretion of magnesium and other electrolytes in alcohol and normal subjects. J Clin Invest 42: 1471–1475
6 Kristensson H, Lunden A, Nilsson B (1980) Fracture incidence and diagnostic roentgen in alcoholics. Acta Orthop Scan 51: 205–207
7 Lieber C, Jones D, De Carli L (1965) Effects of prolonged ethanol intake: production of fatty liver despite adequate diets. J Clin Invest 44: 1009–1012
8 Lowe W, Labbate V (1970) The osteoporosis of cirrhosis. Clin Res 18: 366–370
9 Luisier M, Vodoz J, Donath A (1977) Carence en 25-Hydroxyvitamine D avec diminution de l'absorption intestinale de calcium et de la densite osseuse dans l'alcoholisme. Schweiz Med Wochenschr 107: 1529–1533
10 Mancini G, Carbonara A, Heremans J (1965) Immunochemical quantitation of antigens by single radial immunodiffusion. Immunochemistry 2: 235–240
11 Nilsson B (1970) Conditions contributing to fracture of the femoral neck. Acta Chir Scand 136: 383–384
12 Nilsson B, Westlin N (1972) Femur density in alcoholism and after gastrectomy. Calif Tissue Res 10: 167–170
13 Saville P, Lieber C (1965) Effect of alcohol on growth, bone density and muscle magnesium in the rat. J Nutr 87: 477–484
14 Mezey E, Potter J, Merchant C (1979) Effect of ethanol feeding on bone composition in the rat. Am J Clin Nutr 32: 25–29
15 Rovee D, Kurowsky C, Flanagan P (1969) Bacterial burden and wound repair in conventional and germfree rats. In: Mirand E, Back N (Eds) Advances in experimental medicine and biology. Germfree biology. Experimental and clinical aspects. Plenum Press, New York, p 85–96

Verlaufsbeobachtungen bei tierexperimentell erzeugten malignen Knochentumoren und deren Beeinflussung durch Kunststoffzement

H.-D. Strube und D. Komitowski, Mainz und Heidelberg

In einer klinischen und experimentellen Studie sollten die Auswirkungen von Kunststoffzement auf malignes Knochentumorgewebe untersucht und daraus Rückschlüsse auf den Einfluß bei anderen, insbesondere semimalignen Knochengeschwulstformen gezogen werden.

Die *These* lautete, daß spezielle, gesundes Knochengewebe sonst schädigende und somit unerwünschte Nebenwirkungen von „Knochenzementen" zur Abtötung von bei der Erstoperation verbleibenden und für ein Rezidiv verantwortlichen Tumorzellen geeignet und in diesen besonderen Situationen vor allem in der Metastasenchirurgie erwünscht sind.

Die *Fragestellung* war: Sind die bei der Zementaushärtung (Polymerisation) auftretenden primären Nebenwirkungen (Temperaturentwicklung und Abgabe cytotoxischer Monomere) sowie die mit der Zementimplantation verbundenen mechanischen Schädigungen des Implantatlagers (O_2-Mangel durch Zerstörung des arteriellen Gefäßnetzes allein und für eine dann kurzfristige Tumorgewebsschädigung verantwortlich?

Das zur Beantwortung dieser Fragen erforderliche *Tumormodell* mußte folgenden *Anforderungen* genügen: Es sollte sich um ein selektives Modell von Knochensarkomen handeln, die morphologisch und biologisch solchen beim Menschen entsprechen. Das Versuchstier mußte geeignet sein, daran in der Humanmedizin vergleichbare klinische und radiologische Untersuchuungen ausführen zu können; außerdem mußten analog am Menschen durchführbare Operationsmethoden mit Tumorresektion, Zementimplantation und Plattenstabilisierung (Verbundosteosynthese) technisch möglich sein.

Als *Versuchstier* eigneten sich 3–4 Monate alte Bastard-Kaninchen beiderlei Geschlechts; als *Carcinogen* wurde 7,12-Dimethylbenz-(a)-Anthracen (1 mg DMBA/kg/KGW) benutzt, als *Implantationsort* die *Femurmarkhöhle,* als *Kunststoffzement Polymethylmethacrylat* (Palacos).

Die histologischen Untersuchungen der Knochentumoren vor (Artdiagnose) und nach Zementimplantation (Tumor-Zementgrenze) (Abb. 2b) erfolgten lichtmikroskopisch an unentkalkten Schnitten nach Methacrylateinbettung.

Um Knochensarkome mit einer für die Versuche notwendigen „vorbestimmbaren Lokalisation" erzeugen zu können wurde DMBA an Gelatine als Carcinomträgersubstanz gebunden in die Femurmarkhöhle inkorporiert. Hierdurch wird eine langsame Resorption des Carcinogens erreicht, da sich um die Gelatine als Fremdkörper eine „biologische Kapsel" bindet, die den Transport von DMBA nach außerhalb der Markhöhle verhindert (Abb. 1) (Komitowski und Strube, 1980).

Ergebnisse

Es entwickelten sich bei 10 von 22 auswertbaren Kaninchen Knochensarkome nach frühestens 2, später nach 6 Monaten. Die Vollentwicklung der Malignome zeigte sich nach etwa 1 Jahr. Histologisch handelte es sich um 8 osteogene Sarkome, 1 Fibro- und 1 Chondrosarkom.

Hefte zur Unfallheilkunde, Heft 153
Zusammengestellt von J. Probst/A. Pannike

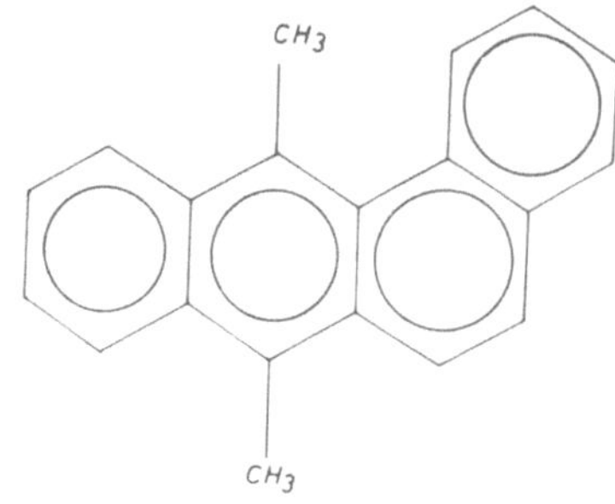

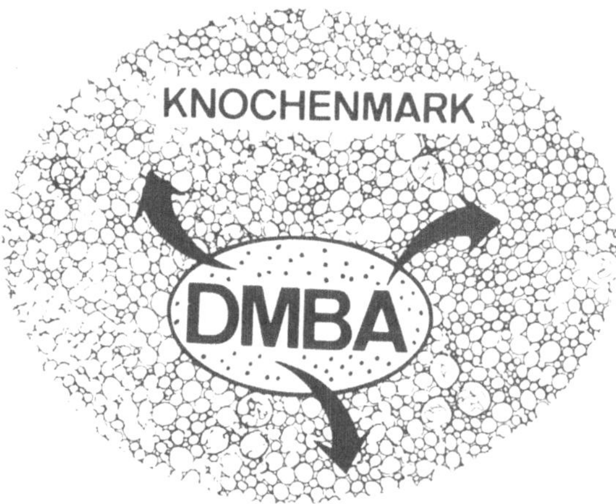

Abb. 1

Die Klinik der Sarkomentwicklung, die Laborwertveränderungen, die radiologischen Befunde (Röntgen, Szinti-, Angio- und Computertomographie), die makroskopischen Tumorformen (Autopsie) und die Morphologie zeigten eine weitgehende Übereinstimmung mit entsprechenden Knochentumoren beim Menschen.

Vier der 10 Tiere waren vom Allgemeinzustand und der lokalen Tumorentwicklung für eine Operation mit Zementimplantation geeignet. Bei 2 Tieren erfolgte dies als Zementinkorporation plus Plattenstabilisierung (Drittelrohrplatte) im Sinne einer Verbundosteosynthese (Abb. 2a), in 2 Fällen als alleinige Zementplombierung.

Die histologischen Untersuchungen 24 Std, 4 und 10 Wochen nach Palacos-Implantation in das Sarkomgewebe ergaben wie bei entsprechenden Kontrolltieren Gewebsnekrosen in den Zementkontaktbereichen. Darauf folgte eine Übergangszone mit partiellen Tumornekrosen sowie teils gut erhaltenem, teils neugebildetem und infiltriertem Sarkomgewebe. Die dritte Zone war diejenige mit nicht beeinflußtem Tumorgewebe (Abb. 2c).

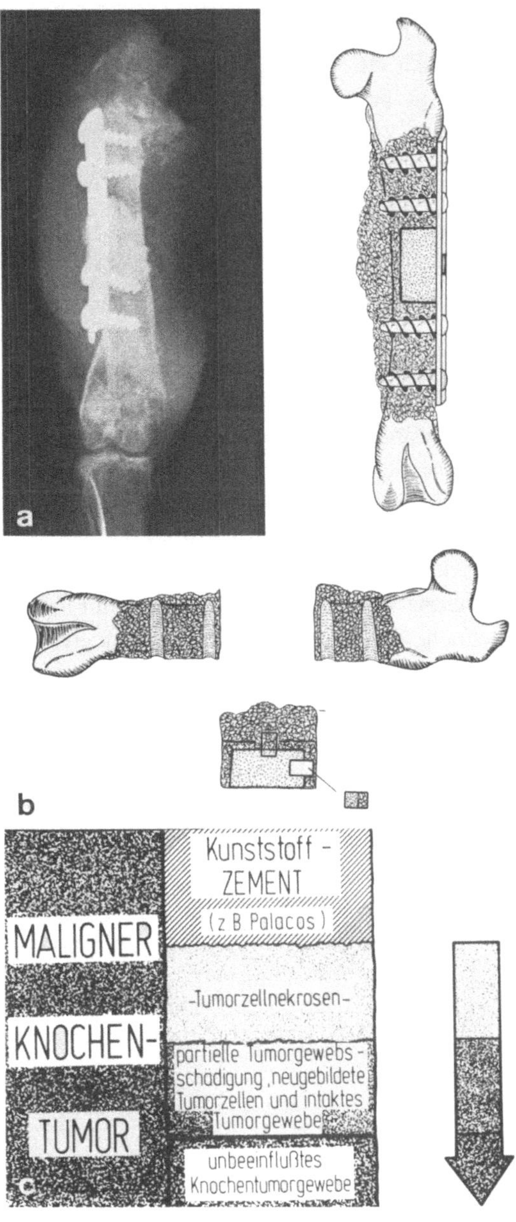

Abb. 2a–c

Diskussion

Für die Zerstörung direkt im Zementkontaktbereich lokalisierter Tumorzellen kommt vorrangig die Polymerisationshitze, an zweiter Stelle eine kurzfristige, wenige Tage andauernde cytotoxische Monomerwirkung in Frage. Für die Schädigung weiter entfernt liegender Sarkomzellen wird ein reduziertes O_2-Angebot durch die Zerstörung des Gefäßnetzes bei zusätzlichen für den Stoffwechsel der Sarkomzellen kritischen Hyperthermiewerten diskutiert.

Durch die Auswahl bestimmter Zementsorten mit hohen Polymerisationstemperaturen, sowie größerer und längerer Monomerabgabe könnte die gewünschte schädigende Zementwirkung verstärkt werden; außerdem durch spezielle Operationstechniken mit Blutleere (Wärmestau) und durch Verlängerung der chemisch-toxischen Phase bei vorzeitiger Zementimplantation.

Schlußfolgerungen

Schlußfolgerungen für den Anwendungsbereich von Kunststoffzementen in der operativen Knochentumortherapie: Knochenzemente haben wegen ihrer guten Gewebsverträglichkeit in ausgehärtetem Zustand vorrangig die Funktion einer Füll- und Stützsubstanz bei neoplastisch bedingten Knochenläsionen (Verbundosteosynthese). Es kommt nur den mit der Zementaushärtung- und inkorporation verbundenen Polymerisationseffekten bei zusätzlicher Blutversorgungsstörung eine tumorzellschädigende Wirkung zu; eine Langzeitwirkung besteht nicht. Somit ist Knochenzement bei primär malignen Knochentumoren abhängig von der Lokalisation auch nur in bestimmten Ausnahmesituationen indiziert (Ablehnung der Amputation). Ein besonderer Stellenwert kommt Kunststoffzementen neuerdings dagegen als „Temporäre Zementplombe" bei semimalignen Geschwulstformen zu. Ein neu zu überdenkender Gesichtspunkt wäre die Kopplung von Cytostatica an Knochenzement, ähnlich wie es bei speziellen Antibiotica möglich ist. Solche Präparate müßten ebenfalls lokal wirksam sein und dürften bei der Zementpolymerisation nicht zerstört werden. Außerdem müßten sie über einen längeren Zeitraum kontinuierlich aus dem Zement in die Umgebung eluiert werden.

Literatur

Komitowski D, Strube H-D (In press) DMBA-induzierte Knochensarkome bei Kaninchen. Vortrag 15. Dtsch Krebskongr, München 11.–15.3.80, 3. Verh Bd d Dtsch Krebs Ges

II. Chancen und Risiken der Frakturbehandlung
(Vorsitz: H. Tscherne, Hannover, B. Friedrich, Bremen, H. Ecke, Gießen, und E.H. Kuner, Freiburg)

Präsident W. Düben

Meine Damen und Herren! Was ganz allgemein angesprochen das Krankheits- und Behandlungsrisiko betrifft, so zeichnet sich in der heutigen Rechtsprechung ein Trend ab, der besonders uns Chirurgen mit großer Sorge erfüllt. Man will den Patienten einerseits als mündigen Bürger in seinem Selbstbestimmungsrecht mehr als bisher bestärken, was zu begrüßen ist, ihm aber andererseits beinahe jedes Risiko abnehmen und die Unwägbarkeiten diagnostischer und therapeutischer Maßnahmen weitestmöglich dem Arzt aufbürden. Nach juristischer Meinung müsse ärztliches Handeln prozeßfest werden.

Heißt das nicht in letzter Konsequenz, im Patienten seinen potentiellen Prozeßgegner zu sehen und sich deshalb auf eine maximal defensive Therapie zu beschränken?

Ganz auf Minderung des Risikos bedacht, müßte sich der Chirurg in seinen Entscheidungen juristische und ärztliche Schranken auferlegen, die sich für jeden Patienten nachteilig auswirkten, der unter Inkaufnahme eines gewissen Risikos am Behandlungsfortschritt teilhaben will.

Ich übergebe nun den Vorsitz an die Herren Tscherne und Friedrich.

Lassen sich diagnostische Irrtümer immer vermeiden?

G. Garbe, Hannover

Fehldiagnosen bei Frakturen und Luxationen belasten den Verletzten und Arzt gleichermaßen. Sie wiegen naturgemäß um so schwerer, wenn daraus bleibende und nicht mehr korrigierbare Schäden resultieren. Diese ziehen heute nicht selten Haftpflichtansprüche nach sich.

Diese Schaubilder (Abb. 1 und 2) von ca. 200 übersehenen oder falsch diagnostizierten Frakturen und Luxationen verdeutlichen, daß Verletzungen der gelenkigen Verbindungen von Hand, Hüfte, Schulter, Ellenbogen und Fuß häufiger übersehen werden.

An der oberen Gliedmaße dominiert der Kahnbeinbruch. Seine diagnostischen Schwierigkeiten sind allgemein bekannt. Bestehende Zweifel lassen sich durch eine Röntgenkontrolle 8 bis 10 Tage später ausräumen. Veraltete Kahnbeinbrüche werden trotz breitem Bruch-

Hefte zur Unfallheilkunde, Heft 153
Zusammengestellt von J. Probst/A. Pannike

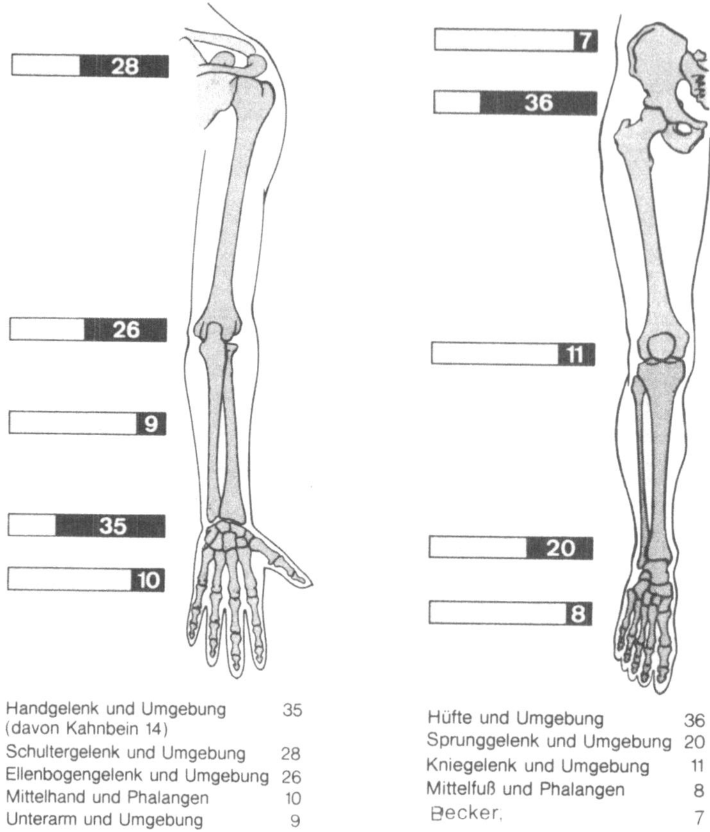

Abb. 1. Übersehene Frakturen und Luxationen

Abb. 2. Übersehene Frakturen und Luxationen

spalt, cystischen Aufhellungen oder bereits abgedeckelten Bruchflächen nicht selten für eine frische Fraktur gehalten.

Die perilunären Handgelenksluxation, die Luxationsfraktur nach de Quervain, die Monteggiafraktur und die Kombinationsverletzung nach Galleazzi sind für Fehldiagnosen geradezu prädestiniert.

An der Schulter bildet die hintere Schulterluxation eine diagnostische Falle. Die ap-Aufnahme läßt den Kopf meist fälschlicherweise in der Pfanne vermuten. Weil für den Patienten schmerzhaft, wird die klärende axiale Aufnahme bisweilen unterlassen.

Analysiert man die diagnostischen Täuschungsmöglichen, dann sind diese in erster Linie in einer Verkennung funktioneller Einheiten zu suchen und seltener in einer nicht sachgerechten Einstellung zur Röntgenaufnahme. Bei der Monteggiafraktur wird das Ellenbogengelenk entweder nicht geröntgt oder die Speichenköpfchenluxation nicht als solche erkannt. Nur bei jeder zweiten Galleazzifraktur wird erfahrungsgemäß die Sprengung des Radioulnargelenks diagnostiziert. In ähnlicher Weise wird bei der Maisonneuvefraktur des Unterschenkels die Ruptur des Deltabandes häufiger übersehen.

Die seltenen Luxationen und Frakturen im Talo-Naviculargelenk werden nach unseren Beobachtungen leicht verkannt, weil die Fußwurzel röntgenologisch nicht erfaßt wird, und man sich allein mit Aufnahmen des oberen Sprunggelenkes begnügt oder allein auf augenfälligere Verletzungen des Vorfußes konzentriert.

Von großer Tragweite sind Folgen nicht rechtzeitig erkannter Luxationsfrakturen des Hüftgelenkes. Perret u. a. haben sich mit dieser Problematik beschäftigt. Bei Brüchen der unteren Gliedmaße, die durch Anprallmechanismen entstanden sind, muß grundsätzlich das Hüftgelenk in die Diagnostik einbezogen werden. Bei jedem vierten der von uns behandelten Verletzten wurde die Pfannenfraktur erst verspätet aufgedeckt. Strenges Befolgen der alten und bewährten Regel, die besagt, daß bei Schaftbrüchen grundsätzlich beide benachbarte Gelenke geröntgt werden müssen, schützt vor Fehldiagnosen.

Die Diagnose von Gelenkfrakturen im Kindesalter wird durch unterschiedliche Ossifikationszeiten epi- und apophysärer Bereiche erschwert. Irrtümer kann man vermeiden, indem man grundsätzlich Vergleichsaufnahmen der gesunden Seite in die Beurteilung mit einbezieht.

Das Ausschöpfen aller verfügbaren diagnostischen Möglichkeiten einerseits und das Wissen um bekannte Fehlerquellen andererseits können die Zahl von diagnostischen Irrtümern minimieren helfen. Selbst dann bleibt auch der Erfahrene davor nicht immer gefeit, wie eine Speichenschaftfissur zeigen soll, die am Verletzungstage röntgenologisch kaum wahrnehmbar war und doch später dislozierte.

Literatur

1 Giustra P E, Killoran P J, Furman R S, Rott J A (1974) The missed Monteggia fracture. Radiology 110: 45

2 Glinz W (1975) Luxationsfrakturen des Humerus. Hefte Unfallheilkd 126. Springer, Berlin Heidelberg New York, S 76

3 Perret W (1960) Die nicht oder zu spät erkannten Schenkelhalsbrüche bzw. Hüftgelenksluxationen beim Oberschenkelschaftbruch. Med Klin 4: 137

Absolute und relative Indikationen zur konservativen Behandlung von Frakturen

W. Groher, Berlin

Moderne, hochentwickelte Osteosyntheseverfahren, hoher Stand der Asepsis, breiteste antibiotische Therapie und die schnellen Möglichkeiten der Mobilisierung sind Kriterien, die aus der Modernen Unfallheilkunde nicht mehr wegzudenken sind. Verbunden damit ist aber nicht selten das Vergessen bzw. Nicht-mehr-Lehren der konservativen Frakturenbehandlung.

Es zeichnet den guten traumatologisch tätigen Arzt aus, beide Behandlungsverfahren zu beherrschen und die Indikationen wahlweise für das eine oder andere Verfahren zu stellen.

Tscherne sagt z.B.: „Bei jedem Unterschenkelschaftbruch muß die Frage gestellt werden, ob mit konservativer Behandlung ein gutes knöchernes und funktionelles Resultat in akzeptabler Zeit erzielt werden kann."

Diese Aussage gilt aber sicher ebenso für eine weitere Zahl von typischen Frakturlokalisationen, die unter konservativer Therapie in akzeptabler Zeit ein gutes funktionelles Ergebnis erwarten lassen. Dabei soll nicht die Rede sein von konservativer Behandlung wegen anaesthesiologischer oder internistischer Probleme, keine Beurteilung der Frakturen durchgeführt werden, bei denen weitere zu erwartende Komplikationen eine operative Versorgung verhindern, wie z.B. bei schwersten Begleitverletzungen, bei Polytraumatisierten oder bei vorausgegangenen septischen Prozessen an der betroffenen Extremität.

Es erscheint vielmehr von Bedeutung, einmal daraufhinzuweisen, daß die konservative Frakturenbehandlung zwar mit Komplikationen verbunden sein kann, daß aber die Komplikationen bei operativer Behandlung in Form von Infekten und Infektpseudarthrosen noch wesentlich größere Probleme aufweisen und daß diese in den letzten Jahren wegen der sehr intensiven operativen Therapie zugenommen haben.

Die Gruppe der Frakturen, die nach den o.g. Kriterien als absolut konservativ zu therapieren geeignet erscheint, wird angeführt von den Clavicularfrakturen an typischer Stelle ohne begleitende Komplikationen. Hier hat sich uns unter den über 50 Verbandsanordnungen, die in der Literatur angegeben sind, der Rucksackverband als Mittel der Wahl mit allerdings sehr guten funktionellen Ergebnissen bewährt. Zwar handelt es sich hierbei um eine Pseudo-Ruhigstellung, die aber ausreichend ist zur Stabilisierung der Fraktur.

Subcapitale Oberarmfrakturen an typischer Stelle in der Mehrzahl bei alten Menschen beobachtet, werden funktionelle nach Poelchen behandelt, wobei die gute krankengymnastische Betreuung hervorragende funktionelle Ergebnisse erbringt.

Das gleiche gilt für fast alle Oberarmschräg- und -stückbrüche ohne Gefäß- und Nervenbeteiligung, wo entweder die funktionelle Behandlung oder bei jungen Menschen die Ruhigstellung im Thorax-Armgips in kurzer Zeit eine genügende knöcherne Stabilisierung ergibt.

Radiusbasisfrakturen ohne Gelenkbeteiligung sind ebenso eine Domäne der konservativen Therapie wie Trümmerfrakturen der Radiusbasis beim alten Menschen. Trotz häufig nicht exakter bzw. idealer röntgenologischer Stellung der Fragmente sind gute funktionelle Ergebnisse zu erwarten.

Neben stabilen Wirbelfrakturen ohne radiculäre Beteiligung sind auch Rippenfrakturen in aller Regel konservativ zu behandeln.

Hefte zur Unfallheilkunde, Heft 153
Zusammengestellt von J. Probst/A. Pannike

Im Bereich des Beckens sind Frakturen ohne Gelenkbeteiligung bei allerdings relativ langer Ruhigstellung wie vordere Beckenringbrüche, Malgaigne-Frakturen und Brüche der Beckenschaufeln in den allerseltensten Fällen operativ zu behandeln und somit eine Domäne der konservativen Therapie. Eingestauchte Abduktionsfrakturen des Schenkelhalses, die nicht nur beim alten Menschen, sondern in einigen Fällen auch bei jungen Menschen zur Beobachtung gelangen, fallen ebenfalls unter die Gruppe der konservativ zu behandelnden Frakturen. Hier hat sich die temporäre Ausschaltung der Rotation durch Gipshose unter gleichzeitiger axialer Belastung bestens bewährt.

Die zweite Gruppe umfaßt Frakturen, bei denen eine relative Indikation zur konservativen Behandlung besteht. Diese Gruppe birgt viele Für und Wider in sich und ist sicher von Klinik zu Klinik je nach Einstellung zur operativen bzw. konservativen Frakturenbehandlung sehr verschieden. So sind kindliche Schaftfrakturen der langen Röhrenknochen ebenso eine relative Indikation zur operativen Therapie wie auch supracondyläre Frakturen beim Kind und beim alten Menschen. Auch hier sind aus der Literatur und aus eigenen Erfahrungen eine Vielzahl sehr guter konservativer Ergebnisse bekannt. – Auch der Oberarmquerbruch stellt bei sonstigen fehlenden Komplikationen eine relative Indikation zur konservativen funktionellen Behandlung dar.

Die ausgiebigste Diskussionsgrundlage beinhaltet sicher die konservative Therapie von Unterschenkelfrakturen, die bei den o.g. Kriterien ebenfalls zu den relativen Indikationen konservativer Therapie zählen. Ein Grund hierfür ist in der relativ hohen Infektionsrate bei operativer Therapie zu sehen, die u.a. im Zusammenhang mit der mäßigen bis schlechten Weichteildeckung zu suchen ist. Absolut nagelgerechte Frakturen zählen hier ebenso wenig zur Gruppe der konservativ zu behandelnden Frakturen wie Stückbrüche und Brüche mit Gelenkbeteiligung.

Der konservativen Behandlung der Navicularfrakturen der Hand sollte ebenfalls Vorrang vor operativen Verfahren gegeben werden, ausgenommen die Frakturen mit großer Diastase und Verdacht auf Interpositum.

Relativ ist ebenfalls die Indikation zur konservativen Behandlung der Frakturen der Metacarpalia und Metatarsalia bei ungenügend durchführbarer konservativer Reposition.

Entscheidend sollte bei der Beurteilung zur Frakturenbehandlung grundsätzlich die Erfahrung des Einzelnen ebenso sein, wie die Tatsache, daß nicht ein Röntgenbild operiert wird, sondern ein Mensch, dessen Chancen, ein gutes funktionelles Ausheilungsergebnis zu erzielen, von einer Vielzahl von Faktoren abhängig ist. Dabei soll die Gruppe der hier erwähnten Frakturen keinesfalls den Anspruch auf Vollständigkeit erheben.

Literatur

Böhler L (1937) Die Technik der Knochenbruchbehandlung. Maudrich, Wien

Ecke H (1976) Zu den Vertikalfrakturen und -rupturen des Beckenringes. Unfallchir 2: 189

Franke K (1980) Traumatologie des Sports. Verlag Volk und Gesundheit, Berlin

Moschi A, Ruju A, Zucco P, Pio A (1979) La rieducazione funzionale del ginocchio nelle lesioni acute capsulolegamentose degli altleti. It J Sports Traumatology, Vol 1, No 3: 177–189

Rüedi Th (1975) Konservative oder operative Behandlung von Frakturen? Nachbehandlung operierter Knochenbrüche. Therapeut Umschau, Bd 32, Heft 12: 784–787

Schellmann W D, Mockwitz J (1977) Konservative Behandlung der Hüftpfannenfraktur und deren Ergebnisse. Der Krankenhausarzt 5: 478
Schmeder J, Müller K H (1977) Septische Komplikationen nach Osteosynthesen an der oberen Extremität. Therapiewoche 27: 8512
Tscherne H, Gotzen L, Haas N (1980) Die operative Versorgung von Unterschenkelschaftbrüchen. Der Krankenhausarzt 5: 386

Die Risiken der mehrfachen Reposition bei konservativer Knochenbruchbehandlung

H.-G. Breyer, Th. Stangl und F. Enes-Gaiao, Berlin

Bei der konservativen Therapie von Frakturen ist die genaue Reposition und stabile Retention eigentlich selbstverständlich: Dennoch wird die häufigste Fraktur – die distale Radiusfraktur – vielfach den jüngsten Assistenten zur Behandlung überlassen. Dabei sind 20% schlechte funktionelle Ergebnisse auch bei erfahrenen Traumatologen zu beobachten. Etwa ein Viertel aller distalen Radiusfrakturen zeigen eine Tendenz zur Redislokation, so daß häufig nachreponiert werden muß [1].

Die Gefahren der Nachreposition, besonders im Bereich des Unterarmes, sollten nicht unterschätzt werden.

Bei einer Fraktur kommt es immer zu einer Ruptur von Periostgefäßen und dem Aufbrechen intraossärer Blutgefäße [5]. Während die kleinen Venen rasch thrombosieren und komprimiert werden, blutet es aus den arteriellen Gefäßen, bis im Frakturhämatom ein so hoher Druck entsteht, daß auch hier eine Blutstillung eintritt. Der Druck des Frakturhämatoms führt in der Umgebung zur Kompression überwiegend der dünnwandigen, venösen und Lymphgefäße bei fortgeführter arterieller Blutzufuhr. Es resultiert eine erhöhte Gefäßwandpermeabilität, also ein Ödem der Weichteile im Frakturbereich.

Das Repositionsmanöver hat zwei Wirkungen:

1. Einerseits wird durch die Bewegung eine erneute Blutung verursacht, so daß das Frakturhämatom zunimmt,
2. andererseits führt aber die Reposition der abgeknickten und komprimierten größeren Blutgefäße zur Verbesserung des venösen Rückstromes und der arteriellen Blutzufuhr und wirkt ödemvermindernd.

Normalerweise dauert die Ödemphase, je nach Lokalisation, Art und Ausdehnung der Fraktur, 2 bis 8 Tage. Wenn in dieser Phase erneute Repositionsversuche erfolgen, wird das sich stabilisierende Gleichgewicht zwischen arteriellem Blutzustrom und venösem und lymphatischem Abstrom gestört. Es resultieren unter Umständen Schäden, die auf gleichartigen hämodynamischen Veränderungen beruhen:

1. Die ischämische Muskelnekrose,
2. die Sudecksche Dystrophie,
3. das Nervenkompressionssyndrom.

Hefte zur Unfallheilkunde, Heft 153
Zusammengestellt von J. Probst/A. Pannike

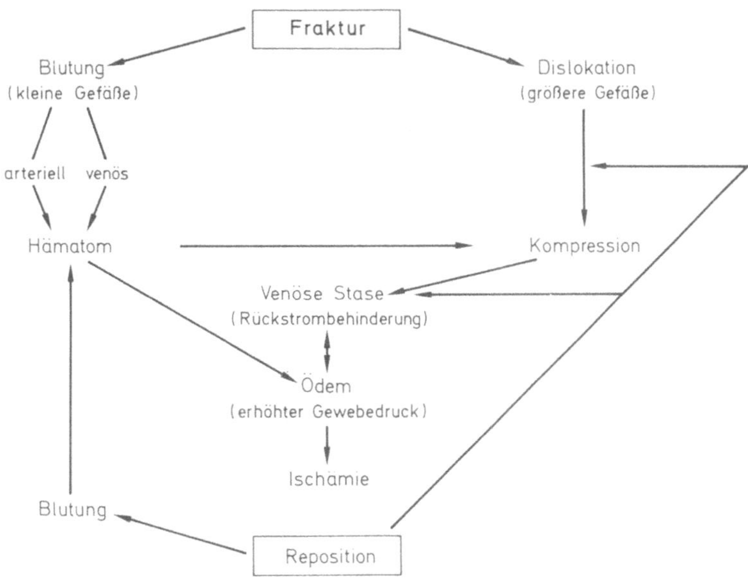

Abb. 1. Pathomechanismen der Kreislaufstörung bei der Fraktur

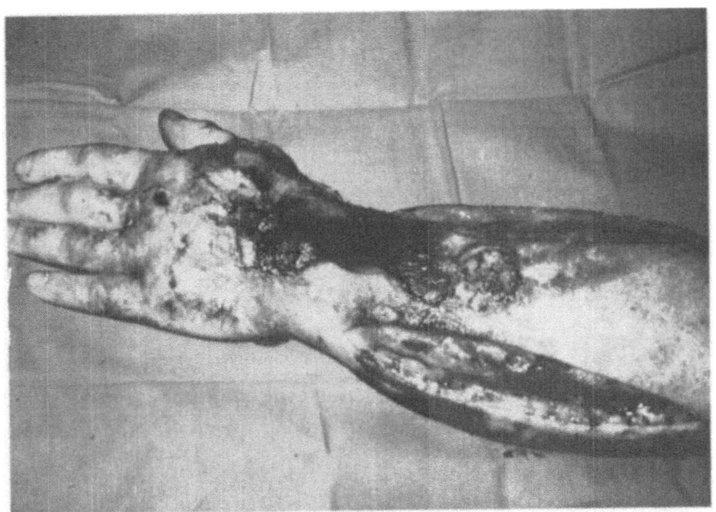

Abb. 2. Ischämische Muskelnekrosen bei distaler Radiusträmmerfraktur (Zustand nach Fascienspaltung)

1. Ischämische Muskelnekrosen

Während die Durchblutungsstörungen bei den anderen Erkrankungen subakut verlaufen, entsteht die ischämische Muskelnekrose innerhalb weniger Stunden. Die pathophysiologischen Zusammenhänge sind von U. Lanz übersichtlich dargestellt worden [3].

Ein Beispiel für den typischen Verlauf stellt der Fall eines 30jährigen Mannes dar, der sich bei einem Arbeitsunfall eine distale Radiusträmmerfraktur zuzog. Nachdem sich erste Anzeichen einer Durchblutungsstörung gezeigt hatten, wurde mehrfach nachreponiert und ein ungespaltener Oberarmgips angelegt. Dieser manifestierte im Zusammenhang mit der mehrfachen Reposition die Ischämie, die fehlgedeutet wurde, so daß die Fascienspaltung zu spät erfolgte.

2. Sudecksche Dystrophie

Sie tritt als Komplikation bei der distalen Radiusfraktur umso häufiger auf, je öfter Nachrepositionen erfolgen [2]. Die hämodynamischen Veränderungen gleichen denen bei der ischämischen Muskelnekrose, nur daß sie larvierter und graduell geringfügiger erscheinen.

Das Bild des Stadiums III ist aber klinisch von dem des Zustandes nach ischämischer Muskelnekrose kaum zu unterschieden. Die Cyanose und das Ödem im Stadium II lassen sich durch die anfangs beschriebenen pathophysiologischen Vorgänge erklären.

3. Nervenkompressionssyndrom

Von der Durchblutungsbehinderung werden die empfindlichen nervalen Strukturen nicht ausgenommen. Prädisponiert ist im Handgelenksbereich der Nervus medianus, der im engen Carpaltunnel verläuft. Eine Zunahme des Druckes in diesem umschlossenen Raum durch ein Ödem oder Hämatom führt zur direkten mechanischen Schädigung [4]. Andererseits wird die Durchblutung des Peri- und Endoneuriums bereits bei geringeren arteriovenösen Zirkulationsstörungen unterbrochen, so daß isolierte Ernährungsstörungen der Nervenfasern bis hin zur Nekrose resultieren.

Zur Verhinderung der genannten Komplikationen sind wenige Mittel erforderlich: Vermeidung wiederholter und/oder forcierter Repositionsmanöver, Vermeidung abschnürender Verbände, Hochlagerung der verletzten Extremität nur dann, wenn arterielle und venöse Durchblutung gewährleistet sind, medikamentöse Ödembehandlung und Schmerzausschaltung.

Außerdem sollte von der vielerorts geübten „Frakturspaltanästhesie" Abstand genommen werden, da sie eine lokale Druckerhöhung in den Weichteilen verursacht und die beschriebenen pathophysiologischen Veränderungen veranlassen kann.

Literatur

1 Beck E (1979) Handgelenksnahe Speichenbrüche. Unfallheilkunde 82: 7
2 Freund E, Hüttner H A, Schröder H (1970) Morbus Sudeck als Komplikation der Radiusfraktur. Unfallheilkd 73: 569
3 Lanz U (1979) Ischämische Muskelnekrosen. Hefte Unfallheilkd 139. Springer, Berlin Heidelberg New York
4 Nigst H (1979) Handgelenknahe Speichenbrüche des Erwachsenen. Unfallheilkd 82: 1
5 Schweiberer L, Schenk R K (1977) Histomorphologie und Vaskularisation der sekundären Knochenbruchheilung unter besonderer Berücksichtigung der Tibiaschaftfraktur. Unfallheilkd 80: 275

Der Einfluß der sozialen Situation des Patienten auf das Schicksal von Osteosynthesen

G. Junker, U. Lütjohann und D. Wolter, Hamburg

Der erfolgreiche Einsatz der Osteosynthese zur Frakturbehandlung setzt in der Regel voraus, daß der Patient aus einem intakten sozialen Umfeld kommt und geistig und körperlich in der Lage ist, die für die Frakturheilung notwendigen Anordnungen im Rahmen der Nachbehandlung zu befolgen [4].

Alkoholiker, Drogenabhängige und sozial Entgleiste stellen ein großes Problem für Unfallabteilungen in Großstädten und Ballungszentren dar [1]. Hier handelt es sich insbesondere um Krankenhäuser in exponierter Position wie beispielsweise in Stadtzentren, in Nachbarschaft von Bahnhofsvierteln, Slums und Hafengegenden. Der prozentuale Anteil dieser Patienten am Gesamtkrankengut beträgt nach eigener Erfahrung ca. 10% bis 20%.

Die Uneinsichtigkeit in ihre meist selbstverschuldete Erkrankung, das Unverständnis für die daraus entstehende, oftmals langwierige chirurgische Behandlung sowie der krankhafte Milieuzwang lassen eine erfolgreiche chirurgische Therapie sowie Nachbehandlung häufig schon im Anfangsstadium scheitern. Sie stellen den Chirurgen vor große technische Probleme, fordern vom Pflegepersonal unerschöpfliche Geduld und belasten die Krankenkassen mit immensen Summen.

Eine Zunahme von sonst vermeidbaren Komplikationen, besonders bei Alkoholikern und Drogenabhängigen, durch die eingeschränkte oder gar aufgehobene Urteilsfähigkeit sowie Verlust der selbstkritischen Einschätzung des eigenen Leistungsvermögens, ist zu erwarten [3]. Eine weitere Schwierigkeit ist darin zu sehen, daß bei der Erstversorgung dieser Patienten häufig dem behandelnden Arzt die Tatsache einer Alkohol- oder Drogenabhängigkeit und ihr Ausmaß nicht bekannt ist. Die Wahl des Behandlungsverfahrens wird häufig erst dann modifiziert, wenn es sekundär zu einer Komplikation aufgrund der vorhandenen Problematik gekommen ist.

Bei diesen Patienten resultiert ein erhöhtes Risiko für Infektionen und Refraktur oftmals schon während der stationären Behandlung, spätestens jedoch nach Entlassung in seine sozial zerstörte Umwelt, in der es nun noch schwieriger ist, sich zu behaupten. Das neue Trauma bahnt sich an.

Eine neurogen herabgesetzte Schwelle für Schmerzreize, die den „gesunden Kranken" frühzeitig vor einer Fehleinschätzung der eigenen Möglichkeiten warnt, birgt eine zusätzliche Gefahrenqelle. Dazu kommt im fortgeschrittenen Zustand die Minderung der Knochenstabilität im Sinne einer Osteoporose auf dem Boden eines katabolen Mineralstoffwechsels.

In unserem Krankengut traten hauptsächlich Komplikationen bei Alkoholikern auf, die zu früh belasteten oder nach Alkoholgenuß erneut verunfallten. Anhand eines Fallbeispiels sei ein derartiger Verlauf exemplarisch dargestellt.

Hefte zur Unfallheilkunde, Heft 153
Zusammengestellt von J. Probst/A. Pannike

Fallbeispiel

27jähriger Alkoholiker, gleichzeitig heroinabhängig, ohne Beruf, arbeitslos. Der Patient verunfallte, als er im Drogenrausch angefahren wurde. Dabei zog er sich eine Tibiafraktur mit schweren Weichteilcontusionen zu. Die primäre Versorgung erfolgte durch eine laterale Plattenosteosynthese. Sofort postoperativ Vollbelastung mit resultierender Plattenverbiegung. Reosteosynthese durch Fixateur externe und Spongioplastik. Das Umsteigen auf den Fixateur war mit durch die verschlechterten Weichteilverhältnisse notwendig geworden (Abb. 1).

Nach Entlassung entzog sich der Patient der weiteren ambulanten Behandlung. Es kam zu einer erneuten stationären Aufnahme, nachdem er sich unter Alkohol- und Drogeneinfluß eine drittgradige Verbrennung der rechten Gesichtshäfte auf einer Eisenherdplatte zuzog. In der Zwischenzeit hatte sich der Patient den Fixateur externe an einer nicht in Erfahrung zu bringenden Stelle entfernen und durch einen Gipsverband versorgen lassen. Der Gipsverband selbst war weitgehend demoliert und stark verschmutzt. Die Fraktur zeigte eine noch nicht vollständige Durchbauung.

Im Rahmen des stationären Aufenthaltes kam es durch intensive pflegerische und ärztliche Fürsorge zu einer Besserung der Allgemeinsituation. Aufgrund dieser Tatsache und des jugendlichen Alters des Patienten entschloß man sich zur plastischen Versorgung der schweren narbigen Veränderungen im Bereich der rechten Gesichtshälfte. Die plastische Versorgung sollte durch einen Rundstiellappen erfolgen. Nach dieser ersten allgemeinen Besserung glitt der Patient jedoch wieder ab.

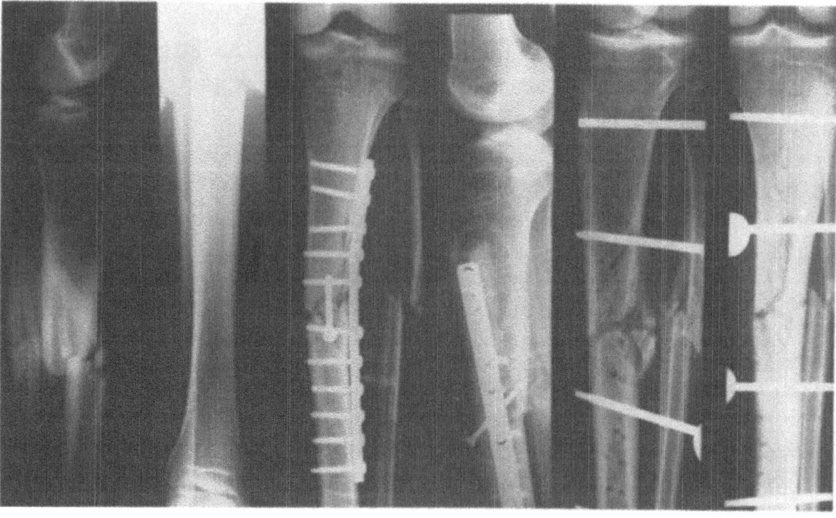

Abb. 1. Alkohol- und drogenabhängiger 27jähriger Mann, Tibiafraktur durch Unfall im Drogenrausch. Laterale Plattenosteosynthese wegen Weichteilschaden, sofort postop. Vollbelastung, Plattenverbiegung, Reosteosynthese mit Fixateur externe und Spongiosaplastik. Patient entzieht sich der weiteren Behandlung

Bei dem Versuch, sich aufgelöste Fortralkapseln in eine Fußvene zu spritzen, kam es zu einem erheblichen Blutverlust, einige Wochen später Injektion einer Überdosis von Opiaten, welche eine Reanimation und wochenlange intensiv-medizinische Betreuung erforderlich machte. Der Patient verstarb schließlich decerebriert im Herz-Kreislaufversagen (Abb. 2).

Die gesamte stationäre Behandlung betrug 180 Tage, die rein stationären Kosten beliefen sich auf annähernd DM 45.000,--.

Folgerungen für die Therapie unfallverletzter alkohol- und drogenabhängiger Patienten

Bei Patienten mit derartigen Abhängigkeiten und psychosozialen Schäden müssen die Indikationen oder rekonstruktiven Eingriffe überdacht werden. Sicherlich hat bei diesen Patienten die konservative Therapie einen höheren Stellenwert als es zur Zeit üblich erscheint, jedoch wäre es grundsätzlich verkehrt, die Vorzüge der operativen Stabilisierung zugunsten der alleinigen äußeren Ruhigstellung aufzugeben. Die alleinige Behandlung durch Ruhigstellung im herkömmlichen Gipsverband ist aussichtslos, da der Patient sich einer ambulanten Behandlung und Kontrolle entzieht.

Durch Muskelatrophie, unsachgemäße Pflege und rüde Behandlung verwandelt sich ein primär festsitzender Gips schnell in eine lose und instabile Hülle. Als Alternative bieten sich hier die von uns eingesetzten Hexcelite-Kunststoffverbände an, die zwar doppelt so teuer sind, aber eine dreifache Lebensdauer gewährleisten.

Die größten Erfolgsaussichten aufgrund unserer Erfahrung scheint die Behandlung geeigneter Extremitätenfrakturen durch Osteosynthese in Kombination mit einem Kunststoffverband, gegebenenfalls über Monate, zu bieten [2].

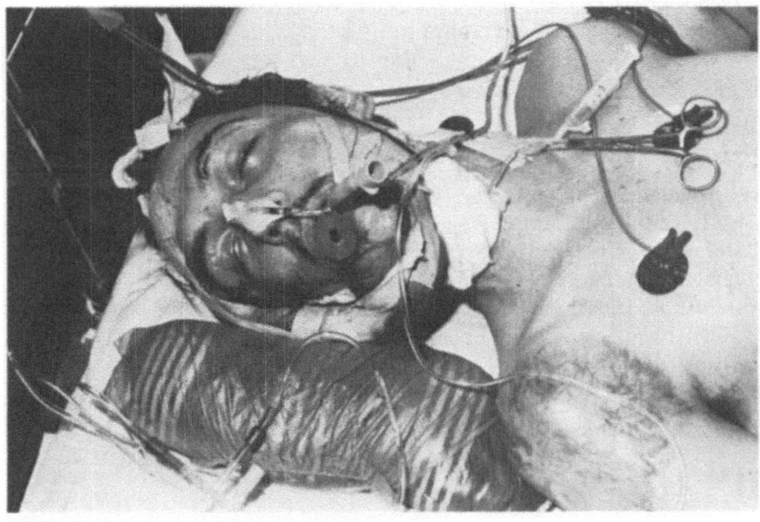

Abb. 2. Wiederaufnahme wegen drittgradiger Verbrennung re. Gesichtshälfte, Versuch der plastischen Versorgung. Patient stirbt an Drogenüberdosis nach wochenlanger intensivmedizinischer Behandlung

Kostenüberlegungen

Die in unserem Krankengut durchgeführte Kostenermittlung für die stationäre Behandlung ergibt einen Aufwand zwischen DM 40.000,-- und DM 70.000,-- bei diesen Patienten. Bei vergleichbaren Verletzungen und regelrechtem Krankheitsverlauf lagen die reinen stationären Unkosten zwischen DM 5.000,-- und DM 10.000,--. Somit ergibt sich bei diesem problematischen Patientenkollektiv eine Kostensteigerung um den Faktor 7 bis 8.

Die lange Hospitalisation ist durch Komplikationen wie Refraktur und posttraumatische Osteitis, durch lang liegende Gips- und Kunststoffverbände und äußerer Spanner bedingt. Die Nachbehandlung könnte ambulant erfolgen, muß aber aufgrund der eigenen negativen Erfahrungen bei fehlender Nachsorge häufig stationär durchgeführt werden.

Die Verlegung in geeignete Nachsorgeeinheiten ist daher eine dringende Forderung nicht nur zur Entlastung der Akutkrankenhäuser, der Verringerung der Kosten, sondern auch der Vorbeugung vermeidbarer Fehlschläge.

Zusammenfassung

Die operative Versorgung alkohol- und drogenabhängiger unfallverletzter Patienten stellt für unfallchirurgische Abteilungen in exponierter Stellung nicht selten ein großes Problem dar. Aufwendige rekonstruktive Eingriffe und anspruchsvolle Osteosynthesen sind häufig zum Scheitern verurteilt, da die fehlende Einsicht der Patienten in die Probleme eine differenzierte Nachbehandlung nicht möglich macht. Eine gewisse Lösung stellt die Kombination von Osteosynthese mit äußeren Kunststoffverbänden dar. Die stationäre Behandlung in geeigneten Nachsorgekliniken ist eine notwendige Forderung zur Entlastung der Akutkrankenhäuser sowie der Verringerung der Kosten. Im eigenen Krankengut findet sich eine Kostensteigerung bei der Versorgung derartiger Patienten um den Faktor 7 bis 8 im Vergleich zu ähnlichen Verletzungen.

Literatur

1 Allgulander C, Lundman T, Myrhed M (1971) Alkoholpaverkan i ett medicinskt och kirurgiskt akutklintel. Svenska Läkartidningen 68: 5308–5314
2 Karlström G, Olerud S (1974) The management of tibial fractures in alcoholics and mentally disturbed patients. J Bone Joint Surg (Br) 56-B: 730–734
3 Luff K, Heiser H, Kunze J, Lutz F U (1975) Die alkoholbedingte Leistungsminderung in Abhängigkeit vom Lebensalter. Hefte Unfallheilkd 121. Springer, Berlin Heidelberg New York, S 410–417
4 Witt A N (1974) Rehabilitation. Hefte Unfallheilkd 117. Springer, Berlin Heidelberg New York, S 173–177

Komplikationen bei der Frakturbehandlung von Alkoholkranken

M. Weigert und P. Spich, Berlin

Bei der Betrachtung des Alkoholismus stehen die psycho-sozialen Veränderungen des Patienten im Vordergrund. Das ärztliche Interesse gilt den Wesensveränderungen nach jahrelangem Alkoholabusus, den Auflösungserscheinungen der Familienstrukturen und den Möglichkeiten der Entziehung und Resozialisierung.

Nach unserem Wissen gibt es – abgesehen von internistischen Fragestellungen – kaum Untersuchungen anderer Fachdisziplinen über die Problemstellung bei der Behandlung des Alkoholikers.

Bedingt durch die sozialen Verhältnisse des Einzugsgebietes unserer Klinik, verfügen wir über eine große Anzahl von alkoholkranken Patienten mit Frakturen. Unsere Erfahrung zeigt, daß die Komplikationsrate – insbesondere nach operativer Knochenbruchbehandlung – im Vergleich zu einem gesunden Kollektiv höher liegt.

Der Anteil der Alkoholiker an der Gesamtbevölkerung der Bundesrepulbik und West-Berlin wird auf 2%–3% veranschlagt.

Um einen Überblick vom Ausmaß der Komplikationen beim Alkoholiker zu erhalten, wurden die Unterlagen aller Patienten, die mit Wundheilungsstörungen und Infektionen nach operativer Knochenbruchbehandlung auf unserer septischen Station behandelt wurden, auf das Vorliegen einer Alkoholabhängigkeit durchgesehen.

Als Kriterien galten eine eindeutige Anamnese, das Auftreten von Entzugserscheinungen während des stationären Aufenthaltes, eine alkoholbedingte Polyneuropathie und – nach Ausschluß einer anderen Lebererkrankung – der Nachweis eines Leberparenchymschadens, hier gilt eine anhaltende Erhöhung der gamma-GT als richtungsweisend.

Es konnten aus dem Zeitraum von April 1975 bis April 1980 die Krankengeschichten von 113 Patienten ausgewertet werden. Je nach Schwere der Komplikation wurden zwei Gruppen eingeteilt. Die erste Gruppe umfaßte die oberflächlichen Wundheilungsstörungen, die durch konservative Maßnahmen oder durch Sekundärnaht beherrscht wurden. In der zweiten Gruppe waren Patienten mit schweren Weichteil- und Knocheninfektionen, die umfangreiche operative Eingriffe zur Sanierung notwendig machten.

Von 52 Patienten der Gruppe 1 mußten auf Grund der oben genannten Kriterien 11 Patienten (21%) als Alkoholiker bezeichnet werden. In der Gruppe 2 mit 62 Patienten befanden sich 14 Alkoholkranke (23%). Damit liegt die Komplikationsrate wesentlich höher, als nach dem Anteil in der Bevölkerung zu erwarten wäre.

Während üblicherweise Enzündungszeichen bald nach ihrem Auftreten den Patienten zum Arzt führen und damit eine konsequente Behandlung mit aussichtsreicher Prognose eingeleitet wird, kommen Alkoholiker in der Regel mit verschleppten Befunden ins Krankenhaus. Eine lange stationäre Behandlung schließt sich an, meist sind mehrere operative Eingriffe notwendig. Tritt eine subjektive Besserung im Befinden ein, verlassen viele uneinsichtig gegen ärztlichen Rat das Krankenhaus, um unter Umständen wenig später erneut in schlechtem Zustand zur Aufnahme zu kommen.

Eine häufige Komplikation beim Alkoholiker stellt die verzögerte Knochenbruchheilung dar. Bei 207 Unterschenkelschaftfrakturen aus unserem Krankengut konnte die Knochenbruchheilung bis zur knöchernen Konsolidierung röntgenologisch verfolgt werden. 54 Pa-

Hefte zur Unfallheilkunde, Heft 153
Zusammengestellt von J. Probst/A. Pannike

tienten waren nach den gegebenen Kriterien als Alkoholiker zu bezeichnen, bei ihnen dauerte die Knochenbruchheilung 53 Wochen. Die Vergleichsgruppe der anderen 153 Patienten hatte eine durchschnittliche Heilungsdauer von 24 Wochen. 58 operativ versorgte Oberschenkelschaftfrakturen wurden nachkontrolliert. In der Gruppe der 12 Alkoholiker betrug die Konsolidierungszeit 55 Wochen, die Vergleichsgruppe der anderen 46 Patienten hatte eine Knochenbruchheilungszeit von 18 Wochen. Neben postoperativen Infektionen ist in erster Linie eine mangelnde Callusbildung für die langen Zeitverläufe beim Alkoholiker verantwortlich.

Wenn es sich auch bei den vorangegangenen Ausführungen um erste Ergebnisse unserer Untersuchungen beim Alkoholiker handelt, darf festgestellt werden, daß die Rate der Komplikationen bei der Frakturbehandlung des Alkoholikers um ein Mehrfaches höher liegt, als nach dem Anteil in der Gesamtbevölkerung zu erwarten wäre. Sollte beim verletzten Alkoholkranken eine konservative Therapiemöglichkeit bestehen, geben wir dieser immer mehr den Vorzug gegenüber operativen Eingriffen.

Intraoperative und Frühkomplikationen bei operativer Behandlung von 5763 Frakturen

A. Rüter, C. Burri und H. Gerngroß, Ulm

Die Chance der operativen Frakturbehandlung liegt in der Möglichkeit, durch dieses Vorgehen den verletzten Skeletabschnitt anatomisch zu rekonstruieren und durch eine frühfunktionelle Übungsbehandlung eine Restitutio ad integrum der Funktion zu erreichen. Die Risiken dieser Behandlungsform entsprechen den Gefahren jeder operativen Therapie – Infektion – fehlerhafte Technik – Hämatome – Hautnekrosen – etc. Jede dieser Komplikationen kann das gesteckte Behandlungsziel vereiteln und darüberhinaus zur Gefährdung der gesamten Extremität, im Extremfall des Lebens führen.

Nur wenn die Rate solcher Verläufe – gemessen an den, wenn auch anders liegenden, Belastungen einer konservativen Frakturbehandlung und dem erreichbaren Weltstandard – vergleichsweise niedrig gehalten werden kann, findet die operative Frakturbehandlung ihre Berechtigung.

Diese Entscheidung fordert eine ständige Kontrolle der eigenen Erfolge und Mißerfolge.

Eigenes Krankengut

Aus den oben erwähnten Gründen werden an unserer Klinik alle intraoperativen und während des stationären Aufenthaltes eintretenden Komplikationen systematisch erfaßt. Die Beschränkung der Aussage auf diesen Zeitraum erscheint uns notwendig, da nur während dieses Teiles der Behandlung eine sichere Beurteilung des Verlaufes möglich ist. U.E. muß davon ausgegangen werden, daß ein Teil der Spätkomplikationen nicht erfaßt wird, weil

Hefte zur Unfallheilkunde, Heft 153
Zusammengestellt von J. Probst/A. Pannike

gerade diese Patienten geneigt sind, den behandelnden Arzt zu wechseln, ohne daß der Operateur hiervon Kenntnis erhält.

Vom 1.1.1971 bis 31.12.1979 wurden an der Klinik für Unfallchirurgie Ulm 5763 Frakturen operativ behandelt. Dieses Krankengut wurde gesamthaft im Hinblick auf Frühinfektionen erfaßt. Diese Komplikation trat bei 82 Patienten und somit in 1,42% der Fälle auf.

1144 Patienten dieses Kollektivs hatten eine offene Fraktur erlitten. Bei diesen kam es 55mal, entsprechend 4,78%, zu einer Infektion.

Bei den restlichen 4691 Frakturen handelte es sich um geschlossene Verletzungen. Hierbei trat 27mal eine Infektion ein, d.h. in 0,58% der Fälle. Diese Zahlen sind in Tabelle 1 wiedergegeben.

Innerhalb des oben beschriebenen Zeitraumes wurden während 5 vollständiger Jahre sämtliche aufgetretenen intraoperativen und Frühkomplikationen zusammengestellt und deren weitere Verläufe prospektiv kontrolliert.

Dieses Kollektiv umfaßt 4426 operativ versorgte Frakturen. Bei diesen Patienten traten während der ersten stationären Behandlung insgesamt 239 intraoperative und Frühkomplikationen ein. Dies entspricht 5,4%.

Als häufigste Belastung mußten in 68 Fällen (1,45%) Infekte inkaufgenommen werden. Dies entspricht 28,5% aller Komplikationen. Hierbei ist als Infekt jede Wundheilungsstörung definiert, bei der in Wundhöhlen oder Sekreten Keime nachgewiesen werden konnten.

Als zweithäufigste Komplikation finden sich 51 Hautnekrosen (1,14%), entsprechend 21,1% aller Komplikationen.

Tiefe und oberflächliche Hämatome sahen wir bei 28 Verletzten (1,08% bzw. 20,0%).

Technische Fehler an der Osteosynthese selbst bzw. inadäquate Nachbehandlungen oder unerlaubte Vollbelastung führten 34mal zu Brüchen oder Verbiegungen der Implantate oder Metall-Lockerungen (0,76% bzw. 14,1%).

Siebenundzwanzig Nervenläsionen belasteten die Verläufe (0,61% bzw. 11,4%).

Daneben fanden sich noch als seltene Komplikationen: 4 Luxationen von Prothesen nach Schenkelhals- bzw. Humeruskopffrakturen (0,09% bzw. 1,7%).

Drei im Operationsgebiet belassene Fremdkörper bzw. abgerissene Drainagen (0,0% bzw. 1,3%).

Drei Kompartiment-Syndrome am Unterschenkel (0,07% bzw. 1,3%), sowie 1 Gefäßläsion (0,02% bzw. 0,4%).

Die Gesamtkomplikationen sind in Tabelle 2 differenziert zusammengestellt.

Nach Bekanntwerden der Komplikationen wurden folgende Sofort- und Früheingriffe zu ihrer Behandlung durchgeführt: 40 Wundrevisionen und Drainagen, 26 Reosteosyn-

Tabelle 1. Intraoperative und Frühkomplikationen bei operativer Frakturenbehandlung

Krankengut	1970 bis 1979	N = 5763	%
Infekte		N = 82	1,42
Nach offenen Frakturen N = 1144		55	4,78
Nach geschlossenen Frakturen N = 4619		27	0,58

Tabelle 2. Intraoperative und Frühkomplikationen bei operativer Frakturenbehandlung (N = 4426)

	N = 239	N = 4426	100%
Infekte	68	1,54%	28,5%
Hautnekrosen	51	1,14%	21,1%
Hämatome	48	1,08%	20,0%
Instabilitäten	34	0,76%	14,1%
Nervenschäden	27	0,61%	11,4%
Prothesenlux. (Schulterhals, Schulter)	4	0,09%	1,7%
Fremdkörper	3	0,07%	1,3%
Kompartiment-Synd.	3	0,07%	1,3%
Gefäßläsion	1	0,02%	0,4%
Gesamt	239	5,4%	100%

thesen, 6 Spül-Saugdrainagen, 6 Hautplastiken, 4 Prothesenrepositionen, 3 Fremdkörperentfernungen, 3 partielle Metallentfernungen, 1 Gefäßrekonstruktion.

Diese Eingriffe sind in Tabelle 3 aufgelistet. Die Zusammenstellung erfaßt nur die Erstoperation, nicht weitere, später durchgeführte Eingriffe in den Fällen, bei denen dieser Ersteingriff nicht zur Behebung der Komplikation führte.

Der weitere Verlauf ist bei 225 der Verletzten, deren Heilung durch eine Komplikation belastet war und somit in 94,1% der Fälle bekannt. Bei den restlichen 14 Patienten (5,9%) ist eine endgültige Aussage noch nicht möglich bzw. der Verbleib unbekannt.

Durch die oben erwähnten Maßnahmen konnten 38 der 68 Infekte ohne Spätschäden zum Abklingen gebracht werden. Zwanzigmal fanden sich bleibende Beeinträchtigungen, 9 Verläufe sind noch nicht abgeschlossen.

48 der 51 Hautnekrosen heilten folgenlos aus. In einem Fall findet sich eine Sehnenadhärenz, 2 Verläufe sind nicht bekannt.

Alle 48 Hämatome heilten nach adäquater Therapie problemlos.

33 der 34 Instabilitäten konsolidierten unter konsequenter Behandlung knöchern. Hierbei verblieben 3 Achsenfehler bzw. Gelenkbehinderungen. Ein Fall kann noch nicht abschließend beurteilt werden.

Von den 27 Nervenschäden klangen 22 ohne Funktionsbehinderungen ab. Bei 3 Patienten blieben Ausfälle zurück, 2 Fälle zeigen noch Besserungstendenz.

Von den selteneren Komplikationen – Prothesenluxation, Fremdkörper, Kompartiment-Syndrom, Gefäßläsion – führte lediglich eines der 3 Kompartiment-Syndrome zu einem Spätschaden durch bleibenden Ausfall des M. extensor hallucis longus. Tabelle 4 zeigt diese Verläufe.

Die Zusammenstellung dieses geschlossenen Krankengutes erlaubt folgende Aussagen: Von 4426 operativ behandelten Frakturen heilten 4187, entsprechend 94,6%, ohne intraoperative oder Frühkomplikationen. Bei der Behandlung dieser Patienten mußten 239 solcher Komplikationen inkaufgenommen werden, deren weiteren Verlauf in 225 Fällen bekannt und abgeschlossen ist.

Von diesen Komplikationen konnten 197, entsprechend 87,5%, ohne Spätschäden zur Ausheilung gebracht werden.

Tabelle 3. Sofort- und Früheingriffe bei 239 Komplikationen

Ausräumung	40
Reosteosynthese	26
Spüldrainage	6
Hautplastiken	6
Prothesen-Reposition	4
Fremdkörper-Entfernung	3
Partielle Metallentfernung	3
Gefäßrekonstruktion	1

Tabelle 4. Intraoperative und Frühkomplikationen bei operativer Frakturenbehandlung (N = 4426; N = 239; 5,4%)

		Folgenlos abgeheilt		Spätschäden		Noch nicht-abgeschlossen	
Infekte	68	39	57,3%	20	29,3%	9	13,3%
Hautnekrosen	51	48	94,1%	1	2,0%	2	4,0%
Hämatome	48	48	100%	–		–	
Instabilitäten	34	30	88,2%	3	9,0%	1	3,0%
Nervenschäden	27	22	81,4%	3	11,1%	2	7,5%
Prothesenlux.	4	4	100%	–		–	
Fremdkörper	3	3	100%	–		–	
Kompartiment-Syndrom	3	2	66%	1	33%	–	
Gefäßläsion	1	1	100%	–		–	
Gesamt	239	197		28		14	

Hieraus ergibt sich, daß von 4426 operativ behandelten Frakturen 99,37% ohne komplikationsbedingte lokale Dauerschäden heilten.

Bleibende Behinderungen belasten das Ergebnis dieser Therapieform bisher in 0,63%.

Diskussion

Komplikationen sind wohl letztlich unvermeidbare Belastung jeder operativen Therapie [1]. Erstes Anliegen muß es sein, ihre Rate so klein als irgend möglich zu halten. Diese Forderung gilt speziell für die operative Frakturenbehandlung, die nur dort ihre Berechtigung hat, wo trotz der Gefahren des chirurgischen Eingriffes dieses Vorgehen die Gesamtergebnisse gegenüber denjenigen nach konservativer Therapie derselben Bruchform signifikant verbessert.

Die eingetretene Komplikation erfordert ein rasches, konsequentes Handeln des Operateurs, auch wenn die Indikation zum Zweiteingriff gegenüber Patient und Angehörigen dem Eingeständnis einer Komplikation entspricht. Verschleiernde Maßnahmen wie Antibiotica bei geröteten Wunden, Entfernung eines Hautfadens bei Hämatomen und Gipsschienen bei

Instabilität einer Osteosynthese haben keine Berechtigung. Sie sind der erste Schritt, um aus einer wahrscheinlich noch beherrschbaren Komplikation eine nicht mehr korrigierbare Katastrophe werden zu lassen.

Dagegen kann durch zielgerechte Maßnahmen ein Großteil dieser Probleme – im eigenen Krankengut 87,5% – folgenlos zur Abheilung gebracht werden.

Literatur

1 Mattig W: Komplikationsdichte ärztliche Eingriffe. Berlin, VEB-Verlag, Volk und Gesundheit

Diskussion

Tscherne: Wir treten in die Diskussion ein und diskutieren zunächst den Vortrag von Herrn Garbe. Wer möchte dazu eine Frage stellen? Ich möchte ganz besonders betonen: Herr Garbe hat sich in seinem Vortrag sehr mit der Röntgendiagnostik befaßt. Man sollte darauf hinweisen, wie wichtig vor jeder radiologischen Untersuchung die klinische Untersuchung ist. Auch da wird es möglich sein, Frakturen besser zu erkennen bzw. nicht zu übersehen. Ich glaube, es ist auch wichtig, daß man gerade diese einfachen Dinge den Studenten beibringt. Die Verletzten kommen ja nicht immer gleich in die Hand des Chirurgen. Sehr oft gehen sie zum praktischen Arzt. Daher der Aufruf, diese häufig übersehenen Frakturen auch dem Studenten nahezubringen. Sind dazu Wortmeldungen? – Das ist nicht der Fall.

Wir kommen damit zu dem Vortrag von Herrn Groher.

Gall: Ich möchte nur ergänzen, daß bei der Humerusschaftfraktur, wenn sie beidseits auftritt, schon eine Operationsindikation besteht, weil man da mit der konservativen Behandlung nicht zurechtkommt.

Tscherne: Ich habe eigentlich erwartet, daß hier mehr Diskussionsbeiträge kommen. Ich habe zu diesem Vortrag einiges zu bemerken, und zwar zunächst zur relativen Indikation bei der kindlichen Schaftfraktur: Ich meine, daß die kindliche Schaftfraktur eine absolute Ausnahmeindikation für die Osteosynthese darstellt. Ich habe zum Beispiel bei einer einfachen kindlichen Fraktur am Oberarm noch nie eine Osteosynthese gemacht.

Groher: Wir auch nicht. Man sollte sie doch unter die absoluten Indikationen einordnen.

Tscherne: Auch der Oberarmquerbruch des Kindes ist gar keine Indikation für eine Osteosynthese. Von mir aus noch eine Bemerkung: Sie haben bei den absoluten Indikationen zur konservativen Behandlung die Radiusbasisfraktur und die Oberarmschaftfraktur etwas eingeschränkt. Ich meine, daß die Oberarmschaftfraktur, und zwar nahezu jede Bruchform, eine Indikation zur konservativen Behandlung ist. Es sind ja nur die Komplikationen der Fraktur, die diese Indikation zur Osteosynthese ergeben. Aber wenn wir von der Indikation sprechen, meinen wir doch in erster Linie die einfache, d.h. die unkomplizierte geschlossene Fraktur.

Groher: Im Prinzip bin ich auch Ihrer Meinung. Die absolute Querfraktur ist natürlich schon etwas problematisch in der funktionellen Behandlung.

Tscherne: Ich glaube, man kann heute nicht mehr sagen, daß die Radiusbasisfraktur eine absolute Indikation zur konservativen Behandlung ist. Diese Brüche sind doch hochgradig instabil. Jeder hat einfach Probleme, sie konservativ gut zu retinieren.

Groher: Ich habe ja auch gesagt: Die Trümmerfraktur des alten Menschen scheint mir wichtig. Daß natürlich beim jungen Menschen mit Gelenkbeteiligung auch eine Osteosynthese erforderlich ist, ist im Vortrag angeklungen.

Tscherne: Gibt es dazu andere Meinungen?

Kuss: Wenn ich an das Thema von morgen bezüglich der Aufklärung usw. denke, darf ich im Hinblick auf Erfahrungen mit der Schiedsstelle in Nordrhein-Westfalen sagen: Es sind immer die alten Leute mit den Radiusfrakturen, die uns nachher diese Schwierigkeiten bereiten, nie die jungen Leute. Ich kann junge Menschen mit Radiusfrakturen konservativ besser behandeln und auch besser retinieren. Speziell die alten Menschen machen die operative Behandlung erforderlich.

Schmit-Neuerburg: Ich möchte unterstreichen, daß gerade das Alter kein Grund ist, eine Fraktur speziell konservativ zu behandeln oder ein schlechtes Ergebnis in Kauf zu nehmen. Gerade bei älteren Menschen sind die Trümmerfrakturen häufiger. Ich meine, daß man hier eine möglichst adäquate und befriedigende Funktion wiederherstellen muß, weil alte Menschen besonders behindert sind, wenn sie ein Handgelenk nicht mehr einsetzen können und aufgrund von Fehlstellungen Nervenschäden oder sogar eine Sudecksche Dystrophie erleiden.

Tscherne: Ich danke für diese Hinweise. Wir sind Herrn Groher sehr dankbar für seinen Vortrag. Wer möchte zu dem Vortrag von Herrn Breyer diskutieren?

Schmit-Neuerburg: Ich möchte fragen, ob Herr Breyer wirklich meint, daß eine Bruchspaltanästhesie am distalen Radius wiederum eine Kompartiment-Ischämie herbeiführen kann? Ich persönlich kann nur sagen, daß sich in jahrzehntelanger Anwendung der Bruchspaltanästhesie dieses Verfahren sehr bewährt hat. Gerade im Zusammenhang mit der Aushängung der Fraktur – also nicht durch grobe Reposition – haben wir sehr gute Erfahrungen gemacht.

Baumgartl: Ich wäre Herrn Breyer sehr dankbar, wenn er sagte, daß dieses Bild, das er von der Reposition der Radiusfraktur zeigte, ein gestelltes Bild war und deshalb die Schutzmaßnahmen vor Röntgenstrahlen nicht befolgt wurden.

Breyer: Das trifft in der Tat zu; es ist ein gestelltes Bild gewesen. Diese Schutzmaßnahme ist selbstverständlich erforderlich.

Die Bruchspaltanästhesie wirkt ganz sicher dann schädlich, wenn man das Frakturhämatom nicht abzieht. Man sieht vielerorts, daß das Frakturhämatom nicht angesaugt wird und dann das Lokalanästheticum injiziert wird. Dann kommt es zwangsläufig zur Druckerhöhung, und es kommt ganz sicherlich zur Medianuskompression an der Stelle, die am gefährdetsten ist durch Ödeme und Hämatome. Ich kann nur sagen, daß wir die Plexusanästhesie bzw. die Vollnarkose vor der Radiusreposition bevorzugen. Wir hängen natürlich auch aus, aber das kann man mit einer Plexusanästhesie besser, gerade dann, wenn man sieht, daß das Aushängen nicht ausreicht.

Tscherne: Man muß das von Fall zu Fall entscheiden. Wenn ein Patient kommt, dessen Weichteile um die Fraktur herum maximal geschwollen sind, wird niemand, so glaube ich, eine Lokalanästhesie machen. Aber beim Gros der Frakturen ist das, glaube ich, vor allen Dingen beim niedergelassenen Arzt ein Verfahren, das mit gutem Erfolg angewandt wird.

Fragesteller: Was die Volkmannsche Ischämie anlangt: Ich glaube nicht, daß sie eine Folge der gehäuften Repositionen ist. Es gab eine Vorschrift bei Professor Böhler: Bei allen Frakturen, die konservativ reponiert wurden, mußte man ununterbrochen die Durchblutung und die Beweglichkeit kontrollieren, der Gipsverband mußte einschließlich des letzten Fadens gespalten werden. Am nächsten Tag mußte wieder kontrolliert werden. Kam es zu einer Schwellung, mußte der geschlossene Verband sofort – auch in der Nacht – gespalten werden. Hier geht es um Minuten und Stunden.

Baumgartl: In der Literatur gibt es leider auch Fälle von ischämischen Kontrakturen, bei denen ein Gipsverband überhaupt nicht angelegt wurde.

Tscherne: Wenn keine weiteren Fragen sind, kommen wir zu dem Vortrag von Herrn Junker. Ich habe dazu einige Anmerkungen. Mir ist aufgefallen, daß es ausschließlich Tibiafrakturen waren, die gezeigt wurden. Man sieht daraus schon, daß die Tibiafraktur nicht nur eine der häufigsten Frakturen ist, sondern eine Fraktur, die auch am häufigsten Komplikationen hervorruft. Ich glaube, man muß sich einfach die Frage stellen, ob wir hier in der Bundesrepublik viel zu großzügig mit der Indikation zur Osteosynthese bei der Tibiafraktur sind. Wer sein Krankengut prüft, wird feststellen, daß er nicht so gute Ergebnisse hat, wie sie im Durchschnitt aus Ulm berichtet wurden.

Ich glaube, eine Indikation für eine generelle Osteosynthese von Tibiafrakturen besteht erst dann, wenn man eindeutig bessere oder zumindest gleich gute Ergebnisse erzielt wie bei der konservativen Behandlung. Wenn man die Serie zum Beispiel von Jahna mit über eintausend geschlossenen Frakturen sieht, wo er nur zwei Infekte aufgrund sekundärer Hautnekrosen hat, wo es eine Arthrosenrate von weit unter ein Prozent gibt, wo die Funktion als hervorragend beschrieben wird, müssen wir uns fragen, wie wir das operativ überhaupt erreichen können. Ich glaube, die Indikation zur operativen Behandlung wird viel zu großzügig gehandhabt. Zu den primären Röntgenbildern, die ich hier gesehen habe, muß ich Ihnen ganz klar sagen: Einen Großteil davon behandeln wir in unserer Klinik von vornherein konservativ.

Wenn ein Patient mit einer geschlossenen Fraktur, der alkoholisiert ist, kommt, erhält er sicher niemals eine Osteosynthese primär bei einer Unterschenkelfraktur. Man hat in den folgenden Tagen sicher noch Zeit, um abzuklären, was das für ein Patient ist, ob er Alkoholiker ist, wie seine Leberwerte sind usw.

Man muß äußerst zurückhaltend sein. Ich bin absolut nicht Ihrer Meinung, daß die beste Behandlungsmethode für diese Patienten eine Osteosynthese mit einem anschließenden Schutzverband ist. Ich meine, die beste Behandlung für einen solchen Patienten ist die konservative Frakturbehandlung.

Rüter: Herr Tscherne hat freundlicherweise unsere Zahlen noch einmal apostrophiert bezüglich der Erfolge. Ich muß dazu sagen, daß ein Großteil der Komplikationen, die ich gezeigt habe, bezüglich der Infektionen, der Wundrandnekrosen und zum Teil auch der Hämatome gerade Unterschenkelfrakturen betreffen. Das ist sicher die komplikationsträchtigste Verletzung, die wir bei den Osteosynthesen haben.

Tscherne: Es ist auffällig, daß man auf deutschen Kongressen immer um die Tibiaschaftfraktur herumschleicht und den Ergebnissen ausweicht. Es bekennt sich niemand offen zu den Ergebnissen einer konservativen oder operativen Behandlung von geschlossenen Tibiaschaftbrüchen. Das ist auffällig. Wir bekommen Ergebnisse von allen anderen Frakturregionen, aber beim Tibiaschaft ist man sehr zurückhaltend, was auch darauf hinweist, daß die Komplikationsrate hier extrem hoch ist. Das sind auch die Erfahrungen der Zentren, wenn wir die Komplikationen behandeln.

Friedrich: Noch ein Wort zu den Alkoholikern, und zwar nicht zu denen, die betrunken mit ihren Verletzungen in die Klinik kommen, sondern zu denen, die ich als die „larvierten" Alkoholiker bezeichnen möchte, die mit ihrem Unfall hereinkommen, eine Primärosteosynthese bekommen und schon in der ersten Nacht zu Beginn ihres Delirs diese Osteosynthese einfach zertrampeln. Das sind Dinge, die wir erlebt haben, ebenso wie sicherlich Sie alle. Das als Ergänzung dazu, daß man bei jeglichem Verdacht auf eine solche psychosoziale Situation lieber zunächst einmal konservativ behandeln sollte, um dann abzukären: Können wir das dem Patienten zumuten? Wenn die Fraktur aus irgendwelchen Gründen eine Operation erforderlich macht – es gibt ja solche Situationen –, dann scheuen Sie sich bitte nicht, diesen Patienten einfach in einen Beckengips zu legen. Dann läuft er nicht von selbst davon, obwohl auch da die Alkoholiker die tollsten Sachen fertigbringen.

Fragesteller: Ich möchte Herrn Tscherne zustimmen, was die konservative Behandlung der Unterschenkelfrakturen bei den Alkoholikern anlangt. Wir sehen immer, daß man diese Patienten bezüglich des Ausmaßes des Alkohols erst nach einigen Tagen abschätzen kann. Die Schwierigkeit liegt aber oft darin, daß diese Leute in den ersten Tagen in der Extension nicht zu halten sind, selbst wenn man den guten Willen hätte, sie konservativ zu behandeln. Wir helfen uns oft damit, daß wir einen sogenannten Transfixationsgips anlegen, d.h. die Extension bleibt und zusätzlich wird der Patient im Gipsverband fixiert. Dadurch weichen wir diesen Komplikationen in den ersten Tagen aus. Trotzdem müssen wir keine Osteosynthese machen.

Tscherne: Das machen wir sowieso. Meine allgemeinen Bemerkungen zur Unterschenkelschaftfraktur haben sich nicht nur auf den Alkoholiker bezogen.

Schmit-Neuerburg: Ich möchte noch etwas zum Alkoholiker sagen. Ich komme aus einer Gegend, in der jeder zweite Verletzte die kritische Dosis von 80 Gramm Alkohol pro Tag regelmäßig überschreitet. Bei uns machen wir oft davon Gebrauch, primär die genaue Alkoholanamnese zu eruieren, was sehr wichtig ist. Wir fragen nicht nur nach dem normalen Alkoholkonsum – das wird sehr unterschiedlich angesehen –, sondern wir leiten gleich anschließend eine Distraneurinbehandlung oral ein, was eine sehr gute und sehr wirksame Prophylaxe darstellt. Wir entscheiden hinterher, ob man bei kritischer Berücksichtigung auch der Tibia eine operative Therapie verantworten kann. Sicher ist es nicht einfach, Alkoholiker im Beckengips zu behandeln. Das kann ich aus eigener Erfahrung sagen. Wenn schon an der Tibia operiert werden soll, besteht sicher eine erweiterte Marknagelindikation, weil man das immer noch am besten – eventuell mit einem Gipsverband kombiniert – als Behandlung fortsetzen kann.

Tscherne: Andererseits kann man sehr gut konservativ behandeln. Wenn es dann wirklich eine Frakturheilungsstörung gibt, kann man in diesen Fällen noch sekundär eingreifen. Wie man sieht, schadet es dem Alkoholiker nicht, wenn er eine konservative Frakturbehandlung über fünf oder sechs Monate über sich ergehen lassen muß.

Was heißt bei Ihnen Frakturheilungszeit, Herr Spich?

Spich: Es wurden die lückenlosen Röntgenverlaufsserien nachkontrolliert. Wenn der Bruchspalt nicht mehr nachzuweisen war, wurde die Bruchheilungszeit als abgeschlossen betrachtet.

Tscherne: Wäre es nicht sinnvoller, die Zeit zu nehmen, bis die Fraktur klinisch verheilt ist und der Patient wieder voll belasten kann?

Spich: Da es sich um eine retrospektive Untersuchung handelte, konnte die Belastung der einzelnen Patienten nicht mehr nachvollzogen werden. Es mußte auf röntgenologische Bilder bezogen werden.

Tscherne: Wir kommen zu dem Vortrag von Herrn Rüter.

Fragesteller: Wir haben den einen Fall gesehen, in dem der Patient mit dem äußeren Spanner vier oder fünf Jahre spazierenging. Wir haben bei uns in den örtlichen Unfallkrankenhäusern ein Kontrollsystem eingebaut. Wenn ein Patient verschwindet, wird nach ca. einem Monat oder nach zwei Monaten dieser Patient aus der Behandlungskartei herausgeholt und einberufen. Wir versuchen jedenfalls, diesen Patienten wieder in den Griff zu bekommen. Ich glaube, das wäre irgendwie notwendig.

Tscherne: Die rechtliche Situation ist bei uns ein bißchen anders.

Wir sollten für den Hinweis aus dem letzten Vortrag dankbar sein, daß die Frührevision so wichtig ist, wenn Komplikationen auftreten, Entleeren der Hämatome usw. Das ist ganz besonders wichtig. Man wird erst dann in der Lage sein, eingetretene Komplikationen folgenlos zur Abheilung zu bringen.

Chance und Risiko der Osteosynthese beim polytraumatisierten Patienten

K.K. Dittel und S. Weller, Tübingen

Die Behandlung des polytraumatisierten Patienten wirft – im Unterschied zur Einzelverletzung – quantitativ und qualitativ weit größere Probleme auf, die in ihrer Dringlichkeit individuelle therapeutische Überlegungen und taktische Maßnahmen erfordern. Diese Feststellung besitzt gleiche Gültigkeit für Organverletzungen wie für Frakturen und die Indikationsstellung zu Osteosynthesen.

In Anlehnung an die Definition des Polytrauma durch Tscherne und Trentz erfolgte die Auswahl 140 polytraumatisierter Patienten, die von 1977–1979 in der Berufsgenossenschaftlichen Unfallklinik Tübingen wegen komplexer Verletzungen behandelt wurden. In allen 140 Fällen war es bei dem Unfallereignis zu Frakturen am Bewegungssystem (Extremitäten, Wirbelsäule, Becken) gekommen, gefolgt von Schädel-Hirnverletzungen mit 87%, Thoraxverletzungen mit 47% und Bauchverletzungen mit 30% (Abb. 1).

Verletzungskombinationen

Die Auswertung des Krankengutes ergab bei 66 Patienten eine 2fache, bei 58 Patienten eine 3fache und bei 16 Patienten eine 4fache Verletzungskombination (Tabelle 1).

Neben Extremitätenfrakturen fand sich in Gruppe 1 bei 82% ein Schädel-Hirntrauma, bei 12% ein Thoraxtrauma und bei 6% ein stumpfes Bauchtrauma, in Gruppe 2 bei 90% ein Schädel-Hirntrauma, bei 72% ein Thoraxtrauma und bei 38% ein stumpfes Bauchtrauma, während in Gruppe 3 ohne Ausnahmen Verletzungen aller drei Körperhöhlen zusätzlich vorlagen.

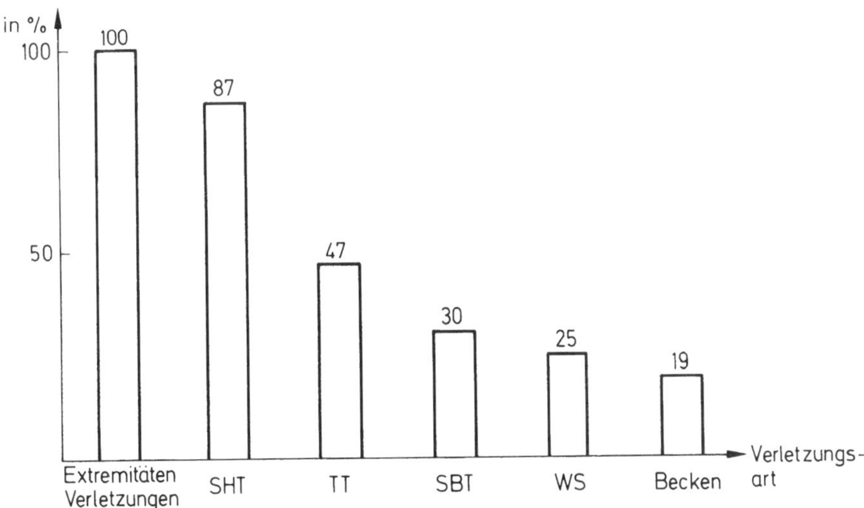

Abb. 1. Häufigkeit und Lokalisation von Unfallverletzungen beim Polytrauma

Hefte zur Unfallheilkunde, Heft 153
Zusammengestellt von J. Probst/A. Pannike

Tabelle 1. Verletzungskombinationen beim Polytrauma (N = 140)

2fache Kombination	66 Fälle = 47,2%
3fache Kombination	58 Fälle = 41,4%
4fache Kombination	16 Fälle = 11,4%

Extremitätenfrakturen

Alle Patienten wiesen zusammen 365 Frakturen auf, wobei zu 65% die unteren und zu 35% die oberen Extremitäten betroffen waren. Das Verhältnis geschlossene zu offenen Frakturen lag bei 4 : 1. Jede 12. Fraktur an der oberen und jede 4. Fraktur an den unteren Extremitäten war 1- bis 3gradig offen (Tabelle 2).

Operative Therapie

Von den 365 Frakturen wurden 207 osteosynthetisch versorgt. Konservative Behandlung erfolgte bei 43,3% der Frakturen (Abb. 2).

Lokalisation, Art und Typ der Frakturen, sowie Nebenverletzungen waren bei 58% bestimmend für eine Frühosteosynthese innerhalb der ersten 24 Std nach dem Unfallereignis. Vom 2.–7. Tag wurden weitere 23,2% Osteosynthesen durchgeführt (Abb. 3). Osteosynthesen erfolgten bei 86% der Patienten mit gleichzeitigem Schädel-Hirntrauma, bei 70% mit Thorax- und bei 50% mit stumpfem Bauchtrauma (Abb. 4).

Am Unfalltag erfolgten 176 notfallmäßig durchgeführte Operationen (120 Osteosynthesen, 28 Laparatomien, 20 Thorax-Drainagen und Thorakotomien und 8 Craniotomien). 50% dieser Eingriffe stellten Mehrfachoperationen dar im Sinne einer Parallelversorgung. Bei jeder 3. Frühosteosynthese war in gleicher Narkose ein operativer Eingriff in einer Körperhöhle notwendig (Tabelle 3 und 4).

Beim Schädel-Hirntrauma sehen wir nur bei irreversiblem traumatischen Hirntod und bei komplexen intracraniellen Raumforderungen keine Indikation zu sofortigen Osteosynthesen. Als Parallelversorgung bei Craniotomien erfolgten Frühosteosynthesen in 6 von 8 Fällen. Zahlreiche klinische Verläufe zeigten, daß der polytraumatisierte Patient von der Sofortosteosynthese beim Schädel-Hirntrauma, auch ohne operationsbedürftigen Befund, profitiert. Die frühe Frakturstabilisierung hat eine Verminderung der Hirnödementwicklung zur Folge und senkt die Gefahr respiratorischer Komplikationen.

Tabelle 2. Extremitätenfrakturen bei 140 Patienten

	Obere Extremität	Untere Extremität	Gesamtzahl
Offene Frakturen	10	60	70
Geschlossene Frakturen	116	179	295
Verhältnis	1 : 11	1 : 3	1 : 4
Gesamtzahl	126	239	365

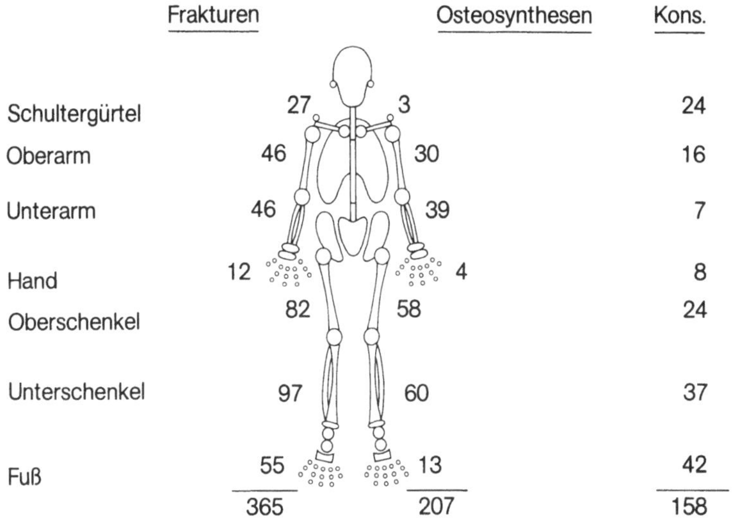

	Frakturen	Osteosynthesen	Kons.
Schultergürtel	27	3	24
Oberarm	46	30	16
Unterarm	46	39	7
Hand	12	4	8
Oberschenkel	82	58	24
Unterschenkel	97	60	37
Fuß	55	13	42
	365	207	158

Abb. 2. Extremitätenfrakturen und Osteosynthesen bei 140 polytraumatisierten Patienten

0-24 h	2.- 7. Tg	2.- 4. Wo	nach 4 Wo.
58 %	23,2 %	14 %	4,8 %

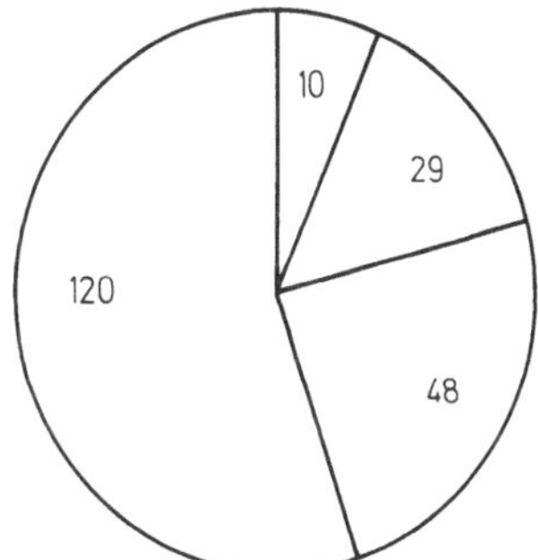

Abb. 3. Zeitpunkt der Osteosynthese beim Polytrauma

Thoraxverletzungen in Kombination mit Extremitätenfrakturen erhöhen die Vitalgefährdung und damit die Letalität bei begleitenden pulmonalen Ventilationsstörungen. Als Parallelversorgung bei operativen Eingriffen am Thorax erfolgten 19 Frühosteosynthesen. Schwere Thoraxverletzungen in Kombination mit Bauch- und Beckenverletzungen schließen meist wegen der akuten Lebensbedrohung durch die Schocktiefe und den schlechten Allgemeinzustand Primärosteosynthesen aus.

Beim stumpfen Bauchtrauma sind vor einer Osteosynthese die peritoneale Lavage bzw. Laparatomie bei Verdacht auf eine intraabdominelle Blutung oder Perforation am Gastrointestinaltrakt indiziert. Bei gleichzeitigen Verletzungen von Abdomen und Schädel, die operative Maßnahmen erfordern, müssen Osteosynthesen bis auf Ausnahmefälle zurück-

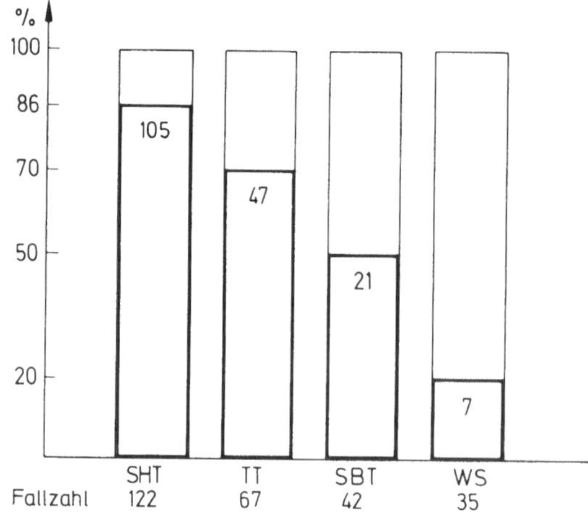

Abb. 4. Osteosynthesen bei gleichzeitigen Verletzungen der Körperhöhlen und der Wirbelsäule

Tabelle 3. Notfalloperationen beim Polytrauma am Unfalltag

Art der Operation	Zahl der Eingriffe	Verletzungskombinationen 2fach	3fach	4fach
Osteosynthese	120	64	46	10
Laparotomie	28	2	17	9
Thoracotomie Thoraxdrainage	20	3	13	4
Craniotomie	8	2	2	4
	176	71	78	27

Tabelle 4. Mehrfachnotfalloperationen beim Polytrauma am Unfalltag

Art der Operation	Zahl der Eingriffe	Verletzungskombinationen 2fach	3fach	4fach
Osteosynthese und Laparotomie	16	2	10	4
Osteosynthese und Craniotomie	6	2	2	2
Osteosynthese und Thoracotomie/ Thoraxdrainage	19	3	13	3
Laparotomie und Craniotomie	2	–	–	2
Laparotomie und Thoracotomie	1	–	–	1
	44	7	25	12

Tabelle 5. Letalität der Verletzungskombinationen

Verletzungs-kombination	Anzahl	Fälle mit Osteosynthesen	Fälle ohne Osteosynthesen	Letalität mit Osteosynthesen	Letalität ohne Osteosynthesen	Gesamtletalität in Prozent
2fach	66	56	10	2	2	6
3fach	58	39	19	3	11	24
4fach	16	10	6	2	5	44
	140	105	35	7	18	

gestellt werden. Als Parallelversorgung waren bei 16 Laparotomien in gleicher Sitzung notfallmäßige Osteosynthesen indiziert.

Wegen operationsbedürftiger Organverletzungen der Körperhöhlen konnten in 12 Fällen Osteosynthesen aufgrund des Allgemeinzustandes bzw. wegen akuter Lebensgefahr nicht erfolgen. Nach Sanierung der verletzten Körperhöhlen bestanden therapeutische Grenzen der operativen Weiterbehandlung.

Von 140 Patienten verstarben 25, was 18% entspricht. Die Letalität zeigt eine eindrucksvolle Abhängigkeit von der Verletzungshäufigkeit. Sie steigt von 6% bei der 2fachen auf 44% bei der 4fachen Verletzungskombination an. Von 105 Patienten, bei denen Osteosynthesen erfolgten, verstarben 6,6%, während 51,4% von 35 Patienten verstarben, bei denen keine Osteosynthese indiziert erschien (Tabelle 5). Nur vordergründig erscheint eine Abhängigkeit der Letalität von der Anzahl der Osteosynthesen vorzuliegen. Eine sicher statistisch beweisbare Abhängigkeit vom Zeitpunkt und der Häufigkeit von Osteosynthesen ist nicht zu erbringen, da sich das eigene Krankengut aus einem differenzierten Spektrum der unterschiedlichsten Verletzungsschweregrade und -kombinationen zusammensetzt. Die Letalität muß somit im Zusammenwirken des komplexen Verletzungsgeschehens gesehen werden. Der hohe Anteil an Verstorbenen der Fälle, bei denen aus unterschiedlichsten Gründen keine Osteosynthese möglich war, darf nicht allein der konservativen Frakturenbehandlung angelastet werden, da sie vielmehr an den Folgen der Organverletzungen verstarben.

Zusammenfassung und Schlußfolgerung

Allgemeine Behandlungsrichtlinien für Polytraumatisierte, im Hinblick auf Extremitätenfrakturen, scheitern oft an der Variationsbreite der vitalen Störungen bei den verschiedensten Verletzungskombinationen. Eine konsequente Gesetzmäßigkeit hinsichtlich des therapeutischen Vorgehens ist nicht abzuleiten, vielmehr ist individuelles Vorgehen unter Berücksichtigung der jeweiligen Besonderheiten unumgänglich. Die Auffassungen über die Indikation zur primären Osteosynthese beim Polytrauma sind bis heute zwiespältig. So kann jeder zusätzliche Eingriff eine weitere Traumatisierung des Organismus und damit eine zusätzliche Belastung des gerade eben kompensierten Mehrfachverletzten verursachen. Bei schwer Polytraumatisierten sind jedoch nach Beherrschung der Schocksituation große Vorteile in der Primärosteosynthese zu sehen. Verbesserte Intensivpflegemöglichkeiten, Ausschaltung von Schmerzirritation und die Verhinderung weiterer Blutverluste durch

Tabelle 6. Vorteile der Frühosteosynthese

1. Unterbrechung der protrahierten Schocksymptomatik
2. Wirksame Prophylaxe der posttraumatischen respiratorischen Insuffizienz
3. Hirnödemprophylaxe
4. Verbesserte Intensivpflege durch Skeletstabilität
5. Vermeidung posttraumatischer Komplikationen
6. Frühe Remobilisierung und Krankengymnastik
7. Kürzerer Krankenhausaufenthalt und Kostensenkung

Unterbrechung der protrahierten Schocksymptomatik sowie die Vermeidung einer zunehmenden Gewebetraumatisierung durch Skeletstabilität, sollten nicht unterschätzt werden (Tabelle 6).

Wir selber stellten und stellen die Indikation zur aufgeschobenen Osteosynthese nur dann, wenn aus hämodynamischen, respiratorischen oder metabolischen Gründen die primäre operative Versorgung eine zusätzliche Gefährdung des Patienten bedeutet. In allen anderen Fällen sollte die Frühosteosynthese das therapeutische Mittel der Wahl darstellen.

Strenge und erweiterte Indikation zur Küntscher-Marknagelung

R. Spier, W. Arens und J. v. Knobloch, Ludwigshafen/Rhein

Die Vorteile der operativen Knochenbruchbehandlung sind ebenso bekannt wie die Möglichkeiten postoperativer Infekte gefürchtet. Ziel unseres Vorgehens muß es daher sein, die möglichen Vorteile weitgehend zu nutzen und die Infektrate gleichzeitig zu reduzieren.

Diese korreliert zweifelsohne mit der Größe und Dauer des operativen Eingriffes, insbesondere der Ausdehnung der iatrogenen Weichteiltraumatisierung und Knochendevitalisierung. Die Marknagelung kann, unter Verzicht auf offene Reposition, von einem kleinen bruchfernen Zugang aus – d.h. gedeckt – vorgenommen werden. Bei kurzer Operationsdauer wird das Periost der Bruchzone geschont und das Bruchhämatom erhalten. Der nicht unumstrittene Verzicht auf eine Aufbohrung bedeutet unseres Erachtens einen weiteren Schritt in Richtung Minimalisierung des Eingriffes.

Die Einteilung in strenge und erweiterte Indikation zur Küntscher-Marknagelung erfolgt vornehmlich unter dem Gesichtspunkt der zu erwartenden Stabilität. Der Grad der lokalen Begleitverletzung ist ein weiterer bestimmender Faktor.

Die Stabilität nach Marknagelung wird bestimmt durch die Festigkeit des Marknagels selbst, d.h. durch die Nagelstärke. Sie ist durch die Weite des Markrohrs vorgegeben und läßt sich durch entsprechende Aufweitung der Markhöhle beeinflussen.

Hefte zur Unfallheilkunde, Heft 153
Zusammengestellt von J. Probst/A. Pannike

Dessen ungeachtet gilt das Küntschersche Prinzip der Marknagelung fort: nämlich die feste innere Schienung ist abhängig von der Größe der Kontaktfläche zwischen Knochen und intramedullärem Kraftträger. Knochengeometrie und Bruchform entscheiden demnach letztendlich über die Stabilität. Läßt sie sich erwarten, sprechen wir von einer strengen Indikation zur Marknagelung.

Wie bekannt, stellt die Markhöhle im mittleren Anteil langer Röhrenknochen ein nahezu zylindrisches Rohr dar, das einen engen Kontakt mit dem Nagel gewährleistet. Brüche, die in diesem Abschnitt lokalisiert sind und von ihrer Form her dem Postulat nach ausreichender Kontaktfläche genügen, gehören zum strengen Indikationsspektrum. Es sind dies die Quer-, Schräg- und Drehbrüche sowie die Biegungsbrüche mit kleinem Keil, soweit sie geschlossen oder 1gradig offen sind (Abb. 1).

Unter Wahrung des Zieles einer Minimalisierung des Eingriffes lassen sich diese Frakturen – eine sachgerechte Technik vorausgesetzt – sämtlich suffizient und zumeist belastungsstabil mit dem Nagel versorgen. Die guten Ergebnisse wecken den Wunsch, das Indikationsspektrum zur Marknagelung auch auf die angrenzenden Knochenabschnitte sowie andere Bruchformen auszudehnen.

Für diese Fälle stellten Küntscher und Maatz schon 1943 spezielle Nagelformen vor, die nach entsprechender Weiterentwicklung das Stabilitätsdefizit durchaus kompensieren können – wir denken in diesem Zusammenhang vornehmlich an den Verriegelungsnagel nach Klemm und Schellmann sowie den neuen Spreiznagel nach Maatz. Sind die Nägel nicht vorhanden oder ist der Umgang mit ihnen nicht geübt, so können diese Frakturen dennoch mit dem Marknagel versorgt werden. Da aus genannten Gründen Stabilitätsprobleme jedoch nicht auszuschließen sind, zählen sie zu der sogenannten erweiterten Indikation.

Zu ihr gehören Trümmerbrüche, Biegungsbrüche mit langem Keil sowie Etagenbrüche im mittleren Drittel. Außerdem sämtliche Frakturen im sich nach proximal und distal erweiternden Anteil langer Röhrenknochen. Da bei 2- und 3gradig offenen Brüchen – gleich

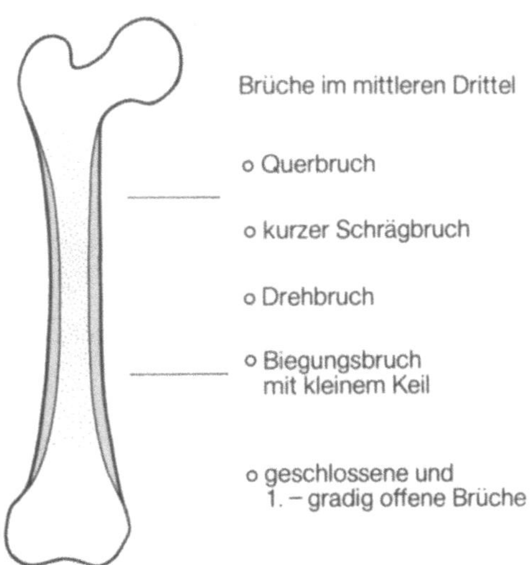

Abb. 1. Küntscher-Marknagelung; strenge Indikation

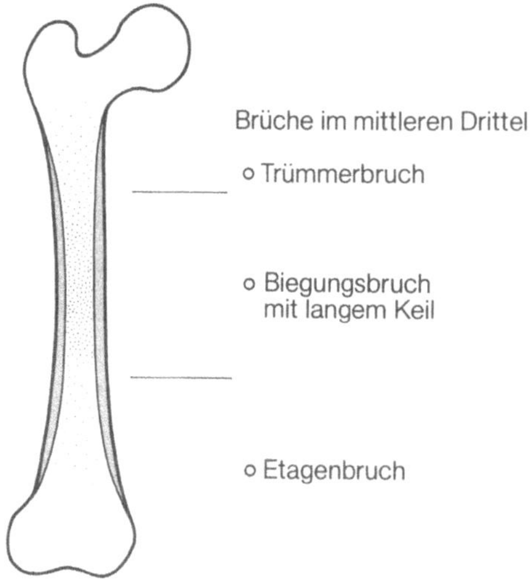

Abb. 2. Küntscher-Marknagelung; erweiterte Indikation

welcher Lokalisation und Form – die posttraumatische bzw. postoperative Infektionsrate rapide ansteigt, zählen wir auch diese zu den Frakturen der erweiterten Indikation (Abb. 3).

Auch hierzu ein Beispiel (Abb. 4 und 5) und das Ausheilungsergebnis.

Wenn auch die Verzahnung der Bruchflächen, Muskelzug und die Verankerung des Nagels in der distalen Spongiosa einen gewissen Stabilitätsgewinn bedeuten können, so ist bei Brüchen der erweiterten Indikation doch stets daran zu denken, daß ihre innere Schienung der Forderung nach ausreichender Ruhigstellung der Bruchzone nicht voll genügt.

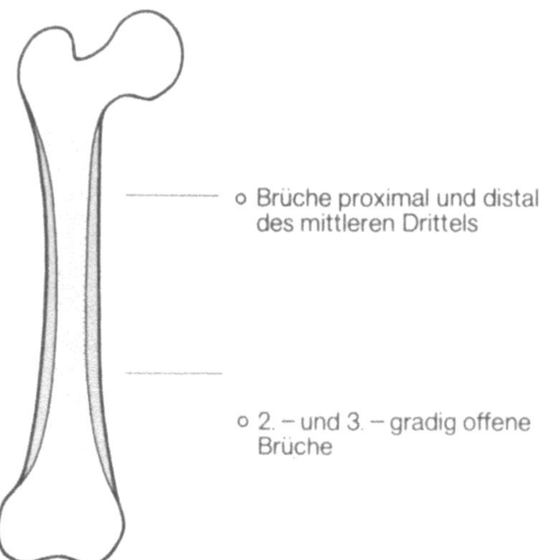

Abb. 3. Küntscher-Marknagelung; erweiterte Indikation

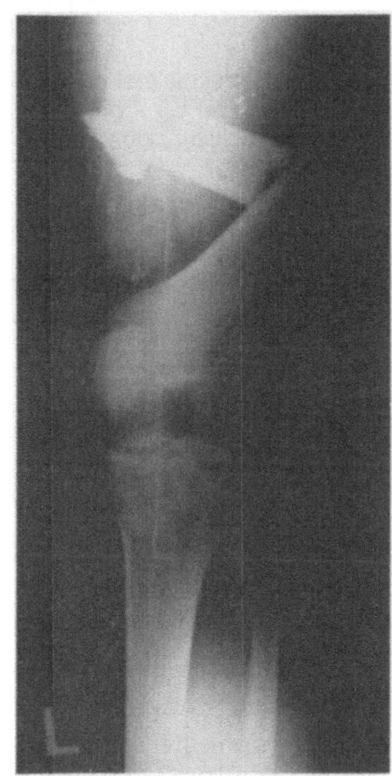

Abb. 4. Distaler Oberschenkel-Etagenbruch

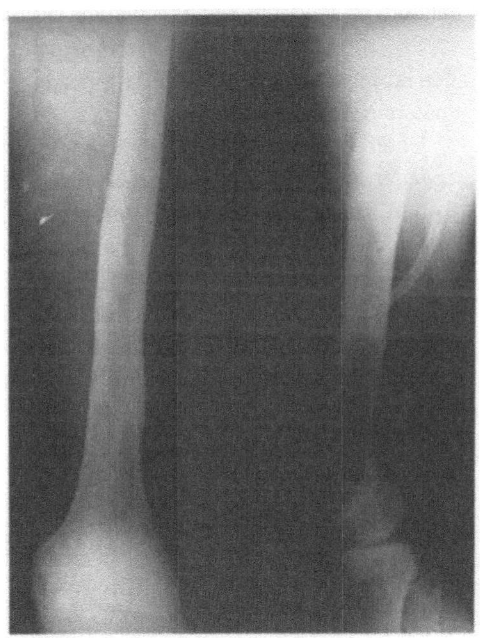

Abb. 5. Das Abschlußergebnis 1 Jahr nach gedeckter Marknagelung ohne Aufbohrung

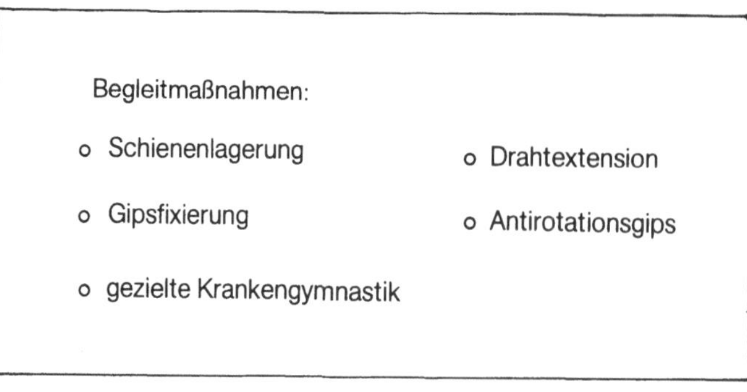

Abb. 6. Küntscher-Marknagelung; erweiterte Indikation

Zusätzliche fixierende Maßnahmen können daher erforderlich werden. Welches Hilfsmittel – Schienenlagerung, Gips- oder Drahtextension – indiziert ist, kann nur nach Bruchform und Lokalisation entschieden werden. Eine strenge Schematisierung ist nicht möglich (Abb. 6).

Darüber hinausgehende Maßnahmen – wie Drahtcerclagen oder die Verschraubung dislocierter Fragmente – widersprechen dem Postulat der Minimalisierung des Eingriffes und ergeben keinen wesentlichen Stabilitätsgewinn.

Die Dauer der zusätzlichen Fixation scheint im Regelfall mit 3 bis 4 Wochen ausreichend bemessen, da nach diesem Zeitraum eine so weitgehende Verklebung zwischen den Fragmenten zu erwarten ist, daß spätere Dislokationen auszuschließen sind. Für die Dauer der zusätzlichen Ruhigstellung ist auf begleitende krankengymnastische Maßnahmen im Sinne der Prophylaxe von Immobilisationsschäden natürlich ebenso streng zu achten, wie auf die spätere Nachbehandlung.

Unter Berücksichtigung eines möglichen Stabilitätsdefizits bei der Marknagelung unter erweiterter Indikation und in Kenntnis, daß dieses Defizit gezielte Begleitmaßnahmen erfordert, lassen sich auch bei diesen Brüchen funktionell gute Ergebnisse erzielen.

Es sei jedoch abschließend betont, daß sie Grenzindikationen darstellen und auch wie solche behandelt werden müssen. Dies setzt selbstverständlich eine einwandfreie Beherrschung der Normalität, d.h. der Nagelung bei strenger Indikation und die Kenntnis etwaiger intra- und postoperativer Probleme sowie möglicher Behandlungsalternativen voraus. Der Maßstab des Erfolgs wird letztendlich der Patient selbst sein.

Zusammenfassung

Die Einteilung in strenge und erweiterte Indikation zur Küntscher-Marknagelung erfolgt vornehmlich unter dem Gesichtspunkt der zu erwartenden Stabilität. Diese wird bestimmt durch die Stärke des Marknagels sowie die Größe der Kontaktfläche zwischen innerer Knochenrinde und intramedullärem Kraftträger. Demnach gehören Quer-, Schräg-, Dreh- und Biegungsbrüche im mittleren Drittel langer Röhrenknochen zur strengen Indikation, sämtliche Brüche in den übrigen Knochenabschnitten sowie Trümmer-, Biegungs- und Etagenbrüche im mittleren Drittel zur erweiterten Indikation.

Literatur

Küntscher G (1962) Praxis der Marknagelung. Schattauer, Stuttgart
Maatz R (1941) Über Formschlüssigkeit bei der Küntscher-Marknagelung. Zentralbl Chir 70
Vécsei V (1978) Verriegelungsnagel – Symposium 1978 in Wien. Maudrich, Wien

Chancen und Risiken der Behandlung der proximalen Humerusfrakturen

H. Rudolph und H. Dölle, Rotenburg (Wümme)

Der dicke Weichteilmantel mit seinen komplizierten anatomische Strukturen um den mehr spongiösen als corticalen proximalen Humerus is durch seinen stabilen Schutz für Knochen und Gelenk gleichzeitig Chance, durch seine hohe Schrumpfungsneigung aber auch Risiko bei Fehlbehandlungen in diesem Bereich.

90%–95% aller proximalen Humerusfrakturen werden konservativ behandelt (Tabelle 1). Die Voraussetzungen der konservativen Therapie sind vor allem die sehr frühe funktionelle Behandlung und die Tatsache, daß während der gesamten Behandlung nur im Ausnahmefall eine Narkose erforderlich ist.

Die Methoden der konservativen Therapie proximaler Humerusfrakturen sind aus Tabelle 2 zu ersehen.

Operiert werden müssen in der Regel irreponible Luxationsfrakturen, dann 2- und 3gradig offene Frakturen mit Nerven- oder Gefäßschäden, die verschobenen Epiphysenfrakturen im Kindesalter sowie die Frakturen zur Pflegeerleichterung beim Polytrauma.

Tabelle 1. Indikation zur konservativen Therapie proximaler Humerusfrakturen

1. Frakturen ohne Funktionseinbuße bei Fehlheilungen
2. Alle Frakturen ohne kontinuitätsunterbrechende Nerven- und Gefäßschäden
3. Anästhesiologische Kontraindikationen
4. Unzureichende technische und personelle Voraussetzungen für Osteosynthesen

Tabelle 2. Methoden der konservativen Therapie proximaler Humerusfrakturen

1. Keine Fixation
2. Desault-Verband
3. Gilchrist-Verband
4. Hanging cast
5. Drahtextension
6. Abduktionsschiene

Hefte zur Unfallheilkunde, Heft 153
Zusammengestellt von J. Probst/A. Pannike

Die Vorteile der operativen Therapie. Exakte Reposition, meist sofortige Übungsstabilität, Verkürzung der Krankenhausverweildauer und Krankheitsdauer.

Die wichtigsten operativen Methoden sind: Die percutane Bohrdrahtfixation nach Reposition, die schonende Zuggurtungscerclage und die Plattenosteosynthese. Marknägel sind wegen der besonderen Verhältnisse des Markraumes wenig geeignet.

Wir selbst bevorzugen zur Markraumschienung die Auffädelung der Fragmente durch *einen* dicken Kirschner-Draht oder dünnen „rush-pin", der nicht sperrt und lediglich ein Abweichen um mehr als Schaftbreite verhindert.

Die Hauptrisiken nach operativer Versorgung sind: Die Narkose, der Infekt und der Nervenschaden, der nicht selten erst durch die Metallentfernung hervorgerufen wird.

Ob nun konservativ oder operativ – bei allen Behandlungsverfahren ist eines für den Erfolg entscheidend: Die intensive krankengymnastische Weiterbehandlung.

Die wichtigsten Nachbehandlungsverfahren sind: Die Arbeit mit der Hantel, das Klettern an der Leiter, die Elektrostimulation einzelner Muskelgruppen, das Drehen des Schwungrades, Kräftigungsübungen mit dem Deuser-Band, Übungen an der Instrumentenwand mit den verschiedenen Gegenständen des täglichen Lebens, das Training im Bewegungsbad sowie das Spielen mit Bällen, letzteres besonders bei Kindern.

Zur Verdeutlichung der Behandlungsproblematik sollen einige Fallbeispiele dienen.

Fallbeispiele

56jähriger Patient mit einer von Kopf bis Schaftmitte reichenden Humerusfraktur. Behandlung durch Extension und gleichzeitig einsetzender Krankengymnastik. Ausheilungsergebnis 5 Monate nach Unfall bei freier Funktion.

Etwas schwieriger war der nächste Fall einer 46jährigen Patientin mit einer Humerusschafttrümmerfraktur im oberen Schaftdrittel und angiographisch nachgewiesenem Stop in der A. axillaris ohne Gefährdung des Armes sowie einer Nervenschädigung der 3 Hauptnerven ohne Hinweis auf Kontinuitätsunterbrechung. Wir behandelten in diesem Falle konservativ und erreichten eine freie Funktion nach 6 Monaten.

Als nächstes Beispiel ein 5jähriges Kind mit subcapitaler dislocierter Humerusfraktur, die geschlossen reponiert und 3 Wochen durch Bohrdrahtfixation fixiert wurde. Intensive Krankengymnastik, 8 Wochen später freie Funktion.

In einem ähnlichen Fall mit einer hochgradig dislocierten subcapitalen Humerusfraktur bei einem 30jährigen Patienten wurde nach geschlossener Reposition eine Bohrdrahtfixation für 2 Monate durchgeführt mit einer nach 7 Tagen begonnenen intensiven krankengymnastischen Behandlung. Nach 3 1/2 Monaten einwandfreie Funktion des Schultergelenkes.

Selten ist eine Plattenosteosynthese erforderlich. Meist ist dies bei nichtreponierbaren subcapitalen Luxationsfrakturen der Fall.

Wir bevorzugen, wenn irgend möglich, die schonendere Zuggurtungscerclage, da hier etwaige Metallbeschwerden und eine Metallentfernung entfallen.

Als Beispiel ein 67jähriger Patient mit einer konservativ nicht reponierbaren subcapitalen Fraktur. Bei diesem älteren Patienten und Kollegen führten wir die Zuggurtungscerclage durch, die sofortige Übungsstabilität erlaubte und zu einer nur endgradigen Bewegungseinschränkung führte (Abb. 1a, b).

Als nächster Fall ein 58jähriger Patient mit einer 3gradig offenen Fraktur mit Gefäß- und Nervenbeteiligung von Humeruskopf bis über die Schaftmitte hinausreichend. Platten-

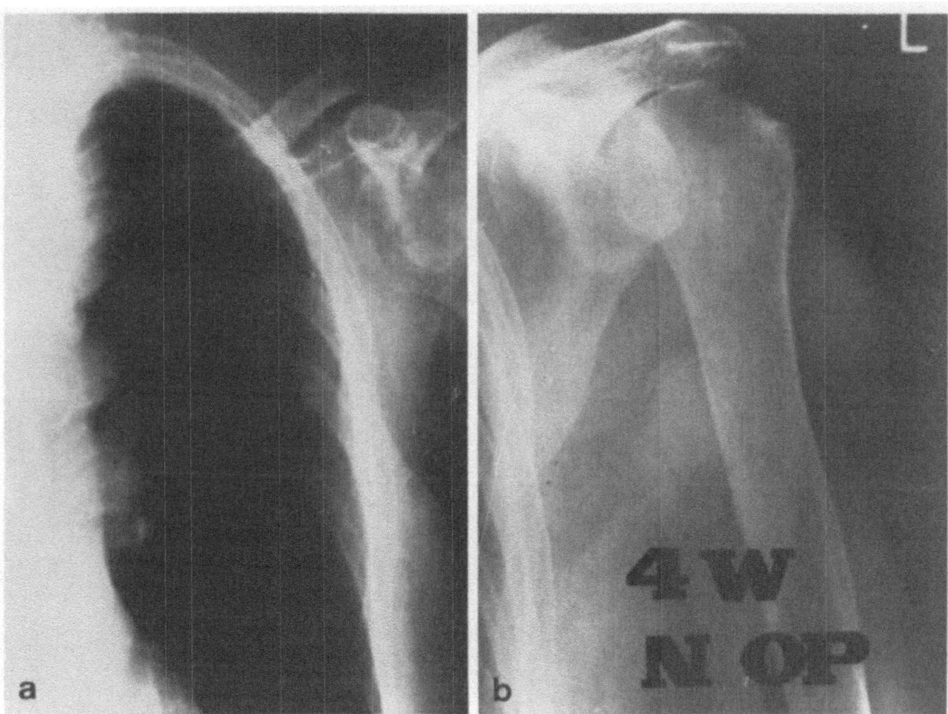

Abb. 1. (Erläuterung im Text, S. 166)

osteosynthese lediglich des Schaftbereiches, während auf eine Osteosynthese im Kopfbereich verzichtet wurde. Trotzdem frühfunktionelle Behandlung. Drei Monate nach Unfall freie Funktion.

Ein Beispiel für eine falsche Operationsindikation plus falsche Op-Technik plus falsche Nachbehandlung ist diese geschlossene subcapitale Humerusfraktur, die mit Zugschrauben und Platte versorgt wurde. Zwei Wochen später Ausriß von Schrauben und Platte. Wegen der beim Ersteingriff unklaren aseptischen Verhältnisse und atypischen Schnittführung bei intakten Nerven entschlossen wir uns zur konservativen Weiterbehandlung. Es kam zu völliger Ausheilung dieser instabil versorgten Fraktur ohne Einschränkung der Beweglichkeit.

Ein anderes Beispiel für eine wenig geeignete Op-Technik im Humerusbereich ist ein 26jähriger Patient mit erheblicher Abduktionssperre im Schultergelenk. Ursache war ein über den Kopf hinausreichender Küntscher-Nagel. Metallentfernung und intensive krankengymnastische Behandlung: freie Funktion.

Zuletzt ein Behandlungsverlauf, der deutlich zeigt, daß die intensive krankengymnastische Behandlung entscheidend ist.

79jährige Patientin mit einer Rippenprellung rechts. Erst einige Tage später entdeckten wir, vorher stets auf die rechtsseitige Thoraxhälfte konzentriert, eine linksseitige Schulterluxation. Nach langem und intensivem Befragen erfuhren wir, daß diese Luxation 10 Monate alt und in einem Krankenhaus, mit dem wir keinen Kontakt aufnehmen konnten, irgendwie auch behandelt worden war.

Geschlossene Reposition des teilnekrotischen Kopfes (Abb. 2a, b), Fixation durch 2 percutane Bohrdrähte für 4 Wochen. Ein Jahr intensive Krankengymnastik mit der sehr aktiv

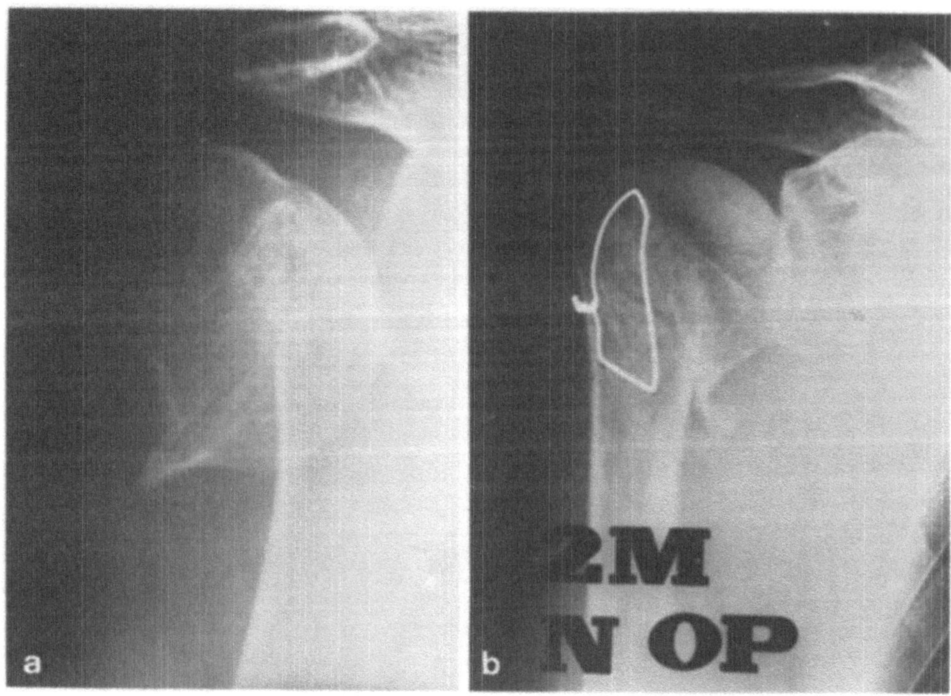

Abb. 2. (Erläuterung im Text, S. 167)

mitarbeitenden und wenig empfindlichen Patientin, die ihr verletztes Schultergelenk inzwischen wieder zufriedenstellend bewegen kann.

Ein rotationsstabiler Nagel zur Versorgung von Oberarmschaftbrüchen

V. Trilling und J. Sadr, Dortmund

Auf Grund der anerkannt guten Ergebnisse der konservativen Behandlung der Mehrzahl der Oberarmschaftbrüche stellen auch heute noch Extensionsverbände und ruhigstellende Gipse neben der frühfunktionellen Behandlung das Gros der Therapieverfahren dar.

Nach Tscherne ist operatives Vorgehen absolut indiziert bei Weichteilinterposition, Defektbrüchen, offenen Frakturen dritten Grades, Gefäßverletzungen, Nervenverletzungen und Pseudarthrosen. Eine relative Indikation ist gegeben bei offenen Frakturen zweiten Grades, primärer Nervenschädigung, Mehrfachverletzungen, Serienfrakturen der oberen Extremitäten, und Schaftfrakturen mit Zerstörung von Gelenkkörpern.

Hefte zur Unfallheilkunde, Heft 153
Zusammengestellt von J. Probst/A. Pannike

Neben der AO-DC-Platte werden Bündel- und Küntscher-Nägel sowie Rush-pins verwendet.

Bei einer ausgesuchten Anzahl von Fällen mit pathologischer Fraktur, Schaftspiralfraktur, Schafttrümmerfraktur und Mehrfachverletzungen sowie bei hohem Alter und anderweitig eingeschränkter Operationsfähigkeit sahen wir die Indikation zur Osteosynthese mit dem sog. Sampson-Nagel gegeben.

Dieser neuartige aus Titan hergestellte Nagel könnte als Fortentwicklung des Rush-pin bezeichnet werden; im Gegensatz zu diesem wird aber durch das scharfkantige, im Querschnitt sternförmige Profil des Sampson-Nagels bei korrekter Größenbestimmung ausreichende Rotationsstabilität erreicht. Gegenüber der Bündelnagelung bestehen eindeutig Vorteile im Hinblick auf Lagerung und Operationsdauer. Das Instrumentarium ist denkbar einfach und von anderen intramedullären Osteosyntheseverfahren her bekannt. Wir verwenden den Sampson-Nagel in einer Modifikation mit einer bleistiftähnlich angeschrägten Spitze (Abb. 2).

Von Mai 1976 bis Oktober 1980 wurden in der Unfallklinik Dortmund 327 Oberarmfrakturen behandelt. Ellenbogengelenknahe Frakturen wurden nicht berücksichtigt. Bei 23 Patienten (= 7%) wurde die Stabilisierung der Oberarmfraktur mit dem Sampson-Nagel vorgenommen. Bei der Nachuntersuchung waren zwischen zwei Monaten und vier Jahre nach der Operation vergangen.

Die Nachuntersuchungen erbrachten in 12 Fällen gute, in 7 Fällen befriedigende und in 4 Fällen schlechte Ergebnisse. Als gut wurden Verläufe bezeichnet, die zu einer vollkommenen Wiederherstellung der Schultergelenkbeweglichkeit geführt haben. Mit befriedigend wurden solche Resultate bewertet, wo die Schultergelenkbeweglichkeit bis zu 1/3 eingeschränkt war und dieser Umstand von den Verletzten selbst nicht als Behinderung empfunden wurde.

An schwerwiegenden Komplikationen konnten wir bisher eine Pseudarthrose und eine Infektion im Bereich der Einschlagstelle beobachten. Die Beobachtung von Längsfissuren

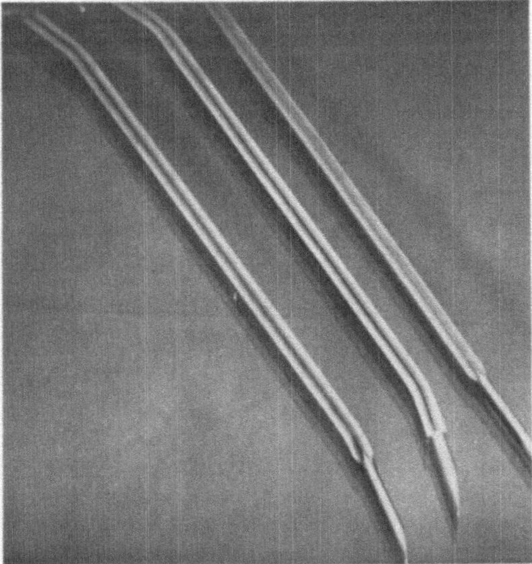

Abb. 1

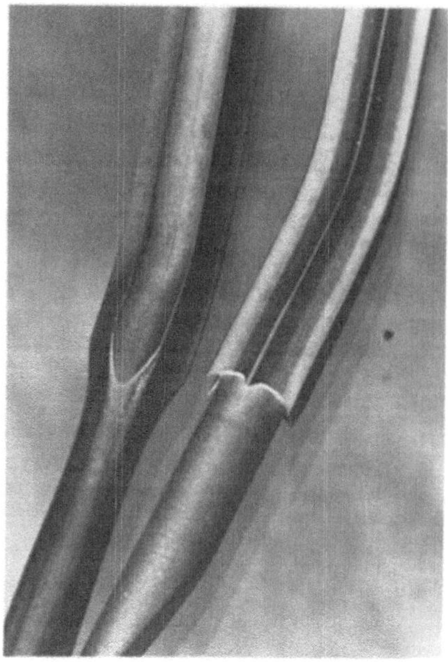

Abb. 2

im Oberarmknochen in zwei Fällen sowie ein Fall von Nageleinklemmung mögen Hinweis genug dafür sein, wie wichtig es bei unserem Verfahren ist, sich bei der Bestimmung des Nageldurchmessers nach der engsten Stelle des Röhrenknochens zu richten.

Es werden typische Befunde anhand von Röntgenbildern demonstriert.

Die an unserem kleinen Patientengut gewonnene Erfahrung hat uns ermutigt, dem Sampson-Nagel den Vorzug vor dem Bündel- und Küntscher-Nagel zu geben.

Literatur

1 Schopper H, Linke E (1980) Die besondere Indikation zur Bündelnagelung am Oberarm. Aktuel Traumat 10: 4, 197–200

2 Tscherne H (1972) Primäre Behandlung der Oberarmschaftfrakturen. Langenbecks Arch Chir 332: 379

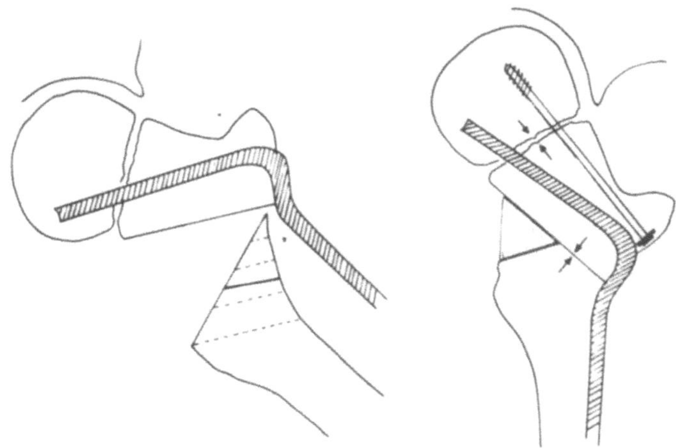

Abb. 2. *Links:* wird der Keil nicht über die ganze Femurbreite entnommen, kann man mehr Beinlänge gewinnen. *Rechts:* Form und Lage der Osteotomieflächen sind biomechanisch sehr günstig. Sie garantieren eine rasche Heilung

Schenkelhalspseudarthrose verursachte keine Beschwerden und war ein Zufallsbefund. Ein Patient verstarb postoperativ. Sieben Patienten konnten nach durchschnittlich 2,6 Jahren nachuntersucht werden. Bei einem Patienten mußte eine Endoprothese wegen Lockerung durch eine Totalprothese ersetzt werden. Die übrigen gingen mit höchstens einem Stock. Unsere älteste Patientin (Abb. 3) war 95 Jahre alt und Großmutter eines Chirurgen. Sie

Tabelle 1. Behandlung der Schenkelhalspseudarthrose 1974–1979. Orthopädische und Allgemeinchirurgische Universitätskliniken Binnengasthuis, Amsterdam

Keine	1
Reosteosynthese	1
Pauwels-Osteotomie	21
Endoprothese	7
Totalprothese	5
	35

Tabelle 2. Schenkelhalspseudarthrose

Patienten > 70 Jahre, N = 10		
Alter: 70–95 Jahre, durchschnittlich 79 Jahre		
Vorbehandlung:	Keine	1
	Konservativ	5
	Osteosynthese	4
Definitive Behandlung:	Keine	1
	Endoprothese	4
	Totalprothese	5

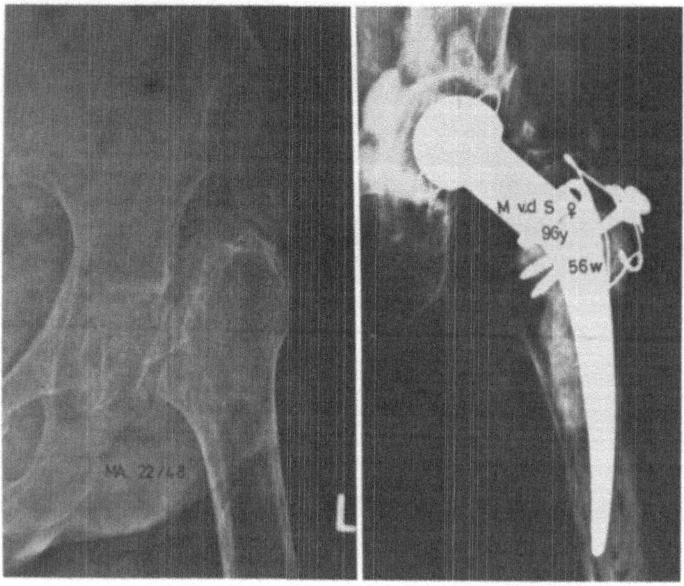

Abb. 3. *Links:* präoperatives Röntgenbild einer 95jährigen Frau. *Rechts:* ein Jahr nach totalem Hüftgelenkersatz mit Trochanterosteotomie

wollte mit ihrer schmerzhaften Schenkelhalspseudarthrose absolut nicht weiter leben. Ein Jahr nach Implantation einer Totalprothese ging sie wieder an einem Stock.

Tabelle 3 zeigt einige Charakteristiken der Patienten unter 70 Jahren. Das Alter variierte von 20–60 Jahren. Bei einer Patientin wurde mit gutem Erfolg eine Reosteosynthese mit Schrauben durchgeführt. Drei Patienten waren biologisch älter (neurologische und psychiatrische Nebenerkrankungen) und bekamen eine Endoprothese. Bei den übrigen 21 Patienten wurde eine Pauwels-Osteotomie durchgeführt (Tabelle 4).

Eine erneute Instabilität ist meistens auf technische Fehler zurückzuführen. Viermal wurde deswegen eine Totalprothese eingesetzt. Die beiden Patienten mit Kopfnekrose

Tabelle 3. Schenkelhalspseudarthrose

Patienten <70 Jahre, N = 25

Vorbehandlung			Intervall Unfall – Operation		
Keine	4	(1)	33 W	–	5 Jahre
Konservativ	2		5 W	–	74 W
Smith-Petersen	3		3 W	–	117 W
Schraubenosteosynthese	11	(7)	8 W	–	39 W
130° Winkelplatte	2	(1)	7 W	–	21 W
Verschiedene	3		24 W	–	85 W

Die Zahlen in Klammern bedeuten Patienten aus der eigenen Klinik

Tabelle 4. Pseudarthrose nach Schenkelhalsfrakturen

21 x Pauwels-Osteotomie – Resultate	
Instabilität/Pseudarthrose	5
Kopfnekrose	2
Coxarthrose	1
Geheilt ohne Komplikationen	13

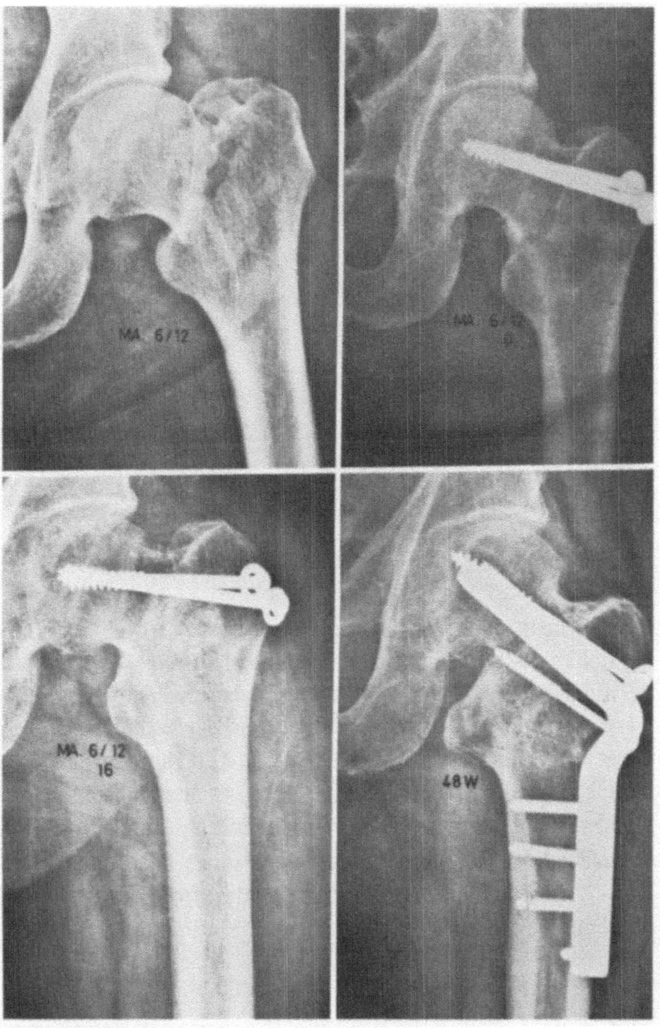

Abb. 4. *Links oben:* Pauwels III-Fraktur bei 56jährigem Patienten. *Rechts oben:* postoperativ nach Schraubenosteosynthese, wobei keine Überkorrektur in valgus erreicht werden konnte. *Links unten:* instabil nach 16 Wochen. *Rechts unten:* 48 Wochen nach Pauwels-Osteotomie. Osteotomie und Pseudarthrose geheilt. Auch 3 Jahre postoperativ (nicht abgebildet) ist keine Kopfnekrose vorhanden

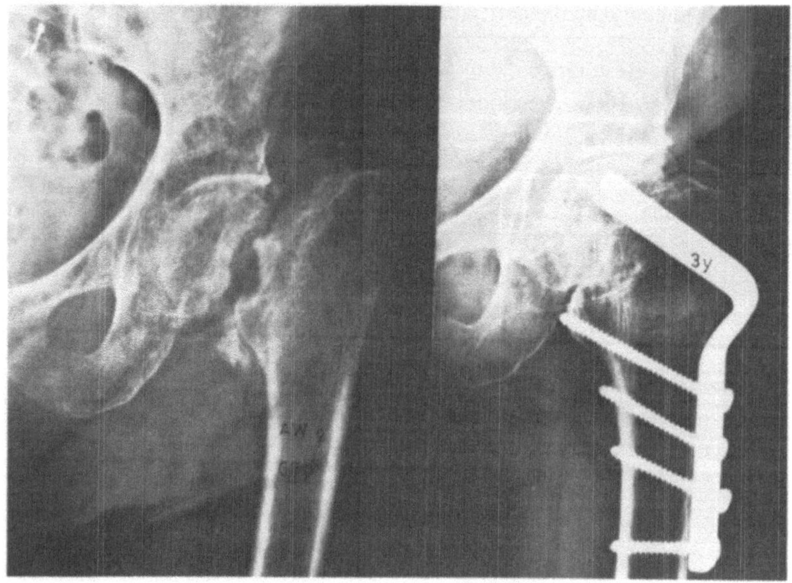

Abb. 5. *Links:* 5 Jahre alte Pseudarthrose. *Rechts:* 3 Jahre nach Pauwels-Osteotomie. Osteotomie und Pseudarthrose geheilt. Keine Kopfnekrose

gehen mehr als eine Stunde an einem Stock und brauchen keine Reoperation. Ein typisches Beispiel einer erfolgreichen Aufrichtungsosteotomie zeigt Abb. 4.

Zusammenfassung

Die Schenkelhalspseudarthrose ist ein fast rein biomechanisches Problem, das in erster Linie durch eine Verbesserung der Biomechanik gelöst werden muß (Weber, 1973). Nur für Patienten mit einer verkürzten Lebenserwartung ist der Hüftgelenksersatz die richtige Lösung. Nach Mißlingen einer Pauwels-Osteotomie bleiben immer noch die Reosteotomie, die Arthrodese und schließlich die totale Hüftprothese als Möglichkeit bestehen. Das klinische Bild der Kopfnekrose nach Schenkelhalsfraktur oder Pauwels-Osteotomie ist oft mild und braucht dann keine weitere Behandlung. Von 6 Patienten mit einer Pauwels-Osteotomie zwischen 60–70 Jahren hatten 5 ein gutes Resultat. Die Bilder einer 69jährigen Frau mit einer seit 5 Jahren bestehenden Pseudarthrose (Abb. 5) unterstüzen unser Plädoyer für ein gelenkerhaltendes Vorgehen.

Literatur

Marti R, Raaymakers E (1979) In Pseudarthrosis and their treatment. Chapchal G (Ed). Thieme, Stuttgart

Pauwels F (1935) Der Schenkelhalsbruch, ein mechanisches Problem. Enke, Stuttgart

Raaymakers E, Marti R (1978) Zur dislozierten Schenkelhalsfraktur. Unfallheilkd 81: 248

Tillberg B (1977) Endoprothesis as treatment for necrosis and pseudarthrosis after transcervical femoral fracture. A clinical review, Vol 85. Acta Orthop Scand 3: 296
Weber B G, Cech O (1973) Pseudarthrosen. Huber, Bern Stuttgart Wien

Gefahren der Plattenosteosynthese und Möglichkeiten des Fixateur externe in der Frakturerstversorgung

R. Szyszkowitz, R. Reschauer und W. Seggl, Graz

In Anbetracht der kurzen Redezeit möchte ich nur auf die Unterschenkelfrakturen eingehen. Es gibt ausgezeichnete Ergebnisse, zum Beispiel von über 1000 frischen Unterschenkelschaftbrüchen, die durch Plattenosteosynthesen versorgt wurden, von Allgöwer oder von Tscherne bei offenen Frakturen, und aus anderen Zentren, aber es gibt in der deutschen Literatur auch die größten Serien von infizierten Tibiainfektpseudarthrosen. So berichtete Schmelzeisen über 252 Tibiainfektpseudarthrosen vor 2 Jahren hier in Berlin, und in Frankfurt bei Klemm, in Murnau, Duisburg, Ulm und anderen Zentren gibt es mehr als je 200 ähnliche Fälle, die zwar nicht aus dem eigenen Haus – aber auch nicht alle aus dem Ausland kommen können! Klemm hat dazu die *Gesamt*kosten einer posttraumatischen Unterschenkelosteomyelitis mit DM 480.919,-- angegeben.

Wenn man in den angloamerikanischen Ländern einen Vortrag über die infizierte Pseudarthrose hält, charakterisiert jedesmal eine der ersten Diskussionfragen das Erstaunen im Publikum, wie soviele Fälle überhaupt entstehen konnten. Ähnlich war die Situation vor 6 Wochen beim Österreichischen Unfallchirurgenkongreß in Salzburg: Jahna gab bei einer geschlossenen Serie von 310 frischen *offenen* Unterschenkelbrüchen eine Infektionsrate von nur 3,9% an. Dagegen Schreinlechner aus dem Lorenz-Böhler-Krankenhaus bei 93 offenen Unterschenkelbrüchen nach Plattenosteosynthesen eine Infektionsrate von 24%! Dazu muß unbedingt ergänzt werden, daß die Asepsis im Lorenz-Böhler-Krankenhaus in Wien gut ist, wie an Hand von 7 471 Osteosynthesen nach geschlossenen Frakturen mit 2,5% Infektionen und 1 256 Osteosynthesen bei offenen Frakturen mit 6,6% Infektionen bewiesen wurde.

Aus einer anderen Statistik der Österreichischen Unfallkrankenhäuser (Bertel) geht hervor, daß bei 3 390 *geschlossenen* Unterschenkelbrüchen, die konservativ behandelt wurden, die Infektionsrate 0% war, während sie bei 244 *geschlossenen* Unterschenkelbrüchen, die verplattet wurden, 4,7% betrug (Tabelle 1). Dieser Prozentsatz stieg bei 366 frischen *offenen* Unterschenkelfrakturen, die verplattet wurden, auf 18% an (Tabelle 2). Wir stellten uns die Fragen: Darf die Plattenosteosynthese bei offenen Unterschenkelfrakturen unter dem Eindruck dieser Zahlen empfohlen werden? Gibt es in der Bundesrepublik ähnliche Infektraten, wenn offene Unterschenkelfrakturen nicht gerade in Zentren verplattet werden? Worauf lassen sich diese schlechten Ergebnisse zurückführen?

Das Hauptproblem bei der infizierten Tibiapseudarthrose ist nicht die freiliegende Platte, sondern der darunterliegende nekrotische und infizierte Tibiadiaphysenabschnitt.

Hefte zur Unfallheilkunde, Heft 153
Zusammengestellt von J. Probst/A. Pannike

Tabelle 1. Frische geschlossene Unterschenkelbrüche aller Unfallkrankenhäuser 1970–1979 in Österreich

Behandlung	Anzahl	% (abgerundet)	Infekte	% (abgerundet)	Amputationen
Konservativ	3 390	56,0	–	–	1 (Grangrän)
Marknagel	889	14,7	22	2,4	–
Markdrahtung	354	5,9	4	0,9	1 (?)
Platte	244	4,3	12	4,7	–
Bohrdraht	11	0,18	–	–	–
Drahtschlinge	1 008	16,7	9	0,9	–
Schrauben	121	2,0	1	0,8	–
Fixateur externe	9	0,14	–	–	–
Rush-pin	8	0,13	–	–	–
	6 034	100%	48	0,8%	2

Tabelle 2. Frische offene Unterschenkelbrüche aller Unfallkrankenhäuser 1970–1979 in Österreich

Behandlung	Anzahl	% (abgerundet)	Infekte	% (abgerundet)	Sek. „sept.“ Amputationen
Konservativ	286	14,9	35	15,0	5
Marknagel	481	24,5	38	8,0	2
Markdrahtung	419	21,5	42	10,0	0
Platte	366	18,2	65	18,0	10 (3 Gefäßnähte)
Bohrdraht	29	1,5	4	1,3	–
Drahtschlinge	200	10,1	21	10,0	1
Schrauben	98	5,0	10	10,0	2 (Große Defekte)
Fixateur externe	55	2,3	11	10,0	4
Rush-pin	39	2,0	1	0,2	–
	1 973	100%	227	11,5%	27

Da der gesamte nekrotische und infizierte Knochen entfernt werden muß, liegen nach der Sequestrektomie ausgedehnte Defekte vor. Diese Defekte sind bei infizierten Pseudarthrosen nach der konservativen Behandlung in der Regel kürzer. Wir sind der Meinung, daß die nach dem Unfall primär schlecht durchbluteten oder schon nekrotischen Fragmentenden durch die offene Reposition und Verplattung zwar stabil fixiert, aber zusätzlich zu stark *denudiert* wurden.

Wir glauben, daß durch den primären Fixateur externe bei den zweit- und drittgradig offenen Unterschenkelbrüchen das Wichtigste, nämlich die Durchblutung der Fragmentenden weniger geschädigt wird, als bei der Verplattung. Es ist auch zu überlegen, daß die Steinmann-Nägel und Schanzschen Schrauben möglichst wenig im Diaphysenbereich, sondern mehr im Metaphysenbereich eingebracht werden, um die Arteria nutritia nicht zusätzlich zu schädigen. Der dreidimensionale Fixateur externe gewährt eine ausreichende Stabilität und erlaubt eine zufriedenstellende Beweglichkeit im Sinne der funktionellen Nachbehandlung (Abb. 1). In der Regel versuchen wir durch eine oder mehrere autologe

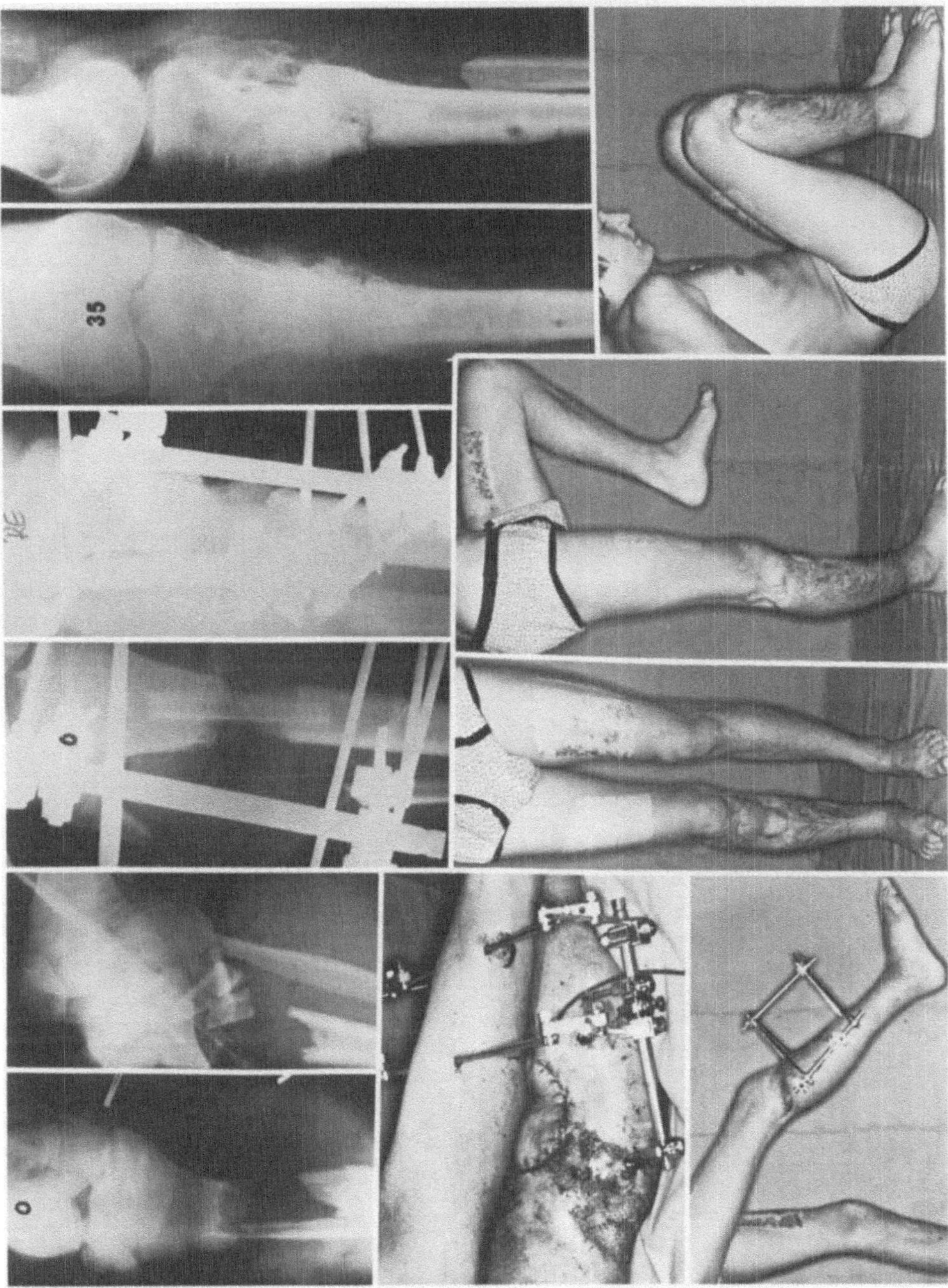

Abb. 1. 15jähriger Lehrling, Mopedsturz, offene Unterschenkeldefektfraktur rechts. Primärer Fixateur externe und Interposition der gleichseitigen proximalen Fibula in die Tibia. Sekundäre Cross-leg-Plastik (durchgeführt am Dep. f. Plastische Chirurgie, Leiter: Dr. W. Deutschmann), wegen bestehender Weichteil- und Hautnekrosen. Sekundäre Spongiosplastik und Kontrolle der knöchernen Konsolidierung 35 Wochen nach dem Unfall. Zufriedenstellende funktionelle Wiederherstellung

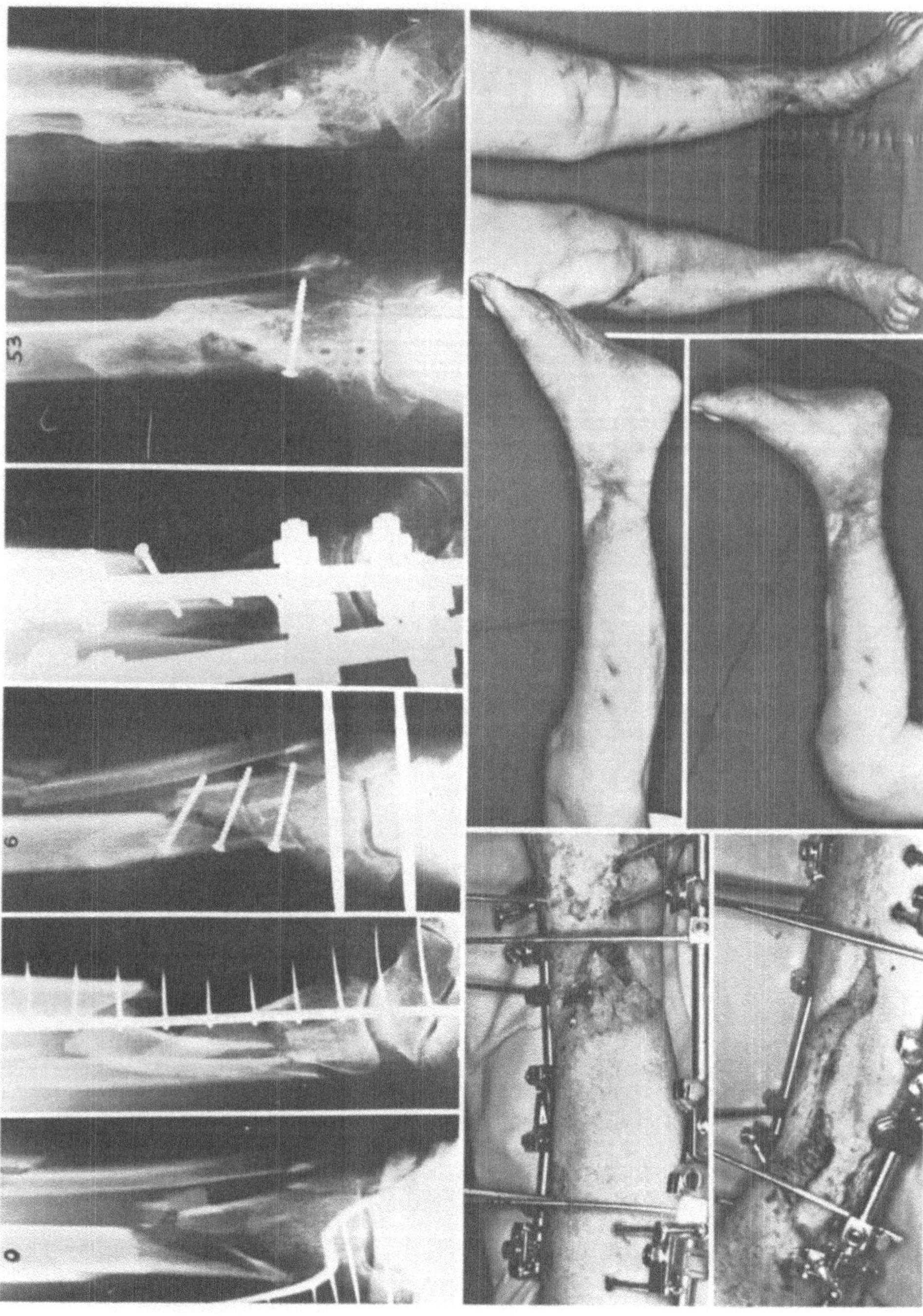

Abb. 2. 70jährige Hausfrau, Autobusunglück, offene Unterschenkeldefektfraktur links, zusätzliche Oberschenkelfraktur links und Unterschenkelfraktur rechts. Fixateur externe mit zusätzlichen Zugschrauben nach Entfernung einiger Fragmente und sekundäre Spongiosaplastik. Freiliegen der Schraubenköpfe medial, sekundäre Mesh-graft-Hauttransplantation auf die granulierenden Wunden. Röntgen- und klinische Kontrolle 1 Jahr nach dem Unfall mit zufriedenstellendem Ergebnis

Spongiosaplastiken die Knochendefekte aufzufüllen und die verlangsamte Bruchheilung zu beschleunigen. Die offen gelassenen Wunden werden durch Mesh-graft-Hauttransplantationen sekundär gedeckt (Abb. 2). Zusätzlich zur Fixation mit dem äußeren Festhalter verwenden wir nach Möglichkeit einige Zugschrauben percutan oder durch die offene Wunde, jedoch ohne zusätzliches Denudieren, um die Stabilität, besonders bei Mehrfragmentbrüchen, zu erhöhen (Abb. 2). Nur ausnahmsweise ist es notwendig Muskellappen oder Cross-leg-Hautlappen zur Deckung zu verwenden (Abb. 1).

Sollte es bei der Fixateur-externe-Stabilisierung unglücklicherweise auch zu einer Osteitis kommen, so besteht der große Vorteil, daß die Therapiemethode der Wahl, nämlich der Fixateur-externe, schon angewandt wurde. Die Nekrosenausschneidung und -entfernung, sowie der Knochendefekt, werden geringer sein, als nach der vorhergegangenen Verplattung.

Zusammenfassung

Außer in Zentren, sollte auf Grund der vorliegenden Literatur und der eigenen Erfahrungen bei zweit- und drittgradig offenen Unterschenkelbrüchen keine zusätzliche Denudierung und Verplattung der schlecht durchbluteten Fragmente und Fragmentenden durchgeführt werden. Die notwendige Stabilisierung offener Frakturen kann durch den dreidimensionalen Fixateur externe und eventuell zusätzliche Zugschrauben in den meisten Fällen erreicht werden. Die Tendenz zur verzögerten Heilung kann durch frühzeitige autologe Spongiosatransplantation vermindert werden. Sollte es trotzdem zur Osteitis kommen, so kann die Entfernung der Nekrosen bei liegendem äußeren Festhalter vorgenommen werden. Das Ausmaß der Nekrosen wird in der Regel unfallbedingt und nicht behandlungsbedingt sein.

Literatur

1 Allgöwer M, Perren S M (1980) Operating of Tibia-Shaft-Fractures? Unfallheilkd 83: 214–218
2 Bertel E: Medizinische Dokumentation der Allgemeinen Unfallversicherungsanstalt, 1200 Wien, Adalbert-Stifter-Straße 56: Persönliche Mitteilung
3 Jahna H (Im Druck) Einfluß der Primärbehandlung der Infektionshäufigkeit des geschlossenen und offenen Unterschenkelbruches nach Adaptationsosteosynthesen. Hefte Unfallheilkd, 16. Tagung der Österr Gesellschaft für Unfallchirurgie, 3.10.1980 in Salzburg
4 Klemm K, Junnghans H (1976) Behandlungs- und Folgekosten bei posttraumatischer Osteomyelitis des Ober- und des Unterschenkels. Die Berufsgenossenschaft 237–241 (Juni 1976)
5 Schmelzeisen H (1979) Infekpseudarthrosen des Tibiaschaftes – klinische Studie an 252 Fällen. Hefte Unfallheilkd 138. Springer, Berlin Heidelberg New York, S 167–168
6 Schreinlechner P (Im Druck) Infekthäufigkeit nach stabilen Plattenosteosynthesen offener Unterschenkelschaftbrüche. Hefte Unfallheilkd, 16. Tagung der Österr Gesellschaft für Unfallchirurgie 3.10.1980 in Salzburg
7 Tscherne H (1975) Die Behandlung der offenen Frakturen. Tagungsbericht 10. Unfallseminar, Hannover

Die gelenküberbrückende Fixateur externe-Ruhigstellung – Möglichkeiten des Gelenkerhaltes bei aseptischen und septischen Problemfällen

K.H. Müller und S. Decker, Bochum

Die Blockade eines Gelenkbereiches durch den Fixateur externe widerspricht der Physiologie der Gelenkstrukturen und der Forderung nach frühzeitiger Bewegungstherapie. Eine gelenküberbrückende Fixateur externe-Immobilisierung steht also immer im Zwiespalt zu Lasten des Gelenkes die mechanische Gelenkfunktion, einen Teil davon oder gar den Gliedmaßenabschnitt zu retten.

Aseptische Indikation

In der Traumatologie des aseptischen Gelenkschadens ergibt sich die Berechtigung zur gelenküberbrückenden externen Stabilisierung, wenn

- im Zusammenwirken des traumatischen Knochen- und Weichteilschadens das Infektrisiko bei alternativen Behandlungsmethoden (konservativ und operativ) offensichtlich und nachhaltig erhöht ist (offene Verletzung, Quetschung) (Abb. 1),
- Neben der Knochenverletzung im Gelenkbereich die Verletzungen der Weichteile, des Kapsel- und Bandapparates sowie der Gefäße eine absolute Ruhigstellung erfordern,
- der Gelenkerhalt unsicher bleibt; z.B. durch eine alleinige, nur adaptierende interne Osteosynthese der Gelenkpartner (Abb. 1c) und
- die Nachteile einer Gipsruhigstellung oder einer anderen nicht invasiven Immobilisierung überwiegen.

Vorteile und Technik

Gegenüber dem Gipsverband ergeben sich die Vorteile aus der effektiveren Ruhigstellung, der funktionellen Therapie der angrenzenden Gelenke (Abb. 1g, h), der wenig gestörten

Abb. 1a–h. Gelenküberbrückende Fixateur externe-Immobilisierung einer zweitgradig offenen distalen Trümmerfraktur der Tibia mit Fibulafraktur und ausgedehnter Weichteilschädigung; innere Osteosynthese der Fibula und Minimalosteosynthese der Tibiahauptfragmente, triangelförmige gelenküberbrückende Montage des Fixateur externe. H.B., w., 56 J; **a** Unfallröntgenaufnahmen; **b** Triangelförmige Fixateur externe-Immobilisierung des Sprunggelenkes durch 2 Nägel oberhalb der tibialen Frakturzone, und je einem Nagel im Fersenbein und im Sprungbein, keine Gelenkkompression; **c** postop. Röntgenbild, anatomische interne Osteosynthese der Fibula, gute Reposition des tibialen Trümmerbruches und achsengerechte Gelenkstellung, Schraubenfixierung der tibialen Hauptfragmente; **d** Röntgenstatus 8 Monate postop., sekundäre Spongiosaplastik 6 Wochen nach Unfall, Fixateur externe-Entfernung nach 4monatiger Ruhigstellung; **e, f** Knöcherne Heilung der Tibia 12 Monate postop., geringe posttraumatische Arthrose des Sprunggelenkes, straffe Pseudarthrose der Fibula unter Verknöcherung der Syndesmose; **g, h** Funktionsbilder des Sprunggelenkes 12 Monate postop., schmerzfreie Belastung, freie Kniefunktion, Bewegungsausmaß Sprunggelenk Strecken/Senken des Fußes: 10-0-40

Hefte zur Unfallheilkunde, Heft 153
Zusammengestellt von J. Probst/A. Pannike

Sekundärbehandlung, der verbesserten posttraumatischen Überwachung und der Pflegeerleichterung.

Der Fixateur externe muß das Gelenk ohne Kompression der Gelenkflächen ruhigstellen. Da eine knöcherne Abstützung der Gelenkkörper vermieden werden soll, ist die äußere Klammer- oder Rahmenmontage vielfach unzureichend, so daß ein räumliches System erforderlich wird. Andererseits muß die äußere Montage die auf das Gelenk ein-

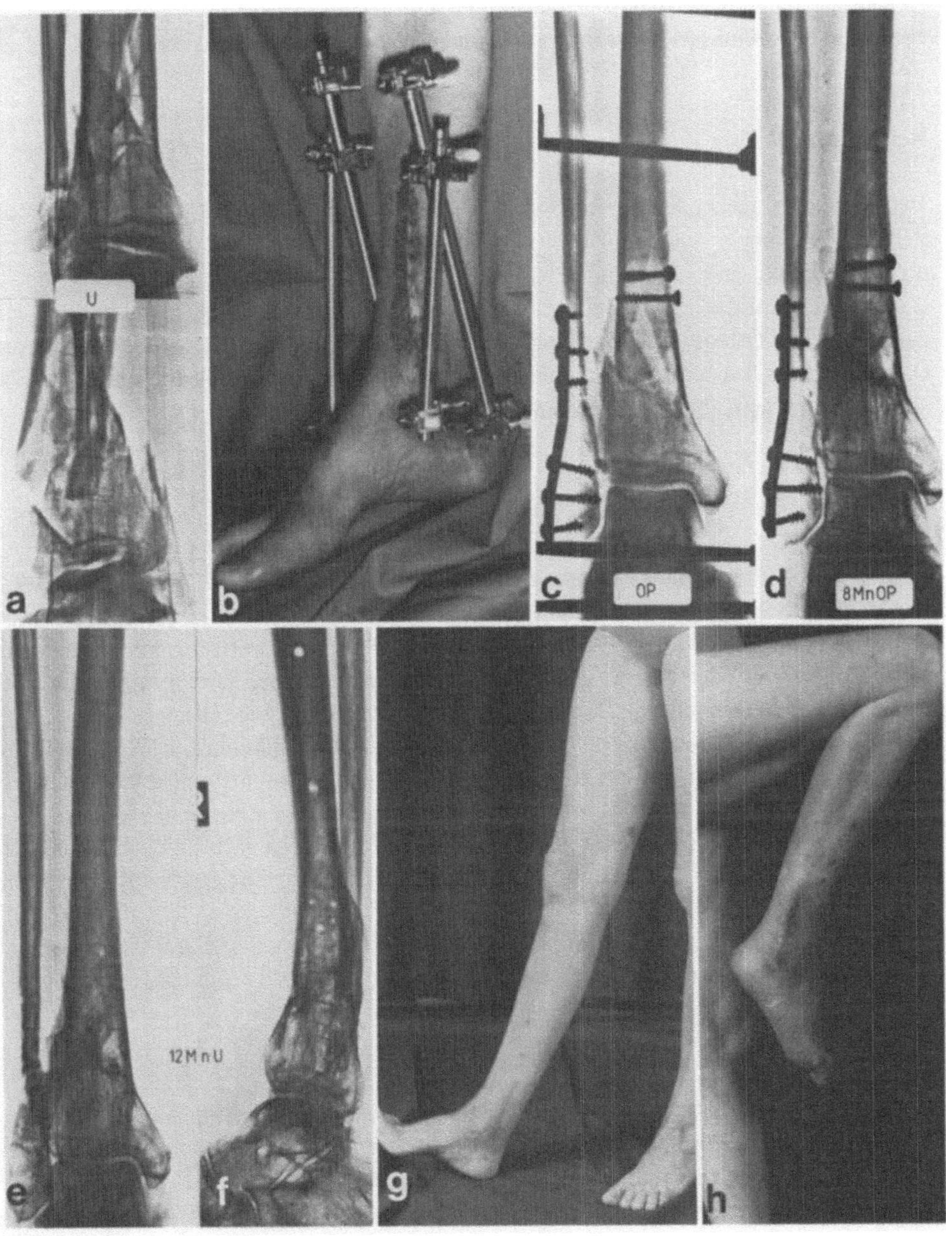

Abb. 1a–h

wirkenden Muskeln, Sehnen und Weichteilverschiebeschichten weitestgehend schonen. Hier bietet sich das Prinzip der Montage in der Triangelform oder das Prinzip der Abstützung mit dem Diagnonalrohr an (Abb. 2). Der Fixierung sollte eine ausreichende manuelle oder auch operative Reposition einer gelenknahen oder intraarticulären ossären Zerstörung vorausgehen (Abb. 1). Größere Fragmente können ohne Denudierung mit einer stabilen internen Minimalosteosynthese versorgt werden, während der Fixateur einer externen Neutralisation entspricht (Abb. 1c). Andererseits ist es möglich tragende Fragmente mit Gewindestiften isoliert zu fassen und in den äußeren Montageverbund aufzunehmen. Die externe Konstruktion ist somit individuell den Gegebenheiten anzupassen.

Nachteile

Der gelenküberbrückende Fixateur externe schädigt das Gelenk nicht nur durch Immobilisierung. Die immer sparsam zu verwendenden perforierenden externen Osteosynthesemittel bedeuten eine Läsion oder Irritation der Weichteil- und Gleitschichten (Abb. 2). Die fast unvermeidliche Kanalinfektion der Nägel schränkt die Möglichkeiten der sekundären internen Osteosynthese ein, selbst wenn es nicht zu fortgeleiteten Infektionen und Osteomyelitiden bis hin zum Empyem kommt. Deshalb ist auf ein gelenkfernes Einbringen der Nägel und Schrauben bei der Montage zu achten (Abb. 2).

Verlauf

Nach gelenküberbrückender Fixateur externe-Ruhigstellung ist das weitere Vorgehen durch vier Möglichkeiten gekennzeichnet:

- Bei optimaler Gelenk- und Bruchstellung wird der Fixateur externe bis zur knöchernen Konsolidierung oder bis zur gefahrlosen sekundären internen Osteosynthese belassen, um so früh als möglich eine Übungsbehandlung einzuleiten (Abb. 1d).
- Bei befriedigender Gelenk- und Bruchstellung wird die vollkommene Weichteilheilung abgewartet, um dann bei intakten Weichteilen sekundär eine interne Osteosynthese vorzunehmen.
- Verbleibt eine regellose, nicht reparable Gelenkstellung, so ist nach Weichteilheilung und im Stadium der Revascularisierung der Fragmente die sekundäre externe Kompressionsarthrodese zu empfehlen.
- Kommt es bei prekärer Ausgangssituation zur Infektion, so ist der Fixateur externe ohnehin das therapeutische Mittel der Wahl.

Septische Indikation

Während die gelenküberbrückende Fixateur externe-Immobilisierung bei aseptischen traumatischen Schäden meist auf Fälle mit ausgedehnter zusätzlicher Weichteilschädigung zu beschränken ist, sind die Indikationen bei Osteomyelitits einer Gelenkregion sowohl im Hinblick auf die Gelenk- und Gliedmaßerhaltung als auch zur Infektsanierung vielfältiger. Dabei ergeben sich folgende Indikationen:

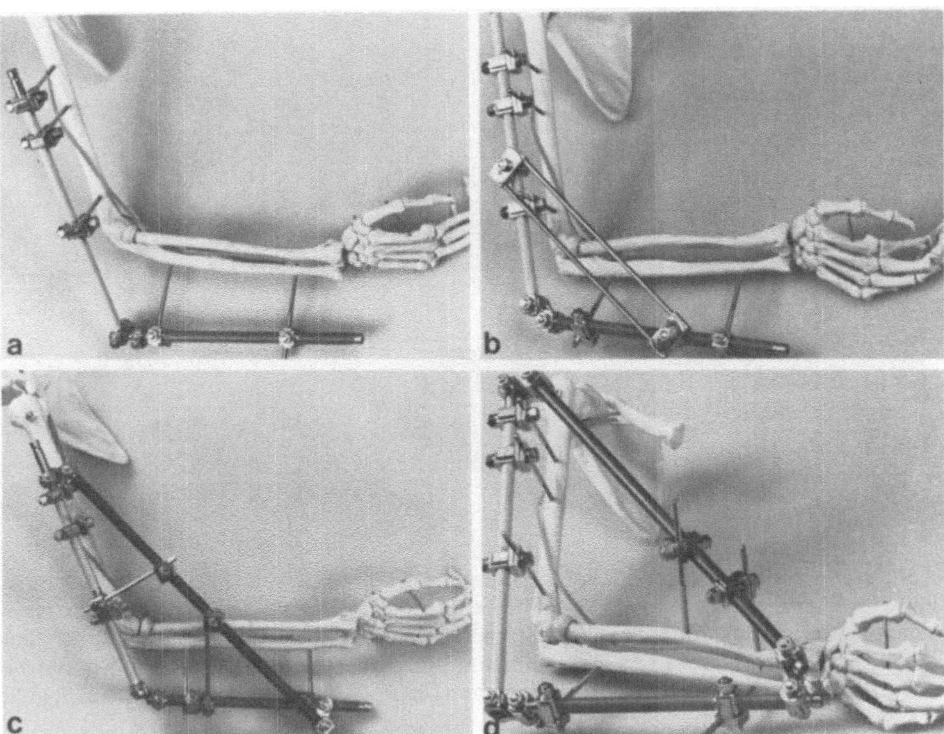

Abb. 2a–d. Gelenküberbrückende Fixateur externe-Immobilisierung des Ellenbogengelenkes und des Kniegelenkes, Montagen am Knochenmodell mit dem Rohrsystem der AO. **a** Fixateur externe-Immobilisierung des Ellenbogengelenkes Typ I durch Verbindung der Klammerfixateur des Oberarmes und der Elle, die Rohrverbindung erfolgt durch sog. „Achterbacken"; **b**, **c** Fixateur externe-Immobilisierung des Ellenbogengelenkes Typ IIa und Typ IIb durch zusätzliche diagonale Abstützung (entweder durch doppelte Nagelverbindung (**a**) oder durch Diagonalrohr (**b**); **d** Fixateur externe-Immobilisierung des Ellenbogengelenkes Typ III durch zusätzliche Einbeziehung der Speiche in Supinationsstellung durch zwei distale Gewindeschrauben, die vom Diagonalrohr ausgehen

- Zur Gelenkimmobilisierung infizierter gelenknaher Osteosynthesen,
- zur Vermeidung einer Infektausdehnung in ein bislang noch nicht infiziertes Gelenk,
- zu adäquater Stabilisierung, Behandelbarkeit und Sanierung eines gelenknahen osteomyelitischen Herdes,
- bei infizierten Trümmerfrakturen des Gelenkes, wenn erst nach Revascularisierung und Fragmentkonsolidierung eine Resektionsarthrodese durchzuführen ist,
- zur Behandlung des Gelenkempyems sowie bei ausgedehntem infizierten Weichteildefekt in Verbindung mit einem Gelenkinfekt,
- bei osteomyelitischer Zerstörung eines Gelenkanteils.

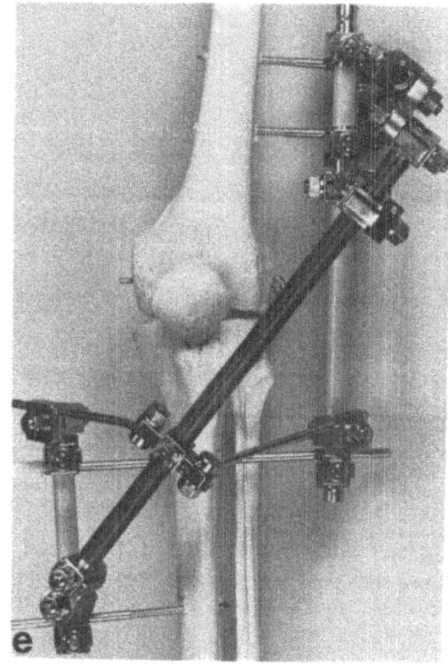

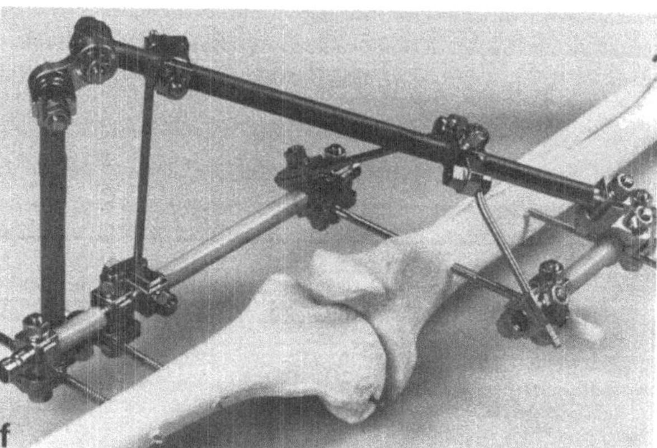

Abb. 2e, f Fixateur externe-Immobilisierung des Kniegelenkes; stabile räumliche Montage mit nur einem perforierenden (Schienbeinkopf-)Nagel, einem lateralen Oberschenkelrohr, einem aufsteigenden Oberschenkelrohr, einem medialen Unterschenkelrohr und einem Diagonalrohr. Streckenwärtige Weichteile und die vulnerable Oberschenkelinnenseite werden nicht tangiert, die laterale Muskelloge des Unterschenkels wird geschont. Aufsicht (e), schräge Ansicht von innen oben (f)

Zusammenfassung

Es kann festgestellt werden, daß die gelenküberbrückende Fixateur externe-Ruhigstellung bei aseptischen Gelenkschäden immer eine wohlerwogene, temporäre unvermeidliche Therapie sein muß. Sie ist für das Gelenk zwar nachteilig aber überbrückt kurzfristig die Zeitspanne gelenkerhaltend, nach der weitere Maßnahmen eine Bewegungstherapie des Gelenkes gewährleisten. Bei aseptischen Zustandsbildern muß unter Verwendung des gelenküberbrückenden Fixateur externe oft der Infektsanierung gegenüber der Gelenkerhaltung der Vorrang eingeräumt werden, so daß seine Anwendung dann zwangsläufig wird. Man kann es auch treffend als Slogan ausdrücken: Der gelenküberbrückende Fixateur externe ist keine Notlösung, wohl aber eine Lösung in der Not.

Literatur

1 Cotta H, Puhl W (1976) Pathophysiologie des Knorpelschadens. Hefte Unfallheilkd 127. Springer, Berlin Heidelberg New York, S 1

2 Hierholzer G, Kleining R, Hörster G, Zemenides P (1978) External-Fixation. Arch Orthop Traumat Surg 92: 175

3 Müller K H (1981) Exogene Osteomyelitis von Becken und unteren Gliedmaßen. Springer, Berlin Heidelberg New York

4 Müller K H, Prescher W (1978) Posttraumatische Osteomyelitis nach distalen intraartikulären Unterschenkelfrakturen (Frakturen des Pilon tibial). Hefte Unfallheilkd 131. Springer, Berlin Heidelberg New York, S 163

5 Müller-Färber J, Müller K H (Im Druck) Posttraumatische Osteomyelitis im Ellenbogenbereich – Therapie und Ergebnisse. 16. Tag Österr Gesellsch Unfallchir, Hefte Unfallheilkd. Springer, Berlin Heidelberg New York

Diskussion

Baumgartl: Die Situation bei der Statistik war ziemlich einwandfrei. Nur fiel auf, daß die Mortalität sehr stark anstieg, als es hieß, daß schwere Komplikationen im Thorax-Bereich hinzukamen. Bei Komplikationen im Thorax-Bereich sind von Anfang an ganz klar zu übersehen die Verletzungen am Zwerchfell, am Perikard und an der Lunge. Das kann man bei der Primärversorgung bereinigen. Die Folgen dieser Verletzungen kann man ungefähr voraussehen. Es bleibt eine Verletzungsmöglichkeit übrig, bei der leider Voraussagen im ersten Augenblick nicht möglich sind, nämlich bei der stumpftraumatischen Herzverletzung. Im Akutstadium einer stumpftraumatischen Herzverletzung zu entscheiden, ob es lediglich ein funktioneller Schaden oder aber eine Substanzverletzung ist, ist äußerst schwierig. Ich bin immer wieder erstaunt, daß bei solchen Verletzungen am ersten oder zweiten Tag der Verletzte außerhalb der Gefahrenzone zu sein schien, und am dritten Tag kam sein akutes Herzversagen oder eine Herzleistungsschwäche, die zum Tode führte. Bei der Sektion solcher Fälle war man immer wieder erstaunt, wie minimal die Substanzverletzungen im Herzen sein müssen. Es genügten manchmal ganz kleine Endokardrisse im Bereich oder in der Nähe des Leitungssystems des Herzens, um später nach einem Tag oder nach zwei Tagen zu irreparablen Herzschädigungen zu führen. Die kleine Substanzverletzung im Herzen ist primär gar nicht so wichtig, wohl aber die stumpftraumatische Herzverletzung, die man im Akutstadium schwer fassen kann. Die EKGs sind nicht nur am ersten Tag einmal, sondern sind mehrmals und am zweiten und dritten Tag immer wieder durchzuführen. Sie geben im Zusammenhang einen kleinen Hinweis darauf, ob ein schwerer Schaden vorliegt oder nicht.

Dittel: Im Grunde ist Ihnen natürlich zuzustimmen. Wenn man die 25 Fälle, in denen die Patienten verstorben sind, zusätzlich aufschlüsselt, muß man feststellen, daß von diesen Patienten 20 gleichzeitig ein Thorax-Trauma hatten und 15 ein stumpfes Bauchtrauma. Das unterstreicht das, was Sie gerade gesagt haben.

Friedrich: Ich glaube, daß nicht nur die Herzverletzungen außerordentlich gefährlich sind – das sind sie natürlich –, sondern auch das stumpfe Lungentrauma ist außerordentlich gefährlich. Gerade diese Lungenkontusion macht uns sekundär oft außerordentliche Schwierigkeiten. Ich wollte Sie fragen, ob diese Fälle mit enthalten sind.

Baumgartl: Diese Fälle sind nicht enthalten, sondern es handelt sich rein um stumpftraumatische Herzverletzungen. Das Problem der Lungenkomplikationen nach einem Kollaps oder bei schlechter Ausgangslage des Kreislaufs ist dabei nicht mit eingeschlossen gewesen.

Friedrich: In den Tübinger Zahlen sind sie aber enthalten.

Greif: Ich glaube, daß die stumpfen Herzverletzungen im Verhältnis zu den stumpfen Thoraxverletzungen zurückstehen. Diese stumpfe Lungenkontusion ist nach unserer Erfahrung außerordentlich schwieriger und viel, viel häufiger. Die Herzverletzung mag sicher eine Rolle spielen und ist klinisch schwer zu fassen. Ein Hinweis aus der Klinik: Es ist praktisch eine Tachykardie, die einfach nicht abgeklärt werden kann bei kompensiertem Schockzustand. Es ist richtig, daß man daran denken muß. Aber die stumpfe Lungenkontusion halte ich für viel wichtiger.

Friedrich: Sind Diskussionsbemerkungen zu dem Vortrag von Herrn Spier über die Marknagelindikation?

Haas: Herr Spier hat in seinen Ausführungen dargestellt, daß er fast gar nicht oder nur minimal aufbohrt. Wie wir gestern an unseren eigenen Untersuchungen dargestellt haben, besteht fast keine Rotationsstabilität. Herr Spier, können Sie Angaben über die Rotationsfehler machen? Können Sie Nachuntersuchungsergebnisse vorweisen?

Spier: Wir haben zuletzt vor zwei Jahren nachuntersucht. Wir hatten auch Rotationsfehler zu vermelden, die sich aber in Grenzen hielten. Sie waren auch nur klinisch und nicht röntgenologisch bestimmt. Die klinische Messung ist ja etwas schwierig.

Friedrich: Ich habe noch eine Anmerkung. Sie haben als strenge Indikation die offenen Frakturen ersten Grades angeführt. Ich will davor warnen, daß nicht das kleine Loch, das in der Haut bleibt, die Fraktur erstgradig zu definieren veranlaßt, sondern wir sehen darunter oft außerordentliche Decollements. Diese Frakturen sind im Grunde höhergradig offen, als sie nach außen hin scheinen. Das kann gerade bei der Marknagelung – dazu noch mit der Aufbohrung – außerordentlich gefährlich werden.

Sind Diskussionsbemerkungen zu dem Vortrag von Herrn Rudolph?

Tscherne: Ich habe dazu drei Bemerkungen bzw. Fragen.

1. Was die Stellung der Extensionsbehandlung bei diesen Frakturen betrifft: Es wird sicherlich Ausnahmeindikationen geben, aber im allgemeinen sollte man bei den proximalen Humerusfrakturen sehr gut ohne Extensionsbehandlung auskommen. Ist es bei einer einfachen, unkomplizierten Fraktur überhaupt notwendig, eine Extensionsbehandlung zu machen?
2. Ich persönlich glaube nicht, daß die Osteosynthese bei einer proximalen Humerusfraktur eine Pflegeerleichterung darstellt. Diese Frakturen lassen sich gerade bei Mehrfachverletzten sogar noch, glaube ich, konservativ besser behandeln.
3. Ist denn ein Nervenschaden eine Operationsindikation bei der proximalen Humerusfraktur? Eine subcapitale Fraktur mit einem Axillaris- oder Plexusschaden würde ich nicht als Operationsindikation ansehen.

Rudolph: Ich hoffe, daß ich alle Fragen behalten habe. Selbstverständlich ist die Olecranon-Drahtextension eine absolute Ausnahme. Das möchte ich noch einmal betonen. Es gibt Fälle von polytraumatisierten Patienten, die durchaus mitarbeiten können, bei denen die Olecranon-Drahtextension durchaus angebracht ist. In der Regel gilt das natürlich nicht für bewußtlose oder sehr unruhige Patienten wie zum Beispiel bei Kindern. Da kommt das sicher nicht in Frage.

Zum Nervenschaden möchte ich betonen: selbstverständlich nur, wenn neurologisch nachgewiesen ist, daß eine Kontinuitätsunterbrechung da ist. Sonst spielt das keine Rolle. Ich glaube, ich hatte es angedeutet und erwähnt. Nur die Kontinuitätsunterbrechung ist selbstverständlich ein Grund, um nachzuschauen. Wenn ein Nervenschaden vorliegt und im Moment keine Operationsindikation besteht und der Nervenschaden sich trotz intensiver Nachbehandlung nicht gibt, kann man immer noch revidieren, allerdings zu einem späteren Zeitpunkt, nach Monaten. Meist handelt es sich dann nur um narbige Verwachsungen.

Friedrich: Ich nehme an, daß ihre intensive Nachbehandlung im intensiven Warten und Hoffen auf das Wiederkommen des Nervs besteht.

Eine zusätzliche Bemerkung zur Plattenosteosynthese an der Schulter. Da ist es erfahrungsgemäß doch wohl so, daß die Erfolge nicht ganz so schön sind in bezug auf weitere und spätere Funktion. Nur diejenigen Fälle, in denen man nicht gezwungen ist, das Gelenk selbst aufzumachen, werden wohl ganz ordentlich.

Broderer: Herr Trilling, finden Sie nicht eine Komplikationsrate von annähernd 10% und die von Ihnen geschilderten intraoperativ auftretenden Schwierigkeiten etwas groß bei der Versorgung einer Fraktur, die – das muß ich zumindest Ihren Fallbeispielen entnehmen – konservativ komplikationslos hätte behandelt werden können? Ich käme nicht auf die Idee, eine Oberarmquerfraktur bei einer Epileptikerin oder Alkoholikerin operativ zu behandeln, zumal Sie bei Ihrem Zugang durch Strukturen hindurchgehen müssen, von denen Sie gar nicht wissen, was Sie dort verletzen. Ich denke an die Außenrotationsmanschette und an die Supraspinatusssehne und an die lange Bicepssehne.

Friedrich: Ich nehme an, daß Sie wissen, durch welche Strukturen Sie hindurchgehen, Herr Trilling.

Trilling: Wie unsere Zahlen gezeigt haben, ist dies kein Verfahren, das andere Verfahren ersetzen soll. Wir haben darauf hingewiesen, daß auch in unserer Klinik diese Frakturen vorwiegend konservativ behandelt werden. Aber in den von uns ausgewählten Fällen sahen wir in unserem Vorgehen die einzige Möglichkeit, eine entsprechende Versorgung der Frakturen durchzuführen. Ich denke an die junge, Frau, die Sie ansprechen, die Verbrennungen zweiten und dritten Grades hatte und sich diese Oberarmfraktur zuzog. Das war durch anderweitige Behandlungsmaßnahmen nicht in den Griff zu bekommen. Deshalb haben wir in diesem Fall den Nagel verwendet.

Bei den Alkoholikern ist es so – das wurde in anderen Vorträgen schon ausgeführt –, daß die konservative Behandlung sicherlich sehr schwierig ist, weil diese Leute der Kontrolle entfleuchen. Wie unsere Nachuntersuchungen ergeben haben, hat sich die Behandlung mit dem Sampson-Nagel als durchaus effektvoll erwiesen.

Friedrich: Meinen Sie nicht, daß die Bündelnagelung diesem Verfahren überlegen ist? Sie brauchen bei der Bündelnagelung weder Angst zu haben, daß Sie die Fragmente sprengen, weil Sie nämlich keine Sorge haben müssen, den Markraum vorher genau ausmessen zu müssen – das ist ja das alte Problem auch bei den unaufgebohrten Marknagelungen –, noch daß Sie gelenknahe Strukturen verletzen. Bei uns hat sich die Bündelnagelung gerade am Humerus bei den Indikationen als außerordentlich günstig erwiesen. Ich persönlich würde gar keine Notwendigkeit sehen, einen so robusten Nagel, wenn ich das einmal vorsichtig ausdrücken dar, für den Humerus zu verwenden.

Trilling: Den Vorteil unseres Verfahrens gegenüber der Bündelnagelung sehen wir hauptsächlich in der Operationsdauer und auch in der Art der Nagelung. Außerdem ist die Rotationsstabilität auch beim Bündelnagel nur dann zu erreichen, wenn man eine ausreichende Anzahl in den Markraum einführt. Inwieweit dann nicht auch zum Beispiel eine Längsspaltung auftreten kann, weiß ich nicht.

Friedrich: Ich glaube, spalten kann man diesen armen Knochen immer.

Fragesteller: Es taucht jetzt die Problematik der Indikation der Markraumschienung beim Oberarmbruch auf. In den vergangenen Jahren ist auf großen Kongressen von namhaften Unfallchirurgen – zum Beispiel in Wien, in München und zuletzt beim BG-Kongreß von Nordwestdeutschland in Göttingen – die Markraumschienung, insbesondere die Marknagelung, als unangebracht, ja geradezu fehlerhaft hingestellt worden. Daher ist es interessant, daß sich hier zeigt, daß man sie doch durchführt und offenbar mit nicht unbedingt immer so schlechten Ergebnissen. Das ist auch nicht verwunderlich, wenn auf der anderen Seite die absolut konservative frühfunktionelle Behandlung der Oberarmfraktur von Specht aus Berlin propagiert wird, bei der gleich beide Hauptprinzipien der Frakturbehandlung, nämlich die Reposition und die Retention, überhaupt unberücksichtigt bleiben. Wenn eine Begründung für die Fehlerhaftigkeit der Markraumnagelung gegeben wurde und sie nicht einfach lapidar abgelehnt wurde, dann hat man meistens gesagt, die fehlende Rotationsstabilität sei die Ursache.

Nun fragt man sich aber: Wenn nur *eine* Qualität der Stabilität fehlt, nämlich die Rotation, warum sollen die Ergebnisse dann schlechter sein, als wenn alle Qualitäten der Stabilität bei der frühfunktionellen Behandlung fehlen? Aus diesem Grunde haben wir relativ oft den Marknagel nicht als alleinige Behandlungsmethode, aber als eine überlegte und – wenn korrekt ausgeführt – durchaus erfolgversprechende Methode bei etwa 180 Frakturen in den letzten zehn Jahren angewendet. Dabei hatten wir vier Pseudarthrosen, zwei davon im distalen Drittel.

Das ist das, was ich zu bedenken gebe. Ich glaube, man kann die Markraumnagelung nicht absolut als fehlerhaft ansehen. Die Rotationsmanschette hatte Küntscher ursprünglich gefürchtet und hat deshalb die erste Oberarmmarknagelung von proximal nicht selbst durchgeführt, sondern ein anderer Autor. Aber erfahrungsgemäß macht das eigentlich keine großen Schwierigkeiten.

Friedrich: Es war von vornherein klar, daß dieser Vortrag ein bißchen Feuer hereinbringt, und das ist ja auch gut so.

Weller: Ich möchte jetzt nicht eine Diskussion pro oder contra anfachen, sondern wir sollten uns, glaube ich, über eines im klaren sein: Die Oberarmfraktur hat ganz spezielle Indikationen, wann man überhaupt eine operative Behandlung durchführt. Wenn wir die Leistungsfähigkeit eines operativen Verfahrens überprüfen, dann können wir das nur tun, wenn wir eine große Serie von Komplikationen, die mit solchen Verfahren in Zusammenhang stehen, überprüfen. Wir übersehen an unserer Klinik – es ist beachtlich; ich bin selber erschrocken ob dieses großen Krankenguts, das uns zwangsläufig zugewiesen wird – nahezu 150 Oberarmpseudarthrosen, die wir in den letzten acht, neun Jahren behandelt haben. Dort überwiegt in der Tat die Mehrzahl bei intramedullären Verfahren. Ich möchte das nicht spezifizieren.

Wir müssen uns über eines im klaren sein: Der Oberarmknochen ist anatomisch gesehen für ein intramedulläres Verfahren ungeeignet, wenn wir davon ausgehen, daß wir eine Funktionsstabilität vor allen Dingen auch im Hinblick auf die Rotation erreichen wollen. Ich glaube, darüber sind wir uns im klaren. Wenn wir ein Verfahren am Oberarm anwenden wollen, ist nach wie vor die exakt durchgeführte Plattenosteosynthese im Sinne der Kompressionsplatte das Verfahren der Wahl. Das haben wir bewiesen, indem wir alle unsere Oberarmpseudarthrosen, die auf irgendeine Art und Weise zustandekamen, mit der exakten Plattenosteosynthese voll zur Ausheilung gebracht haben. Das ist eine lückenlose Dokumentation. Ich glaube, an dieser Stelle kann man einfach nicht vorbei. Dabei will ich gar nicht darüber diskutieren, daß jemand mit einem intramedullären Verfahren nicht auch ein gutes Ergebnis erzielen kann. Wenn wir eine Empfehlung geben, müssen wir das Verfahren auswählen, das uns die größte Chance auf ein gutes Ergebnis bietet – immer unter der Voraussetzung, daß jemand das Verfahren beherrscht. Das muß man bei jeder Operation voraussetzen, sei es am Magen oder am Knochen.

Friedrich: Darf ich diese Diskussion hier unterbrechen; wir sind ein bißchen in Zeitnot. Entscheidend ist natürlich, daß man weiß, was man tut. Wenn man eine intramedulläre Markschienung mehr oder weniger stabiler Art am Humerus macht, dann muß man natürlich auch daran denken, daß man die Nachbehandlung oder die Weiterbehandlung beherrscht und sieht, was am Knochen passiert. Man darf sich nicht darauf verlassen: Ich habe das operiert, jetzt ist es fest, ich kann den Patienten aus der Hand geben. Womöglich wächst dann hinterher die Pseudarthrose.

Sind Wortmeldungen zum Vortrag von Herrn Pfister?

Decker: In dem von Herrn Pfister vorgestellten Krankengut war eine relativ hohe Zahl von offenen Frakturen enthalten, die anscheinend auch für die recht hohe Infektionsrate verantwortlich waren. Meine Frage ist: Sind alle diese Fälle am Unfalltag primär operativ behandelt worden, oder sind Sie in einigen Fällen auch sekundär vorgegangen? Wir verhalten uns neuerdings so, daß wir diese Frakturen bei schwerer Weichteilschädigung mit einem gelenküberbrückenden Fixateur, wie Herr Müller das eben gezeigt hat, ruhigstellen und dann sekundär das distale Oberarmende rekonstruieren.

Pfister: Die offenen Frakturen wurden alle am Unfalltag operiert.

Friedrich: Sie sprachen von den Reoperationen bei den instabilen Situationen. Dabei waren auch Infekte. Es ist natürlich gefährlich, die Reoperation in ein solches Gebiet hineinzubringen, wo die Infektionsgefahr noch höher ist. Es ist die Frage, ob es nicht sinnvoller ist, das sehr vorsichtig konservativ-funktionell weiterzubehandeln und nicht auf dieser absoluten Stabilität dort zu bestehen, zumal Sie eine sehr schöne Gelenkrekonstruktion hatten. Das ist das Entscheidende bei diesem Eingriff gewesen.

Pfister: Die Forderung, die wir stellen, lautet: Wenn wir eine operative Rekonstruktion durchführen, möchten wir uns in der Lage sehen, ab dem 2. postoperativen Tag die Patienten vorsichtig – möglichst unter Anwesenheit des Operateurs – aus der Oberarmgipsschiene heraus zu behandeln. Das wäre uns in einem solchen Fall nicht möglich. Wir müssen dann sicher damit rechnen, daß es zu erheblichen Einsteifungen im Ellenbogengelenk kommt.

Friedrich: Sind Diskussionsbemerkungen zu dem Vortrag von Herrn Raaymakers? Ich finde es sehr erfreulich, daß wir wieder einmal einen Vortrag gehört haben, der nicht gleich von vornherein sagt, da müsse man eine Endoprothese machen.

Müller: Ich habe die dritte Konsequenz vermißt, nämlich die Girdlestone-Situation. Wir haben an einer größeren Zahl vor allen Dingen jüngerer Patienten nachweisen können, daß man desto eher mit einem akzeptablen Ergebnis bei einer Girdlestone-Situation rechnen kann, je trainierbarer die Patienten sind. Auch das ist eine Methode, die man durchaus bei so jungen Fällen mit Kopfnekrose – möglicherweise mit septischer Komplikation – akzeptieren muß.

Friedrich: Ich meine, es ist nur die Frage, ob man so früh aufgeben soll.

Müller: Man muß bei irgendeinem Ergebnis stehenbleiben können, um nicht noch Schlimmeres zu provozieren.

Friedrich: Wenn ich aber so schöne Ergebnisse wie die von Herrn Raaymakers sehe, würde ich den Patienten zu Herrn Raaymakers schicken.

Sind Fragen zum Vortrag von Herrn Szyszkowitz?

Hierholzer: Ich glaube, wir müssen diese Diskussion fortsetzen. Herr Jahna hat hierzu in Salzburg eine ganz wichtige Frage aufgeworfen. Diese ist nicht ausreichend beantwortet worden. Herr Jahna ist ein hervorragender Unfallchirurg. Wir müssen einfach die Frage nach der Häufigkeit von Komplikationen nach unseren Behandlungsmethoden weiter diskutieren. Ich glaube, Herr Szyszkowitz hat hier eine Teilantwort für die offene Fraktur gegeben. Aber es ist auch bei der geschlossenen Fraktur wichtig, daß wir bei der Osteosynthese die Erhaltung der Vitalität gewährleisten bzw. die Revitalisierung unterstützen. So ist nicht nur der Fixateur externe eine Möglichkeit, sondern es besteht mit Sicherheit auch eine Notwendigkeit, bei den herkömmlichen Osteosynthesen unser Bemühen um eine anatomische Reposition zu überdenken. Es wird aus unserem Hause heute nachmittag noch ein Beitrag dazu kommen, der zeigt, daß eine anatomische Reposition häufig schlecht ist und nicht selten die Ausgangssituation ist für solche Komplikationen, die man vermeiden kann und muß.

Friedrich: Es ist natürlich klar, daß die Vitalität immer vor der Röntgenkosmetik steht. Das ist ganz sicher wichtig. Darauf muß man natürlich immer wieder hinweisen.

Sind zum letzten Vortrag von Herrn Müller Fragen? Ich nehme an, daß dazu keine Fragen sind. Wenn die Meister des Fixateur externe gesprochen haben, bleiben kaum noch Fragen übrig.

Düben: Meine Damen und Herren, meine Aufgabe ist es, den Tagesvorsitzenden für die gekonnte Leitung herzlich zu danken.

Fragmentnekrose. Experimentelle Untersuchungen der corticalen Revascularisierung bei Platten- und Marknagelosteosynthese

F. Eitel, F. Klapp und H. Seiler, Homburg/Saar

Operative Frakturenbehandlung verbessert gegenüber der voroperativen Aera die funktionellen Ergebnisse (Allgöwer, Perren, 1980). Allerdings wurden unter Osteosynthesen vordem weitgehend unbekannte Komplikationen beobachtet (Abb. 1): aseptische und septische Nekrosen dritter Bruchfragmente (Schweiberer, 1978; Eitel, Schweiberer, 1980).

Kasuistik

Die Bedeutung der Fragmentnekrose wird in der kasuistischen Analyse der Frakturheilungsstörungen sichtbar: Im eigenen Patientenkollektiv traten bei 53 Mehrfragmentbrüchen des Femurschaftes rd. 11% Nekrosepseudarthrosen (Weber, Cech, 1973) auf. Bei 106 Frakturheilungsstörungen an Femur und Tibia fanden sich in rd. 62% der eigenen und zugewiesenen Fehlergebnisse nekrotische Fragmente (Abb. 2). Die Analyse dieser Fälle weist darauf hin, daß als pathogenetischer Hauptfaktor der Fragmentnekrose bzw. ätiologischer Faktor der Frakturheilungsstörung an erster Stelle Instabilität steht, gefolgt von Infekt und Devascula-

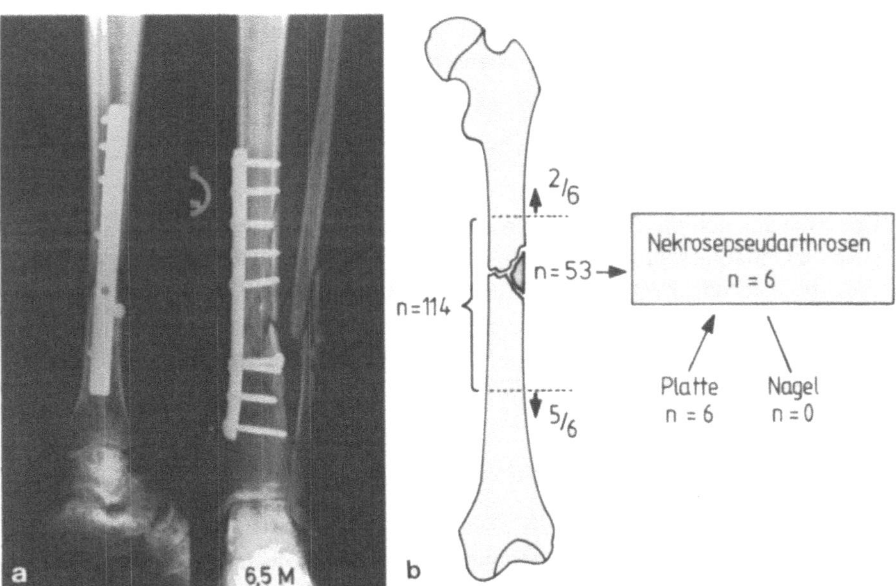

Abb. 1a, b. Klinische Abgrenzungen und Incidenz der Nekrosepseudarthrosen am Femurschaft; **a** Röntgenmorphologie des relativ schattendichten Biegungskeiles als drittem Fragment; **b** Incidenz der Nekrosepseudarthrose

Hefte zur Unfallheilkunde, Heft 153
Zusammengestellt von J. Probst/A. Pannike

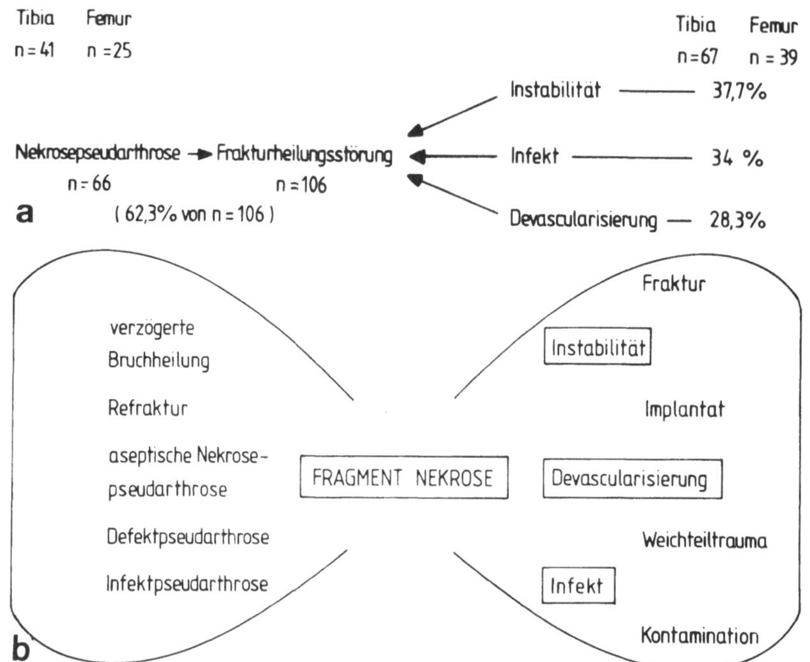

Abb. 2a, b. Bedeutung und Ätiopathogenese der Nekrosepseudarthrose. **a** Anteil der Nekrosepseudarthrosen an der Gesamtzahl der Frakturheilungsstörungen; **b** Ätiopathogenese der unter den Oberbegriff Frakturheilungsstörung fallenden Nekrosepseudarthrose

risierung, wobei in diesem Kontingent überwiegend Plattenosteosynthesen durchgeführt wurden (Seiler, Klapp, Eitel, Schweiberer, 1979).

Fragestellung

Daraus ergibt sich die Frage, ob Unterschiede im Risiko bei Plattenosteosynthese im Vergleich zur Marknagelung bestehen? Zur Beantwortung derartiger Fragestellungen reichen kasuistische Studien erfahrungsgemäß nicht hin, man ist vielmehr auf die variierbaren und reproduzierbaren Bedingungen des Tierexperimentes angewiesen, wobei die Übertragung tierexperimenteller Befunde auf die Humansituation unter Beachtung bestimmter Voraussetzungen möglich ist (Eitel, Klapp, Jacobson, 1980).

Methodik

Zur Untersuchung der Wechselbeziehungen zwischen biomechanischer und vasculärer Konstellation als den wichtigsten Faktoren der Frakturheilung (Willenegger, 1975) stehen uns 3 Modelle zur Verfügung. Vom Infekt als drittem pathogenetischem Faktor der Fragmentnekrose wird hier aus Einfachheitsgründen abgesehen, darüber wurde an anderer Stelle berichtet (Schweiberer, Lindemann, 1974; Eitel, Schweiberer, 1980). Als Parameter für die biomechanische Konstellation am Modell diente die der Unruhe proportionale Callusentwicklung (Hutzschenreuter, Perren, Steinemann, 1969; Schweiberer, Eitel, 1980) sowie die interfragmentäre Resorption (Perren, Ganz, Rüter, 1975; Schenk, Perren, 1977). Die vasculäre Konstellation wurde anhand des mikroangiographisch darstellbaren Gefäßverteilungsmusters diagnostiziert (Schweiberer, van de Berg, Dambe, 1970; Dambe, 1971; Eitel, Seiler, 1980). Bezüglich der methodenkritisch bedeutsamen Beziehung zwischen *Avascularität* und *Nekrose,* also der Diagnose des Vitalitätszustandes, der im Zusammenhang mit Fragen der Revascularisierung zu definieren wäre, ist festzustellen, daß die Devitalisierung zunächst das Gewebe in Form des Zelltodes ergreift und erst danach die Knochenmatrix in Form der Grundsubstanz-Degradation (Schweiberer, Eitel, 1977; Schweiberer, Eitel, 1980). Beim Gewebsuntergang bleibt die Compacta noch revascularisierbar, bei der Totalnekrose von Gewebe *und* Grundsubstanz entsteht der Sequester, so daß die Entwicklung einer Fragmentnekrose als schrittweise über die Zeit ablaufender Prozeß aufzufassen ist, der – je länger er währt – schließlich zum resorptionsbedingten Knochendefekt führt (Eitel, Schweiberer, Brenneisen et al., 1980).

Experimentelle Daten

1. Im Cerclagenmodell (Eitel, Dambe, Klapp, Schweiberer, 1976) werden an der Tibia bei interfragmentärer Instabilität avasculäre Bruchenden am proximalen dritten Fragment gefunden, im distalen Bereich unter Stabilität dagegen in die Corticalis und den Osteotomiespalt einsprossende Gefäße im Sinne der invasiven Revascularisierung (Abb. 3).
2. Beim Platten-Modell, das wir auf Grund der Untersuchungen von Olerud (Olerud, Danckwardt-Lilieström, 1971) am Radius weiterentwickelt haben (Abb. 4), zeigt sich in gleicher Weise: Unter Instabilität wird im avasculären Segment die unter der Platte liegende Corticalis weniger tief vom Markraum her vasculär aufgeschlossen als die plattenabseitige Gegencorticalis.
3. Unter Tibiamarknagelung nach Aufbohrung und Osteotomie in Schaftmitte (Eitel, Schenk, Schweiberer, 1980) beobachtet man noch in der 12. postoperativen Woche vitalitätsgestörte Bezirke der initial devascularisierten, endostalen Compactaareale (Abb. 5). Besonders dort, wo der Nagel dem Knochen bündig anliegt, sieht man avasculäre Zonen. Wo zwischen Implantat und diaphysärer Knochenoberfläche ein Spalt verblieb, regeneriert das für die Ernährung verantwortliche Markraumgefäßsystem und ist bereits nach 4 Wochen in die endostalen Knochenareale eingedrungen.

Schlußfolgerungen und Diskussion

Diese experimentalchirurgischen Befunde belegen die Hypothese von der Korrelation zwischen biomechanischer Konstellation und Revascularisierungsmodus (Eitel, Schweiberer, 1980): Bei Instabilität unterbleibt die invasive Revascularisierung (Abb. 6a) oder wird verzögert. Unter Stabilität – dies zeigen Kontrollversuche mit Druckplattenosteosynthese (Olerud, Danckwardt-Lillieström, 1971; Klapp, 1978; eigene unveröffentlichte Befunde) – behindert das Implantat die Frakturheilung nicht.

Insofern erscheint die in obiger Kasuistik vorgenommene Trennung der ätiopathogenetischen Faktoren bzw. Konstellationen vom theoretisch-experimentellen Standpunkt her gerechtfertigt, unter klinischen Bedingungen gehen sie – letztlich methodenbedingt – im

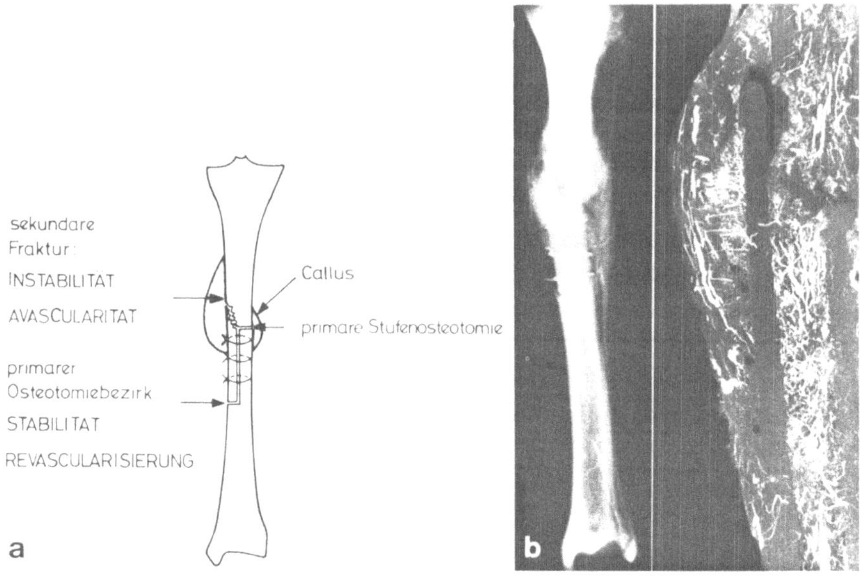

Abb. 3a, b. Biomechanische Konstellation und Vascularität im Cerclage-Modell. **a** Versuchsanordnung der durch Cerclage versorgten Stufenosteotomie der Tibia ausgewachsener Hunde (n = 5), sofortige postoperative Belastung und Ausbrechen des vorderen Anteils der Stufenosteotomie zu einem dritten Fragment; **b** Röntgenbild und Mikroangiogramm des Osteotomie- bzw. Frakturbereiches: Das dritte Fragment ist in der proximalen Unruhezone avasculär trotz kräftiger periostaler Callusbildung. Im distalen Osteotomiebereich ergaben sich sekundär nach der proximalen Fraktur stabile Verhältnisse, kenntlich an der geringen periostalen Callusentwicklung; hier wird das Fragment sowie der Osteotomiespalt revascularisiert, Befund aus der 6. postoperativen Woche. Die proximale Fraktur trat in der 1. postoperativen Woche unter der zunehmenden Beanspruchung der Extremität auf

Rahmen eines positiv rückgekoppelten Regelkreises ununterscheidbar ineinander über (Abb. 6b), so daß sich in praxi nicht das Problem stellt, welcher der Parameter als auslösende Ursache fungiert, sondern wie der Circulus vitiosus zu durchbrechen sei. Dabei scheinen Implantate als führende Störgrößen wirksam werden zu können, indem sie entweder über Instabilität oder Devascularisierung den Pathomechanismus in Gang setzen: Die vorgelegten klinischen Ergebnisse weisen die Gefährdung der Plattenosteosynthese durch den Faktor Instabilität aus, während die Marknagelung auf Grund der experimentell dargestellten Beeinträchtigung der Haupternährungsgefäße eher auf der vasculären Seite als Störgröße wirksam werden kann (Abb. 7). Letzterem entsprechen Nachuntersuchungsergebnisse genagelter Tibia- und Femurfrakturen (Kuner, Schweikert, Weller et al., 1976), wo das schlechter weichteilgedeckte Schienbein häufiger von Infektionen betroffen war als das Femur, sowie der kasuistische Vergleich von Platte und Marknagel (Schweiberer, Klapp, Chevalier, 1975), wo bei 113 geschlossenen Ober- und Unterschenkelfrakturen in 7% der Fälle Nagelungen infizierten, bei 130 geschlossenen Schaftfrakturen von Femur und Tibia unter Druckplattenosteosynthese dagegen 2,3% Infektionen auftraten.

Zusammenfassend gesehen bietet die Marknagelung die Chance, über periostale Callusentwicklung eine biomechanisch günstige Stabilisierung zu erreichen, das Risiko liegt im

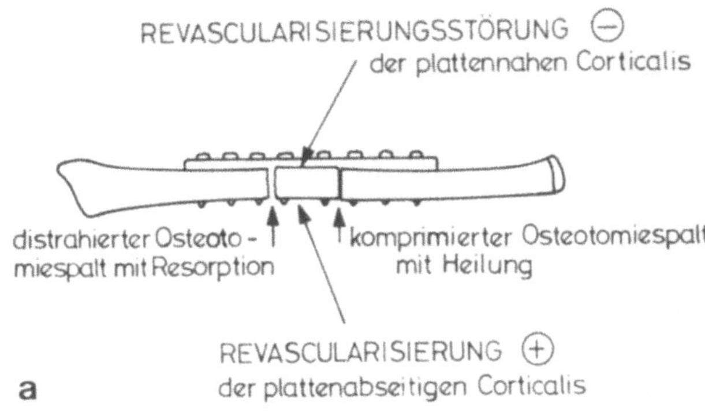

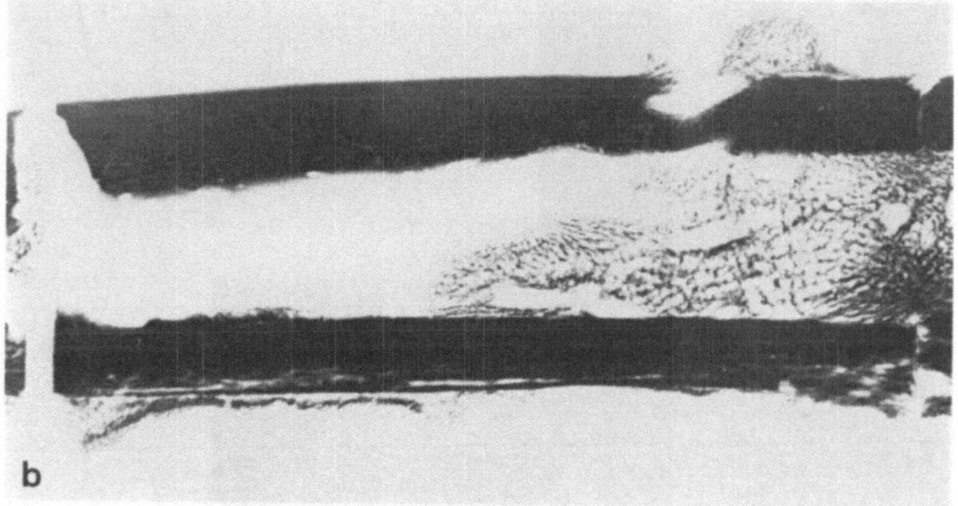

Abb. 4a, b. Plattenmodell mit interfragmentärer Unruhe. **a** Versuchsanordnung am Radius des ausgewachsenen Hundes nach doppelter Osteotomie zur Knochensegmentbildung und Erzeugung unterschiedlicher biomechanischer Konstellationen an den Osteotomiespalten durch Kompression bzw. Distraktion; **b** Radiogramm des unentkalkten Knochendünnschliffes im Längsschnitt: Resorptionszeichen am Osteotomiespalt als Hinweis auf die Instabilität, die plattenabseitige Corticalis weist im Gegensatz zum Plattenlager deutlich erweiterte Haverssche Kanäle als Zeichen des weiter fortgeschrittenen vasculären Umbaues auf

Weichteilschaden (Schweiberer, 1975), der mit den darunter entstehenden corticalen Nekrosezonen die Abwehrlage gegen Infektionen beeinträchtigt. Die Druckplattenosteosynthese bietet die Chance einer vergleichsweise geringen Beeinträchtigung der markraumabhängigen Revascularisierung der Sekundärosteonenstruktur, das Risiko liegt in der Herstellung interfragmentärer Kompression, besonders bei Mehrfragmentbrüchen, und sollte bei unsicherer Stabilisierung durch primär kontralaterale Autoplastik und entsprechend vorsichtige Nachbehandlung minimiert werden.

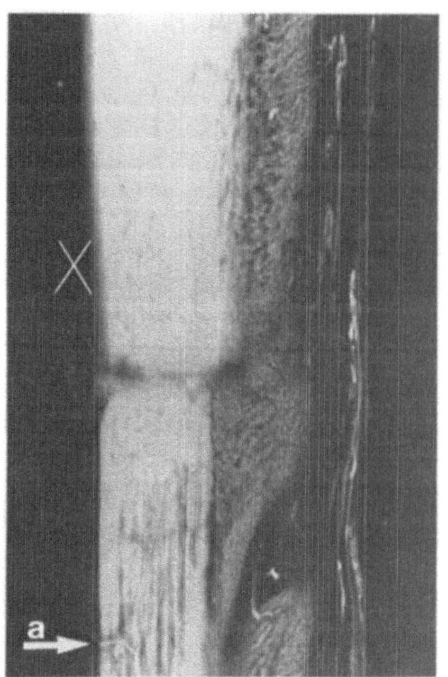

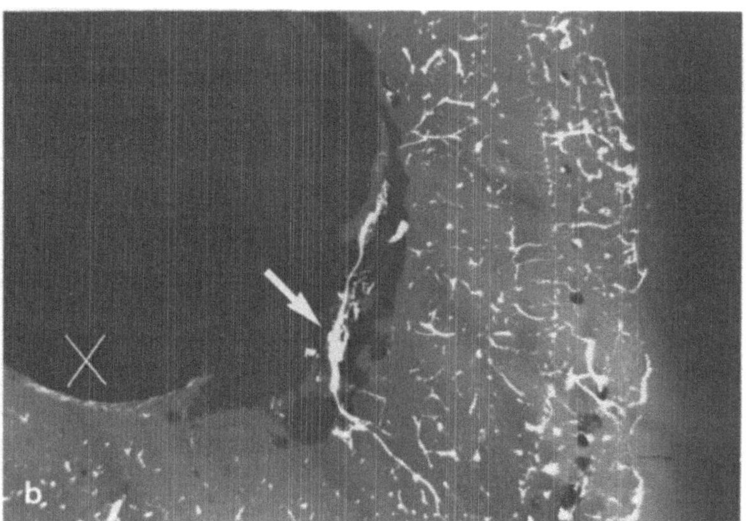

Abb. 5a, b. Revascularisierung im Nagelmodell. **a** Osteotomiezone 4 Wochen nach Marknagelung mit Aufbohrung an der Hundetibia im unentkalkten Knochenlängsschliff. Frakturzone avasculär, Nagelkontaktzonen avasculär, dort wo ein persistierender Spalt zwischen endostaler Oberfläche und Implantat verblieben war, so daß Relativbewegungen unter Kontakt nicht möglich waren, wird die Corticalis von medullär her revascularisiert (→); (avasculäre Zonen durch + gekennzeichnet); **b** Gleiche Versuchsanordnung 12 Wochen nach Marknagelung, diaphysärer Querschnitt proximal der Frakturzone im Mikroangiogramm: Im Bereich der Nagelkontaktzone (Kreuz) gegenüber den kontaktfreien Zonen (Pfeil) rarefiziertes Gefäßverteilungsmuster

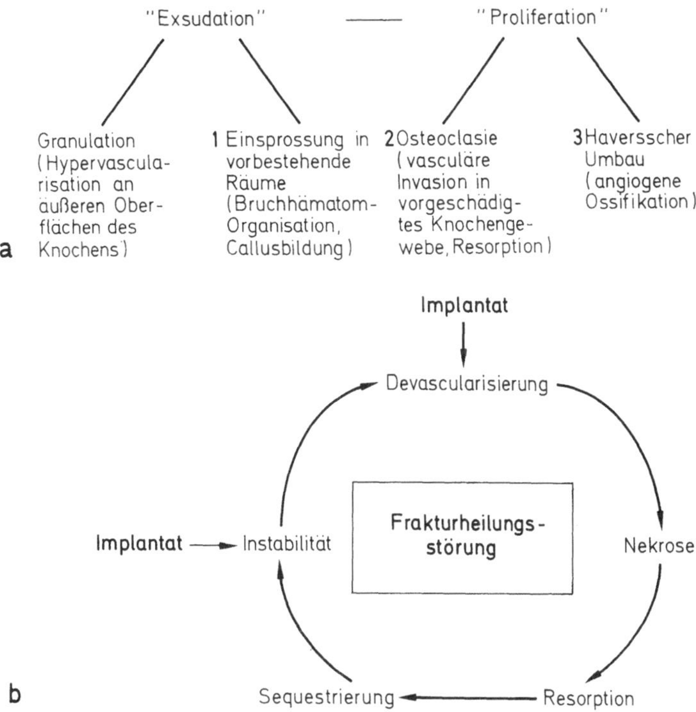

Abb. 6a, b. Korrelation zwischen biomechanischer Konstellation und Revascularisierung. **a** Revascularisierungsphasen: 1. Oberflächenhypervascularisation; 2. Invasive Revascularisation; 3. Longitudinal-corticaler, Haversscher Umbau in Form von Sekundärosteonenbildung; **b** Ätiopathogenese der Frakturheilungsstörungen als positiv rückgekoppelter Regelkreis

Zusammenfassung

Die vorliegende klinische und experimentelle Analyse der Chancen und Risiken bei Platten- und Marknagelosteosynthese zeigt, daß über den pathogenetischen Mechanismus der Fragmentnekrose Fehlergebnisse entstehen können. Sowohl Instabilität als auch Devascularisierung sind Teile eines Circulus vitiosus, den die Plattenosteosynthese häufiger über Instabilität in Gang setzt, die Marknagelung häufiger über Devascularisierung. Instabilität ist das Problem der Druckplattenosteosynthese, der Weichteilschaden das der Marknagelung.

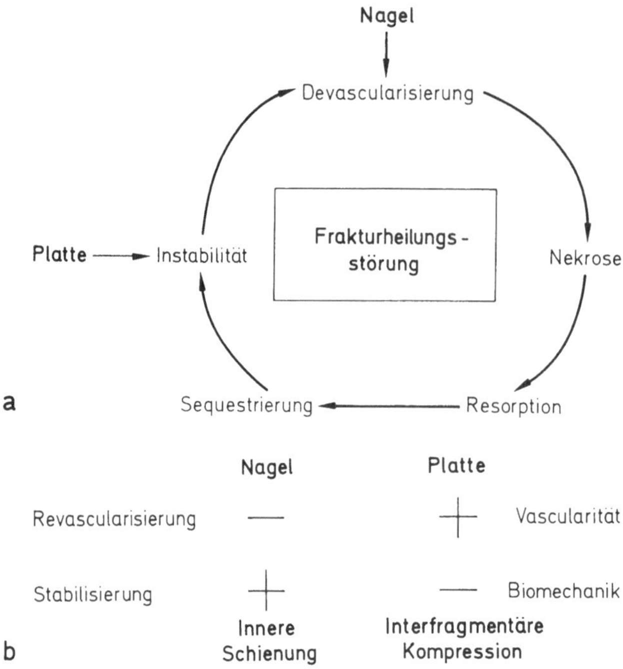

Abb. 7a, b. Chancen und Risiken von Marknagelung und Druckplattenosteosynthese. **a** Risiko der jeweiligen Osteosynthese bei biomechanischer oder vasculärer Insuffizienz (fehlende interfragmentäre Kompression bei der Plattenosteosynthese oder Weichteilschaden beim Marknagel); **b** Chancen des jeweiligen Osteosyntheseprinzips bei Korrelation der biomechanischen und vasculären Konstellation: Die Platte interferiert weniger mit dem Zustand der Weichteile, der Nagel ergibt ein günstigeres biomechanisches Ergebnis

Literatur

1 Allgöwer M, Perren S M (1980) Operating of Tibia Shaft Fractures? Unfallheilkd 83: 214–218
2 Dambe L T (1971) Revascularisation der Diaphyse langer Röhrenknochen nach Fraktur und Osteosynthese. Med Diss Universität des Saarlandes, Homburg
3 Eitel F, Dambe L T, Klapp F, Schweiberer L (1976) Vascularisation der Diaphyse langer Röhrenknochen unter Cerclagen. Unfallheilkd 79: 41–44
4 Eitel F, Klapp F, Jacobson W (1980) Bone regeneration in animals and in man. A contribution to understanding the relative value of animal experiments to human pathophysiology. Arth Orthop Traumat Surg (in Vorbereitung)
5 Eitel F, Schenk R K, Schweiberer L (1980) Corticale Revitalisierung nach Marknagelung an der Hundetibia. Unfallheilkd 83: 202–207
6 Eitel F, Schweiberer L (Im Druck) Störungen der Mikrozirkulation in Frakturzonen als Basis der Knocheninfektion. 16. Tag Österreichische Gesellsch Unfallchir Salzburg 3.10.1980. Hefte Unfallheilkd. Springer, Berlin Heidelberg New York
7 Eitel F, Schweiberer L, Brenneisen R, Dambe L T, Klapp F, Saur K, Seiler H, Zwank L (Im Druck) Pathophysiologische Grundlagen der Knochentransplantation bei Infektion. In: Hierholzer G (Hrsg) Posttraumatische Knocheninfektion. Springer, Berlin Heidelberg New York

8 Eitel F, Seiler H (Im Druck) Vergleichende morphologische Untersuchungen zur Übertragbarkeit tierexperimenteller Ergebnisse auf den Regenerationsprozeß des menschlichen Röhrenknochens. Unfallheilkd
9 Hutzschenreuter P, Perren S M, Steinemann S (1969) Some effects of rigidity of internal fixation on the healing pattern of osteotomies. Injury 1: 77
10 Klapp F (1978) Reparative Vorgänge nach diaphysären und metaphysären Traumen der wachsenden Röhrenknochen. Habilitationsschrift Med. Fak. Universität des Saarlandes, Homburg
11 Kuner E H, Schweikert C H, Weller S, Ullrich K, Kirschner P, Knapp U, Kurock W (1976) Die Marknagelung von Femur und Tibia mit dem AO-Nagel, Erfahrungen und Resultate bei 1 591 Fällen. Unfallchir 2: 155–162
12 Olerud S, Danckwardt-Lillieström G (1971) Fracture Healing in Compression Osteosynthesis. Acta Orthop Scand Suppl 137
13 Perren S M, Ganz R, Rüter A (1975) zit. nach Schenk RK, Perren S M (1977)
14 Schenk R K, Perren S M (1977) Biologie und Biomechanik der Frakturheilung am Röhrenknochen als Grundlage der Osteosynthese. Hefte Unfallheilkd 129. Springer, Berlin Heidelberg New York, S 29–41
15 Schweiberer L (1975) Weichteilschaden beim Knochenbruch. Langenbecks Arch Chir 339: 461–467
16 Schweiberer L (1978) Nekrosepseudarthrose. Unfallheilkd 81: 228–237
17 Schweiberer L, Eitel F (1977) Bone Transplantation in Animals and in Man. In: Masshoff W (Hrsg) Handbuch der allgemeinen Pathologie VI/8. Transplantation. Springer, Berlin Heidelberg New York, S 617–654
18 Schweiberer L, Eitel F (1980) Pathophysiologie der Gegenwart 4 A: 55. Zenker R, Deucher F, Schink W (Hrsg). Urban & Schwarzenberg, München Wien Baltimore
19 Schweiberer L, Klapp F, Chevalier H (1975) Platten- und Schraubenosteosynthesen bei Frakturen und Pseudarthrosen des Ober- und Unterschenkels. Gute und relative Indikationen. Ergebnisse. Chirurg 46; 155–160
20 Schweiberer L, Lindemann M (1954) Infektion nach Marknagelung. Chirurg 44: 542–548
21 Schweiberer L, van de Berg P A, Dambe L (1970) Das Verhalten der intraossären Gefäße nach Osteosynthese der frakturierten Tibia des Hundes. Therapiewoche 20: 1330
22 Seiler H, Klapp F, Eitel F, Schweiberer L (1979) Klinische Aspekte der gestörten Frakturheilung am Tibiaschaft unter besonderer Berücksichtigung der Fragmentnekrose. Chirurg 50: 384–391
23 Weber B G, Cech O (1973) Pseudarthrosen. Huber, Bern Stuttgart Wien
24 Willenegger H (1975) Verplattung und Marknagelung bei Femur- und Tibiaschaftfrakturen: Pathophysiologische Grundlagen. Chirurg 46: 145–151

Vergleichende klinische Untersuchungen nach Femurschaftosteosynthesen mit Marknagel oder Platte

W. Schwarzkopf, P. Kirschner und J. Ahlers, Mainz

In der Abteilung für Unfallchirurgie der Chirurgischen Universitätsklinik Mainz wurden in den vergangenen zehn Jahren 311 Marknagelungen und 270 Plattenosteosynthesen bei Oberschenkelschaftfrakturen durchgeführt. Verglichen wurden die beiden Hauptsysteme, 311 Nägel und 95 gerade Platten bei diaphysären Frakturen.

Bei 311 Marknagelungen fanden sich 245 geschlossene und 26 offene Frakturen ersten bzw. zweiten Grades. Dazu kamen 29 Marknagelungen wegen Pseudarthrosen, worin acht Umnagelungen wegen sechs Nagelbrüchen und zwei Nagelwanderungen enthalten waren. Daneben wurden acht pathologische Frakturen und drei Achsenfehlstellungen durch Femurmarknagelungen behandelt.

Im gleichen Zeitraum führten wir 95 Plattenosteosynthesen bei 58 geschlossenen und 28 zweit- bis drittgradig offenen Frakturen durch. Außerdem drei Plattenosteosynthesen bei Pseudarthrosen mit und ohne Spongiosaplastik, sechs Platten bei pathologischen Frakturen als Verbundosteosynthese. Vierzehnmal wurden gerade Platten am wachsenden Skelet und 10mal bei Schaftfrakturen nach totalendoprothetischem Hüftgelenkersatz verwandt.

Schlüsselt man die 311 Femurmarknägel nach ihrer Form auf, so handelte es sich einschließlich der pathologischen Frakturen um 222 Quer- oder kurze Schrägbrüche, 34 Mehrfragment- und Trümmerbrüche, 23 Stückbrüche sowie 29 Pseudarthrosen und drei Achsenfehlstellungen.

Entsprechend fanden sich bei 95 Plattenosteosynthesen 56 Quer- und kurze Schaftbrüche, 25 Mehrfragment- und Trümmerbrüche, 11 Zwei-Etagenbrüche und drei Pseudarthrosen.

Bei 271 frischen Femurfrakturen traten diese nur in 43 Fällen als isolierte einseitige, 18mal als doppelseitige Verletzung auf. In 76 Fällen lag eine gravierende Begleitverletzung vor, 152 Patienten hatten mindestens eine zusätzliche Fraktur.

Im Gegensatz dazu wurde bei 86 Plattenosteosynthesen bei frischen Femurfrakturen 14mal eine einseitige und sechsmal eine doppelseitige Stabilisierung mit Platte durchgeführt. Schwere Begleitverletzungen sahen wir bei 36 Mehrfachfrakturen bei 57 Patienten.

Bei der Aufschlüsselung des Operationszeitpunktes zeigte es sich, daß die Mehrzahl der Frakturen in der zweiten Woche mit einem Marknagel versorgt wurde, während Plattenosteosynthesen mit einer großen Häufigkeit bereits am Unfalltag durchgeführt wurden. Die Ursache hierfür liegt in der Indikation zur Plattenosteosynthese bei offenen Frakturen. In diesem Kollektiv findet sich ein zweiter Häufigkeitsgipfel in der zweiten Woche. Hier sind überwiegend Patienten mit Mehrfachverletzungen und Mehrfachfrakturen einzuordnen.

Hinsichtlich der Komplikationen zeigen beide Gruppen nach unserer Auffassung ein durchaus unterschiedliches Verhalten. Bei 311 Femurmarknagelungen beobachteten wir bei 11 Patienten fünf Infekte, neun Pseudarthrosen, neun Achsenfehlstellungen und acht Nagelwanderungen und -brüche.

Bei 95 Plattenosteosynthesen sahen wir bei neun Patienten sechs Infekte, vier Pseudarthrosen, zwei Achsenfehlstellungen und fünf Plattenbrüche.

Hefte zur Unfallheilkunde, Heft 153
Zusammengestellt von J. Probst/A. Pannike

Die Gesamtkomplikationsrate liegt bei den Marknagelungen bei 3,4% und bei den Plattenosteosynthesen bei 9,3%.

Zusammenfassung

Nach unserer Auffassung stellt die Marknagelung vor allen aus biomechanischen Gründen das zu bevorzugende Osteosyntheseverfahren der diaphysären Femurfraktur dar. Die Indikation stellt sich bei geschlossenen und erstgradig offenen Frakturen. Ebenfalls eine gute Indikation stellen die verzögerte Knochenbruchheilung und die Pseudarthrosen dar.

Die Plattenosteosynthese findet ihre Anwendung bei offenen Frakturen, Mehrfachverletzungen, Mehrfachfrakturen sowie bei speziellen Frakturformen, wie z.B. bei offenen Epiphysenfugen und Schaftfrakturen nach totalendoprothetischem Hüftgelenkersatz.

Die Komplikationen beider Verfahren lassen sich nicht in der Form vergleichen, daß man die Marknagelung der Plattenosteosynthese direkt gegenüber stellt, da der Nagel bei offenen Frakturen bei uns nicht zur Anwendung kommt. Dementsprechend sind die Komplikationen der Plattenosteosynthese zu einem wesentlichen Teil auf die Problematik der Verletzung zurückzuführen. Als negativer Faktor muß bei der Plattenosteosynthese jedoch berücksichtigt werden, daß nach der Metallentfernung – im Gegensatz zum Marknagel – oft ein nicht voll funktionsstabiler Knochen vorliegt.

Literatur

1 Ecke H, Neubert C, Neeb U (1980) Analyse der Behandlungsergebnisse von 1127 Patienten mit Oberschenkelfrakturen aus der Bundesrepublik Deutschland und der Schweiz. Unfallchir 6: 38–43 (Nr 1)

2 Kirschner P, Koudsi F, Witzel U (1976) Ergebnisse nach Marknagelung am Femur. Akt Traumatol 6: 399–401

3 Kuner E H, Schweikert C-H, Weller S, Ullrich H, Kirschner P, Knapp U, Kurock W (1976) Die Marknagelung von Femur und Tibia mit dem AO-Nagel. Erfahrungen und Resultate bei 1591 Fällen. Unfallchir 2: 155–162

4 Schweiberer L, Klapp F, Chevalier H (1975) Platten- und Schraubenosteosynthese bei Frakturen und Pseudarthrosen des Ober- und Unterschenkels. Chirurg 46: 155–160

5 Szyszkowitz R, Brüggemann H, Muhr G (1974) Ergebnisse der operativen Behandlung von Oberschenkelschaftbrüchen. Unfallheilkd 77: 443–456

6 Tscherne H, Trentz O (1977) Operationstechnik und Ergebnisse bei Mehrfragment- und Trümmerbrüchen des Femurschaftes. Sammelstudie der Deutschen Sektion der AO-International. Unfallheilkd 80: 221–230

7 Weller S, Knapp U (1975) Die Marknagelung. Gute und relative Indikationen, Ergebnisse. Chirurg 46: 152–164

8 Willenegger H (1975) Verplattung und Marknagelung bei Femur- und Tibiaschaftfrakturen: Pathologische Grundlagen. Chirurg 46: 145–151

Mehrfragmentbrüche des Oberschenkelschaftes, Technik und Behandlungsergebnisse

C.D. Wilde, K.P. Schmit-Neuerburg und H.J. Dieterich, Essen

Der Mehrfragmentbruch des Femurschaftes ist definiert als eine Fraktur bestehend aus vier oder mehr Bruchstücken. Er ist das Ergebnis höchster Gewalteinwirkung in axialer oder seitlicher Richtung auf den Femurschaft, wie er bei Frontalzusammenstößen oder Seitanprall im Auto bzw. als Fußgänger oder beim Sturz vom Motorrad und nach Absturz aus großer Höhe beobachtet wird. Diese Verletzungen werden überwiegend bei Polytraumatisierten mit Schockzustand und akuter Lebensgefahr beobachtet.

Neben den Überlegungen zur Wahl des richtigen Operationszeitpunktes ist die Wahl des richtigen Osteosyntheseverfahrens in der Operationsplanung der Femurschaft-Mehrfragmentbrüche von überragender Wichtigkeit. Die Rekonstruktion von Oberschenkel-Mehrfragmentbrüchen stellt höchste Anforderungen an den Operateur, daher müssen Reposition und Stabilisierung so schonend wie irgendmöglich erfolgen, um die bereits durch das Trauma entstandenen Ernährungsstörungen in den Einzelfragmenten nicht zu verschlimmern. Wollte man bei relativ einfachem Mehrfragmentbruch im mittleren Schaftdrittel eine Nagelung durchführen, so müßte man eine offene Marknagelung mit vorübergehender Plattenstabilisierung und Drahtcerclierung der Einzelfragmente vornehmen, d.h. es würden beide Osteosynthese-Verfahren kurzfristig kombiniert vorliegen, womit sich verständlicherweise auch die Komplikationsrate erhöhen kann. Eventuell auftretende Infekte sind bei liegendem Marknagel wesentlich schwieriger zu beherrschen als nach Plattenstabilisierung, da sich der Infekt dann in den meisten Fällen auch auf die Markhöhle ausgedehnt hat.

An unserer Klinik werden die Mehrfragmentbrüche des Femurschaftes durch Plattenosteosynthese versorgt, wobei mehr proximal bzw. distal gelegene Brüche mit der Condylenplatte und die reinen Schaftfrakturen im mittleren Drittel, über die hier berichtet werden soll, mit der geraden DC-Platte versorgt werden.

Die Notwendigkeit einer primären Spongiosaplastik muß ebenfalls in die Operationsplanung einbezogen werden. Zum einen bleiben häufig kleinere Defektzonen auf der Medialseite zurück, die abgestützt werden müssen, zum anderen fördert die Spongiosa-Plastik die Revascularisierung größerer avasculärer Fragmente, die um der Stabilität willen nicht verworfen werden können (Trentz).

Bei den Mehrfragmentbrüchen des mittleren Schaftdrittels sind insgesamt 4 verschiedene Bruchformen zu unterscheiden, anhand klinischer Beispiele sollen sie dargestellt werden (Abb. 1).

Im Grunde genommen ist der 2-Etagen-Bruch per definitionem kein Mehrfragmentbruch; er soll hier jedoch ebenfalls vorgestellt werden, da die während der Operation auftretenden Probleme sehr ähnlich gelagert sind wie beim eigentlichen Mehrfragmentbruch.

Ein zum Unfallzeitpunkt 21 Jahre alter PKW-Fahrer erlitt ein seitliches Anpralltrauma, bei dem er sich diesen 2-Etagen-Bruch als Einzelverletzung zuzog. Die Versorgung erfolgte primär. Das mittlere Bruchstück wurde durch interfragmentäre Kompressions-Schrauben so gegen das distale Fragment fixiert, daß ein einfacher proximaler Querbruch übrig blieb. Eine zuverlässige Stabilisierung wurde mit einer geraden 18-Loch-DC-Platte erreicht. Die Fraktur-

Hefte zur Unfallheilkunde, Heft 153
Zusammengestellt von J. Probst/A. Pannike

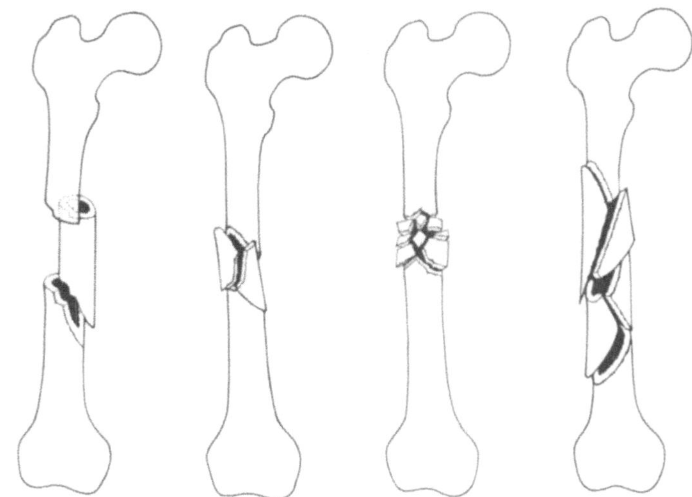

Abb. 1

heilung verlief primär, subjektives und objektives Behandlungsergebnis werden 1 Jahr nach dem Unfall als sehr gut bezeichnet.

Liegt beim 2-Etagen-Bruch eine zusätzliche Längsspaltung des mittleren Fragmentes vor, wie bei diesem 23jährigen Autofahrer, so muß im ersten Operationsschritt das Zylinderrohr durch interfragmentäre Verschraubung wiederhergestellt werden. Zu empfehlen ist in solchen Fällen auch die passagere Drahtcerclage und anschließende anatomische Reposition des Femur; die interfragmentäre Verschraubung geschieht dann unter Einbeziehung von 2 oder 3 Plattenlöchern (Tscherne). Die Frakturheilung verlief regelrecht, das funktionelle Ergebnis 1 Jahr nach dem Unfall ist einwandfrei.

Besteht eine mehr oder weniger ausgedehnte Trümmerzone, die aus so kleinen Fragmenten zusammengesetzt ist, daß eine anatomische Rekonstruktion unmöglich erscheint, so ist die primäre Spongiosa-Plastik unumgänglich. Obwohl der Defekt bei diesem 25jährigen Mann primär durch Spongiosa aufgefüllt wurde, kam es 12 Wochen später zum Plattenbruch, andernorts wurde die Reosteosynthese durchgeführt. Empfehlenswert erscheint in ähnlich gelagerten Fällen eine mediale Abstützung der Frakturzone mit corticospongiösem Span.

Bei langstreckiger Trümmerzone mit großen Fragmenten leistet der Müller-Distraktor gute Repositionshilfe.

Dieser 18jährige Mann verunfallte schwer, als er 2 radfahrenden Kindern ausweichen mußte, um sie nicht zu überfahren. Neben dem Mehrfragmentbruch im mittleren Schaftdrittel, der zweitgradig offen war, erlitt er eine komplette Verrenkung des oberen Sprunggelenkes rechts und eine distale Unterschenkelfraktur links. Alle Verletzungen wurden primär versorgt.

Bei der Rekonstruktion des Femurschaftes haben wir uns sozusagen von distal nach proximal heraufgepuzzelt, da es sich zwangsläufig angeboten hat, und die Einzelfragmente durch Kompressionsschrauben zusammengesetzt, bis die ursprüngliche Form des Femur mit alter Valgusfehlstellung, die von einer Femurfraktur im Alter von 12 Jahren herrührte, wiederhergestellt war (Abb. 2).

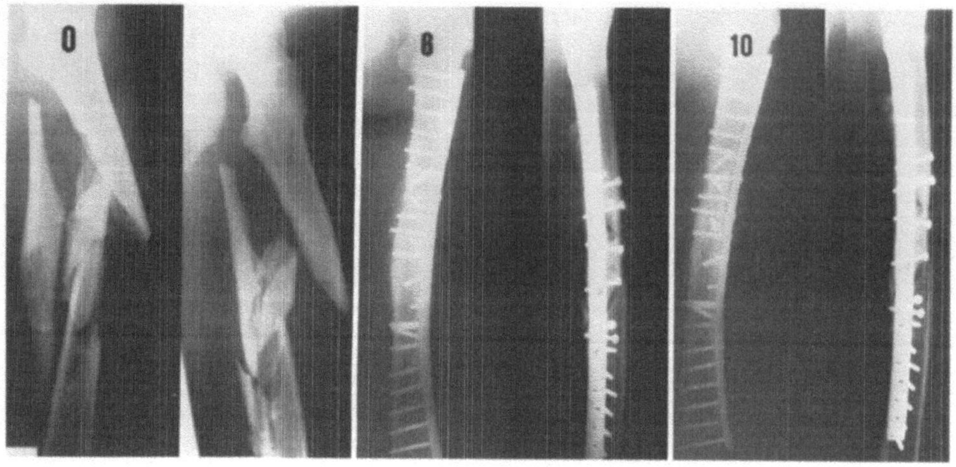

Abb. 2

Die Knochenbruchheilung aller Frakturen verlief ohne Komplikationen, heute, 10 Wochen nach dem Unfallereignis, besteht freie Gelenkfunktion an beiden Beinen bei voller Belastbarkeit.

Die Komplikationsrate der Femurfragmentbrüche ist relativ hoch, da die Vascularität der Einzelfragmente primär nicht sicher beurteilt werden kann, so daß Spätinfekte zu beobachten sind.

Bei diesem 19jährigen Schüler, der neben dem Oberschenkelfragmentbruch links eine inzwischen verheilte Unterschenkelfraktur und offene Mittelgesichtsbrüche bei einem Verkehrsunfall davontrug, gelang keine zwanglose Einfügung des medialen Fragmentes, und sie wurde auch nicht erzwungen.

Acht Wochen nach der Operation machte sich ein Spätinfekt bemerkbar, der durch ausgedehnte Knochennekrosen unterhalten wurde. Trotz Sequestrotomie und PMMA-Ketten-Implantation kam der Infekt zunächst nicht zum Stillstand, erst die vorzeitige Plattenentfernung mit nochmaliger Sequestrotomie, Spongiosaplastik und Stabilisierung mit Wagner-Spannern brachte die Fraktur innerhalb eines 1/2 Jahres zur Ausheilung ohne Infektrezidiv. Knochenbefund und Gelenkfunktion 1 Jahr nach dem Unfall sind einwandfrei.

An der Unfallchirurgischen Abteilung des Universitätsklinikum Essen wurden in der Zeit von 1975–1980 insgesamt 118 Femurschaftbrüche behandelt. Hierbei handelte es sich in 35 Fällen um Querbrüche im mittleren Schaftdrittel, 24mal lag ein Querbruch mit Biegungskeil vor, und 13mal bestand ein Drehbruch im mittleren Drittel. Mehrfragmentbrüche im mittleren Schaftdrittel bestanden bei 24 Patienten und 22mal wurden subtrochantäre und supracondyläre Mehrfragmentbrüche beobachtet.

Von den 24 Patienten mit Mehrfragmentbrüchen im mittleren Schaftdrittel trat die Fraktur 22mal im Zusammenhang mit einem Polytrauma auf, nur bei 2 Patienten lag eine Solitärverletzung vor. Von diesen 24 Patienten sind 9 verstorben, 12 konnten nachuntersucht werden, 2 befinden sich noch in stationärer Behandlung.

Bei 16 Patienten erfolgte die Stabilisierung der Fraktur primär, bei 7 Verletzten wurde sie sekundär durchgeführt, ein Patient verstarb bevor er operiert werden konnte.

An Komplikationen entwickelte sich 5mal ein Hämatom, 3 davon waren infiziert. Eine Osteosynthese-Platte ist gebrochen, bei einem Patienten entwickelte sich eine Osteomyelitis, die inzwischen ausgeheilt ist.

Im Endergebnis sind die Frakturen der 12 nachuntersuchten Patienten ohne Funktionsverlust knöchern fest verheilt, im knöchernen Durchbau befinden sich die Frakturen von 2 Patienten.

Literatur

Tscherne H, Trentz O (1977) Operationstechnik und Ergebnisse bei Mehrfragment- und Trümmerbrüchen des Femurschaftes. Unfallheilkd 80: 221–230

Trentz O (1976) Die Bedeutung spongiöser Knochentransplantate für Revitalisierung und Ersatz devascularisierter Corticalisfragmente. Habilitationsschrift Med Hochschule Hannover

Versorgung von Oberschenkeltrümmerbrüchen mit dem Verriegelungsnagel

J. Mockwitz, Frankfurt/Main

Für die operative Behandlung von Frakturen langer Röhrenknochen stehen mehrere anerkannte Osteosyntheseverfahren zur Verfügung. Die Anwendung der jeweiligen Methode wird abhängig sein von der Lokalisation der Fraktur, vom Bruchtyp, vom Zustand der Weichteile bzw. vorhandener lokaler Begleitverletzungen sowie vom Alter des Unfallverletzten.

Während bei zweitgradig und insbesondere drittgradig offenen Frakturen die Indikation zur Plattenosteosynthese und/oder Anwendung des Fixateur externe als anerkanntes Verfahren gilt, wird man bei geschlossenen (und auch erstgradig offenen) Trümmerbrüchen des Oberschenkelknochens die Wahl haben zwischen der Plattenosteosynthese – mit einer über weite Strecken erforderlichen Freilegung der einzelnen Fragmente zur exakten Reposition – oder der intramedullären Stabilisierung. Die Vorteile der gedeckten Marknagelung – insbesondere bei Anwendung der statischen Verriegelungsnagelung – bei der operativen Behandlung der Trümmerfraktur des Oberschenkelknochens sollen anhand unseres Krankengutes herausgestellt werden.

In den Jahren 1974 bis 1979 wurden an der Berufsgenossenschaftlichen Unfallklinik Frankfurt am Main insgesamt 258 Oberschenkelbrüche operativ behandelt, davon

Mittels Bündel-Nagelung (bei kindlichen Frakturen)	10	mittels Küntscher-Nagelung	28
		mittels Fixateur externe	6
mittels Plattenosteosynthese (meist gelenknahe bzw. gelenkbeteiligende Frakturen)	16	mittels Verriegelungsnagelung	198
Insgesamt			258

Hefte zur Unfallheilkunde, Heft 153
Zusammengestellt von J. Probst/A. Pannike

Von den 198 mit Verriegelungsnagelung operativ behandelten Oberschenkelfrakturen handelte es sich bei 39 Patienten um sogenannte Trümmerbrüche. Das Durchschnittsalter betrug 28,4 Jahre (Ältester 61 Jahre, Jüngster 16 Jahre alt). Offene Verletzungen (erstgradig offen) lagen 3mal vor, 6 Patienten waren polytraumatisiert.

Bei diesen 39 Patienten wurden die Trümmerbrüche des Oberschenkelknochens mit dem Verriegelungsnagel operativ stabilisiert.

Operationstechnik

Der Eingriff erfolgt in Rückenlagerung auf dem Maquet-Extensionstisch in Intubationsnarkose bzw. Spinalanästhesie. Unter Kontrolle mit dem Röntgenbildverstärker wird zunächst die grobe Reposition der Fragmente unter Längenausgleich, Wiederherstellung der Längsachse und der Rotationsebene durchgeführt. Nach Hautincision oberhalb des Trochantermassives und Durchtrennung der Fascie sowie Auseinanderdrängen der Muskulatur erfolgt die Eröffnung des Markkanals medial-dorsal der Trochanterspitze mit dem Pfriem. Nach Einführen des Bohrspießes muß auf eine zentrale Lage desselben im distalen Hauptfragment geachtet werden. Beim Aufbohren darf die Bohrspitze durch die Trümmerzone nur ruhend hindurchgeschoben werden, das Bohrmehl wird nicht ausgespült. Durch die bei Trümmerfrakturen generell indizierte *statische* Verriegelungsnagelung ist eine größtmögliche Aufbohrung überflüssig. Am häufigsten kamen Verriegelungsnägel mit einem Durchmesser von 13, gelegentlich 14 mm zur Anwendung.

Nach Einschlagen des Nagels und Entfernen des Bohrspießes werden die beiden distalen Bohrlöcher des Nagels mit Querbolzen beschickt. Nach Nachlassen der Extension kann durch Rückschlagen des Nagels im Trümmerzonenbereich – wenn notwendig – noch eine Längenkorrektur vorgenommen werden. Auf eine anatomisch korrekte Adaptation der einzelnen Fragmente kann verzichtet werden, diese lagern sich durch das Muskelspiel meist locker dem Nagel an. Mit der Plazierung des proximalen Schrägbolzens (der Gewindegang im Nagel verhindert das Auswandern) sowie mit dem Wundschluß ist der Eingriff beendet, der für einen mit der Methode vertrauten und geübten Operateur kaum länger als eine Stunde dauert.

Die so fast immer erreichte Übungsstabilität der verletzten Bewegungseinheit gestattet die frühfunktionelle Weiterbehandlung.

Ergebnisse

Obwohl die röntgenologisch nachweisbare knöcherne Ausheilung erst nach durchschnittlich 12,8 Wochen eintrat, konnte mit der Teilbelastung der operierten Extremität in der Regel nach ca. 4–6 Wochen, mit der Vollbelastung nach Ablauf von insgesamt 8 Wochen begonnen werden (Abb. 1 und 2). Nur bei 3 Patienten war – bei Bestehen voller Belastbarkeit – erst nach 6 Monaten röntgenologisch die sichere knöcherne Durchbauung festzustellen.

Eine postoperative Wundheilungsstörung betraf nur die Weichteile und konnte durch Frührevision zur Abheilung gebracht werden.

Eine Rotationsfehlstellung wurde bei 3 Patienten beobachtet, diese Fehlstellung betrug zwischen 10 bis maximal 15 Grad und war damit nicht korrekturbedürftig. Wesentliche Längendifferenzen sind nicht festgestellt worden. Endgradige Bewegungseinschränkungen der benachbarten Gelenke bei 4 nachuntersuchten Patienten wurden subjektiv als nicht störend empfunden.

Wesentliche Muskelverschmächtigungen wurden ebenfalls nicht beobachtet.

Bei den Patienten mit isolierten Oberschenkeltrümmerbrüchen trat nach Versorgung mit Verriegelungsnagelung Arbeitsfähigkeit im Durchschnitt nach 4,1 Monaten ein. Die Entfernung des Verriegelungsnagels erfolgte nach 12–16 Monaten.

Zusammenfassung

Bei Oberschenkelschaftbrüchen, hauptsächlich bei Vorliegen mehrerer Biegungskeile und langer Trümmerzonen, hat sich uns die gedeckte intramedulläre Fragment-Stabilisierung durch statische Verriegelungsnagelung bewährt. Damit kann das Repositionsergebnis bis zur knöchernen Abbindung der Fragmente sicher erhalten werden.

Da bei der gedeckten Nagelung eine breitflächige Freilegung der zahlreichen Fragmente mit der damit verbundenen Gefahr der Devitalisierung vermieden wird, haben wir auch eine Sequesterbildung nie beobachten müssen.

Ebenso konnte auf zusätzliche Anlagerung von Spongiosa verzichtet werden. Die sofortige Übungsstabilität und – abhängig von Begleitverletzungen an der gleichen Extremi-

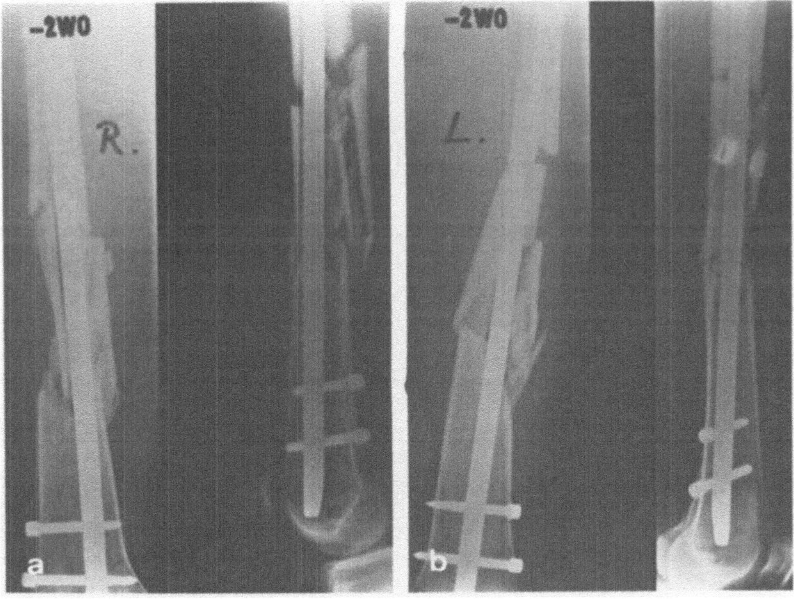

Abb. 1a, b. Oberschenkeltrümmerbrüche beidseits bei einer 30jährigen polytraumatisierten Patientin, 2 Wochen nach Versorgung mit statischer Verriegelungsnagelung rechts und links. Volle Belastung 8 Wochen postop

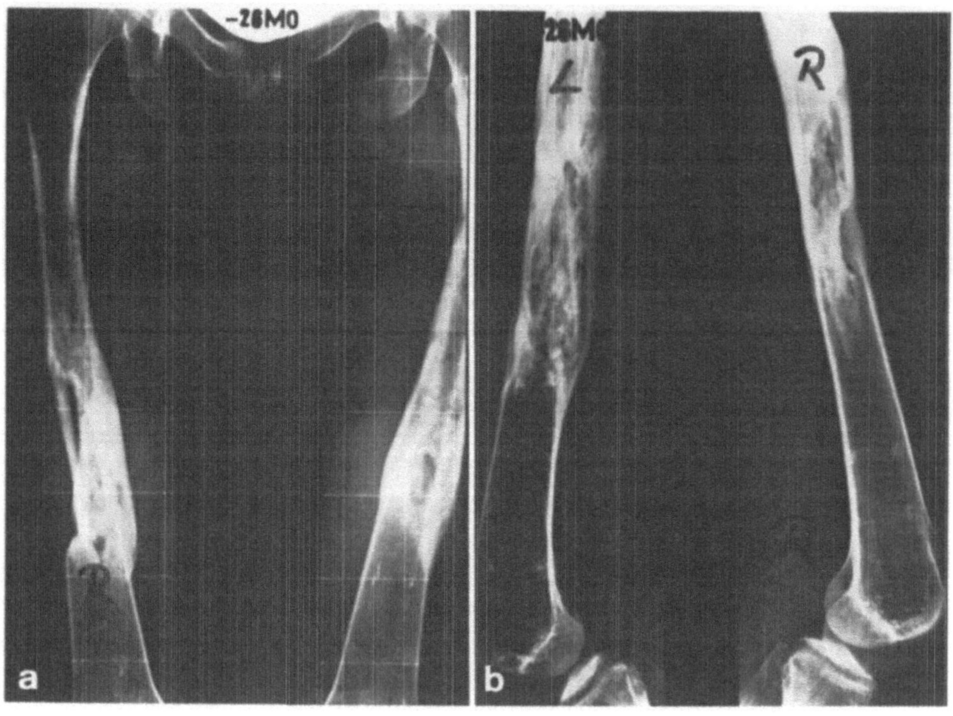

Abb. 2a, b. Kontrolle anläßlich einer Rentennachprüfung zeigt Zustand nach Metallentfernung beidseits bei freier Funktion

tät – frühestmögliche Belastbarkeit erscheinen uns nicht nur bei Patienten mit Mehrfachverletzungen als besonders vorteilhaft.

Literatur

Klemm K, Schellmann W-D (1972) Der Verriegelungsnagel. Med Technik (Fachausgabe Orthopädie) 92: 4

Klemm K, Schellmann W-D (1972) Dynamische und statische Verriegelung des Marknagels. Unfallheilkd 57: 568

Küntscher G (1968) Die Marknagelung des Trümmerbruches. Langenbecks Arch Chir 322: 1063

Mockwitz J, Klemm K (1974) Der Verriegelungsnagel – eine Bereicherung der intramedullären Osteosyntheseverfahren. Klinikarzt 11: 319

Die interne Überbrückungsosteosynthese ohne Reposition des Stückbruchbereiches als Alternative zur internen Fragmentfixation von Stückbrüchen nach anatomischer Reposition

R. Kleining und P.M. Hax, Duisburg-Buchholz

Von den Grundvoraussetzungen einer normalen Knochenbruchheilung spielt die Mechanik eine wesentliche Rolle [3]. Die Beachtung mechanischer Gesichtspunkte darf jedoch nicht dazu führen, daß der biologische Motor zur Aufrechterhaltung der Gewebstrophik und Wachstumsdifferenzierung der Mesenchymzellen nicht oder nur verzögert wirken kann. Der biologische Motor ist die Fähigkeit einer intensiven Vascularisation und der Sauerstoffversorgung des heilenden Gewebes [1, 4]. Die interne Stabilisierung von Frakturen nach anatomischer Reposition der Fragmente [2] muß trotz weichteilschonender Operationstechnik um so mehr mit dem Herauslösen der Fragmente aus den Weichteilen verbunden sein, je größer der Stückbruchbereich ist und je kleiner die einzelnen Fragmente sind. Daraus resultiert eine gravierende Störung der Vascularität im knöchernen Defektbereich. Die Knochenbruchheilung gestaltet sich zu einem Wettlauf. Die Revascularisierung und die knöcherne Durchbauung muß in dem Zeitraum erfolgt sein, in dem eine günstige mechanische Konstellation im Frakturbereich besteht, d.h. pathologische Beanspruchungen ausgeschaltet sind. Ist dies nicht der Fall, kommt es zur Pseudarthrosenbildung mit Lockerung bzw. Bruch des Osteosynthesematerials oder Schraubenausriß. Die Stabilität im Bruchbereich ist außerdem eine wesentliche Voraussetzung für die Infektionsprophylaxe oder Infektionstherapie.

Als Alternative zur Stabilisierung nach anatomischer Reposition der Fragmente bietet sich die Überbrückungsosteosynthese an. Bei der Überbrückungsosteosynthese wird das proximale mit dem distalen Hauptfragment stabil fixiert, wobei der Stückbruchbereich soweit wie möglich unberührt bleibt. Als zusätzliche operative Maßnahme für den Stückbruchbereich kommt lediglich die autologe Spongiosatransplantation in auffällig sichtbare Defektbereiche in Frage. Operationstechnisch schwierig bei einer derartigen Überbrückungsosteosynthese ist nur die Hauptfragmentstabilisierung in achsengerechter Stellung.

Zur Beantwortung der Frage, ob durch eine Überbrückungsosteosynthese bei Stückbrüchen der Bruchheilungsverlauf günstig beeinflußt werden kann, wurde an der Unfallklinik Duisburg-Buchholz ein Patientenkollektiv mit interner Stabilisierung von Stückbrüchen nach anatomischer Reposition der Fragmente mit einem Kollektiv mit Überbrükkungsosteosynthesen verglichen. Die Analyse wurde anhand klinischer und radiologischer Verlaufskontrollen durchgeführt. Von 69 Patienten mit Stückfraktur der unteren Extremität aus dem Zeitraum Januar 1975 bis Juni 1979 konnten die Ergebnisse bei 53 Patienten mit lückenloser Verlaufskontrolle ermittelt werden (Tabelle 1). Auswahlkriterien für das Patientenkollektiv waren ein ausgedehnter Stückbruchbereich, ein Stückbruch an der unteren Extremität, die operative Erstversorgung in Form einer Plattenosteosynthese und eine Plattenmindestlänge von 10 Löchern (Tabelle 2). Das Durchschnittsalter betrug bei den 16 weiblichen Patienten 43 Jahre und bei den 37 männlichen Patienten 34,8 Jahre. 52,8% des Kollektivs bestand aus Patienten mit Polytraumen (Tabelle 3). Von 40 Oberschenkelstückfrakturen waren 8 offen, 5 offene Frakturen befanden sich unter 13 Unterschenkelstückfrakturen (Tabelle 4). Das Kollektiv mit anatomischer Reposition bestand

Hefte zur Unfallheilkunde, Heft 153
Zusammengestellt von J. Probst/A. Pannike

Tabelle 1. Art und Umfang des Patientenkollektivs mit Stückfrakturen der unteren Extremität aus Jan. 1975–Juni 1979

Von 69 Patienten konnten die Ergebnisse bei 53 Patienten mit lückenloser Verlaufskontrolle ermittelt werden

Tabelle 2. Auswahlkriterien

Auswahlkriterien
Ausgedehnter Stückbruchbereich
Untere Extremität
Plattenosteosynthese
Plattenmindestlänge 10 Löcher

Tabelle 3. Geschlechtsverteilung, Durchschnittsalter und Anteil der Polytraumen

Geschlechtsverteilung	
16 weibliche Patienten	
37 männliche Patienten	
Durchschnittsalter	
Frauen	43,0 Jahre
Männer	34,8 Jahre
Polytraumen	
28 Patienten ≙ 52,8%	

Tabelle 4. Frakturlokalisation

Oberschenkel	40	(8)
Unterschenkel	13	(5)

In Klammern Anzahl der offenen Frakturen

aus 30 Patienten, das mit Überbrückung des Stückbruchbereiches aus 23 Patienten (Tabelle 5).

Je nach dem Zeitpunkt der Erstoperation wurde eine Unterteilung in primäre, frühsekundäre und sekundäre Osteosynthese durchgeführt, wobei unter frühsekundärer Osteosynthese die innerhalb der ersten 3 Wochen nach dem Unfall verstanden wurde (Tabelle 6).

Zunächst interessierte die Anzahl der primär und sekundär durchgeführten autologen Spongiosatransplantationen, jeweils bezogen auf die vorgenommene Unterteilung in die beiden Patientenkollektive unter Berücksichtigung des Zeitpunktes der Plattenosteosynthese. Während die primäre Spongiosatransplantation häufiger bei dem Patientenkollektiv mit Überbrückungsosteosynthese durchgeführt wurde (Tabelle 7a), war die sekundäre

Tabelle 5. Unterteilung nach Art der Plattenosteosyntese

	Anatomische Reposition	Überbrückung
Frauen	9	7
Männer	21	16
Gesamt	30	23

Tabelle 6. Unterteilung nach Zeitpunkt der Plattenosteosynthese

	Anzahl der Operationen
Primär	18
Frühsekundär	25
Sekundär	10

Spongiosatransplantation beim Kollektiv mit anatomischer Reposition wesentlich häufiger erforderlich, insbesondere nach primär und frühsekundär durchgeführter Plattenosteosynthese (Tabelle 7b).

Die Gruppe der anatomisch reponierten Stückfrakturen wiesen 5 Osteomyelitisfälle, die der überbrückenden Osteosynthese 1 Osteomyelitisfall auf (Tabelle 8). Nach primär operativer Versorgung ist diese Komplikation am häufigsten.

Tabelle 7a. Primär autologe Spongiosatransplantationen

	Zeitpunkt der Plattenosteosynthese			
	Primär n	Frühsekundär n	Sekundär n	Gesamt
Anatomische Reposition	1	4	1	6 (20%)
Überbrückung	1	2	5	8 (34,8%)

Tabelle 7b. Sekundär autologe Spongiosatransplantationen

	Zeitpunkt der Plattenosteosynthese			
	Primär n	Frühsekundär n	Sekundär n	Gesamt
Anatomische Reposition	5	5	1	11 (36,7%)
Überbrückung	–	–	3	3 (13,0%)

Tabelle 8. Anzahl der knöchernen Infektionen

	Zeitpunkt der Plattenosteosynthese			
	Primär n	Frühsekundär n	Sekundär n	Gesamt
Anatomische Reposition	3 (1)	2 (1)	–	5
Überbrückung	1 (1)	–	–	1

In ( ) Infektion nach offener Fraktur

Die Korrekturoperationen (Re-Osteosynthesen, Decorticationen, Sequestrotomien und Wundrevision bei Infektion) sind Ausdruck eines gestörten Frakturheilungsverlaufes. In der Gruppe der Osteosynthesen mit anatomischer Reposition waren Korrekturen zu 53,3% erforderlich, in der Gruppe der überbrückenden Osteosynthesen erfolgte nach primär operativer Versorgung eines offenen distalen Oberschenkelschaftstückbruches eine frühzeitige Wundrevision bei Infektion (Tabelle 9). Nach erfolgter Wundrevision war der weitere Frakturheilungsverlauf komplikationslos. Es wurde eine belastungsstabile knöcherne Durchbauung nach 17 Wochen erzielt.

Die Beurteilung der belastungsstabilen knöchernen Durchbauung erfolgte nach klinischen und röntgenologischen Kriterien. Der Zeitpunkt der röntgenologischen knöchernen Durchbauung mußte mit dem Beginn einer komplikationslosen Vollbelastung der unteren Extremität zusammenfallen. Bei aseptischem Heilverlauf waren die anatomisch reponierten Stückfrakturen nach durchschnittlich 33,7 Wochen belastungsstabil, die überbrückend stabilisierten Stückfrakturen nach durchschnittlich 17,1 Wochen. Eine erhebliche Verzögerung der knöchernen Durchbauung war bei den infizierten Stückfrakturen der Gruppe mit anatomischer Reposition zu beobachten (Tabelle 10). Auffällige Unterschiede in Bezug auf die röntgenologische Achsenstellung der Frakturen konnten zwischen beiden Gruppen nicht festgestellt werden (Tabelle 11). Die beiden Rekurvationsstellungen in der Gruppe der überbrückenden Osteosynthesen waren zurückzuführen auf eine Drehfehlstellung der Oberschenkelrolle nach distalen Oberschenkelschaftstückbrüchen mit Gelenkbeteiligung.

Zusammenfassung

Das operationstechnische Vorgehen bei der internen Stabilisierung von Stückbrüchen mit anatomischer Reposition der einzelnen Fragmente führt zu einer erheblichen Störung der biologischen Vorgänge bei der Frakturheilung. Die Störungen spiegeln sich wider in einer großen Anzahl sekundär erforderlicher autologer Spongiosatransplantationen und weiterer Korrekturoperationen und in einer größeren Anzahl knöcherner Infektionen. Die primär bzw. frühsekundär durchgeführten Plattenosteosynthesen sind am störanfälligsten. Die röntgenologischen Verlaufskontrollen in der Gruppe der anatomisch reponierten Stückfrakturen zeigen in keinem Fall eine ausschließlich primäre Frakturheilung. Die zur belastungsstabilen knöchernen Durchbauung erforderliche Stabilität wird erst erreicht durch ein mehr oder weniger großes Ausmaß an Fixationscallus oder durch sekundäre Spongiosa-

Tabelle 9. Anzahl der Korrekturoperationen (ohne Spongiosatransplantationen)

	Zeitpunkt der Plattenosteosynthese Primär n	Frühsekundär n	Sekundär n	Gesamt
Anatomische Reposition	8 (2)	8 (3)	–	16 (53,3%)
Überbrückung	1 (1)	–	–	1 (4,3%)

In ( ) Anzahl der Korrekturoperationen bei Infektion

Tabelle 10. Durchschnittlicher Zeitraum der knöchernen Durchbauung

Anatomische Reposition	33,7 Wochen 86,5 Wochen bei Infektion
Überbrückung	17,1 Wochen 17,0 Wochen bei Infektion

Tabelle 11. Röntgenologisches Ergebnis

	Achsengerecht	Fehlstellung Valgus	Varus	Rekurvation
Anatomische Reposition	26 (86,7%)	1	1	–
Überbrückung	19 (82,6%)	1	1	2

transplantationen. Häufig kommt es infolge der Verzögerungen im Frakturheilungsverlauf zu Instabilitäten und damit zum Auftreten pathologischer Beanspruchungen. Die im Regelfall rasch einsetzende Ausbildung massiven präformativen Knochengewebes im überbrükkenden Stückbruchbereich muß als Ausdruck eines schnellen Revitalisierungsprozesses aufgefaßt werden. Dieser zusätzliche biologische Stabilisierungsprozeß kann eine sekundäre Verbiegung des Osteosynthesematerials oder einen Ausriß von Schrauben verhindern. Die überbrückende Osteosynthese von Stückfrakturen läßt den biologischen Motor zur vollen Auswirkung kommen und führt zu signifikant kürzerer knöcherner Durchbauung.

Literatur

1 Basset C (1962) Current consence of bone formation. J Bone Joint Surg 44-A: 1217–1224

2 Müller M E, Allgöwer M, Willenegger H (1969) Manual der Osteosynthese – AO-Technik. Springer, Berlin Heidelberg New York

3 Pauwels F (1965) Gesammelte Abhandlungen zur funktionellen Anatomie des Bewegungsapparates. Springer, Berlin Heidelberg New York
4 Rhinelander F W (1974) Tibial blood supply in relation to fracture healing. Clin Orthop 106: 34–88

Diskussion

Ecke: Ich fand im Vortrag von Herrn Eitel die Darstellung der Nekrose-Pseudarthrose – das ist ein Befund, den wir alle in den Kliniken gesehen haben – und die Darstellung der Revascularisierung sehr interessant. Besonders interessant fand ich die mangelnde Revascularisierung an den Stellen, an denen der Marknagel anliegt, wohingegen im Spaltraum die Revascularisierung besser erfolgt.

Sind Wortmeldungen zu dem Vortrag von Herrn Wilde?

Trojan: Ich spreche jetzt nur von Trümmerbrüchen im Schaftbereich, nicht proximal und nicht distal, wo Condylenplatten zur Anwendung kommen. Werden die geraden Platten systematisch entfernt? Wie oft haben Sie Refrakturen nach Entfernung dieser langen Platten gesehen? Wir haben solche Fälle erlebt und sind deshalb in den letzten zwei Jahren fast ganz von dieser Technik abgekommen. Wir verwenden sowohl am Oberschenkel als auch am Schienbein fast ausschließlich die Verriegelungsnagelung, die die Vorteile hat, von denen Herr Mockwitz sprach.

Wilde: Wir entfernen die langen Platten am Oberschenkel selbstverständlich erst dann, wenn wir absolut sicher sind, daß die Fraktur fest verheilt ist. Wir lassen mindestens zwei Jahre vergehen. Ich erinnere mich an einen Fall, in dem kein Mehrfragmentbruch vorlag, bei dem die ganze Frakturheilung mit einigen Komplikationen ablief, mit Infekt. Wir haben die Platte entfernt, und drei Tage später kam es prompt zur Refraktur, die allerdings mit Fixateur externe und Spongiosaplastik endgültig zur Ausheilung kam.

Ecke: Das beantwortet allerdings die Frage von Herrn Trojan noch nicht ganz, in wieviel Prozent der Fälle Sie Refrakturen gesehen haben.

Wilde: Das ist nur dieser eine Fall, von dem ich es weiß.

Ecke: Legen Sie primär Spongiosa an? Vielleicht ist es mir entgangen.

Wilde: Darauf habe ich hingewiesen, daß man die primäre Spongiosaplastik immer in Betracht ziehen und sich darauf vorbereiten muß. Ich halte es persönlich in den meisten Fällen für erforderlich, kleine Defektzonen und insbesondere große devascularisierte Fragmente mit Spongiosa abzusichern. Herr Trentz hat nachgewiesen, daß die Revascularisierung dieser größeren Fragmente schneller vonstatten geht, wenn man es mit der Spongiosaplastik absichert.

Ecke: Wie verhalten Sie sich bei der Entfernung der Platte dem Patienten gegenüber?

Wilde: Wir geben eine Entlastung durch Unterarmstützen für weitere sechs Wochen; kein Sport, äußerste Vorsicht.

Ecke: Wir haben diese Problematik auch gehabt. Wir legen corticospongiöse Späne routinemäßig an die Hauptstelle der Fraktur an.

Schweiberer: Gerade die Bilder von Herrn Wilde haben gezeigt, daß das „Puzzlespiel" tot ist. Er hat ja vom „Puzzlespiel" gesprochen. Ich habe bei seinen Bildern so viele unreife Knochen und so viele Nekrosen gesehen, daß alles für die Methoden spricht, die in den beiden anderen Vorträgen enthalten sind, beispielsweise die Verriegelungsnagelung und die überbrückende Plattenosteosynthese. Diese beiden Vorträge haben den reifen Callus gezeigt, der letztlich phantastisch durchbaut, während das ewige „Puzzlespiel" zu ausgedehnten Corticalisnekrosen und damit zu diesen massiven Fehlergebnissen führt.

Ecke: Ich muß Herrn Wilde insofern in Schutz nehmen, als er auch Bilder gezeigt hat, in denen ganz wenige Fragmente waren, die sicherlich noch in der Zirkulation waren, die er fixiert hat.

Wilde: Herr Schweiberer, bei diesem einen Fall, bei dem ich gesagt habe: „Ich habe mich von unten nach oben heraufgepuzzelt", ließ sich das so gut an. Bei dem Jungen, der den Unfall vor zehn Wochen hatte, besteht keinerlei Anhaltspunkt dafür, daß er eine Knochennekrose hat. Bei den anderen Fällen, die ich gezeigt habe, haben wir uns nicht „zurechtgepuzzelt", sondern haben die Osteosynthese praktisch als Überbrückungsosteosynthese durchgeführt. Es ist nur eine Osteomyelitis aufgetreten, und die ist ausgeheilt worden. Ich glaube, wir sind nicht die einzigen, bei denen so etwas einmal auftritt.

Tscherne: Zur Frage der Refraktur: Ich glaube, es ist wichtig, daß die Platte lange bleibt. Aber wir richten unser Augenmerk vorwiegend auf eine gute mediale Abstützung. Wir müssen bei der Frage der Metallentfernung ganz klar entscheiden, ob die laterale Corticalis unter der Platte gut ist. Wenn die laterale Corticalis unter der Platte sehr dünn ist oder überhaupt fehlt, dann muß man bei der Plattenentfernung in diesen seltenen Fällen den Knochen anlagern und entlasten. Das ist aber die Ausnahme. Ich möchte den Hinweis geben: Wir müssen nicht nur auf die mediale Abstützung nach erfolgter Fraktur achten, sondern vor allem bei der Plattenentfernung, die übrigens am Oberschenkel frühestens nach zwei Jahren gemacht werden soll, sehen, ob die laterale Corticalis intakt ist.

Ecke: Einem Teil dieser Fälle kann man es vorher schon ansehen. Unter Umständen steht man vor dem Dilemma, die Platte länger zu belassen. Aber über einen gewissen vernünftigen Zeitraum hinaus kann das natürlich auch nicht geschehen.

Weller: Ich möchte die Frage stellen, ob es nicht günstig wäre – wir machen das seit längerer Zeit –, daß man solche Fälle, die eine erhebliche Trümmerzone haben, verspätet, d.h. erst nach etwa zehn bis vierzehn Tagen in der Extension, nur mit einer Überbrückungsosteosynthese behandelt. Dann haben Sie eine ganz schnelle mediale Abstützung, und Sie haben sehr, sehr günstige Heilungsverhältnisse. Ich möchte fragen: Haben Sie einen Vergleich angestellt zwischen denen, die Sie primär überbrückend gemacht und nicht reponiert haben, und denen, die Sie verspätet gemacht haben? Ich spreche die Abhängigkeit davon an, ob Sie eine Primärversorgung mit lediglich der überbrückenden Plattenosteosynthese durchführen oder aber ob Sie zehn bis vierzehn Tage warten und dann eine Plattenosteosynthese machen. Ich meine, es ist viel besser, zunächst zuzuwarten; denn wenn Sie sich primär „hochpuzzeln", werden Sie zwangsläufig eine Devitalisierung dieser Fragmente erhalten, weil das Hämatom Ihnen an dieser Stelle ausläuft. Sie werden zwangsläufig beim Anbringen Ihrer Platte soundsoviel Fragmente verlieren.

Ecke: Zu den anderen Vorträgen kommen wir aber noch. Sind noch Wortmeldungen zum Vortrag von Herrn Wilde?

Schmit-Neuerburg: Ich möchte erläuternd sagen, daß es ein Unterschied ist, ob man bei der Reposition sämtliche Fragmente freilegt oder nicht. Herr Wilde hat darauf hingewiesen, daß wir die größeren Fragmente grundsätzlich durch eine vorübergehende Drahtcerclage fassen und an der Platte fixieren, eben um eine Devascularisierung zu vermeiden. Wenn man das tut, lassen sich die Fragmente durchaus einpassen. Ich meine, daß dies gerade bei großen Fragmenten sinnvoll sein kann. In den Fällen, die wir gezeigt haben, waren ganz sicher keine ausstehenden Knochennekrosen vorhanden, weil das nämlich mit einer vollen Belastbarkeit und Knochenheilung nicht vereinbar ist.

Fragesteller: Ich kann Herrn Weller nur zustimmen. Wir haben zum Teil bis zu drei Wochen gewartet bei der Versorgung von solchen Trümmerzonen. Man sollte vielleicht, wenn die Trümmerstrecke zu groß wird, an den Wagner-Spanner denken.

Ecke: Das ist sicherlich ein guter Hinweis. Das Abwarten wird uns leicht gemacht, denn häufig sind es Polytraumatiker. Sofern diese Trümmerbrüche geschlossen sind, werden sie selten primär operiert.

Sind weitere Diskussionsbemerkungen zu dem Vortrag von Herrn Wilde? – Das ist nicht der Fall. Dann kommen wir zu den beiden, wie ich meine, Alternativverfahren, und zwar zunächst zum Vortrag von Herrn Mockwitz über den Verriegelungsnagel.

Jungbluth: Nach dem, was in der Diskussion vorausgegangen ist, möchte ich sagen, daß wir zu der Auffassung gekommen sind, daß heute bei Stückfrakturen des Oberschenkels die Plattenosteosynthese nicht mehr als Standardmethode angesehen werden kann. Unsere Ergebnisse mit dem Verriegelungsnagel sind soviel besser und soviel komplikationsloser, daß wir heutzutage auf diese Methode bei der Verriegelungsnagelung übergegangen sind. Ausnahmen bestätigen natürlich die Regel. Aber ich kann diese guten Ergebnisse nur unterstreichen.

Hierholzer: Ich meine, daß man gerade aufgrund der vorgelegten Untersuchungen von uns differenzieren muß. Ich glaube nicht, daß man pauschal das Wort gegen die Plattenosteosynthese erheben kann, wenn es eine Methode gibt, die die Möglichkeit bietet, negative Aspekte auszugleichen. Es kommt darauf an, in welcher Form man die Plattenosteosynthese durchführt. Dann erscheint sie mir in dieser durchgeführten Form durchaus indiziert.

Klemm: Ich möchte nur darauf aufmerksam machen, daß die Verriegelungsnagelung auch eine Überbrückungsosteosynthese ist, nur mit dem Vorteil, daß sie eine höhere Stabilität gibt als eine Überbrückungsosteosynthese mit Platte. Vor allen Dingen ist später die Entfernung der Osteosyntheseteile wesentlich einfacher.

Vécsei: Wenn man gerade die Bilder, die Herr Kleining gegenübergestellt hat, vor Augen hat, muß man sich sagen, daß man bei derartigen diaphysären Defekten, ganz egal, wann man die Platte macht, niemals eine hinreichende Stabilität erreichen kann. Zwei und drei Wochen reichen nicht aus, um die Fragmente, die ausgesprengt sind, zu revitalisieren. Wir wissen, daß diese Keile unter Umständen Jahre brauchen, um revitalisiert zu werden. Da ist die Platte einfach keine Alternative mehr.

Greif: Haben wir das richtig verstanden: In Frankfurt wird der Verriegelungsnagel bereits nach zwölf bis sechzehn Monaten entfernt? Wir machen das etwas später.

Eine Frage rein technischer Art an Sie, Herr Ecke: Wie bringen Sie den corticospongiösen Span auf die mediale Seite – Herr Wilde hat ein solches Schema gezeigt –, ohne die Trümmerzone zu durchqueren?

Ecke: Ich habe noch nicht davon gesprochen, daß ich sie medial anlege, obwohl das in diesen Fällen natürlich sinnvoll wäre. Man kann sie genauso gut vorn und auch im Bett der Platte anlegen – warum nicht? – und diese Seite versteifen. Wenn wir bei der Plattenentfernung von vornherein darauf schauen, daß vor allen Dingen die laterale Seite fest ist – davon waren wir hier ausgegangen –, kann man sie zusätzlich durch diesen corticospongiösen Span verstärken. Ich habe in der Tat bei den Fällen, in denen wir das gemacht haben, im Gegensatz zu anderen Fällen, in denen wir Zweifel hatten und dann doch entfernt haben, keine Frakturen in diesem Bereich gesehen.

Jungbluth: Ich muß noch einmal auf die Verriegelungsnagelung zurückkommen. Wir haben seit der Zeit, da wir Stückbrüche des Oberschenkelschafts mit der Verriegelungsnagelung behandeln, keinerlei Spongiosaplastik mehr durchführen müssen, sondern es ist in jedem Fall zu einer primären Ausheilung dieser Fraktur gekommen. Wenn man den großen Aufwand kennt, den solche ausgedehnten Trümmerfrakturen bei Plattenosteosynthesen machen, kann man das nur als Vorteil empfinden. Ich darf dazu gleichzeitig auf unsere experimentellen Untersuchungen bzw. mehr auf unsere klinischen Untersuchungen hinweisen, die immerhin besagen, daß mit außerordentlicher Wahrscheinlichkeit das auftretende Bohrmehl einen osteoinduktiven Effekt hat, so daß im Bereich dieser Trümmerzonen sehr schnell spindelförmig ausgedehnte Callusbildungen auftreten. Also: bei der Durchführung dieser Nagelung nicht spülen, sondern praktisch vorsichtig aufbohren und das Bohrmehl belassen. Ich verweise dazu auf unseren Artikel im „Chirurg“.

Ecke: Nun hat gerade das Bohrmehl diesbezüglich verschiedentliche Metamorphosen durchgemacht.

Tscherne: Eine solche Metamorphose hat unsere Behandlungstaktik nicht durchgemacht. Ich befasse mich seit zwanzig Jahren sehr intensiv gerade mit den Oberschenkelmehrfragmentbrüchen. Ich muß sagen: Ich kann da auf die Platte nicht ganz verzichten. Die Platte ist aber eine Ausnahmesituation. Es ist für mich auch unbestreitbar: Wo immer es geht, hat die Marknagelosteosynthese den Vorzug. Aber wir können nicht überall Marknagelosteosynthesen durchführen. Als Alternative zur Verriegelungsnagelung wird seit etwa 25 Jahren – auch von Jörg Böhler – die Marknagelung in Kombination mit Drahtumschlingungen durchgeführt. Auch das ist eine sehr gute Methode für die Mehrfragmentbrüche des Femurschafts. Aber es gibt eben Situationen, in denen eine Marknagelung nicht durchgeführt werden kann, beispielsweise bei schweren offenen Brüchen – bei Defektbrüchen müssen wir ohnedies den Defekt auffüllen – und natürlich auch immer wieder einmal beim Polytrauma, wo man bei beidseitigen Mehrfachfrakturen eine mehrmalige Umlagerung nicht durchführen kann. Da hat die Plattenosteosynthese durchaus ihren Stellenwert. So ganz können wir darauf nicht verzichten. Aber daß die Marknagelosteosynthese Priorität hat, wo immer es geht, ist klar.

Ich akzeptiere voll die Verriegelungsnagelung. Sie ist sicherlich ein ausgezeichnetes Verfahren. Aber ein ebenso ausgezeichnetes Verfahren ist die Marknagelosteosynthese in Kombination mit Drahtumschlingungen.

Ecke: Ich stimme Ihnen zu. Ich bin auch der Meinung: Man kann auf die Platte in einigen Fällen nicht verzichten. Gerade die Ergebnisse, die Herr Kleining hier vorgestellt hat, haben uns das gezeigt. Es kommt eben nur darauf an, zu welchem Zeitpunkt und wie das gemacht wird.

Weller: Im Grunde genommen hat Herr Tscherne meine Ausführungen schon vorweggenommen. Wir sind jetzt auf dem besten Weg gewesen, wieder mit *einer* Methode alle Probleme lösen zu wollen, und das können wir nicht. Aus diesem Grunde werden wir zwangsläufig sowohl die Marknagelung als auch die Plattenosteosynthese einsetzen müssen.

Im übrigen möchte ich darauf hinweisen, damit sozusagen der Krug vollends voll wird: Man kann auch einen Marknagel mit einer Platte kombinieren, um eine gute Osteosynthese zu erreichen. Aber das sind alles Variationen in unserer individuellen Indikationsstellung. Die dürfen wir einfach nicht vergessen. Wir dürfen nicht meinen: Wir haben jetzt *eine* Methode, mit der wir den großen goldenen Stein gefunden haben.

Hierholzer: Es ist mit unserem Beitrag nicht gesagt worden, daß das Prinzip der Verriegelungsnagelung nicht gut sei. Das wollten wir ganz klar nicht irgendwie beleuchten, sondern wir wollten nur sagen: Der Vorteil liegt in der Änderung einer Technik. Es ist wegen der Kürze der Zeit vielleicht schwierig, die Tabellen immer in Erinnerung zu haben. Es ist doch ganz eindrücklich, daß die erforderliche Zeit bis zur Durchbauung um nahezu die Hälfte gesenkt werden konnte. Ich finde, Herr Vécsei, siebzehn Wochen für solche Stückfrakturen sind erstaunlich wenig. Das entkräftet an sich Ihr Argument gegen die Platte in dieser angewendeten Technik.

Schmit-Neuerburg: Bei unseren 26 Frakturen waren 24 Polytraumen und 2 Solitärverletzungen. Wir haben diese schweren Mehrfragmentbrüche nur bei entsprechendem Polytrauma. Ich bin nicht imstande, eine Verriegelungsnagelung bei jemandem durchzuführen, der vier oder fünf Tage nach dem Polytrauma operiert werden muß, damit er nicht weiter respiratorisch insuffizient bleibt. Ich sehe da die absolute Indikation für die Plattenosteosynthese. Die Nagelung ist zu gefährlich.

Vécsei: Es ist ein Nachteil dieser Diskussion, daß irgendwie immer eine Polarisierung stattfindet. Das war nicht meine Absicht. Ich wollte nicht sagen, daß ich die Platte als Osteosynthesemöglichkeit überhaupt nicht mehr sehen möchte. Die Bemerkung war etwas zu konkret. Natürlich bleibt bei offenen Frakturen die Platte. Selbstverständlich sind siebzehn Wochen, Herr Hierholzer, bei solch einem Defekt eine sehr gute Zeit. Aber bei den in Röntgenbildern gezeigten metaphysären Frakturen sind siebzehn Wochen immer zu erreichen. Die diaphysären Defekte, die ich angesprochen habe, haben auch nach Ihrer Statistik wesentlich länger gebraucht. Deswegen haben Sie die Methode kritisiert. Das wollte ich ansprechen. Ich möchte nicht, daß Sie den Eindruck haben, ich würde das nicht akzeptieren. Ich meine nur, daß man, soweit es geht, an diese Alternative denken sollte.

Was das Bohrmehl anlangt: Nicht nur die Einstellung zum Bohrmehl unterliegt einer Metamorphose, sondern das Bohrmehl selbst. Es ist kein Span mehr, sondern es ist ein Mehl. Das ist, glaube ich, eine andere Sache.

Ecke: Im Interesse der Zeit muß ich die Diskussion jetzt abschließen, sonst kommen die anderen Vorträge zu kurz. Ich bitte die angesprochenen Herren noch zu einem Schlußwort. Bitte, Herr Mockwitz.

Mockwitz: Ich kann nur noch einmal unterstreichen, daß wir auch nicht unbedingt gegen die Platte sind. Die Platte hat durchaus ihre Indikation und ihre Berechtigung. Das habe ich, glaube ich, in meinem Vortrag auch zum Ausdruck gebracht. Aber wenn wir spezielle Fälle bei diesen Oberschenkeltrümmerbrüchen, wo wir unter Zeitdruck stehen – gerade bei polytraumatisierten Patienten –, in einer relativ vertretbar kurzen Zeit mit der statischen Verriegelungsnagelung versorgen können, liegt das im Interesse des Patienten. Wir sparen uns viel Zeit mit grober Freilegung, mit „Puzzlespiel" usw.

Kleining: Vielleicht sollte man folgendes betonen. Es kommt im wesentlichen nicht auf die absolute Stabilität an, die man erreichen will. Was man bei der Verriegelungsnagelung oder bei der Plattenosteosynthese macht, ist im Grunde genommen eine Stabilisierung der beiden Hauptfragmente. Der Stückbruchbereich wird in dem Sinne nicht ruhiggestellt wie bei der normalen Osteosynthese. Das wesentliche für beide Verfahren ist, daß man dem eigentlich gefährdeten Bezirk die Chance gibt, sich rasch zu revascularisieren. Die rasche Knochenneubildung füllt dann die bestehende Stabilitätslücke wiederum sehr schnell auf.

Resultate nach operativer Behandlung von 291 Unterschenkelschaftfrakturen

R. Johner, Fribourg

Vom 1.1.1972 bis zum 31.12.1976 wurden an der orthopädischen Universitätsklinik in Bern 291 frische Unterschenkelschaftfrakturen erwachsener Patienten nach den Richtlinien der Arbeitsgemeinschaft für Osteosynthese operativ behandelt. In jenen Jahren haben wir praktisch alle diese Frakturen operiert. Es ist deshalb von Interesse, ein mit einer einzigen Methode behandeltes Kollektiv zu studieren.

Material und Methodik

Die prospektive Studie beruht auf der im Rahmen der AO durchgeführten Dokumentation, die den radiologischen und klinischen Verlauf auf Randlochkarten und computergerechten Codeblättern festhält. In allen Fällen mit Informationslücken oder Komplikationen wurden zusätzlich Röntgendossier und Krankengeschichte ausgewertet. Alle Patienten wurden nach 4 und 12 Monaten, im Falle von Komplikationen zu weiteren jährlichen, AO-dokumentierten Kontrollen aufgeboten. Im Februar 1980 wurde zudem eine schriftliche Spätkontrolle durchgeführt.

Sieben Patienten verstarben vor der ersten Kontrolle, 7 weitere konnten nicht erreicht werden, alle übrigen wurden mindestens einmal nachkontrolliert (Tabelle 1).

Das Durchschnittsalter betrug 37 Jahre, die Operation erfolgte in der Regel sofort, die Entlassung am 6. Tag, in 98% der Fälle gipsfrei, in 90% mit Teilbelastung von mindestens 10–15 kg. Die eine Hälfte der Patienten wurde von einem der 4 Oberärzte, die andere von einem der 12 Assistenten operiert.

Die Frakturen wurden nach morphologischen Kriterien in 9 Gruppen eingeteilt (Abb. 1) und gruppenweise ausgewertet.

Torsionsbrüche

39 Spiral-, 62 Drehkeil- und 2 Drehkeiltrümmerbrüche gehören zu den Torsionsbrüchen, die durch ein indirektes Trauma entstanden sind. Entsprechend waren die Weichteilschäden gering und die Frakturen mit 3 Ausnahmen geschlossen. Zwei Drittel waren beim Skifahren entstanden.

Die Stabilisierung erfolgte mit Zugschrauben und Neutralisationsplatte. Je einmal kam eine reine Verschraubung und ein Fixateur externe zur Anwendung.

Tabelle 1. Nachkontrollen

1 Jahr	93%
2–8 Jahre	80%
4 Monate–8 Jahre	97%

Hefte zur Unfallheilkunde, Heft 153
Zusammengestellt von J. Probst/A. Pannike

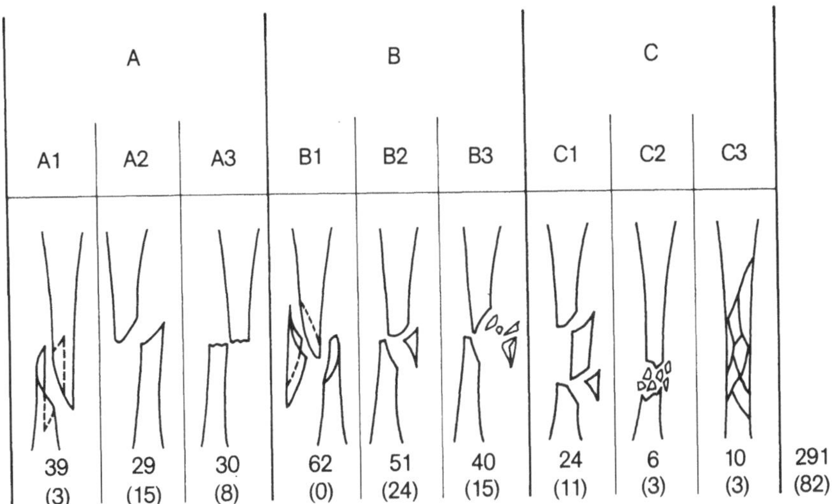

Abb. 1. Die Analyse erfolgte nach einer morphologischen Einteilung in 3 Hauptfragmentgruppen mit je 3 Untergruppen. *A* = Zweifragmentenbrüche, *B* = mehrfragmentäre Brüche, Hauptfragmente untereinander in Kontakt, *C* = 2-Etagen- und Trümmerbrüche, Hauptfragmente nicht untereinander in Kontakt. Die Zahlen bedeuten die Anzahl der Fälle in jeder Gruppe, in Klammern die Anzahl offene Frakturen. Zu den Torsionsbrüchen gehören A1, B1 und teilweise C3, zu den Biegebrüchen A2 + 3 sowie B2 + 3, C1 sind die 2-Etagenbrüche und C2 + 3 sind die Trümmerbrüche mit Trümmerzone unter resp. über 5 cm Ausdehnung

Die Resultate waren in dieser Gruppe am besten. Zwei Infekte am Metall heilten nach der Metallentfernung aus. Bei 3 nicht anatomisch reponierten Brüchen entwickelte sich einmal eine 10° Valgusstellung, und zweimal blieb eine primäre 5° Varusfehlstellung bestehen. Nach einem durch die Syndesmose gebohrten Schraubenloch entwickelte sich eine tibiofibulare Synostose, die zur Zeit der Spätkontrolle keine Beschwerden und Funktionseinbuße verursachte.

Alle übrigen Brüche heilten mit einem anatomisch und funktionell perfekten Resultat aus.

Biegebrüche

Von den 150 Biegebrüchen waren zwei Drittel im Verkehr entstanden, davon 62 offen. Ungefähr je die Hälfte der Fälle wurde offen genagelt und verplattet (Tabelle 2).

Vergleichen wir die Resultate, so sind bei beiden Methoden etwa gleichviel Komplikationen aufgetreten (Tabelle 3). Die Nagelung führte etwas häufiger zu Infekten, nach Plattenosteosynthese kam es dafür fünfmal zu einem Plattenbruch. Drei Biegebrüche wurden wegen schwerer Weichteilschäden mit einem Fixateur externe behandelt. Einer davon wurde mit blanden Verhältnissen ins Ausland entlassen. Fünf Jahre später schrieb er, daß sein Unterschenkel wegen Infekt und Muskelnekrose amputiert worden sei.

Tabelle 2. Biegebrüche

Bruchform	Nagel	Platte
Offen	27	24
Geschlossen	48	45
Total	75	69

Tabelle 3. Biegebrüche

Komplikationen	Nagel	Platte
Infekt	5	2
Infizierte Pseudarthrose	2	3
Pseudarthrose	2	2
Metallbruch	0	5
Refraktur	2	2

2-Etagenbrüche

Dreiundzwanzig unserer 24 Etagenbrüche entstanden im Verkehr, 11 waren offen. Die Osteosynthese erfolgte 12mal mit 1 oder 2 Platten, 7mal mit einem Marknagel, 2mal mit einer Kombination Marknagel-Platte und 2mal mit Fixateur externe.

Drei Infekte, 2 infizierte Pseudarthrosen und 3 Plattenbrüche waren die wichtigsten Komplikationen. Dreizehn Fälle sind perfekt geheilt.

Als günstig erwiesen sich folgende Faktoren:

- geschlossene (8) oder erstgradig offene Fraktur (5);
- eine nicht oder wenig dislocierte Frakturebene (13);
- keine (11) oder nur einseitige, kleine Trümmerzone mit aufeinander abgestützten Hauptfragmenten (2);
- Osteosynthese mit dünnem Marknagel ohne Aufbohren (8);
- eine lange Platte über beide Frakturen, wenn die eine Fraktur sehr metaphysennah liegt (2).

In dieser Gruppe kam es auch zur zweiten Amputation unseres Kollektivs. Sie wurde bei einem chronischen Alkoholiker nach Refraktur im Rausch und 7 Reoperationen durchgeführt.

Trümmerbrüche

Sie entstanden ebenfalls meist im Verkehr, von 16 waren 6 offen. Dreizehn wurden verplattet. Als Hauptkomplikation blieben 5 Fehlstellungen über 10° bestehen. Eine Doppelplattenosteosynthese bei einem unruhigen Schädelhirntraumatiker riß aus und mußte nochmals verplattet werden. Tiefe Infekte und Pseudarthrosen gab es in dieser Gruppe keine.

Diskussion

Unsere nach Frakturmorphologie aufgeschlüsselte Analyse zeigt, daß die Form der Fraktur und die damit verknüpften Weichteilschäden die Resultate wesentlich beeinflussen. Die in der Literatur angegebenen, unterschiedlichen Komplikationsraten lassen sich damit zwanglos erklären [1–7]. Statistiken aus Skiregionen [2–3] sind deshalb besser, weil es sich fast ausschließlich um Torsionsbrüche ohne große Weichteilschäden handelt. Ihre Resultate entsprechend den unsrigen in dieser Gruppe.

Die Komplikationsrate steigt sofort an, sobald es sich um Biegebrüche handelt, die im Verkehr entstehen, häufig offen oder mit schweren Contusionen vergesellschaftet sind [1, 4, 6, 7]. Ob für die Osteosynthese die Platte [1, 5, 6] oder die Nagelung [4, 7] verwendet wird, scheint demgegenüber eine untergeordnete Rolle zu spielen. Am meisten Komplikationen gab es bei den Zweietagenbrüchen, von denen nur jeder zweite mit einer restitutio ad integrum ausheilte. Weichteilschäden und gestörte end- und periostale Durchblutung des Zwischenfragmentes, die durch operative Maßnahmen noch erhöht wird, sind wohl deren Ursache. Relativ wenig Komplikationen gab es bei den Trümmerbrüchen. Ebenso auffallend ist im Gesamtkollektiv die Tatsache, daß wir prozentual gesehen nach den 211 geschlossenen Frakturen ebensoviele Infekte erlebten, wie nach den 82 offenen (Tabelle 4). Dies mag damit zusammenhängen, daß komplizierte Frakturen erfahrenen Operateuren vorbehalten waren.

Was die Plattenbrüche mit 3,2% und die Refrakturen mit 0,7% des Gesamtkollektivs anbetrifft, sind die Zahlen mit denjenigen der Literatur vergleichbar [5, 6].

Zusammenfassung

291 operativ behandelte Unterschenkelschaftfrakturen der Jahre 1972–1976 wurden zu 97% nach 4 Monaten bis 8 Jahren nachkontrolliert und nach 9 morphologischen Frakturformen analysiert. Dabei zeigte sich, daß die Komplikationsrate nach Platten- oder Nagelosteosynthese mehr von der Frakturform denn von der Osteosynthesemethode abhängig ist. Damit lassen sich die in der Literatur berichteten, unterschiedlich guten Resultate erklären. Torsionsbrüche haben die beste Prognose, dann folgen die Biege- und Trümmerbrüche. Von den Zweietagenbrüchen heilte nur jeder zweite ad integrum aus.

Zur weiteren Verbesserung der Resultate sind multizentrische Studien nötig, damit genügend morphologisch ähnliche und methodisch verschieden behandelte Fälle miteinander verglichen werden können.

Tabelle 4. Komplikationen

Komplikationen in %	Nach 0–2 Jahren		Nach 2–8 Jahren	
	geschlossen	offen	geschlossen	offen
Infekt	5,3	5,1	1,0	3,8
Infizierte Pseudarthrose	1,0	5,1	–	1,3
Pseudarthrosen	2,0	–	–	–
Amputationen	–	–	–	2,6

Literatur

1 Batten R L, Donaldson L J, Aldrige M J (1978) Experience with the AO method in the treatment of 142 cases of fresh fractures of the tibial shaft treated in the United Kingdom. Injury 10: 108–114

2 Füllemann H G (1970) Resultate der Schrauben- und Plattenosteosynthese bei Torsionsfrakturen der Tibia. AO Bulletin

3 Matter P, Holzach P (1977) Behandlungsergebnisse von 221 Unterschenkelosteosynthesen mit schmalen, dynamischen Kompressionsplatten aus Stahl und Titan. Unfallheilkd 80: 195–196

4 Masse Y, Aubriot J H, Lamotte N (1974, 1977) Fractures diaphysaires de jambes traitees par enclouage a foyer ferme sans alesage. Rev Chir Orthop 63: 575–591 und Merle d'Aubigne R, Maurer P, Zucman J, Masse Y: Clin Orthop + Rel Research 105: 202–219

5 Rüedi T, Webb J K, Allgöwer M (1976) Experience with the DCP in 418 recent fractures of the tibial shaft. Injury 7: 252–257

6 Rombouts L, Cuypers L (1976) Follow-up of AO-osteosynthesis of tibia fractures. Injury 7: 252–257

7 Solheim Kaare Bo O, Langard o (1977) Tibial shaft fractures treated with intramedullary nailing, Vol 17. J Trauma 3: 223–230

Kritische Analyse der Osteosynthese bei Tibia-Frakturen anhand der Spätergebnisse in 170 Fällen

H. Wissing und F. Schmülling, Essen

In den Jahren von 1975 bis 1979 behandelten wir an der Unfallchirurgischen Abteilung des Universitätsklinikums Essen 229 Frakturen des Unterschenkels stationär. Überwiegende Unfallursache war der Verkehrsunfall (Tabelle 1). Betroffen waren vornehmlich erwachsene Männer. Dem hohen Anteil von Verkehrsunfällen entspricht der hohe Prozentsatz von Verletzten mit schwerwiegenden Begleitverletzungen. Neben 22% Polytraumatisierten lagen in jeweils 7% der Fälle Frakturen der ipsilateralen und contralateralen unteren Extremität vor.

Von der Frakturform her überwogen durch direkte Gewalteinwirkung hervorgerufene Biegungsbrüche und Mehrfragmentbrüche (Tabelle 2). Lediglich 38% der Frakturen hatten keinen begleitenden Weichteilschaden. 27% der Frakturen hatten einen geschlossenen Kontusionsschaden der Haut, 38% der Frakturen waren offen (Tabelle 3). Alle Mehrfragment- und 2-Etagenbrüche waren 2- oder 3gradig offen oder wiesen einen entsprechenden Kontusionsschaden auf.

Von insgesamt 170 Frakturen bei 163 Patienten die wir operativ stabilisierten wurden 100 innerhalb der ersten 8 Stunden primär versorgt, fast ausschließlich wegen 2- und 3gradiger Weichteilkontusion oder Durchtrennung. Frühsekundär, bis 8 Tage nach Unfall, stabilisierten wir 9% der Frakturen, vorzugsweise isolierte geschlossene Schaftfrakturen nach Abschwellen der Weichteile. 22% der Frakturen wurden spätsekundär, mehr als 8 Tage nach Unfall, stabilisiert. Grund für die spätsekundäre Versorgung war das Abwarten der

Hefte zur Unfallheilkunde, Heft 153
Zusammengestellt von J. Probst/A. Pannike

Tabelle 1. Unfallursache Unterschenkelfrakturen Unfallchirurgie Essen 1975–1979

141 Verkehrsunfälle (davon 60% Anfahrtraumen)	62%
30 Sportverletzungen	13%
38 Stürze (Haushalt, Freizeit)	16%
20 Sonstiges	9%
229	100%

Tabelle 2. Bruchformen

		Weichteilschaden	Offen
Querbrüche	95	16%	48%
Mehrfragmentbrüche	40	50%	50%
Drehbrüche	20	5%	25%
Pilonfrakturen	15	27%	33%
	170	30%	45%

Tabelle 3. Weichteilschäden

87 ohne Weichteilschaden	28%
55 mit Weichteilschaden	27%
87 offene Frakturen	38%
229	100%

Wundheilung 1gradig offener Frakturen oder das vollständige Abklingen lokaler Weichteilcontusionen. Unbefriedigend verlaufende konservative Behandlungsversuche zwangen ebenfalls zur spätsekundären Osteosynthese.

Als bevorzugtes Implantat verwandten wir in 115 der 170 Fälle die DC-Platte der AO (Tabelle 4), primäre Nagelungen führten wir nur bei geschlossenen Frakturen ohne Weichteilschaden durch. Offene Frakturen und Frakturen mit schwerem Weichteilschaden stabilisierten wir, unabhängig von der Frakturform, überwiegend mit dem Fixateur externe.

Zur Sicherung eines vitalen Implantatlagers wurden in 10% laterale und dorsale Plattenlagen verwandt. Knochendefekte und devascularisierte Fragmentenden wurden in 19% der Fälle durch primäre autologe und auch homologe Spongiosa-Plastiken zur Beschleunigung des knöchernen Durchbaus überbrückt.

Patient B.H., 29 Jahre, 1gradig offener Unterschenkelbiegungsbruch und Sprunggelenksfraktur, primäre Stabilisation durch dorsal angelegte DC-Platte, Auffüllung des Knochendefektes durch autologe Spongiosa-Plastik, spannungsfreier Weichteilverschluß unter Abdeckung des verbleibenden Hautdefektes mit Polyurethanfolie. Nach 10 Tagen Spalthautplastik des verbliebenen Defektes. Volle Belastbarkeit und freie Beweglichkeit in den benachbarten Gelenken nach 4 Monaten (Abb. 1).

Tabelle 4. Operationsverfahren

	Platten-osteosynthese	Marknagel	Fixateur	Schrauben	Amputation
Geschlossene Brüche	21	19		1	
Geschlossene Brüche mit Weichteilschaden	38	13	1	1	
Offene Brüche	56	7	12		1

Patientin W.U., 56jährige Patientin mit 2-Etagenbruch des Unterschenkels durch Stoßstangen-Anpralltrauma mit Weichteilkontusion. Primäre Osteosynthese durch lange DC-Platte wegen drohender Fragmentdurchspießung mit autologer Spongiosaplastik. Temporäre Deckung des verbleibenden Hautdefektes mit Polyurethanfolie, Verschluß des Hautdefektes durch Spalthautplastik am 10. Tag. Volle Belastbarkeit und freie Funktion bei der Nachuntersuchung.

Postoperative Frühkomplikationen waren der verzögerte Durchbau und Instabilitäten in 17 Fällen. Knocheninfektionen mußten wir bei 2% der geschlossenen und 5% der offenen Frakturen hinnehmen.

Reosteosynthesen wegen dieser Komplikationen waren bei 9% erforderlich (Tabelle 5).

Einen Patienten verloren wir als unmittelbare Frakturfolge an einer Gasbrandinfektion, 2 Patienten mußte die frakturierte Extremität wegen einer nicht beherrschbaren Weichteilphlegmone innerhalb einer Woche nach Stabilisation amputiert werden. Kompartimentischämien, die in 2 Fällen mit bleibendem Funktionsausfall ausheilten, sahen wir sowohl bei geschlossenen wie offenen Frakturen.

Die Häufigkeit der Weichteilkomplikationen, die in insgesamt 18% der Fälle auftraten, in der Gruppe der Frakturen mit Kontusion ist neben der unfallbedingten Schädigung auf einen erzwungenen Weichteilverschluß zurückzuführen (Tabelle 6).

Vollhautnekrosen über dem Implantatlager sind bei stabiler Osteosynthese konservativ zu behandeln bis zum Zeitpunkt der Metallentfernung. Danach ist der Verschluß durch einfache plastische Maßnahmen problemlos möglich.

Bei 130 von 163 operierten Patienten konnte das Ergebnis der Osteosynthse nach mehr als einem Jahre beurteilt werden. Zwanzig waren an Unfallfolgen oder intercurrent verstorben, in 3 Fällen – davon 2mal im Zusammenhang mit dem Unfall – war der frakturierte Unterschenkel amputiert worden, 7 standen zur Abschlußkontrolle nicht zur Verfügung.

Subjektiv waren 67% der Patienten mit dem erreichten Ergebnis voll zufrieden. Objektiv stuften wir in 87% das erreichte Ergebnis als gut und sehr gut ein (Tabelle 7). Unsere Kriterien hierfür waren gleichbleibende Aktivitäten wie vor dem Unfall, sicherer Einbeinstand, freies Gehen ohne Stockhilfe, Einschränkungen der Beweglichkeit der benachbarten Gelenke von weniger als 10° sowie röntgenologische Achsenfehlstellungen unter 5°. Die Differenz zwischen subjetiver Einschätzung und objektivem Befund ist dabei verbliebenen Beschwerden von Mehrfachverletzten zuzuschreiben, die nicht der Unterschenkelfraktur anzulasten sind.

Durch gedeckte Marknagelung waren 2 gravierende Rotationsfehler entstanden, die bereits durch Korrekturosteotomie beseitigt worden waren. In einem Fall fanden wir eine korrekturbedürftige Valgusfehlstellung von 30° mit Metallbruch bei fest knöchern verheilter

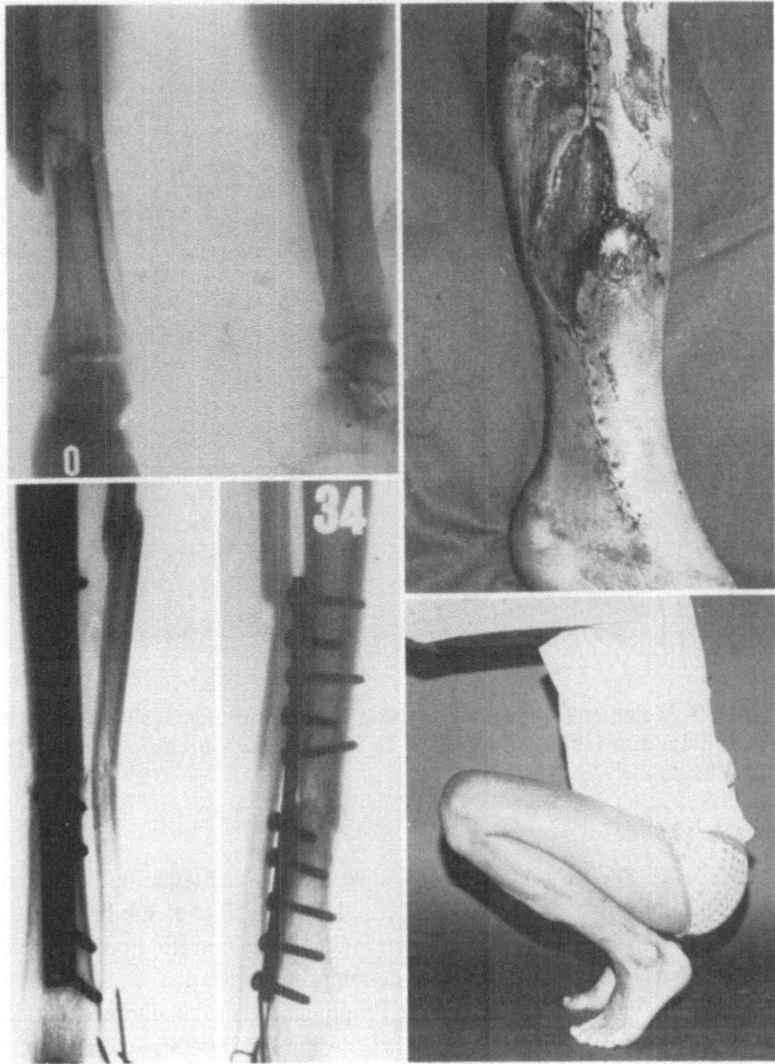

Abb. 1. 3° offene Unterschenkelfraktur eines 29jährigen Patienten durch Stoßstangenanprall, primäre Osteosynthese mit dorsaler Platte und Spongiosaplastik, Weichteile druckentlastet offen. Fraktur nach 34 Wochen verheilt, Funktion frei

Fraktur. Der ihm empfohlene Korrektureingriff wurde wegen Beschwerdefreiheit abgelehnt. Röntgenologisch nachweisbare Achsenfehler bis 8° fanden wir als Varusdeformität in 4 Fällen und in 5 Fällen als Valgusdeformität. Subjektive Beschwerden wurden durch diese Fehlstellungen nicht verursacht. Seitendifferente Arthrosezeichen in den benachbarten Gelenken waren nicht feststellbar. In 4 Fällen verblieb eine gravierende Einschränkung der Sprunggelenksbeweglichkeit als Folge von 2 primären und 2 sekundären Peronäusschäden

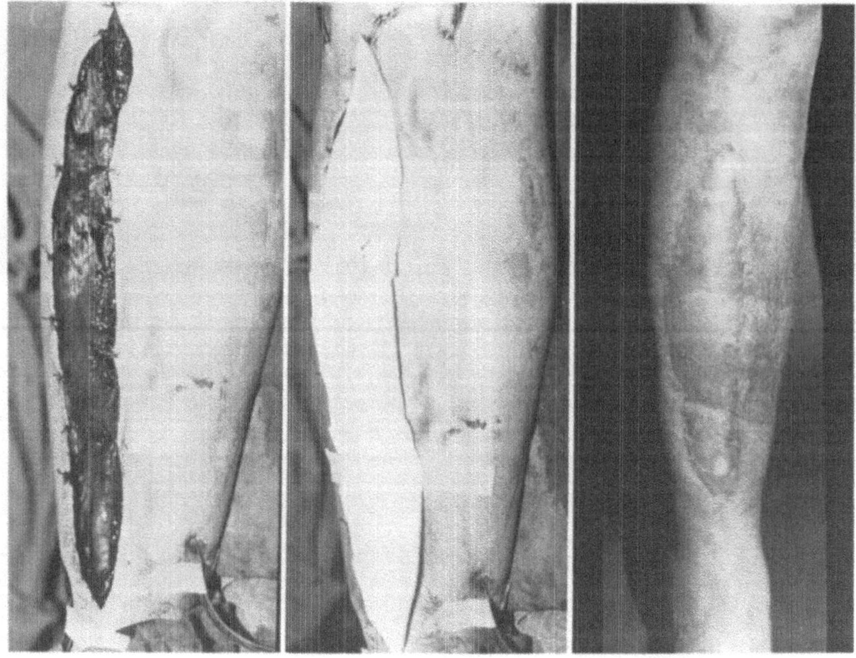

Abb. 2. Weichteilkontusion bei 2-Etagen-Fraktur der Tibia nach Stoßstangenverletzung einer 56jährigen Frau, temporäre Defektdeckung durch Polyurethanfolie, Zustand nach Spalthautplastik

(Tabelle 8). Die zwischenzeitlich eingetretene Weichteilkomplikationen verzögerten zwar den Heilungsverlauf, gefährdeten aber in keinem Fall erreichte Endergebnisse.

Neben den 2- und 3gradig offenen Frakturen sollten alle Frakturen mit schwerem Weichteilschaden primär stabilisiert und dekomprimiert werden. Der Verzicht auf den primären Weichteilverschluß ist die wichtigste Prophylaxe der sekundären Weichteilschäden.

Bei Polytraumatisierten und Mehrfachverletzten ist die Stabilisation auch von geschlossenen Frakturen mit geringem Risiko durchzuführen und daher zur Pflegeerleichterung und rascheren Mobilisation zu empfehlen.

Tabelle 5. Komplikationen (Knochen)

	Geschlossen		Kontusion		Offen		Gesamt	
Verzögerte Frakturheilung	1		3		5		9	
Instabilität	1		4		3		8	
Knocheninfektion	1	2%	1	2%	4	5%	6	
	3	7%	8	16%	12	16%	23	14%
Reosteosynthesen	2	5%	5	10%	9	12%	16	9%

Tabelle 6. Komplikationen (Weichteile)

	Geschlossen	Kontusion	Offen	Gesamt
Kompartiment-ischämie	1	2	1	4
Gasbrand			1 (†)	1
Phlegmone			2 (Amput.)	2
Hautnekrosen	2	10	5	17
Plattenbett-infektion	1	4	2	7
	4 9%	16 31%	11 15%	31 18%

Tabelle 7. Beurteilung

Patient		Arzt
68%	sehr gut, gut	87%
21%	befriedigend	11%
12%	schlecht	2%
100%	130 Patienten	100%

Tabelle 8. Restschäden

2 Drehfehler nach Nagelung (korrigiert)
1 Metallbruch (Fehlstellung, Knochen fest)
4 Varusfehler $> 5^{\circ}$
5 Valgusfehler $> 5^{\circ}$
4 Einschränkungen OSG
(nach Peronäusparese bzw. Kompartimentischämie)

Bei der als verlockend empfundenen Möglichkeit der raschen Wiederherstellung der Gebrauchsfähigkeit nach geschlossenen isolierten Frakturen des Unterschenkels sind Vorteile und mögliche Gefahren des geplanten Eingriffs sorgfältig gegeneinander abzuwägen und mit dem Patienten zu besprechen, um Enttäuschungen von Patienten und Arzt zu vermeiden.

Zusammenfassung

Im Krankengut einer Großstadtklinik überwiegen durch direkte Gewalteinwirkung hervorgerufene Biegungsbrüche des Unterschenkelschaftes, die in annähernd 70% mit Weichteildurchtrennungen oder Kontusionen vergesellschaftet waren.

Bevorzugtes Operationsverfahren war die primäre Plattenosteosynthese, ggf. kombiniert mit Spongiosa-Plastik und Dekompression der Weichteile.

Die Knocheninfektrate lag bei 2% der geschlossenen und 5% der offenen Frakturen. Die Reosteosyntheserate für entzündliche und nicht entzündliche Komplikationen lag bei 9%. Sämtliche Frakturen der Überlebenden wurden innerhalb 1,5 Jahren zur knöchernen Ausheilung gebracht. Das erzielte funktionelle Ergebnis wurde in 87% der Fälle als gut klassifiziert.

Risiken bei der Plattenosteosynthese von Tibiaschaftfrakturen und ihre operationstechnische Beherrschung

L. Gotzen, N. Haas und H. Tscherne, Hannover

Die von Lorenz Böhler [1] 1953 getroffene Feststellung, daß der Unterschenkelschaftbruch die schlechtesten Behandlungsresultate aller Knochenbrüche aufweist, hat mit der zunehmenden Anwendung der Plattenosteosynthese eine erhebliche Aktualität erlangt. Implantatlockerung, -verbiegung und -bruch, Pseudarthrosen, freiliegende Platten durch Weichteilnekrotisierung und Infektionen mit ausgedehnter Knochensequestrierung sind gehäuft bei diesem Verfahren zu beobachten [2]. Die hohe Komplikationsrate ist im wesentlichen auf folgende 3 Hauptursachen zurückzuführen:

Anatomie und Biomechanik des Unterschenkels
Dünner ventraler Weichteilmantel,
variierende Knochenform und -festigkeit in den einzelnen Tibiaabschnitten,
prekäre Durchblutungssituation,
fehlende konstante Zuggurtungsseite.

Unfalltrauma – direkte Gewalteinwirkung vorherrschend
Weichteilschäden,
komplizierte Bruchformen,
Fragmentdenudierung.

Osteosyntheseverfahren
Geringe Biegesteifigkeit und Biegewechselfestigkeit der Platte,
diffizile Operationstechnik,
ausgeprägte biomechanische Störanfälligkeit der Knochenheilung.

Um mit der Plattenosteosynthese zum Erfolg zu gelangen und die Vorteile des Verfahrens voll nutzen zu können, ist es erforderlich, bei der Osteosyntheseplanung Weichteilsituation und Bruchformation gleichermaßen zu berücksichtigen, atraumatisch die Knochenvitalität erhaltend zu operieren sowie durch mechanisch optimalen Einsatz der Implantate eine stabile Fragmentfixation zu erzielen.

Hefte zur Unfallheilkunde, Heft 153
Zusammengestellt von J. Probst/A. Pannike

Von großer Bedeutung ist bereits die Wahl der Plattenlage. Das Implantat darf nur dann medial plaziert werden, wenn die Weichteile dort intakt sind und die Haut ohne Nekrosegefahr geschlossen werden kann. Sind diese Voraussetzungen nicht gegeben, ist die Platte lateral anzulegen, wo Muskulatur sie bedeckt. Die dorsale Plattenlage ist ungünstig, weil sie meist eine zusätzliche ausgedehnte Knochenentblößung erforderlich macht, und das Implantat dort vorwiegend auf Biegung beansprucht wird mit der großen Gefahr der Verbiegung und des Bruches. In Ausnahmefällen, wenn der Weichteilschaden sich an der Unterschenkelrückseite befindet und dadurch ein direkter Zugang zum Knochen vorgegeben ist, kann die Platte dorsal plaziert werden.

Stabilität ist die biomechanische Voraussetzung für die Knochenheilung bei der Plattenosteosynthese und gleichzeitig der beste Infektionsschutz. Die Fragmentfixation unter Anwendung interfragmentärer Kompression ist die effektivste Art der Stabilisierung. Alleiniges Spannen der Platte erbringt allerdings keine stabilitätsgünstige Kompression. Das aus dem exezentrischen Kraftangriff resultierende Drehmoment wird durch Überbiegen des Implantates kompensiert. Es kommt zu einem plattenfernen Fragmentklaffen, das bereits unter geringer Biegebelastung zunimmt. Um Kompression über der ganzen Fraktur und damit effektive Haftreibung und Vorspannung an den Fragmentflächen zu erzeugen, muß die Platte vorgebogen werden.

Eine weitere wesentliche Stabilisierungsmaßnahme ist die Applikation einer schrägen Zugschraube durch die Platte.

Wie die in Abb. 1a, b dargestellten biomechanischen Untersuchungen erkennen lassen, erbringt die allein vorgespannte Platte nur geringe Biegestabilität, während die Belastbarkeit mit zunehmender Vorbiegung erheblich ansteigt. In der Kombination Plattenvorbiegung – schräge Plattenzugschraube lassen sich optimale Stabilitätsverhältnisse erzielen.

Verbleiben nach der Reposition Defekte in der knöchernen Abstützung oder fehlen aufgrund von Trümmerzonen feste Druckaufnahmeflächen, ist die Platte hohen mechanischen Belastungen ausgesetzt und ohne ergänzende Maßnahmen, kommt es zwangsläufig zum Bruch des Implantates. Für eine realistische Beurteilung der mechanischen Leistungsfähigkeit der schmalen AO-DC-Platte ist zu berücksichtigen, daß durch die Lochbohrung die Querschnittsfläche um 52% und das Widerstandsmoment, die maßgebliche Größe für die Biegefestigkeit, um 63% reduziert werden wie Untersuchungen mittels Dehnungsmeßstreifen ergeben haben.

Unbedingt erforderlich ist eine Spongiosaplastik zur Defektauffüllung und Überbrückung, die bereits nach 8 Wochen wesentlich zur Entlastung der Platte beiträgt.

Auch bei eingebauten avitalen Fragmenten empfiehlt sich die Spongiosaanlagerung, um eine rasche Konsolidierung sicherzustellen und die Fragmentrevitalisierung zu beschleunigen.

Ist bei medialer Lage die Platte durch Defekte, kurze Trümmerzonen oder Überbrückungsosteosynthesen, die zur Schonung der Fragmentvitalität durchgeführt werden, in einer ungünstigen Belastungssituation, kann durch eine zusätzliche Verplattung der Fibula (Abb. 2a) ein erheblicher Stabilitätsgewinn erzielt und die für die Heilung notwendige mechanische Ruhe im Frakturgebiet sichergestellt werden, wie eigene biomechanischen Untersuchungen eindeutig ergeben haben [2].

Bei lateraler Plattenlage und größeren Defekten oder langstreckiger Zertrümmerung der Tibia erbringt ein temporär medial angebrachter Fixateur eine wirksame Entlastung der Platte und gewährleistet die für die Konsolidierung erforderliche Stabilität. Der Fixateur wird dann entfernt, wenn die Bruchheilung soweit fortgeschritten ist, daß auch bei voller funktioneller Behandlung keine Instabilität und Plattenbruch mehr drohen.

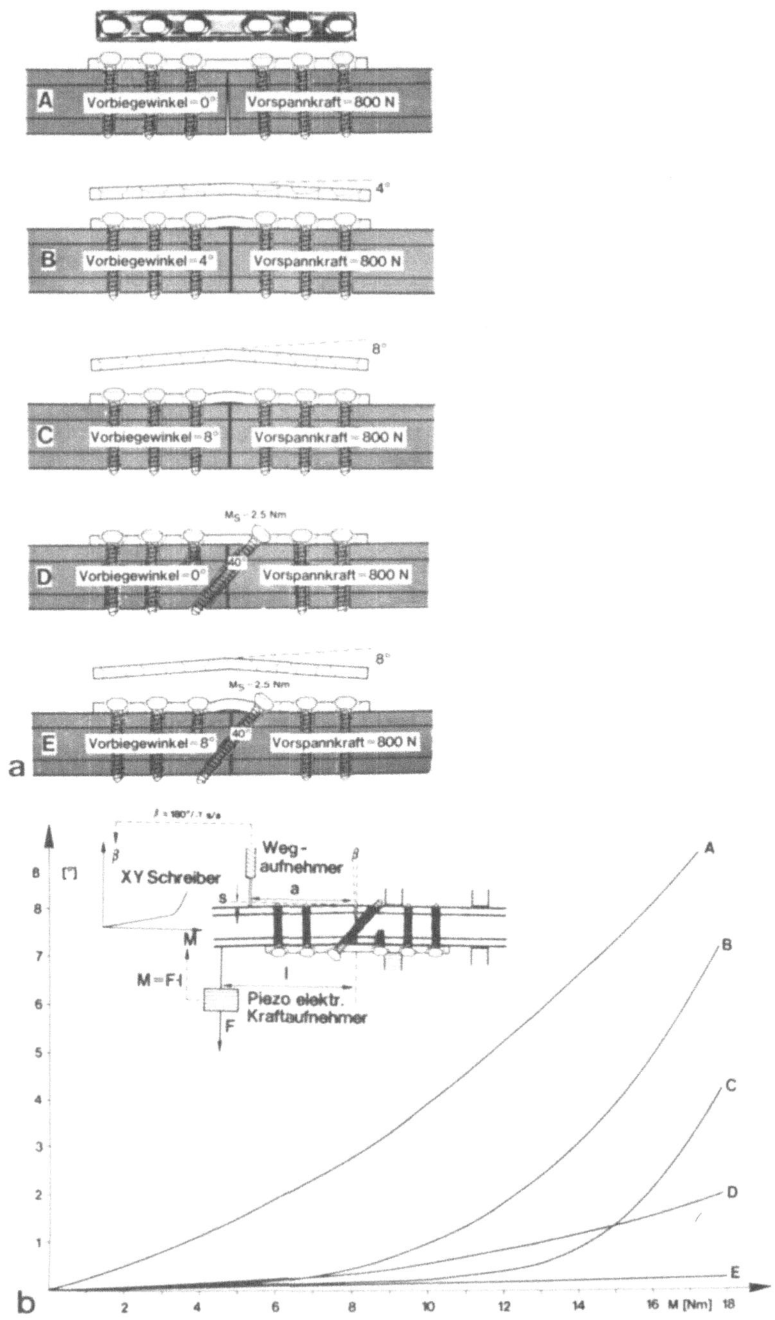

Abb. 1a, b. Unterschiedliche Montageformen mit der schmalen DC-Platte am quer osteotomierten Tibiaschaft (**a**) und ihr zugehöriges Biegestabilitätsverhalten (**b**)

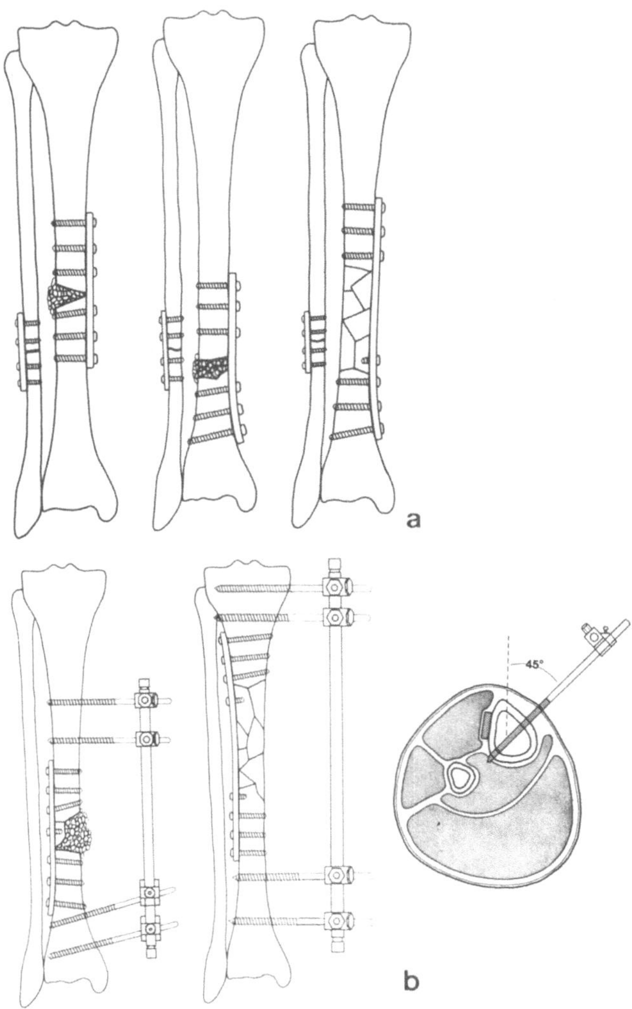

Abb. 2a, b. Plattenosteosynthese von Tibiaschaftfrakturen, bei denen sich eine ergänzende Stabilisierung empfiehlt; durch zusätzliche Verplattung der Fibula (**a**), durch temporäres Anbringen eines Fixateur externe (**b**)

Zusammenfassung

Die Plattenosteosynthese von Tibiaschaftfrakturen ist mit einer hohen Komplikationsrate belastet. Die Ursachen liegen in der besonderen Anatomie und Biomechanik des Unterschenkels, in der vorwiegend direkten, zur Fraktur führenden Gewalt mit erheblicher Weichteil- und Knochentraumatisierung und in operationstechnischen Schwierigkeiten des Osteosyntheseverfahrens begründet.

Die wesentlichen operationstechnischen Maßnahmen zur Sicherstellung des Osteosyntheseerfolges wie korrekte Plattenlage, Plattenvorbiegung, schräge Plattenzugschraube,

Spongiosaplastik und ergänzende Stabilisierung durch Fibulaverplattung und temporäres Anbringen eines Klammerfixateurs werden dargelegt.

Literatur

1 Böhler L (1953) Unterschenkelschaftbrüche. Langenbecks Arch Chir 276: 192
2 Weber B G, Cech (1973) Pseudarthrosen. Huber, Bern Stuttgart Wien
3 Gotzen L, Haas N, Hütter J, Köller W (1978) Die Bedeutung der Fibula für die Stabilität der Plattenosteosynthese an der Tibia. Unfallheilkd 81: 409

Risiko der Versorgung offener Unterschenkelfrakturen beim Kombinationsverletzten

H. Imig und W. Reichmann, Köln-Lindenthal

Bei einem Kombinationstrauma – hiermit meinen wir die Verletzung einer der drei Körperhöhlen in Kombination mit mindestens einer anderen oder einer Extremitätenfraktur – und einer offenen Fraktur gewinnt die Frage – konservative oder operative Behandlung – eine doppelte Bedeutung. Hier gipfelt die Diskussion darin, ob wir einem Schwerstverletzten auch die sofortige operative Versorgung einer nicht vital gefährdeten Extremität zumuten können. Andererseits was nutzt es, wenn der Kombinationsverletzte schwere intrathorakale und intraabdominelle Verletzungen überlebt, sich aber wegen der Unfallfolgen an den Extremitäten lebenslang als Invalide betrachten muß? Es stellen sich somit zwangsläufig zwei Fragen:

1. Wird durch ein Mehr an Therapie – sprich Primärversorgung einer offenen Extremitätenfraktur – eine erhöhte Letalität inkaufgenommen,
2. sind durch diese frühe Versorgung auch die Ergebnisse im Hinblick auf die Fraktur zufriedenstellend bzw. besser?

Zunächst ist selbstverständlich die klare Behandlungstaktik beim Kombinationsverletzten zu befolgen. In der nach Wolf sogenannten Reanimationsphase – also der ersten Behandlungsphase – steht die Wiederherstellung von Respiration und Kreislauf im Vordergrund. Erst dann kommt der Zeitpunkt der ersten Operationsphase und hier werden vorderhand die dringlichen Verletzungen – wie operative Blutstillung bei lebensbedrohlicher Blutung oder Drainagen und Operationen bei Herz-, Lungen-, und Skeletverletzungen vorgenommen. Die an 3. Stelle folgende Stabilisierungsphase dauert ca. vier Tage, ehe die Erholungsphase beginnt, in der häufig die endgültige operative Versorgung der Frakturen erfolgt.

Unser eigenes Vorgehen hat sich nun bei offenen Frakturen im Rahmen einer Kombinationsverletzung in den letzten 17 Jahren geändert. Wir sehen die offene Fraktur in einer der unteren Etagen, als mögliche Ursache einer Sepsis an. In unserem Krankengut ver-

Hefte zur Unfallheilkunde, Heft 153
Zusammengestellt von J. Probst/A. Pannike

schlechterte sich durch Instabilität und Wundinfektion der offenen Fraktur der Gesamtverlauf und wir stehen heute auf dem Standpunkt, daß man zu einem möglichst frühen Zeitpunkt eine stabile Osteosynthese durchführen muß und soll. Unter frühem Zeitpunkt verstehen wir die Phase der 6-Stundengrenze wie bei allen übrigen Frakturen, geben also der primären Osteosynthese den Vorzug.

Am Beispiel der offenen Unterschenkelfrakturen beim Kombinationsverletzten sei dieses Vorgehen aufgezeigt. Seit 1964 behandelten wir 1 085 Kombinationsverletzte in unserer Klinik. Von diesen hatten 212 offene Unterschenkelfrakturen 2.–3. Grades erlitten. Wir bildeten vier Gruppen: Patienten, die wir 1964 bis 1967 behandelten, 1968–1971, 1972–1976 und 1977–1980 (Tabelle 1): unterteilt, ob operative oder konservative Behandlung.

Zwei Punkte sind hier zu bemerken:

1. Die Zahl der Kombinationsverletzten mit offenen Unterschenkelfrakturen hat nicht zugenommen.
2. Das Verhältnis konservativer zu operativer Behandlung ist in allen Zeiträumen annähernd gleichgeblieben.

Das geänderte Behandlungskonzept wird jedoch deutlich, wenn wir den Zeitpunkt der Osteosynthese sehen (Tabelle 2). So hat die primäre Osteosynthese, also die von uns propagierte Operation, in den ersten sechs bis acht Stunden seit 1972 erheblich zugenommen, während frühsekundäre und spätsekundäre Operationen – wobei frühsekundär bis zu drei Wochen gemeint und spätsekundär nach drei Wochen – in den entsprechenden Zeiträumen abgenommen haben. Hier ist noch zu bemerken, daß selbstverständlich auch bei der konservativen Behandlung immer eine lokale Wundbehandlung mit Wunddebridement und Drainage vorgenommen wurde.

Tabelle 1. 212 Kombinationsverletzte mit offener Unterschenkelfraktur 1964–1979

	Konservativ	Operativ	n
1964–1967	46	28	74
1968–1971	20	16	36
1972–1975	30	19	49
1976–1979	32	21	53
n	128	84	212

Tabelle 2. Operative Versorgung offener Unterschenkelfrakturen bei 84 Kombinationsverletzten 1964–1979

	Primär	Frühsekundär	Spätsekundär	n
1964–1967	1	7	20	28
1968–1971	4	7	5	16
1972–1975	15	2	2	19
1976–1979	20	–	1	21
n	40	16	28	84

Die erste Frage nun, ob durch diese frühest mögliche Behandlung der ersten acht Stunden mit einer höheren Sterblichkeit zu rechnen ist, können wir verneinen. Die Letalität operierter Patienten ist nicht höher geworden (Tabelle 3).

Von den 134 überlebenden Patienten haben wir die lokalen Komplikationen ebenfalls nach Art der operativen Versorgung oder konservativer Behandlung unterteilt. Hier zeigt es sich, daß diese Komplikationen vor allem, was Pseudarthrose und Osteomyelitis betrifft, in der konservativen Gruppe erheblich überwiegen (Tabelle 4).

Trotz dieser günstigeren Ergebnisse durch die Operation zum frühest möglichen Zeitpunkt halten wir selbstverständlich an den Kontraindikationen zur Operation fest:

1. Der Verletzte mit infauster Prognose wird nicht operiert,
2. die Priorität einer Vitalverletzung – also Lunge, Herz, Abdominalorgan – muß bewahrt bleiben.
3. Ein Schädel-Hirnverletzter wird erst dann operiert, wenn das Schädel-Hirntrauma bezüglich des neurologischen Erstsyndromes unter Kontrolle ist (also keinesfalls im Komastadiüm III und IV).

Zusammenfassung

Die Forderung, offene Frakturen möglichst rasch zu stabilisieren, trifft grundsätzlich auch beim Kombinationsverletzten zu. Bei diesem speziellen Krankengut müssen wir aber fragen,

Tabelle 3. Letalität von 212 Kombinationsverletzten mit offener Unterschenkelfraktur 1964–1979

	Konservativ	Operativ	n
1964–1967	25	1	26
1968–1971	11	2	13
1972–1975	17	2	19
1976–1979	19	1	20
n	72	6	78

Tabelle 4. Lokale Komplikationen bei 134 Kombinationsverletzten mit offener Unterschenkelfraktur 1964–1979

	Operativ n = 58	Primär n = 16	Frühsekundär n = 16	Spätsekundär n = 26	*Konservativ* n = 43
Sekundärheilung mit					
Pseudarthrose		4	1	7	19
Osteomyelitis		3	2	4	12
Amputation wegen					
Sepsis		–	–	1	9
Amputation wegen					
Ischämie		1	–	–	2
n	23				42

ob wir durch ein Mehr an Therapie eine höhere Letalität inkauf nehmen und ob die Ergebnisse nach primärer Versorgung auch besser sind. In der Zeit von 1964–1979 behandelten wir in der Chirurgischen Universitätsklinik Köln 1 085 Kombinationsverletzte. Davon hatten 212 Verunfallte offene Unterschenkelfrakturen erlitten. Unsere Behandlungsergebnisse zeigen erstens, daß die primäre operative Versorgung offener Unterschenkelfrakturen keinen negativen Einfluß auf die Letalität hatte und zweitens: Komplikationen (Pseudarthrose und Osteomyelitis) traten bei Kombinationsverletzten mit primärer Versorgung offener Unterschenkelfrakturen weitaus geringer auf als bei den konservativ behandelten.

Literatur

Wolff G, Dittmann M, Frede K E (1978) Klinische Versorgung des Polytraumatisierten. Chirurg 49: 737–744

Reichmann W (1976) Maßnahmen bei Mehrfachverletzten. Chirurgie der Gegenwart, Bd 4a. Urban & Schwarzenberg

Freie Gewebetransplantation am Unterschenkel nach offenen Frakturen

W. Duspiva, E. Biemer, J. Heiss und G.W. Prokscha, München

Als Folge von offenen Frakturen am Unterschenkel ergibt sich häufig das Nebeneinander von Defekten des Haut-Weichteilmantels und des Knochens.

Neben die bewährten Verfahren der gestielten Hautlappenplastiken und Muskelschwenklappen sowie freier Transplantationen von Spongiosa und corticospongiösen Spänen sind durch die Entwicklung mikrogefäßchirurgischer Techniken neue Operationsverfahren getreten, nämlich

1. freie Transplantationen von Haut-Unterhautgewebe mit mikrovasculärem Anschluß (Leistenlappen),
2. freie kombinierte Transplantate von Haut-Unterhaut-Muskelgewebe (Latissimus-Lappen),
3. freie Knochentransplantationen mit mikrovasculären Anastomosen (Rippentransplantat, Fibulatransplantat) und
4. kombinierte Haut-Unterhaut-Knochentransplantate mit mikrovasculärem Anschluß (Leistenlappen mit Einschluß eines Darmbeinteiles gestielt an der A. circumflexa ilium prof.).

Die Vorteile der Transplantationen mit Mikrogefäßanastomosen sind:

1. Nur eine Operation.
2. Keine lange Immobilisierung, evtl. kürzerer stationärer Aufenthalt.
3. Unabhängigkeit der Lappendurchblutung von der Durchblutung der direkten Umgebung des Defektes (Transplantatbettes) durch den Gefäßstiel.

Hefte zur Unfallheilkunde, Heft 153
Zusammengestellt von J. Probst/A. Pannike

4. Möglichkeit der Defektdeckung auch in besonders ungünstigen Fällen z.B. Muskeldefekte und Gefäßverletzungen in der Umgebung, Verletzung oder Fehlen des anderen Beines.
5. Geringere Resorptionsvorgänge bei vascularisierten Knochentransplantaten.

Demgegenüber stehen folgende Nachteile:

1. Operation technisch aufwendig.
2. Risiken der Mikrogefäßanastomosen.
3. Empfindlichkeit der Gefäßnähte; bei Infektionen kommt es leicht zu Thrombosen mit Verlust des Transplantates, dadurch relativ hohe Rate von Mißerfolgen.
4. Je nach Spenderegion resultieren zum Teil auffällige Narben bzw. deutliche Defekte.

Wegen der aufgeführten Risiken muß die Indikation zu freien Haut-Unterhaut- und Knochentransplantationen mit mikrovasculären Anastomosen zur Behebung von Defekten auf Fälle beschränkt werden, bei denen das gewünschte Ergebnis nicht durch einfachere herkömmliche Methoden erreicht werden kann. Saubere Wundverhältnisse sind Voraussetzung für diese Eingriffe. Eine Infektion gefährdet die Durchgängigkeit der Mikrogefäßanastomosen, insbesondere wenn autologe Veneninterponate zum Gefäßanschluß notwendig waren. Bei schweren arteriosklerotischen oder entzündlichen Gefäßveränderungen an der betroffenen Extremität verbieten sich freie Gewebetransplantationen mit mikrovasculären Anastomosen.

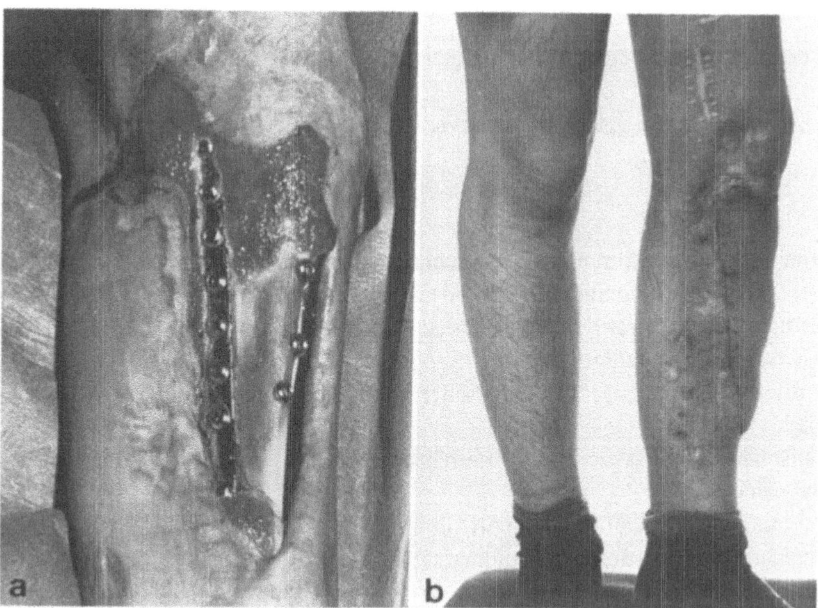

Abb. 1a, b. W.G., 19jähriger Patient, Autounfall, Polytrauma, offene Unterschenkelfraktur Grad III, Defekt des N. peroneus, primäre Osteosynthese, Hautnekrose, Muskelnekrose, Osteomyelitis. Gang der Wiederherstellung: Metallentfernung, Sequestrotomie, äußerer Spanner, Saug-Spül-Drainage, offene Spongiosaplastik, temporäre Spalthautdeckung. Die resultierende instabile Narbe über der Tibia wird mit einem freien Latissimus-Lappen gedeckt, der Stumpf des N. peroneus wird mit dem N. thoracodorsalis vernäht, die Fraktur ist knöchern fest durchbaut

Unter den gegebenen Voraussetzungen stellen aber besonders die kombinierten freien Transplantate mit mikrovasculärem Anschluß wie der Latissimus-Lappen (Haut-Unterhaut-Muskel) und der an der tiefen A. circumflexa ilium gestielte Leistenlappen unter Mitnahme eines Darmbeinanteiles (Haut-Unterhaut-Knochen) eine wesentliche Bereicherung der therapeutischen Möglichkeiten zur Behebung von Defekten nach offenen Frakturen am Unterschenkel dar.

In seltenen Fällen werden die Voraussetzung für eine Lappentransplantation bei der Erstversorgung gegeben sein; meist wird die Transplantation sekundär durchgeführt werden.

Abschließend seien noch zwei Möglichkeiten der Defektdeckung erwähnt, die bei speziellen Fällen geeignet erscheinen. Selten wird die Notwendigkeit bestehen, große Defekte über beiden Schienbeinen zu decken. Bekannt ist die Möglichkeit, in solchen Fällen einen freien Lappen an einem Bein anzuschließen und wie einen Cross-leg-Lappen mit auf das andere Bein hinüberzuschlagen.

Auch ist es möglich, bei großen Defekten an Oberschenkel, Knie und Unterschenkel einen Latissimus-Lappen und Leistenlappen zusammenhängend zu schneiden, den Lappen an den Gefäßen in der Leiste gestielt zu belassen, nach unten zu schlagen und am Unterschenkel dann zur Verbesserung der Durchblutung des langen Lappens die Arteria thoracodorsalis und die entsprechende Vene mikrochirurgisch an Unterschenkelgefäße anzuschließen.

Die mediale Abstützung – Bedeutung und Möglichkeiten der Wiederherstellung bei Osteosynthesen

A. Lies und I. Scheuer, Bochum

Der Heilerfolg bei Anwendung eines Osteosyntheseverfahrens ist neben der Indikationsstellung, auch von der Auswahl des Osteosynthesematerials, ganz besonders jedoch von der Art und Weise der technischen Durchführung vorausbestimmt. Wenn die Fragmente zwar korrekt reponiert und das Implantat durch Schrauben fest fixiert ist, so kann dennoch wegen einer Trümmerzone oder wegen eines Defektes, aber auch bei Quer- oder Schrägbrüchen infolge einer fehlenden Abstützung im Bereich der plattenfernen Corticalis Instabilität vorliegen. Auf Grund des Röntgenbildes entsteht bei mangelhafter Erfahrung der Eindruck einer stabilen Osteosynthese (Abb. 1).

Die intakte oder zu schaffende mediale Abstützung stellt eine Grundvoraussetzung für die stabile Osteosynthese dar. Die fehlende mediale Abstützung ist Folge technisch nicht einwandfreier Osteosynthesen oder knöcherner Defekte gegenüber der Platte.

Bei Querbrüchen im Diaphysenbereich wird die mediale Abstützung im Zusammenhang mit einer Plattenosteosynthese nur durch die mittig-winkelige Vorbiegung und anschliessendes Vorspannen der Platte erreicht, andernfalls kommt es durch die asymmetrische Implantatlage auch bei einer noch so konform dem Knochen angepaßten Platte zu einem Drehmoment auf die Fragmente, was schließlich zu einem Aufklaffen der plattenfernen

Hefte zur Unfallheilkunde, Heft 153
Zusammengestellt von J. Probst/A. Pannike

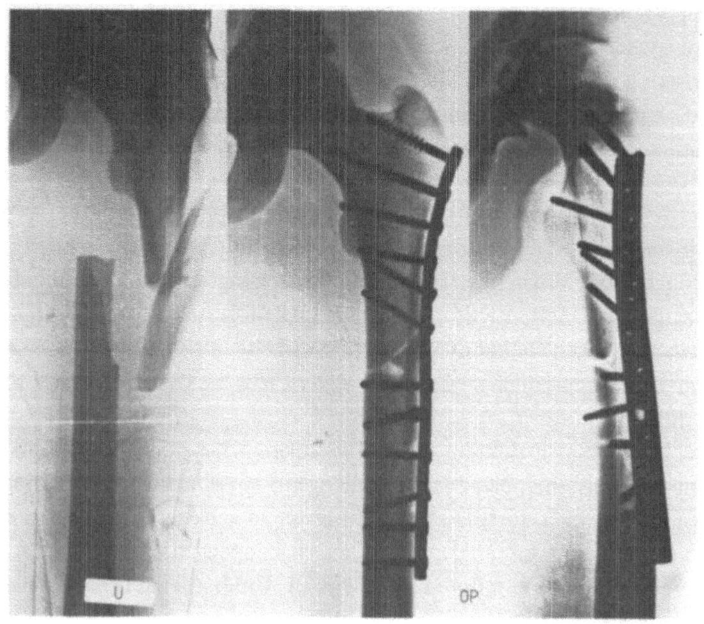

Abb. 1

Corticalis führt. Bei fast allen Quer- und kurzen Schrägbrüchen wird neben der Vorbiegung und Vorspannung der Platten durch zusätzliches Einbringen einer schrägen Zugschraube die erforderliche interfragmentäre Kompression erreicht. Bei fortbestehender Spaltbildung im Bruchbereich gegenüber der Platte fehlt die mediale Abstützung. Eine gleichmäßige über dem Bruch verteilte Kompression kann nicht erreicht werden. Es liegt daher Instabilität vor.

Bei fehlender medialer Abstützung sind auch noch so überdimensionierte Platten oder auch 2 Platten nicht in der Lage, die im Bruchbereich auftretenden Wechselbiegebeanspruchungen zu neutralisieren. Einmal führt diese minimale Instabilität immer wieder zur Störung des neugebildeten Gefäßsystems des Knochengewebes, so daß eine Durchbauung der Fraktur ausbleibt, andererseits ist auch das Osteosynthesematerial nicht derart stabil konstruiert (hohe Stabilität bei minimalem Gewicht, geringe Platzbeanspruchung), um diesen Mikrobewegungen auf Dauer standhalten zu können. Es resultieren Schraubenlokkerungen, Schraubenbrüche, Plattenausrisse und Plattenbrüche.

Bei früher Erkennung einer solchen Situation ist die Osteosynthese nur durch gezielte Maßnahmen wie sekundärer Spongiosaanlagerung, Nachspannen mit entsprechender Vorbiegung der Platten oder Neuverplattung zu retten.

Technisch ist die mediale Abstützung folgendermaßen zu erreichen: Nach Anbringen der vorgebogenen Platte und nach anschließendem Vorspannen derselben kommt es zunächst zur Abwinkelung der Fragmente im Bruchbereich, so daß zunächst nur die Gegencorticalis unter Kompression geraten. Sowohl bei der Verwendung der selbstspannenden Platten wie auch bei Verwendung eines Plattenspanners wird während des zunehmenden Spannvorganges infolge der elastischen Rückbiegung der Platte der gesamte Bruchbereich unter Druck gesetzt, wodurch das infolge der asymmetrischen Lage bedingte Drehmoment der Fragmente kompensiert wird. Die interfragmentäre Reibung ist dann derart groß, daß die im Frakturbereich auftretenden Dreh- und Biegekräfte neutralisiert werden. Das Resultat ist eine maximale Stabilität im Bruchbereich.

Bei dieser Osteosynthesetechnik ist jedoch zu berücksichtigen, daß trotz Vorbiegen und Vorspannen einer Platte eine fehlende mediale Abstützung resultieren kann, wenn es zu einem Überspannen der Platte kommt. Eine maximale interfragmentäre Kompression ist dann erreicht, wenn die vorgebogene Platte bis zu knochenkonform entsprechender Konfiguration zurückgebogen ist. Alles weitere Vorspannen bewirkt eine neuerliche, der Vorbiegung entgegengesetzte, plastische Verformung der Osteosyntheseplatte, die wiederum ein Aufklaffen der plattenfernen Corticalis bewirkt.

Ähnlich wie oben angeführte Biegebeanspruchungen des Osteosynthesemateriales treten bei einer Platte auf, welche einen Schaftbruch oder einen Schaftstückbruch mit entsprechendem knöchernen Defekt stabilisieren soll. Auch hier fehlt die Abstützfunktion der Gegencorticalis. In derartigen Situationen besteht eine absolute Indikation zur primären Anlagerung von autologer Spongiosa im Defektbereich. Hierdurch kommt es zur schnelleren knöchernen Defektüberbrückung, so daß sekundär infolge einer entsprechenden Knochenneubildung, die unbedingt erforderliche mediale Abstützung sich allmählich ausbildet. Eine verzögerte Knochenbruchheilung oder gar Pseudarthrosenbildung mit dann anschließend erforderlicher Reosteosynthese kann so in den meisten Fällen vermieden werden.

Die Bedeutung der fehlenden medialen Abstützung wurde durch einige Arbeitsgemeinschaften durch entsprechende Versuchsreihen klar herausgestellt. Wir können nun anhand der klinischen Ergebnisse der im „Bergmannsheil" Bochum von 1974 bis Anfang 1978 durchgeführten primären und sekundären Plattenosteosynthesen am Oberschenkel diese Bedeutung nur unterstreichen.

In der oben angeführten Zeit nahmen wir 136 Verplattungen am Oberschenkel vor, außerdem konnten wir auf die Ergebnisse von 52 bereits in auswärtigen Kliniken operativ vorbehandelten Patienten zurückgreifen (Tabelle 1).

Von den insgesamt 188 primären und sekundären Osteosynthesen heilten 126 ohne Komplikationen aus. In 53 Fällen war bereits primär auf der der Platte gegenüberliegenden Seite Spongiosa angelagert worden. Die Infektfälle als Ursache für die sekundär fehlende mediale Abstützung wurden bewußt ausgeklammert. Grundlage unserer jetzigen Äußerungen sind insgesamt 37 Fälle, bei denen während des Heilverlaufes Komplikationen auftraten.

Wir unterscheiden hier die verzögerte Heilung von Pseudarthrosen (Tabelle 2). Für diese Komplikationen konnten als Ursachen die fehlende mediale Abstützung, falsch dimensionierte Implantate sowie eine der jeweiligen Situation nicht entsprechende Nachbehandlung festgestellt werden. In einigen Fällen lagen Kombinationen der angeführten Möglichkeiten vor.

Tabelle 1. Primäre und sekundäre Plattenosteosynthesen am Oberschenkelschaft-Bruch („Bergmannsheil" Bochum)

N	N
1974–Juni 1980 Gesamt:	188
davon außerhalb vorbehandelt:	52
Heilung *ohne* Komplikationen (eigenes Krankengut)	126
– davon *primär* mit *Spongiosa*	53
– ohne Spongiosa	73

Bei der weiteren Aufschlüsselung stellte sich heraus, daß in der Gruppe „verzögerter Heilverlauf" durch Röntgenkontrolle die Möglichkeit einer Komplikation während eines Zeitraumes von 2 bis 7 Monaten erkannt wurde. In 14 Fällen konnte durch eine sekundäre Spongiosaanlagerung bei liegendem Osteosynthesematerial die Heilung nach einem Zeitraum von 5–21 Monaten nach Unfall erzielt werden. In zwei weiteren Fällen wurde die Plattenosteosynthese durch eine konsequente Entlastung gerettet (Tabelle 3).

Bei der Gruppe der Pseudarthrosen lag der Erkennungszeitraum zwischen 8–24 Monaten. In allen Fällen war eine Reosteosynthese mit Spongiosaanlagerung erforderlich. In 2 Fällen mußte mehrfach Spongiosa angelagert werden (Tabelle 4).

Mit Ausnahme von 2 Fällen lag bei gestörtem Heilverlauf der Oberschenkelschaftfrakturen eine unzureichende mediale Abstützung im Röntgenbild vor. Hierbei fiel auf, daß lediglich in 3/4 aller Fälle ein Mehrfragment- oder Stückbruch vorlag, Frakturformen, die von vornherein durch Infekte oder auch mögliche sekundäre aseptische Nekrosen Kompli-

Tabelle 2. Ursachen der septischen Knochenbruchheilungsstörungen (Beispiel: Oberschenkelschaftbruch, „Bergmannsheil" Bochum)

	A. Verzögerte Heilung N = 21	B. Pseudarthrosen N = 16
Fehlende med. Abstützung	21	14
Falsch dimensioniertes Implantat	3	5
Fehlerhafte Nachbehandlung	–	2

Tabelle 3. Behandlungsdauer (Beispiel: Oberschenkelschaftbruch, „Bergmannsheil" Bochum)

	A. Verzögerte Heilung N = 21	B. Pseudarthrosen N = 16
Komplikationen erkannt innerhalb	2– 7 Monaten	8–24 Monaten
Ausheilung nach	5–21 Monaten	10–32 Monaten

Tabelle 4. Art der Behandlung (Beispiel: Oberschenkelschaftbruch, „Bergmannsheil" Bochum)

	A. Verzögerte Heilung N = 21	B. Pseudarthrosen N = 16
Nur Entlastung	2	–
Decortication und Spongiosa	14	–
Reosteosynthese und Spongiosa	–	16

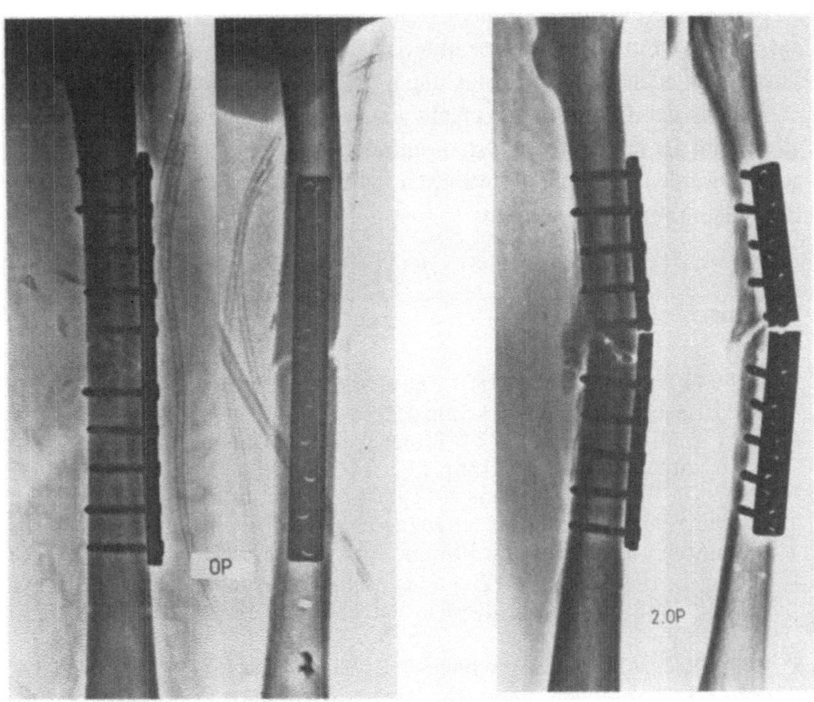

Abb. 2 Abb. 3

kationen erwarten ließen. Bei 9 Fällen handelte es sich um sogenannte einfache Quer- oder kurze Schrägbrüche, Frakturen die an sich komplikationslos heilen. Man konnte jedoch bei genauem Betrachten der primären Unfallröntgenaufnahmen, spätestens jedoch 1 Woche nach der Osteosynthese an einem oder beiden Fragmenten feine Fissuren oder auch angedeutete Biegungskeile erkennen. Zunächst mochte man auf Grund der Röntgenaufnahme an eine regelrechte Reposition und Fixation durch Verplattung glauben, dann mußte man jedoch erkennen, daß es sich bei der einzelnen operativen Versorgung lediglich um eine Adaptationsosteosynthese handelte. Die der Platte gegenüberliegende Abstützung fehlte. Der sogenannte Unruhecallus in diesem Bereich bestätigte die Instabilität (Abb. 2 und 3).

Tabelle 5. Ursachen der fehlenden medialen Abstützung (N = 35)

1. Kein Vorbiegen	10
2. Kein Vorspannen	5
3. Überspannen	2
4. Fehlende Zugschrauben	6
5. Verbliebener knöcherner Defekt	13
6. Stückbruch *ohne* primäre Spongiosa	12
7. Aseptische Knochennekrose	7

In allen diesen Fällen konnten technische Fehler ermittelt werden. Entweder hatte man das Vorbiegen und Vorspannen unterlassen oder es war durch Überspannen oder fehlende Zugschrauben die mediale Abstützung nicht gewährleistet (Tabelle 5).

Wie aus der Literatur hervorgeht und auf Grund unserer Nachuntersuchung muß eine große Zahl der mißlungenen Osteosynthesen auf eine fehlerhafte Operationstechnik zurückgeführt werden. Durch eine technisch richtige Osteosynthese können derartige ungünstige Heilverläufe vermieden werden.

Literatur

1 Bagby G W, Janes J M (1958) The effect of compression on the rate of fracture healing using a special plate. Amer J Surg 95: 761
2 Diehl K, Mittelmeier H (1974) Biomechanische Untersuchungen zur „Hohlbiegung" von Osteosyntheseplatten. Z Orthop 112: 314–421
3 Gotzen L, Strohfeld G, Haas N (1980) Die Wertigkeit von Plattenvorbiegung und Vorspannung sowie schräger Plattenzugschraube für die Osteosynthesestabilität. Langenbecks Arch Chir, Suppl Chir Forum. Springer, Berlin Heidelberg New York, S 21–25
4 Gotzen L, Hütter J (1976) Experimentelle Untersuchungen zur Plattenvorbiegung – Ein Beitrag zur Biomechanik der Plattenosteosynthese. Arch Orthop Unfallchir 85: 129–138
5 Müller M E, Allgöwer M, Schneider R, Willenegger H (1977) Manual der Osteosynthese, AO-Technik. Springer, Berlin Heidelberg New York
6 Perren S M (1974) Biomechanik der Frakturheilung. Orthopäde 3: 135–139

Diskussion

Klemm: Ich möchte Herrn Johner nur sagen, daß man durch eine unklare Ausdrucksweise die Problematik in der Behandlung der Osteomyelitis relativieren kann. Er hat nämlich unterschieden zwischen der Infektion von Metall und der Infektion vom Knochen. Eine infizierte Osteosynthese ist immer eine Infektion des Knochens und der umgebenden Weichteile. Man hat vielleicht gelegentlich Glück, daß keine Sequestrierung dabei ist. Dann genügt die Metallentfernung.

Johner: Ich bin nicht dieser Meinung. Ich glaube, es gibt sehr viele Fälle gerade am Unterschenkel, bei denen Sie eine Fistel haben, die mit der Metallentfernung aufhört. Damit ist der Beweis erbracht, daß keine Osteitis vorliegt. Mir scheint diese Unterscheidung recht wichtig. Man kann es vielleicht klinisch nicht immer sagen, aber der weitere Verlauf zeigt Ihnen doch, ob es sich um eine Osteitis oder nur um einen Infekt am Metall gehandelt hat.

Klemm: Aber das Metall eitert doch gar nicht!

Vécsei: Ich glaube, wir erleben die Geburtsstunde der Definitionsverwirrung bezüglich „Osteitis" und „Osteomyelitis". Herr Weller hat in Kiel vernünftigerweise vorgeschlagen, daß alle Infektionen, die traumatischen Ursprungs sind, als „Osteitis" zu bezeichnen sind und daß davon etwa die hämatogene Osteomyelitis abzugrenzen ist. Aber wenn wir innerhalb der Osteitis noch zwischen der Plattenosteitis und der Osteitis am Knochen unterscheiden, wissen wir, glaube ich, überhaupt nicht mehr, wovon wir reden.

Kuner: Herr Vécsei, ich glaube, wir stimmen alle überein: Wenn es eitert und eine Platte freiliegt, ist es eine Osteomyelitis. Darüber gibt es, glaube ich, keine große Diskussion.

Mir ist aufgefallen – vielleicht habe ich es überhört –, daß Sie über Ihre Anzahl von operativ versorgten Tibiafrakturen berichtet haben, aber nicht den Bezug gebracht haben, wieviel Fälle Sie konservativ behandelt haben. Behandeln Sie überhaupt Unterschenkelfrakturen konservativ?

Johner: Wir haben von 1972 bis 1976 praktisch alle Fälle operiert. Deswegen ist das Krankengut so interessant. Es sind auch nicht dislozierte Frakturen dabei. Heute würden wir das nicht mehr so machen. Wir verwenden heute oft auch die funktionelle Behandlung nach Sarmiento in diesen nicht dislozierten Fällen.

Kuner: Herr Johner, Sie haben gesagt, daß die Patienten im Schnitt nach sechs Tagen entlassen wurden und alle teilbelastet haben. Wir sind da wesentlich zurückhaltender, muß ich sagen. Am sechsten Tag würde ich keinen mit einer Unterschenkelplatte teilbelasten.

Johner: „Teilbelastung" heißt bei uns: belasten mit 10 bis 15 kg. Das waren nicht alle Fälle. Ich habe die Prozentzahlen gezeigt; ich glaube, es waren 92% der Fälle. Es sind also nur wenige, die nicht diese 10 bis 15 kg belasten dürfen.

Kuner: Und das schon am sechsten Tag?

Johner: Das dürfen sie im Prinzip, sobald sie aufstehen. Das ist manchmal schon am zweiten Tag.

Kuner: Das ist sehr interessant. Sind noch Fragen zum Vortrag von Herrn Johner? – Das ist nicht der Fall. Sind Diskussionsbemerkungen zum Vortrag von Herrn Wissing?

Fragesteller: 1. Herr Wissing, wie haben Sie einen Drehfehler von 5° nachgewiesen? 2. Ich weiß, die Weichteilverhältnisse am Unterschenkel sind sicher auch sekundär schwierig zu decken. Aber man kann auch am Unterschenkel, wenn man einen Hautlappen bildet mit der Fascie, damit die Gefäßversorgung des Lappens erhalten bleibt, im Verhältnis 2 : 1 bis 2,5 : 1 die Vorderkante der Tibia decken. Es geht sehr gut, so daß man das Risiko einer offenliegenden Platte heute eigentlich nicht mehr eingehen sollte.

Wissing: Wir haben natürlich keinen Drehfehler röntgenologisch gemessen, sondern das ist klinisch beurteilt worden. Die Zahlen, die ich im Zusammenhang mit Varus- und Valgus-Fehlstellungen nannte, sind röntgenologisch ausgemessen worden.

Zum zweiten Teil Ihrer Bemerkung: Sicherlich ist die Deckung möglich. Wir meinen aber, daß das Verfahren oft recht aufwendig ist, auch mit Cross-leg-Plastik, so daß nicht unmittelbar ein Vorteil bei der doch recht langwierigen plastischen Behandlung dieser Defekte erzielt wird. Einen Infekt bei dieser freiliegenden Platte haben wir in keinem Fall gesehen. Sicherlich ist es wesentlich günstiger, die Weichteile primär offenzulassen und gar nicht zu verschließen, damit man einen Großteil dieser Hautnekrosen überhaupt vermeiden kann.

Kuner: Das ist sicher ganz wichtig, worauf Sie jetzt hingewiesen haben.

Fragesteller: Ich meine weder Cross-leg- noch sonstige große plastische Maßnahmen. Sie können durch einen gestielten geschnittenen Lappen am Unterschenkel, indem Sie die Fascie, d.h. die Gefäßversorgung dieses Lappens, mitnehmen – denn die Selbstversorgung kommt über die Fascie –, vorgehen.

Kuner: Würden Sie das als primäres oder als sekundäres Vorgehen empfehlen?

Fragesteller: Als sekundäres.

Baumgartl: Ich möchte noch eine Frage an Herrn Johner richten: Herr Johner, wir werden morgen in eine ziemlich schwierige Sitzung hineingehen. Dazu bietet Ihr Vortrag gleich die erste Frage: Wie halten Sie es eigentlich bei Ihren Patienten mit der Aufklärung bezüglich der konservativen oder operativen Behandlung? Haben Sie die operative Behandlung immer vorgeschlagen, ohne die konservative Behandlung überhaupt zu erwähnen?

Johner: Die Fälle, über die ich berichtet habe, stammen zum Teil aus einer Zeit, als ich noch nicht an der Klinik arbeitete. Heute schlagen wir auf jeden Fall den Patienten in den Fällen mit nicht dislozierter Fraktur, also mit einfachen Frakturen, auch die konservative Behandlung vor. Ich glaube schon, daß wir das damals nicht in diesem Maße gemacht haben. Man muß dazu wissen, daß bei uns in der Schweiz die Verhältnisse etwas anders sind. Die Leute wollen sehr oft operiert werden. Es gibt wenige, die das nicht wollen. Deshalb haben wir mit dem Vorschlag des operativen Vorgehens nie Schwierigkeiten gehabt.

Kuner: Herr Johner, wir nehmen es Ihnen ab, daß es bei Ihnen etwas anders ist als bei uns.

Sind noch weitere Fragen? – Dann kommen wir zu dem Vortrag von Herrn Gotzen. Dies war ein ganz wichtiger Vortrag, bei dem Herr Gotzen auf die Indikation hinwies. Ich meine, wenn man eine geschlossene Unterschenkelfraktur operativ behandelt, darf man das nur tun, wenn man die Technik perfekt beherrscht.

Sind dazu noch Fragen? – Dann kommen wir zu dem Vortrag von Herrn Imig.

Weller: Herr Imig, Sie haben über zweit- bis drittgradig offene Frakturen gesprochen und haben uns ein Krankengut von etwa 75 Patienten aufgeschlüsselt. Sie haben dann daraus das Resümee gezogen, daß Sie ständig mehr operativ versorgt haben. Sie haben auch gesagt, daß Sie heute trotzdem bei einer infausten Prognose nicht operieren. Zwischendurch haben Sie aber gesagt, Sie würden immer ein Debridement machen. Ich möchte Sie grundsätzlich fragen: Sie haben in Ihren Ausführungen nicht die Tatsache berücksichtigt, ab wann Sie aufgehört haben, Ihre offenen Frakturen zu verschließen. Das scheint mir ein ganz wesentlicher Punkt zu sein, weil die Entwicklung eindeutig dahin gegangen ist – ich glaube, das muß man ganz klar sagen –, daß die Komplikationsrate bei der Behandlung von offenen

Frakturen, abgesehen von der Tatsache, daß man nicht primär stabilisiert, vor allen Dingen damit zusammenhängt, daß Sie primär einen Wundverschluß erzwingen. Heute hat man das, soviel ich weiß und hoffe, weitgehend verlassen. Das müßte eigentlich in Ihrer Statistik zum Ausdruck kommen, wenn Sie dort irgendeine Aussage machen wollten.

Im übrigen verstehe ich nicht ganz, wieso Sie der Meinung sind, daß man bei solchen offenen Frakturen, wie Sie sie hier gezeigt haben, nicht in der Lage sein soll, anschließend an das Debridement noch einen Fixateur externe zu machen. Das ist keine größere Belastung für den Patienten. Das verschlimmert die Prognose, auch wenn Sie sie von vornherein als infaust ansehen, nicht wesentlich.

Imig: Es ist ein Krankengut, das insgesamt über 1000 Kombinationsverletzte umfaßt, davon 212 offene Frakturen. Die Letalität dieses Krankenguts liegt bei 30%. Es sind Patienten dabei, die nur eine halbe Stunde oder eine Stunde in unserer Klinik waren. Ich kann natürlich in den mir zur Verfügung stehenden sechs Minuten nicht auch noch Patienten aufführen, die bereits wenige Stunden nach der Einlieferung verstorben sind. Meine Bemerkung hinsichtlich des Wunddebridements wollte ich dahingehend aufgefaßt haben, daß „konservativ" nicht heißt, wir haben nur einen Gips angelegt, sondern wir haben selbstverständlich auch bei den konservativ behandelten Patienten irgendwelche operativen Maßnahmen durchgeführt, nämlich die Wundbehandlung. Das wollte ich damit gesagt haben.

Was den Zeitpunkt dieser Osteosynthese betrifft: Wir haben ja nicht mehr operiert, sondern das Verhältnis von operativer zu konservativer Behandlung ist gleichgeblieben. Wir wissen alle: Die Indikation bei einem Schwerstverletzten hängt von vielen Faktoren ab. Was sich bei uns ergeben hat, ist, daß wir den Zeitpunkt dieser Osteosynthese einfach früher festlegen. Wir fürchten ja bei den Kombinationsverletzten die Wundinfektion. Wir haben Lungenkomplikationen, die respiratorische Insuffizienz wird größer. Daher unsere Meinung, daß die Osteosynthese eher durchgeführt werden soll.

Vécsei: Herr Imig, ich kann Ihnen zustimmen bezüglich der Wahl des Zeitpunkts. Es war doch Jahre hindurch ein Diskussionspunkt, ob man einen Polytraumatisierten so früh operieren darf. Ich verstehe Ihre Einschränkung zum Schluß des Vortrags überhaupt nicht, als Sie sagten, ein Schädelhirntraumatisierter, ein Polytraumatisierter könne, wenn er im Komastadium sei, nicht operativ an den Extremitäten stabilisiert werden. Gerade der muß stabilisiert werden. Alle Zentren sind sich heute einig. Ich zitiere nur Herrn Tittel, Herrn Gerstenbrand, Herrn Trojan und mich selber. Das ist doch die Indikation für die Osteosynthese.

Imig: Ich stimme Ihnen hundertprozentig zu. Ich habe wahrscheinlich sehr schnell gesprochen. Ich habe gesagt: Der Patient wird dann operiert, wenn das Syndrom abgeklärt ist. Darunter verstehe ich, daß man auf jeden Fall eine Blutung ausschließen muß. Man muß, wenn eine Seitensymptomatik bei der Aufnahme vorhanden ist, zunächst den Neurochirurgen holen, der überhaupt erst einmal klären muß, ob der Patient nicht zuerst eine Trepanation braucht.

Vécsei: Aber Sie schließen dann die Osteosynthese an?

Imig: Selbstverständlich.

Risiken der postoperativen Nachbehandlung bei Verletzungen der unteren Extremitäten (Erfahrungen mit dem Belastungswarntongeber)

B. Petracic, Koblenz

Ein wesentlicher Baustein der postoperativen Nachbehandlung bei Osteosynthesen an unteren Extremitäten ist die Frühmobilisierung und die Gehschule. Abgesehen von einigen Marknagelungen sind die meisten der Osteosynthesen nicht als belastungsstabil anzusehen. Bei einer vorzeitigen Belastung besteht das Risiko einer Lockerung und Bruch des Metalls mit Instabilität der Fraktur.

Bei den geforderten Beistellübungen, d.h. Abrollen ohne das betroffene Bein zu belasten, oder bei erlaubter Teilbelastung, wird das Gefühl für den erlaubten Auflagedruck meist auf einer Personenwaage eingeübt.

Besonders bei älteren Menschen ist dieses Vorgehen unsicher, wie uns Messungen des tatsächlichen Belastungsdruckes gezeigt haben (Abb. 1a, b).

Deswegen wurde in Zusammenarbeit mit der hiesigen Fachhochschule ein Belastungsmeßgerät mit gleichzeitig einem Warntongeber entwickelt. Das Gerät kann einerseits mit einem Streifenschreiber verbunden werden, wobei der tatsächliche Auflagedruck bei jedem Schritt registriert wird. Andererseits kann bei Überschreitung eines eingestellten Auflagedruckes ein Warnton ausgelöst werden.

Beim Einüben des entlastenden Ganges wurden einerseits der akustische Warntongeber und andererseits die Personenwaage eingesetzt. Es wurden drei Kollektive von je 30 Personen, paritätisch Männer und Frauen, in verschiedenen Altersgruppen untersucht. Bei allen handelte es sich um übungs-, jedoch nicht belastungsstabile Osteosynthesen an den unteren Extremitäten (Abb. 2a, b).

Bei der Krankengruppe im Alter zwischen 20 und 30 Jahren wurde nur vereinzelt eine Überschreitung der erlaubten Belastungsgrenze registriert, meist infolge mangelnder Intelligenz. In solchen Fällen erleichtert der Warntongeber die korrekte Einhaltung des gewünschten Belastungsdruckes (Abb. 3a, b).

Patienten zwischen 50 und 60 Jahren zeigen eine sehr unterschiedliche Fähigkeit einen entlastenden Gang zu praktizieren. Dabei spielen Allgemeinzustand, biologisches Alter, Sportlichkeit, körperliche Kondition und Intelligenz des Kranken die entscheidende Rolle.

Bei einer Überschreitung des erlaubten Auflagedruckes wird durch akustische Signale bei den meisten Kranken eine vermehrte Entlastung der operierten Extremität bewirkt (Abb. 4a, b).

Bei über 70jährigen kann mit und ohne Warntongeber keine befriedigende Entlastung oder Teilbelastung erreicht werden. Ein Großteil dieser Kranken konnte den Warntongeber entweder nicht hören oder auf seine Signale nicht entsprechend reagieren.

Die Ergebnisse legen nahe, den Warntongeber der unsicheren Methode der Personenwaage beim Einüben des entlastenden Ganges vorzuziehen, insbesondere bei älteren Kranken, während man bei über 70jährigen entweder die Operationsmethode oder die Nachbehandlung ändern muß.

Hefte zur Unfallheilkunde, Heft 153
Zusammengestellt von J. Probst/A. Pannike

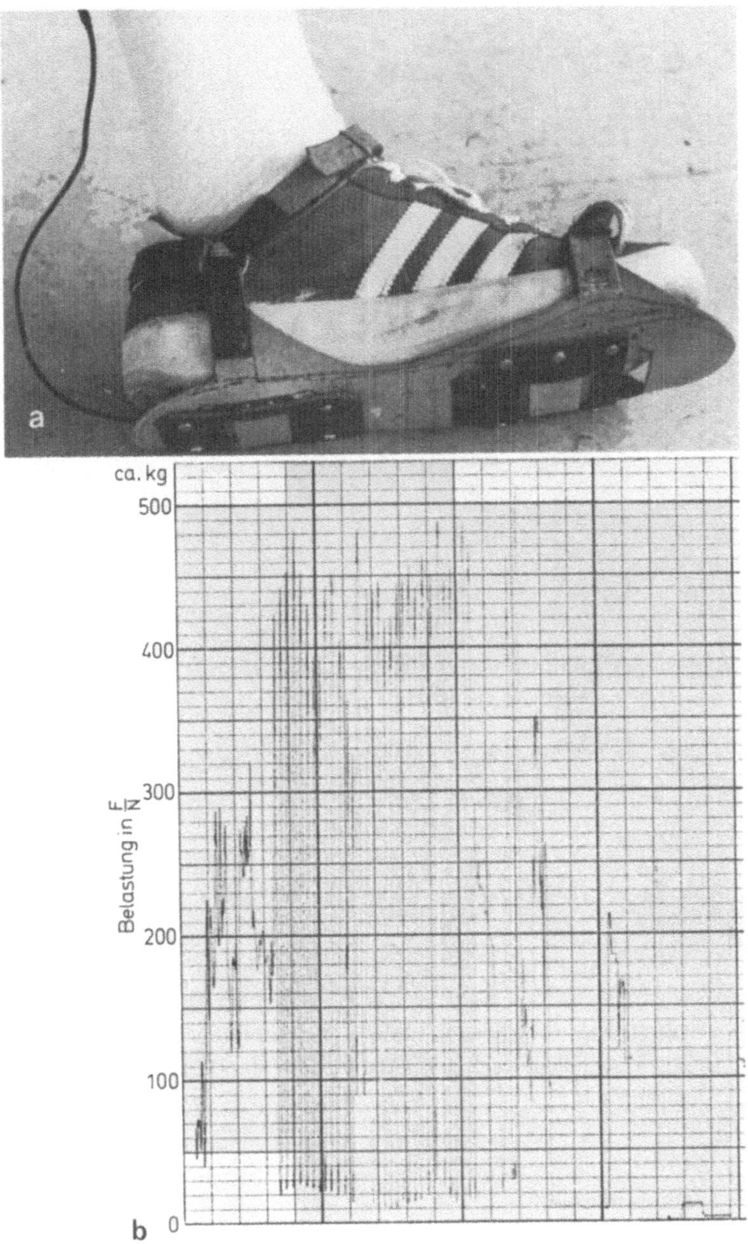

Abb. 1. **a** Belastungsmeßgerät mit gleichzeitigem Warntongeber, **b** Kurvenbild der effektiven Belastung

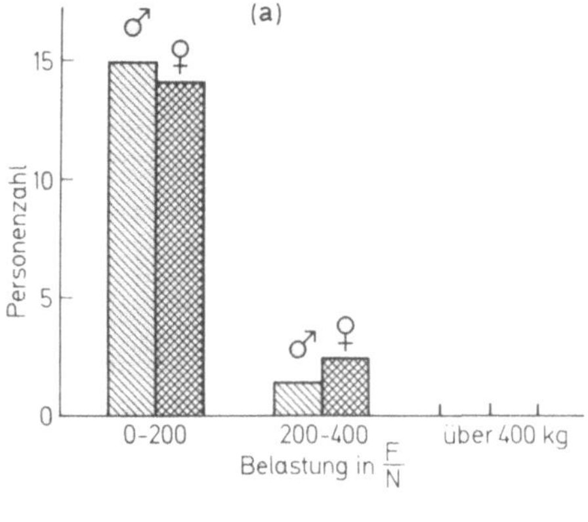

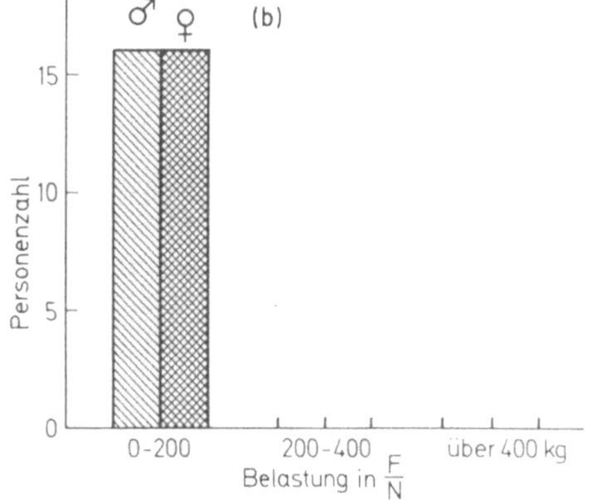

Abb. 2a, b. Erlaubte Teilbelastung max. 200 $\frac{F}{N}$ (ca. 20 kg) ohne Warntongeber. Alter 20 bis 30 Jahre

Die Medizintechnik möchten wir damit ermutigen, ein preisgünstiges und klinikgerechtes Gerät herzustellen, da die bis jetzt auf dem Markt befindlichen Produkte in der Praxis unbefriedigend sind.

Zusammenfassung

Es wurde ein Belastungsmeßgerät und Warntongeber entwickelt. Die Ergebnisse bei 90 getesteten Personen legen nahe, den Warntongeber der unsicheren Methode der Personenwaage beim Einüben des entlastenden Ganges vorzuziehen.

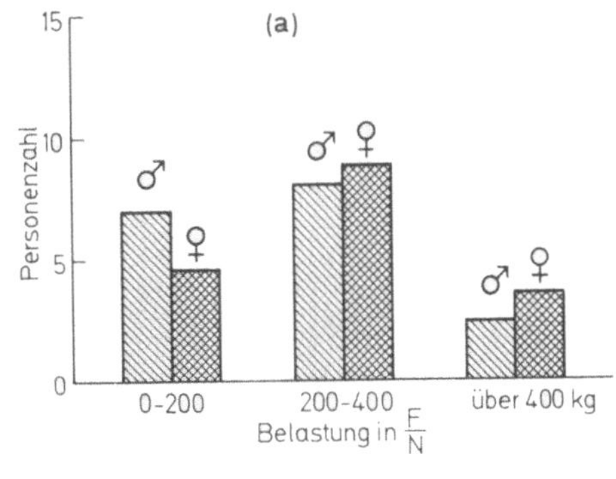

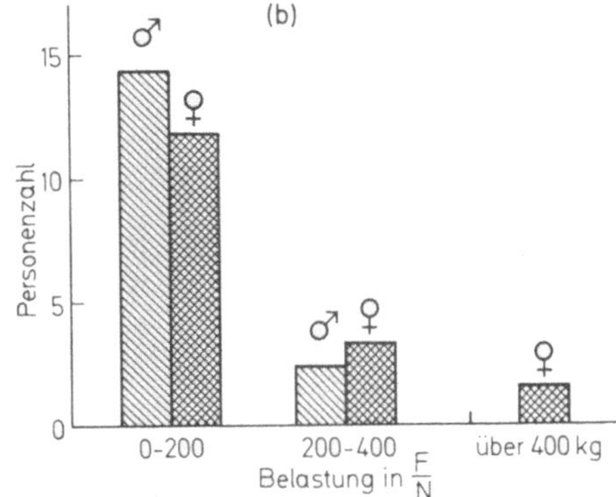

Abb. 3a, b. Erlaubte Teilbelastung max. 200 $\frac{F}{N}$ (ca. 20 kg) ohne Warntongeber. Alter 50 bis 60 Jahre

Literatur

Petracic B (1980) Probleme der Gehschule nach Frakturen der unteren Extremitäten beim alten Menschen. Zbl Chirurgie 105: 66–69

Sirowatka W, Erasmus W (1978) Aufsatzkraft an der Fußsohle. Ing. Arbeit an der Fachhochschule des Landes Rheinland Pfalz, Abt. Koblenz

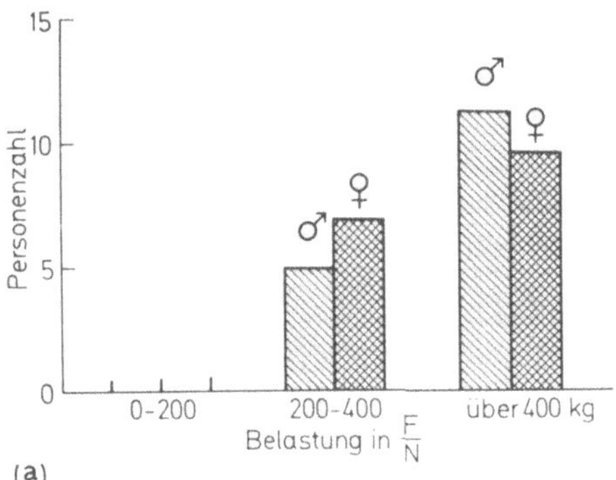

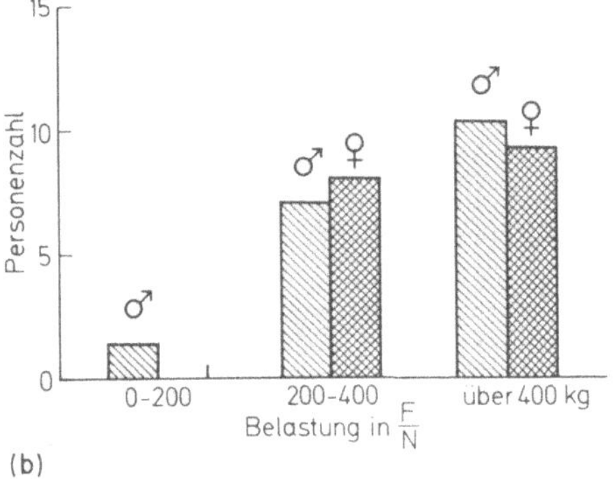

Abb. 4a, b. Erlaubte Teilbelastung max. 200 $\frac{F}{N}$ (ca. 20 kg) ohne Warntongeber. Alter über 70 Jahre

Das posttraumatische Kompartimentsyndrom des Unterschenkels

K. Tittel und J. Spitz, Wiesbaden

Das Kompartimentsyndrom ist definiert als eine gewebedruckabhängige Mikrozirkulationsstörung in einem Fascienraum und wurde 1872 von v. Volkmann erstmals beschrieben.

Am Unterschenkel sind vier Fascienräume durch die Membrana interossea und ähnliche unelastische Membranen voneinander getrennt.

Die Tibialis anterior-Loge enthält neben den durch das Epimysium eingescheideten Muskeln den N. peroneus profundus und die A. und V. tibialis anterior – die Fibularis-Loge den N. peroneus superficialis. Auf der Beugeseite ist ein oberflächliches von einem tiefen Kompartiment zu unterscheiden. Hier überdecken die Muskeln gastrocnemius und soleus fast auf der gesamten Unterschenkellänge die tiefe Beugerloge. Diese enthält – neben den Flexoren – den N. tibialis und die A. und V. tibialis posterior.

Aus dieser Topographie heraus ergibt sich, daß die tiefe Beugerloge erstmals etwa handbreit proximal des Innenknöchels vor der Tricepssehne unter der Haut tastbar wird.

In diesen unelastisch umschlossenen Räumen des Unterschenkels führen schon geringe Volumenzunahmen zu einer Erhöhung des Gewebedruckes [9]. Hauptursache dafür ist das interstitielle Ödem [4, 7, 10]. Nach den Staringschen Gesetzen [7] über die Flüssigkeitsverteilung zwischen intra- und extravasalem Raum wissen wir, daß der Filtrationsdruck als Differenz zwischen hydrostatischem Capillardruck und umgebendem Gewebedruck den Flüssigkeitsaustritt in das Interstitium fördert. Demgegenüber bewirkt der intravasale onkotische Druck im venösen Capillarschenkel die Rückkehr der interstitiellen Flüssigkeit [10]. Die Bilanz ist ausgeglichen.

Zur Ödembildung kann es demzufolge durch Erhöhung des hydrostatischen Druckes, Erniedrigung des kolloidosmotischen Druckes und durch Erhöhung der Capillarwandpermeabilität kommen [7, 10]. Dieses sind auch die Ursachen für die posttraumatische Ödembildung, wie in Tabelle 1 dargestellt. Denn die nach einem Trauma mit Zellschäden durch die Proteolyse entstehenden Polypeptide stellen die Gefäße weit und vergrößern deren Wanddurchlässigkeit, so daß auch Albumine in das Interstitium übertreten können [7].

Die Struktur der Capillaren und ihre innige Beziehung zum extracellulären Raum machen sie besonders anfällig für Änderungen des Gewebedruckes. Sie kollabieren bereits bei Erhöhung des Gewebedruckes auf Werte, bei denen die Arteriolen noch offen sind, weil ein Druckgradient von den Arteriolen zu dem arteriellen und von da zu dem venösen Schenkel der Capillaren besteht. Als Antwort auf die daraus resultierende verminderte Gewebeperfusion wird durch eine reaktive Weitstellung der Arteriolen der Mitteldruck weiter erhöht, so daß der gestiegene Druck im Capillarfeld überwunden werden kann [4]. Dies führt jedoch auch zu einem weiteren Anstieg der Filtrationsrate. Bei funktionsfähigem Lymphsystem und durchgängigem venösen Abfluß wird so aber durch Erhöhung des arteriellen Mitteldruckes auch bei vermehrtem Gewebedruck eine ausreichende Mikrozirkulation aufrechterhalten. Dieser arterielle Mitteldruck kann jedoch durch Vasospasmus, Hypotonie oder auch extremes Hochlagern der Extremität [1, 4] in seiner kompensierenden Wirksamkeit derart herabgesetzt werden, daß über eine Minderung des Perfusions- und transmuralen Druckes die Gewebeperfusion unzureichend wird.

Hefte zur Unfallheilkunde, Heft 153
Zusammengestellt von J. Probst/A. Pannike

Tabelle 1

Trauma (Zellschäden)

↓ ↘

Vasodilatation Capillarwandpermeabilität ↑ → Onkotischer Druck ↓

↓ ↓

Effektiver Filtrationsdruck ↑ (Capill. Druck – Onkotischer Blutdruck)

↓ ↓

Nettoflüssigkeitsverschiebung ↑ ——→ Lymphabfluß ↑

↓

Gewebedruck ↑ ——→ Vasospasmus

↓

Venöser Capillardruck ↑

↓

Gewebeperfusion ↓

↓

Nerven- und Muskelnekrosen

Ashton [1] beobachtete ein Sistieren der Mikrozirkulation in der Wadenmuskulatur bei einem Gewebedruck von 55 mm Hg, was einem mittleren Arteriolendruck bei ungestörten Kreislaufwerten entspricht.

Neben der Volumenzunahme führen eine Verkleinerung des Fascienraumes und umschriebener äußerer Druck zu einem Anstieg des Gewebedruckes.

Die Zeit bis zum Auftreten einer die Symptomatologie auslösenden Mikrozirkulationsstörung nach einem Trauma oder auch postoperativ wird in der Literatur [4, 5, 8] zwischen der 4. und 36. Stunde angegeben. Wir sahen bei routinemäßig durchgeführten kontinuierlichen Druckmessungen in den verschiedenen Logen ein Maximum des Druckanstieges zwischen der 4. und 6. Stunde nach OP oder Trauma. Diese Druckanstiege führten jedoch nicht zu einer klinisch relevanten Mikrozirkulationsstörung, obwohl sie mit Werten zwischen 80 und 120 mm Hg deutlich über den von Ashton [1] angegeben lagen. Dies lag wahrscheinlich daran, daß der hohe Gewebedruck unmittelbar nach Erreichen seines Maximums wieder abfiel (Abb. 1), und es dadurch nicht zur Ausbildung einer kritischen Gewebshypoxie gekommen ist.

An der zweiten Kurve (Abb. 2) soll gezeigt werden, wie groß der Einfluß von etwa 20 ml Hämatom auf die Druckwerte sein kann.

Um diese Extravasate sicher und vollständig ableiten zu können, haben wir im Physikalischen Institut der Universität Mainz die Spiraldrainage entwickelt und seither anstelle der rasch verklebenden Redondrainage mit Erfolg eingesetzt.

Beim ersten Auftreten hypoxiebedingter Symptome (Tabelle 2) sind alle mikrozirkulatorischen Kompensationsmechanismen erschöpft, und es kommt nach den dargestellten relativ kurzen Toleranzzeiten (Tabelle 3) zu irreversiblen Schäden.

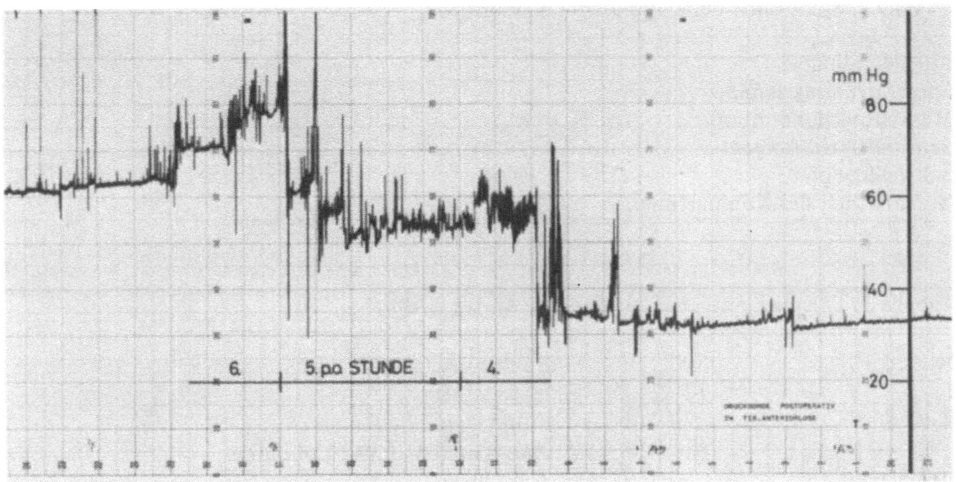

Abb. 1. Druckverlauf postoperativ, Maximaldruck Anstieg nach der vierten Stunde. Die Kurve ist von rechts nach links zu lesen

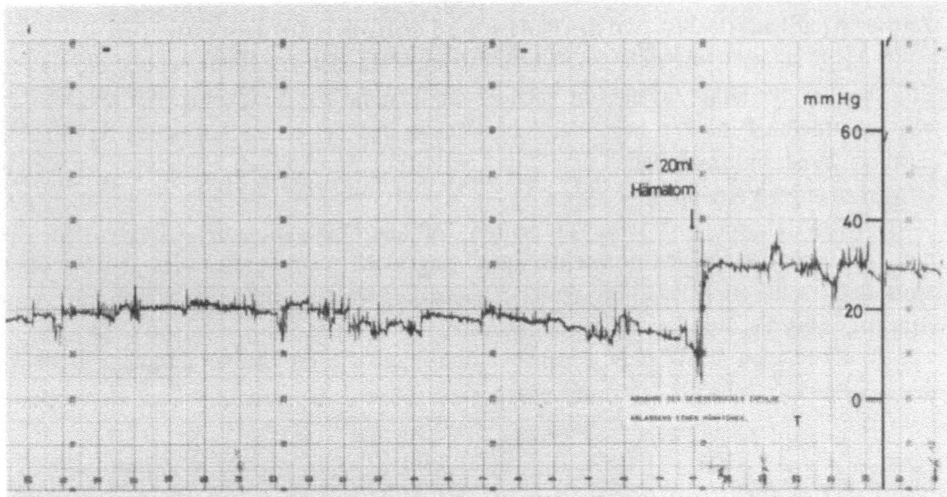

Abb. 2. Druckabfall nach Entleeren von ca. 20 ccm Hämatom. Die Kurve ist von rechts nach links zu lesen

Auch eine vermeintlich ausreichende Pulsation der A. dorsalis pedis oder der A. tibialis posterior sagt absolut nichts über die Mikrozirkulation und darf nicht Anlaß zu abwartender Haltung sein.

Im Gegenteil, bei Perfusionsuntersuchungen mit Technetium [2, 6] markierten Erythrocyten sahen wir bei dem Vollbild eines Kompartimentsyndromes eine gegenüber der gesunden Seite deutlich höhere Fließgeschwindigkeit und ein wesentlich größeres Blutvolumen. Auch der Kurvenverlauf ließ Rückschlüsse über das Strömungsverhalten zu.

Tabelle 2. Symptome bei Kompartimentsyndrom

Lokaler Schmerz
Muskeldehnungsschmerz
Muskelfunktionseinbuße
Sensibilitätsstörungen
Schwellung und
Gespanntheit des Kompartiments

Tabelle 3. Toleranzzeiten bei Ischämie (n. Malan, 1963)

Nerven	30'	Funktionseinbußen
	12–24 h	Irreversibel
Muskeln	2– 4 h	Funktionseinbußen
	Ab 4 h	Irreversibel und Myoglobinurie
Capillarendothel	3 h	Zellschäden

Bei Ausfall ganzer Capillarfelder wird das nicht utilisierte Blut über die Shunts abgeleitet [7]. Dies führt zu Kurven mit steilem Anstieg und frühem Plateau. Bei Gesunden jedoch wird durch das allmähliche Auffüllen der Capillarfelder mit markierten Erythrocyten der Anstieg signifikant flacher, und das Plateau wird deutlich später erreicht.

Bis heute stehen keine sicheren nicht-invasiven Methoden zur Überwachung des Gewebedruckes und der Mikrozirkulation nach einem Trauma zur Verfügung. Wir müssen daher alle gefährdeten Patienten besonders überwachen und bei ersten Anzeichen für ein Kompartimentsyndrom unverzüglich eine Druckentlastung durchführen. Hierzu gehört auch das Öffnen zu enger Verbände.

Bei der Fasciotomie ist darauf zu achten, daß alle Logen in ganzer Länge eröffnet werden, und daß die Fascien zusätzlich quer eingekerbt werden. Bei blau-grau verfärbter Muskulatur sollte auch das Epimysium längsgespalten werden und durch Spülen mit warmer Ringer-Lösung die Zirkulation angeregt werden.

Daß die Fascien nach Operationen am Unterschenkel offen bleiben müssen, soll hier nur der Vollständigkeit halber erwähnt werden.

Zusammenfassung

In eng umschlossenen Fascienräumen sind vorübergehende Störungen der Mikrozirkulation nach Operationen oder Traumen – bedingt durch einen Anstieg des Gewebedruckes – relativ häufig.

Durch Weitstellen der Arteriolen wird bei einer Störung der Zirkulation im Capillarfeld der dort höhere Druck überwunden und damit die Gewebehypoxie beseitigt. Voraussetzung ist jedoch, daß keine hypotonen Kreislaufverhältnisse vorliegen und die Perfusion der gefährdeten Extremität nicht durch extremes Hochlagern zusätzlich gemindert wird.

Bei Verdacht auf Gewebedruckerhöhung in einer Unterschenkelloge muß wegen kurzer Toleranzzeit klinisch gezielt überwacht werden.

Einzige Therapiemöglichkeit zur Druckentlastung ist die breite Eröffnung aller Unterschenkellogen, wobei auch die Haut offen bleiben muß.

Literatur

1 Ashton H (1975) The Effect of Increased Tissue Pressure on Blood Flow. Chir Orthop 113: 15–26
2 Hamilton R G, Alderson Ph O (1977) A Comparative Evaluation of Techniques for Rapid and Efficient In Vivo Labeling of Red Cells with (^{99m} Tc) Pertechnetate. J Nucl Med 18: 1010–1013
3 Malan E, Tattoni G (1963) Physio- and anatomo-pathology of acute ischemia of the extremities. J Cardiovasc Surg 17: 212
4 Matsen F A (1975) Compartmental Syndrome. An Unified Concept. Chir Orthop 113: 8
5 Mubarak S, Owen C A (1975) Compartmental Syndrome and its Relation to the Crush Syndrome: a Spectrum of disease. A Review of 11 Cases of Prolonged Limb Compression. Chir Orthop 113: 81
6 Pavel D G, Zimmer A M, Patterson V N (1977) In Vivo Labeling of Red Blood Cells with ^{99}Tc: A New Approach of Blood Pool Visualization. J Nucl Med 18: 305–308
7 Rein, Schneider (1964) Physiologie des Menschen. 15. Aufl. Springer, Berlin Göttingen Heidelberg
8 Renemann R S (1975) The Anterior and the Lateral Compartmental Syndrome of the Leg due to Intensive Use of Muscles. Chir Orthop 133: 69
9 Rorabeck C H, Macnab I (1975) The Pathophysiology of the Anterior Tibial Compartmental Syndrome. Chir Orthop 113: 52
10 Siegenthaler W (1970) Klinische Pathophysiologie. Thieme, Stuttgart
11 Volkmann R von (1881) Die ischaemischen Muskellähmungen und Kontrakturen. Zbl Chir 8: 801
12 Whitesides T E, Haney T C, Harada H, Morimoto K (1975) Tissue Pressure Measurements as a Determinant for the Need of Fasciotomy. Chir Orthop 113: 43

Die Bedeutung der Frührevision in der Behandlung von Wundheilungsstörungen nach Osteosynthesen

G. Hörster und E. Böhm, Duisburg und Bochum

Einleitung

Das wesentliche Risiko bei Eingriffen am Skeletsystem liegt in der postoperativen Infektion. Trotz aller Anstrengungen auf dem Gebiet der Asepsis und trotz operationstechnischer Fortschritte ist es bis heute nicht gelungen, derartige Komplikationen sicher zu vermeiden. Entsprechend den patho-physiologischen Kenntnissen über die posttraumatische Knocheninfektion kommt den ersten Wochen nach der Osteosynthese für die Entstehung der Infektion besondere Bedeutung zu. Es ist therapeutischer Standard bei Wundheilungsstörungen in diesem Zeitbereich notfallmäßig die Operationswunde erneut in voller Länge zu eröffnen, die Stabilität der Osteosynthese zu überprüfen, ein ausgiebiges Débridement durchzu-

Hefte zur Unfallheilkunde, Heft 153
Zusammengestellt von J. Probst/A. Pannike

führen und die Wunde zu drainieren. Es soll so einerseits eine noch nicht manifeste Infektion vermieden bzw. eine bereits existente Infektion zur Abheilung gebracht werden.

In der vorliegenden Arbeit soll über Frührevisionen nach Osteosynthesen im Bereich der Extremitäten berichtet werden. Klinische und pathologisch-anatomische Verlaufskontrollen sollen Aufschlüsse über die Ergebnisse bringen und des weiteren Erkenntnisse über patho-physiologische Vorgänge im Rahmen von Wundheilungsstörungen in den ersten Wochen nach Osteosynthesen vermitteln.

Methodik

Bei 40 Patienten wurden Revisionen innerhalb der ersten 4 Wochen nach durchgeführter Osteosynthese im Bereich der Extremitäten dokumentiert. Der intraoperative Eindruck des Operateurs wurde auf einem speziellen Bogen festgehalten und durch fotografische Befunde objektiviert. Gleichzeitig wurden an definierter Stelle Knochen bzw. Weichteilbiopsien entnommen und die Entnahmestellen auf den Fotografien vermerkt. Die gefundenen intraoperativen Ergebnisse wurden mit dem weiteren klinischen Verlauf verglichen. Besonders gute Vergleichsmöglichkeiten waren gegeben, wenn bei Patienten im Rahmen von Folgeeingriffen mehrfach eine fotografische und histologische Dokumentation möglich war.

Ergebnisse

Das Ziel der Wundrevision nach Osteosynthese ist der in bezug auf Wund- und Knochenheilung komplikationslose weitere Heilverlauf. In 14 Fällen wurde in unserem Krankengut ein derartiger Verlauf verzeichnet. Ein komplikationsloser Heilverlauf wurde angenommen, wenn innerhalb von 6 Monaten ohne Zusatzoperation die Fraktur verheilt und die Wundverhältnisse geschlossen waren. In 26 Fällen mußten trotz ausgiebiger, den Richtlinien entsprechender Frührevision Komplikationen im weiteren Verlauf hingenommen werden.

Die Analyse der Verläufe mit späteren Komplikationen ist den Tabellen 1, 2 und 3 zu entnehmen. Es zeigte sich, daß offene und geschlossene Frakturen sowie diaphysär und metaphysär gelegene Frakturen in etwa gleicher Anzahl vertreten waren. Die Komplikationen traten ganz überwiegend nach Plattenosteosynthesen auf, wobei bemerkt werden

Tabelle 1. Frührevisionen nach Osteosynthesen (n = 26). Anamnestische Hinweise auf gestörten Verlauf

		Diaphyse		Metaphyse	
		Offen	Geschlossen	Offen	Geschlossen
Art der Fraktur	2 Fragmente	2	4		2
	bis 4 Fragmente	2	2	3	
	> 4 Fragmente	2		3	6
Art der Osteosynthese	Platte	3	6	4	7
	M N				
	F E	3			
	Sonst			2	1

Tabelle 2. Frührevision nach Osteosynthesen (n = 26). Intraoperative Hinweise auf gestörten Verlauf

	Hämatom	Serös	Eitrig	Keine Angabe
Art des Sekretes	4	10	11	1
Zustand des Knochens	Normal 7	Avasculär 19		Keine Angabe –
Zustand der Weichteile	Normal 8	Nicht durchbl. 9		Keine Angabe 9
Keimnachweis	+ 22		– 4	

Tabelle 3. Frührevision nach Osteosynthesen (n = 26). Pathologisch-anatomische Hinweise auf gestörten Verlauf

	Knochen		Weichteile	
Unauffällig	7		–	
Vitalitätsstörung	19		20	
Keine Angabe	–		6	
	–	+	++	+++
Dokumente einer Infektion	2	8	3	13

muß, daß die Anzahl der Plattenosteosynthesen in unserer Klinik die der Marknagelosteosynthesen bei weitem überschreitet.

Die intraoperativen, fotografisch dokumentierten Angaben des Operateurs zeigen als wesentliches Ergebnis, daß in 19 von 26 Fällen eine mehr oder weniger großflächige Avascularität des Knochens vorlag. Pathologisch-anatomisch korrelierte der am Knochen erhobene Befund mit dem intraoperativ erhobenen insofern, als ebenfalls in 19 Fällen ausgeprägte Vitalitätsstörungen mit Ausbildung von Knochennekrosen gesehen wurden. Die in einer großen Zahl gleichzeitig mituntersuchten Weichteile aus Wundrandbereichen, zeigten ganz überwiegend eine deutlich entzündliche Mitbeteiligung der Muskulatur bis hin zu beginnenden Narbenbildungen. In fast allen Fällen wurden histologisch mehr oder weniger ausgedehnte Dokumente manifester Infektionen gefunden.

Diskussion

Die ausgedehnte Frührevision ist heute bei Wundheilungsstörungen nach Osteosynthesen therapeutischer Standard. Durch ein ausgiebiges Weichteildebridement mit Entfernen aller Nekrosen sowie durch Drainage des Wundgebietes soll eine noch nicht eingetretene Infektion verhindert bzw. eine bereits faßbare Infektion therapiert werden mit dem Ziel eines komplikationslosen Heilverlaufes mit knöcherner Überbrückung in adäquater Zeit. In unserem Krankengut wurde ein solcher Verlauf nur in 14 von 40 Fällen erreicht.

Die Analyse der 26 Verläufe ohne anschließende komplikationslose Heilung brachte in bezug auf anamnestische Fakten keine wesentlichen Erkenntnisse. Offene und geschlossene Frakturen sowie diaphysäre und metaphysäre Lokalisationen waren in etwa gleicher Weise vertreten. Einfachere Frakturformen waren häufiger betroffen als Mehrfragmentfrakturen. Primär war ganz überwiegend eine Plattenosteosynthese durchgeführt worden, wobei dieses in der Prozentzahl dem allgemeinen operativen Vorgehen in unserer Klinik entspricht. Unter Berücksichtigung des Erstoperationsberichtes war in allen Fällen eine übungsstabile Osteosynthese erreicht worden; eine Abhängigkeit der eingetretenen Komplikationen von primärer oder frühsekundärer Instabilität konnte nicht verzeichnet werden. Intraoperativ entnommene Abstriche ergaben überwiegend positive Befunde, wobei Staphylococcus aureus neben Pyoceaneus am häufigsten vertreten waren.

Der wesentliche intraoperative Befund bestand in einer in der überwiegenden Zahl der Fälle erkennbaren großflächigen Avascularität der die Fraktur begrenzenden Knochenanteile. Die Minderdurchblutung beschränkte sich dabei nicht auf ausgesprengte Fragmente, welche naturgemäß in diesem Zeitpunkt immer mitbetroffen waren, sondern ergriff auch die Enden der Hauptfragmente, teilweise in einer Länge von mehr als 10 cm. Der klinisch intraoperative Eindruck korrespondierte vollständig mit dem histologisch gefundenen Zustand des Knochengewebes. Auch hier waren Knochennekrosen in 19 Fällen feststellbar. Man muß davon ausgehen, daß die avasculären Knochenanteile zum einen für die primär aufgetretene Wundheilungsstörung, zum anderen auch für den später verzögerten Verlauf mit den klinischen Merkmalen der chronischen posttraumatischen Knocheninfektion verantwortlich zu machen sind. Die Revascularisation größerer vollständig avasculärer Corticalisanteile bedingt in jedem Fall mehrere Monate. Patho-physiologisch stehen in den folgenden Monaten die Bemühungen im Mittelpunkt die avasculären Knochenanteile wieder an die Durchblutung anzuschließen. Ebenso wie Gunst sehen wir die dabei auftretende Sequestrierung einzelner Corticalisanteile als demarkierendes Moment zwischen erreichbarer und nicht mehr erreichbarer Wiederdurchblutung [2]. Therapeutische Maßnahmen müssen diesen patho-physiologischen Vorgängen Rechnung tragen, wobei zu berücksichtigen ist, daß dem periostalen Gefäßsystem bei der Revascularisierung der Corticalis im Infekt große Bedeutung zukommt [3].

Die Ursache der Avascularität des Knochens scheint zum einen in durch Trauma und Operation bedingter mechanischer Durchblutungsstörung, zum anderen in während der Primäroperation eingetretener Keimbesiedelung zu liegen. Zum Zeitpunkt der Frührevision konnten in fast allen Fällen Keime nachgewiesen werden, auch histologisch waren ganz überwiegend manifeste Infektionszeichen erkennbar, wobei die angrenzende Muskulatur in besonders schwerwiegender Weise mitbeteiligt war. In dieser primären entzündlichen Mitbeteiligung der Muskulatur mit anschließender Vernarbung ist die im Rahmen chronisch posttraumatischer Knocheninfektion häufiger zu beobachtende ausgeprägte Durchblutungsstörung begründet. Nach unseren Untersuchungen kommt als Zeitpunkt für die Entstehung der Durchblutungsstörung lediglich der allererste Zeitraum von wenigen Tagen nach der Primäroperation in Frage. Auch nach Frührevisionen innerhalb der ersten 8–10 Tage waren diese Veränderungen bereits erkennbar. Wurde die Revision erst in der 3. bis 4. Woche durchgeführt, waren teilweise bereits deutliche reparative Vorgänge festzustellen. Die von Burri geäußerte Vermutung, daß Eiterretention durch Druckwirkung das Knochengewebe beeinträchtigt und die Ausbreitung über das Haverssche Gefäßsystem fördert, erscheint angesichts der in unserem Krankengut relativ großen Zahl von nicht eitrigen Frühinfektionen eher unwahrscheinlich [3]. Auch eine durch Instabilität negativ beeinflußte primäre Durchblutungsstörung, wie sie in der Literatur auch aufgrund experimenteller Unterlagen gefordert wird, scheint in dem hier zu besprechenden Rahmen nicht von entscheidender Bedeutung zu sein [4, 5, 6, 7]. Das klinisch erkennbare Ausmaß der postoperativen Frühinfektion hängt offensichtlich von der individuellen Abwehrlage des betroffenen Patienten ab, wobei die in unseren Untersuchungen nachgewiesenen, teilweise ausgeprägten Durchblutungsstörungen von Knochen und Weichteilen eine Erklärung dafür sein könnten, daß in einer Vielzahl der Fälle trotz morphologisch schwerer Schäden eine mehr schleichende Infektionsform mit seröser Sekretion angetroffen wurde.

Zusammenfassung

Es wurden die klinisch und histologisch dokumentierten Ergebnisse von 40 Frührevisionen nach Osteosynthesen zusammengefaßt dargestellt. Auffällig war eine Zahl von 26 komplizierten Verläufen auch nach ausgiebiger Revision mit entsprechendem Debridement und Überprüfung der Stabilität. Diese Verläufe zeigten später überwiegend die typischen klinischen Merkmale der chronischen posttraumatischen Knocheninfektion. Als klinisch und histologisch übereinstimmend feststellbare wesentliche Ursache wurde eine großflächige Avascularität des Knochens gefunden mit konsequenterweise erfolgter verzögerter Knochenbruchheilung durch die Notwendigkeit zur Revascularisation. Gleichzeitig war in fast allen Fällen eine entzündliche Mitbeteiligung der Muskulatur zu erkennen mit teilweise bereits deutlichen Zeichen der Vernarbung. Die beschriebenen Veränderungen bestimmten den intraoperativen Eindruck und den weiteren Verlauf, wohingegen die Qualität des Sekretes nicht von derart prognostischer Bedeutung war.

Aufgrund der Befunde liegt die Vermutung nahe, daß ein wesentlicher Ausgangspunkt der chronischen posttraumatischen Knocheninfektion in der primär nach Erstoperation eingetretenen mechanisch und infektionsbedingten Avascularität des Knochens bei gleichzeitiger entzündlicher Beteiligung der Muskulatur zu sehen ist. Der weitere Verlauf hängt dabei ganz überwiegend vom Ausmaß der Revitalisationsmöglichkeiten des Knochens ab. Der Frührevision kommt somit in diesen Fällen insbesondere die Aufgabe zu, durch geeignete Maßnahmen die Revitalisierung des Knochengewebes zu fördern.

Literatur

1 Burri C (1979) Posttraumatische Osteitis. In: Aktuelle Probleme der Chirurgie, Bd 18. Huber, Bern Stuttgart Wien

2 Gunst M A (1980) Interference with bone blood supply through plating of intact bone. In: Uhthoff H K (Ed) Current concepts of internal fixation fractures. Springer, Berlin Heidelberg New York

3 Hörster G, Böhm E, Ludolph E (1981) Die Gefahren für das Implantatlager nach Plattenosteosynthese des Röhrenknochens im septischen Milieu. Vortrag 17. Jahrestagung der Deutschen Gesellschaft für Plastische und Wiederherstellungschirurgie vom 1. bis 3. 11. 1979 in Heidelberg. Springer, Berlin Heidelberg New York

4 Kaufner H-K (1978) Experimentelle Untersuchungen zur Heilung der infizierten Fraktur nach Osteosynthese. Vortrag Symposion über posttraumatische Osteomyelitis, Duisburg 7.–8.4.1978

5 Kuner E H, Khosrow H, Weyand F (1971) Das Osteomyelitisproblem im Wandel der Prophylaxe und Therapie. Bruns Beitr Klin Chir 219: 46

6 Rittmann W W, Perren S M (1974) Corticale Knochenheilung nach Osteosynthese und Infektion. Springer, Berlin Heidelberg New York
7 Schweiberer L (1978) Nekrosenpseudarthrose. Unfallheilkd 81: 228

Die post-osteosynthetische Osteomyelitis primär geschlossener Frakturen

J. Probst, A. Uebelhör und A. Krimm, Murnau

Während die Literatur über die posttraumatische Osteomyelitis als Folge eines offenen Knochenbruches sehr reichhaltig ist und mit oder ohne Osteosynthese grundsätzlich den Bedingungen der offenen Wunde zuzuordnen ist, erfahren wir über Infektionsraten nach Osteosynthesen primär geschlossener Frakturen weitaus weniger. Die vorhandenen Aussagen beziehen sich so gut wie ausnahmslos auf chirurgische oder orthopädische Zentren, die schwerpunktmäßig Osteosynthesen anwenden.

Das Bild wandelt sich schlagartig bei der Untersuchung derjenigen Fallzahlen, die in Osteomyelitiszentren aufgrund der auswärtigen Zuweisungen zustandekommen. Die Ursachen für die solchermaßen beträchtlichen Zahlen post-osteosynthetischer Osteomyelitiden sind in jedem Einzelfall zu ermitteln, zumal die Verlegung in das Zentrum häufig verspätet, nach meist mehreren vergeblichen Sanierungsversuchen erfolgt.

Aus einer abgeschlossenen 5jährigen Behandlungsserie der Jahre 1974 bis 1978 ergeben sich folgende Zahlen:

Von 576 Osteomyelitispatienten hatten 324 offene, 252 (= 43,75%) geschlossene Frakturen erlitten. In 151 Fällen händelte es sich um isolierte, in 101 Fällen um kombinierte Verletzungen (Tabelle 1).

Tabelle 1. Post-Osteosynthese – Osteomyelitis (N = 252) (BG-Unfallklinik Murnau 1974–1978)

Osteomyelitis-Patienten 576, davon	
Nach Osteosynthese geschloss. Frakt.	220 F
Nach Osteosynthese geschloss. Frakt.	5 E
Ohne Osteosynthese geschloss. Frakt.	27 Fa
	252

F = Fremdfälle
E = Eigene Fälle von 262 op. frisch. geschl. Fr. = 1,9%
a = 10,7%

Hefte zur Unfallheilkunde, Heft 153
Zusammengestellt von J. Probst/A. Pannike

Von besonderem Interesse ist die Infektlokalisation, weil sie durch alle Jahre hindurch gleichbleibend das Patientengut kennzeichnet:

Vergleichsweise selten ist die post-osteosynthetische Osteomyelitis an den oberen Gliedmaßen:

Oberarm	8 Fälle	3,5%
Ellbogengegend	6 Fälle	2,7%
Unterarm	9 Fälle	4,0%
Hand/Handwurzel	6 Fälle	2,7%
Schlüsselbein	1 Fall	0,4%
Gesamt	30 Fälle	11,9%

Das Becken ist mit nur 2 Fällen = 0,8% ersichtlich minderbeteiligt, bedingt durch die seltene Anwendung von Osteosynthesen in diesem Bereich.

Die unteren Gliedmaßen stellen zwei große Abschnitte dar, die etwa gleich stark an der post-osteosynthetischen Osteomyelitis beteiligt sind:

Hüftgelenk	17 Fälle	7,6%	
Schenkelhals	4 Fälle	1,8%	
Oberschenkel, per- u. subtr.	15 Fälle	6,7%	86 = 38,2%
Oberschenkelschaft	65 Fälle	28,9%	
Oberschenkel supracond. u. condylär	6 Fälle	2,7%	
	107 Fälle	47,7%	

Schienbeinkopf	19 Fälle	8,4%	
Schienbeinschaft	50 Fälle	22,2%	71 = 31,6%
Schienbeinbasis	21 Fälle	9,3%	
Oberes Sprunggelenk	4 Fälle	1,8%	
	94 Fälle	41,7%	

Kniescheibe	1 Fall	0,4%
Wadenbein	1 Fall	0,4%
Sprungbein	1 Fall	0,4%
Fersenbein	9 Fälle	3,6%
	12 Fälle	4,8%

Unter den vor Übernahme der Patienten durchgeführten Operationen ragen hervor (n = 220)

Platten- und/oder Schrauben-Osteosynthesen	129 Fälle	=	58,7%
Marknagelungen	72 Fälle	=	32,7%
Drahtumschlingungen	10 Fälle	=	4,5%
Nagel + Drahtumschlingung	9 Fälle	=	4,1%

Das Auftreten eines Infektes, noch mehr die Manifestation einer Osteomyelitis nach Osteosynthese einer primär geschlossenen Fraktur ist für Behandelten wie Behandler gleichermaßen katastrophal. Die Ursachen sind mannigfaltig, aber im Einzelfall nur schwer zu bestimmen. In Betracht kommen

Indikationsfehler
Op.-technische Fehler
    am Knochen
    am Weichteilmantel
Fehler in der Asepsis
Fehler in der allgemeinen Op.-Technik
Fehler in der postoperativen Behandlung.

Zu den Indikationsfehlern gehören Nichtberücksichtigung des Allgemeinzustandes (Alter, Vorkrankheiten, z.B. Diabetes mellitus, Alkoholismus) und der lokalen Verhältnisse an Haut und übrigen Weichteilen. Eine Stadieneinteilung des Weichteilschadens wie bei der offenen Fraktur gibt es für die geschlossene Fraktur nicht, obwohl sie nötig wäre. Sie müßte jedoch von anderen Kriterien ausgehen, weil sie z.B. nicht unter dem Zwang einer irgendwie gearteten Wundversorgung steht; andererseits stellt der Schwellungszustand an sich bereits eine Kontraindikation zur Osteosynthese dar.

Der größte Teil der Indikationsfehler bezieht sich nach unseren Eindrücken jedoch auf die Wahl der Osteosyntheseart. Das kommt zunächst in der hohen Beteiligung der Platten- und Schrauben-Osteosynthese von mehr als 1/3 der vorliegenden Fälle zum Ausdruck. Aber auch der spätere Verlauf macht insbesondere im Röntgenbild deutlich, wo die Ursachen der Fehlheilung zu suchen sind. Die Sequestration großer Knochenabschnitte ist fast stets auf eine primäre Unterbrechung des Gefäßanschlusses zurückzuführen, wenn nicht erst intraoperativ die Denudation erfolgte. Zur Indikation gehört indessen auch die Beurteilung der Osteosynthese-Geeignetheit der Fraktur. Auffällig in diesem Zusammenhang ist, daß fehlerhafte Handhabung des Fixateur externe zwar Bohrlochinfektionen nach sich ziehen kann, Sequestrationen von Fragmenten jedoch nicht auftreten.

In einem sicher nicht zu gering zu bemessenden Teil der Fälle muß aber auch eine nicht erkennbare und daher nicht abwendbare Entwicklung zur infizierten Nekrose und Sequestration unterstellt werden; sie muß namentlich in denjenigen Fällen angenommen werden, in denen erst nach mehreren Monaten die Fehlheilung sichtbar und erst danach ein Infekt manifest wird.

Die technischen Osteosynthesefehler verteilen sich gleichermaßen auf Platten- und Marknagelungs-Osteosynthesen. Beide kennen die von Anfang an nicht erreichte Frakturstabilisierung und die meist operationstechnisch bedingten Fragmentrandbrüche, die nicht selten zum Ausgangspunkt einer sequestrierenden Osteomyelitis werden. Die vermeintliche zusätzliche „Sicherung" der Osteosynthese durch eine Drahtumschlingung ist nur der Prototyp dieser Fehlermöglichkeit.

Technische Fehler des operativen Vorgehens am Weichteilmantel beziehen sich nicht nur auf die Haut und die Unterhaut, sondern auf alle Gewebe und Schichten. Erinnert sei in diesem Zusammenhang an die Begünstigung des Kompartimentsyndroms durch operativen Verschluß einer Muskelloge. Allgemein zu wenig beachtet werden traumatische und iatrogene Gefäßverletzungen, die entweder zu infektionsgefährdenden Nachblutungen oder zu ebensolchen Durchblutungsstörungen führen können.

Fehler in der Asepsis beziehen sich sowohl auf die räumlichen Verhältnisse (Fehlen eines der Knochen- und Gelenkchirurgie vorbehaltenen OP) als auch auf die Verhaltensfehler des OP-Teams und aller Helfer im OP. Allgemeine op.-technische Fehler ergeben sich aus dem Fehlen geeigneten Instrumentariums ebenso wie aus dem Nichtvorhandensein eines geeigneten Bildwandler-Röntgengerätes; auch die Unterlassung einer sorgfältigen Röntgen-Abschlußuntersuchung ist zu nennen.

Die postoperative Wund- und Allgemeinbehandlung beansprucht größte Aufmerksamkeit. Insbesondere sind es die

Beschaffenheit des Verbandes,
Ruhigstellung und Lagerung der Gliedmaße,
Pflege der Wunde,
mangelhafte Aspesis beim Verbandwechsel,
Beobachtung und Handhabung der Redon-Saugdrainage,

die vielfach zu wünschen übrig lassen. Des weiteren sind von Bedeutung

Beobachtung des Fieberkurvenverlaufs,
des Differentialblutbildes und
der Blutkörperchensenkungsgeschwindigkeit.

Damit ist bereits übergeleitet zur Behandlung des drohenden oder des manifesten Infekts, die gewöhnlich mit dem Fehler der Verzögerung einerseits und der zweifelhaften Indikationsstellung zur antibiotischen Behandlung beginnt.

Die in einem Behandlungszentrum für Osteomyelitis zu erfassenden Behandlungs-(Um)-wege, soweit sie überhaupt in die Verlaufsaufzeichnungen aufgenommen worden waren, sind aufschlußreich. Im erstbehandelnden Krankenhaus werden durchschnittlich noch in 85% der Fälle Folgeeingriffe vorgenommen. Allerdings sind im Osteomyelitiszentrum dann sehr viel mehr Eingriffe bis zur Herstellung der Osteomyelitisruhe erforderlich, im vorliegenden Krankengut nämlich 685 Operationen (= 311%) (Tabelle 2). Hier erscheint auch die Anzahl der notwendig gewordenen Amputationen, die immerhin mit 26 Fällen 11,8% ausmacht. Die Vielzahl der Folgeoperationen ist im übrigen nicht überraschend, entspricht vielmehr der alltäglichen Erfahrung.

Tabelle 2. Post-Osteosynthese – Osteomyelitis (N = 220) (BG-Unfallklinik Murnau 1974–1978)

Auswärtige Primär-Osteosynthen	220
Auswärtige Folge-Eingriffe	188
UK Murnau Revisionen und Rekonstr. Op	685
Gesamtanzahl der Op.	1 093
Amputationen	26

Literatur

1 Probst J (1977) Häufigkeit der Osteomyelitis nach Osteosynthesen. Chirurg 48: 6

Prognostische Faktoren bei posttraumatischer Osteomyelitis

K. Klemm und B. Winter-Klemm, Frankfurt/M.

Die Prognose bei posttraumatischer Osteomyelitis, die in vielen Fällen eigentlich eine postoperative Osteomyelitis ist, wird durch 3 Faktorengruppen bestimmt: 1. Der prä-existente somatische psychische Ist-Zustand beim Verletzten, 2. Art und Umfang der Erstbehandlung sowie der Folgebehandlung nach Entwicklung einer Infektion am Knochen und 3. psychogene Faktoren bei Arzt und Patient in Form einer weitgehend unbewußten Schuld- und Vorwurfsproblematik, wobei sich diese 3 Faktorengruppen wechselseitig günstig oder ungünstig beeinflussen können.

Zu dem prä-existenten somatischen Ist-Zustand sind Art und Ausmaß der traumatischen Schädigung und der körperliche Zustand des Verletzten zum Zeitpunkt des Unfalles zu zählen. Es bedarf keiner besonderen Erläuterung, daß bei schweren drittgradig offenen Knochenbrüchen die Infektion eine nahezu zwangsläufige Folge ist, andererseits bei einem Polytraumatisierten mit mehreren geschlossenen Knochenbrüchen und der Notwendigkeit zur Globalversorgung die körperliche Abwehrkraft so geschwächt sein kann, daß eine sehr geringe intra-operative Kontamination mit pathogenen Keimen ausreicht, um eine Infektion im Bereich einer oder manchmal aller Osteosynthesen manifest werden zu lassen.

Neben dem körperlichen Allgemeinzustand des Patienten zum Zeitpunkt der Verletzung darf die psychische Situation bei Eintritt der Verletzung in bezug auf den Heilungsverlauf nicht unterschätzt werden. Es macht einen Unterschied, ob die Gewaltschädigung einen unschuldigen, aktiv im Leben Stehenden getroffen hat oder der Betroffene den Unfall in bewußt oder unbewußt fahrlässiger suicidaler Absicht herbeigeführt hat.

Bei der Wahl des Behandlungsverfahrens im Rahmen der Erstversorgung sollte unter Berücksichtigung des Zustandes von Knochen und Weichteilen bereits bedacht werden, ob das gewählte Osteosyntheseverfahren bei stets möglicher Entwicklung einer Osteomyelitis nicht eine zusätzliche Gefährdung darstellt. Das beste Beispiel sind auch hier wieder die drittgradig offenen Knochenbrüche, vor allem bei jugendlichen Moped- und Motorradfahrern, die zum Beispiel auf der Abteilung für posttraumatische Osteomyelitis der Berufsgenossenschaftlichen Unfallklinik in Frankfurt am Main 25% aller Osteomyelitiskranken repräsentieren. Die Heilungsverläufe sind wesentlich günstiger, seitdem sich der Fixateur externe zunehmend für die Erstversorgung dieser Verletzungsform durchgesetzt hat, während die Plattenosteosynthese nahezu unvermeidlich eine weitere Beeinträchtigung der Blutversorgung zur Folge hat und ausgedehnte Sequestrierung nach sich ziehen kann.

Eine posttraumatische bzw. postoperative Infektion sollte nicht erst dann als Osteomyelitis bezeichnet werden, wenn eine nachweisbar bis zum Knochen führende Fistel besteht und Sequestrierung von Knochen klinisch und röntgenologisch erkennbar wird. Die posttraumatische Osteomyelitis ist immer eine Indikation für aktives chirurgisches Vorgehen. Eine ausschließlich antibiotische Behandlung – ob systemisch oder lokal – ist unkritisch, da die antibiotischen Substanzen nicht in sequestrierten Knochen hineindiffundieren, und prognostisch ungünstig wegen der zu befürchtenden Selektion resistenter Keime und der Ausbildung von Sekundärveränderungen wie starke Vernarbung und Sklerosierung durch den chronisch entzündlichen Prozeß.

Hefte zur Unfallheilkunde, Heft 153
Zusammengestellt von J. Probst/A. Pannike

Literatur

Winter-Klemm B, Klemm K (Im Druck) Unbewußte Schuldproblematik bei posttraumatischer Osteomyelitis. Kongreßbericht der 16. Tagung der Österreichischen Gesellschaft für Unfallchirurgie Oktober 1980 in Salzburg. Springer, Berlin Heidelberg New York

Erhaltungsversuch oder Amputation schwerstverletzter Extremitäten – Überlegungen zur Indikation

P. Fasol, Wien

Der Fortschritt in der Unfall- und Gefäßchirurgie, hier vor allem auf dem Gebiet der Mikrochirurgie, hat dazu geführt, daß die Indikationsstellung im Zuge der Behandlung schwerst traumatisierter Extremitäten in zunehmendem Maße schwieriger und verantwortungsvoller wird. Es gilt, Entscheidungen zu treffen, die für den unmittelbaren, aber auch den ferneren Heilungsverlauf und letztlich auch für das künftige Schicksal des Patienten von entscheidender Bedeutung sind, wenn es darum geht, eine sinnvolle Indikationsstellung zum Erhaltungsversuch oder zur Amputation zu finden. Die Problemstellung ist vielschichtig und hat fachspezifische, allgemeinmedizinische, sozial menschliche und letztlich auch materielle Aspekte. Diese Fragen scheinen in zunehmendem Maße an Aktualität zu gewinnen, sodaß es gerechtfertigt erscheint, das Problem in seiner Gesamtheit zu untersuchen und zu erklären, wie weit es zunächst in der Akutphase überhaupt möglich ist, brauchbare Entscheidungskriterien zu erarbeiten. Dabei muß man sich darüber im Klaren sein, daß verschiedene Faktoren, von denen wir glauben, daß sie die Indikationsstellung zum Erhaltungsversuch beeinflussen, nicht rechtzeitig bekannt werden, sodaß sich die primäre Falleinschätzung im weiteren Verlauf als falsch erweisen kann. Grundsätzlich sollen in diese Diskussion nur Fälle einbezogen werden, bei denen aufgrund des Schweregrades der Verletzung die Möglichkeit der Erhaltung der Extremität äußerst zweifelhaft erscheint. Es handelt sich demnach um Extremitätenfrakturen mit schwerster Schädigung des Weichteilmantels und hochgradig eingeschränkter oder fehlender peripherer Zirkulation oder um komplette traumatische Amputationen. Die überwiegende Zahl dieser Fälle stellen Unterschenkelfrakturen dar.

Für die Entscheidungsfindung in der Akutphase von wesentlicher Bedeutung ist die Kontaktfähigkeit des Patienten und die Möglichkeit, anamnestische Fakten zu erheben.

Der Entschluß zum Erhaltungsversuch bzw. zur Replantation oder zur primären Amputation kann von folgenden Faktoren mehr oder weniger entscheidend beeinflußt werden:

Fachspezifische Kriterien

1. Lokalbefund. Dieser stellt einen zentralen Entscheidungsfaktor dar. Die Fraktur beeinflußt das Vorgehen im allgemeinen nicht wesentlich, da die Stabilisierung vor allem bei der

Hefte zur Unfallheilkunde, Heft 153
Zusammengestellt von J. Probst/A. Pannike

Durch Frühintervention bei Ausbildung der ersten Entzündungszeichen im Bereich einer Osteosynthese mit vollständiger Eröffnung der Wunde, sorgfältiges Ausräumen von Nekrosen und nachfolgende Einrichtung einer Spülsaugdrainage oder Implantation von Gentamycin-PMMA-Ketten kann eine Osteosynthese häufig noch gerettet und die Sequestrierung verhindert werden.

Bei klinisch manifester Osteomyelitis oder infizierter Pseudarthrose läßt sich durch radikales chirurgisches Vorgehen ein durchaus befriedigender Endzustand innerhalb eines vertretbaren Behandlungszeitraumes erzielen. Als mögliche Behandlungsmaßnahmen seien ohne Anspruch auf Vollständigkeit genannt: frühzeitige Entfernung von Sequestern und gelockerten infizierten Implantaten, lokale Infektbekämpfung durch Spülsaugdrainage oder temporäre Implantation von Gentamycin-PMMA-Ketten, bei infizierter Pseudarthrose Re-Osteosynthese vorzugsweise mit dem Fixateur externe, geschlossene oder offene autologe oder homolge Spongiosaplastik und hautplastische Eingriffe.

Therapeutischer Nihilismus mit verzögerndem Abwarten auf eine erhoffte spontane Besserung im Komplikationszustand oder Beschränkung auf eine Minimaltherapie, wie regelmäßige Absceßeröffnungen und antibiotische Langzeittherapie, in deren Verlauf immer neue antibiotische Substanzen ausgetestet und angewandt werden, wirkt sich somatisch und psychisch verheerend auf den Patienten aus. Je früher eine posttraumatische Osteomyelitis aktiv angegangen wird, um so größer sind die Aussichten auf Überführung der Osteomyelitis in einen bleibenden Ruhestand ohne spätere Rezidive.

In diesem Zusammenhang stellt sich die Frage, warum die postoperative Osteomyelitis so häufig und so lange von Arzt und Patient verharmlost oder überhaupt geleugnet und damit sinnvolles therapeutisches Vorgehen blockiert wird.

Durch die Einführung von Antisepsis und Asepsis in die moderne Medizin wurde sowohl für den Patienten als auch den behandelnden Arzt das Bewußtsein einer neuen Normalität geschaffen, weshalb eine postoperativ eingetretene Wundinfektion bei aseptischen Eingriffen als „unnormal, nicht regelrecht“ und damit als schuldhaft verursacht empfunden wird, obwohl die Wundinfektion nach wie vor zum biologischen Risiko eines jeden Menschen gehört.

Der hohe Anspruchsdruck der modernen Medizin mit immer glänzenderen Statistiken, in Gewissen, Verantwortung und Selbstbewußtsein verankerte hohe Ansprüche des Chirurgen an sich selbst und nicht zuletzt die fast spiegelbildlich magischen Erwartungen und Wünsche des Patienten ergeben insgesamt einen so massiven Erfolgsdruck, daß Infektionen als beschämende Niederlagen erlebt werden müssen.

Verständliche Abwehrmechanismen in dieser Situation sind – wie bereits gesagt wurde – Leugnung der Komplikation oder Verharmlosung. Umschreibungen wie „blande Wundsekretion, infiziertes Serom“ oder auch die euphemistische Bezeichnung „es buttert“ sind beredte Ausdrücke dafür.

Es ist leider keineswegs selten, daß der verantwortliche Operateur die ihn so stark belastende Schuld an Mitarbeiter delegiert oder auf den Patienten durch Hinweis auf eine angeblich vorliegende Metallunverträglichkeit abwälzt.

Es ist jedenfalls bemerkenswert, wie lange Arzt und Patient häufig zögern, bis entweder beide gemeinsam oder jeder für sich Schritte unternehmen, die abwartende Haltung in Hoffnung auf eine spontane Besserung aufzugeben und die Behandlung in neue Bahnen zu lenken.

Verwendung äußerer Spanner keine besonderen technischen Probleme mit sich bringen sollte. Auch die Wiederherstellung der arteriellen und venösen Zirkulation bereitet selbst im Bereich kleiner Gefäßkaliber keine Schwierigkeiten. Das Schicksal der Extremität hängt also fast immer vom Zustand der Weichteile ab. Ist nach Wiederherstellung der arteriellen Strombahn keine capillare Blutung aus den Weichteilen (Muskulatur, Fett, Cutis) feststellbar, ist einem Erhaltungsversuch mit hoher Wahrscheinlichkeit kein Erfolg beschieden.

2. Begleitverletzungen. Das Ausmaß der Begleitverletzungen beeinflußt entscheidend die Indikationsstellung bei grenzwertigen Erhaltungsversuchen. Bei Verletzten, bei denen mit einem schwer beherrschbaren oder länger anhaltenden Schockzustand oder mit längerwährender Bewußtlosigkeit zu rechnen ist, sollte eher die Amputation durchgeführt werden.

Allgemeinmedizinische Kriterien

1. Lebensalter. Abgesehen von der Tatsache, daß im höheren Lebensalter mit einer Vorschädigung des peripheren Gefäßsystems gerechnet werden muß, was den Erfolg aufwendigerer Rekonstruktionen von vornherein gefährdet, ist die Frage zu prüfen, ob einem Menschen im höheren Lebensalter eine sehr belastende Behandlung mit langem stationärem Spitalsaufenthalt zugemutet werden kann. Wir glauben, daß etwa das 70. Lebensjahr die Grenze für schwierige Erhaltungsversuche sein sollte.

2. Vorbestehende Grundkrankheiten. Schwere Allgemeinerkrankungen (Diabetes, Lebercirrhose, Nephrosklerose, cardiale Dekompensation, Malignom) schränken, sofern sie in der Akutphase anamnestisch erhoben werden können, die Indikationsstellung zum Erhaltungsversuch deutlich ein.

3. Durchblutungsstörungen. Kann anamnestisch oder aufgrund der klinischen Untersuchung eine arterielle oder venöse Durchblutungsstörung nachgewiesen werden, sollte man von einem Erhaltungsversuch absehen.

4. Alkoholismus. Da bei Patienten mit chronischem Alkoholismus mit mangelnder Kooperation gerechnet werden muß, sollte die Indikationsstellung zum Erhaltungsversuch besonders sorgfältig erwogen werden. Diese Patienten gefährden vor allem in der oft lange dauernden Phase der ambulanten Nachbehandlung den Therapierfolg. Verletzte mit beginnendem oder bereits eingetretenem Persönlichkeitsabbau scheiden von vornherein aus.

5. Drogensucht. Da Patient und Umgebung eine Drogenabhängigkeit zumeist verbergen, ist die Indikationsstellung schwierig. Im allgemeinen wird bei Verletzten, die von harten Drogen abhängig sind, ein Erhaltsungsversuch nicht von Erfolg begleitet sein.

6. Einschränkung der geistigen Leistungsfähigkeit. Da von imbecilen oder debilen Patienten eine Kooperation, welche während des ganzen Behandlungsverlaufes von größter Wichtigkeit ist, nicht erwartet werden kann, sollte in diesen Fällen eher die Amputation in Erwägung gezogen werden.

Materielle Faktoren

Für Patienten, die keinen öffentlichen oder privaten Versicherungsschutz genießen, kann eine langwierige Krankenhausbehandlung unlösbare finanzielle Probleme bringen, sodaß auch dieser Aspekt die Indikationsstellung erschweren kann. Von seiten der Krankenanstalt dürfen finanzielle Erwägungen die Indikationsstellung selbstverständlich nicht entscheidend beeinflussen. Andererseits ist es in einer Zeit, in der das Ausmaß der medizinischen Behandlungskosten immer gewaltigere Dimensionen annimmt, sicher gerechtfertigt, auch diesen Aspekt nicht völlig außer acht zu lassen, dies vor allem dann, wenn im Laufe der Behandlung das zu erwartende Behandlungsergebnis als eher fragwürdig eingeschätzt werden muß.

Entscheidungen über das weitere Vorgehen während späterer Behandlungsphasen sind in manchen Bereichen leichter zu treffen als im Rahmen der Akutversorgung, da zu dieser Zeit bereits anamnestische Daten und aufschlußreiche klinische und laborchemische Untersuchungsergebnisse vorliegen. Insgesamt werden jedoch die gleichen Faktoren berücksichtigt werden müssen, die auch die Erstversorgung mitbestimmen. Als zusätzliches Problem kann sich im Laufe der Behandlung die Frage stellen, ob die Fortsetzung der Therapie gerechtfertigt ist, wenn wohl feststeht, daß die Extremität erhalten werden kann, jedoch mit einem weitgehenden Funktionsverlust gerechnet werden muß.

Zusammenfassung

Es kann festgehalten werden, daß die Entscheidung zu grenzwertigen Erhaltungsversuchen schwerstverletzter Extremitäten von einer Vielzahl unterschiedlicher Faktoren beeinflußt wird, denen jeweils verschiedenes Gewicht zukommt. Die richtige Entscheidung zu treffen, wird im Einzelfall oft äußerst schwierig sein. Voraussetzungen für eine richtige Indikationsstellung bilden eine entsprechende Erfahrung des behandelnden Traumatologen und die möglichst rasche Herstellung einer Vertrauensbeziehung zwischen dem Behandler einerseits und dem Patienten und seinen Angehörigen andererseits, da nur auf diesem Wege wichtige gemeinsame Entscheidungen zum Wohle des Patienten getroffen werden können.

Diskussion

Ecke: Ich habe eine Frage an Herrn Tittel: Wie häufig ist dieses Syndrom nach operativen Maßnahmen am Unterschenkel bei Ihnen aufgetreten und wie häufig nach konservativen Maßnahmen?

Tittel: Es sollte nach operativ behandelten Unterschenkelfrakturen deswegen nicht auftreten, weil wir prinzipiell sämtliche Logen eröffnen sollten. Nach konservativen Maßnahmen sind es weniger als 1%, wie in einer Arbeit aus der Klinik Murnau publiziert.

Ecke: Herr Hörster, mich hat überrascht, daß zwei Drittel trotz der Revision spätere Komplikationen haben. Nach den – zwar nicht zusammengestellten – Ergebnissen aus dem eigenen Bereich halte ich die Rate für etwas höher. Was meinen Sie dazu?

Hörster: Als ich die Ergebnisse sah, hielt ich sie für sehr schlecht. Ich war der Meinung: Wenn man relativ frühzeitig operiert, müßte man eigentlich bessere Ergebnisse erzielen können, als wenn man die Revisionen durchführt, wie es den heutigen Prinzipien entspricht. Es scheint so zu sein, daß sie immer noch zu spät kommen, da die Störungen, die auftreten und die für den weiteren Verlauf entscheidend sind, ganz offensichtlich in den allerersten Tagen nach der Primäroperation entstehen. In den Fällen, in denen das einmal eingetreten ist, kommt man auch mit der ausgiebigen Revision zu spät.

Weller: Herr Hörster, ich glaube, das, was Sie am Schluß gesagt haben, ist ganz entscheidend. Das weist auch auf das hin, was Herr Klemm gesagt hat. Ich glaube, wir kommen mit unseren Interventionen bei einer beginnenden Infektion – ob postoperativ oder posttraumatisch, spielt gar keine Rolle – in der Regel zu spät. Ich darf noch einmal darauf hinweisen: Etwa 23% bis 25% sämtlicher Hämatome, die postoperativ auftreten, sind infiziert, d.h. sind superinfiziert. Das ist ein Noteingriff, der nicht erst am nächsten Tag gemacht wird, sondern noch am Abend gemacht werden muß. In dem Moment, da man die ersten Zeichen eines Hämatoms oder einer Rötung sieht, sollte man sofort akut chirurgisch eingreifen. Das wird leider in der Regel nicht gemacht. Das hängt natürlich davon ab, daß man die Wunden laufend überwacht und nicht einfach zugipst und wartet, bis der Eiter herausläuft.

Gotzen: Mir fiel an Ihren Bildern auf, daß Sie ausgedehnte Knochenfreilegungen und Nekrosen hatten. Mich interessiert, ob Sie diese nekrotischen Fragmente bei der Revision entfernen oder was Sie mit ihnen machen.

Hörster: Wir haben histologisch nachweisen können, daß es sich tatsächlich in einer großen Zahl der Fälle um Nekrosen handelt. Wir wissen, daß die Osteocyten etwa zehn bis vierzehn Tage überleben können und dann, wenn sie von der Durchblutung abgeschlossen sind, Nekrosen auch histologisch nachweisbar sind. Wir sind der Meinung: Wenn wir in einem solchen frühen Stadium an den Knochen kommen, müssen wir in jedem Fall diesen Knochen zunächst belassen, es sei denn, daß es sich um ein ausgesprengtes kleines Fragment handelt. Ich habe auf den Bildern zeigen können, daß der Körper eine erhebliche Möglichkeit hat, diese nekrotischen Anteile wieder an die Durchblutung anzuschließen. Die Dränage scheint das Entscheidende zu sein. Dem Knochen muß man die Möglichkeit geben, sich so gut wie möglich zu revitalisieren. Das ist das Entscheidende. Man kann sicher nicht primär, wenn man eine Woche oder vierzehn Tage nach einer solchen Operation derartig ausgedehnte Durchblutungsstörungen feststellt, diesen ganzen Knochen entfernen. Das wäre Wahnsinn.

Ecke: Das ist die Problematik, die in Salzburg ausführlich besprochen wurde. Aber es scheinen doch Gegensätze zu bestehen, denn Herr Klemm hat ja gesagt: Alles, was beteiligt ist, soll herausgenommen werden. Das ist eine Meinung, die ich normalerweise auch vertrete.

Hierholzer: Das ist eine Frage der Größe!

Szyszkowitz: Wir haben in Salzburg darüber gesprochen. Es ist nur eine Frage der Zeit. Bei einer Frühintervention kann man noch zuwarten. Aber nach einem Monat, wenn es schon nekrotisch ist, erholt es sich nicht mehr.

Schauwecker: Mich hat an dem Vortrag ein Dia sehr berührt, und zwar wurde in situ eine Nekrose gezeigt. Zur besseren Demonstration waren sechs Hohmannhebel eingesetzt. Ich stehe nicht allein, wenn ich meine, daß die Hohmannhebel die größten Meuchelmörder für die Durchblutung des Knochens sind. Es ist schon schlimm genug, daß wir Brückenzangen schon bei der ersten Operation brauchen. Herr Klemm hat es vorhin gesagt, und es kam jetzt gerade auch wieder zum Ausdruck: Ich möchte an das erinnern, was Herr Weller immer gesagt hat, daß nämlich in der septischen Knochenchirurgie der heroische Eingriff gefährlich ist und daß in der Tat viele Eingriffe viel besser sind. Dazu gehört auch, daß man den Patienten vorbereitet und ihm nicht mit *einem* sanierenden Eingriff Besserung verspricht, sondern ihm von vornherein sagt, daß der Weg in Etappen verläuft.

Ecke: Wir kommen zu dem Vortrag von Herrn Krimm aus Murnau.

Probst: Ich darf etwas in eigener Sache anfügen: Das, was Herr Schauwecker eben gesagt hat, erklärt unsere hohen sekundären und tertiären Operationszahlen. Es waren ja über 600. Das sind erschreckende Zahlen. Aber die kleinen Schritte sind wirklich wichtig. Ich glaube, auch das, was zum Hohmannhebel gesagt worden ist, hat seine Gründe. Wenn die Osteosynthesen nicht mit ausreichendem Assistenzpersonal ausgeführt werden, müssen eben diese Instrumente herhalten. Es ist früher obsolet gewesen, mit den Händen in der Wunde zu sein, aber manche Fragmente sollte man tatsächlich mit Daumen und Zeigefinger festhalten. Es ist wesentlich schonender, als die vielen, vielen Instrumente in der Wunde stehenzulassen. Das ist ein ganz schweres Erziehungsproblem für unsere Mitarbeiter!

Ecke: Kein Mensch wird natürlich sofort bei einer Wundheilungsstörung den ganzen Knochen herausnehmen. Aber es gibt natürlich auch einen Punkt, wo man von dem schrittweisen Verfahren Abstand nehmen muß. Das sollte man dabei nicht vergessen.

Dann kommen wir zu dem Vortrag von Herrn Klemm. Interessant war, daß er die Prophylaxe der Antibiotica mehr oder weniger abgelehnt hat. Wir tun es auch.

Dann kommen wir zu dem Vortrag von Herrn Fasol.

Vécsei: Ich glaube, es ist schade, daß nach dem Vortrag der Münchner Gruppe mit den mikrochirurgischen Eingriffen keine Diskussion stattfand. Aber irgendwie hat Herr Fasol mit der Falldemonstration eine sehr gerechte Antwort gegeben, nämlich die Beurteilung einer Situation bei einer primär offenen drittgradig schweren Fraktur und der Tatsache, daß man den plastischen Chirurgen Knochen, Haut und Muskel transplantieren läßt in Unkenntnis des Weichteilschadens für die nächsten zwei bis fünf Tage. Ich glaube, das ist ein Dilemma, in dem wir persönlich von Fall zu Fall werden entscheiden müssen. Das wird wahrscheinlich jedes Mal sehr schwer sein.

III. Aufklärung und Dokumentation
(Vorsitz: J. Probst, Murnau)

Präsident W. Düben

Meine sehr geehrten Damen und Herren! Ich begrüße Sie zu unserem III. Hauptthema. Ich glaube und hoffe nicht, daß der geringe Besuch ein Zeichen für die große Aktualität ist. Ich denke, daß sich das innerhalb der nächsten Minuten noch etwas regulieren wird.

Was die Notwendigkeit der sogenannten Einwilligungsaufklärung des Patienten zur Operation anbetrifft, insbesondere wie weit Diagnose, Vor- und Nachteile operativer Eingriffe und Prognose zu erläutern sind, ist bei Juristen und Ärzten im Prinzip klar. Aber auch hier steckt der Teufel im Detail. Über das Wann und das Wieweit bis hin zur Grenze der sogenannten Totalaufklärung bestehen jedoch unterschiedliche Ansichten, die zu überbrücken beide Teile bemüht sein sollten, die aber wahrscheinlich nicht restlos zu klären sind.

Als repräsentative Vertreter ihres Faches heiße ich die Herren Franzki, Laufs und Weissauer in unserem Kreis herzlich willkommen und bedanke mich schon jetzt dafür, daß sie die ihnen angetragenen Referate übernommen haben. Als nächsten wollte ich Herrn Boenisch begrüßen; ich sehe, daß er noch nicht gekommen ist. Wir haben aber auch keine Absage von ihm.

Ich darf nun zunächst Herrn Probst bitten, die Leitung zu übernehmen. Herr Friedebold wird das Rundtischgespräch und die Diskussion moderieren.

Einleitung

J. Probst, Murnau

„Das ärgerlichste Thema zwischen Juristen und Medizinern" hat der Strafrechtler Bockelmann die ärztliche Aufklärungspflicht genannt. Vielen will es scheinen, als hätten Strömungen der neuesten Zeit dieses Thema hochgespült und es gelte diese Flut dorthin zu verweisen, woher sie gekommen. Dem ist aber nicht so. Maßgebliche Entscheidungen zur Aufklärungspflicht stammen bereits aus dem Anfang dieses Jahrhunderts. Und bereits seit daher wogt der Meinungsstreit, der vor nicht allzu langer Zeit als „der kalte Krieg zwischen Juristen und Ärzten" überschrieben wurde. Und erst vor wenigen Wochen erschien ein mit Recht äußerst besorgter Beitrag in einer großen Tageszeitung, gemeinsam verfaßt von einem Chirurgen und einem Juristen, unter dem Titel „Der unheilvolle Weg in die defensive Medizin".

Hefte zur Unfallheilkunde, Heft 153
Zusammengestellt von J. Probst/A. Pannike

In diesen und anderen Überschriften kommt deutlich zum Ausdruck, was unser Ehrenmitglied Wolfgang Perret schon vor einem Vierteljahrhundert gesagt hat: „Würde der Arzt den Versuch machen, das Ausmaß seiner Aufklärung auf das abzustellen, was in den verschiedenen Urteilen gesagt ist, dann wüßte er wirklich nicht, was er nun im einzelnen Fall sagen muß und was nicht."

Das ist auch heute noch der gültige Kern des Problems. Indessen hat sich dieses im Laufe der Zeit vielleicht gerade unter dem Eindruck der rasch aufeinanderfolgenden Fortschritte in der Medizin, vor allem aber in den operativen Fächern und da eben gerade auch in der Unfallchirurgie, gewandelt, weil die aus Wunschdenken und schon erlebter Anspruchserfüllung genährte Überzeugung, alles sei machbar und käuflich, zum bestimmenden Antriebsmotor geworden, der Begriff für unsere schicksalhafte Verletzlichkeit dagegen abhanden gekommen ist.

Doch nicht nur darum geht es, sondern auch und vielleicht sehr vordergründig um die Abwandlung der Aufklärungspflicht zum Auffangtatbestand zugunsten des anders nicht zu realisierenden Schadenersatzanspruches.

Die ärztlicherseits als zunehmend unbefriedigend empfundene Situation erfuhr durch die Rechtsprechung weitere Peiorationen, beispielsweise durch Absenkung der Risikoschwelle auf 1 : 2 000 = 0,05%, so der Bundesgerichtshof, oder die Judikatur zum Zeitpunkt der Aufklärung mit deren Vorverlegung in den prästationären Bereich. Diese Erfahrungen müssen den Arzt in jene Ecke drängen, in der er glaubt, den Anforderungen der Gerichte an die Aufklärungspflicht hinterher laufen zu müssen und jedenfalls vor dem Eingriff nicht sicher sein zu können, was post hoc die Juristen an Aufklärung verlangen.

Fragen der Dokumentation erscheinen unter diesen Aspekten zweitrangig, sind es aber keineswegs, wie das Urteil des Bundesgerichthofes vom 27.6.1978 festgestellt hat. Dieses Urteil ist als Wendemarke im Arzthaftpflichtrecht bezeichnet worden und muß zweifellos als solche aufmerksam beachtet werden.

Bei alledem wäre der Eindruck, die Rechtsprechung sei arztfeindlich oder gar patientenorientiert, unzutreffend. Zutreffend ist hingegen, daß das ärztliche Bedürfnis nach Rechtssicherheit unbefriedigt bleibt, solange das aus der Gesetzeslage sich ergebende Fehlen fester Richtlinien und Maßstäbe für die Aufklärung sich unversehens gegen ihn richten kann. Von der Erfüllung des fürstlichen Leitspruchs „in recto decus" sind wir also noch durchaus entfernt!

Aufklärungspflicht aus juristischer Sicht

H. Franzki, Celle

Die Rechtsprechung zur Aufklärungspflicht beunruhigt die Ärzteschaft wegen ihrer weitreichenden allgemeinen Bedeutung weit mehr als die meist ganz auf den Einzelfall bezogene Rechtsprechung zum Behandlungsfehler. Die Ärzteschaft glaubt, dieser Rechtsprechung mit ihren gelegentlich wohl in der Tat übersteigerten Anforderungen aus guten Gründen

Hefte zur Unfallheilkunde, Heft 153
Zusammengestellt von J. Probst/A. Pannike

den Einwand entgegensetzen zu können, sie gehe von einem falschen Patientenbild aus, überschätze die geistige Aufnahmefähigkeit und psychische Belastbarkeit des Kranken, wirke sich deshalb mitunter geradezu inhuman aus und sei auch in der geforderten Form im Klinik- und Praxisbetrieb unpraktikabel.

Freilich wird diese Rechtsprechung in Ärztekreisen auch vielfach mißverstanden, weil nicht genügend zwischen Diagnose-, Sicherungs- und Eingriffs- oder Risikoaufklärung unterschieden wird und weil auch hier der Leitsatz zu einem Urteil oft nicht genügend in seinem Bezug zum Sachverhalt des Einzelfalles gesehen, sondern zu stark verallgemeinert wird.

Seinen Befund und seine Diagnose braucht der Arzt dem Patienten nur mitzuteilen, wenn der Patient ausdrücklich danach fragt oder wenn erkennbar eine persönliche Entscheidung des Patienten, z.B. eine bevorstehende Eheschließung, Mutterschaft, Berufswahl oder die rechtzeitige Errichtung eines Testaments von der Kenntnis seines Zustandes und der voraussichtlichen künftigen Entwicklung abhängt. Diese Art der Aufklärung hat die Rechtsprechung bisher kaum beschäftigt.

Bei der Sicherungsaufklärung handelt es sich um eine therapeutisch gebotene Aufklärung zur Gefahrenabwehr, um den Patienten – auch nach Abschluß einer Behandlung – zu einer seinem Zustand angepaßten Lebensweise zu veranlassen, für die richtige Einnahme verordneter Medikamente zu sorgen, den Patienten über mögliche Folgen und Nebenwirkungen einer Behandlung zu unterrichten und ihm durch Information über sein Leiden die Dringlichkeit einer gebotenen Behandlung klarzumachen. Dazu kann auch der Hinweis gehören, daß der Patient unmittelbar nach einer Behandlung unter Verabfolgung von Medikamenten kein Kraftfahrzeug mehr benutzen darf, daß er nach Frakturen nicht aufstehen darf, bevor die Belastungsstabilität wiederhergestellt ist, wie er bei Hausbehandlung der Infektionsgefahr bei offenen Wunden entgegenwirken kann und wann er sich zur Nachuntersuchung und weiteren Behandlung wieder vorstellen muß. Bei der Behandlung minderjähriger Patienten ist in diesen Fällen die Unterrichtung der Eltern geboten. Bei der Verletzung dieser Aufklärungspflicht geht es nicht darum, daß dem Patienten sein Selbstbestimmungsrecht genommen wird. Die Verletzung bedeutet vielmehr hier einen Behandlungsfehler, der bei einem Verschulden des Arztes eine Schadensersatzpflicht nach sich ziehen kann.

Ganz anders verhält es sich mit der Eingriffs- oder Risikoaufklärung, die die Rechtsprechung bisher fast ausschließlich beschäftigt. Dabei ist nicht zu verkennen, daß der Vorwurf, der Arzt habe seine Aufklärungspflicht verletzt, in vielen Fällen zum Auffangtatbestand für vermeintliche, aber nicht nachweisbare Behandlungsfehler gemacht wird.

Geradezu typisch ist folgende Prozeßentwicklung: Der Kläger stützt die Klage zunächst auf einen schuldhaften Behandlungsfehler. Der Beklagte verteidigt sich damit, es habe sich um einen so schwierigen und risikobehafteten Eingriff gehandelt, daß aus dem Mißlingen nicht auf eine fehlerhafte Behandlung und schon gar nicht auf ein Verschulden geschlossen werden könne. Wird diese Auffassung auch vom Sachverständigen geteilt, so erhält der Prozeß oft eine neue Wendung. Es kommt zum „Aufklärungsknick“. Nunmehr beruft sich der Kläger nämlich darauf, seine Einwilligung in die Behandlung sei unwirksam, weil er über solche Gefahren nicht genügend aufgeklärt worden sei. Damit kann sich die prozessuale Situation des Arztes erheblich verschlechtern. War eine Aufklärung vor der Einwilligung geboten und hat sie nicht stattgefunden oder kann sie der Arzt nicht beweisen, so kann er den Prozeß einfach wegen rechtswidrigen Eingriffs in die körperliche Integrität des Patienten verlieren, ohne daß es noch darauf ankäme, ob der Eingriff schuldhaft oder auch nur objektiv fehlerhaft war oder nicht.

Eine solche Aufklärung ist grundsätzlich vor allen therapeutischen und diagnostischen Eingriffen in die körperliche Unversehrtheit geboten, sofern der Eingriff von einigem Gewicht ist und nicht davon ausgegangen werden kann, daß die Bedeutung und die Folgen des Eingriffs dem Patienten ohnehin schon bekannt sind. Die Aufklärung bezweckt, dem Patienten die sinnvolle Ausübung seines von der Verfassung gewährleisteten Selbstbestimmungsrechts zu ermöglichen. Der Patient soll nicht nur Objekt der Behandlung sein, sondern als Subjekt und Partner des Behandlungsvertrages mitentscheiden können, ob er sich dem empfohlenen Eingriff überhaupt unterziehen, dabei gewisse Risiken eingehen, einer weniger risikobehafteten Behandlungsalternative den Vorzug geben oder ganz unbehandelt bleiben will. Er soll auch das Recht ausüben können, die Diagnose und einen Therapievorschlag durch einen anderen Arzt überprüfen oder den Eingriff durch einen anderen Arzt oder in einer anderen Klinik mit größerem Spezialwissen ausführen zu lassen.

Indessen sollte die Aufklärung nicht nur aus der Sicht des Patienten gesehen werden. Der Chirurg Professor Dr. Schreiber hat hierzu ausgeführt:[1]

Aufklärung ist obligater Teil ärztlicher Diagnose und Therapie. Sie ist ein Brückenteil ärztlichen Verbundes sowie Spiegelbild menschlichen Respekts und damit Fundament eines tragfähigen Vertrauens. Aufklärung erfolgt nicht unter dem Druck haftpflichtrechtlicher Konsequenzen, sondern aus dem Selbstverständnis ärztlicher Arbeit . . . Aufklärung muß auch als ein dem Arzt zustehendes Recht verstanden werden; es ermöglicht ihm, die Verantwortung mit dem Kranken zu teilen.

Im einzelnen hat die Rechtsprechung folgende Grundsätze entwickelt: Der Patient ist in großen Zügen über Art, Dringlichkeit, Tragweite und Risiken des vorgeschlagenen Eingriffs sowie über mögliche Alternativen zu informieren, nicht dagegen über Einzelheiten wie Ausführung und Dauer der Operation sowie Art und Größe einer (nicht entstellenden) Operationswunde, ferner nicht über unwesentliche oder vorübergehende Nebenfolgen oder allgemein bekannte Gefahren.

Verständlicherweise würde es die Ärzteschaft begrüßen, wenn die Rechtsprechung gerade in bezug auf die Komplikationshäufigkeit eine klare Grenze zöge. Indessen haben die Gerichte es stets vermieden, sich auf bestimmte Prozentsätze einer Komplikationshäufigkeit festzulegen, bei denen generell eine Aufklärungspflicht zu bejahen wäre. Denn bei denkbaren Komplikationen ist zunächst einmal zu berücksichtigen, welche Bedeutung sie gerade für diesen Patienten nach seinem Alter, Geschlecht und Beruf haben können. Maßgebend ist ferner nicht die allgemeine Statistik der Komplikationsdichte, sondern was bei der Konstitution und dem Krankheitsbild des jeweiligen Patienten und dem Können und Erfahrungsstand des jeweiligen Arztes oder der einzelnen Klinik an Komplikationen zu befürchten ist. Der Umfang der Aufklärung ist ferner umgekehrt proportional zur Dringlichkeit des Eingriffs. Je unausweichlicher der Eingriff ist, desto geringer ist der Umfang der Aufklärungspflicht. Wo der Eingriff nur zweckmäßig, nur zur Linderung des Leidens geeignet ist, wo verschiedene Möglichkeiten zur Wahl stehen, geht die Aufklärungspflicht erheblich weiter. Gerade wegen der Dringlichkeit des Eingriffs hat deshalb die Aufklärungspflicht in der Unfallchirurgie die Gerichte bisher nur selten beschäftigt. Trotzdem wäre es ein gefährlicher Trugschluß, etwa annehmen zu wollen, daß die Aufklärungspflicht hier ganz vernachlässigt werden könnte. Wo es zum Beispiel ernsthafte Behandlungsalternativen wie die Wahl zwischen der konservativen und der operativen Methode bei Knochenbrüchen gibt, sind diese Methoden mit ihren Vor- und Nach-

---

1 Beilage zu Mitteilungen der Deutschen Gesellschaft für Chirurgie, Heft 2/1980

teilen mit dem Patienten zu erörtern. Dasselbe gilt für Nachbehandlungen, die nicht unter besonderem Zeitdruck stehen, für Gelenkversteifungen und insbesondere für den Entschluß, Gliedmaßen zu amputieren. Ein solcher Entschluß darf niemals in die Tat umgesetzt werden, ohne daß ein ansprechbarer Patient zuvor über die Notwendigkeit, die Risiken und Folgen dieses weitreichenden Eingriffs aufgeklärt worden ist und hierauf seine Einwilligung erteilt hat.

Erheblich weiter als bei dringend indizierten therapeutischen Eingriffen geht die Aufklärungspflicht bei diagnostischen Eingriffen oder gar solchen, die vorwiegend wissenschaftliche Neugier befriedigen sollen, am weitesten bei medizinisch nicht indizierten kosmetischen Operationen.

Aufzuklären ist nach der Rechtsprechung auch über seltene, aber typische und dazu schwerwiegende Komplikationen, deren Kenntnis bei Laien nicht vorausgesetzt werden kann. Wo es z.B. im Zusammenhang mit dem Eingriff zu einer schwerwiegenden und möglicherweise irreversiblen Nervverletzung kommen kann, hat der Bundesgerichtshof selbst bei einer Komplikationshäufigkeit von nur 1 : 2 000 eine Aufklärungspflicht bejaht. Dagegen ist keine Aufklärung über Komplikationen geboten, die auf vermeidbaren Fehlern des Arztes beruhen, weil die Einwilligung einen schuldhaft fehlerhaften Eingriff des Arztes nie zu rechtfertigen vermag.

Eine Aufklärung ist ferner stets geboten, wo der Arzt eine neue Behandlung mit noch unübersehbaren Risiken erproben will, weil die herkömmliche keinen hinreichenden Erfolg gehabt hat oder verspricht. Andererseits muß er auch dort aufklären, wo er an einer hergebrachten Behandlungsmethode festhalten will, wenn er sich dabei über gewichtige Stimmen in seinen Fachkreisen hinwegsetzt, die auf Gefahren dieser Methode hinweisen.

Ist die Diagnose unsicher und der Umfang des Eingriffs vorher nicht abzuschätzen, sind die möglichen Eventualitäten mit dem Patienten zu besprechen. Vorsorglich ist eine möglichst weitgehende Einwilligung auch für einen geänderten oder erweiterten Eingriff einzuholen. Andernfalls muß der Eingriff abgebrochen werden, um die weitergehende Einwilligung einzuholen, es sei denn, die Fortsetzung des Eingriffs duldet keinen Aufschub oder sie kann als durch den mutmaßlichen Willen des Patienten gedeckt angesehen werden, weil es eine vernünftige Behandlungsalternative nicht gibt.

Das Aufklärungsgespräch muß auf den Bildungsgrad und die Aufnahmefähigkeit des Patienten in seiner besonderen psychischen Situation abgestellt sein. Merkzettel, Broschüren und vorgedruckte Hinweise auf dem Einwilligungsformular genügen allenfalls bei Standardoperationen und leicht beschreibbaren Risiken. Sie können sonst meist nur eine Basisinformation geben und das individuelle Aufklärungsgespräch nicht ersetzen. Bei diesem Gespräch kann jedoch dem Patienten die Last zufallen, auch seinerseits durch Fragen auf eine Vervollständigung der Aufklärung hinzuwirken.

Es ist nicht notwendig, daß das Aufklärungsgespräch derselbe Arzt führt, der den Eingriff vornimmt. Es kann einem anderen Arzt als dem Operateur übertragen werden; ebenso kann auch der Chirurg die Aufklärung über das Narkoserisiko mitübernehmen. Niemals darf die Aufklärung jedoch dem nachgeordneten medizinischen Personal, also Schwestern, Pflegern oder Sprechstundenhilfen überlassen werden, weil dieser Personenkreis auf Rückfragen des Patienten keine medizinisch fundierte Auskunft geben könnte. Auch der Arzt, der selbst nicht den Eingriff ausführt, jedoch zuvor die Aufklärung übernommen hatte und sie unvollständig erteilt, kann zum Schadenersatz verpflichtet sein.

Die Aufklärung soll zur rechten Zeit stattfinden. Wo der Eingriff nicht dringlich ist, soll dem Patienten also die Möglichkeit belassen werden, seine Entscheidung in Ruhe zu bedenken, sie mit Angehörigen zu besprechen und notfalls auch noch einen anderen Arzt zu konsultieren.

Daß die Aufklärung die Stimmung oder das Allgemeinbefinden eines ängstlichen oder psychisch labilen Patienten nachteilig beeinflussen kann, ist zwar für ihren Zeitpunkt und die möglichst schonende Art des Gesprächs bedeutsam, entbindet aber nicht schlechthin von der Aufklärungspflicht. Selbst Krebsdiagnosen unterfallen nach der Rechtsprechung z.B. schon wegen der vom Patienten mitzuentscheidenden Wahl zwischen einer Exstirpation und einer risikobehafteten Bestrahlung grundsätzlich der Aufklärungspflicht. Nur wenn die Aufklärung ernste Gefahren für den Zustand des Patienten heraufbeschwören würde, sein Lebens- und Genesungswille entscheidend geschwächt werden könnte, kann von der Aufklärung ganz abgesehen werden. In diesem Falle ist jedoch eine Unterrichtung der nächsten Angehörigen, soweit ihnen die Aufklärung zumutbar ist, sowie ein Vermerk in den Krankenpapieren empfehlenswert, daß bewußt von der Aufklärung abgesehen wurde.

Die Aufklärung kann entfallen, wenn der Patient erkennbar auf sie verzichtet und die Entscheidung vertrauensvoll dem Arzt überläßt, wenn er selbst über genügende medizinische Kenntnisse verfügt oder sich von einem vorbehandelnden Arzt oder auf Grund früherer Behandlung als bereits genügend aufgeklärt erweist.

Die Aufklärung kann ferner entfallen, wenn der bedrohliche Zustand des Patienten einen sofortigen Eingriff erfordert.

Dagegen ist allgemeine Zeitnot im hektischen Betrieb des Krankenhauses oder der Sprechstunde nicht als ausreichender Grund anzuerkennen, von einer an sich gebotenen Aufklärung abzusehen.

Verweigert der Patient nach Aufklärung und trotz dringlichen Rates seine Einwilligung in einen Eingriff, so ist der Arzt – vorbehaltlich besonderer gesetzlicher Vorschriften (z.B. nach dem Bundesseuchengesetz) – hieran gebunden, mag er aus seiner Sicht die Entscheidung des Patienten auch für noch so unvernünftig halten. Dies gilt auch für die Verweigerung einer Bluttransfusion aus weltanschaulichen Gründen, z.B. durch Zeugen Jehovas.

In einem Urteil des Bundesgerichtshofs vom 28.11.1957 heißt es wörtlich:[2]

Das in Art. 2 Abs. 2 Satz 1 des Grundgesetzes gewährleistete Recht auf körperliche Unversehrtheit fordert auch bei einem Menschen Berücksichtigung, der es ablehnt, seine körperliche Unversehrtheit selbst dann preiszugeben, wenn er dadurch von einem lebensgefährlichen Leiden befreit wird. Niemand darf sich zum Richter in der Frage aufwerfen, unter welchen Umständen ein anderer vernünftigerweise bereit sein sollte, seine körperliche Unversehrtheit zu opfern, um dadurch wieder gesund zu werden. Diese Richtlinie ist auch für den Arzt verbindlich. Zwar ist es sein vornehmstes Recht und seine wesentlichste Pflicht, den kranken Menschen nach Möglichkeit von seinem Leiden zu heilen. Dieses Recht und diese Pflicht finden aber in dem grundsätzlich freien Selbstbestimmungsrecht des Menschen über seinen Körper ihre Grenze. Es wäre ein rechtswidriger Eingriff in die Freiheit und Würde der menschlichen Persönlichkeit, wenn ein Arzt – und sei es auch aus medizinisch berechtigten Gründen – eigenmächtig und selbstherrlich eine folgenschwere Operation bei einem Kranken, dessen Meinung rechtzeitig eingeholt werden kann, ohne dessen vorherige Billigung vornähme. Denn ein selbst lebensgefährlich Kranker kann triftige und sowohl menschlich wie sittlich achtenswerte Gründe haben, eine Operation abzulehnen, auch wenn er durch sie und nur durch sie von seinem Leiden befreit werden könnte.

Diese Rechtsprechung, die die Hilfeleistungspflicht auch in kritischen Situationen zurücktreten läßt hinter dem Respekt vor dem Selbstbestimmungsrecht des Patienten, gipfelt in

2 Neue Juristische Wochenschrift 1958, S 267

der vielen Ärzten nur schwer verständlich zu machenden Konsequenz: „Non salus, sed voluntas aegroti suprema lex." Um den Willen des Patienten nach Möglichkeit mit seinem Wohl in Einklang zu bringen, heißt es jedoch in einem anderen Urteil des Bundesgerichtshofs vom 16.12.1953 wie folgt:[3]

Gerade weil ein Arzt grundsätzlich gegen den erklärten Willen des Patienten zu Eingriffen in dessen körperliche Integrität nicht berechtigt ist, gehört es zu den besonders bedeutungsvollen Berufspflichten jedes Arztes, wenn er erkennt, daß bestimmte ärztliche Maßnahmen erforderlich sind, um drohende Gesundheitsschäden von dem Patienten abzuwenden, diesen mit aller Eindringlichkeit auf die Notwendigkeit der Behandlung hinzuweisen und alles nach der Sachlage Gebotene zu unternehmen, damit der Patient seine Weigerung aufgibt und seine Einwilligung zu den notwendigen ärztlichen Eingriffen erteilt.

Gelingt es dem Arzt gleichwohl nicht, die Einwilligung zu erlangen, so sind ihm die Hände gebunden. In diesem Falle ist ihm dringend zu empfehlen, sich die Weigerung von dem Patienten unterschriftlich bestätigen zu lassen oder einen Zeugen zu dem vergeblichen Aufklärungsgespräch zuzuziehen und über dessen Ergebnis sofort einen Vermerk in den Krankenpapieren niederzulegen.

Die Wirksamkeit der Einwilligung setzt Verstandesreife, nicht notwendig Volljährigkeit voraus. Nach Herabsetzung des Volljährigkeitsalters auf 18 Jahre sollte jedoch bei aufschiebbaren größeren Eingriffen vorsorglich stets die Einwillung beider Elternteile eingeholt werden. Noch nicht höchstrichterlich geklärt ist die Frage, ob der Eingriff nicht trotz Einwilligung der Eltern unterbleiben muß, wenn der hinreichend verstandesreife Minderjährige ihm widerspricht. Wahrscheinlich dürfte diese Frage zu bejahen sein.

Bei bewußtlosen oder willensunfähigen Patienten muß die Einwilligung eines gesetzlichen Vertreters, also der Eltern, des Vormunds oder eines notfalls auf telefonischem Wege vom Amtsgericht zu bestellenden Pflegers eingeholt werden. Ist in Gefahrenlagen, z.B. nach einem schweren Unfall, die Einwilligung weder vom Patienten selbst noch seinem gesetzlichen Vertreter rechtzeitig zu erlangen, so tritt die vermutete Einwilligung an die Stelle der ausdrücklichen. Sie ist anzunehmen, wenn der Eingriff dem mutmaßlichen Willen des Patienten entspricht. Zu dessen Erforschung kann eine Rückfrage bei den nächsten Angehörigen ratsam sein, sofern sie schnell genug erreichbar sind.

Bestreitet der Patient die Aufklärung oder die Einwilligung, so muß der Arzt sie beweisen. Der Arzt ist auch beweispflichtig für seine Behauptung, der Patient habe auf eine Aufklärung ganz verzichtet.

Schriftliche Einwilligungen, aus denen sich nicht ergibt, worüber zuvor aufgeklärt worden ist und in was für einen Eingriff der Patient eingewilligt hat, sind meist wertlos. Am leichtesten ist die Beweisführung für den Arzt, wenn er eine von dem Patienten unterzeichnete Urkunde vorlegen kann, aus der sich sowohl der Inhalt der Aufklärung als auch der Eingriff, in den der Patient eingewilligt hat, genügend deutlich ergeben. Dagegen lehrt die Erfahrung, daß dritte Personen, z.B. Assistenzärzte oder Schwestern, die der Arzt zu dem Aufklärungsgespräch zugezogen hat, meist keine genügend zuverlässige Erinnerung mehr haben, wenn sie nach Jahr und Tag als Zeugen vor Gericht den Inhalt des Aufklärungsgespräches wiedergeben sollen.

Stehen dem Arzt solche Beweismittel nicht zur Verfügung, so kann es seine Beweisführung jedenfalls erheblich erleichtern, wenn er zu unverdächtiger Zeit in einem sorgfältig geführten Krankenblatt vermerkt hat, worüber er aufgeklärt hat und daß der Patient eingewilligt hat. Aus diesem Grunde sollte in den Krankenpapieren eine Spalte „Zeit-

3 LM Nachschlagewerk des Bundesgerichtshofs Nr. 9 zu § 823 (Aa) BGB

punkt und Inhalt des Aufklärungsgesprächs" vorgesehen sein, auf deren sorgfältige Ausfüllung und Unterzeichnung durch den verantwortlichen Arzt zu achten ist.

Es gehört im übrigen zu einer ordnungsmäßigen Klinikorganisation, daß die Ärzte durch Belehrung, besser noch durch eine schriftliche Dienstanweisung über die allgemeinen Grundsätze der Aufklärungspflicht unterrichtet werden und daß deren Beachtung stichprobenweise auch kontrolliert wird.

In ihren Grundzügen wird man dieser Rechtsprechung sicher zustimmen können. Auch die Ärzteschaft selbst erkennt heute vom Prinzip her die Aufklärungspflicht an, obwohl man immer wieder überrascht ist, wie häufig diese Pflicht auch in eindeutigen Fällen verletzt wird. Nachdrücklich wenden sich die Ärzte jedoch dagegen, daß die Grenzen der Aufklärungspflicht allzu weit gestreckt werden und daß das therapeutische Privileg zu wenig Anerkennung findet. In der Tat zeichnen sich manche Urteile durch übertriebene Anforderungen an den Arzt und eine bemerkenswerte Realitätsferne aus. Zwar hat die Rechtsprechung des Bundesgerichtshofs den „verständigen Patienten" zum Maßstab gemacht. Das bedeutet, daß nur über solche Folgen und Risiken aufzuklären sein soll, von deren Kenntnis ein verständiger Patient seine Einwilligung in die Behandlung abhängig machen würde. Aber die kaum noch überschaubare Kasuistik zeigt ein so uneinheitliches Bild, daß heute kein Jurist mehr in der Lage wäre, zuverlässig dem Arzt im voraus zu sagen, wie weit er mit seiner Aufklärung gehen muß, sind doch selbst Risiken, deren Eintritt mit einer statistischen Wahrscheinlichkeit von weit unter 1‰ zu erwarten ist, als aufklärungspflichtig bezeichnet worden. Im übrigen wird wohl allzu wenig bedacht, daß auch der sog. verständige Patient ein Mensch ist, der in seinem psychosomatischen Zustand aus dem Gleichgewicht geraten ist, Hilfe und Zuwendung von seinem Arzt erwartet, auf Heilung hofft und dabei oft genug den Gedanken an eine Erfolglosigkeit der Behandlung oder gar Verschlimmerung seines Leidens aus dem Bewußtsein verdrängt.

Aber selbst der die Aufklärung noch halbwegs begrenzende Maßstab des „verständigen Patienten" drohte verloren zu gehen, als sich vor einem Jahr das Bundesverfassungsgericht mit den Grenzen der Aufklärungspflicht befaßte. Dabei hat immerhin eine Minderheit von drei Richtern in einem Sondervotum den Standpunkt vertreten, niemandem dürfe von Verfassungs wegen zugemutet werden, nach den Maßstäben Dritter vernünftig zu sein. Dann aber müßte der Arzt bei seiner Aufklärung prophylaktisch und phantasievoll darauf abstellen, was selbst der neugierigste, ängstlichste, mißtrauischste, vielleicht aber auch psychisch belastbarste Patient an noch so fernliegenden Risiken alles wissen möchte. Liegt dieser Auffassung nicht ein wirklichkeitsfremdes Bild von einem quasi „verfassungskonformen Patienten" zugrunde, der auch in den Grenzsituationen seines Lebens noch von seinem Selbstbestimmungsrecht einen rationalen Gebrauch zu machen versteht und dabei auch der grausamsten Wahrheit gewachsen ist? Man kann nicht nur im Interesse der Ärzte, sondern auch der Patienten dafür dankbar sein, daß sich diese Auffassung im Bundesverfassungsgericht nicht durchgesetzt hat. Andernfalls wäre wirklich die Total- und Brutalaufklärung über sämtliche nur denkbaren Risiken in Gestalt von umfangreichen Merkblättern und Broschüren die Folge. Schon heute sind solche Informationsschriften im Gebrauch. Doch wer wollte bezweifeln, daß sie oft nicht so sehr dem wirklichen Informationsbedürfnis des Patienten als vielmehr dem Freizeichnungsbedürfnis des Arztes Rechnung tragen sollen, der in der Tat in die größte Beweisnot gebracht wird, wenn der Patient später den Inhalt des Aufklärungsgespräches bestreitet und nun der Arzt nach Jahr und Tag noch dessen Einzelheiten beweisen soll.

Auch die Rechtsprechung sollte erkennen, daß sie keiner Entwicklung Vorschub leisten darf, bei der sich der Arzt in seinem Verhalten mehr von der Sorge vor seiner Haftung als von dem Wohle des Patienten leiten läßt.

Die Aufklärungspflicht aus ärztlicher Sicht

H. Kuhlendahl, Düsseldorf

Am besten setze ich an den Anfang die Feststellungen zweier in der Rechtsprechung tätiger Juristen und ein Zitat aus einem neueren Urteil des Bundesgerichtshofes (BGH). Zunächst der Münchener Vorsitzende Richter Hans Putzo: „Die *Selbstbestimmungsaufklärung* ist in den letzten 30 Jahren wichtigster Gegenstand von Rechtsentwicklung und Rechtsprechung in der Arzthaftung geworden, zugleich für den Arzt ein brennendes Problem", und Putzo stellt dann weiter fest, daß „auch in der Rechtswissenschaft keine einhellige Meinung über Inhalt, Umfang und Folgen besteht." Dem sei – ergänzend oder im Kontrast, wie man's nimmt – folgende Äußerung des Bundesrichters Walter Dunz vom 6. Senat des BGH, welcher maßgeblich die Rechtsprechung in der Arzthaftung bestimmt, angefügt: „Eine Behandlung, die nicht durch Einwilligung gedeckt ist, macht den Arzt ersatzpflichtig. An dieser *harten Folge* hält die Rechtsprechung des BGH auch weiterhin im Interesse der vorrangigen Selbstbestimmung der Patienten fest."

In einem Urteil vom 22. Januar dieses Jahres hat der BGH die Selbstbestimmung – wie in ähnlichem Wortlaut immer wieder – so charakterisiert: „Der Anspruch des Patienten auf eine angemessene Aufklärung über die Gefahren des Eingriffs, in den er einwilligen soll, ist Ausfluß des Selbstbestimmungsrechts über seine Person. Er soll ihn davor schützen, daß sich der Arzt *ein ihm nicht zustehendes Bevormundungsrecht anmaßt,* und auch sein Recht gewährleistet, bezüglich seines Körpers und seiner Gesundheit wissentlich sogar Entscheidungen zu treffen, die nach allgemeiner oder wenigstens herrschender ärztlicher Meinung verfehlt sind."

Die von Dunz so genannte „harte Folge" stellt den eigentlichen Kern der Problematik dar. Seit über zwei Jahrzehnten macht die höchstrichterliche Rechtsprechung uns Ärzten pausenlos zum Vorwurf, der Selbstbestimmung als einem grundgesetzlich verankerten Persönlichkeitsrecht nicht die gebührende Achtung zu erweisen, sondern eigenmächtig die Patienten bevormunden zu wollen. Sie erreicht damit, daß die Ärzte die Aufklärung der Patienten allmählich nur noch aus dem Blickwinkel einer immer dringenderen *juristischen Absicherung* gegen Entschädigungsansprüche betrachten und handhaben, wodurch die Aufklärung ihren eigentlichen, ärztlichen Sinn verliert. Denn jeder Arzt weiß allmählich, daß der – zwar nicht gegen den Willen des Patienten ausgeführte, aber nicht durch vorherige Aufklärung des Patienten gedeckte – ärztliche Eingriff eine Körperverletzung darstellt, die einen Entschädigungsanspruch auslöst.

Man könnte der Rechtsprechung entgegenhalten, daß sie mit der immer wiederholten pathetischen Berufung auf die Freiheit der Selbstbestimmung als „zum ureigensten Bereich

Hefte zur Unfallheilkunde, Heft 153
Zusammengestellt von J. Probst/A. Pannike

der Personalität des Menschen gehörig" (BVerfG 25.7.79) über das Aufklärungsdelikt ein Verschulden konstruiert, wo eigentlich keine Schuld ist, und oft genug – um es einmal hart zu sagen – nur das platte Streben nach Entschädigungsgewinn zudeckt.

Aber stellen wir doch zunächst einmal klar, daß wir Ärzte auf dem Boden der Standesethik grundsätzlich von dem Recht des Patienten zur eigenen Entscheidung ausgehen und daß die Aufklärung integraler Bestandteil des Patient-Arzt-Verhältnisses ist.

Natürlich wissen wir auch, wie im *Prinzip* (!) die richtige, die rechtswirksame, d.h. den Arzt entlastende Aufklärung gehandhabt werden soll. In mehr oder weniger allgemein oder abstrakt formulierten Grundsätzen hat das die höchstrichterliche Rechtsprechung immer wieder festzulegen versucht. Wenn es trotzdem in praxi vielfach nicht so läuft, liegt das gewiß nicht am bösen Willen, auch nicht an der Unbelehrbarkeit und auch nicht an der generellen Nachlässigkeit der Ärzte, wie der BGH zu glauben scheint, sondern vor allem an der von Richter Putzo herausgestellten Unsicherheit über Inhalt und Umfang einer juristisch entlastenden *Einwilligungsaufklärung*. Nur um diese geht es hier.

Wenn also grundsätzliche Übereinstimmung hinsichtlich der Notwendigkeit der Aufklärung des Patienten besteht: Worin ist dann der tiefgreifende Dissens zwischen Ärzten und Juristen begründet, und welches sind die Ursachen für die nun schon länger als zwei Jahrzehnte andauernde Auseinandersetzung zwischen den Ärzten und der Rechtsprechung, von der Bundesrichter Dunz als von einer „emotional aufgeheizten Diskussion" spricht? Im Wesentlichen sind es zwei Gründe: Einmal das unterschiedliche Verständnis vom Wesen der (nicht vom Recht auf) Selbstbestimmung des Patienten und zum andern die aufdringliche, vom BGH penetrant begünstigte Tatsache, daß die Aufklärungspflichtverletzung längst zum „Aufhänger" oder Auffangtatbestand für das Entschädigungsbegehren nach mißlungenen (oder auch nur erfolglosen) ärztlichen Maßnahmen, ja gelegentlich auch nur bei Unzufriedenheit des Patienten gemacht worden ist; daß die Aufklärungspflicht als „Instrument zur Risikoüberwälzung" (so der Göttinger Jurist H.-L. Schreiber) mißbraucht wird. Zutreffend wird auch von „Surrogathaftung für nicht bewiesene Behandlungsfehler" gesprochen. Die emotionale Aufheizung hat also ihre Gründe! Der BHG wird aber nicht müde, unablässig das „unabdingbare" Selbstbestimmungsrecht als oberste Maxime herauszustellen.

Wenn nun auch nicht abgeleugnet werden soll, daß es mit der Handhabung der Aufklärung, die die Rechtsprechung dem Arzt als *'Vertragspflicht'* auferlegt, nicht immer und überall zum besten steht, können wir Ärzte es trotzdem nicht einfach hinnehmen, daß – vor allem bei nicht verschuldetem Mißlingen eines Eingriffs – auf das Aufklärungsdelikt als „Instrument der Risikoüberwälzung" ausgewichen und eine Entschädigung (mit möglichst hohem Schmerzensgeld, natürlich) gewissermaßen durch die Hintertür erlangt wird, wobei es prinzipiell unwichtig ist, ob die Behandlung kunstgerecht oder fehlerhaft, erfolgreich oder erfolglos war.

Die systematische „Verlagerung des Behandlungsrisikos" (H.-L. Schreiber) vom Behandlungsfehler, der eben schwieriger nachzuweisen ist, auf die Aufklärungspflichtverletzung muß dem Arzt unverständlich bleiben. Geht es doch in der großen Mehrzahl der Fälle darum, daß für den eingetretenen Schaden tatsächlich kein schuldhafter Behandlungsfehler ursächlich ist oder zumindest die Vermeidbarkeit des Schadens im problematischen Bereich liegt. Dann eben ist das Ausweichen auf die Surrogathaftung für Aufklärungsdelikt so bequem.

Dabei gibt der BGH durchaus zu, daß mit der Aufklärungsrüge „sehr viel Mißbrauch getrieben" wird. In einem recht bemerkenswerten Urteil aus jüngerer Zeit (18.5.1979) hat der BGH auch von dem „Spannungsverhältnis zwischen den beiden Grundsätzen" gesprochen, „einerseits dem unabdingbaren Selbstbestimmungsrecht des Patienten, das nur bei genügender Aufklärung gewahrt werden kann, und andererseits der Erkenntnis, daß nachträgliche Aufklärungsrügen nicht zum bloßen Vorwand werden dürfen, um das Risiko unvermeidlicher Fehlschläge auf Arzt oder Krankenhausträger zu überbürden". Nun, von einem „Spannungsverhältnis" kann doch hier wirklich nicht gesprochen werden. Das eine ist einfach der Mißbrauch des anderen.

Daß die große Mehrzahl der Entscheidungen der Obergerichte und des BGH aus ärztlicher Sicht mehr oder weniger ungerecht erscheinen müssen, liegt daran, daß

1. die Rechtsprechung auch nach Auffassung namhafter Rechtswissenschaftler einerseits ein unrealistisches, überzogenes Verständnis des Selbstbestimmungsrechts des kranken Menschen zugrunde legt, und
2. demzufolge die Anforderungen an die Einwilligungsaufklärung überzieht; daß es
3. andererseits der Rechtsprechung nicht gelingt, den Ärzten die Unsicherheit über den – nach juristischer Auffassung erforderlichen – Inhalt und Umfang der Aufklärung zu nehmen, und daß schließlich
4. eine erhebliche Widersprüchlichkeit in verschiedenen Urteilsbegründungen, auch des BGH, offenliegt.

Mit den genannten vier problematischen Sachverhalten: dem unrealistischen Verständnis von der Selbstbestimmung des kranken Menschen, den überzogenen Anforderungen, der Unsicherheit über den ex post geforderten Aufklärungsinhalt und -umfang und schließlich der Widersprüchlichkeit habe ich mich nun auseinanderzusetzen.

Eckstein der Problematik ist die „Risiko-Aufklärung". Es geht also zunächst um die Frage, ob die Rechtsprechung nicht mit der Verabsolutierung der Selbstbestimmung (als Ausfluß des Rechts auf Achtung und Schutz der Würde und der Freiheit des Menschen – so BVerfG 25.7.1979) die Realität des *kranken* Menschen und der *besonderen Patient-Arzt-Beziehung* verkennt; ob die Rechtsprechung hier nicht eine ideologische Bastion aufgebaut hat, die vor allem die *unberechtigte* Risikoüberwälzung begünstigt. Zunächst besteht in der Beziehung zwischen Arzt und Patient ein *Ungleichgewicht* infolge der einseitigen Sachkompetenz, die notwendig dazu führen muß, daß die Selbstbestimmung an Unbedingheit einbüßt. Zwar heißt es in dem Sondervotum zu dem wegen der abweichenden Meinung von vier Richtern bekanntgewordenen Urteil des BVerfG vom 25.7.79: „Verfehlt wäre es, dem Kranken oder Gebrechlichen, weil seine Gesundheit oder sein Körper bereits versehrt seien, nur ein vermindertes Maß an Selbstbestimmungsrecht zuzusprechen". Es geht auch nicht um eine *Minderung* des Selbstbestimmungsrechts, aber um eine Relativierung durch die psychologische Situation des kranken Menschen. Der Kranke ist – wie es Wachsmuth und Schreiber kürzlich ausgedrückt haben – nicht im psychosomatischen Gleichgewicht. Wenn dadurch zwar das Selbstbestimmungsrecht *nicht reduziert* wird, so verändert es sich doch qualitativ in Bezug auf die Art und Weise seiner Wahrnehmung. Wer nicht wahrhaben will, daß besonders im chirurgischen Bereich, in dem stets das Menschlich-Existentielle den Hintergrund bildet (durchaus auch bei nicht schwerwiegenden oder gar lebensbedrohenden Krankheiten), stets Irrationales mit im Spiel ist, der denkt und urteilt zu vordergründig und aus einer unrealistischen Perspektive. Das ist auch jenen vier Richtern des BVerfG vorzuhalten. Damit soll die Patient-Arzt-Beziehung nicht in eine pathetische Dimension gehoben werden, noch soll der Hinweis auf das Ungleichgewicht und die Relativierung der Selbstbestimmung als Feigenblatt für ärztliche Eigenmacht dienen. Im Nachhinein freilich wird das Irrationale in der Patient-Arzt-Beziehung bald wesenlos und verschwindet allzuschnell aus dem Bewußtsein des mit einem Mißerfolg ärztlichen Handelns belasteten – oder auch nur unzufriedenen – Patienten.

Aus ärztlicher Sicht muß auch immer wieder mit Nachdruck darauf hingewiesen werden, daß mit der überzogenen Herausstellung und Verabsolutierung des Selbstbestimmungsrechts und der systematischen Risikoüberwälzung mehr und mehr zur Arrosion der Vertrauensgrundlage in der Patient-Arzt-Beziehung beigetragen wird. Zwar heißt es – durchaus zu Recht – in der schon genannten „Abweichenden Stellungnahme" der vier Richter des BVerfG an anderer Stelle: „Vertrauen kann nicht einseitig gefordert werden". Die Rechtsprechung muß sich dennoch fragen lassen, ob es verantwortet werden kann, daß mit der Begünstigung der 'Surrogathaftung' unweigerlich Vertrauen abgebaut und zugleich das tägliche ärztliche, vor allem das chirurgische Handeln mehr und mehr unter das Damoklesschwert drohender Entschädigungsansprüche gerät. Entschädigung läßt sich ja nicht so schwer in Gewinn ummanipulieren. „Das Recht auf Entschädigung steht und fällt mit der Pflicht, diese Entschädigung nicht in Beute oder Gewinn zu verwandeln" – so der spanische Medizinhistoriker und Medizin-Soziologe Lain Entralgo. Wie sehr sollte das auch die Rechtsprechung im Ohr haben!

In diesem Zusammenhang kommen wir zwangsläufig zu einen anderen Aspekt der Problematik. Die Risikoüberwälzung auf die so viel leichter manipulierbare Aufklärungspflichtverletzung unterminiert auch das *Risikobewußtsein als einer notwendigen Voraussetzung der Lebensbewältigung überhaupt.* Es ist zwar allgemeine Zeittendenz, das individuelle Risikobewußtsein seiner existentiellen Bedeutung zu entkleiden. Im ärztlichen Bereich bzw. beim kranken Menschen geht es aber ohne ein solches Risikobewußtsein gar nicht. Gerade hier darf man nicht so tun, als ließe sich den existentiellen Risiken, wenn man sie nur kennt, ausweichen. Es besteht ein notwendiges Spannungsverhältnis zwischen Risikobewußtsein und Vertrauensfähigkeit, das im Patient-Arzt-Verhältnis einen zentralen Punkt einnimmt (oder einnehmen sollte). Nun könnte man freilich entgegenhalten, daß der BGH ja gerade das Risikobewußtsein beim Patienten stärken wolle mit der unentwegten Betonung der Pflicht zur Risikoaufklärung. Doch der Effekt ist hier gerade gegenteilig. Es ist das allgemeine, das unbestimmte Risiko, das den Menschen in seiner Lebensbewältigung fordert und welches mit keiner Riskoaufklärung, sei sie noch so weit getrieben, aus der Welt zu schaffen ist.

Je mehr freilich die mehr oder weniger natürlichen Lebensanforderungen als Risiken hochstilisiert werden, desto mehr wird dem Verlangen nach Risikoüberwälzung Vorschub geleistet. Hier spielt auch die uferlose Ausweitung des Verständnisses von Krankheit, an der die Rechtsprechung übrigens auch mit schuld ist, eine Rolle in Bezug auf das zunehmende Entschädigungsverlangen und das „Beutemachen". Wenn jede Befindlichkeitsstörung zur Krankheit gestempelt wird – dahin geht leider auch die Tendenz der Sozialgerichts-Rechtsprechung –, wird das für die individuelle Lebensbewältigung unentbehrliche existentielle Risikobewußtsein weiter ausgehöhlt.

Um es immer wieder zu betonen: Solche Überlegungen sollen keineswegs zur Rechtfertigung ärztlicher Eigenmacht dienen. Es soll damit auch keineswegs ein „Sonderrecht für Mißerfolge ärztlicher Behandlung" (Dunz) angestrebt werden. Diese Überlegungen sollen vielmehr aufzeigen, wo die Kernpunkte des ärztlichen Widerstandes gegen diese Rechtsprechung liegen, und sie sollen die Bedeutung des unentbehrlichen Spannungsbogens zwischen Risikobewußtsein und Vertrauensfähigkeit hervorheben, der unter einem überzogenen juristischen Aufklärungsverlangen zerstört wird. –

Aber Mißerfolge gehören in den allgemeinen Risikobereich allen ärztlichen Handelns, und Risiko und Vertrauen sind komplementär, und diese Komplementarität gehört ebenso zum Hintergrund ärztlichen Handelns wie zur Krankheitsbewältigung durch den Patienten. Mit der Therapie, insbesondere natürlich der chirurgischen, beginnt das Abenteuer, beginnt das mehr oder weniger berechenbare Risiko, beginnt also die Ungewißheit, die nun einmal allem Lebendigen anhaftet und die auch der BGH mit der Formel von der „Unberechenbarkeit des Organismus" anerkennt – freilich wohl nicht ganz mit dem richtigen Stellenwert. Die Rechtsprechung sollte sich hüten, den Abbau der Vertrauensgrundlage zu begünstigen.

In Bezug auf die Wertstellung der Vertrauensgrundlage zwischen Patient und Arzt findet sich eine geradezu entlarvende Äußerung von Bundesrichter Dunz (Seminarskript, Nov. 1980): Die praktische Bedeutung der Möglichkeit eines „echten" Vertrauensverhältnisses zwischen Arzt und Patient werde dadurch gemindert, daß gerade riskante und entscheidungsbedürftige Eingriffe nicht vom „vertrauten Hausarzt", sondern von einem ad ipsum aufgesuchten Spezialisten vorgenommen zu werden pflegten. Der Jurist kann es sich offenbar nicht vorstellen, daß sich durchaus innerhalb – sagen wir – einer halben Stunde ein absolut tragfähiges Vertrauensverhältnis auch zwischen dem Spezialisten und dem von ferne überwiesenen Patienten gründen läßt, was Gott sei Dank doch täglicher ärztlicher Erfahrung entspricht. Hier erkennt man die weitreichenden (um nicht zu sagen katastrophalen) Folgen der Unkenntnis der heutigen ärztlichen Arbeitbedingungen und Zwänge.

Die Gerichte, besonders natürlich der BGH, haben immer wieder versucht, die Anforderungen, die aus juristischer Sicht zu verlangen sind, in abstrakter allgemeiner Formulierung, in „Leitsätzen" und Grundsätzen zu definieren. Herausgekommen ist eine große Vielfalt z.T. widersprüchlicher allgemeiner Maximen und abstrakter Grundsätze. Aber wie schon 1961 der Jurist Bockelmann gesagt hat: „Die Schwierigkeiten beginnen erst dort, wo es sich darum handelt, aus der Maxime die besonderen rechtlichen Folgerungen zu ziehen, d.h. Regeln aufzustellen, mit deren Hilfe die Vielfalt der im praktischen Leben auftauchenden, höchst differenzierten Fälle befriedigend gelöst werden kann." Wo solche Regeln anwendbar erscheinen, bleibt die Unsicherheit, ob der Arzt sie gerade in diesem Fall richtig angewendet hat.

Regeln, die über unverbindliche Allgemeinformulierungen hinausreichen, kann der Jurist auch solange nicht bringen, wie er nicht selbst einen ausreichend tiefen Einblick aus eigenem Miterleben in den ärztlichen, besonders den chirurgischen Alltag mit seinen Imponderabilien und Entscheidungszwängen gewonnen hat, – statt von teils utopisch-unrealistische Vorstellungen von den ärztlichen Arbeitsbedingungen und der ärztlichen Arbeitsweise auszugehen. Bisher ist die Rechtsprechung zumeist von einer erheblichen Unterschätzung der prinzipiellen Ungewißheit allen ärztlichen, vor allem wiederum des chirurgischen Handelns geprägt.

Wenige Beispiele für *Widersprüchlichkeiten* in den Urteilsbegründungen: Die Aufklärung brauche nur „in groben Zügen" zu erfolgen. Jedoch über *typische* Risiken ist auch dann aufzuklären, wenn sie geradezu extrem selten sind (1 : 2 000 hat in einem der jüngsten Fälle zur Verurteilung ausgereicht).

Die Aufklärung muß „die durch ärztliche Kunst nicht sicher vermeidbaren Folgeschäden" umfassen. Gibt es „sicher" vermeidbare Folgeschäden, und wie sicher muß das „sicher" sein? Formeln, die in der Praxis versagen.

Daß die Aufklärung „nur einigermaßen maßgeschneidert möglich" ist (Dunz), wird der Arzt gern unterstreichen. Nur: Die Rechtsprechung hat inzwischen bekanntlich dazu geführt, daß gedruckte Risiko-Kataloge vertrieben werden, die teilweise sogar schon behördlich vorgeschrieben werden.

Ein besonderes Prunkstück der Rechtsprechung des BGH ist der „verständige Patient". An seinem fiktiven Bedürfnis soll sich die Aufklärung ausrichten. Aber – wie der BGH neuerdings (am 24.6.1978) verkündet hat: Der Arzt darf auch nicht „allzu sehr auf einen – aus der Sicht des Arztes – verständigen Patienten" abstellen. Also wie steht es nun mit dem „verständigen Patienten", besonders nachdem der BGH in einem Urteil vom 22.1.1980 ausgeführt hat, daß die Berufung auf den verständigen Patienten doch nicht entlastet. Bundesrichter Dunz apodiktisch: „Der Patient hat das Recht, überhaupt nicht oder doch aus der Sicht des Arztes nicht verständig zu sein". Also ist es mit der juristischen Kunstfigur des ‚verständigen Patienten' doch wieder nichts!

Zur Risikoaufklärung hat der BGH unlängst (Urteil vom 23.10.1979) am Beispiel der Appendizitis dargelegt, daß bei gewissen, ihrem „Wesen nach bekannten und damit als nicht unerheblich und risikofrei erkennbaren" Eingriffen nicht im einzelnen alle möglichen Risiken aufgezählt werden müssen. Der BGH spricht dann von einem „hinsichtlich seines allgemeinen Stellenwerts ersichtlichen Risiko," über welches nicht im einzelnen aufgeklärt zu werden brauche. Nur wiederum: Welches sind solche im Wesen nach bekannte und nicht als unerheblich und nicht risikofrei erkennbaren (was für verklausulierte Formulierungen!) Eingriffe – außer der Appendektomie? Wird der BGH in Konsequenz dieses Urteils demnächst den Ärzten solche Eingriffe auflisten, denen nach seiner Meinung ein entsprechender „allgemeiner Stellenwert" zukommt? Gerade an diesem Beispiel zeigt sich, was solche allgemeinen Abstraktionen bringen: Nichts wie neue Ungewißheit. –

Doch genug von solchen verwirrenden Widersprüchen!

Lassen Sie mich zum Schluß noch mit allem Ernst sagen: Wir Ärzte wollen uns durchaus nicht durch Leugnung von Fehlleistungen und Fehlern unvermeidlichen rechtlichen Sanktionen entziehen. Die neueren Bemühungen der Ärzteschaft um die „Qualitätssicherung" sprechen hier eine klare Sprache. Im Rahmen der spezifischen ethischen Grundlegung unserer Berufsausübung anerkennen wir auch die Einwilligungsaufklärung als Pflicht. Wir müssen aber allmählich mit allem Nachdruck gegen eine Rechtsprechung Front machen, die so tut, als ob die Mehrzahl der Ärzte sich eigenmächtig über den Willen des Patienten und sein Selbstbestimmungsrecht hinwegsetze.

Wir müssen uns auch dagegen wehren, daß – auch im Gefolge der Rechtsprechung! – unsere tägliche Arbeit immer mehr unter den sich ständig steigernden, kaum mehr latenten Druck drohender Entschädigungsansprüche gerät, vor allem weil die Rechtsprechung immer mehr zurückweicht vor immer ungenierteren Ansprüchen, die z.T. kaum noch verhüllt auf „Beutemachen" ausgehen. Immer weniger bemüht sich die Rechtsprechung um die Balance zwischen dem – auch mit ihrer Hilfe – immer mehr ins Abseits gedrängten Schicksalsbewußtsein einerseits und dem ausufernden Entschädigungsdenken andererseits, wobei das sog. Schmerzensgeld eine besondere Rolle spielt. Die Rechtsprechung hilft unsinnigerweise dazu, das logische Bewußtsein zu untergraben, daß eine immer unfangreicher und riskanter sich entwickelnde Chirurgie unausweichlich mit Gefahren verbunden sein muß.

Die Rechtsprechung hat erreicht – und das ist durchaus als Erfolg ihrer Bemühungen zu bewerten –, daß die Ärzte in Hinsicht auf Selbstbestimmung kontra Eigenmacht sehr aufmerksam geworden sind und sich intensiver mit der Aufklärungspflicht befassen, was sicherlich notwendig war. Sie hat leider zugleich erreicht, daß die Ärzte heute mehr oder weniger latent unter dem Erwartungsdruck von Ersatzansprüchen stehen und daß die Arzt-Patient-Beziehung statt von ärztlichen immer schärfer von Haftungsgesichtspunkten geprägt wird. Das kann auf die Dauer nicht gut gehen.

Mit Richter Putzo habe ich begonnen. So lassen Sie mich mit Richter Putzo schließen: „Diese Überlegung bietet Anlaß genug, auch bei der ärztlichen Aufklärungspflicht die erlangten Positionen vielseitig zu überdenken und das eine oder andere zu revidieren.

Besinnung und Reduktion auf ein für alle akzeptables Maß halte ich immerhin für möglich." –

Literatur

Bockelmann P (1961) Rechtliche Grundlagen und rechtliche Grenzen der ärztlichen Aufklärungspflicht. Neue Juristische Wochenschrift (NJW) 1961: 945

Dunz W (1980) Aktuelle Fragen zum Arzthaftungsrecht unter Berücksichtigung der neueren höchstrichterlichen Rechtsprechung. RWS-Seminarskript Nr 75. Kommunikationsforum Recht Wirtschaft Steuern, Tagungs- und Verlagsgesellschaft mbH, Köln

Kuhlendahl H (1978) Die ärztliche Aufklärungspflicht oder der kalte Krieg zwischen Juristen und Ärzten. Deutsches Ärzteblatt 75: 1984–2003

Putzo H (1979) Die Arzthaftung. Grundlagen und Folgen. Medition Adenylchemie Bd 1, Berlin 10

Tempel O (1980) Inhalt, Grenzen und Durchführung der ärztlichen Aufklärungspflicht unter Zugrundelegung der höchstrichterlichen Rechtsprechung. NJW 1980: 609–617

Die ärztliche Dokumentation

A. Laufs, Heidelberg

1. Die ärztliche Dokumentationspflicht. Die Berufsordnung für die deutschen Ärzte gibt in § 11 die Rechtslage zutreffend wieder, wie sie sich in der höchstrichterlichen Judikatur spiegelt. In seinem Dokumentationsurteil vom 3. Dezember 1976 (BGHZ 72, 132 = NJW 1978, 2337) hat der Bundesgerichtshof „die Führung ordnungsmäßiger Krankenunterlagen als eine dem Arzt dem Patienten gegenüber obliegende Pflicht" bezeichnet. Die Dokumentation dient primär therapeutischen Zwecken. Ihr Inhalt bemißt sich wesentlich nach dem ärztlichen Gebotenen.

2. Im Haftpflichtprozeß kann die ärztliche Dokumentation verfahrensentscheidendes Gewicht gewinnen. Hier drohen sich die Gewichte zu Lasten des Arztes auf bedenkliche Weise zu verschieben. Es besteht die Gefahr, daß – wie bei der Aufklärung – *juristische*

Hefte zur Unfallheilkunde, Heft 153
Zusammengestellt von J. Probst/A. Pannike

Standards die ärztlichen Maßstäbe verdrängen. „Anzeichen deuten darauf hin, daß die Krankenpapiere sich zu einem ähnlichen ‚Aufhänger' entwickeln werden, wie ihn seit geraumer Zeit die Aufklärungspflicht darstellt" (Hans Putzo).

Nach dem Dammschnitt-Urteil des Bundesgerichtshofs vom 14. März 1978 (VersR 1978, 542) erfordert es der Grundsatz der Waffengleichheit im Arztfehlerprozeß zunächst, daß der Arzt dem klagenden Patienten Aufschluß über sein Vorgehen in dem Umfang gibt, in dem ihm dies ohne weiteres möglich ist, und insoweit auch zumutbare Beweise erbringt. „Dieser Beweispflicht genügt der Arzt weithin durch Vorlage einer ordnungsmäßigen Dokumentation im Operationsbericht, Krankenblatt oder in der Patientenkarte, wie sie auch gutem ärztlichen Brauch entspricht. Vertrauenswürdigen Unterlagen dieser Art kann und soll in der Regel der Tatrichter bis zum Beweis der Unrichtigkeit Glauben schenken.

Das bedeutet aber noch nicht, ... daß etwa jeder im Prozeß vorgelegte Operationsbericht des Arztes schon die Vermutung der Richtigkeit für sich hätte . . . . Die ‚Waffengleichheit' erfordert es vielmehr, daß die Beklagtenseite gleichzeitig in zumutbarem Umfang Umstände darlegt und unter Beweis stellt, aus denen sich die allgemeine Vertrauenswürdigkeit der Aufzeichnung ergibt . . . .".

Wenn der Arzt seine Dokumentationspflicht verletzte, also etwa gebotene Aufzeichnungen unterließ, verspätet vornahm oder beschönigte, kann sich die Beweislast unter Umständen ganz auf ihn verlagern: Die Nichterweislichkeit eines Umstandes schlägt dann zu seinem Nachteil aus.

Der Arbeitskreis Ärzte und Juristen in der AWMF hat im Dezember 1979 mit Recht darauf hingewiesen, daß „die Krankengeschichte nicht die Funktion haben kann, Untersuchungs- und Behandlungsergebnisse für forensische Zwecke zu dokumentieren, obwohl sie im Prozeß als Beweismittel zur Verfügung steht und auch unter diesem Gesichtspunkt mit der erforderlichen Sorgfalt geführt werden sollte".

3. In Literatur und Spruchpraxis wächst die Bereitschaft, dem Patienten das *Recht der Einsicht in die Krankenunterlagen* zuzuerkennen (Nachweise bei Laufs, NJW 1980, 1319). Dieses vertragliche Recht besteht nur in bestimmten Grenzen (Urheberpersönlichkeitsrechte, das therapeutische Privileg, die Verdachtsdiagnose, Bemerkungen über Dritte schränken den Anspruch ein).

Die berufspraktische und zivilprozessuale Last des Arztes, die Dokumentation gut zu führen und vorzuweisen, befreit den Arzt andererseits von der Hypothek des Strafverfahrens, die ihm der in Beweisnot befindliche Patient durch einen Strafantrag auferlegen kann. Außerdem mindert die Arbeit der Schieds- und Gutachterkommissionen manche Spannung.

Ärztliche Dokumentation aus rechtlicher Sicht

W. Weissauer, Freising

Vor kurzem ging mir folgende Frage eines Operateurs zu: Bei einer Darmoperation habe der Patient infolge ungenügender Narkosetiefe gehustet, gepreßt und sich bewegt, die Nähte hätten deshalb den vorgeschädigten Darm durchschnitten. Dürfe oder müsse er dies im Operationsbericht festhalten? Er habe bisher seine Operationsberichte immer auch *dann* ehrlich abgefaßt, wenn er *eigene* Fehler beschreiben mußte.

Lassen Sie mich diese Frage in den Raum stellen, weil sie schlaglichtartig die Probleme beleuchtet, die Herr Laufs angesprochen hat, und weil wir am besten am praktischen Fall prüfen können, ob die Konsequenzen, die sich aus der Dokumentations- und Informationspflicht ergeben, noch einer angemessenen Abwägung der Interessen von Arzt und Patient entsprechen. Eine solche Prüfung (im Sinne des kritischen Rationalismus) ist um so eher angezeigt, als es keine gesetzliche Bestimmung gibt, aus der sich eine Dokumentations- und Informationspflicht des Arztes herleiten ließe. Sie ergibt sich auch nicht aus dem erklärten Parteiwillen beim Abschluß des Behandlungsvertrags, der sich regelmäßig formlos und stillschweigend vollzieht.

Die Dokumentationspflicht

Eine Verpflichtung des Arztes, über die in Ausübung seines Berufes gemachten Feststellungen und getroffenen Maßnahmen hinreichende Aufzeichnungen zu fertigen, haben die Berufsordnungen zwar seit langem statuiert. Sie bezeichneten diese Aufzeichnungen jedoch in Übereinstimmung mit der älteren Rechtsprechung als „Gedächtnisstützen des Arztes" und betonten damit den rein internen berufsrechtlichen Charakter dieser Verpflichtung.

Die neuere Rechtsprechung, insbesondere auch die des Bundesgerichtshofs im Dokumentationsurteil, betont, daß die Dokumentation der sorgfältigen Behandlung des Patienten und damit seinen unmittelbaren Interessen dient.

Die Dokumentationspflicht wird nun als Vertragspflicht oder als vertragliche Nebenverpflichtung postuliert. Sie steht aus der Sicht des Bundesgerichtshofs der Rechenschaftspflicht nahe, die bei der Verwaltung fremden Vermögens selbstverständlich ist.

Die ärztliche Berufsordnung hat sich in ihrer Mustersatzung der neueren Rechtsprechung angepaßt. Sie besagt nun ausdrücklich, daß die ärztlichen Aufzeichnungen nicht nur Gedächtnisstützen für den Arzt sind, sondern auch den Interessen des Patienten an einer ordnungsgemäßen Dokumentation dienen. Und wenn wir heute über die ärztliche *Dokumentation* referieren und diskutieren, so haben wir verbal und begrifflich den entscheidenden Schritt schon vollzogen. Eine Dokumentation ist ihrer Natur nach keine interne Gedächtnisstütze, sondern eine systematische Erfassung und Darstellung von Fakten zur Information Dritter in beweiskräftiger Form.

Ein erstes Fazit: Die ärztliche Dokumentationspflicht ist heute Rechtswirklichkeit.

Hefte zur Unfallheilkunde, Heft 153
Zusammengestellt von J. Probst/A. Pannike

Die Informationspflicht

Der Schritt zur außerprozeßlichen Informationspflicht ist nicht weit und er ist zwingend, wenn wir sie aus der vom Bundesgerichtshof zur Begründung herangezogenen Rechenschaftspflicht herleiten. Rechenschaft erfordert ihrer Natur nach Auskunfterteilung und – zumindest notfalls – auch Einsichtsrechte. Diesen Schritt haben inzwischen mehrere Instanzgerichte ausdrücklich vollzogen.

Daß der Arzt im *Haftungsprozeß* die Krankenunterlagen vorlegen und damit der Kenntnis des Klägers offenlegen muß, kann nach dem Dammschnitturteil des Bundesgerichtshofs nicht mehr zweifelhaft sein. Das gleiche gilt für die prozessualen Sanktionen. Mängel der Dokumentation können die Beweislast zum Nachteil des Arztes umkehren.

Eine Auskunftspflicht des Arztes besteht darüber hinaus auch nach dem Datenschutzgesetz. Die Herausnahme der Krankenunterlagen aus der Auskunftspflicht wurde bei den Gesetzesberatungen ausdrücklich diskutiert, aber abgelehnt.

Lassen Sie mich ein zweites Fazit ziehen: Die Auskunftspflicht des Arztes aus den Krankenunterlagen und das Einsichtsrecht des Patienten lassen sich prinzipiell nicht mehr bestreiten.

Grenzen des Einsichtsrechts

Mit dem „prinzipiell" habe ich bereits angedeutet, daß es auch nach meiner Auffassung Grenzen der Informationspflicht geben muß.

1. Über eine erste Grenze besteht weitgehende Einigkeit: Die Einsicht in die Krankenunterlagen und die Auskunft nach dem Datenschutzgesetz darf der Arzt aus *therapeutischer Rücksichtnahme* in den Fällen verweigern, in denen die Rechtsprechung die Verpflichtung des Arztes zur Eingriffsaufklärung begrenzt, um schwere Aufklärungsschäden zu vermeiden. Die Rechtsprechung stellt hier jedoch strenge Anforderungen. Die Gefahr, daß die Aufklärung zu seelischen Belastungen führt, reicht für sich allein nicht aus.
   Die Verweigerung der Auskunft unter diesem Aspekt ist zudem problematisch. Der Patient, spätestens sein Anwalt, zieht aus der Verweigerung der Einsicht die Schlußfolgerung, daß der Arzt Fakten zu seinen Gunsten verschleiern wolle oder daß Daten vorliegen, die psychisch belastend sind. Der negative Effekt, den die Erteilung der Information hätte, wird so – jedenfalls zum Teil – vorweggenommen.
2. Eine weitere unstreitige Einschränkung ergibt sich dort, wo eine *Geheimhaltung* wegen überwiegender berechtigter Interessen Dritter geboten ist, insbesondere also bei Feststellungen, die der Schweigepflicht nach § 203 des Strafgesetzbuches unterliegen.
3. Umstritten ist dagegen, wie sich insbesondere aus einer Stellungnahme des Arbeitskreises Ärzte und Juristen der AWMF ergibt, das Einsichtsrecht des Patienten während der *laufenden Behandlung.* Wünscht es der Patient, weil er Ansprüche gegen Dritte erheben will, etwa gegen einen Verkehrsteilnehmer nach einem Unfall, so besteht auch hier kein Versagegrund. Geht es dem Patienten dagegen um die Prüfung von Ansprüchen gegen den Arzt, so wird dadurch das Vertrauensverhältnis in Frage gestellt.
   Die praktische Bedeutung sollte man aber nicht überschätzen, denn der Patient kann die Behandlung jederzeit beendigen und dann seinen Informationsanspruch realisieren.
4. Ähnliches gilt für die Begrenzungen, die sich daraus ergeben, daß die Einsicht in die Krankenunterlagen vom Vorliegen eines *berechtigten Interesses* abhängig gemacht wird.

Wenn der Patient geltend macht, er glaube Ansprüche gegen den Arzt oder Dritte zu haben, wird ihm das berechtigte Interesse schwerlich bestritten werden können.

5. Die Forderung, das Einsichtsrecht dahin zu gestalten, daß es nur durch *Sachverständige* ausgeübt werden darf, führt allenfalls zur Modifikation in der Art und Weise der Ausübung, nicht aber zu einer inhaltlichen Begrenzung.
6. Sehr viel gewichtiger erscheinen mir die mehr pragmatischen Bedenken, die sich als Rückwirkung der Informationspflicht auf den *Wahrheitsgehalt der Dokumentation* ergeben können. Sie beginnen bei der Überlegung, ob künftig der Arzt in der Krankengeschichte noch seine ungeschminkte Meinung mitteilen wird, wenn es um die Beurteilung der Patientenpersönlichkeit geht. Sie verstärken sich, wenn es darum geht, in der Krankengeschichte Kollegen zu belasten und sie kulminieren in der Sorge, wie sich der Arzt künftig verhalten wird, wenn er sich durch die wahrheitsgemäße Darstellung eines Behandlungsverlaufs selbst belasten muß.

Damit sind wir bei der Problemkonstellation angelangt, die der eingangs zitierten Frage des Operateurs zugrunde liegt. Gestaltet er den Vermerk so, wie er den Sachverhalt in seiner Anfrage mitteilt, so wird der Patient, der die Unterlagen einsieht, vermutlich einen Behandlungsfehler sowohl des Anästhesisten als auch des Operateurs als gegeben ansehen. Es liegt nahe, daß der Anästhesist in Reaktion auf den ihn belastenden Vermerk im Operationsbericht nun seinerseits versuchen wird, sich im Narkoseprotokoll sich auf Kosten des Operateurs zu entlasten.

Das Problem der Selbstbezichtigung

In der Literatur wird gelegentlich argumentiert, eine wahrheitsgemäße Darstellung eigener Fehler sei den Ärzten zumutbar. Beim Rechtsanwalt bejahe die Rechtsprechung sogar eine Verpflichtung, den Mandanten auf seine Fehler und etwaige Schadensersatzpflichten hinzuweisen.

Dabei wird freilich verkannt, daß dem Arzt bei schuldhaften Behandlungsfehlern mit Schäden für Leib oder Leben nicht nur ein Schadensersatzanspruch droht, gegen den er sich versichern kann, sondern auch ein Strafverfahren wegen fahrlässiger Körperverletzung oder fahrlässiger Tötung. Eine Verpflichtung, sich selbst einer Straftat zu bezichtigen, ist unserem Recht fremd.

Auch diese schwerwiegenden Interessenkonflikte reichen jedoch nicht aus, um die Dokumentations- und Informationspflicht des Arztes generell in Frage zu stellen, denn letztlich handelt es sich, wie bei allen anderen bisher erörterten Konstellationen, um Ausnahmefälle. Verschweigt der Arzt Umstände, die ihn in einem Strafverfahren belasten könnten, so hat er im Schadenersatzprozeß mit Beweisnachteilen bis hin zur Umkehr der Beweislast zu rechnen. Dies scheint mir eine – bei der Berücksichtigung der beiderseitigen Interessen – adäquate Sanktion zu sein.

Alle Versuche, das vorprozessuale Einsichtsrecht des Patienten einzuschränken, führen im übrigen schon deshalb zu keiner entscheidenden Entlastung, weil der Arzt spätestens im Schadensersatzprozeß doch die Krankenunterlagen offenlegen muß. Zudem muß er damit rechnen, daß der Patient, um an diese Unterlagen zu kommen, notfalls Strafanzeige erstattet.

Die „duale" Dokumentation

Die *Teilung* der Dokumentation in einen offenen und einen der Einsicht des Patienten verschlossenen Teil bedeutet m.E. keinen Ausweg, sie kann im Gegenteil neues Mißtrauen säen. Fakten, die der Informationspflicht unterliegen, müssen in die der Einsicht des Patienten offene Dokumentation. So erscheint es ausgeschlossen, daß etwa die Vermerke des Zwischenfalls in dem eingangs geschilderten Fall in die verdeckte Dokumentation genommen würden. Das gleiche muß m.E. für die Verdachtsdiagnose gelten. Ihre Aufnahme in die „offene" Krankengeschichte ist unverzichtbar, weil nur sie den weiteren Behandlungsablauf, insbesondere die Durchführung einer invasiven Differentialdiagnostik zu erklären vermag. In Fällen, in denen therapeutische Gründe ihrer Mitteilung entgegenstehen, muß nach den oben bezeichneten Grundsätzen verfahren werden.

Spricht sich herum, daß die Dokumentation geteilt wird, so wird der Patient routinemäßig Auskunft nach dem Datenschutzgesetz auch über die verdeckte Dokumentation und insbesondere ihre Vorlage im Prozeß zu Beweiszwecken verlangen. Der Vorteil der „dualen" Buchführung[1] erschöpfte sich deshalb darin, daß die Fakten, die dem „therapeutischen Privileg" unterliegen oder die geheimnisgeschützte Sphäre Dritter betreffen, für die vorprozessuale Einsicht von vornherein ausgesondert werden und nicht erst beim Informationsverlangen getrennt werden müssen. Ob sich allerdings der mit dem „Sortieren" der Fakten verbundene Arbeitsaufwand angesichts der geringen Zahl der vorprozessualen Informationsansprüche lohnt, bei denen diese Beschränkungen praktisch werden, erscheint zweifelhaft. Zudem könnte damit einmal mehr der Vorwurf einer „Verschwörung des Schweigens" provoziert und der Beweiswert der gesamten Dokumentation im Prozeß in Frage gestellt werden.

Ein drittes Fazit: Es gibt Grenzen der Informationspflicht, sie haben aber den Charakter von Ausnahmen. Sie können die Informationspflicht als solche nicht aus den Angeln heben.

Zum Inhalt der Dokumentation

Mit der Prüfung, ob eine Teilung der Dokumentation zulässig und sinnvoll ist, sind wir bei der Frage angelangt, was überhaupt in die Dokumentation aufgenommen werden muß.

Im Prinzip ist man sich einig, daß dazu die Anamnese, die Diagnose (von der Verdachts- bis zur Differentialdiagnose) und die Aufzeichnungen wie EKG und Röntgenaufnahmen, aber auch die sonstigen, für die Beurteilung des Krankheitsgeschehens bedeutsamen Gegenstände gehören (wie etwa ein herausoperierter Fremdkörper).

Der Teufel steckt auch hier vermutlich im Detail. Stehen zunächst einmal die Grundsätze außer Streit, so ist zu besorgen, daß sich die Rechtsprechung, ähnlich wie dies bei der Eingriffsaufklärung geschehen ist, stärker als bisher der Frage nach dem näheren Inhalt und Umfang der Dokumentation zuwenden wird. Auch hier liegt die Gefahr einer „haftungsrechtlichen Überfrachtung" zur Kompensation der Beweisnot des Patienten nahe. Bisher hat freilich der Bundesgerichtshof den näheren Inhalt der Dokumentation – anders als den Inhalt der Eingriffsaufklärung – nicht selbst zu bestimmen versucht, sondern im „Dammschnitturteil" auf eine „ordnungsgemäße Dokumentation im Operationsbericht, Krankenblatt oder Patientenkartei, wie sie auch gutem ärztlichen Brauch entspricht" verwiesen, im

1 Vgl. zu diesem Vorschlag im einzelnen H. Lilie (1980) Chirurg 51: 55

Ergebnis also auf die Erfordernisse abgestellt, die von den Ärzten selbst insoweit bejaht werden. Sie richten sich nach den unmittelbaren therapeutischen Zwecken, denen die Aufzeichnungen zu dienen haben.

Daß bei der Bestimmung des näheren Inhalts der Dokumentation auf diesen unmittelbaren Zweck abzustellen ist und nicht etwa auf die Funktion als Beweismittel im Schadenersatzprozeß, darf wohl auch aus der Begründung des „Dammschnitturteils" geschlossen werden, daß das Dokumentationsgebot sich „letzlich nur aus der selbstverständlichen therapeutischen Pflicht gegenüber dem Patienten erklären läßt".

Herr Laufs sucht die Lösung mehr in einer Eingrenzung des Informationsanspruchs des Patienten und macht sich keine Illusionen, ich suche sie mehr in der Begrenzung der Dokumentationspflicht und mache mir keine Illusionen.

Der Gefahr, daß schließlich die Gestaltung der Aufzeichnungen eines Tages nicht mehr primär vom therapeutischen Informationsbedürfnis der behandelnden und der mit- oder nachbehandelnden Ärzte, sondern im Sinne der defensiven Medizin von den prozessualen Bedürfnissen nach einer möglichst lückenlosen Beweisführung bestimmt wird, läßt sich von Seiten der Ärzteschaft m.E. am besten entgegenwirken, wenn sie in diesem Bereich die Initiative behält, also aus eigener Kraft Regeln und Standards für die Dokumentation entwickelt, die von Fachgebiet zu Fachgebiet varriieren und der jeweiligen spezifischen Situation Rechnung tragen, aber doch einen gemeinsamen Nenner erkennen lassen.

Die Sorge, daß die paramedizinischen Anforderungen überhandnehmen, wird auch bei der Dokumentations- und Informationspflicht erkennbar. Jedem Einsichtigen ist klar, daß die Erfüllung dieser Pflichten Zeit kostet, die zu Lasten der medizinischen Versorgung der Patienten gehen muß. Die Hoffnung, daß dafür zusätzliche Personalstellen bewilligt werden, wäre eine Illusion. Es wird in Zukunft immer schwerer fallen, wenigstens die personelle Besetzung sicherzustellen, die erforderlich ist, um mit den Fortschritten der Medizin Schritt zu halten.

Sind die Grenzen unserer Ressourcen deutlich erkennbar, so müssen auch die Anforderungen an Arzt und Krankenhaus im Bereich der paramedizinischen Pflichten in Grenzen gehalten werden. Daran mitzuarbeiten sind wir Alle aufgefordert.

Rundtischgespräch

Leitung: G. Friedebold, Berlin

Derartige Aufklärungsgespräche zwischen Ärzten und Juristen haben sich ja in den letzten Jahren gehäuft. Früher hat es das eigentlich gar nicht gegeben. Es war offenbar nicht erforderlich. Jetzt vergeht kaum ein Jahr, in dem es nicht stattfindet. Der Charakter der Gespräche wandelt sich immer ein bißchen. Dies ist offenbar ein Zeichen dafür, daß sich die Auffassungen in dieser Hinsicht gewandelt haben. Wir haben hier an diesem Tisch drei Juristen und drei Ärzte. Wir hatten eigentlich vor, gleichsam als dritten Partner einen Journalisten am Tisch zu haben, der aus der Sicht des Patienten sprechen könnte, also aus der Sicht der Öffentlichkeit. Der Patient, der zum Arzt geht, tut dies ja nicht primär aus juristischen Gründen. Herr Boenisch ist leider nicht gekommen. Er hatte zugesagt. Das tut mir leid, denn ich hatte mir gerade davon sozusagen die Rolle des advocatus diaboli erhofft. Nun müssen wird das also selber machen.

In welche Rolle wir Ärzte heute gedrängt sind, welche Problematik vorhanden ist, haben Sie vor allem den juristischen Voträgen entnehmen können. Der einzige medizinische Vortrag hat dem Überhang der Juristen etwas Rechnung getragen, indem er ein bißchen mehr provokativ war. Das mußten wir meines Erachtens zubilligen. Wir wissen noch nicht, wie wir aus diesem Dilemma herauskommen zwischen dem Handeln für unsere Patienten und unserem eigenen Schutz vor juristischen Konsequenzen. Keiner der Herren Juristen hat uns das bisher verbindlich sagen können. Ich bin sicher, das werden wir am Schluß dieses Gespräches auch nicht wissen. Es ist bisher nie ganz deutlich geworden. Genau da liegt eigentlich das Schwergewicht dieser Geschichte.

Aufklärung wird gegeben, seit es Ärzte auf dieser Welt gibt. Jede Information zwischen Ärzten und Patienten beinhaltet letzten Endes eine Aufklärung. Aber es ist noch nie in den Vordergrund des Interesses getreten. Das ist erst durch das Anspruchsdenken innerhalb der modernen Gesellschaft gekommen. Die Sozialgesetzgebung hat sicher manche Not gelindert, aber sie hat als Nebenerscheinung auch das Anspruchsdenken gebracht. Denken Sie nur an das Schwerbehindertengesetz.

In dieses Anspruchsdenken – irgendwoher muß man Geld, irgendwoher muß man bessere Lebensqualität bekommen können – ist nun offensichtlich auch die Behandlung durch den Arzt einbezogen worden. Die Zahl der Haftpflichtprozesse nimmt zu. Wir haben von dem „Surrogateffekt" gehört, wie ihn Herr Kuhlendahl dargestellt hat, nämlich daß man die Klage auf die (angeblich) fehlende Aufklärung abstellt.

Ich möchte Ihnen zwei Extremfälle für die Aufklärung nennen. Es kommt ein Patient zum Arzt und sagt: Machen Sie mit mir, was Sie wollen, ich vertraue mich Ihnen an; Sie haben mein Vertrauen. – Das ist der Patient, der einem früher und den alten Ärzten immer am liebsten war. Heute ist das nicht mehr so. Er ist uns nicht mehr am liebsten. Auf der anderen Seite kommt der Patient – das ist ein Beispiel, das sich vor kurzem hier in Berlin abgespielt hat; das hat mir ein befreundeter Chefarzt erzählt –, der selbst Jurist ist, mit seiner Sekretärin herein, die sofort einen Stenogrammblock auf den Knien hat und jedes Wort mitschreibt. Das Gespräch dauert eine Stunde und umfaßt sehr viele Punkte. Dann hat sich der Jurist verabschiedet und gesagt: Vielen Dank, Herr Doktor, ich gehe jetzt noch zu mehreren anderen Ärzten und werde die gleichen Fragen stellen. Dann werde ich die Sachen gegeneinander abwägen.

Auch der ist ein Patient, wie wir ihn uns nicht wünschen. Aber zwischen diesen beiden Extremen ist das, was Herr Laufs die „elastische mittlere Linie" genannt hat. Das ist ein sicherlich juristisch außerordentlich fundierter Begriff, aus dem wir Ärzte, die wir juristisch sicher nicht so gut fundiert sind, etwas machen sollen. Das sollen wir mit Leben erfüllen. Wir haben in dem letzten Vortrag von Herrn Weissauer, der uns Ärzten weiß Gott nicht feindlich gegenübersteht, gehört, daß wir sozusagen aus eigener Kraft Regeln und Standard für die Dokumentation entwickeln sollen. Im Klartext heißt das: Für Dokumentation und Aufklärung haben wir Ärzte nach wie vor den Schwarzen Peter. Wir können ganz sicher sein, daß wir, wenn es zum Schwur kommt, allein stehen.

Es bleibt die Frage: Für wen machen wir dieses Gespräch, zum Wohl unserer Patienten oder zu unserem eigenen Schutz? Wenn man diese von mir genannten Beispiele, die häufiger werden, unter die Lupe nimmt, stellt man fest, daß sich das Schwergewicht immer mehr zu unserem eigenen Schutz verlagert. Ich möchte nicht behaupten, daß es schon so ist; aber der Trend ist erkennbar. Der eigene Schutz des Arztes ist ja auch etwas wert.

Es bleibt also die Frage: Gibt es ein Patentrezept für die Aufklärung, ja oder nein? Der Patient kommt ja zum Arzt als Vertrauensperson, er möchte sich ihm anvertrauen. Man darf unterstellen, daß er das erste Gespräch eigentlich allein mit seinem Arzt führen will, ebenso wie er mit seinem Beichtvater allein sein will. Man hat keinen Assistenten dabei, man hat keine Sekretärin dabei, man hat kein Tonband dabei. Das ist eigentlich das Normale.

Aber wie geht es dann weiter? Wenn ich einem Patienten, der neu zu mir kommt, eine Operation vorschlagen muß, einen differenten Eingriff, und ich kläre ihn mit meinen Worten auf, dann darf ich Gott sei Dank auch heute noch zu weit über 90% damit rechnen, daß das Gespräch vernünftig erfolgt. Schließlich finden unendlich viele Behandlungen statt, die keine Rechtskonsequenzen haben. Die Rechtskonsequenz entsteht eben immer dann, wenn etwas Negatives passiert ist.

Man kann nicht den Gesamtkomplex der aufgeworfenen Fragen hier diskutieren. Ich meine also, daß man es auf bestimmte Bereiche abstellen soll. Da das abstraktere Thema die Aufklärung an sich zu sein scheint, während die Dokumentation etwas sehr Frisches ist – sie gehört natürlich zur Aufklärung –, glaube ich doch, daß wir uns, da wir die Juristen hier am Tisch haben, im Moment mit dieser Frage ein bißchen mehr befassen sollten, weil da Unsicherheit besteht. Zur Herausgabepflicht der Unterlagen haben Sie den Vorschlag von Herrn Laufs gehört, hier zweigleisig zu fahren. Das ist, glaube ich, eine Angelegenheit, die auch von den anderen Juristen als sehr zweifelhaft empfunden wird. Ich bin ganz sicher: Wenn es zum Schwur kommt, muß auch die andere Dokumentation herausgegeben werden. Wenn beides voneinander abweicht, machen wir ein noch schlechteres Gesicht.

Es ist also sehr fraglich, was man mit der Dokumentation tun soll. Aber eines scheint mir sicher zu sein: Sie hat sich geändert. Wenn ich eine Dokumentation durchführe unter dem Zwang, sie jederzeit herausgeben zu müssen, dann ist das anders, als wenn es sich um Aufzeichnungen für mich handelt. Früher stand dort immer einmal „spinnt", um es einmal extrem auszudrücken. Wenn Sie heute so etwas dort stehen haben und das vorlegen müssen, dann weiß ich nicht, was die Rechtsprechung daraus macht, zumindest sicher ein unqualifiziertes Urteil durch einen Orthopäden.

Ich bin Orthopäde, Herr Laufs; deshalb sage ich das jetzt. Da kann ich auch Ihnen einen Aufklärungsrat geben. Sie haben am Rednerpult so gebeugt gestanden. Wenn Sie das nicht unterlassen, werden Sie einen Rundrücken bekommen. Sie müssen ja als Ordinarius sehr viele Vorträge halten. Sie werden später Schmerzen haben. Sie sind jetzt aufgeklärt vor 200 Zeugen.

Laufs: Das Pult war zu niedrig!

Friedebold: Der Anspruch entsteht also gegen die Unternehmer!

Um konkret zu werden: Herr Weissauer, was schlagen Sie uns Ärzten für die Dokumentation vor? Sie haben das Problem ja etwas anders als Herr Laufs gesehen. Ich habe dankbar den Satz in Erinnerung, daß man sich nicht selber belasten muß.

Weissauer: Das gilt sicher insoweit, als man sich für ein künftiges Strafverfahren selbst bezichtigen müßte. Wir haben im deutschen Recht, in der deutschen Rechtspraxis, leider diesen starken Druck, daß neben dem Schadenersatzprozeß, dem Zivilprozeß, immer auch das Strafverfahren droht. Beide Verfahren stehen völlig selbständig und unabhängig nebeneinander. Weder setzt das eine das andere voraus, noch können Sie sich darauf berufen, es sei im Strafverfahren freigesprochen worden, deshalb könnten keine zivilrechtlichen Ansprüche erhoben werden.

In den USA scheint das weitgehend anders zu sein. Dort kann zwar auch theoretisch ein solches Strafverfahren durchgeführt werden, aber das geschieht offenbar nur in Extremfällen. Während wir immer noch die amerikanischen Ärzte bedauern, wie schwer sie es haben, zieht sich über Ihren Häuptern doch in manchem ein Unwetter zusammen, das bezüglich mancher Punkte sehr viel finsterer aussieht.

Wenn ich das richtig sehe, nimmt die Zahl der Strafverfahren, zumindest die Zahl der strafrechtlichen Ermittlungsverfahren und auch der Verfahren wegen unterlassener Aufklärung in Strafverfahren zu. Es gibt Veruteilungen selbst wegen vorsätzlicher Körperverletzung.

Friedebold: In Amerika oder bei uns?

Weissauer: Bei uns auch schon. Das ist natürlich eine ganz große Gefahr. Darum, so meine ich, müssen wir die Dokumentation bei uns immer unter dem Gesichtspunkt sehen, daß sich der Arzt unter Umständen für das Strafverfahren belastet. Manche Publikation, Herr Laufs, zu diesem Thema aus der Feder von Juristen sieht, so meine ich, diesen strafrechtlichen Aspekt zu wenig. Man sieht es rein unter zivilrechtlichen Aspekten. Hier liegt eigentlich das ganze große Risiko.

Laufs: Ich habe diesen Gedanken der dualen Dokumentation nur ganz vorsichtig zur Diskussion stellen wollen. Er ist ein Gedanke, der nicht neu ist. Er ist jetzt in der deutschen Diskussion hervorgekommen. Er wird in Amerika schon diskutiert und probiert. Ich erkenne durchaus seine Verfänglichkeit.

Lassen Sie mich aber folgendes sagen, was ich Ihnen als Rat mitgeben wollte, was mehr ist als nur der Appell an eine mittlere elastische Linie. Aber diese mittlere elastische Linie ist eben die Resultante aus dem dramatischen Interessenkonflikt, den ich aufzuzeigen versucht habe. Ich rate Ihnen – lassen Sie mich das ganz deutlich sagen – ein Mehr an Fürsorge im Blick auf die Dokumentation.

Friedebold: Für wen? Für den Patienten oder für uns selbst?

Laufs: Auch für den Patienten. Das sagen Herr Weissauer und ich als Juristen ganz deutlich. Die Dokumentation dient primär dem therapeutischen Zweck. Das ist ihre eigentliche Bestimmung. Dabei wollen wir es belassen. Das müssen wir auch betonen. Dann müssen die Ärzte sehen, daß die Dokumentation diesem ärztlichen Standard genügt. Wir müssen leider konstatieren, daß eine ganze Reihe von Dokumentationen diesen Standard noch nicht erreicht haben, was sehr schädlich ist, weil dann die Juristen mit ihren Kontrollen kommen und mit den juristischen Standards einsetzen.

Bitte sehen Sie die Parallele zur Aufklärungspflicht und zu den Unvollkommenheiten, die wir – ich könnte Ihnen das beweisen – in den Formularen immer noch zu beklagen haben. Ich habe eine umfangreiche Formularsammlung. Ich muß sagen, daß ein Teil der Formulare den Ansprüchen nicht genügt, auch den ärztlichen Ansprüchen nicht. Das ist sehr schädlich. Also: Bitte mehr Aufmerksamkeit für die Dokumentation und vielleicht auch ein bißchen mehr sprachlicher Aufwand. Es braucht dort nicht zu stehen – da haben

Sie ganz recht, Herr Vorsitzender – „Spinnt!" oder „Schon wieder da, der elende Simulant!", was in der Krankendatei meines Vaters in der Allgemeinmedizin durchaus gelegentlich zu lesen steht, sondern dann steht dort eben in einer ordentlichen Dokumentation „Die vorgetragene Symptomatik ließ sich nicht objektivieren, ließ sich nicht feststellen".

Friedebold: „Spinnt!" ist natürlich schneller geschrieben!

Laufs: Ich will ja nur vermeiden, daß wir durch ein Zuviel an ärztlichem Widerstand die Dinge am Ende verschlimmern. Je früher Sie sich auf diesem Felde einlassen, je früher Sie selbst die Standards anbieten und praktizieren, desto besser. Unsere Bitte geht dahin – da bin ich mit Herrn Weissauer ganz einig –, Sie möchten das erkennen.

Friedebold: Herr Laufs, die Dokumentation – speziell bei den niedergelassenen Kollegen – ist eher eine zu geringe. Das werden Sie mir zugeben. Hier hätte man den Wunsch, daß etwas exaktere Befunde dokumentiert sein müßten. Im klinischen Bereich ist häufig das Umgekehrte der Fall. Da werden oft Sachen niedergeschrieben, die für die Sache gar nicht so wichtig sind, die dann plötzlich Bedeutung erlangen, wenn es einmal zu einem Rechtsverfahren kommt.

Die Frage lautet, in welchem Umfang man dokumentieren soll.

Kuhlendahl: Ich möchte ein Gegenbeispiel auf den Tisch legen. In dem heute schon häufig zitierten Urteil des Bundesverfassungsgerichts vom vorigen Jahr ist ein Operationsbericht als ungenügend abqualifiziert worden, der jeden ärztlichen Ansprüchen voll benügt. Das ist ganz zweifellos. Da haben wir bereits die Tatsache, daß die Juristen versuchen, uns Standards vorzuschreiben, die wir nicht akzeptieren können.

Friedebold: Herr Kuhlendahl, Sie haben recht. Es wird sicher nicht akzeptiert, wenn dort steht „Hernienoperation nach Bassini", wobei jeder weiß, was das ist. Das ist eine festgelegte Sache. Aber es wird offensichtlich gesagt: Hier wird ein Schematismus praktiziert, der nicht einer individuellen Dokumentation entspricht.

Im Grunde genommen haben wir dasselbe aber auch, wenn wir diese Aufklärungsbögen benutzen. Das ist ja ein Schematismus, bei dem der Patient liest und hinterher wie bei einem Fragebogen im Flugzeug oder irgendwo anders unterschreibt. Der Patient sagt: In dieser Situation hätte ich alles unterschrieben. Der Patient ist durch die Rechtsprechung immer aus dem Schneider.

Da wir einer individuellen Aufklärungspflicht unterliegen, können wir das meines Erachtens gar nicht mit solchen Bögen machen. Ich möchte extra betonen: Ich habe es noch nie getan, bin in Sachen Aufklärung aber auch noch nie hereingefallen. Ich habe zwar Haftpflichtprozesse gehabt, aber Aufklärungsprozesse habe ich – vielleicht zufällig oder weil es noch nicht so weit ist – noch nicht gehabt. Ich gebe mir allerdings auch etwas Mühe aufzuklären. Ich mache es nur so, daß ich eine Zusammenfassung im Beisein des Patienten diktiere. Ich diktiere einer Sekretärin, nachdem ich das Gespräch mit dem Patienten allein geführt habe – das kostet ein wenig mehr Zeit –, einen zusammenfassenden Befund, und zwar in einer Sprache, die der Patient versteht, wobei ich unterstelle, daß der Begriff „mündig" bis ganz nach unten geht und nicht nur oben angesiedelt werden muß. Das ist ja auch ein Problem, vor dem wir stehen, das wir abschätzen müssen, wie mündig der Patient ist.

Das weiß der Patient alles, und ich frage ihn am Schluß: Haben Sie gegen diesen Bericht Einwände? – Dann falle ich beim nächsten Mal sicher damit herein, daß er sagt: „Das habe ich ja gar nicht verstanden!". Im Endeffekt haben wir gar keine Möglichkeit. Allerdings ist ein Zeuge vorhanden. Mir scheint es immer wichtiger, Zeugenunterschriften zu haben, als Patientenunterschriften zu haben. Ich glaube, das ist sinnvoller. Ich habe in einigen Fällen festgestellt, daß es wichtiger war, Zeugen zu haben, die möglichst nicht nachgeordnete Ärzte waren, sondern auch Pfleger, die bei dem Gespräch dabei waren und sagten: Daß der Arzt das gesagt hat, kann ich bezeugen.

Wie sehen Sie das, Herr Franzki?

Franzki: Zeugenunterschriften sind sicher sehr wertvoll, denn dann hat der Zeuge etwas, was man ihm später als Gedächtnisstütze vorlegen kann. Ich erwähnte vorhin: Zeugen hinzuzuziehen, die selbst nichts unterschreiben, nützt nicht viel. Die haben nach Jahr und Tag keine Erinnerung mehr an den konkreten Fall. Im voraus gesehen ist jeder Fall ein Routinefall, für den Arzt und für den Pfleger. Erst später entwickelt er sich ja zum kritischen Fall, und dann ist es oft zu spät, um die Dokumentation herzustellen oder dem Zeugen das Gedächtnis aufzufrischen.

Ich habe mit einem der drei Bundesverfassungsrichter, die so strenge Anforderungen gestellt haben, ein langes Gespräch geführt und stehe auch noch in einem Schriftwechsel. Er hat mir gerade geschrieben, er halte von diesen Broschüren und Merkblättern auch als Basisinformation überhaupt nichts, weil sie den Patienten wahrscheinlich auch intellektuell oder psychisch überforderten. Er meint, daß es geboten sei, so, wie Sie es handhaben, Herr Friedebold, daß der Arzt im Beisein des Patienten den Inhalt des Aufklärungsgesprächs einer Hilfskraft diktiere und das anschließend auch vom Patienten abzeichnen lasse.

Bei diesem letzten Punkt habe ich gerade meine größten Bedenken. Alles, was wir an Unterschriften dieser Art verlangen, nährt im Grunde genommen das Mißtrauen. Deshalb ist es in meinen Augen völlig undiskutabel, mit dem Tonbandgerät am Abend vor der Operation an das Bett des Kranken zu gehen. Das können wir nicht verlangen. Dann müßte der Arzt sagen: Ich erscheine hier mit dem Tonbandgerät, damit ich für den Fall, daß bei der Operation etwas schiefgeht und Sie nachher Schadenersatzansprüche gegen mich geltend machen, Ihnen sagen kann: „Ich habe Ihnen ja schon immer gesagt, daß so etwas schiefgehen kann!".

Friedebold: Herr Franzki, Sie haben ganz recht. Das ist das Problem. Das Verhältnis wird sofort ein juristisches. Es wird sofort auf eine Vertragsbeziehung abgestellt und nicht mehr auf das eigentliche Vertrauensverhältnis zwischen Arzt und Patient. Das ist ja eben unser Dilemma.

Herr Weissauer, Sie haben eine Art Steigerungskatalog zur Aufklärung vorgeschlagen. Halten Sie das heute noch für vertretbar? Ich habe einmal dagegen Stellung genommen. Das ist ein Crescendo an Sorge. Wenn ich heute Visite mache und den Patienten aufkläre, dann müßte ich morgen hingehen und sagen: Es gibt aber auch noch dieses und jenes. Übermorgen komme ich dann erneut. Wenn ich das drei Tage mache, wird der Patient schließlich sagen: Was wird er denn heute bringen?

Probst: Ich möchte etwas zum Zeugen sagen. Ich erinnere mich an die Sentenz eines Strafrechtlers (Bockelmann), der sagte: Es gibt nur wenige Menschen, die wirklich das, was da geschehen ist, wahrnehmen können, und von diesen wenigen gibt es noch wenigere, die sich hinterher erinnern können. Von diesen wenigen gibt es nur wenige, die das auch wiedergeben können, und bei denen, die das wiedergeben können, ist es die Frage, ob sie es aussagen wollen.

Friedebold: Das ist ein schwieriges Problem. Aber wenn man die Zeugen wenigstens im Krankenblatt vermerkt, hat man immerhin diejenigen festgehalten, auf die man gegebenenfalls zurückgreifen kann, wenn es nicht fünf oder zehn Jahre zurückliegt.

Weissauer: Herr Professor Friedebold, Sie haben mein System der Stufenaufklärung angesprochen. Ich darf zum Grundsätzlichen etwas sagen. Wir drehen uns in allen diesen Diskussionen immer wieder im Kreis. Am Schluß sagt das Auditorium: Was sollen wir nun wirklich tun? Neulich stand es in einer Essener Zeitung: „Ratlos verließen die Diskussionsteilnehmer die Runde".

Woran liegt das? Es liegt meines Erachtens in erster Linie daran – das hat Herr Franzki dankenswerterweise sehr klar gesagt; das predige ich seit einer ganzen Reihe von Jahren, das habe ich schon auf dem Chirurgenkongreß 1977 gesagt, auch auf dem Juristentag 1978 –, daß das zentrale Problem der Aufklärungspflicht darin besteht, daß heute auch der Jurist dem Arzt nicht sagen kann, ob er über dieses oder jenes Risiko aufklären muß. Es gibt dafür – da bin ich mir absolut sicher; ich habe mir viel Mühe gemacht – auch keine Formel, die Sie verwenden können, um zu sagen: Dieses muß aufgeklärt werden, jenes muß nicht aufgeklärt werden. Diese Formel wird auch die Rechtsprechung in Zukunft nicht erarbeiten können.

Damit beginnt die riesengroße Sorge, daß der Arzt sagt: Es ist unklar, ob ich über dieses Risiko aufklären muß oder nicht. Wenn ich vorsichtig verfahren will, dann kläre ich über dieses sehr entfernte und extrem seltene Risiko auf. Der Bundesgerichtshof hat von 1 : 2000 gesprochen. Es gibt Instanzgerichte, die im Zusammenhang mit einer Impfaufklärung von 1 : 30000 oder 1 : 80000 gesprochen haben. Diese Relation von 1 : 2000 ist nicht nur dieser eine Fall, sondern bei der Nierenbiopsie ist es ganz ähnlich. Es gibt auch hier keine Grenze.

Nun ist die Frage: Wie komme ich zu einer Limitierung? Wie vermeide ich, daß diese Aufklärung step by step weitergeht in die Totalaufklärung? Beim Behandlungsfehler sagt die Rechtsprechung ganz klar: Es gibt Fälle, in denen es noch keine Kunstregeln gibt. Ist zweifelhaft, welche Methode anzuwenden ist, so muß der Arzt im Zweifel die sorgfältigere wählen. Sie können letzlich als Selbstschutz gegen etwaige Strafverfahren oder Zivilprozesse kaum anders verfahren, als daß Sie sich vorsichtig verhalten und das Risiko, von dem Sie nicht sicher sind, ob es aufklärungsbedürftig ist, mit in die Aufklärung einbeziehen.

Damit rutschen wir automatisch weiter auf dem Weg in die Totalaufklärung. Meine Konzeption der Stufenaufklärung will gerade diesen verhängnisvollen Weg abblocken. Bei meinem Aufklärungssystem bekommt der Patient eine schriftliche Basisinformation. Diese Basisinformation ist keineswegs eine Totalinformation, wie gelegentlich behauptet wird. Wer sich das Merkblatt über die Appendektomie ansieht und dessen Umfang etwa mit der Liste vergleicht, die namhafte Chirurgen aufgestellt haben bezüglich der Risiken bei der Appendicitis – das war eine Liste von sieben Schreibmaschinenseiten über 200 Risiken; jeder Chirurg, dem Sie es zum Lesen geben, sagt: Da kann ich Ihnen aber noch zwei, drei oder fünf Risiken hinzuschreiben –; sieht, daß wir uns in diesen Blättern auf eine Basisaufklärung beschränken. Aber es ist eine Aufklärung, von der wir meinen, daß sie das, was für den Patienten wesentlich ist – im Sinne des „typischen Risikos" –, enthält.

Wir sagen dem Patienten: Wenn Du mehr wissen willst, frage uns bitte. Wir sagen Dir gern alles weitere. Ich glaube, daß erst eine gute Basisinformation dem Patienten die Möglichkeit gibt, bewußt zu sagen: Hier ist Schluß, ich will keine weitere Aufklärung. Mir genügt, was hier steht!

Nach unseren Erfahrungen sind es sicherlich weit mehr als 90% der Patienten, die sagen: Hier ist Schluß, mehr will ich nicht wissen!

Das begrenzt die Spontanaufklärung, nämlich das, was der Arzt dem Patienten von sich aus zu sagen hat. Er kann bewußt verzichten oder bewußt sagen: Ich will diese und jene weitere Frage stellen.

Um dem Einwand zu begegnen, es handele sich um „Allgemeine Geschäftsbedingungen", um „Kleingedrucktes", haben wir die Sache sehr eindeutig groß gedruckt. Darüber steht „Bitte informieren Sie sich". In der Überschrift steht „zur Vorbereitung des Gesprächs mit dem Arzt".

Herr Professor Friedebold, ich halte Ihre Methode, zunächst mit dem Patienten zu sprechen und dann in seiner Gegenwart das Ergebnis zu diktieren, das in die Krankengeschichte aufzunehmen – ob man es vom Patienten aufzeichnen läßt oder nicht, ist gar nicht entscheidend –, für vorzüglich. Sie kommen damit aber an der Problematik, daß Sie nicht wissen, wie weit Sie mit der Aufklärung gehen müssen, nicht vorbei. Deshalb mein Monitorium an den Patienten: Wir haben hier eine ganze Menge gesagt, jetzt erkläre Du Dich einmal, ob Du Dich damit begnügen oder mehr wissen willst.

Dann folgt der Szenenwechsel. Vor dem Eingriff will der Patient nicht geängstigt werden, da will er gar nicht so sehr viel wissen. Post festum, wenn etwas passiert ist, sagt er aber: Wenn Sie mir das gesagt hätten, dann hätte ich . . . !".

Man muß darüber nachdenken, ob es legitim ist – das hatten Sie schon angesprochen –, sich zu sichern. Ich muß sagen: Wenn die Rechtsprechung von mir fordert, daß ich beweisen muß – das fordert die Rechtsprechung ganz eindeutig –, dann ist es auch legitim, sich hinsichtlich eines solchen Beweises zu versichern, auch wenn der Patient dabei involviert wird. Es gibt nun einmal keine Aufklärung, die ihn nicht tangiert. Das rauscht leicht an ihm vorbei – das gebe ich zu –, wenn Sie ihm nur mündlich etwas sagen. Alle Untersuchungen sowohl in Deutschland als auch in Amerika stimmen darin überein, daß der Patient zum großen Teil nichts aufnimmt, daß der Patient nichts behält, im Strafprozeß optima fide gegen Sie als Zeuge aussagt „Mir wurde kein Wort an Aufklärung geboten".

Ich glaube, es ist legitim, daß Sie sich dem widersetzen und dem vorbeugen.

Ein Thema, das mich immer wieder berührt, wurde schon von Herrn Kuhlendahl angesprochen: Ich bin der Meinung, wir handeln falsch, wenn wir das, was die Rechtsprechung fordert, immer nur defensiv begreifen und sagen „Um diesen Sanktionen zu entgehen, müssen wir aufklären".

Friedebold: Herr Weissauer, das ist ja unser Dilemma. Diese Entwicklung ist ja nicht von den Ärzten ausgegangen; das müssen wir einmal klarstellen. Bei dem, was Sie jetzt gesagt haben, stellt sich die Frage: Kann ich mich wirklich vor Gericht darauf berufen, der Patient habe ja nicht gefragt? Ich habe Zweifel, daß das durchgeht. Der Patient wird antworten „Was hätte ich denn in der Situation fragen sollen? Ich habe mich ja gar nicht getraut? Der Professor steht so weit oben!".

Man kann nicht jeden als mündigen Bürger apostrophieren, aber dem Arzt gegenüber als schlimmsten Dorftrottel hinstellen, der für nichts selber verantwortlich ist. Der Arzt muß ein Höchstmaß an Intelligenz, an Einsichtsvermögen, an Einfühlungsvermögen usw.

haben. Ich meine, da ist eine Diskrepanz, welche die Rechtsprechung nicht voll ausgeglichen hat.

Laufs: Ich möchte Herrn Weissauer sekundieren und Ihnen ein wenig widersprechen. Es geht in der Tat darum, daß wir das aufnehmen, was in der Rechtsprechung des Bundesgerichtshofs selbst vorkommt. Dort ist nämlich vom Aufklärungsverzicht und seiner Möglichkeit durchaus die Rede. Dort ist in manchen Fällen davon die Rede, daß einem besonders wissenden Patienten – wissend wegen seines Bildungsstandes oder weil er schon seit Jahren in der Hand des Arztes ist und die Vorgänge kennt – eine Fragelast obliegt. Ich sage nicht „Fragepflicht"; es ist bei ihm, ob er fragen will. Wenn er aber nicht fragt und nicht weitergeht, entlastet das den Arzt, dann belastet es ihn selbst.

Die Lösung von Herrn Weissauer hat den großen Vorzug, daß sie dieses Moment ins Spiel bringt. Der Arzt kann sagen: Die Basis ist gelegt, es ist vorinformiert, es wurde auf dieser Basis das Gespräch geführt. Nun ist es beim Patienten. Wenn er nicht mehr hat wissen wollen, dann ist der Urkundenbeweis – das ist immer noch der beste Beweis im Zivilprozeß – zur Überzeugung des Gerichts zu führen, daß der Patient im Grunde verzichtet hat, daß er es genug sein lassen wollte. Wenn wir das offensiv aufnehmen, dann bringen wir – das sehe ich ebenso wie Herr Weissauer – eine verhängnisvolle Entwicklung zum Stehen.

Kuhlendahl: Das ist wieder in der Theorie schön, aber es scheitert schon wieder an dem Begriff des „typischen Risikos". Dieses „typische Risiko" soll irgendwo Grenzen haben, aber wo die Grenzen sind, versucht uns die Rechtsprechung vorzuschreiben. Der Patient wird nachher sagen, er sei nicht über das „typische Risiko" aufgeklärt worden. Der Arzt wird sagen, er habe dem Patienten alles mögliche gesagt und ihn gefragt, ob er noch etwas wissen wolle. Kennt der Arzt alle „typischen Risiken" wirklich? Wer stellt die Liste der „typischen Risiken" auf? Natürlich gibt es einen gewissen Umfang von „typischen Risiken", aber die Rechtsprechung geht immer wieder in Einzelfällen über einen vernünftigen Umfang hinaus.

Friedebold: Meine Herren, ich muß dazu folgendes sagen. Jede schriftliche Information des Patienten – sei es durch eine Broschüre, sei es durch diese Formblätter, von denen es immer mehr geben muß, denn es muß über jeden Fall sozusagen basisaufgeklärt werden – führt zu einer Schablonisierung, zu einer Entindividualisierung des Arzt-Patient-Verhältnisses und von vornherein zur Betonung der Rechtssituation des Verhältnisses. Es steht, glaube ich, auch in dem vorhin zitierten Artikel, daß man ganze Karteikästen habe; in dem einen Kasten sei die Aufklärung über Appendix, in einem anderen über Unterschenkelbruch usw. Wenn das Schule macht, dann hat jeder Arzt, der einigermaßen different arbeiten muß, ein Vorzimmer mit einem riesigen Karteischrank, in dem sich lauter solche Informationsbögen befinden. Dann muß der Arzt dem Patienten sagen: Nehmen Sie das mit nach Hause, lesen Sie das durch, sprechen Sie mit Ihrer Frau oder mit anderen Ärzten, und dann kommen Sie wieder, dann unterhalten wir beide uns noch einmal.

Ich weiß nicht, ob Sie nicht selbst die Vorstellung haben, daß das dem Arzt-Patient-Verhältnis abträglich ist.

Flemming: Vielleicht ist es ganz nützlich, darauf hinzuweisen, daß wir schon wieder auf dem Weg sind, mit unbeantworteten Fragen nach Hause zu gehen. Vielleicht hat die Klinik einen etwas breiteren Buckel als die Praxis, der ich angehöre.

Ich muß Ihnen ganz ehrlich sagen, daß in den letzten Jahren, in denen ich meine Praxis betreibe, der juristische Aspekt bei der Aufklärung des Patienten immer mehr Platz gegriffen hat. Ich finde es rührend und vielleicht unserer Berufsauffassung etwas näherstehend, wenn wir die berufsethischen Gesichtspunkte bisher in den Vordergrund gestellt haben. Ich kläre in der Zwischenzeit meine Patienten mehr im juristischen Sinne auf, wobei ich das Risiko eingehe, daß manches Vertragsverhältnis – so muß man es dann ja betrachten – in die Brüche geht, weil der Patient sagt: Unter diesen Bedingungen lasse ich mich nicht operieren.

Das bezieht sich allerdings – das muß ich hinzufügen – auf sogenannte Wahleingriffe – nicht kosmetische Operationen, aber beispielsweise kleinere Eingriffe wie Hallux valgus oder Hammerzehen –. In diesen Fällen muß das unter juristischen Gesichtspunkten gesehen werden.

Sie haben schon gesagt: Je mehr nach Wahl ein solcher Eingriff vorgenommen werden kann, desto mehr muß aufgeklärt werden. Das geschieht in der Praxis gerade in diesen Fällen unter rein juristischen Gesichtspunkten, wobei das Arzt-Patient-Verhältnis erheblich leidet. Das ist mir aufgefallen.

Ich habe noch eine ganz andere Frage. Ein Dammschnitt ist mir bekannt, aber das „Dammschnitt-Urteil" in seiner Konsequenz nicht. Vielleicht könnten Sie mir das doch erklären.

Friedebold: Sie müssen zugeben, daß wir durchaus auch von der klinischen Seite her konform gehen. Der Unterschied ist nur der, daß der niedergelassene Kollege den Patienten in der Regel länger kennt als der Kliniker. Aber im Prinzip ist das völlig gleich. Sie haben es treffend formuliert, indem Sie gesagt haben: Die Aufklärung wird zunehmend unter juristische Gesichtspunkte gestellt. Das trifft für uns auch zu. Ich muß Ihnen sagen: Wenn ein Patient vor mir sitzt, der das fünfte, sechste, siebte oder achte Mal „ ja aber" sagt, und man kennt heute einen gewissen standard-snobistischen Typ, der modern, aufgeklärt, etwas arrogant, süffisant vor einem sitzt, die Beine übereinandergeschlagen und sagt „Meinen Sie nicht auch, Doktor . . .", dann kommt der Moment, wo ich auch zunehmend defensiv aufkläre. Dann kommt schließlich der Punkt, an dem ich sage: Hören Sie mal zu, ich glaube, Sie sind bei mir gar nicht richtig am Platze. Sie sollten Ihre X-Beine behalten. Damit können Sie durch das ganze Leben kommen. Gehen Sie zum Psychotherapeuten!

Flemming: Es ist erfreulich, daß Sie zu derselben Meinung kommen. Man kann es nicht immer gleich am Anfang so hart ausdrücken, aber so enden viele Gespräche, indem man dem Patienten sagt, daß er mit seinem Leiden weiterleben muß, weil er unter diesen Bedingungen wohl keinen finden wird, der ihn operiert.

Friedebold: Es werden Bücher geschrieben über die unnötigen Operationen. Natürlich sind X-Bein-Operationen unnötig, Wirbelsäulenverbiegungen, schiefe Nasen – das ist alles unnötig. Bloß: Die Patienten müssen damit leben. Das ist doch die entscheidende Konsequenz. Aber der Nichtarzt muß ja nicht aufklären, und solche Bücher werden ja heute von Nichtärzten geschrieben.

Laufs: Wenn Sie mir freundlicherweise Ihre Adresse geben, Herr Fragesteller, sende ich Ihnen das Dammschnitt-Urteil gern zu. Es geht um den Entlastungsbeweis hinsichtlich eines im Krankenhaus mit selbständiger ärztlicher Tätigkeit betrauten Assistenzarztes. Es geht um die Beweisgrundsätze im Arztfehlerprozeß, insbesondere die beweisrechtliche Würdigung der ärztlichen Dokumentation. Das ist der Inhalt. Wenn Sie Interesse haben, rate ich Ihnen, sich das anzusehen. Es ist für den Arzt durchaus verständlich.

Die Urteile des Bundesgerichtshofs haben durchaus etwas Lehrhaftes, nicht nur, weil sie ja auch die nachgeordneten Gerichte unterrichten und, wenn ich es sehr deutlich sagen darf, auf den rechten Pfad lenken sollen. Die arztrechtlichen Urteile sind vielfach verständlich. Deshalb sende ich das Ihnen gern zu, wenn Sie wollen.

Friedebold: Herr Laufs, Ärzte sind natürlich extrem vorinformierte Patienten.

Kussin: Herr Friedebold, ich stimme Ihnen zu. Ich darf darauf hinweisen, daß die Herren Wachsmuth und Schreiber am 3. Oktober einen sehr beachtenswerten Artikel in der „Frankfurter Allgemeinen Zeitung" geschrieben und dabei auf den unheilvollen Weg in die defensive Medizin hingewiesen haben.

Sie haben gefragt, welche Lösung wir mit nach Hause nehmen können. Ich darf eine anbieten: Auch bei uns gibt es wie überall Fachleute auf jedem Gebiet, auch auf dem Gebiet der Juristerei. Diese Leute, die über die Ärzte und die Haftpflichtfähigkeit urteilen sollen, sollten zunächst einmal einige Wochen auf Wachstationen und in Unfallabteilungen beschäftigt werden. Man sollte sie an Aufklärungsgesprächen teilnehmen lassen. Dabei könnte man sich kundig machen lassen, was man möglicherweise verkehrt macht.

Laufs: Das ist ein Vorschlag, der schon praktiziert wird. Ich bin Rektor der Universität Heidelberg. Ich habe jetzt einen Termin arrangiert, an dem die Juristenwelt in die Klinik der Universität Heidelberg geht, dort einen Besuch macht und auch einiges miterlebt, zum Beispiel eine Operation oder deren mehrere. Dasselbe ist in Göttingen geschehen. Ich pflichte Ihnen als Jurist durchaus bei. Es ist sehr eindrucksvoll für den Juristen, einmal die Entscheidungsnot des Arztes zu erleben, auch etwas, was der Jurist in seinem Berufsalltag sonst nicht erlebt, nämlich den Zeitdruck, unter dem manche Entscheidungen, manche Arbeitsabläufe stehen.

Weller: Ich glaube, es sind zwei Probleme, die im Raum stehen: einerseits die juristische Absicherung unserer Seite im Falle einer Schadenersatzklage oder irgendeines Angriffs, andererseits die Gerichtsbarkeit, die entscheidet, und die Ebene, welche die Gesetze macht. Ich habe das Gefühl, diese Sitzung, die sicherlich nach außen hin ein Echo findet, geht auseinander, und wir haben uns wieder darum bemüht, uns gegen das abzusichern, was die Juristen von uns verlangen, haben den Juristen aber nicht gesagt, daß sie die Konsequenzen aus ihren Besuchen überlegen und sich fragen sollen bei ihrer Gerichtsbarkeit, ob es richtig ist, was sie von uns fordern.

Hartmann: Aus der Praxis möchte ich sagen, daß die Dokumentation absolut wichtig ist. Ich schildere folgenden Fall: Ein Patient verweigert eine Tetanusschutzimpfung nach harmlosen Verletzungen an der Wange, am Vorderarm, am Knie; fünf Tage später Exitus in der Klinik. Da wir eine eingehende Dokumentation aufgenommen und unter Zeugen ein Protokoll aufgesetzt hatten – der Patient hatte die Unterschrift verweigert –, passierte weiter nichts. Der Staatsanwalt rief an, kam und sah sich die Akten an, und die Sache war erledigt.

Einige Zeit später geschah der zweite Fall: Eine 22jährige Frau, eine Mutter von Zwillingen, verweigerte nach einer Verletzung an einem Finger jede Behandlung, ebenfalls die Schutzimpfung, wiederum Exitus letalis. Auch hier hatten wir dokumentiert. Die Patientin hatte trotz Aufklärung unterschrieben. Es passierte mir weiter nichts. Der Staatsanwalt, der unsere Praxis aufsuchte, den ich von der ersten Vernehmung her kannte, hatte Anfang der sechziger Jahre auch einen Trismus. Er wurde in der Klinik mit Megaphen und Atosil behandelt und gerettet.

Kuhlendahl: Ich möchte nur sagen, daß es ein Beispiel gibt, daß einer der maßgeblichen Bundesrichter zwei Tage lang in einer chirurgischen Klinik wirklich bis ins Letzte geführt worden ist. Der Effekt war Null, ist bis heute Null.

Friedebold: Herr Kuhlendahl, das ist natürlich richtig. Aber das sind natürlich auch alles Menschen. Wir können nichts anderes tun, als immer wieder den Versuch anzubieten, zu einem Konsens zu kommen. Wir Mediziner haben ja den Nachteil, daß wir es mit, wenn ich den Ausdruck benutzen darf, biologischen Objekten zu tun haben, bei denen es sehr viele unwägbare Größen gibt. Bei der Justiz sehen Sie, daß dort auch die Schwierigkeiten vorhanden sind, obwohl man meint, das abstrakte Recht sei ja von Menschen gemacht worden und sollte klar und überschaubar sein. Trotzdem gibt es widersprechende Urteile und mehrere Instanzenzüge. Das ist halt so. Das Dilemma kommt nicht vom Tisch, und es kann auch gar nicht vom Tisch kommen. Es kann niemals vom Tisch kommen; das ist für meine Begriffe völlig klar. Wir werden im Einzelfall immer am kürzeren Hebel sitzen. Weil das so ist, wird sich die Tendenz zur Defensivmedizin immer mehr verstärken.

Man kann nur sagen: Man muß soviel Takt haben, daß man als Arzt die Defensivmedizin nur bei den Patienten praktiziert, die es verdienen. Das ist etwas, was man mit zunehmender Erfahrung natürlich immer besser kann. Ich muß Ihnen sagen: Der von mir geschilderte Jurist, der mit seiner Sekretärin kam, würde von mir niemals mehr operiert – darüber gibt es überhaupt keinen Zweifel –; es sei denn, es bestünde akute Lebensgefahr. Aber die „Branche“, in der die Haftpflichtprozesse laufen, sind ja nicht die akuten Sachen. Wer Schmerzen leidet, ist zu allem bereit. Da gibt es ja praktisch keine Haftpflichtansprüche. Da fällt die Aufklärungssache fort. Bei den Sachen, die eigentlich nur geringe, zum Teil kosmetische Effekte haben, ohne daß sie von großer funktioneller Bedeutung sind, kommt es zum Schwur. Da spielt unter Umständen schon die Narbe eine Rolle, die etwas breiter ausgefallen ist und wo nicht aufgeklärt wurde, daß das der Fall sein könnte, obwohl der Gesamteffekt durchaus sehr schön ist.

Ich meine, daß da der Trend zur Defensivmedizin gar nicht endgültig gestoppt werden kann und auch nicht gestoppt werden muß, denn man muß auch uns Ärzten zubilligen, daß wir uns schützen. Das ist gar keine Frage. Wenn uns ein Patient immer wieder Schwierigkeiten bereitet, kommt der Moment, da ich persönlich sage – ich nehme an, das wird den meisten meiner Kollegen so gehen –: den nun nicht. Das ist der Moment, wo ich sage: Sie sind bei mir schlecht aufgehoben, der Psychotherapeut wird Ihnen sagen, daß es eigentlich gar nicht so schlimm ist, was Sie haben.

Baumgartl: Herr Friedebold, ich stimme mit Ihnen vollkommen überein bezüglich der Vornehmheit, sich dieser Medizin nicht anzuschließen, die auf uns zukommt. Aber Sie gehen das Risiko ein, daß Sie hereinfallen. Ich finde die Methode von Herrn Weissauer, ungefähre Grenzen zu ziehen und zu halten, den einzigen Weg, der uns geblieben ist, um uns irgendwo einzupendeln und zu sagen: Ich glaube, ich bin gesichert. Mir erscheint dieser Weg auch nicht schön.

Es kam bei den Referaten heraus, daß von seiten des Gesetzgebers Unklarheiten bestehen, die klar aufgezeigt werden können. Besteht nicht eine Möglichkeit, daß unsere Gesellschaft – wo, weiß ich nicht; vielleicht kann uns Herr Franzki einen Weg aufzeigen – die Richter bittet, in derartigen Fällen klarere Grenzen zu ziehen? Gibt es da keine Möglichkeit?

Friedebold: Das ist illusionistisch, was Sie sagen. Wir können nur sagen: In dubio werden wir Ärzte hereinfallen. Wenn wir es für Patienten tun, für die hereinzufallen sich lohnt – wir sind ja nach wie vor Ärzte –, werden wir das tragen können.

Meine Damen und Herren, ich danke Ihnen für Ihre Teilnahme, vor allen Dingen natürlich den Herren hier oben am Tisch. Wir Ärzte treten in diesem Fall gern zurück, denn wir sind es, die in diesem Fall genommen haben. Gegeben haben uns die Herren Juristen etwas. Ich darf mich dafür bedanken, daß Sie es so fair getan haben und so ärztefreundlich. Ich bin sicher: Wenn wir Ihnen im Gerichtssaal gegenüberstehen, werden Sie gar nicht so freundlich sein.

IV. Die Behandlung des epiduralen Hämatoms – eine Aufgabe für den Unfallchirurgen?

Vorsitz: K.A. Bushe, Würzburg

Präsident W. Düben

Meine Damen und Herren! Die ganze Problematik des uns jetzt beschäftigenden Themas hat Ehalt 1971 auf der Tagung der österreichischen Gesellschaft für Unfallchirurgie folgendermaßen treffend skizziert:

> Aus meinen Erfahrungen kann ich sagen, daß nichts so häufig übersehen und behandelt wird wie das epidurale und subdurale Hämatom.

Ich bitte nun meinen früheren Konassistenten Bushe aus gemeinsamer Göttinger Zeit, das Rundgespräch einzuleiten und die Aufgabe des Moderators zu übernehmen.

Bushe: Vielen Dank, Herr Präsident. Die gleichzeitige Ausbildung bei Hellner und Okonek hat zu diesem Thema geführt. Die Problematik der Hirnverletzung für den Unfallchirurgen oder Allgemeinchirurgen besteht darin, daß er aus einer Akutsituation heraus mit den diagnostischen therapeutischen Besonderheiten eines Organs konfrontiert wird, welches sonst nur der Neurologe oder Neurochirurg betreut. Die Möglichkeit, sich durch Hinzuziehung eines Neurologen zu entlasten, ist begrenzt wegen der Schnelligkeit, mit der in solchen Fällen Entscheidungen getroffen werden müssen und auch deshalb, weil die cerebrale Situation sich von Stunde zu Stunde ändern kann.

Aber auch die Möglichkeiten der Verlegung in Spezialabteilungen sind begrenzt. Die oft großen Entfernungen bis zur nächsten Neurochirurgie – das trifft für Berlin nicht zu – verbieten nicht selten den Transport eines Schwerverletzten, wenn kein dringender Grund vorliegt.

Die wichtigste Indikation zur Verlegung eines Frischverletzten in die Neurochirurgie ist der begründete Verdacht auf eine intracranielle Blutung, die einer operativen Behandlung bedarf. Schreitet aber die Hirnkompression so schnell fort, daß bis zum Eintreffen in einer Neurochirurgie ein irreparabler Schaden eintreten könnte, muß die Frage gestellt werden, ob der Chirurg die Operation selbst durchführen soll, selbst durchführen kann, selbst durchführen muß.

Das akute epidurale Hämatom ist ein klassisches Beispiel einer unabweisbaren neurochirurgischen Akutsituation im Unfallkrankenhaus oder Allgemeinkrankenhaus, wenn sich keine Neurochirurgie in der unmittelbaren Nachbarschaft befindet. Das macht deutlich, daß bei den kurablen umschriebenen blutungsbedingten Hirnkompressionen der Zeitfaktor für den Erfolg operativer Maßnahmen die entscheidende Rolle spielt. Man muß also rechtzeitig eingreifen, daß die rettende Entlastung durch Evakuierung des komprimierenden Hämatoms erfolgt, ehe es zu einer Mittelhirneinklemmung mit irreparablen Schäden oder zum deletären Ende kommt.

Kaum ein Verletzter, der im Stadium der Mittelhirneinklemmung in eine Klinik eingeliefert wurde, konnte gerettet werden. Die Zeitspanne, bis der Verletzte in dieses Stadium kommt, ist nicht lang; in akuten Verläufen beim sogenannten epiduralen Hämatom ungefähr von einer Stunde bis zu vier Stunden. Operative Entlastung vor Eintritt einer Mittel-

Hefte zur Unfallheilkunde, Heft 153
Zusammengestellt von J. Probst/A. Pannike

hirneinklemmung bedeutet, daß beim Auftreten erster Hämatomzeichen nicht mehr Zeit ist, einen neurologischen Konsiliarius zu rufen, aber auch keine Zeit für langwierige diagnostische Prozeduren. Der Verletzte in diesem Stadium verträgt einen Aufschub seiner Behandlung ebenso wenig wie ein Verletzter, der durch Obstruktion seiner Atemwege zu ersticken droht. Die Hoffnung auf Besserung liegt in beiden Fällen dann in der Hand des erstbehandelnden Chirurgen.

Es ist noch kurz daran zu erinnern, daß der Verletzte mit einem Schädelhirntrauma, der ein extradurales oder epidurales Hämatom entwickelt, im klassischen Sinne drei Stadien durchläuft. Das erste Stadium ist die Bewußtlosigkeit, das zweite Stadium ist die teilweise oder vollkommene Besserung der Bewußtseinslage, und das dritte Stadium ist der Wiedereintritt der Bewußtlosigkeit mit rasch zunehmender Verschlechterung der Gesamtsituation des Verletzten.

Bedeutungsvoll – das muß hier betont werden – bei einem solchen Verlauf ist auch der Nachweis einer temporalen Fissur oder Fraktur. Das alarmierende Symptom ist also die erneute Verschlechterung der Bewußtseinslage. „Alarmierend" heißt, daß man sich organisatorisch schon auf allen Ebenen auf eine Operation vorbereit, da bei weiterer Progredienz der Symptomatik unverzüglich behandelt werden muß, d.h. operiert werden muß. Um es etwas präziser auszudrücken: Es soll der Verletzte auf den Operationstisch gebracht werden, wenn im Rahmen der zunehmenden Verschlechterung der Bewußtseinslage eine einseitige Pupillenerweiterung sich einstellt.

Der optimale Operationstermin ist also schon überschritten, wenn die Lichtreaktion der weiter gewordenen Pupille bereits träge ist und sich die ersten Zeichen einer Mittelhirneinklemmung bemerkbar machen.

Um aber keine Mißverständnisse aufkommen zu lassen, besteht aber auch bei einer einseitigen bereits lichtstarren Pupille mit beginnenden Zeichen einer Mittelhirneinklemmung durchaus noch eine Indikation zu einer operativen Intervention. Die Prognose ist dann jedoch zurückhaltender zu stellen, während es sich bei Kindern wiederum – darauf müssen wir vielleicht später noch kommen – günstiger als bei Erwachsenen erweist.

Nach dieser kurzen Einleitung würde ich nun gern die Standpunkte hören in einem kurzen Statement der beiden hier anwesenden Unfallchirurgen, Herrn Dr. med. Küpper, Chefarzt der Unfallchirurgischen Klinik der Städtischen Krankenanstalten Bielefeld-Mitte, und Herrn Prof. Weinreich, Chefarzt der Unfallchirurgischen Klinik der Stadt Braunschweig. Ich möchte auch die Stellungnahme des Neurochirurgen hören, nämlich von Herrn Prof. Kuhlendahl, den wir von heute morgen her kennen.

Ich darf bitten, daß Herr Kuhlendahl mit einem kurzen Statement anfängt.

Kuhlendahl: Ich möchte zunächst noch einmal hervorheben, daß es hier nur um einen Ausschnittbereich der Patienten mit einem epiduralen Hämatom geht, nämlich um diejenigen, die ohne sehr viel diagnostischen Aufwand erkennbar sind, wie Herr Bushe das eben dargestellt hat mit dem klassischen Verlauf. In vielen Fällen ist das heute nicht mehr der Fall, sondern sehr verwischt. Ich meine die Gruppe, die diagnostisch ohne viel Schwierigkeiten erfaßbar ist und bei der es schnell geht. Wenn sich die Symptomatik erst am zweiten oder dritten Tag entwickelt, ist genug Zeit für die Diagnostik, für eine Verlegung usw. Aber diejenigen, bei denen sich innerhalb weniger Stunden die Symptomatik in klassischer Weise entwickelt, dürfen nicht zu Tode kommen. Das ist das Problem, um das es geht.

Ich habe mich bemüht herauszufinden, mit wieviel solchen Fällen wir etwa zu rechnen haben. Ich habe aus einer ganzen Anzahl von neurochirurgischen Kliniken Zahlen bekommen, die im Endergebnis zu der Auffassung führen, daß wir in unserem Lande in den neurochirurgischen Kliniken pro Jahr etwa 300 bis 400 solcher Patienten mit epiduralem Hämatom haben. Wenn man diejenigen hinzunimmt, die in anderen Kliniken behandelt werden, kommt man auf eine Zahl in unserem Land, die 500 pro Jahr weit übersteigt.

Wir haben weiter ermittelt: Die Mortalität der Verletzung des epiduralen Hämatoms ist hoch. Sie liegt zur Zeit insgesamt bei mehr als 35%, bezogen auf das ganze Material, das wir überblicken können. Mehr als ein Drittel der Patienten kommen zu Tode. Es gibt Verläufe, die unrettbar sind, die ganz schnell verlaufen, und es gibt solche Verläufe, bei denen ein prothrahierter Verlauf eine günstige Prognose ermöglicht. Insgesamt bedeutet das eine hohe Mortalität.

Wenn wir diejenigen herausnehmen, die durch richtiges ärztliches Handeln vor dem Tod gerettet werden können, sind es mindestens 10%–15% derjenigen, die zu Tode kommen. Um diese Zahl geht es. Um das zu vermeiden, sitzen wir eigentlich hier. Wie verläßlich das ist, kann ich nicht sagen. Die Schätzungen liegen im realistischen Bereich: mehr als 500 pro Jahr insgesamt und vermeidbare Todesfälle in entsprechender Zahl.

Bushe: Vielen Dank, Herr Kuhlendahl. Die beiden Unfallchirurgen, wenn ich sie einfach so nennen darf, sitzen in Orten, in denen keine Neurochirurgie vorhanden ist. Daher ist es für uns sehr interessant zu wissen, wie sie mit diesem Problem fertig werden und mit welchen Zahlen sie operieren und wie im Vergleich zu den relativ schlechten Ergebnissen der Neurochirurgie die Ergebnisse in der Unfallchirurgie sind. Ich darf zunächst Herrn Prof. Weinreich bitten, dazu Stellung zu nehmen.

Weinreich: In der Unfallchirurgischen Klinik Braunschweig werden pro Jahr etwa fünf bis zehn akute intracranielle Hämatome operiert, vier Fünftel davon epidurale Hämatome. Es handelt sich ausschließlich um Patienten aus dem Einzugsgebiet von Braunschweig und dem Autobahnverkehr Ost-West, also Berlin-Köln. Geht man von einem Einzugsgebiet von 500 000 bis 600 000 Patienten aus – so ist etwa das Einzugsgebiet –, dann kann man etwa abschätzen, daß in der Bundesrepublik zwischen 500 und 800 epidurale Hämatome pro Jahr in den Kliniken akut versorgt werden müssen.

Von Herrn Bushe wurde bereits die dominierende Rolle des Zeitfaktors hinsichtlich der Prognose dargestellt. Es gibt tatsächlich gar keinen Zweifel daran, daß die Versorgung epiduraler Hämatome weniger ein operativ-technisches Problem ist und daß der Ansatz für eine Verbesserung der quo-ad-vitam-Prognose und der Prognose quo ad restitutionem tatsächlich in dem Zeitfaktor liegt, in der früheren Operation, und zwar bereits zu einem Zeitpunkt, da nur geringe Symptome ausgebildet sind und das Gehirn frühzeitig entlastet wird.

Man muß da sicher zu einem besseren Konzept kommen. Es gibt Untersuchungen in Amerika, in Deutschland und in anderen Ländern, in denen die Abhängigkeit der Prognose vom Zeitpunkt des Eingriffs und vom Niveau der Bewußtseinslage eindeutig dargestellt wird. Das gilt insbesondere für die epiduralen Hämatome, die sich akut entwickeln und sehr kurz verlaufen, die ohnehin schon eine relativ schlechte Prognose haben.

In der klinischen Praxis sieht es doch folgendermaßen aus. Ein Teil der epiduralen Hämatome – nach amerikanischen Untersuchungen sollen es 8% sein – entwickelt sich ohne initialen Bewußtseinsverlust. Aber auch die Hämatome des klassischen Verlaufs – Bewußtlosigkeit, freies Intervall, erneute Bewußtlosigkeit – umfassen etwa 50%. Die Angaben schwanken sehr stark. Beide Gruppen von epiduralen Hämatomen werden initial als Commotio angesehen, werden auf die Station gelegt. In beiden Fällen wird eine auf das Hämatom zielende Diagnostik gar nicht weiter betrieben.

Man muß aber bedenken, daß die eintretende Oculomotorius-Symptomatik – meist mit Erweiterung der homolateralen Pupille, in ganz seltenen Fällen auch der kontralateralen Pupille – schon nicht mehr das Frühsymptom eines Anfangsstadiums ist, sondern bereits ein Alarmsymptom, das auf einen tentoriellen Druckkegel hinweist, mit der Gefahr zunehmder Kompression des Hirnstamms.

Dieser Zustand kann sich bereits ganz kurze Zeit nach dem Unfall entwickeln. Da kann nicht mehr abgewartet und auch nicht mehr verlegt werden, denn beides bedeutet Zeitverlust. Wenn nun innerhalb des Hauses oder eines kurzwegigen Krankenhauses verlegt werden muß, ist sicher der Neurochirurg der kompetentere Mann. Verlegungen über längere Strecken, wie sie aus topographischen Gründen für viele chirurgische Abteilungen erforderlich werden, sind aber absolut kontraindiziert, weil sich diese Symptomatik bereits entwickelt hat. Selbst mit modernen Transportmitteln vergehen ein bis zwei oder noch mehr Stunden, bis der Verletzte beim Neurochirurgen auf dem Tisch liegt, bis die Operation beginnt. Gerade bei den sich schnell entwickelnden epiduralen Hämatomen ist oftmals schon eine halbe Stunde bestimmend für die Prognose.

Einen tief Bewußtlosen mit beiderseits reaktionslosen Pupillen zu verlegen, hat keinen Sinn. Den kann auch der fähigste Neurochirurg nicht retten. Wohl aber kann der erstbehandelnde Chirurg schon aufgrund seines Zeitvorsprungs mit relativ einfachen operativen Methoden nicht nur das Leben erhalten, sondern den Patienten möglicherweise auch defektlos ausheilen.

Das epidurale Hämatom stellt den Arzt vor die extremen Alternativen: völlige Heilung oder Tod. Verlegungen sind in vielen Fällen auch aus mancherlei anderen Gründen gar nicht möglich. Zunächst einmal sind die Neurochirurgischen Abteilungen oft sehr dicht belegt. Man wird den Patienten schon aus Bettengründen gar nicht los. Es ist illusorisch, wie es damals in Salzburg vorgeschlagen wurde, daß man sich einen Neurochirurgen mit dem Hubschrauber holen soll. Ich glaube nicht, daß man ihn in der erforderlichen kurzen Zeit heranbekommt.

Überdies sind viele Patienten, vor allem Polytraumatisierte mit Extensionen usw. aus vernünftiger medizinischer Sicht als nicht transportabel anzusehen. Schon dieser Patienten wegen muß der Chirurg die Versorgung eines akuten epiduralen Hämatoms beherrschen, will er nicht eine zusätzliche Gefährdung des Patienten herbeiführen oder gar einen Patienten verlieren, den er mit meist relativ einfachem operativen Können hätte retten und heilen können.

Tatsächlich stellt die Operation epiduraler Hämatome in den meisten Fällen keine ungewöhnlich hohen Anforderungen an das operativ-technische Können. Ca. 80% – vielleicht sogar noch mehr; die Angaben sind unterschiedlich – der epiduralen Hämatome liegen im Temporalbereich. Mit etwa gleicher Häufigkeit stellt die Arteria meningica media oder deren Äste die Blutungsquelle dar. Die Angaben darüber schwanken in der Literatur. Was ich hier wiedergebe, ist meine eigene Erfahrung.

Überdies gibt in fast allen Fällen eine Fraktur im Temporalbereich, eine Kopfwunde oder eine Schwellung der Kopfschwarte einen Hinweis auf die Lokalisation des Hämatoms, denn das Zentrum des Hämatoms liegt in den meisten Fällen unmittelbar unterhalb der Anschlagstelle. Die seitenverkehrte Symptomatik mit Erweiterung der kontralateralen Pupille, das epidurale Hämatom, das keine Fraktur aufweist oder mit völlig atypischer Lokalisation ist eine absolute Ausnahme und kommt nicht häufiger als in 4% bis 5% der Fälle vor.

Schwierig wird das operative Vorgehen nur dann, wenn die Meningica media dicht an der Schädelbasis unmittelbar nach Austritt aus dem Foramen spinosum ausgerissen ist; denn in diesem Fall ist oft eine erhebliche Erweiterung der Trepanation erforderlich und das Gefäß schwer zu fassen und die Blutungsquelle nur schwer darzustellen.

Unangenehm sind auch Sinusverletzungen, wenn der Sinus sagittalis superior die Blutungsquelle darstellt. Wir haben drei solcher Fälle operiert, nämlich Sinusblutungen aufgrund großer Impressionsfrakturen in Scheitelhöhe. Das blutet sehr stark. Aber der Sinus hat zum Glück keinen sehr hohen Druck. Man bekommt die Blutung, wenn man aufgemacht und wirklich groß freigelegt hat, einfach zum Stehen.

Die notfallmäßige Versorgung epiduraler Hämatome in den Kliniken ist auch ein organisatorisches Problem. Man braucht mindestens vier Ärzte. Man muß zwei Assistenten haben, man muß einen weiteren Arzt bereit haben, der die weitere laufende Unfallversorgung macht, denn die Klinik steht ja nicht still. Dieser Arzt kann auch kleinere Leistungen vollbringen, zum Beispiel Ablesen der Blutkonserven, denn man muß immer Blut bereitstehen haben. Ferner braucht man einen Anästhesisten. Von großem Wert ist es natürlich, wenn man sofort einen Neurologen hinzuziehen kann. Ich weiß auch zu schätzen, daß ich im Hause einen Ohrenarzt habe, der gerade bei Kopfeingriffen oftmals hinzugezogen werden muß. Es müssen Schwestern da sein, die den Ablauf der Operation genau kennen. Es ist zum Beispiel sehr schwierig, einen Mann zu rasieren. Man kann nicht jemanden, der ein epidurales Hämatom entwickelt, wo man den Verdacht hat, erst dann, wenn die Symptomatik ausgebrochen ist, rasieren, weil es außerordentlich schwierig ist, bei einem Mann mit vollem Haarwuchs die Haare wirklich ganz glatt herunterzubekommen. Deswegen gehen wir so vor, daß wir bei dem Verdacht, daß ein epidurales Hämatom auftreten könnte, bei den typischen Frakturen im Schläfenbereich den Patienten schon vorher rasieren, bevor wir ihn auf die Wachstation legen.

Je mehr Unfallchirurgen sich mit der Erkennung und mit der Behandlung intracerebraler Hämatome vertraut machen und hierfür auch die diagnostischen und organisatorischen Mittel bereitstellen und Möglichkeiten schaffen, desto günstiger wird die Prognose dieser Läsion werden. Sicher ist die operative Versorgung akuter intrakranieller Hämatome ein Gebiet der Neurochirurgie. Wenn aber ein Unfallchirurg seine Chance des Zeitvorsprungs gegenüber dem Neurochirurgen erkennt und auch nutzt, ist er im Vorteil trotz seiner insgesamt geringeren Erfahrung auf diesem Sektor. Der Zeitpunkt für temporale Entlastungstrepanationen ist dann gekommen, sobald man ihn zu erwägen beginnt.

Bushe: Vielen Dank, Herr Weinreich. Das ist sehr perfekt, was Sie dort tun. Das müssen wir von unserem Standpunkt aus sagen. Es wäre schön, wenn es überall so sein könnte.

Herr Küpper, darf ich Sie bitten, jetzt Ihre Stellungnahme abzugeben.

Küpper: Es ist schon viel zu diesem Thema gesagt worden. Es wurde schon herausgearbeitet, daß beim Vorhandensein eines epiduralen Hämatoms keine Zeit mehr zur Verfügung steht. Wir haben uns seit 15 Jahren dieser Aufgabe als Unfallklinik gestellt. Wir behandeln unsere akut auftretenden epiduralen Hämatome im Haus. Die Wichtigkeit des erforderlichen Eingriffs ist das Elementare an der ganzen Sache. Das verbessert offensichtlich, wie wir eben aus amerikanischen Statistiken gehört haben, aus unseren eigenen Erfahrungen gravierend die Überlebenschance des Verletzten. Man darf, ohne provozieren zu wollen, sagen: Der Transport auf der Straße statt auf den Operationstisch ist fast ein sicheres Todesurteil für das akute epidurale Hämatom. Ich halte es für wichtig, daß bei dem Verdacht auf Bestehen eines epiduralen Hämatoms, wie wir es machen, bei der Zahl der Frequenz, die wir zur Verfügung haben, und zwar ein bis zwei echte epidurale Hämatome pro Jahr, daran gedacht wird, daß Schädelaufnahmen gemacht werden, mit beidseitiger Auflage. Es muß eine zuverlässige, verläßliche, strenge Observation vorhanden sein; denn in sehr vielen Fällen ist es so, daß die Leute noch im freien Intervall in die Klinik kommen und erst während der Observation diese Symptomatik bekommen. Die anlaufende Symptomatik ist bei uns unter Verzicht auf jede weitere physikalische Diagnostik die Indikation zur Probetrepanation.

Es ist wichtig zu sagen, daß man die Trepanation nicht zu hoch ansetzen darf, weil man sonst nicht an den Herd herankommt. Das mag der Grund dafür sein, warum sich viele Chirurgen vor der Craniotomie scheuen. Aber es gibt andererseits viel schwerwiegendere Blutungen zu stillen. Ich denke an akute Bauchverletzungen, an Abrißverletzungen in parenchymatösen Organen. Da denkt niemand daran, die Patienten zu verlegen. Ich meine schon, daß das nicht nur für eine Unfallklinik, sondern für jede mittelgroße chirurgische Abteilung machbar ist ohne großen Aufwand, wenn die Observation funktioniert.

Wir machen ein Alarmsignal auf den Zettel, wenn die Observation so durchgeführt werden muß. Wir machen einen roten Querstrich oder etwas ähnliches. Dann muß die Observation so laufen, daß der Patient nicht in eine Phase hineingerät, die man als zu spät ansehen muß. Es ist uns schon passiert – das klingt an das an, was eben gesagt wurde –: Ein Patient wurde auf die Station eingeliefert und verlangte seine Entlassung. Wir haben ihn gerade noch an der Kliniktür abfangen können. Er war schon wieder mit dem Köfferchen in der Hand auf dem Marsch nach Hause. Es zeigte sich, daß sich ein akutes Hämatom entwickelte, das dann ausgeräumt werden mußte. Der Patient hat das überlebt.

Die Dinge sind also auch in einer normalen Klinik ohne große Aufwendungen zu bewerkstelligen. Ich glaube, diese Aufwendungen sind geringer als bei einem Transport, der nachts zum Beispiel gar nicht stattfinden kann. Ein Transport von Bielefeld beispielsweise nach Hannover über die Landstraße ist ein sicheres Todesurteil. Mit dem Hubschrauber können wir die Residenz nicht anfliegen, ohne zuviel Zeit zu verlieren.

Abschließend möchte ich folgendes sagen. Als ich anfing, Chirurgie zu lernen, war es eigentlich für jeden Klinikchirurgen selbstverständlich, das epidurale Hämatom zu behandeln. Die Neurochirurgie ist ja ein Kind der Nachkriegszeit. Ich meine, daß wir die Legitimation zur Behandlung dieser Fälle von den Neurochirurgen zurückbekommen sollten – sie ist uns zwar nicht entzogen worden –; man sollte uns auf breiter Ebene von seiten der Neurochirurgie dazu ermuntern, daß die epiduralen Hämatome akut versorgt werden wie die anderen Verletzungen auch.

Bushe: Es ist nur die Frage, ob man das ohne vorherige Ausbildung als Autodidakt tun kann. Wer noch nie einen Bohrer zur Schädeltrepanation in der Hand gehabt hat, wird es nicht tun, wenn er auf das erste epidurale Hämatom stößt. Wie ist das bei Ihnen abgelaufen? Wie sind Sie zu den Kenntnissen gekommen.

Küpper: In meiner Göttinger Zeit Ende der vierziger Jahre habe ich bei Okonek vier Monate hospitiert, wie man das damals nannte. Das geschah einfach aus einer Erfahrung heraus. Ein Studienfreund von mir verunglückte während einer Fahrt im Taunus. Er hat selbst noch an der Rettung seines Mitfahrers mitgewirkt. Er wurde dann in eine Klinik eingewiesen mit einem epiduralen Hämatom, und zwar in die Klinik, in die er selbst seinen Freund eingeliefert hatte. Er starb an der Nichterkennung des Falles. Das hat mich dazu bewogen zu sagen: Wenn ich schon Chirurg bin, dann möchte ich solche Notsituationen beherrschen lernen. Ich habe dann die Furcht vor der Craniotomie verloren. Es ist auch gar kein Problem, wenn man es einmal erlernt hat.

Ich meine, wer als ausgewachsener Chirurg daran interessiert ist, kann nach der Teilnahme an sechs bis zwölf Schädeltrepanationen bzw. der Versorgung von epiduralen Hämatomen das machen.

Bushe: Die Neurochirurgie erhebt keinen Anspruch darauf, das epidurale Hämatom allein zu behandeln. Der Allgemeinarzt, der über die notwendigen Kenntnisse verfügt, darf das auch. Es kommt darauf an, daß man das kann, nicht darauf, welchen Titel man trägt.

Weinreich: Als ich 1963 nach Braunschweig ging, habe ich mich vergewissert, womit ich überhaupt rechnen muß, wo die nächste Neurochirurgie war, nämlich in Göttingen. Ich habe mich dann an der Kieler Klinik ganz bewußt mit der operativen Versorgung solcher Fälle vertraut gemacht. Ich plädiere dafür, daß der Nachwuchs im Rahmen der unfallchirurgischen Ausbildung eine gewisse Zeit Neurochirurgie betreibt; denn bei dem Operationsgebiet „Schädel“ besteht eine gewisse Scheu, obgleich es im Grunde genommen, wenn man es einmal gemacht und diese Scheu überwunden hat, gar nicht schwierig ist.

Bushe: Hier im Saal sitzen eine ganze Reihe von Chirurgen, die ein halbes Jahr oder länger die Neurochirurgie betrieben haben. Meine Frage geht dahin: Betreiben Sie heute noch die Schädeltraumatologie oder geben Sie das trotzdem ab?

Crone-Münzebrock: In den ersten Jahren meiner Tätigkeit in Oldenburg habe ich die Trepanation bei mir in der Klinik selbst gemacht. Seit wir aber seit etwa zwölf Jahren eine Neurochirurgie im Evangelischen Nachbarkrankenhaus 500 Meter entfernt haben, überweisen wir diese Patienten zum Neurochirurgen. Es entsteht kein Zeitproblem. Das größte Problem sehe ich grundsätzlich in der Ausbildung junger Mitarbeiter darin, zu erkennen, wann ein epidurales Hämatom vorliegt. Das ist die größte Schwierigkeit.

Ich möchte Herrn Küpper fragen, ob er die Patienten in der Zwischenphase grundsätzlich auf die Intensivstation, auf die Überwachungsstation legt oder auf eine normale Station.

Küpper: Wir legen die Patienten auf eine Intensivstation, nur in Ausnahmefällen bei entsprechender Besetzung auf die normale Station, dann aber unter diesen Kautelen, die ich eben genannt habe, daß die Observation wirklich verläßlich ist. Das ist ja das Problem.

Fasol: Ich glaube, die Problematik liegt im Bereich der großen Kliniken. Es sollte immer so sein: Der Patient muß auf der Unfallchirurgischen Abteilung bleiben, und der Neurochirurg muß dorthin gerufen werden. Er sollte den Patienten aber nicht dort operieren, sondern er sollte dem dort in Ausbildung befindlichen Assistenten bei dieser Operation assistieren, so daß die Möglichkeit, die Wahrscheinlichkeit und die Notwendigkeit besteht, daß jeder in Ausbildung befindliche Unfallchirurg – hier sind die Verhältnisse in Deutschland nicht viel anders als in Österreich, wie ich aus Gesprächen weiß – mit der Schädeldiagnostik und der operativen Therapie völlig vertraut ist, wenn er als ausgebildeter Unfallchirurg in die Peripherie geht. Dann treten diese Probleme gar nicht auf.

Kuhlendahl: Das ist aber eine Sondersituation, die Sie ansprechen. Wir müssen diejenigen Patienten im Auge haben, die irgendwo in einem Kreiskrankenhaus landen, wo die Möglichkeit, daß die richtige Diagnostik versäumt wird, im Vordergrund steht. Die Frage ist, ob trotz der verbesserten Transportmöglichkeit, über die wir heute verfügen, ein entsprechender Zeitaufwand überhaupt möglich ist. Wir müssen also diejenigen im Auge haben, bei denen die Transportmöglichkeit nicht mehr gegeben ist. In vielen Fällen wird die Diagnostik versäumt. Es geht auch nur um die Fälle, bei denen die Diagnostik faßbar ist auch ohne zusätzlichen Aufwand, also auch im Kreiskrankenhaus ohne spezielle Einrichtungen.

Eigentlich müßte die Diagnostik bei klassischem Verlauf von jedem, der Staatsexamen gemacht hat, beherrschbar sein. Sie ist ja simpel. Es ist aber ein Problem der Organisation der Observation. Das muß ganz sicherlich dort, wo Unfallchirurgie betrieben wird, im Griff sein. Erst dann ist über die Frage zu reden, ob auch an Ort und Stelle operiert werden muß. Das hängt davon ab, mit welcher Geschwindigkeit sich die Symptomatologie entwickelt.

Wir wissen heute, daß es eine Zeitgrenze von etwa vier Stunden gibt. Was sich bis dahin entwickelt, ist ganz dringlich. Da ist keine Viertelstunde Transportzeit mehr drin; da muß sofort gehandelt werden. Bei den Fällen, die jenseits dieser Grenze sind, ist noch eine gewisse Toleranz von Transportmöglichkeiten enthalten. Wir müssen also mit ganz scharf definierbaren Zeiträumen rechnen. Es geht nur um die Fälle, die irgendwo erkannt werden, wo sich in der Nachbarschaft keine Neurochirurgie befindet. Derjenige, der die Unfallchirurgie in einer solchen Situation betreibt, muß sich die Fähigkeit zu einer solchen Diagnostik aneignen. Ferner muß man sich die Fähigkeit aneignen, die Trepanation sachgemäß auszuführen, was simpel ist, wenn man es ein paarmal gesehen und mitgemacht hat.

Bushe: Wenn wir den allgemeinen Konsens voraussetzen, daß der Chirurg, der unfallchirurgisch das epidurale Hämatom in peripher gelegenen Krankenhäusern zu operieren in der Lage sein muß, welche Voraussetzungen muß er dann mitbringen? Welche Aus- oder Weiterbildung müßte er aus neurochirurgischer Sicht haben, um das tun zu können? Zu diesem Punkt möchte ich auch die Herren von der Unfallchirurgie fragen.

Kuhlendahl: Das ist ja ein Problem, das seit vielen Jahren immer wieder angesprochen worden ist. Die Deutsche Gesellschaft für Neurochirurgie hat immer wieder – zusammen mit der Deutschen Gesellschaft für Chirurgie – darüber diskutiert, inwieweit sich der Chirurg, der Unfallchirurgie betreiben will, dort einarbeiten muß. Ich glaube, diese Forderung muß einfach aufgestellt werden.

Das Problem ist nicht, daß man soundso lange Neurochirurgie betreiben muß, sondern das Problem liegt darin, daß man solche Fälle, die man nachher selbst behandeln muß, ein paarmal mitgemacht hat. Dazu dürfte es nach den gegenwärtigen Verhältnissen ausreichen, wenn man ein Vierteljahr in einer Neurochirurgischen Klinik tätig ist oder in Rufbereitschaft steht, um sofort zu kommen, wenn so etwas ansteht. Man muß sich die Fähigkeit aneignen, die Nottrepanation technisch richtig auszuführen. Es hat keinen Zweck, utopische Forderungen zu stellen und zu sagen, jeder Unfallchirurg müsse ein Jahr in die Neurochirurgie. Das ist Unsinn, das ist nicht zu machen. Wir meinen, daß die erforderlichen Fähigkeiten in einer verhältnismäßig kurzen Zeit erworben werden können, wenn es organisatorisch vernünftig bewältigt wird. Das mag an verschiedenen Orten verschieden sein, wie die Regelung erfolgt. Aber die Grundforderung muß bestehen, daß man sich die Fähigkeit erwerben muß.

Bushe: Das heißt also, daß kein chirurgischer Eleve zu dieser Weiterbildung – oder wie wir es nennen wollen – kommt, sondern es muß schon ein versierter Chirurg sein. Er muß mit dem Handwerk vertraut sein. Dann kann man es, glaube ich, sehr rasch lernen.

Küpper: Ich möchte noch etwas zur Diagnostik sagen. Die Fälle, die wir jetzt hier angesprochen und im Auge haben, sind ja die perakuten Fälle, die auch in therapeutischen Formen eine Chance zum Überleben haben. Aber die Fälle, bei denen innerhalb von vier Stunden operiert werden muß, sind – ich sagte es eben schon – so gelagert, daß wir uns auf die klinische Diagnostik stützen müssen. Die Bewußtseinslage ist meiner Ansicht nach das entscheidendste Kriterium für die Entwicklung des Hämatoms. Ich meine auch, es ist besser, man führt einmal frustran eine Trepanation durch, als durch Manipulation, die der Diagnostik dient, soviel Zeit zu verlieren, daß man doch schon bei einer Einklemmung gelandet ist. Man soll sich keinen Irrtümern darüber hingeben, daß in einem Hause, wo der Chirurg selber die Angiographie machen muß, die erfahrunggemäß nicht sehr häufig gemacht wird, das alles seine Zeit braucht. Wenn der Patient bewußtlos ankommt, ist die Sache entschieden schwieriger. Aber der Verletzte mit dem alleinigen epiduralen Hämatom ist im Regelfall nicht bewußtlos, wenn er kommt. Da haben wir den großen Vorteil, daß wir die Bewußtseinslage kontrollieren können.

Wir haben noch einen Hinweis, was die Selektion betrifft: Ich glaube, die Temporalfraktur – sie ist manchmal schwer erkennbar – ist einfach die conditio sine qua non. Es gibt eigentlich kein Hämatom ohne Fraktur. Jeder, der eine Temporalfraktur hat, ist bezüglich des epiduralen Hämatoms gefährdet und muß über 48 Stunden observiert werden.

Bushe: Man kann aber nicht jede Fraktur oder Fissur nachweisen. Manchmal sieht man sie erst bei der Operation. Hinzu kommen noch die Sinusabrisse.

Weinreich: Sicher kann man durch ein Echo oder die Angiographie ein epidurales Hämatom schneller diagnostizieren. Aber ich möchte einmal darauf aufmerksam machen, daß ein epidurales Hämatom, das operiert wird, zu Beginn der Pupillenerweiterung eine absolut gute Prognose hat, wenn keine weiteren Hinrverletzungen vorliegen. Es ist auch folgendes zu bedenken: Es gelten auch heute noch zum Probebohren die von Kroenlein angegebenen Punkte oder das Schema von Schneider.

Bushe: Mit dem Kroenlein-Schema fällt man gelegentlich herein. Da muß man etwas zurückhaltend sein.

Weinreich: Dann muß man eben ein Bohrloch mehr machen. Wenn man das Loch auch nur einen Zentimeter neben dem Hämatomrand angelegt hat, entgeht das Hämatom sehr oft der Feststellung. Man muß ein paarmal mehr bohren, wenn man den entsprechenden Verdacht hat.

Bushe: Ich möchte Ihnen dazu noch einmal das erste Dia zeigen. Wir sehen, daß das Bohrloch sehr weit nasal sitzt. Es soll über dem Jochbogen gemacht werden.

Wenker: Ich bin Neurochirurg und möchte zunächst etwas zu Herrn Küpper sagen. Ich bin mir nicht sicher, daß jedes epidurale Hämatom eine temporale Querfraktur haben muß. Wir kennen so viele epidurale Hämatome, bei denen es zur Zerreißung der Meningica media durch diesen scharfkantigen kleinen Keil beim Flügel gekommen ist.

Das Thema heißt zwar „Die Behandlung des epiduralen Hämatoms", aber ich bin eigentlich der Meinung, daß die Behandlung gar nicht das Problematische ist. Ich bin der Überzeugung, daß jeder chirurgisch erfahrene Kollege die Trepanation durchführen kann. Herr

Prof. Bushe hat eben noch einmal die Lokalisation verdeutlicht, wo man die Bohrlöcher legen soll. Die Schwierigkeiten haben wir doch immer in der Diagnostik. Das scheint mir das Wesentliche zu sein. Wir haben kaum noch die klassische Symptomtrias mit Pupillenerweiterung, kontralateraler Pyramidenbahnsymptomatik, temporaler Querfraktur und sekundärer Bewußtseinstrübung. Wir kennen die Fälle, in denen es von der primären Bewußtseinstrübung nahtlos in die sekundäre Bewußtseinstrübung übergeht, und der Patient wird lediglich psychomotorisch unruhig. Es kommt nicht zu einer Pupillendifferenz.

Diese Fälle kennen wir in zunehmendem Maße. Vielleicht liegt es daran, daß ich gerade Neukölln und Kreuzberg versorge, wo viel Molle und Korn getrunken wird. Der Patient mit dem epiduralen Hämatom ist durch den genossenen Alkohol traumatisiert, so daß ich differentialdiagnostisch Schwierigkeiten habe festzustellen: Ist es nun eine Bewußtseinstrübung aufgrund der sich entwickelnden Hirndrucksymptomatik oder liegen andere Ursachen vor?

Ich glaube, hier müssen wir ansetzen, wenn wir uns über die Behandlung der epiduralen Hämatome unterhalten wollen. Die diagnostischen Schwierigkeiten, die wir als Neurochirurgen schon haben, sehe ich für Sie als Unfallchirurgen als noch viel größer an. Wir haben es natürlich einfach. Wir können den eingelieferten Patienten unter den Computertomographen legen. Wir versäumen keine Zeit damit. Der Patient kommt von der Rettungsstelle unter den Computertomographen, und dann wissen wir, was los ist. Wenn sich die Situation nach einer Stunde nicht verbessert, sondern noch verschlechtert, legen wir den Patienten noch einmal unter den Computertomographen. Ich glaube, das sollte noch einmal diskutiert werden.

Bushe: D'accord; aber es gibt auch Fälle, die in die Neurochirurgie kommen, die wir gar nicht mehr in den Computer bekommen, die sofort in den Operationssaal transportiert werden müssen, wo ein Bohrloch angelegt wird, ganz gleich, ob wir wissen, was dahintersitzt, oder nicht. Es gibt solche akuten Verläufe. Daß wir in dieser Hinsicht natürlich besser dran sind, ist klar.

Kuhlendahl: Aus der Materialsammlung, die ich zusammengestellt habe, geht ganz klar hervor, daß die Zahl der typischen Verläufe – initiale kurze Bewußtlosigkeit, freies Intervall von mitunter einer Stunde, zwei, drei oder vier Stunden, dann das Absinken in die Druckbewußtlosigkeit – groß genug ist. Es ist nicht so, daß die Mehrzahl der Fälle heute durch die Schwere der Gewalteinwirkungen verschleiert wird, sondern die Zahl ist noch groß genug. Um diese geht es in erster Linie. Die dürfen nicht verlorengehen durch Versäumnisse in der Diagnostik oder durch Zeitversäumnisse infolge des Transports.

Küpper: Diese Fälle habe ich auch nicht gemeint. Ich weiß auch: Es gibt eine ganze Menge kaschierter Fälle intrakranieller Verletzungen, die nicht einfach global als epidurales Hämatom hingestellt werden können, wo man einfach auf Verdacht trepaniert. Wir haben hier ganz klar von den typischen epiduralen Hämatomen gesprochen, die man aus dem freien Intervall, aus der Trias, die keineswegs summarisch immer da sein muß, diagnostizieren kann. Bei den Fällen, die Sie eben schilderten, machen wir, wenn wir den Patienten überhaupt behalten, natürlich auch eine Diagnostik. Wir machen zwar keine Computertomographie – diese steht uns nicht zur Verfügung, jedenfalls im Hause nicht –, aber wir versuchen, wenn wir glauben, die Zeit zu haben, etwas über die Carotisangiographie zu erreichen, eventuell mit Verweilkatheter, damit wir auch nachschießen können.

Ich stehe auch nicht an zu sagen: Alles, was darüber hinausgeht, ist Sache des Unfallchirurgen. Alles, was unter die Dura geht, würde ich liebend gern dem Neurochirurgen überweisen. Es geht hier ganz speziell wirklich nur um diese eklatanten Fälle, in denen man heute annehmen darf, daß der Transport für den Patienten wahrscheinlich tödlich ist. Dort ist jedenfalls die sofortige Trepanation der bessere Weg.

Fragesteller: Es wurde der Unfallchirurg an der Peripherie angesprochen. Ein solcher bin ich. Wir haben einen Computertomographen auf der einen Seite in Würzburg, auf der anderen Seite in Aschaffenburg stehen. Das Schwierige ist die nächtliche Indikation zum Transport dorthin. Ich glaube, das kann man überwinden, indem man sich, wie vorhin schon gefordert, ein bißchen mit der Symptomatik beschäftigt. Ich habe natürlich auch einen Echoenzephalographen und eine Möglichkeit zur Angiographie. Aber das wichtige ist: Ich habe eine gute Zusammenarbeit mit einem neurochirurgisch versierten niedergelassenen Neurologen, der jederzeit kommt, mit dem ich diese Indikation des Transportes und der sofortigen Operation bespreche.

Fragesteller: Eben klang das Problem der Blutstillung an. Vielleicht ist es für diejenigen, die nicht ganz so erfahren in diesen Dingen sind, hilfreich, wenn man sagt, daß auf jeden Fall trepaniert werden sollte. Dann sollte der Patient zügig in das nächste neurochirurgische Zentrum transportiert werden. Damit hat man dem Patienten sicher besser geholfen, als wenn man gar nichts macht.

Bushe: Diese Fälle kennen wir auch, daß der beherzte Unfallchirurg das Hämatom entlastet und dann mit liegender Dränage und Bluttransfusion den Patienten transportiert. Dadurch können sicher viele Patienten gerettet werden. Das glaube ich auch.

Fragesteller: Ich wollte dasselbe unterstreichen. Wenn auch die Diagnostik und die Symptomatik oft sehr klar sind, so stößt man doch bei der Trepanation oftmals auf ganz andere Situationen: subdurale Hämatome, Hirnverletzungen, die allein mit einer Trepanation nicht versorgt werden können. Ich möchte auch darauf hinweisen: Allein mit der Probebohrung in einem kleinen runden Loch über dem Herd und dem Einlegen eines Drains ist es in der Mehrzahl der Fälle der von Ihnen genannten epiduralen Hämatome technisch völlig getan. Dann sollte man den Hubschrauber bestellen und die Leute weiter verlegen oder den Neurochirurgen kommen lassen. Die Blutstillung der herausgerissenen Arteria meningica media ist für einen Nichtneurochirurgen meines Erachtens technisch immer schwierig. Diejenigen aus der Neurochirurgie, die früher die A. meningica-Operation am laufenden Band gemacht haben, sind genauso in der Trepanation vorgegangen, wie Sie das hier im Bild gezeigt haben. Das war schon der erste Abschnitt. Wir hatten damals schon bei der Durchtrennung des Gefäßes und der Blutstillung öfters Schwierigkeiten. Ich möchte darauf hinweisen, daß man das Gefäß nicht fassen muß – das geht gar nicht –, sondern man macht es technisch am besten so, daß man einen kleinen Wattepfropf in das Loch hineinsteckt und so das Blut stillt.

Bushe: Wir müssen also feststellen, daß der in der Peripherie tätige Unfallchirurg die Kenntnisse der Trepanation erwerben sollte und daß dazu eine geeignete und realistische Zeit angesetzt werden sollte. Ich glaube, daß jeder Neurochirurg bereit ist – wir haben das vielfach in Göttingen und Würzburg exerziert –, das zu tun. Der Interessierte kann an einem Wochenende, wo wir das Operationsprogramm in Traumatologie einer ganzen Woche erledigen, diese Dinge sehen. Ich glaube, das wäre ein Konzept, wie wir in der Behandlung der epiduralen Hämatome weiterkämen.

Kuhlendahl: Es ist sehr interessant, einmal die Meinung von Ihnen zu hören, was Sie über die Notwendigkeit und Möglichkeit des Erwerbs dieser sehr umschriebenen Kenntnisse denken.

Tscherne: Die leitenden Unfallchirurgen der Bundesrepublik haben in ihrem Memorandum eindeutig darauf hingewiesen, daß es zur Weiterbildung des Unfallchirurgen gehört, daß er in dringlicher Neurotraumatologie ausgebildet wird. Es wird vielleicht nicht immer möglich sein, das in der Facharztweiterbildung zu machen, aber jeder Chirurg, der später schwerpunktmäßig Unfallchirurgie betreibt, muß, um die Zulassung nach § 6 zu bekommen, vier Jahre nach seiner Facharztanerkennung weiter Unfallchirurgie betreiben. Da ist der Zeitpunkt gegeben, einmal in die Neurochirurgie zu gehen.

Es zeigt sich, wie Herr Weinreich das an seinem eigenen Beispiel dargestellt hat, wenn man zum Chefarzt gewählt wird und in unmittelbarer Nachbarschaft keinen Neurochirurgen hat, dann sollte der Zeitraum bis zum Antritt dieser neuen Position dazu dienen, sich in diesen Gebieten, unter anderem in der Neurotraumatologie, zu vervollständigen.

Küpper: Ich denke, die Entwicklung geht auch dahin, daß die Diagnostik dadurch verbessert wird, daß viele Krankenhäuser in Zukunft die Möglichkeit haben werden, Computertomogramme anzufertigen, daß die Geräte in unmittelbarer Nähe stehen. Schon aus diesem Grunde sollen die jungen Leute heute die Neurochirugie betreiben.

Weinreich: Die Computertomographie ist natürlich das Nonplusultra, auch was die Sicherheit der Diagnostik und den geringen Zeitaufwand angeht. Für die meisten ist es heute jedoch noch eine Utopie. Solange das nicht so ist, meine ich schon, daß wir uns um die epidural Verletzten in der Weise kümmern müssen, wie das heute hier besprochen wurde.

Ich glaube, wenn wir heute einen Denkanstoß in der Richtung gegeben haben, daß der Chirurg nicht von vornherein die Flinte ins Korn wirft, sondern in verzweifelten Fällen, wenn der Transport noch gefährlicher ist, eine Entlastungstrepanation macht, wäre viel gewonnen. Es wurde dankenswerterweise schon gesagt – das muß man wissen –: Wenn man wirklich eine Blutung nicht beherrscht, kann man immer noch verlegen, aber dann hat man wenigstens entlastet.

Bushe: Ich danke den Gesprächsteilnehmern hier am Tisch und darf das Wort dem Herrn Präsidenten zurückgeben, der aus seiner Sicht vielleicht noch ein abschließendes Wort sagt.

Düben: Den Anstoß zu diesem Gespräch hat Herr Kuhlendahl gegeben. Wir haben uns auf einer Tagung zusammengesetzt und haben diese Probleme – er aus seiner und ich aus meiner Sicht – einmal durchgespielt. Das war der Anstoß. Wenn wieder einmal darüber gesprochen wurde, wird sich der eine oder andere seine Gedanken machen: Wie kann man beginnen, reale Verhältnisse zu schaffen?

Ich habe keinen Zweifel an der von Herrn Kuhlendahl angegebenen Frequenz. Ich erinnere nur daran: Das Nordstadt-Krankenhaus Hannover hat zu den Zeiten seines jetzigen

Vorgängers pro Jahr 220 bis 240 Trepanationen durchgeführt. Davon waren die Hälfte epidurale Hämatome.

Wir haben von den Toten gesprochen. Wir haben dabei noch eine andere Gruppe aus dem Auge gelassen, was mindestens genauso schlimm ist: daß nämlich ein Teil der Apalliker aus verspäteter Diagnose und Behandlung resultieren. In der Nähe von Hannover gibt es ein Zentrum dafür. Ich habe dort sehen müssen, daß sich eine ganze Reihe dieser Patienten von dorther rekrutieren.

Ich danke unserem Gesprächsleiter und allen, die mitgewirkt haben. Ich meine, wir sollten nach Hause gehen und jeder sollte sich an seiner Stelle Gedanken darüber machen.

V. Erstversorgung von Sehnenverletzungen an Hand und Unterarm
(Vorsitz: D. Gadzaly, Hannover, und P. Reill, Tübingen)

Präsident W. Düben

Die Erstversorgung von Sehnenverletzungen erfolgt auch heute größtenteils durch Allgemein- und Unfallchirurgen und nur zum geringen Teil durch Spezialisten, die sich ganz dem Organ „Hand" verschrieben haben. Unsere Referenten heute sind Spezialisten, und sie werden uns mit den derzeitig praktizierten Behandlungsmethoden vertraut machen.

Gadzaly: Lassen Sie mich eingangs folgendes betonen. Wir müssen unseren Referenten dankbar sein, daß sie heute bei uns sind. Zur gleichen Zeit findet nämlich in Zürich eine Tagung für Mikrochirurgie statt. Ich danke allen Referenten, die hier erschienen sind, ganz besonders herzlich für Ihre Teilnahme.

An Sie, meine Damen und Herren im Auditorium, möchte ich die Bitte richten, die Diskussion als Stegreifdiskussion aufzufassen. Wir sind uns darüber klar, daß wir verkappte Kurzbeiträge nicht zulassen werden.

Die Sehnennahttechnik im Wandel der Zeit

J. Geldmacher*, Erlangen

Die bestmögliche Wiederherstellung durchtrennter Körpersehnen ist nicht allein von der angewandten Nahttechnik abhängig, sondern nicht weniger von der Beschaffenheit des Nahtmaterials und von dem Verlauf der Heilungsvorgänge.

Zur Wundnaht, im „Papyros Smith" von altägyptischen Ärzten bereits vor dreieinhalbtausend Jahren schriftlich fixiert, sucht bereits der zwischen 600 und 400 vor Christus in Benares lebende Susruta nach möglichst körperfreundlichem Nahtmaterial. Bereits die Chirurgen des Mittelalters, insbesondere aber die des ausgehenden letzten Jahrhunderts verwenden Metallfäden. Eine neue Ära beginnt mit der Entwicklung synthetischer Kunststoffäden.

Ähnlichen Wandlungen ist schon frühzeitig die Beschaffenheit der chirurgischen Nadel unterworfen. Lanfranchi beschreibt 1498 die Knopfnaht mit chirurgischem Knoten, die Sehnen- und Nervennaht und die versteckte Nahttechnik mit dreieckigen gebogenen Nadeln,

* Ich danke besonders der Firma ETHICON, Hamburg, für Hinweise zur Geschichte der Sehnennaht

Hefte zur Unfallheilkunde, Heft 153
Zusammengestellt von J. Probst/A. Pannike

deren Kaliber sich den lokalen Wundverhältnissen anpassen. Jaques Guillemeau (1550–1613) kann als „Erfinder" des atraumatischen Nahtmaterials gelten, indem er seinen vierkantgeschliffenen Nadeln Leinenfäden aufklebt (Teubner, 1973).

Lorenz Heister (1718) verdanken wir detaillierte Anweisungen zur Sehnennaht. Er verwendet zur Sehnennaht gerade, lanzettförmig angeschliffene Nadeln und erfindet das Schappöhr.

Ella N. Gaillard erhält 1874 das US-Patent für eine Nadel, die an ihrem Ende statt eines Öhrs eine zentrale Bohrung mit Widerhaken aufweist, in die der Faden eingeschraubt werden kann. Geburt der atraumatischen Nadel-Fadenkombination, die aber, obwohl bereits an 8 US-Hospitälern mit Erfolg erprobt, wieder in Vergessenheit gerät. 1921 neu erfunden und zum Patent angemeldet von E.J. Ovington entwickeln Davis und Geck die allerdings zu komplizierte „Snap-on-needle". Johnson u. Johnson nehmen 1930 die serienmäßige Produktion der atraumatischen Faden-Nadelkombination auf, die sich aber endgültig erst nach dem 2. Weltkrieg durchsetzt. Heute empfiehlt sich die atraumatische Kombination von Stahldraht = oder synthetischen Fäden und Rundkörpernadeln mit schneidender Spitze.

Detaillierte Angaben zur Sehnennaht finden wir im Werk von Lorenz Heister (1718). Ihr ähnelt in verblüffender Weise die Technik, die Tsuge 1975 publizierte. Zwischen beiden Techniken liegt die Erkenntnis, daß Knoten und Naht intratendinös plaziert werden sollen um verwachsungfördernde Irritationen der Sehnenoberfläche zu vermeiden.

Eine solche Technik weckt den Wunsch nach einem gewebefreundlichen resorbierbaren Kunststoffaden, der dünn, schmiegsam und von glatter Oberfläche ist, einen festen Knoten-

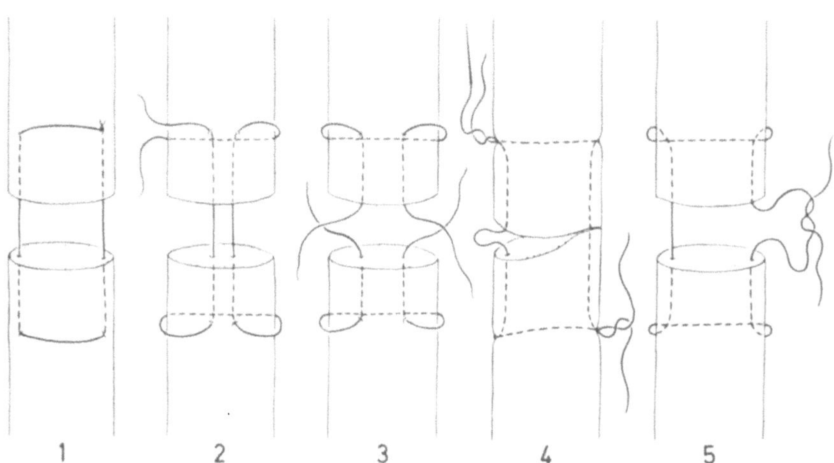

Abb. 1. Die einfache Sehnennaht (1), von Nicoladoni 1880 erprobt, genügt der Zugbeanspruchung nicht. Die von Kirchmayr 1917 empfohlene Nahttechnik (2) wurde 1929 von M. Lange durch intratendinöse Plazierung der Knoten verbessert (3). Bei der 1975 von Kessler angegebenen „Grasping-Suture" (4) wird eine bessere Querstabilität der Naht durch Verankerung an den Eckpunkten erreicht, die Knoten liegen aber an der Sehnenoberfläche und können irritieren. Die von Kleinert (1977) publizierte Naht mit einem Faden (5) erschwert die exakte Adaption der Sehnenstümpfe und kann eine ungleiche Spannung der längs- wie quergerichteten Nahtabschnitte bringen

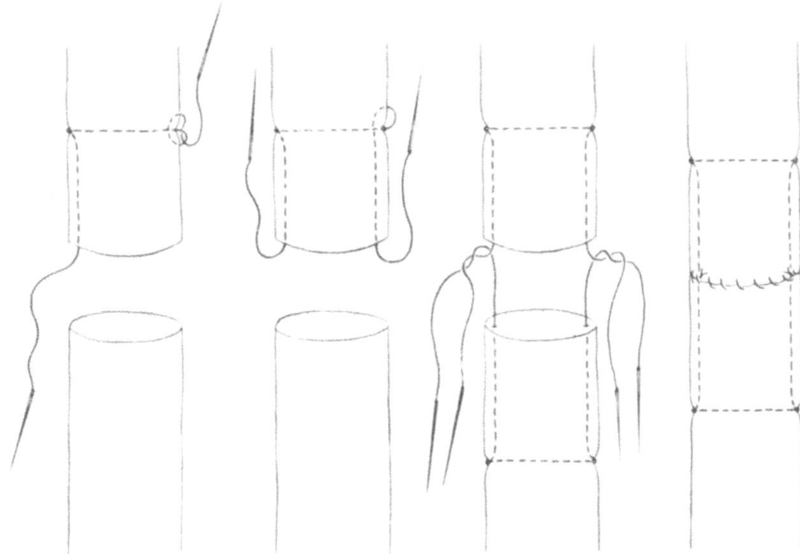

Abb. 2. Unsere Modifikation der Kirchmayr-Naht garantiert eine sichere Verankerung an den Eckpunkten, eine gleichmäßige Fadenspannung, eine gute Adaption der Sehnenstümpfe durch randständige Fadenführung und eine glatte Sehnenoberfläche durch intratendinöse Verknotung. Eine feinste zirkuläre Adaptionsnaht (7 x 0 = 0,5 metric) ist häufig gar nicht erforderlich

sitz garantiert und der sich nicht dehnt. Die Entwicklung ist noch nicht abgeschlossen, da noch Wünsche bezüglich des Reißkraftabfalles offen stehen.

Um die letzte Jahrhundertwende sind alle heute üblichen Techniken der Sehnenrekonstruktion im Prinzip bekannt. Die auf- und absteigende Sehnenverpflanzung, die Teilabspaltung, die Z-förmige Verlängerung und Verkürzung, die Verlagerung in neugebildete Sehnenscheiden. 1882 führt Heuck die erste freie Sehnentransplantation durch.

Mit der 1874 erstmals unter aseptischen und antiseptischen Bedingungen von F. König durchgeführten erfolgreichen direkten Sehnennaht setzt eine stürmische Entwicklung ein. Rasch war zu erkennen, daß eine einfache Quernaht der Zugbeanspruchung nicht genügte und durchschlitzte und schnürende Techniken zur Nekrose der Sehnenstümpfe und Nahtruptur führten. Zwei Prinzipien erwiesen sich bis heute als brauchbar und wurden in den vergangenen 100 Jahren zahlreich modifiziert: Die auf Nicoladoni (1880) zurückgehende, von Kirchmayr (1917) verbesserte längsgerichtete, an ihren Eckpunkten verankerte Naht und die auf Schüssler (1890) zurückgehende, besonders von Bunnell propagierte Schnürsenkelnaht.

Frühe Untersuchungen, so von Malewitsch 1908, wie auch neuere von Greulich, Lanz und Glöckner 1977 zeigten, daß die Naht mit gerade verlaufender Fadenführung wie die modifizierte Kirchmayr-Technik die geringste Neigung hat nachzugeben und zu einer verwachsungsfördernden Diastase zu führen. Diese ist größer bei der Bunnellschen Schnürsenkeltechnik infolge eines Scherengittereffektes bei Zugbeanspruchung. Am schlechtesten schneiden die Nähte auf Distanz ab, sei es durch Sehnenblockierung durch zwei gerade Nadeln, von Nicoladoni 1880 empfohlen, von Bsteh 1958 und Verdan 1960 wiederentdeckt, sei es durch alleinige Lengemann-Naht, die ihre Vorläuferin bei Bunnell findet.

Wir führen die Primärnaht von Fingerbeugesehnen seit Jahren in der modifizierten Kirchmayr-Technik aus und glätten die Oberfläche, wenn dies überhaupt notwendig ist, mit einer feinen fortlaufenden zirkulären Naht der Stärke 7 x 0 bzw. 05, Metric. Postoperativ verfahren wir nach dem von Kleinert empfohlenen dynamischen Behandlungsprinzip.

Betrachten wir die Entwicklung der Sehnennahttechnik in den 100 Jahren zwischen Nicoladoni und heute, so läßt sich mit Boyes (1975) sagen: „Wenn die Chirurgen von damals unsere Materialien und unsere Möglichkeiten gehabt hätten, wären ihre Resultate zweifellos dieselben wie die unseren gewesen".

Literatur

Bsteh O (1958) Sehnentransfixation bei Sehnendurchtrennungen. Chir Prax 3: 317

Bunnell St (1954) Gig pull out suture for tendons. J Bone Joint Surg 36-A: 850

Geldmacher J (1980) Sehnenverletzungen. In: Chirurgie der Gegenwart. Urban & Schwarzenberg, München Berlin Wien

Greulich M, Lanz U, Glöckner J (1977) Sehnennaht im Bereich der Sehnenscheide – Experimentelle Untersuchungen. Handchirurgie 9: 113

Heister L (1770) Chirurgie (Erstausgabe 1718) Verbesserte neue Auflage durch Gabriel Nikolaus, Nürnberg 1770

Kessler I, Nissim F (1969) Primary repair without immobilisation of flexor tendon division within the digital sheath. Acta Orthop Scand 40: 587

Kessler I (1973) The „Grasping" technique for tendon repair. Vol. 5: The Hand 3: 253

Kirchmayr (1917) Die Technik der Sehnennaht. Zbl Chir 44: 906

Kleinert H E, Kutz J E, Atasoy E, Stormo A (1973) Primary repair of flexor tendons. Orthop Clin North Am 4: 265

Kleinert H E, Weiland A J (1976) La réparation primaire des plaies des tendons flechisseurs en zone II. In: Verdan C F (Ed) Chirurgie des tendons de la main. Expansion Scientifique Francaise, Paris

Kleinschmidt O (1927) Chirurgische Operationslehre. Springer, Berlin

Lengemann F (1951) Eine neue Drahtnaht für Sehnen. Zbl Chir 14: 964

Malewitsch M (1908) Die verschiedenen Formen der Sehnennaht. Diss. Basel

Schüssler (1927) Zit. nach Kleinschmidt

Teubner E (1973) Zur Geschichte der Ligatur und des chirurgischen Nahtmaterials. Med Welt 24: 946

Tsuge K, Ikuta Y, Matsuishi Y (1975) Intratendinous tendon suture in the hand. A new technique. The Hand 7: 250

Tsuge K, Ikuta Y, Matsuishi Y (1977) Repair of flexor tendons by intratendinous suture. J Hand Surg 2: 436

Verdan C E (1960) Primary repair of flexor tendons. J Bone Joint Surg 42-A: 647

Witt A N (1953) Sehnenverletzungen und Sehnen-Muskeltransplantationen. J F Bergmann, München

Beugesehnenverletzungen im Fingerbereich

W. Epping, Hamburg

Meine Damen und Herren, Herr Vorsitzender! Ich bedanke mich für die Möglichkeit vor Ihrer Gesellschaft über die Beugesehnenverletzungen im Fingerbereich sprechen zu können. Ich habe diesen Auftrag so verstanden, daß ich zunächst einen kurzen Überblick über den gegenwärtigen Stand der Technik der primären Versorgung von Beugesehnenverletzungen in diesem Bereich gebe, danach anhand von intraoperativen Dia-Positiven die Technik der primären Beugesehnennaht erläutere und zum Schluß in einer Empfehlung die Ergebnisse zusammenfasse.

Der derzeitige Stand der Technik der Behandlung der Beugesehnenverletzung im sogenannten „Niemandsland" ist gekennzeichnet durch einen grundlegenden Wandel im Verhältnis der sekundären Beugesehnentransplantation zur primären Beugesehnennaht.

Während noch vor einigen Jahren auch von handchirurgischer Seite entsprechend der Empfehlung von Bunnell regelmäßig die sekundäre Transplantation der Beugesehnen nach abgeschlossener Wundheilung durchgeführt wurde, wird heute von Handchirurgen im In- und Ausland überwiegend die primäre Naht der Beugesehnen auch im Sehnenscheidenbereich praktiziert. Die weltweit besseren Ergebnisse dieser primären Versorgung sind möglich geworden durch die Weiterentwicklung der Technik, die sich auf neuere Erkenntnise in der Forschung über das Problem der Sehnenheilung stützt. Drei wichtige Grundprinzipien der bisherigen Beugesehnenchirurgie wurden durch die Ergebnisse dieser Forschung entscheidend verändert.

Zunächst wurde durch intensive Studien die Blutversorgung der Beugesehnen weiter erforscht. Sie ist wesentlich extensiver als bisher angenommen und erfolgt unter anderem über die sogenannten Vinculae. Die beiden Dia-Positive zeigen die Anatomie dieser Vinculae und die über sie erfolgenden Gefäßversorgung der Profundus- und Superficialissehne. Für die praktische Anwendung ergibt sich, daß die Resektion der Superficialissehnen, wie sie früher üblich war, zu einer erheblichen Durchblutungsminderung der Profundussehne führt und damit die Rupturgefahr einer Sehnennaht deutlich erhöht würde. Entsprechend diesen anatomischen Durchblutungsverhältnissen wird man daher versuchen *beide* Beugesehnen zu nähen, oder mindestens die Superficialissehne nicht zu resezieren, um so die Vinculagefäße zu erhalten.

Durch weitere Forschungsergebnisse, insbesondere von Lundborg aus Schweden ist bekannt geworden, daß unter günstigen Umständen auch eine Sehnenheilung von den Sehnenstümpfen selbst ausgehen kann. Das Epi- und Endotenon ist offensichtlich in der Lage, kleinere Defekte der Beugesehne zu überbrücken. Die Diffusion der Synovialflüssigkeit scheint dabei eine bedeutende Rolle zu spielen. Voraussetzung ist dafür ein möglichst geschlossener Synovialraum. Als Konsequenz wird daher in der Praxis der Beugesehnenchirurgie heute versucht, die Beugesehnenscheide über eine Sehnennaht zu verschließen und nicht, wie früher üblich, breit zu resezieren.

Der dritte wesentliche Fortschritt gegenüber den bisherigen Behandlungsmethoden ist die Durchführung einer aktiven Bewegungstherapie nach Kleinert vom ersten Tag an unter Entlastungsstellung der Beugesehnennaht.

Hefte zur Unfallheilkunde, Heft 153
Zusammengestellt von J. Probst/A. Pannike

Die konsequente Anwendung dieser Ergebnisse zusammen mit einer weiter verfeinerten schonenden Gewebstechnik hat zu den besseren Ergebnissen der primären Beugesehnennähte auch im „Niemandsland“ geführt. Eine deutliche Kürzung der Behandlungszeit und damit Reduzierung der Kosten, ist ein weiterer, nicht zu unterschätzender Vorteil. Eine kürzlich bekannt gewordene Zahl mag dies verdeutlichen. Im Bereich der Süddeutschen Berufsgenossenschaften entstanden durch die Notwendigkeit zweizeitiger Beugesehnentransplantationen an 80 Patienten Mehrkosten von 5 Millionen DM bedingt durch Arbeitsausfall und verlängerte Behandlungszeit.

Gewisse Voraussetzungen müssen aber gegeben sein, um diese guten Resultate zu erreichen. Von seiten des Operateurs müssen Erfahrung – erworben durch regelmäßige Operationen an den Beugesehnen –, geeignete Instrumente zur gewebsschonenden Technik und ausreichend Zeit für eine sorgfältige Durchführung der Sehnennaht vorhanden sein. Die primäre Sehnennaht verlangt viel technisches Geschick, Erfahrung und Respekt vor Verletzbarkeit des Gleitgewebes. Sie ist sicher kein Eingriff, der dem jüngsten Assistenten der Ambulanz anvertraut werden sollte. Schäden, die bei unsachgemäßer Erstversorgung gesetzt werden, verringern erheblich auch die Chancen einer sekundären Wiederherstellung.

Von seiten der Verletzung muß die Möglichkeit des spannungslosen Wundverschlusses, eine ausreichende Durchblutung und eine infektionsfreie Wunde gegeben sein.

Eine adäquate Anästhesie – Allgemeinnarkose oder Plexusanästhesie – muß das Anlegen einer pneumatischen Oberarmblutleere erlauben.

Wenn diese Bedingungen erfüllt sind, können mit der nun im Detail geschilderten Technik sowohl primäre als auch frühsekundäre Sehnennähte im „Niemandsland“ mit guten Ergebnissen durchgeführt werden.

Zur Technik selbst: Sie folgt weitgehend den Empfehlungen von Kleinert und Verdan.

1. Die Hand wird zunächst auf eine sogenannte „Bleihand“ fixiert.
2. Die Unfallwunde wird unter Vermeidung von Längsincisionen über Gelenkbeugefalten erweitert und die Beugesehnenscheide freigelegt.
3. Die Auffindung der beiden Sehnenstümpfe ist bei frischen Verletzungen möglich, indem man den Finger beugt, so daß der distale Sehnenstumpf in der Wunde erscheint. Der proximale Stumpf kann in günstigen, frischen Verletzungsfällen durch Druck und Verschiebung der Muskulatur und Weichteile am Unterarm und in der Hohlhand nach distal in der Sehnenscheidenwunde sichtbar gemacht werden. Ist dies nicht der Fall, muß von einer gesonderten proximalen Incision über dem distalen Ende des proximalen Sehnenstumpfes die Sehnenscheide erweitert werden.
4. In den zentralen Stumpf wird dann eine Sehnennaht in der Stärke 4 x 0 eingeflochten, wobei ich persönlich die Technik von Kessler in der Modifikation von Lanz oder die Sehnennaht nach Tsuge bevorzuge. Entsprechend der mehr dorsal gelegenen Blutgefäße der Sehne wird die Sehnennaht in das palmare Drittel der Sehne verlegt.
5. Mit dieser Sehnennaht, die nach distal durch den Sehnenscheidenkanal durchgezogen wird, kann der proximale Sehnenstumpf dann in der Verletzungsstelle der Beugesehnenscheide sichtbar gemacht werden.
6. Nachdem auch in den distalen Sehnenstumpf eine gleiche Sehnennaht eingeflochten wird, kann dann durch Knoten der beiden Sehnennähte gegeneinander die Haltenaht der Sehne vorgenommen werden, wobei die Knoten in der Schnittfläche der Sehne zu liegen kommen. An den Haltefäden kann die Sehne leicht manipuliert werden, ohne daß die Sehnenoberfläche mit Instrumenten berührt werden muß.
7. Zur Feinadaptation wird eine zirkuläre 6- oder 7 x 0 Naht gelegt.

Der Nachteil dieses Verfahrens ist, daß die Sehnennaht bei gebeugtem Finger technisch schwierig durchführbar ist. Entsprechend hat Verdan eine Verbesserung angegeben. Er palpiert nach Freilegung der Beugesehnenscheide die Sehnenscheide von der Verletzungsstelle nach proximal und distal und kann so das jeweilige Ende der Sehnenstümpfe feststellen. Über dem proximalen Ende des distalen Sehnenstumpfes wird die Sehnenscheide dann türflügelartig in etwa 1 cm Länge gestielt eröffnet, da hier später die Sehnennaht durchgeführt wird. Der zentrale Sehnenstumpf ist oft weit retrahiert. Mit einem gebogenen monofilen Draht oder einem zarten Silasticstab wird die Beugesehnenscheide ausgetastet und das distale Ende des proximalen Stumpfes lokalisiert. Über dem Stumpfende wird die Sehnenscheide quer incidiert, der Sehnenquerschnitt dargestellt und wie bei dem ersten Verfahren die Sehnennaht eingeflochten. Mit dem Silasticstab oder der Drahtschlinge wird die Sehnennaht nach distal bis zur Türflügelöffnung der Sehnenscheide durchgezogen und die Sehne mit Hilfe dieser Sehnennaht dem distalen Sehnenstumpf genähert. In dieser Stellung wird der zentrale Sehnenstumpf durch die Sehnenscheide mit einer dünnen 5 x 0 Drahtnadel transfixiert, so daß ein Zurückgleiten nicht mehr möglich ist. Die Sehnennaht selbst kann jetzt bei gestrecktem Finger im „Fenster" der Sehnenscheide technisch einfacher in der gleichen Art, wie bei dem ersten Verfahren durchgeführt werden. Die Sehnenscheide wird dann über der Naht verschlossen. Nach Entfernung der Fixierungsnadel gleitet die Sehnennaht dann in den proximalen, nicht verletzten Anteil der Beugesehnenscheide. Die Beugesehnenscheidenincisionen durch den Unfall und durch die proximale Eröffnung werden mit einzelnen 6- oder 7 x 0 Nähten adaptiert. Ein geschlossener Synovialraum ist durch diese Technik leichter wieder herzustellen.

Wenn eine Durchtrennung beider Beugesehnen vorliegt, werden zunächst die Superficialissehne und dann die Profundussehne in gleicher Technik genäht. Bei Durchtrennungen im Bereich der Superficialissehnenzügel genügen 1–2 atraumatische 5–6 x 0 U-Nähte.

Nach Öffnen der pneumatischen Blutleere erfolgt eine exakte Blutstillung und eine Hautnaht.

Zur Nachbehandlung wird dann am Fingernagel des verletzten Fingers ein Gummizügel fixiert. Das Handgelenk wird dann maximal gebeugt und die Beugung um 20° zurückgenommen. In dieser Stellung wird eine dorsale Gipsschiene angelegt. Sie erlaubt den Fingern eine Streckung in den Grundgelenken bis auf ein Streckdefizit von 50°–60°, während in den Mittel- und Endgelenken die Streckung vollständig möglich sein muß. Mit Hilfe des Gummizügels und einer Sicherheitsnadel wird der Finger dann in Beugestellung elastisch fixiert. Die Spannung muß so bemessen sein, daß nach Abklingen der Anästhesie bei aktiver Streckung Mittel- und Endgelenk des Fingers gegen den Widerstand des Gummi voll gestreckt werden können. Auf diese volle Streckung von Mittel- und Endglied ist insbesondere während der ersten drei postoperativen Tage besonders zu achten. Sie muß unbedingt erreicht werden.

Nach 3 Wochen wird diese Gipsschiene entfernt und der Gummizügel für eine weitere Woche an einer Bindentour am Handgelenk befestigt, bevor auch er vollständig weggelassen werden kann.

Der Vorteil dieser Verbandanordnung ist, daß durch frühzeitige aktive Streckbewegungen ein gewisses Gleiten der Nahtstelle im Synovialraum erfolgt, ohne daß die Naht selbst unter aktiven Zug der Beugemuskeln gerät. Die Verwachsungsgefahr ist dadurch deutlich verringert und die Übungsbehandlung verkürzt sich erheblich.

Diese gleiche Technik der Beugesehnennaht kann auch bei frühsekundärer Versorgung der Beugesehnen mit Erfolg angewandt werden. Der Ausdruck „frühsekundär" bedeutet für uns den Zeitraum vom 2. bis etwa 5. Tag nach der Verletzung. In Ausnahmefällen ist auch danach noch eine direkte Naht möglich. Kriterium ist dabei der intraoperativ zu beurteilende Zustand der Beugesehnenstümpfe und der Grad seiner Retraktion.

Als zusammenfassende Empfehlung möchte ich daher angeben: Wenn die oben angeführten grundsätzlichen Voraussetzungen erfüllt sind, sollte man die primäre Naht einer oder beider Beugesehnen auch im Fingerbereich anstreben. Ist eine primäre Naht nicht möglich, ist die zweitbeste Lösung die frühsekundäre Naht. Der immer noch anzutreffende und scheinbar durch die Plastizität des Ausdrucks „Niemandsland" besonders fest verankerte Schluß, daß bei Verletzung einer Beugesehne im Fingerbereich ausschließlich eine sekundäre Sehnentransplantation nach Wundheilung als Therapie möglich sei, ist heute nicht mehr gerechtfertigt. Durch die Möglichkeit der frühsekundären Versorgung entfällt auch das Argument, daß nicht genügend handchirurgisch versierte Operateure zur Verfügung stehen, um diese Sehnenverletzungen zu versorgen. Wenn allerdings die oben erwähnten Bedingungen bei selbstkritischer Prüfung nicht vorhanden sind, ist es sicher besser, nach wie vor die Haut möglichst spannungsfrei zu verschließen und den Patienten dann *umgehend* zur frühsekundären Versorgung in eine handchirurgische Abteilung weiterzuleiten.

So lange uns die Möglichkeit des „handchirurgischen second-hand-shop" noch nicht zur Verfügung steht, bleibt uns als derzeit beste Lösung die möglichst gute primäre Versorgung der verletzten Sehnen auch im Fingerbereich.

Literatur

1 Lundborg G et al (1977) The vascularization of human flexor tendons within the digital synovial sheat region-structural and functional aspect. J Hand Surg Vol. 2, 6: 417–427

2 Ketchum L D (1977) Primary tendon healing: A review. J Hand Surg Vol. 12, 6: 428–435

3 Tsuge K et al (1977) Repair of flexor tendons by intratendinous tendon suture. J Hand Surg Vol. 2, 6: 436–440

4 Lister G D, Kleinert H E, Kutz J E, Atasoy E (1977) Primary flexor tendon repair followed by immediate controlled mobilization. J Hand Surg Vol. 2, 6: 441–451

5 Schneider L H, Hunter J M, Norris T R, Nadeau P O (1977) Delayed flexor tendon repair in no man's land. J Hand Surg Vol. 2, 6: 452–455

6 Ochiai N, Matsui T, Miyaji N, Merklin R J, Hunter J M (1979) Vascular anatomy of flexor tendons. I. Vincular system and blood supply of the profundus in the digital sheat. J Hand Surg Vol. 4, 4: 321–330

7 Lanz U, Greulich M, Krohn W, Weiland W (1979) Zur direkten Beugesehnennaht im Sehnenscheidenbereich der Finger. Handchirurgie 11: 55–60

8 Lundborg G, Eiken I, Rand F (1977) Synovium as a Nutritional Medium in Tendon Grafting. Handchirurgie 9: 107–111

9 Bericht der 1. Baseler Handchirurgischen Arbeitstagung, 25.6.1976. Chirurgie der Beugesehnen. Handchirurgie 8: 225–236

Beugesehnenverletzungen in Hohlhand und Carpalkanal

R. Rahmel, Leverkusen

Bei der Abhandlung dieses Themas kommt man um einige anatomische Vorbemerkungen nicht umhin, wobei im wesentlichen 4 Punkte hervorgehoben werden sollten:

Anatomie

1. Der Nervus medianus liegt palmar der Sehnen oder in gleicher Höhe.
2. Der motorische Ast des Nervus medianus weist zahlreiche Varianten auf.
3. Der motorische Ast des Nervus ulnaris liegt distal am Boden des Carpalkanals.
4. Schließlich gewinnt die Blutversorgung der Beugesehnen an Bedeutung. Stammgefäße finden sich hier am Eingang und am Ende des Carpalkanals, sogar Lymphgefäße sind manchmal erkennbar.

Diagnostik

Die Diagnose einer Beugesehnenverletzung bereitet eigentlich keine Schwierigkeiten. Man kann sie meistens schon an der Lage der Finger erkennen.

Bei einer frischen Verletzung kann die Erkennung der Sehnenstümpfe in den blutig imbibierten Beugesehnenscheiden Schwierigkeiten bereiten. Man wäre fast geneigt, die Beugesehnenverletzung in dem hier zu besprechenden Bereich als heimtückisch zu bezeichnen. Nicht selten werden von dem Unerfahrenen Wunden revidiert, in dem ödematös gequollenen peritendinösen Gewebe die Sehnenstümpfe nicht erkannt und somit auch nicht versorgt. Der Erfahrene wird bei blutig imbibierten Sehnenscheiden immer alle Beugesehnen exakt revidieren und dabei nicht selten in dem aufgequollenen Paratenon Sehnenstümpfe durchschimmern sehen. Dann wäre es z.B. zu vermeiden, daß bei einer harmlosen Stichwunde die isolierte Durchtrennung einer Profundussehne übersehen wird.

Therapie

Hier stehen eigentlich im wesentlich drei Methoden zur Wahl:

1. Die Naht nach Kleinert, die in dieser Höhe ebenso angewandt werden kann, wie in den distalen Handabschnitten. Uns hat sie sich hier ebenso bewährt. Man kann sie sogar bei einer frühen Sekundärnaht anwenden.
2. Als zweite Möglichkeit wäre die Bunnell-Technik zu erwähnen, wobei man eine versenkte Durchflechtungsnaht anstreben würde.
3. Drittens könnte man auch eine Kombination von Kleinert und Bunnell anwenden, indem man lediglich eine Kreuzung im Sinne der Schnürsenkeltechnik vornimmt und danach eine Rückstichnaht macht.

Hefte zur Unfallheilkunde, Heft 153
Zusammengestellt von J. Probst/A. Pannike

Es wäre vermessen, hier nach den ausgezeichneten Ausführungen von Herrn Geldmacher auf die Technik im einzelnen einzugehen. Das Sehnengleitgewebe resezieren wir nicht, sondern nähen es ebenfalls mit resorbierbaren dünnen Kunststoffäden.

Nahtmaterial

Das Nahtmaterial sei nur am Rande vermerkt. Grundsätzlich wird ein Kunststoffaden verwandt werden. Zu hoffen wäre, daß, wie bei den Nerven- und Gefäßnähten, ein resorbierbarer Kunststoffaden zur Verfügung stünde.

Der Catfaden sollte in der Handchirurgie nun endlich der Vergangenheit angehören.

Nachbehandlung

Ein wesentliches Augenmerk sollte überhaupt bei Beugesehnenverletzungen der Nachbehandlung gewidmet werden. Der Bedeutung nach möchte ich sie in folgender Reihenfolge aufführen:

1. Die Krankengymnastik im Sinne der gezielten, überwiegend aktiven, wenig passiven Bewegungsübungen. Bei der Sehnennaht nach Kleinert bestehen hier zwischen Ruhigstellung und Übungsbehandlung nahtlose Übergänge.
2. Wären dann schon die mechanischen Hilfsmittel zu erwähnen, wobei Bewegungsschienen, Moberghandschuh und sogar Quengelschienen zur Anwendung kommen können.
3. An dritter Stelle sollte die Beschäftigungstherapie eine Erwähnung finden, die als wesentliche Ergänzung zu den inzwischen erzielten krankengymnastischen Übungen aufgefaßt werden sollte. Hier bietet sich eine Vielzahl von Möglichkeiten an.
4. Erst danach kommen ergänzende physikalische Maßnahmen zur Anwendung. Darunter könnte man verstehen:
   a) Bewegungsbad,
   b) Bindegewebsmassage der HWS,
   c) balneologische Anwendungen wie Kohlensäure- oder Fichtennadelsprudelbäder.

Diese von mir gezeigten ergänzenden physikalischen Maßnahmen können doch eine gewisse Wertigkeit bekommen, wenn die Fortschritte in der wiedererlangten Bewegung nicht das gewünschte Maß erreichen oder verlangsamt vor sich gehen. Ich möchte es überspitzt so ausdrücken, daß sie in dem Stadium hilfreich sein können, wenn Arzt und Patient resignieren, um beide, nämlich Patient und Arzt, zu stimulieren.

Medikamente

Diese kommen ausnahmsweise nur dann zur Anwendung, wenn Komplikationen in der Nachbehandlung mit Schwellneigung, Zirkulationsstörungen oder sogar der gefürchteten Sudeckschen Dystrophie vorzubeugen ist.

Da die Verletzungen in diesem Bereich fast ausschließlich mit Nerven und Gefäßen kombiniert sind, muß die primäre, globale Versorgung angestrebt werden. Wenn man für den Erstverband die Prinzipien der „aufgeschobenen Dringlichkeit“ anwendet, ist Eile überhaupt nicht geboten und der Verletzte durchaus verlegungsfähig. Die Sekundärversorgungen weisen immer ausgedehnte Verwachsungen auf und erschweren die Rekonstruktion.

Wenn ich das Ganze zusammenfassen darf, dann bleibt mir eigentlich keine andere Wahl als Ihnen zu empfehlen, diese Verletzungen den in der Handchirurgie erfahrenen Kollegen zuzuweisen, und zwar am Unfalltage. Sie geben dem Verletzten und sich selbst die Chance, ein gutes Ergebnis zu erzielen.

Erstversorgung von Beugesehnenverletzungen am Unterarm

H. Zilch, Berlin

Am Unterarm ereignen sich etwa 10% aller Beugesehnenverletzungen. Diese liegen in der *Zone 7* nach Verdan und Michon oder in Zone 5 nach Nigst. Die letztere Einteilung bietet den Vorteil einer fortlaufenden Numerierung der Zonen der Langfinger und des Daumens. Es muß jedoch beachtet werden, daß sich die Sehnen – werden sie bei gebeugtem Handgelenk durchtrennt – unter das Retinaculum flexorum zurückziehen.

Wegen der gedrängten Lage von 12 Sehnen auf engstem Raum sei kurz auf einige wichtige *anatomische Besonderheiten* hingewiesen, ereignen sich doch gerade in dieser Region durch Unkenntnis der Anatomie und inadäquate Techniken (z.B. fehlende Blutsperre oder -leere) operationstechnische Pannen, wie das Annähen von Sehnen an Nerven. Im Regelfall liegen die 3. und 4. Sehne des M. flexor digitorum superficialis über der 2. und 5. Sehne, nur selten liegen die 3., 4. und 5. oberflächlich nebeneinander und die 2. unter der 3. Der gemeinsame Muskelbauch des M. flexor digitorum profundus reicht weiter nach distal als der des Superficialis. Von den Profundussehnen entspringt die des Zeigefingers am weitesten proximal und hat damit die größte Länge, während die übrigen 3 Langfinger noch ein gemeinsames fibromusculäres Ende aufweisen.

Obwohl die Sehnen der Langfinger am Unterarm die größten Gleitamplituden von etwa 60–88 mm aufweisen, ist die *Prognose* einer Naht in dieser Region als günstig anzusehen, da ein gefäßreiches Gleitgewebe die Heilung begünstigt und auch bei Verwachsungen ausreichende Gleitfunktionen erhalten bleiben.

Die *Incision* wird bei der Primärversorgung weitgehend von der Lokalisation der Verletzungswunde abhängen, die in der Regel in die Incision mit einbezogen werden kann. Liegen die Wunden abseits von den wichtigsten Schnittlinien, so wird eine typische Schnittführung, L-förmig am Handgelenk und S-förmig am Unterarm gewählt (Abb. 1).

Sind mehrere Sehnen durchtrennt – dann in Kombination mit Verletzungen des N. medianus u.U. auch des N. ulnaris – erhebt sich die Frage nach der *Priorität* der Versorgung einzelner Sehnen. Einzelne durchtrennte Sehnen werden mit Ausnahme der Sehne des Palmaris longus genäht, also auch die oberflächlichen Beugesehnen. Der Flexor carpi ulnaris und radialis sind ebenfalls zu versorgen, denn beide sind zur Erhaltung der Seitenstabilität am Handgelenk von besonderer Wichtigkeit. Sind alle Strukturen glatt durchtrennt, wird man mit Hilfe der heute üblichen feinen Nahttechniken auch alle Strukturen wieder ver-

Hefte zur Unfallheilkunde, Heft 153
Zusammengestellt von J. Probst/A. Pannike

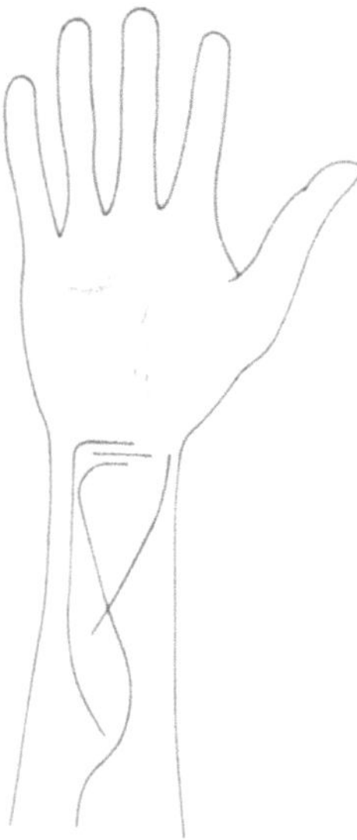

Abb. 1. Typische Schnittführungen am Unterarm

einen und hiermit gute Resultate erzielen. Auch hier ist die Nahttechnik nach Kessler die heute übliche Methode.

Liegen erhebliche Quetschwunden und Weichteildefekte vor, so ist die Versorgung der Sehnen des Flexor digitorum profundus und des Flexor pollicis longus vorrangig und gelegentlich als einzige Maßnahme in der primären Sehnenwiederherstellung möglich. Am ehesten entbehrlich sind die Sehnen des Flexor digitorum superficialis IV und V.

Liegen Zerstörungen von Sehnen vor, so können bei entsprechender handchirurgischer Erfahrung primärplastische Operationen am Unterarm durchgeführt werden, vorausgesetzt, es sind nicht gleichzeitig plastische Operationen zur Deckung des Weichteilmantels erforderlich. Zur Interpositionsplastik bieten sich dann teilerhaltene Sehnen, z.B. die des Palmaris longus und die des Flexor digitorum superficialis zur Wiederherstellung wichtigerer Sehnen an, so für den Flexor pollicis longus. Hier werden dann Nähte, wie sie bei der sekundären Sehnenwiederherstellung üblich sind, zur Anwendung kommen. Bei der Durchflechtungsnaht nach Pulvertaft soll die schmalere Sehne räumlich und nicht nur in einer Ebene durchgezogen werden (Abb. 2). Hierbei bietet die Durchflechtungszange nach Streli in gerader oder gebogener Form große Erleichterung (Abb. 3). Auch die Nahttechnik nach Nichols kann angewendet werden. An der proximalen Nahtstelle am Muskelübergang kann durch fächerförmiges Ausbreiten des Transplantates der Sehnenspiegel nachgeahmt werden oder

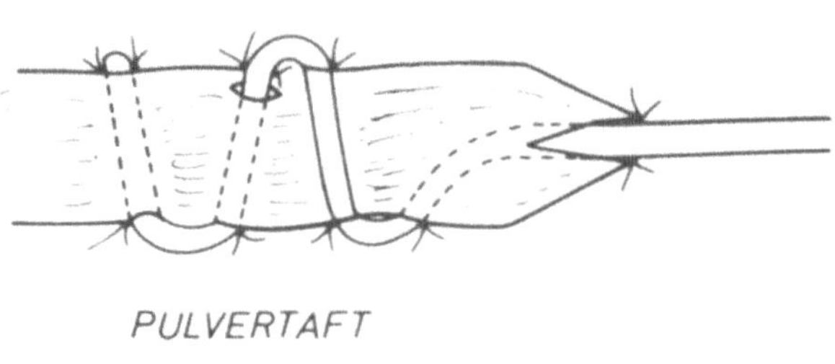

Abb. 2. Durchflechtungsnaht nach Pulvertaft bei ungleichem Sehnenkaliber

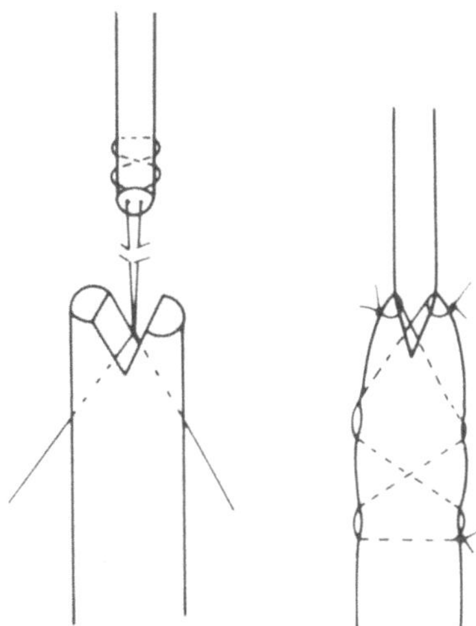

Abb. 3. Nahttechnik nach Nichols an der proximalen Nahtstelle

kann ihn umscheiden; die Fixierung erfolgt mit feinen Einzelkopfnähten. Die Unterarmfascie und das Retinaculum flexorum sollen nicht genäht werden.

Das Brückentransplantat kann bei gleichkalibrigen Sehnen nach der Nahttechnik nach Bunnell oder nach Tsuge fixiert werden (Abb. 4).

Die Nachbehandlung erfolgt auch am Unterarm zunehmend nach der von Kleinert angegebenen Methode. Etwa ab dem 5. Tag wird passiv durchbewegt, nach 3 Wochen ist eine Gipsruhigstellung nicht mehr erforderlich.

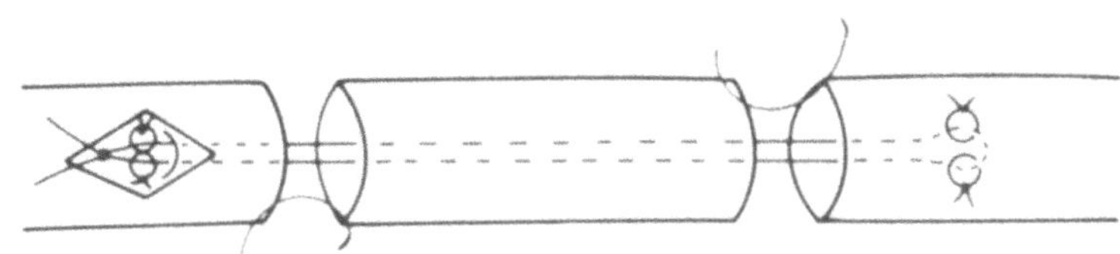

Abb. 4. Nahttechnik nach Tsuge bei einem Brückentransplantat

Literatur

Nigst H (1976) Chirurgie der Beugesehnen. Handchirurgie 8: 225

Seling K (1976) Sehnenverletzungen. In: Baumgartl, Kremer, Schreiber (Hrsg) Spezielle Chirurgie für die Praxis, Bd III. Thieme, Stuttgart, S 1, 559

Verdan C E (1972) Eingriffe an Muskeln, Sehnen und Sehnenscheiden. In: Wachsmuth W, Wilhelm A (Hrsg) Allgemeine und spezielle chirurgische Operationslehre, 3. Teil: Die Operationen an der Hand. Springer, Berlin Heidelberg New York, S 286

Witt A N, Rettig H (1959) Unterarm und Hand. In: Hohmann G, Hackenbroch M, Lindemann K (Hrsg) Handbuch der Orthopädie. Thieme, Stuttgart

Diskussion

Gadzaly: Wir kommen zur Diskussion der eben gehörten Vorträge. Sind Wortmeldungen?

Wilhelm: Zunächst möchte ich Herrn Epping sagen, daß er einen kleinen Versprecher gemacht hat. Er sprach von der Zone 2 im Daumenbereich. Ich glaube, das ist topographisch so nicht durchgängig. Ich wollte das Präsidium fragen, ob es bei der Kleinertschen Versorgung nicht besser ist, einen etwas längeren Gummizügel zu nehmen. Wir verwenden einen solchen und glauben, daß damit die Elastizität günstiger ist.

Zum allgemein angesprochenen Thema möchte ich sagen: Wir haben Erfahrungen über 200 direkte Nähte von Beugesehnen und im Kleinertschen Verbandssystem. Das ist unzweifelhaft eine hervorragende Methode. Aber das, was wir in der Zwischenzeit an sekundären Versorgungen durchführen müssen, die von außen als Versuche einer direkten Naht auf uns zugekommen sind, ist wieder ein Rückschritt in die Vorzeit. Wir haben uns über viele Jahre bemüht, die ein- und zweizeitige Beugesehnentransplantation zu propagieren. Es ist jetzt natürlich ein neues Verfahren da. Aber irgendwo hinkt der Informationsfluß nach. Wir müssen uns jetzt damit beschäftigen, Ringbänder, die en masse weggenommen werden, wieder zu rekonstruieren. Das heißt, wir können dem Patienten eigentlich keine volle Funktion wiedergeben.

Gadzaly: Ich danke Ihnen für diesen ganz besonders wertvollen Hinweis. Wenn Sie die Ausführungen von Herrn Geldmacher beachtet haben, werden Sie gesehen haben: Es ist alles schon einmal dagewesen, auch die Resektion der Beugesehnenscheiden, die wir jahrelang in der irrigen Annahme durchgeführt haben, wir könnten das Gleitvermögen der Sehnen im Fettgewebe verbessern. Ich erinnere auch an die Resektion des oberflächlichen Beugers, die zu erheblichen Schäden in der Ernährung führt.

Epping: Zu dem ersten Punkt: Es war sicher ein Versprecher. Es ist natürlich Zone 6.

Entscheidend war wohl die dritte Frage. Vielleicht ist es in der Schnelligkeit, die leider notwendig war, untergegangen: Ich hatte gesagt, daß man sich die Frage stellen muß, ob man tatsächlich in der Lage ist, diese technisch doch etwas diffizile Operation zu machen. Wenn man das aus Zeitgründen oder weil man die Technik nicht genügend beherrscht oder weil die Nachbehandlungsmöglichkeit nicht da ist, nicht machen kann, sollte man sich nicht scheuen, den Patienten an eine handchirurgische Abteilung oder eine Abteilung zu schicken, die handchirurgisch arbeitet. Es besteht eben die Möglichkeit, auch nach dieser Achtstundenfrist die Sehnennähte durchzuführen. Als frühsekundäre Versorgung haben wir das mit sehr gutem Erfolg auch nach fünf Tagen, teilweise sogar nach vierzehn Tagen, durchgeführt. Aber eine Frist von vierzehn Tagen ist schon eine Ausnahme. Ich meine, in der Regel sollte es der fünfte bis siebte Tag sein. Dann entfällt das Argument, daß ein handchirurgisch versierter Operateur nicht zur Verfügung steht.

Es darf nur nicht so sein, daß dieser Kurzschluß stattfindet, daß eine Verletzung im Niemandsland im Beugesehnenbereich der Finger automatisch zu einer sekundären Sehnentransplantation führt. Es wird immer wieder Patienten geben, die zu einem kommen und sagen: Der Doktor hat mir gesagt, die Wunde muß abheilen, nach drei Wochen muß die Beugesehne transplantiert werden.

Das ist heutzutage nicht mehr notwendig. Die Ergebnisse bei der gut durchgeführten primären oder frühsekundären Beugesehnennaht sind besser als bei der Beugesehnentransplantation. Es ergibt sich eine erhebliche Zeitverkürzung und damit auch eine erhebliche Kostensenkung. Die Berechnung, die Herr Reill angestellt hat – bei 80 Beugesehnen 5 Millionen DM nur für die Verlängerung dieses Heilverfahrens –, ist ja nicht ganz wegzuwischen.

Reill: Frühsekundär ist gut, aber primär ist noch besser. Der versierte Operateur hat nachts oder in den Stunden, wenn das Routineprogramm erledigt ist, eh etwas mehr Zeit, eine solche Versorgung vorzunehmen. Es ist besser, wenn das nachmittags kommt, als wenn das erst nach vier Wochen geschieht. Hinterher ist der zeitliche Aufwand sehr viel größer. Wenn Sie sich entschlossen haben, den Patienten zu einem entsprechenden Operateur zu schicken, machen Sie gar nichts, nur einen sterilen Verband, keine Inspektion in Lokalanästhesie, keine Wundnähte oder sonst etwas, nur zumachen und wegschicken.

Stanković: Bei der vorletzten Tagung der „Deutschsprachigen Arbeitsgemeinschaft für Handchirurgie" in Frankfurt sagte Herr Kleinert selbst, bei der Beugesehnenverletzung im Bereich des dritten, vierten und fünften Fingers, daß auch bei Einzelverletzungen alle drei angezügelt werden sollten. Meine Frage an die Referenten lautet: Ist man jetzt davon abgekommen, oder soll man dabei bleiben, alle drei auch im Falle einer Einzelverletzung mit diesen Gummizügeln zu versorgen?

Gadzaly: Habe ich Sie richtig verstanden: Bei einem verletzten Finger alle drei?

Stanković: Ja.

Epping: Ich glaube, das hängt damit zusammen, daß die Profundussehnen – zumindest die drei radialen – einen gemeinsamen Muskelbauch haben und daß man, wenn man einen Finger ruhigstellt, eine Aktion der anderen Finger erlaubt und dann doch eine Zugwirkung haben könnte. Für die Praxis hat es sich als irrelevant herausgestellt. Wir haben von Anfang an nur einen Finger ruhiggestellt. Wir haben dadurch keine Nachteile gesehen. Ich glaube, Herr Kleinert macht es inzwischen auch nicht mehr.

Gadzaly: Ich darf mir den Hinweis erlauben, daß bei der angegebenen l-förmigen Schnittführung, die sehr weit nach ulnar bis in die Höhe des Handgelenks reicht, man doch auf den oberflächlichen Hautnervenast des Ulnaris achten sollte. Wenn er durchtrennt wird, kann er manchmal sehr unangenehme Beschwerden verursachen, so daß die Patienten nicht in der Lage sind, diesen verletzten Bereich auch nur mit einer Manschette zu bedecken.

Verletzungen der Strecksehnen am Endgelenk

F.E. Dietrich, Gelsenkirchen-Buer

Die Häufigkeit der Strecksehnenverletzungen im Endgelenkbereich wird mit 14% der Gesamtzahl der Strecksehnenverletzungen angegeben. Bei offenen Verletzungen ist meist gleichzeitig das Endgelenk eröffnet. Die Primärversorgung erfolgt durch transarticuläre Kirschner-Drahtfixation in Streckstellung des Endgelenkes sowie Adaptation der Sehnenstümpfe durch mehrere feine U-Nähte. Zusätzlich sollte der Finger durch eine Schiene in Beugestellung der Grund- und Mittelgelenke ruhiggestellt werden. Der Kirschner-Draht ist nach 4 Wochen zu entfernen.

Ist die Sehne an ihrem Knochenansatz durchtrennt, so muß sie mit einer Ausziehnaht reinseriert werden. Bei Substanzverlust kann die Rekonstruktion ggf. primär nach der von Snow beschriebenen Methode durch Bildung eines distal gestielten und um 180° herumgeklappten Sehnenlappens durchgeführt werden. Bei ungünstigen Weichteilverhältnissen ist die sekundäre Rekonstruktion vorzuziehen. Diese erübrigt sich jedoch häufig, da durch narbige Überbrückung meist ein funktionell zufriedenstellendes Ergebnis zu erreichen ist. Ein Streckdefizit von 15° kann durchaus toleriert werden. Bei einem verbleibenden stärkeren Streckdefizit kommt unter Umständen später die von Georg beschriebene u-förmige Raffnaht in Betracht. In Abhängigkeit vom Lokalbefund steht alternativ die bereits erwähnte von Snow beschriebene Streckaponeurosenrekonstruktion oder die Iselin-Plastik zur Verfügung. Bei letzterer wird ein schmales Sehnentransplantat unter die Streckaponeurose im Mittelgliedbereich eingezogen, kreuzförmig über die Streckseite des Endgelenkes geführt und seitlich im Endgelenkbereich fixiert. Statt dessen können die Enden des Sehnentransplantates auch intraossär am Endglied verankert werden.

Als Ursache der offenen Strecksehnenverletzung im Endgelenkbereich kommen meist Schnittverletzungen in Betracht. Die gedeckten Strecksehnenrupturen am Ansatz im Bereich der Basis des Endgliedes entstehen meist durch unerwartete Beugung des aktiv gestreckten Fingers oder durch plötzliche Anspannung des gebeugten Endgliedes gegen Widerstand. Als Ursache werden am häufigsten der Aufprall eines Balles oder das Hängenbleiben beim Bettenmachen angegeben.

Da sich keine nennenswerten Unterschiede im Behandlungserfolg bei operativer oder konservativer Therapie nachweisen lassen, ist man zwischenzeitlich von der operativen Behandlung weitgehend abgerückt. Unter Berücksichtigung der anatomischen Gegebenheiten, durch die bei Beugestellung des Mittelgelenkes es zu einer Entspannung der sich im Endgelenkbereich vereinigenden Seitenzügel kommt, wurden Ruhigstellungen in verschiedenen Modifikationen in Beugestellung des Mittelgelenkes und Streckstellung des Endgelenkes angegeben. Die Praxis hat jedoch gezeigt, daß die isolierte Ruhigstellung des Endgelenkes in Streckstellung mit der von Stack angegebenen Kunststoffschiene für insgesamt 6 Wochen meist ausreichend ist, um ein zufriedenstellendes funktionelles Ergebnis zu erreichen. Daneben existieren andere verformbare Metallschienen, die jedoch durch übermäßigen Druck zu Komplikationen führen können. Vor einer Überstreckstellung des Endgelenkes muß in diesem Zusammenhang ohnehin gewarnt werden, da auf diese Weise über dem Endgelenk eine Ischämiezone entsteht. Der Nachteil der Ruhigstellung mit Schienen kann darin bestehen, daß durch unsachgemäße Handhabung es nicht zu dem gewünschten Behandlungs-

Hefte zur Unfallheilkunde, Heft 153
Zusammengestellt von J. Probst/A. Pannike

erfolg kommt. In Einzelfällen wird man auch auf die temporäre transarticuläre Kirschner-Drahtfixation zurückgreifen müssen. Um hierbei Komplikationen zu vermeiden, ist das diagonale Einführen des Kirschner-Drahtes zu empfehlen. Bei axial vorgebohrten Kirschner-Drähten kann unter Umständen eine berührungsempfindliche Narbe an der Fingerkuppe zurückbleiben. Weiterhin ist auf jeden Fall bei dieser Art der Behandlung eine zusätzliche Ruhigstellung des Fingers erforderlich, um durch den Kirschner-Draht verursachte Reizzustände zu vermeiden. Ernste Komplikationen sind in diesem Zusammenhang bekannt, sodaß unseres Erachtens der Schienenbehandlung der Vorzug zu geben ist.

Bei knöchernen Strecksehnenausrissen im Endgelenkbereich handelt es sich streng genommen um Luxationsfrakturen, bei denen kleinere oder größere Anteile der Endgelenkfläche des Endgliedes mit betroffen sind. Der knöcherne Strecksehnenabriß führt damit nicht nur zu einer Funktionsstörung durch den Ausfall der Strecksehne im Endgelenkbereich sondern gleichzeitig zu einer Zerstörung der Gelenkfläche des Endgliedes. Damit besteht in zweifacher Hinsicht die Forderung zur operativen Rekonstruktion: einmal zur Wiederherstellung der Streckfunktion, zum anderen zur Wiederherstellung der Gelenkfläche. Auf diese Weise kann die sonst zu erwartende Sekundärarthrose verhindert werden. Nach Reposition des knöchernen Fragmentes kann die Fixation entweder durch eine Auszugsnaht, durch kleine Kirschner-Drähte, durch eine Zuggurtung oder in ausgewählten Fällen durch eine Schraube erfolgen. Wiederum ist – abgesehen von der Schraubenfixation – eine zusätzliche temporäre transarticuläre Kirschner-Drahtfixation für etwa 5 Wochen erforderlich.

Ganz gleich ob es sich um eine offene oder geschlossene Strecksehnenverletzung im Endgelenkbereich handelt, so wird auch bei sachgerecht durchgeführter Erstversorgung im Endergebnis nur eine Teilfunktion wiederhergestellt werden können. Verbleibende endgradige Einschränkungen der Beweglichkeit im Endgelenk sind funktionell relativ unbedeutend. Wichtig ist, daß ein fester Spitzgriff zum Daumen dem Patienten wieder möglich ist. Alle genannten Eingriffe können ambulant in Oberstscher Leitungsanästhesie von Chirurgen in der Praxis durchgeführt werden, wobei für Problemfälle ihm der speziell ausgebildete Handchirurg ggf. zur Seite stehen kann.

Zusammenfassung

Die Primärversorgung von offenen Strecksehnenverletzungen am Endgelenk erfolgt durch transarticuläre, temporäre Kirschner-Drahtfixation sowie Naht mit mehreren U-Nähten. Subcutane Strecksehnenabrisse werden durch sechswöchige Ruhigstellung mit einer Plastikschiene oder in ausgewählten Fällen durch temporäre transarticuläre Kirschner-Drahtfixation behandelt. Knöcherne Strecksehnenabrisse bedürfen der exakten offenen Reposition und Fixation.

Literatur

1 Buck-Gramcko D (1970) Eine ungewöhnliche Behandlungsmethode eines Strecksehnenausrisses mit Knochenbeteiligung. Handchir 2: 210
2 Narr H, Reill P (1980) Die Behandlung des knöchernen Strecksehnenabrisses. Plast Chir 2: 102–107

3 Seitz H D, Köhnlein H E, Springorum H W (1976) Konservative Behandlung von Strecksehnenabrissen. Handchir 1: 33–34

Verletzungen der Strecksehnen am Mittelgelenk

Chr. Wulle, Nürnberg

Wir kommen jetzt zum Mittelgelenk, der Zone 3 nach Verdan. Jeder von Ihnen weiß, daß die Strecksehnenverletzung am Fingermittelgelenk (PIP) eine Knopflochdeformität (KD) zur Folge haben kann. Damit ist aber das Thema nicht erschöpft.

So wie die Verletzung der Strecksehnen über dem Mittelgelenk nur ein Teil der vielfältigen Verletzungen des Mittelgelenkes selbst darstellen, so stellt die Knopflochdeformität nur einen Teil der möglichen Strecksehnenverletzungen in diesem Bereich dar.

Anatomie der Strecksehne

Im Gegensatz zur strangförmigen, kräftigen Beugesehne stellt der Streckapparat ein mehrgliedriges, flaches, dünnes Gebilde dar. Der mittlere Zügel kommt aus dem EDC, nimmt proximal des PIP Anteile beider Seitenzügel auf und setzt dann an der Basis des Mittelgliedes an. Vorher gibt jedoch auch er Fasern zu den von lateral-palmar zur Streckseite ziehenden Seitenzügeln, die dorsal der PIP-Gelenkachse zum Mittel- und Endglied ziehen. Diese Bestandteile werden durch die Transversalfasern, die das Gelenk bis zur Beugesehnenscheide umgeben, gehalten (Abb. 1). Lateral bds. finden sich die Retinacula obliqua. Im Querschnitt erkennen Sie die Gleithöhle dieses Streckapparates gegen den Knochen: Die Gelenkhöhle, und gegen die Haut: Die Bursa. Die Gleitamplitude beträgt 3–5 mm.

Schon hieraus ist zu erkennen, daß eine kleine Stich- oder Schnittverletzung, die außer der Haut auch die Strecksehne und evtl. das Periost betrifft, durch eine unvorsichtige Naht oder Vernarbung zu einer erheblichen Bewegungseinschränkung des Fingers führen kann.

Das klinische Erscheinungsbild der Strecksehnen-Verletzung wird jeweils variieren nach der Lokalisation der Kontinuitätstrennung des Streckapparates: ob die Längszügel quer oder die Transversalfasern längs durchtrennt sind (Abb. 2) oder ob alle möglichen Kombinationen vorliegen.

Ist der mittlere Zügel durchtrennt oder ausgerissen, tritt bei erhaltenen Seitenzügeln das Grundgliedköpfchen durch den Defekt und drängt die Seitenzügel ab, so daß sie palmar der Gelenkachse jetzt die Beugung des PIP bewirken und verstärkt die Streckwirkung auf das DIP ausüben, so daß die KD entsteht. Die aktive Streckung, die nur noch mit den Seitenzügeln möglich wäre, verstärkt bzw. fixiert diese Deformität. Dies ist der Ihnen allen bekannte Mechanismus. Beim knöchernen Ausriß werden Sie im Röntgenbild oft eine palmare Subluxation vorfinden. Ist eine Knochenverletzung nicht erkennbar, aber eine gewisse Gelenkflächeninkongruenz, liegt grundsätzlich eine Weichteilinterposition vor, z.B. ein ge-

Hefte zur Unfallheilkunde, Heft 153
Zusammengestellt von J. Probst/A. Pannike

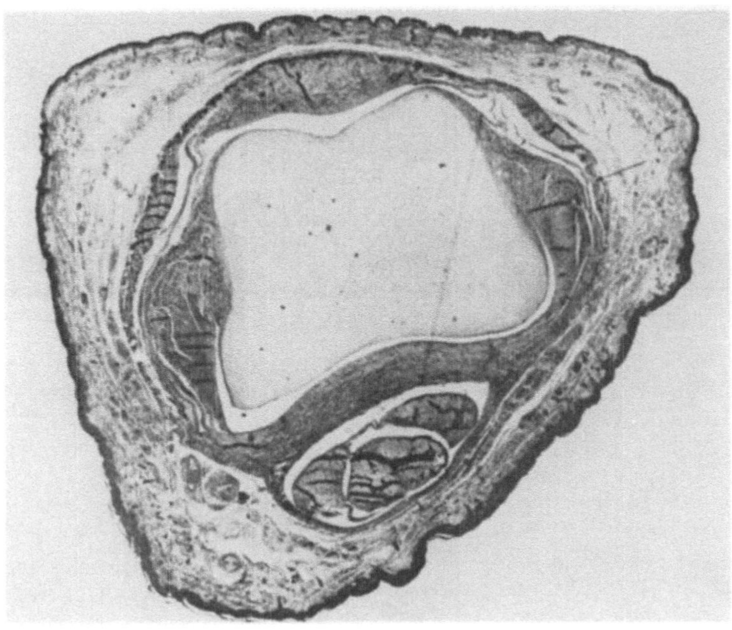

Abb. 1. Querschnitt durch den Finger in Höhe des Condylus der proximalen Phalanx. Entnommen aus dem Atlas of Anatomy of the Hand von J. Landsmeer (s. Literatur-Verzeichnis)

rissenes Seitenband. Beim isolierten Knopflochphänomen finden sie immer eine normale Gelenkspalte.

Zu der Entstehung der KD ist aber nicht die Durchtrennung des mittleren Zügels erforderlich. Ein Längsriß zwischen lateralem und mittlerem Zügel kann den gleichen Effekt haben.

Bei der Revision einer KD am Kleinfinger nach Distorsion fanden wir den erwähnten Längsriß bei erhaltener Kontinuität der einzelnen Strecksehnenzügel.

Am leichtesten sind hier die offenen Verletzungen zu beurteilen, da die Wunden sowieso versorgt werden müssen. Dabei kann der gesamte Streckapparat einschließlich Gelenk revidiert werden. Es folgt nach gründlicher Reinigung (Wundexcision) die exakte Rekonstruktion aller Strukturen durch direkte Naht oder Defektdeckung. Zur Naht sei nochmal betont, wie wesentlich eine exakte Beachtung der Gewebeschichten und der Technik ist.

Die Entspannung der Muskelwirkung des mittleren Zügels wird durch die Lengemann-Naht vorgenommen evtl. mit temporärer Kirschner-Drahtarthrodese. Die Ruhigstellung erfolgte bisher für 3–3 1/2 Wochen zur Entspannung der Handbinnenmuskeln in Beugung der Grund- und Streckung der Mittelgelenke.

Schwieriger ist die Beurteilung bei geschlossenen Verletzungen. Die Verletzungsarten reichen vom Bagatelltrauma, ähnlich den Verletzungen an Endgelenk (DIP), über Distorsion bis zur vollständigen Luxation.

Weiterhin werden folgende Verletzungsmöglichkeiten anhand von klinischen Fällen dargestellt:

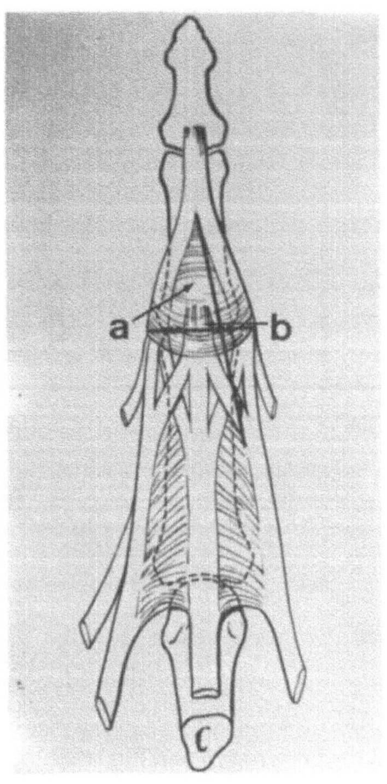

Abb. 2. Darstellung des Strecksehnenapparates über dem PIP. Die Striche schematisieren (*a*) die Längsdurchtrennung der Transversalfasern, (*b*) die Querdurchtrennung der Längszügel

1. Knöcherner Ausriß des mittleren Zügels bei erhaltenen Transversalfasern: Sind die Transversalfasern bei der Ruptur des mittleren Zügels erhalten, kann die Überstreckung des Endgliedes fehlen. Der Patient zog sich eine Quetschung des D 4 zu mit knöchernem Ausriß des mittleren Strecksehnenzügels bei erhaltenen Transversalfasern. Das Mittelglied ist zur Beugeseite luxiert. Durch die relative Verkürzung des Fingers kommt es nicht zur Überstreckung des DIP. Erst die Reposition der Fraktur bringt die erforderliche Gelenkflächenkongruenz.

2. Luxation mit Ruptur des mittleren Zügels und gerissenem, interponiertem radialem Seitenband: Der Patient kam nach unvollständig reponierter Luxation mit Streckhemmung des PIP und DIP sowie Rotationsfehlstellung nach radial zu uns. Das Rö-Bild zeigt keine Fraktur, aber eine gewisse Inkongruenz der Gelenkflächen. – Intraoperativ fanden wir das ruptierte radiale Seitenband luxiert zwischen dem distal abgerissenem mittleren und dem lateralen Zügel. Nach Rücklagern des Seitenbandes konnte mit der Reposition auch die Rotationsfehlstellung behoben werden.

3. Ausriß des mittleren Zügels mit langem Einriß der Transversalfasern: Bei der Patientin liegt nicht eine vollständige Durchtrennung aller drei Strecksehnenzügel vor. Aus der Beugung war eine aktive Streckung nicht möglich. Die passive Streckung aber konnte bei erhaltenen Seitenzügeln aufrechterhalten werden.

4. Ruptur aller drei Strecksehnen-Zügel: Der Patient kann das PIP weder strecken noch die passive Streckung aufrechterhalten. Es war sowohl zur Ruptur des mittleren Zügels als auch beider Seitenzügel gekommen: radialer und querer Einriß und ulnar die Z-förmige Ruptur.

Ein Beispiel zur offenen Verletzung: Der Patient erlitt eine Quetschung des D 4 mit Längsruptur der Transversalfasern über eine weite Strecke mit Trümmerfraktur des Mittelgliedes. Wird hier nur der Streckapparat genäht und durch Ruhigstellung weiterbehandelt, ist ein völliges Verkleben von Knochen und Sehne zu erwarten. Die stabile Osteosynthese erlaubt frühzeitige aktive Bewegungsübungen.

Ein gutes funktionelles Ergebnis allerdings beruht nicht allein auf dem operativen Vorgehen, sondern in gleichem Maße auf der konsequenten, intensiven und intelligenten Mitarbeit des Patienten.

Welche Verletzung soll nun der niedergelassene Chirurg versorgen und welche soll er an eine Handchirurgische Abteilung weitersenden?

Grundsätzlich gilt meines Erachtens: Wer die entsprechende Erfahrung und Übung hat, über das notwendige Personal, Instrumentarium und die erforderliche Zeit verfügt, kann diese Operationen sicher ausführen. Es gehört aber auch die Möglichkeit zur anschließenden regelmäßigen Weiterbehandlung und Führung des Patienten durch den Operateur einschließlich Krankengymnastik dazu.

Die alte These, daß die Strecksehnen im Gegensatz zu den Beugesehnen immer mit einem funktionell guten Ergebnis heilen, ist in dieser Form nicht haltbar, schon gar nicht am Mittelgelenk.

Literatur

Landsmeer J (1976) Atlas of Anatomy of the Hand. Churchill Livingstone, Edingburgh, London, New York, p 191

Wachsmuth W, Wilhelm A (1972) Die Operation an der Hand. Springer, Berlin Heidelberg New York, S 316–317

Verletzungen der Strecksehnen an Grundgelenk, Handrücken und Unterarm

U. Lanz, Würzburg

Strecksehnenverletzungen am Handrücken und Unterarm sind häufig: nach der Statistik von Verdan machen Verletzungen in den Zonen 5 und 8 die Hälfte aller Strecksehnenverletzungen aus. Ihre Versorgung erscheint aufs erste einfach und problemlos. Dies trifft für eine Großzahl von Verletzungen in diesem Bereich auch zu. Die nähere Betrachtung zeigt jedoch einige Schwierigkeiten, auch Mißerfolge und Problemfälle kommen in Erinnerung. Eine Schwierigkeit der Strecksehnenversorgung liegt in der Kraft der Beugerantagonisten, die leicht zu einer Nahtinssuffizienz führt. Bei Verletzungen im Handgelenksbereich sind häufig zahlreiche Sehnen betroffen; das kann es schwer machen, die einander zugehörigen Sehnenstümpfe zu identifizieren. Im Bereich des Retinaculum extensorum liegt ein echter osteofibröser Kanal vor mit synovialer Auskleidung, ähnlich dem Sehnenscheidenbereich

Hefte zur Unfallheilkunde, Heft 153
Zusammengestellt von J. Probst/A. Pannike

der Fingerbeuger, mit durchaus vergleichbaren Heilungsproblemen. Am Handrücken schließlich kommen nicht selten neben den Sehnenverletzungen Hautdefekte vor.

Welche Bereiche sind im einzelnen zu behandeln? In der Einteilung von Verdan sind es folgende:

Zone 5: der Bereich der Fingergrundgelenke;
Zone 6: der Handrücken;
Zone 7: die Verlaufsstrecke unter dem Retinaculum extensorum;
Zone 8: am Unterarm (Abb. 1).

Jede Zone hat ihre eigenen Aspekte und Probleme. Zunächst allgemeines zur Sehnennaht: das Prinzip ist einfach. Es werden die zugehörigen Sehnenstümpfe einander angenähert und in dieser Stellung für die Dauer der Heilung, im allgemeinen also 4 Wochen, gehalten. Die anschließende Gymnastik soll die Verwachsungen der Nahtstelle mit der Umgebung zum Rückgang bringen und damit die Gleitfähigkeit der Sehnen wiederherstellen. Wie die Sehnenstümpfe aneinandergehalten werden, dafür gibt es verschiedene Techniken. Im folgenden wird über die Nahtmethoden berichtet, die an unserer Klinik gebräuchlich sind.

Zone 5: der Grundgelenksbereich. Die Durchtrennung der Strecksehne in diesem Bereich erzeugt eine vollständige Streckunfähigkeit der Fingergrundgelenke. Hier gehen die annähernd querovalen Sehnen der Fingerstrecker in die Streckaponeurose über. Die Sehnen können in diesem Bereich am einfachsten mit einer Lengemann-Naht adaptiert werden, welche die Zugkräfte des Muskels auf die Haut jenseits des Grundgelenkes überträgt (Abb. 2). Zur Feinadaptation verwenden wir Einzel-U-Nähte mit 5 x 0 Vicryl. Nicht resorbierbare Fäden, insbesondere starre Kunststoffäden können bei der geringen Weichteilpolsterung in diesem Bereich leicht durch die Hautstoßen. Liegen Hautdefekte über den verletzten

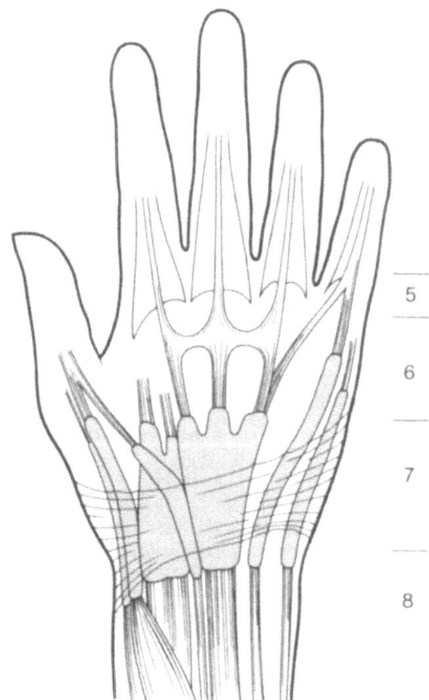

Abb. 1. Zoneneinteilung der Strecksehnenverletzungen an den Fingergrundgelenken, am Handrücken und an Unterarm

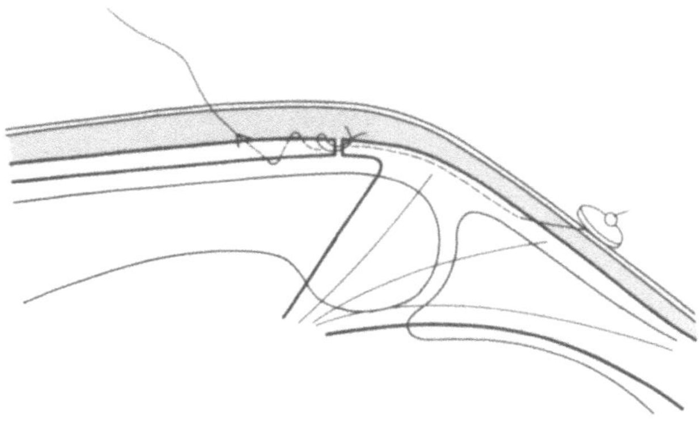

Abb. 2. Versorgung von Strecksehnenverletzungen in der Zone 5 mit einer Lengemann-Naht und einer Feinadaptation der Sehne durch U-Nähte

Sehnen vor, so werden plastische Maßnahmen erforderlich, z.B. in Form eines Transpositionsläppchens.

Eine Sonderform von Sehnenverletzungen im Bereich der Zone 5 stellt die Ruptur der transversalen Anteile der Streckaponeurose dar. Die Strecksehne luxiert dann bei Beugung der Grundgelenke zwischen die Metacarpalköpfchen. Die Behandlung kann entweder konservativ dadurch erfolgen, daß eine Gipsschiene eine Beugestellung der Fingergrundgelenke über 30° für 4 Wochen verhindert. Eine Naht des Strecksehnenhäubchens ist ebenfalls möglich.

Zone 6: der Handrücken. Dieses ist der problemloseste Bereich. Wohldefinierte Sehnen umgeben von gleitfähigem und heilfreudigem Paratenon lassen kaum Probleme erwarten. Unterbrechung der Sehnen in diesem Bereich führt zur Streckschwäche der Fingergrundgelenke, eine Reststreckung ist durch die Juncturae tendinum erhalten. Wir verwenden als Haltenaht eine modifizierte Einknüpfnaht nach Kessler (Abb. 3) (Lanz et al.). Als Nahtmaterial bevorzugen wir Vicryl der Stärke 3 oder 4 x 0. Diese Naht ist stark genug, auch ohne Entlastungsnaht auszukommen. Die Ruhigstellung erfolgt in 60° Dorsalflexion des Handgelenkes und 20°–30° Beugestellung der Fingergrundgelenke. Keinesfalls dürfen die Interphalangealgelenke gestreckt gehalten werden, da in dieser Position die Fingerbeuger stark angespannt sind. Eine solche Stellung wäre vom Patienten nicht zu tolerieren. Nicht selten liegen Ablederungsverletzungen vor mit Defektbildung der Haut und Strecksehnen. Hier ist zunächst eine Lappenplastik erforderlich, bevor die Strecksehnendefekte durch autologe Interponate überbrückt werden.

Zone 7: der Bereich unter dem Retinaculum extensorum. Sie ist eine der Problemzonen der Strecksehnenverletzungen. Die Sehnen verlaufen hier in osteofibrösen Kanälen, welche von Knochenrinnen im Radius einerseits und vom Retinaculum extensorum andererseits gebildet werden. Die Kanäle sind mit einer synovialen Gleitschicht ausgekleidet. Für die Sehnen der Handgelenkstrecker und der Daumenstrecksehnen ist es zweckmäßig, sie aus den Sehnenfächern herauszunehmen, die Fächer zu verschließen und die Sehnen im lockeren Subcutan-

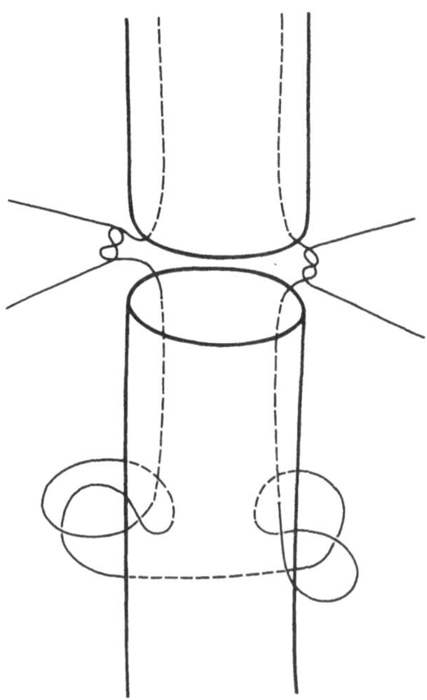

Abb. 3. Einknüpfnaht modifiziert nach Kessler

gewebe verlaufen zu lassen. Diese Sehnen benötigen kein Retinaculum. Anders ist dies bei den langen Fingerstreckern, bei denen das Retinaculum als Führungsband ein bogensehnenartiges Vorspringen bei Dorsalflexion im Handgelenk verhindert. Wir verwenden zur Sehnennaht ebenfalls Kessler-Nähte. Das Retinaculum kann zur Sehnennaht seitlich eröffnet werden, muß aber anschließend wieder verschlossen werden. Verwachsungen machen hier nicht selten eine Tenolyse erforderlich. Einen Ausweg könnte die Frühmobilisierung unter Entlastung durch Gummizügel darstellen, ein Verfahren wie es von der Beugesehnenchirurgie wohl bekannt ist (Lister et al.).

Keinesfalls darf man die Naht der radialen Handgelenksstrecker versäumen. Ihr Ausfall macht sich zwar nicht durch eine Einschränkung des Bewegungsumfanges des Handgelenks bemerkbar, wohl aber wäre die Kraft der Hand bei Unterlassung der Naht erheblich vermindert.

Einen ausreichenden Überblick über die Strukturen in der Zone 7 verschafft man sich durch Erweiterungsschnitte, die am besten seitlich und nicht über dem Sehnenverlauf selbst angesetzt werden. Verletzungen in der Zone 7 sind problematisch und werden zweckmäßigerweise von jemandem versorgt, der handchirurgische Erfahrung besitzt.

Zone 8: proximal der Strecksehnenfächer am Unterarm. Hier sind die Sehnen wieder mit Paratenon umgeben, von dieser Seite günstige Voraussetzungen für die Heilung. Teilweise liegen auch schon Muskelverletzungen vor. Ist eine definierte Sehne noch vorhanden, so wird sie zweckmäßigerweise mit einer Kessler-Naht mit 3 oder 4 x 0 Vicryl adaptiert. Die Ruhigstellung erfolgt in Entlastungsstellung. Ausnahmsweise kann auch eine Entlastungsnaht in Form einer Lengemann- oder Bunnell-Naht (Abb. 4) zur Aufnahme der Muskelkräfte verwendet werden. Wichtig ist in diesem Fall, daß die Sehnenstümpfe trotzdem mit einer Haltenaht – entweder als Einknüpfnaht oder nach Mason und Allen (Abb. 5) gehalten werden, wenn die Entlastungsnaht nicht an der Haut distal des von der Sehne be-

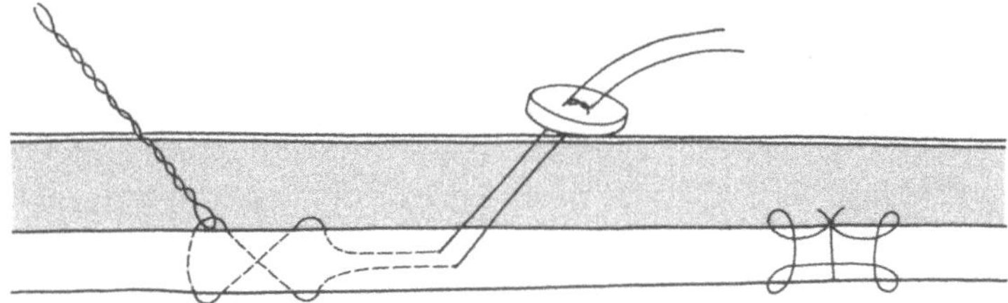

Abb. 4. Entlastungsnaht durch eine Ausziehnaht nach Bunnell. Die Adaptation der Sehnenstümpfe muß durch eine Haltenaht erfolgen, wenn die Entlastungsnaht nicht an der Haut distal des von der Sehne bedienten Gelenkes verankert werden kann

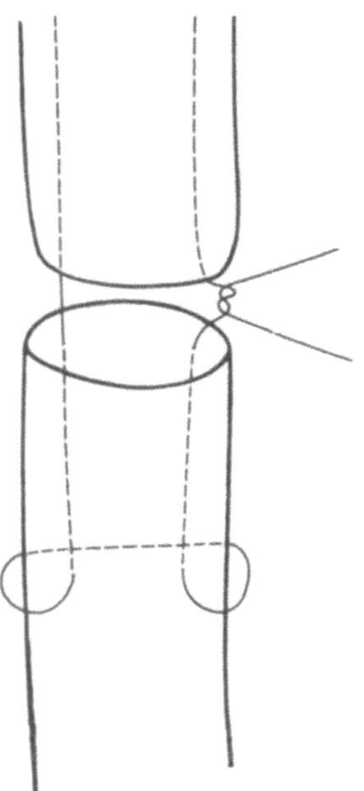

Abb. 5. Einflechtnaht nach Mason und Allen

dingten Gelenkes verankert werden kann. Weiter proximal am Unterarm, wo schon musculäre Anteile vorliegen, werden die sehnigen Anteile mit der Naht gefaßt, es genügen einfache U-Nähte. Die Muskulatur distal der Verletzungsstelle ist in diesem Bereich zumeist denerviert, so daß bleibende Ausfälle in Form von Verschmächtigung des Unterarmes zu erwarten sind. Eine Eröffnung der Fascie proximal und distal der Verletzungsstelle sollte nicht versäumt werden, um Muskelischämien zu vermeiden.

Einen besonderen Bereich stellt die Radialseite des Handgelenkes dar. Hier sind nicht selten neben den Strecksehnen zum Daumen und den radialen Handgelenksextensoren auch der oberflächliche Ast des N. radialis und die Arteria radialis betroffen. Wie oben schon ausgeführt benötigen die Sehnen in diesem Bereich kein Führungsband. Sie werden deshalb zweckmäßigerweise aus ihren Strecksehnenfächern herausgenommen. Die Naht wird dann in den Subcutanbereich verlagert. Das Retinaculum sollte unter den Sehnen wieder verschlossen werden, um Verwachsungen zu verhindern. Unseres Erachtens sollte beim heutigen Stand der Technik ein durchtrennter Ramus superficialis des N. radialis in diesem Bereich ebenfalls genäht werden.

Die Lupenbrille als optisches Hilfsmittel ist ausreichend, ein Operationsmikroskop nicht unbedingt nötig. Auch die Arteria radialis sollte genäht werden, falls sie verletzt ist. Die in diesem Bereich nicht seltenen Fräsverletzungen können auch das Handgelenk betreffen. In einem Fall haben wir das Retinaculum extensorum gestielt zur Athroplastik bei Verlust des Gelenkknorpels interponiert.

Abschließend noch eine Anmerkung zur nicht seltenen subcutanen Ruptur der Extensor poll. longus-Sehne in ihrem Strecksehnenfach am Handgelenk. Hier war bis jetzt die Wiederherstellung der Daumenendgelenksstreckung durch Transposition der Sehne des Extensor indicis auf die Extensor poll. longus-Sehne als die Behandlung der Wahl angesehen. Hamling und Littler haben jedoch in jüngerer Zeit gezeigt, daß die Sehne auch sehr gut durch ein autologes Sehneninterponat wiederhergestellt werden kann. Der Schrumpfungsprozeß des Muskelbauches nach einer subcutanen Ruptur ist ganz offensichtlich reversibel. Wir selbst haben mit dieser Methode sehr gute Erfahrungen gemacht.

Literatur

Hamling C, Littler J W (1977) Restoration of the Extensor Pollicis Longus Tendon by an Intercalated Graft. J Bone Joint Surg 59 A: 412–414

Kessler I (1973) The „Grasping" Technique for Tendon Repair. J Hand Surg 5: 253–255

Lanz U, Greulich M, Kron W, Weiland W (1979) Zur direkten Beugesehnennaht im Sehnenscheidenbereich der Finger. Handchir 11: 55–60

Lister G D, Kleinert H E, Kutz J E, Atasoy E A (1977) Primary Flexor Tendon Repair Followed by Immediate Controlled Mobilization. J Hand Surg 2: 441–451

Mason M L, Allen H S (1941) Rate of Healing of Tendons: An Experimental Study of Tensile Strength. Ann Surg 113: 429–459

Verdan C (1972) Eingriffe an den Sehnen. In: Wachsmuth W, Wilhelm A (Hrsg) Operationen an der Hand. Band X/3. Springer, Berlin Heidelberg New York

Diskussion

Gadzaly: Ich darf jetzt um Diskussionsfragen bitten, und zwar zunächst zum Vortrag von Herrn Dietrich über die Versorgung im Bereich des Endgelenks.

Tilling: Die temporäre Kirschner-Draht-Arthrodese ist ein Problem, wie wir anhand unserer Ergebnisse im „Handchirurg" zeigen konnten. Vermißt habe ich ein Wort über den Mommsen-Gips bei den geschlossenen Verletzungen. Sie haben ihn nicht erwähnt. Vielleicht sollte man noch ein Wort zu der Lengemann-Naht bei den offenen Verletzungen sagen.

Dietrich: Zum ersten Punkt: Es handelt sich nicht um eine temporäre Arthrodese, sondern um eine temporäre transarticuläre Kirschner-Draht-Fixation.

Zum zweiten: Der Mommsen-Gips ist meines Erachtens entbehrlich. Ich habe erwähnt, daß sich in der Praxis herausgestellt hat, daß eine Ruhigstellung des Endgelenks in Streckstellung bei der gedeckten Strecksehnenverletzung im Endgelenkbereich in Beugestellung des Mittelgelenks und bis weiter proximal hin entbehrlich ist. Dieses Thema wurde auch 1974 in extenso auf der Handchirurgentagung in diesem Sinne durchdiskutiert und beantwortet.

Zur Lengemann-Naht habe ich ein Beispiel der Reinsertion eines kleinen Fragments an der streckseitigen Basis des Endglieds gezeigt. Ich habe sie als eine der Möglichkeiten aufgezählt sowohl beim Ausriß am Ansatz an der streckseitigen Basis des Endglieds als auch als Möglichkeit der Reinsertion eines kleinen Fragments beim knöchernen Strecksehnenausriß. Man wird dann auf eine Lengemann-Naht beim knöchernen Strecksehnenabriß zurückgreifen, wenn das Fragment sehr klein ist und eine Fixation mit kleinen Kirschner-Drähten nicht mehr möglich ist.

Linke: Ich glaube, man sollte extra die knöchernen Ausrisse, die bis zu einem Drittel der Gelenkflächen des Endglieds umfassen, herausstreichen. Die werden zum Teil einfach gestiftet, und die Patienten leiden an einer Subluxation. Es ist nämlich eine Luxationsfraktur. Die kann man meistens mit den entsprechenden kleinen Stiften und Drähten versorgen. Man sollte sie nicht einfach stiften, um damit eine etwaige Annäherung zu erreichen. Das gibt auf lange Sicht immer schlechte Ergebnisse.

Dietrich: Zu fordern ist die offene Revision mit exakter Reposition.

Gleichzeitige Streck- und Beugesehnenverletzungen

P. Reill, Tübingen

Die Kombination von Streck- und Beugesehnenverletzungen an einem oder mehreren Fingern oder an Hand oder Unterarm ist selten. Die überwiegende Mehrzahl der Verletzungen betrifft entweder die Beuge- oder die Strecksehne. Dies ist durch die verschiedenen Greifformen und Tätigkeiten bedingt, durch die für spezielle Unfallmechanismen wie Stich-, Schnitt- oder Kreissägenverletzungen spezielle Verletzungsgebiete entstehen. Bei Quetschverletzungen verschiedener Art können Beuge- und Strecksehnen geschädigt sein, jedoch sind bei früher Mobilisation bei den leichteren Fällen keine speziellen Behandlungsrichtlinien zu beachten. Schwere und schwerste Quetschverletzungen gehen meist mit so flächenhaften, diffusen Weichteilschädigungen und Zerstörungen einher, daß eine Erstversorgung der Sehnenstrukturen nicht angebracht ist. Von besonderem Interesse sind die Verletzungen, bei denen Beuge- *und* Strecksehnen durchtrennt sind. In den vorangegangenen Referaten wurden die Probleme der Versorgung einzelner Strukturen in verschiedenen

Hefte zur Unfallheilkunde, Heft 153
Zusammengestellt von J. Probst/A. Pannike

topographischen Zonen dargestellt. Bei einer Kombination werden sich die dort genannten Probleme potenzieren. Gegen diese Feststellung scheint eine Beobachtung bei den besonders eindrucksvollen Kombinationsverletzungen von Beuge- und Strecksehnen zu sprechen; nämlich bei der glatten Amputation mit nachfolgender Replantation. Wir haben in diesen Fällen die Beobachtung gemacht, daß gerade dort, auch bei nicht mehr optimaler Technik, wegen der langen Operationen und der Vordringlichkeit, andere Strukturen zu versorgen, eine gute Beweglichkeit der abgetrennten Finger oder der Hand resultiert. Gestützt auf Kenntnisse der neueren Sehnenphysiologie ist die Erklärung wohl darin zu suchen, daß eine Verkürzung der Knochen durchgeführt werden muß und es dadurch zu einer Verminderung der Spannung auf die Sehnennähte kommt. Durch diese Entspannung können entlastete und gut adaptierende Nähte durchgeführt werden, besonders wesentlich erscheint aber, daß auch bei beginnender Bewegung nur eine geringe Diastase auftritt. Darüber hinaus ist sicherlich bei diesen Verletzungsfolgen die vermehrte Sorgfalt der Nachbehandlung für die guten Ergebnisse verantwortlich.

Wir haben in unserem Material, überprüft wurden die Verletzungen mit nachfolgender primärer Sehnennaht der Jahre 1979 bis Ende Oktober 1980, nur in 1% der Fälle Kombinationsverletzungen der Beuge- und Strecksehnen festgestellt. Insgesamt wurden 364 Patienten mit Beugesehnen-Durchtrennungen operiert, bei denen nicht selten mehrere Beugesehnen betroffen waren.

Bei der Kombinationsverletzung bedarf die Nahttechnik der Strecksehnen besonderer Beachtung. Es kommt dort durch das Überwiegen der Kraft der Beugeseite sicherlich zu einer deutlichen Diastase im Nahtbereich. Wir haben deshalb seit längerer Zeit eine kombinierte Sehnennaht der Strecksehnen eingeführt, die auch bei den Kombinationsverletzungen Anwendung fand. Die Strecksehnen werden grundsätzlich mit einer Lengemann-Naht in üblicher Weise versorgt. Hinzu kommt jedoch noch eine Längsentlastungsnaht nach dem Modus von Kessler-Kleinert. Adaptierende Nähte sollen zusätzlich gelegt werden.

Ich möchte aus unserem Material nur einen Fall einer kombinierten Verletzung von Beuge- *und* Strecksehnen zeigen: Sie sehen hier eine Messerschnittverletzung mit Durchtrennung der Strecksehnen I–V im Handrückenbereich rechts sowie eine Verletzung auf der Beugeseite, ebenfalls der rechten Hand, mit Durchtrennung des N. medianus und der Beugesehnen I–IV (Abb. 1 u. 2).

Bei der selben Patientin – es handelte sich hierbei um einen Suicidversuch – wurde die li. Hand in ähnlicher Weise verletzt, nämlich mit Durchtrennung der Beugesehnen I–IV und auf der Streckseite Durchtrennung der Strecksehnen II–IV.

Die Erstversorgung erfolgte unmittelbar nach dem Unfall. Es wurden alle Sehnen einzeln in der oben beschriebenen Weise genäht. Bei der Nachuntersuchung nach 1 Jahr zeigte sich dieser Bewegungsbefund: Streckung an allen Fingern frei. Beugung am Zeigefinger der stärker betroffenen Hand eingeschränkt.

Die Zwei-Punkte-Diskriminierung des Nervus medianus beträgt 18–20 mm. Der Unfall liegt jetzt 1 Jahr zurück.

In diesem Fall konnte die Erstversorgung zum richtigen Zeitpunkt durchgeführt werden. Entscheidend für das gute Ergebnis scheinen mir jedoch folgende Punkte:

1. Die Patientin war außergewöhnlich motiviert, die Greiffähigkeit wiederherzustellen.
2. Die Nachbehandlung konnte entsprechend intensiv unter stationären Bedingungen unter fortlaufender Kontrolle von Krankengymnastik und Ergotherapie durchgeführt werden.
   Zur Nachbehandlung: Wir hatten bei dieser Patientin die aktive Übungstherapie am 3. postoperativen Tag beginnen lassen und zwar aus einer Gipsschiene heraus in einer

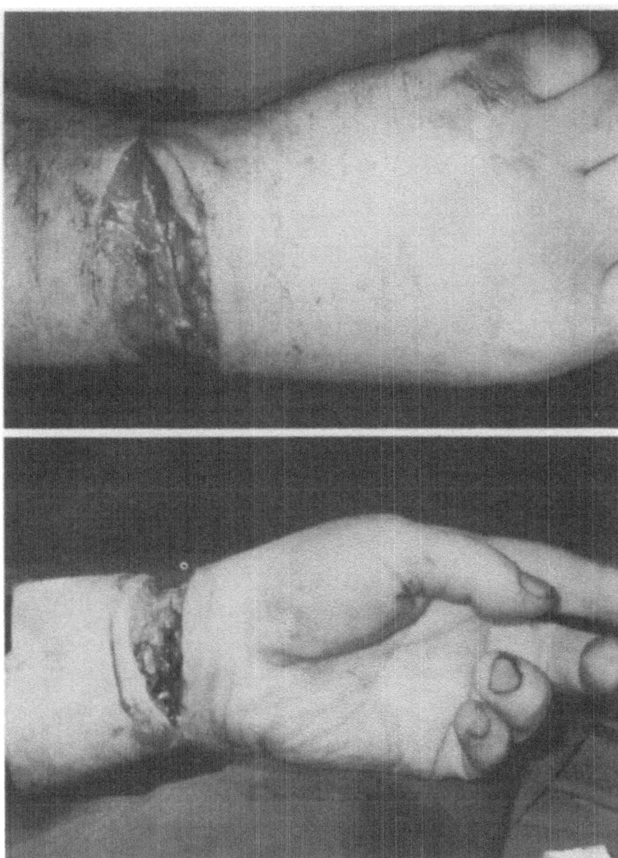

Abb. 1. Schwere Handverletzung bds., hier dargestellt die rechte Hand: mit Durchtrennung des Nervus medianus, Beugesehnen I–V sowie Durchtrennung der Strecksehnen II–IV. Primärversorgung aller Strukturen

Beugestellung im Handgelenk von 30°. Es wurde darauf geachtet, daß nur geringe aktive Bewegungen sowohl in der Streckung als auch in der Beugung durchgeführt wurden. Nach zwei Wochen Kürzen der Schiene und Beugestellung im Handgelenk bei 30° belassen. Weiterhin aktive Übungstherapie. Nach Ablauf von 3 Wochen aktive krankengymnastische Nachbehandlung wie bei Beugesehnentransplantation.

3. Es bestand beiderseits eine schwere Handverletzung. Dadurch entfiel ein Ausgliedern der verletzten Hand mit entsprechender Mehrbeanspruchung der gesunden Hand. Die Patientin war von Anfang an darauf angewiesen und auch motiviert, mit beiden Händen wieder Greiffunktionen zu erlernen. In diesem Fall war die Versorgung am Unfalltag möglich.

Bei schweren Kombinationsverletzungen, etwa bei gleichzeitigem Verlust von Haut und Weichteilen, muß natürlich zunächst der Weichteilmantel wieder gedeckt werden, unter Umständen mit Bauchhautlappen. Erst dann kann sekundär eine Wiederherstellung erfolgen.

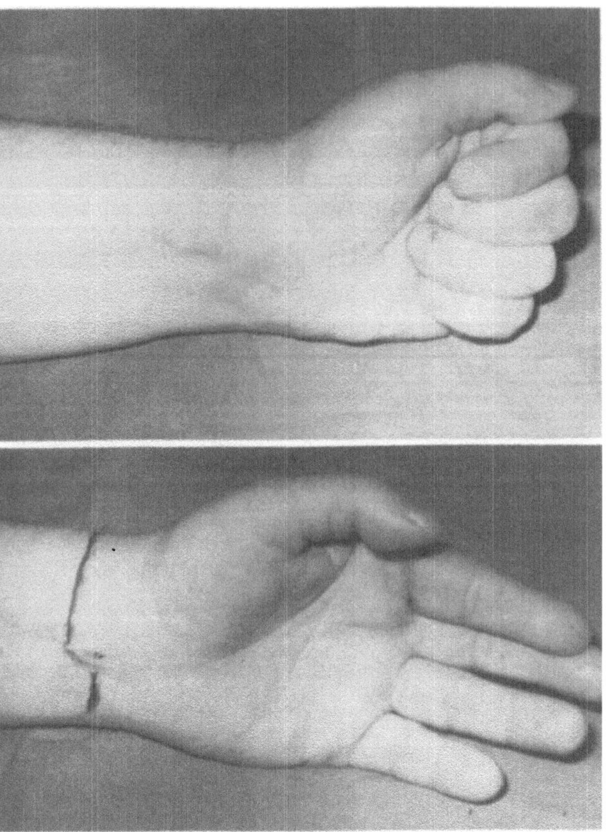

Abb. 2. Funktionsbilder 1 Jahr nach dem Unfall

Fazit dieser kurzen Demonstration sollte sein darzustellen, daß kombinierte Beuge- und Strecksehnendurchtrennungen schwerste Verletzungen der Hand darstellen, die bei nicht ausreichender Erstversorgung und entsprechender Nachsorge schlechte Ergebnisse erbringen können. Eine kombinierte Sehnenverletzung gehört unter allen Umständen in eine entsprechende Abteilung oder zu einem Operateur, der regelmäßig Sehnenchirurgie der Hand betreibt. Hier ist eine Verlegung am Unfalltag auch über größere Entfernungen unbedingt zu vertreten.

Gesichtspunkte zur Versorgung von Kombinationsverletzungen an Sehnen und Knochen der Hand und des distalen Unterarmes

H.D. Paschmeyer, Bremen

Kombinierte Verletzungen an Sehnen und Knochen der Hand und des distalen Unterames stellen den Operateur vor Probleme, deren sachliche Lösung ein gut geplantes Vorgehen während des Eingriffes, aber auch in der Nachbehandlung verlangt.

Einerseits soll durch eine ausreichende Fixierung der knöchernen Fragmente und die nachfolgende Ruhigstellung der betroffenen Extremität eine achsengerechte und stabile Ausheilung der Fraktur errreicht werden. Andererseits erfordert die Sehnennaht, insbesondere die Naht der Beugesehnen, häufig eine gewisse Mobilität, die im Widerspruch zur absoluten Ruhigstellung steht. Die Methoden der Knochenfixation durch Kirschner-Drähte und Semicerclagen bieten den Vorteil, daß die benachbarten Strukturen nur geringfügig durch das Metallimplantat in Mitleidenschaft gezogen werden. Andererseits erreicht man mit ihnen nicht immer eine gute Übungsstabilität. Die Verwendung von Plattenosteosynthesen erlaubt häufig eine gute und übungsstabile Fixation der Fraktur. Jedoch kommt es oft zu einer Behinderung der Sehnengleitwege, die wegen der gleichzeitig erforderlichen Sehnennaht nicht erwünscht ist. Weiterhin ist immer ein sekundärer Eingriff zur Entfernung des Metallimplantates notwendig. Es wird von Fall zu Fall notwendig sein, einen Mittelweg zwischen den aufgezeigten Erfordernissen zu gehen. Voraussetzung für die Wiederherstellung von Knochen- und Sehnenstrukturen der Hand ist ein intakter und spannungsfrei zu schließender Hautmantel. Ist diese Möglichkeit wegen großer begleitender Hautdefekte nicht gegeben, so muß in die Planung des Eingriffs die plastische Defektdeckung von vornherein miteinbezogen werden. Hierzu bieten sich die bekannten Verfahren einer Verschiebeplastik mit Deckung der Ursprungszone durch Spalthaut, die gestielten Lappenplastiken und bei entsprechender Möglichkeit und Erfahrung auch die freien Lappenplastiken mit Gefäß- und Nervenanastomosen an.

Die Versorgung der knöchernen Verletzung bei Kombinationsverletzungen wird im allgemeinen unter klinischen Bedingungen erfolgen müssen. Ziel der Knochenstabilisierung sollte eine gute Übungsstabilität sein. Die dabei verwandten Verfahren sind abhängig von der Übung und Erfahrung des Operateurs und von der Art der Fraktur. Bei Kombinationsverletzungen treten häufig Knochendefekte auf. Diese sollten primär mit Spongiosaplastiken oder corticospongiösen Spanplastiken aufgefüllt werden, um einem Funktionsverlust durch Längenverminderung vorzubeugen. Nach ausreichender Versorgung der knöchernen Verletzung ist die primäre Naht der Beugesehnen anzustreben. Die oft übliche Resektion des oberflächlichen Beugers in der Zone 2 nach Verdan ist wegen der Blutversorgung des tiefen Beugers über die Vinculae und das Gefäßsystem des oberflächlichen Beugers nicht empfehlenswert; vielmehr sollte entsprechend der von Kleinert vorgeschlagenen Methode sowohl die Naht beider Beuger als auch die Rekonstruktion des Gleitlagers angestrebt werden. Die postoperativen frühfunktionellen Behandlungsvorschriften von Kleinert haben zu einer wesentlichen Verbesserung der Endergebnisse geführt. Die Wiederherstellung der Kontinuität von Beugern und Streckern sollte auch in der Mittelhand und am distalen Unterarm durchgeführt werden. Die Strecksehnenverletzungen stellen wegen der im Vergleich zu den Gleitwegen der Beugesehnen geringeren Gleitamplituden und der günstigen Gefäßversorgung

Hefte zur Unfallheilkunde, Heft 153
Zusammengestellt von J. Probst/A. Pannike

bei Anwendung der Draht-pull-out-Technik im allgemeinen keine schwerwiegenden Probleme dar. Die Kombinationsverletzungen von Beuge- und Strecksehnen sowie des knöchernen Gerüstes stellen hohe Anforderungen an den Operateur.

Sie sollten daher nur von einem entsprechend geschulten Kollegen in einer gut ausgerüsteten Abteilung durchgeführt werden. Auch hier ist in jedem Fall die möglichst vollständige Wiederherstellung der anatomischen Strukturen anzustreben. Die schlechtesten Prognosen haben zweifellos Walzen- und Explosionsverletzungen, da hier ausgedehnte Knochen- und Weichteilzerstörungen eine definitive Wiederherstellung oft unmöglich machen. Die Möglichkeiten der mikrochirurgischen Versorgung lassen hier jedoch häufig noch gute Ergebnisse erwarten. Die Planung und Versorgung von kombinierten Sehnen- und Knochenverletzungen an der Hand sollte zunächst von der Sicherstellung eines spannungsfreien und vollständigen Weichteilverschlusses ausgehen. Ist dieser gewährleistet, müßte

1. das Skelet durch geeignete Osteosyntheseverfahren übungsstabil versorgt werden,
2. die Wiederherstellung der Kontinuität von tiefen und oberflächlichen Beugern und des Gleitlagers erfolgen und
3. die Strecksehnenverletzung durch entsprechende Nahttechnik behandelt werden.

Auf den Wert einer regelrecht und intensiv durchgeführten Krankengymnastik wurde hier schon mehrfach hingewiesen.

Zusammenfassend läßt sich sagen, daß gute Ergebnisse in der Versorgung von Kombinationsverletzungen der Hand nur bei einer primär globalen Wiederherstellung der durchtrennten Strukturen zu erwarten sind. Die Kombination von Knochen- und Strecksehnenverletzungen ist im allgemeinen nicht an eine spezialisierte Abteilung gebunden.

Die Verletzung von Beugesehnen und Knochen oder die Kombination von Beugesehnen-, Knochen- und Strecksehnenverletzungen insbesondere in der Zone 2 und 3 nach Verdan sollte jedoch dem handchirurgisch versierten Operateur vorbehalten bleiben.

Kombinierte Sehnen-Nerven-Verletzungen

W. Förster, Hannover

Dieses Referat soll in besonderem Maße auf das Procedere und anatomisch funktionelle Gesichtspunkte bei gleichzeitigen Sehnen-Nerven-Verletzungen eingehen. Wegen der unmittelbaren Nachbarschaft von Sehnen und Nerven an Hand und Unterarm sind häufig beide Strukturen verletzt.

Bei der Versorgung streben wir die Primärnaht an, da sie die beste Gewähr für ein gutes Ergebnis bietet. Sie ist, außer bei breiten Quetschungen, tiefen Verbrennungen und Substanzdefekten immer möglich, setzt aber folgendes unbedingt voraus:

1. Die subtile Prüfung der Gelenkbeweglichkeit und Kraftentfaltung sowie des Berührungsempfindens und Unterscheidungsvermögens zwischen spitz und stumpf auf Beuge- und Streckseite.

Hefte zur Unfallheilkunde, Heft 153
Zusammengestellt von J. Probst/A. Pannike

2. Exakte Kenntnisse der normalen Anatomie, aber auch der in diesem Bereich nicht seltenen Verlaufs-, Zahl und Formvarianten (Abb. 1).
3. Beherrschung adäquater Nahttechnik in pneumatischer Oberarmblutleere unter Verwendung von Lupenbrille und Operationsmikroskop.

Falls technische und personelle Ausstattung dem geforderten Standard nicht genügen, sollte ohne jede Einschränkung die umgehende Verlegung erfolgen. Die verspätete Primärnaht ist noch nach 1 Woche an den Sehnen möglich, am Nerven schon sehr erschwert.

Intraoperativ gehen wir so vor, daß beugeseitig zunächst alle Fingersehnen und dann die Nerven wiederhergestellt werden. Die Handgelenksflexoren werden zur besseren Übersichtlichkeit zuletzt versorgt.

Im Handbereich hat sich das Verfahren nach Kleinert ausgezeichnet bewährt.

Liegen stark gequetschte oder avitale Sehnen-Nervenanteile vor, so ist es vorteilhaft, sie zu entfernen und durch Sehnen- oder Nerveninlais zu ersetzen, als das Risiko eines Gewebsunterganges mit nachfolgender Fibrose und allen daraus resultierenden Nachteilen hinzunehmen.

Ist eine globale Versorgung aus zwingenden Gründen nicht möglich, so geben wir der primären Sehnenversorgung den Vorzug. Die Ergebnisse der sekundären Wiederherstellung sind nach unseren Erfahrungen schlechter als die der sekundären Nervenwiederherstellung innerhalb eines Zeitraumes von etwa 3 Monaten. Bis zum Sekundäreingriff werden vom durchtrennten Nerven motorisch versorgte Muskeln zur Vermeidung von Atrophien elektrostimuliert.

Streckseitig wird nur selten an eine gleichzeitige Nervenverletzung gedacht. Verletzt sein können der Hauptast oder Endäste des R. superficialis ni. radialis und der R. dorsalis manus ni. ulnaris oder Endäste des N. cutaneus antebrachii posterior. Auch bei diesen feinen Nerven sollte der Sehnenversorgung unbedingt eine Nervennaht folgen, da streckseitiger Sensibilitätsausfall subjektiv sehr unangenehm ist und unversorgte Nerven zu

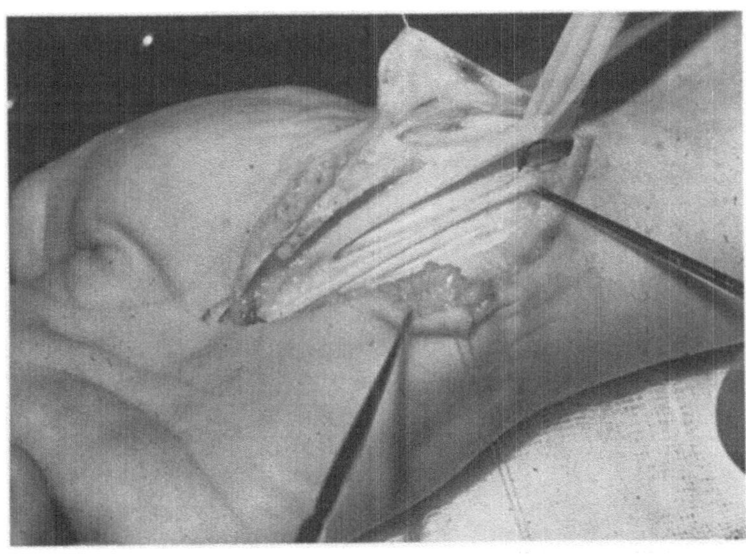

Abb. 1. N. medianus mit zweigeteiltem Verlauf

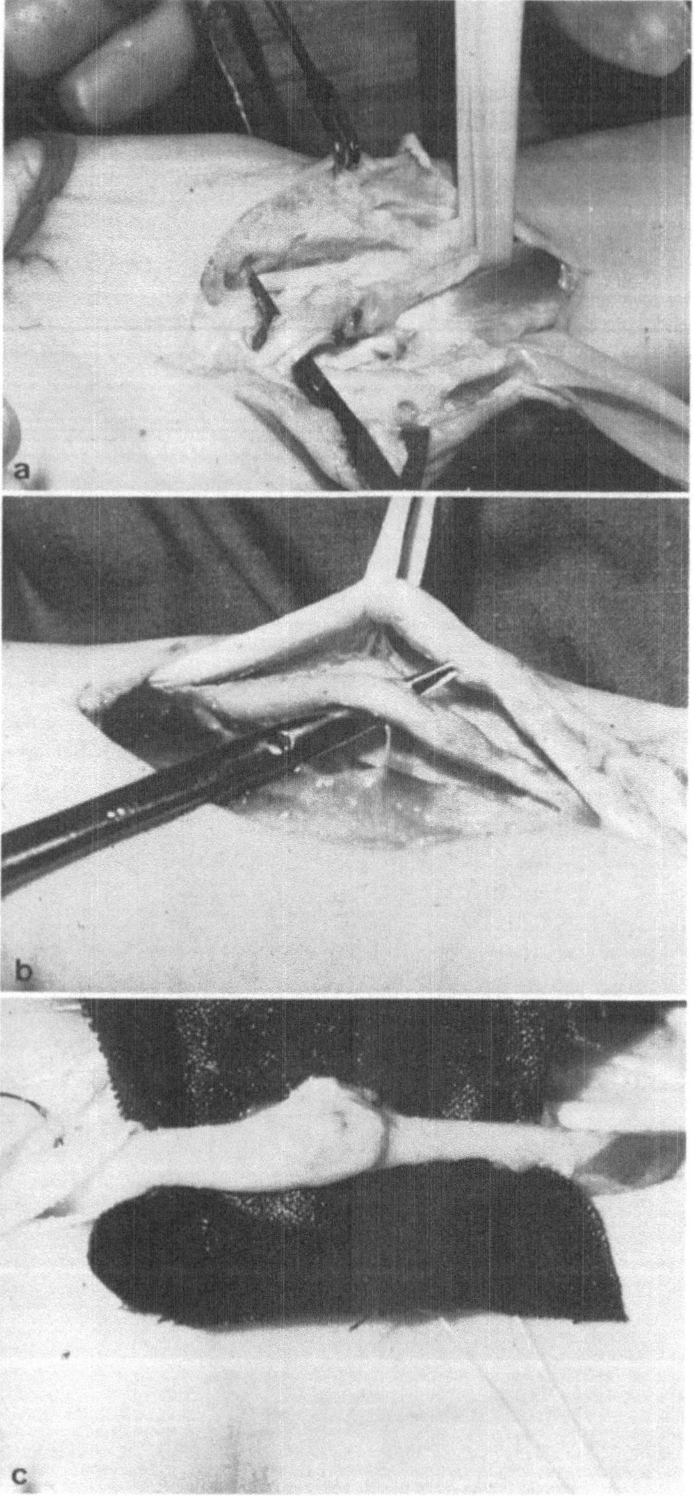

Abb. 2a–c

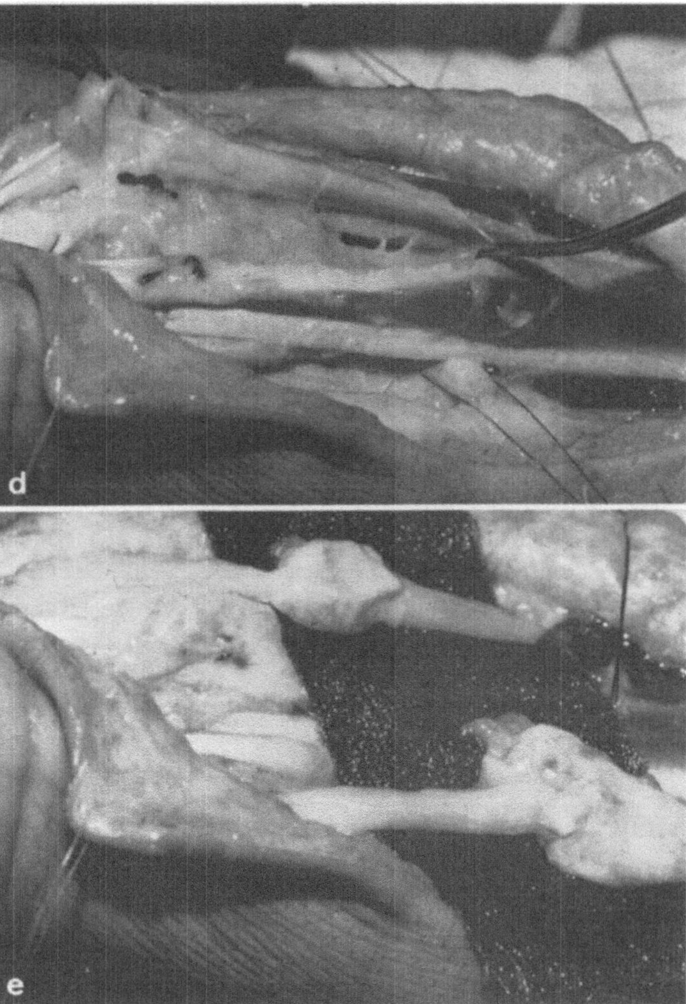

Abb. 2a–e. a Iatrogene Anastomose zwischen N. medianus, proximal, und oberflächlichem Beuger IV peripher, gut erkennbar auch das kräftige Nahtmaterial. **b** Iatrogene Anastomose zwischen Flexor carpi radialis, proximal, und N. medianus, peripher (*oben*); durch ständiges Zerren der Sehne am Nerven sind hier schwere fibrotische Veränderungen zu erwarten. Der proximale Nervenstumpf endet in einer Narbenplatte (*unten*). **c** Bei diesem Patienten wurde der proximale Stumpf des langen Daumenbeugers mit dem peripheren Stumpf des N. medianus vereinigt. **d** Hier wurden zentraler Stumpf des oberflächlichen Beugers III mit peripherem Stumpf des tiefen Beugers II (*unten*) und der zentrale Stumpf des oberflächlichen Beugers II mit dem peripheren Stumpf des oberflächlichen Beugers III (*oben*) verbunden. **e** Außerdem wurden N. medianus und N. ulnaris Seit-zu-Seit anastomosiert, wie sich aus der weiteren Präparation ergab

empfindlichen Neuromen neigen. Bei Defekten werden wir hier allerdings weder primär noch sekundär transplantieren, gegebenenfalls ist eine Neuromverlagerung in die Muskulatur vorzunehmen.

Von ganz anderem Stellenwert für Finger- und Handfunktion ist die beugeseitige Kombinationsverletzung, liegen doch hier auf engstem Raum 2 Arterien, 2 Nerven und bis zu 12 Sehnen nebeneinander.

Die Spätbilder der unversorgten peripheren Nervenläsion zeigen einen entsprechenden Sensibilitätsverlust mit trophisch gestörter, verletzungsgefährdeter Haut, den Verlust der Feinfunktion mit mangelhaftem Spitzgriff, Oppositionsbehinderung, Streckdefizit, An- und Abspreizbehinderung der Finger.

Nicht immer stellt sich der gewünschte Operationserfolg ein. Dies mag Gründe haben, die auch im Alter des Verletzten und an der Komplexität der Verletzung liegen, ebenso aber an unsachgemäßer Versorgung. Abgesehen von speziellen Schädigungsformen, wie Hochspannungsstromverletzungen oder großräumigen Substanzdefekten, sind gerade kleinere, häufig zunächst harmlos wirkende Verletzungen Ausgangspunkt für fehlerhafte Behandlung durch

1. Operieren in blutdurchtränktem, durch Infiltrationsanästhesie verquollenem, zu kleinem Operationsfeld, dadurch Übersehen von Verletzungen und Fehldeutung von Strukturen.
2. Ungeeignetes, dickes, traumatisierendes Nahtmaterial, das die Sehne zusätzlich schädigt. Dies muß Mißerfolge zeitigen und läßt am Nerven eine strukturgerechte Adaptierung gar nicht erst zu.
3. Ungeeignete Naht- oder funktionell sinnlose Anastomosentechnik. Sie kann ein gutes Behandlungsergebnis von vornherein ebenso zunichtemachen, wie eine nicht adäquate Übungs- und Nachbehandlung.

Die Sehnen-Nervenanastomose gehört auch heute noch nicht der Vergangenheit an.

Diskussion

Reill: An der Betrachtung der Kombinationsverletzungen zeigt sich am deutlichsten die Änderung der Strategie in der Versorgung von schweren Handverletzungen, die sich in den letzten Jahren ergeben hat. Glatte Verletzungen und Verletzungen, bei denen bewegende Teile und sensible Teile beteiligt sind, sollen sofort und möglichst einem speziellen Team zugewiesen werden. Aber es soll nicht so sein, daß jede schwere Handverletzung mit Knochenverletzung oder Hautdefekten, wenn die Sehnen und Nerven erhalten sind, unbedingt unbesehen zum Handchirurgen geschickt werden muß, sondern die Erstversorgung hat ja ein Unfallchirurg vorzunehmen. Er hat genau einen Status festzulegen, und danach kann er entscheiden, wozu und wohin er den Patienten schicken will, wo man die optimalen Ergebnisse bei Kombinationsverletzungen erzielen kann.

Es sei auch folgendes erwähnt: Bei allen Möglichkeiten der Mikrochirurgie und der Wiederherstellung bei manchen schweren Kombinationsverletzungen ist eine gut geplante und sofortige Amputation sicher nicht schlecht. Wir bekommen häufig Patienten, bei denen mit allen möglichen Mitteln erhalten wurde, was nur geht. Es gibt eine lange Zeit der Arbeitsunfähigkeit und schließlich eine nicht gute Funktion. Das sollte man als ganz kleine Anmerkung zum Schluß bringen.

Gadzaly: Lassen Sie mich noch am Rande auf drei kleine Punkte hinweisen. Von außerordentlicher Bedeutung auch für die Primärversorgung der verletzten Sehnen oder Begleitstrukturen wie Knochen und Nerven ist die Kenntnis der Anatomie, aber auch – wie aus einigen Bildern hervorging – die Kenntnis anatomischer Varianten. Auf sie muß der erstversorgende Chirurg immer gefaßt sein.

Von wesentlicher Bedeutung erscheint mir weiterhin die Erhaltung der Sehnenscheiden und der Vinculae – eine Tatsache, der wir früher sicherlich nicht die gebührende Aufmerksamkeit geschenkt haben.

Dritter Punkt: Eine ideale Primärversorgung kann durch eine inadäquate Nachbehandlung zerstört werden. Wir ersparen den Patienten damit nichts an schlechter Funktion. Die Nachbehandlung muß – das ist nicht nur meine Auffassung, sondern darüber sind wir, die wir uns mit der Sehnenchirurgie befassen, eigentlich alle klar – in der Hand des Operateurs bleiben. Es muß nicht immer der Handchirurg sein, aber es muß der Operateur sein, in dessen Nachbehandlung die genähte Sehne verbleibt.

VI. „Wie läßt sich die Prognose stumpfer Bauchverletzungen verbessern?"
(Vorsitz: H.J. Peiper, Göttingen, und L. Schweiberer, Homburg/Saar)

W. Düben, Präsident

Wir kommen nun zum letzten Wissenschaftlichen Thema des heutigen Tages. Wollte man alle sich um den Komplex „Bauchverletzungen" rankenden Fragen ansprechen und beantworten, so ließe sich damit allein ein Kongreß ausrichten. Zur Einengung des Themas gezwungen, sollen heute solche Wege und Möglichkeiten im Vordergrund stehen, die zur Verbesserung der Diagnose und Prognose beitragen.

Ich darf nun die Leitung den Herren Schweiberer und Peiper übergeben.

Peiper: Thema dieser Nachmittagsveranstaltung soll also die Frage sein: Wie läßt sich die Prognose stumpfer Bauchverletzungen verbessern? Wir alle wissen, daß das Abdominaltrauma auch und gerade im Rahmen des Polytraumas eine besondere Rolle spielt. Wir haben erst gestern in verschiedenen Vorträgen – unter anderem von Herrn Dittel aus Tübingen – die eindrucksvollen Zahlen gehört, die das Bauchtrauma im Rahmen des Polytraumas betreffen.

Wir haben vor einigen Jahren bei Herrn Tscherne in Hannover Zahlen aus unserem Krankengut vorgelegt, die gezeigt haben, wie rasch sich die Prognose des stumpfen Bauchtraumas mit dem Zeitverlust bei verzögerter Diagnosestellung verschlechtert. Es ist also für uns die Frage zu beantworten: Hat sich die Prognose stumpfer Bauchverletzungen während der letzten Jahre verändert und in welchem Umfang?

Wir müssen zwei große Komplexe anhand der vorgesehenen Vorträge behandeln, und zwar um einen die Möglichkeit verbesserter Diagnostik, also durch Klinik und Probelaparatomie, durch Anwendung der Lavage, durch die Angiographie oder CT-Scan-Untersuchung, durch die Laparaskopie oder den Ultraschall.

Eine zweite Frage lautet: Was hat sich in der Therapie der speziellen Organverletzungen verbessert bzw. durch Anwendung welcher speziellen Techniken?

Eine Analyse des Krankengutes, insbesondere tödlicher Verläufe, muß interessante Aspekte auf die von uns zu beanwortenden Fragen entwickeln.

Hefte zur Unfallheilkunde, Heft 153
Zusammengestellt von J. Probst/A. Pannike

Analyse tödlich verlaufener Bauchverletzungen

G.E. Voigt, Lund/Schweden

Es trifft in den meisten Ländern auf Schwierigkeiten, einen Überblick über die Bedeutung einer bestimmten Verletzung als Todesursache zu bekommen. Dies beruht darauf, daß häufig die Verunglückten nicht näher untersucht werden, wenn sie tot im Krankenhaus eingeliefert werden. Schweden stellte in dieser Beziehung bislang eine Ausnahme dar. Es wurden nämlich sämtliche Traumatodesfälle, gleichgültig, ob diese außerhalb oder in einer Klinik eintraten, in einem gerichtsmedizinischen Institut seziert. Dies war 1978 noch der Fall.

Am Institut für gerichtliche Medizin, das Südschweden mit einer Bevölkerung von 1,8 Millionen Einwohnern versorgt, wurden 1978 insgesamt 260 Fälle seziert, bei denen der Tod infolge Einwirkung stumpfer Gewalt eingetreten war (Verkehrsunfälle, Arbeits- und andere Unfälle, übrige Tötungsdelikte, Selbstmorde). Aus Tabelle 1 ist die Überlebenszeit der Verunglückten nach Entstehung der Verletzungen ersichtlich. Tabelle 2 zeigt die Lokalisation der tödlichen Verletzung(en) auf die verschiedenen Körperregionen. Dabei dominieren Kopfverletzungen als Todesursache. Während im Gesamtmaterial 134 Fälle Bauchverletzungen aufwiesen, war die Anzahl der *tödlichen* Bauchverletzungen auffallend gering. Nur in 6 Fällen führten sie allein zum Tode. In den übrigen 11 Fällen lagen Verletzungen anderer Körperregionen als konkurrierende Todesursache vor.

Da die geringe Anzahl der während eines Kalenderjahres beobachteten Fälle keine Analyse zuließ, wurden sämtliche Fälle mit tödlichen Bauchverletzungen als Folge stumpfer Gewalteinwirkungen im Sektionsgut der Jahre 1976–1979 ausgewertet. (Von einigen wenigen Schuß- und Stichverletzungen wurde abgesehen). Es handelt sich um 110 Fälle aus einem Gesamtmaterial von 1 496 Traumafällen, dabei wurden auch zum Tode führende Beckenfrakturen in die Betrachtungen einbezogen.

Bezüglich der tödlichen Bauchverletzungen dominieren die Leberrupturen, die allein oder zusammen mit anderen Verletzungen (zumeist des Thorax und der Lungen) in 21 Fällen am Unfallort zum Tode führten. Bei 4 dieser Fälle ließ sich eine Leberpartikel-Embolie der Lungen nachweisen. In weiteren 18 Fällen trat der Tod später ein, davon in 15 Fällen innerhalb der ersten 6 Std nach dem Unfall. Blutungsschock oder ein Zusammenwirken mit gleichzeitig aufgetretenen anderen Verletzungen war für den Tod verantwortlich. In einem Fall, bei dem die Leberruptur operativ versorgt wurde, verstarb der Patient infolge einer

Tabelle 1. Überlebenszeit (260 Fälle). Bei Todesfällen am Unfallort und während des Transportes zum Krankenhaus kann die genaue Überlebenszeit nicht angegeben werden

Unfallort	Transport	Krankenhaus 1. Tag	2. Tag	> 2 Tage
153	6	44	10	47
59%	2%	17%	4%	18%

Hefte zur Unfallheilkunde, Heft 153
Zusammengestellt von J. Probst/A. Pannike

Tabelle 2. Lokalisation der tödlichen Verletzungen bei 260 Fällen

Kopf	Kopf Hals	Kopf Brust	Hals	Hals Brust	Brust
140	15	31	10	2	39
Bauch	Bauch Kopf	Bauch Brust	Bauch Extr.	Extr.	Total-lac.
6	2	5	4	4	2
17 = 6,5% (Bauch bis Bauch Extr.)					

Ruptur der V. azygos. Inwieweit in 3 Fällen eine gleichzeitige Ruptur der rechten Nebenniere eine Bedeutung für den Tod hatte, kann nicht entschieden werden.

Milzrupturen konnten in 11 Fällen als Todesursache angesehen werden, wobei 5 der Patienten vor der Einlieferung ins Krankenhaus verstorben waren. In einem Fall trat der Tod kurz nach Aufnahme in der Klinik ein und in 3 Fällen haben die Patienten mit multiplen Verletzungen die nicht behandelte Milzruptur zwischen 2 und 4,5 Std überlebt. In weiteren 2 Fällen war bei multipel Verletzten eine Splenektomie durchgeführt worden. In beiden Fällen stellte sich eine zum Tode führende Sepsis ein, wobei die Infektionspforte nicht angegeben werden konnte.

Daß Darmrupturen auch heute noch nicht ihre Gefahr verloren haben, zeigt sich aus 8 Fällen. Die Rupturen fanden sich bei 2 Fällen im Duodenum, im übrigen im Ileum oder Colon. In sämtlichen Fällen wurde die Operation kurze Zeit nach der Einlieferung der Patienten im Krankenhaus vorgenommen und der Tod trat zwischen 1,5 Tagen und 3,5 Monaten nach dem Unfall ein, wobei lokale Infektionen (Peritonitis oder Abscesse in der Bauchhöhle) für den Tod verantwortlich waren.

In 3 Fällen war der Tod auf Mesenterialrupturen zurückzuführen, die in einem Fall vor der Einlieferung ins Krankenhaus zum Tod geführt hatte, während in den anderen 2 Fällen die innere Verblutung innerhalb der ersten Stunde nach dem Unfall eintrat.

Zwei Verletzte verstarben infolge von kombinierten Leber-, Pankreas-, Mesenterial-, Milz- und Nierenverletzungen.

Bei der Besprechung von Bauchverletzungen können Beckenfrakturen nicht vernachlässigt werden, da sie häufig schwerwiegende Folgen nach sich ziehen, wie gleichzeitig aufgetretene intraabdominale Verletzungen. In 14 Fällen mit Beckenfrakturen waren die davon ausgelösten retroperitonealen Blutungen als Todesursache anzusehen, wobei der Tod in 11 Fällen innerhalb der ersten 4 Std eintrat. In weiteren 17 Fällen führten die Beckenfrakturen zu einer massiven pulmonalen Fettembolie, die in 9 Fällen innerhalb von 3 Std zum Tode führte. In diesen Fällen sieht man nicht selten bei der Sektion Fettansammlungen im rechten Teil des Herzens und in der A. pulm. Fälle dieser Art werden klinisch meist als Schock angesprochen. Nach unseren Erfahrungen rufen Beckenfrakturen am häufigsten von allen Verletzungen einen rasch zum Tode führenden Fettembolismus oder nach einiger Zeit ein Fettemboliesyndrom hervor. Beckenfrakturen haben in weiteren 9 Fällen zu Herdpneumonien, in 3 Fällen zu einem Nierenversagen als Folge einer tubulären Nekrose und in

4 Fällen zu einer von Thrombosen der unteren Extremitäten ausgehenden pulmonalen Thromboembolie geführt.

Im vorliegenden Material wurde nur in einem Fall eine Ruptur der Bauchaorta (Ausrisse der Beckenarterien) im Zusammenhang mit einer Beckenfraktur beobachtet. Tödliche Nieren- oder Blasenverletzungen kamen nicht vor.

Es ist leider nicht möglich, aus dem vorgelegten Untersuchungsgut Rückschlüsse auf die Prognose der verschiedenen Bauchverletzungen zu ziehen, da die Anzahl der während der gleichen Zeit klinisch behandelten und als geheilt entlassenen Bauchverletzungen in unserem Einzugsgebiet unbekannt ist. Zweifellos haben jedoch diagnostische und therapeutische Fortschritte dazu geführt, daß wir z.B. in der Berichtszeit nicht eine einzige tödlich verlaufende zweizeitige Milzruptur gesehen haben, wie das doch früher ab und zu der Fall war. Die Anzahl der trotz operativer Behandlung zum Tode führenden Darmverletzungen erscheint gering.

Das größte Problem stellen in unserem Material die zum Tode führenden Beckenfrakturen dar, die die Behandlung gleichzeitig aufgetretener Bauchverletzungen nicht selten illusorisch machen.

Klinische Diagnostik und Probe-Laparotomie bei Bauchverletzungen

H.E. Grewe, Osnabrück

Für die klinische Diagnostik und Therapie bei Bauchverletzungen spielt der Zeitfaktor eine entscheidende Rolle.

Die Rasanz des Traumas macht es unumgänglich, neben einer sofort einzuleitenden allgemeinen Therapie auch eine entsprechende klinische Diagnostik durchzuführen, um den frühestmöglichen Zeitpunkt für die Indikation zur Laparotomie zu finden.

Das Schema der chirurgischen Diagnostik von Bailey (Tabelle 1), das ein halbes Jahrhundert die Logik diagnostischer Möglichkeiten beherrscht hat, ist heute nur noch bedingt

Tabelle 1. Schema nach Bailey

1. Vorgeschichte und Allgemeinbetrachtung des Patienten
2. Nachweis physikalischer Symptome
3. Gedankenfolge des Chirurgen Punkt 1 und 2 zu sichten und daraus logische Schlüsse zu ziehen
4. Differentialdiagnose, ein gedanklicher Prozeß zum Ausschließen oder wenn möglich Verstärken durch Nachweis weiterer physikalischer Symptome
5. Sinngemäße Überprüfung zugänglicher Teile des Körperinneren
6. Wissenschaftliche Bekräftigung der Diagnose durch Röntgenuntersuchung, chemische, bakteriologische und histologische Untersuchung
7. Probeoperation

Hefte zur Unfallheilkunde, Heft 153
Zusammengestellt von J. Probst/A. Pannike

anzuwenden. Die aufgeführten sieben Punkte müssen durch einen achten, einer sofort einsetzenden Allgemeintherapie, ergänzt werden, wobei alle aufgeführten Forderungen am besten nicht hintereinander, sondern nebeneinander ausgeführt werden.

Als Basismaßnahmen, nach Möglichkeit noch am Unfallort, hat sich neben der Sicherstellung der Atmung beim Patienten folgendes bewährt:

1. Ausreichende intravenöse Zugänge zu schaffen,
2. einen Dauerkatheter zur Kontrolle und Beurteilung der Harnausscheidung zu legen,
3. eine Magensonde einzuführen,
4. die notwendigsten Laboruntersuchungen wie
   Hämoglobin
   Hämatokrit
   Leukocyten
   Blutgruppenbestimmung
   sowie Natrium und Kalium zu bestimmen und außerdem eine orientierende Urinuntersuchung zu veranlassen,
5. eine Röntgen-Übersichtsaufnahme des Thorax und des gesamten Bauchraumes einschließlich des Beckens vorzunehmen.

Je besser ein Rettungs- und Notarztsystem organisiert ist, desto schneller lassen sich die Grundforderungen einschließlich des Transportes in eine therapiepotente Klinik erfüllen. Auch erkennbare Verletzungen am Unfallort, die einer Spezialbehandlung bedürfen, sollten nicht dazu führen, den Patienten direkt in eine Spezialklinik einzuweisen, sondern in Anbetracht vieler Kombinationsmöglichkeiten primär in eine chirurgische Klinik zu bringen.

Die adäquate Therapie des Schockzustandes läßt im allgemeinen genug Zeit, um weitere Untersuchungen oder spezielle invasive diagnostische Maßnahmen durchzuführen.

Eine sofortige Laparotomie muß nur erfolgen, wenn trotz intensiver Antischock-Maßnahmen keine Verbesserung, sondern eher eine Verschlechterung des Allgemeinzustandes des Patienten eintritt und der Patient auch nur diskrete Zeichen auf einen abdominellen Ausgangspunkt des Schockzustandes zeigt.

Zur Beurteilung stumpfer Bauchverletzungen sind für Klinik und Prognose folgende Unterteilungen nützlich:

1. isolierte stumpfe Bauchverletzung ohne bzw. mit dezenter Schocksymptomatik,
2. isolierte stumpfe Bauchverletzung mit Schocksymptomatik,
3. stumpfe Bauchverletzung beim polytraumatisierten Patienten,
4. stumpfe Bauchverletzung beim Bewußtlosen.

Relativ unproblematisch für Klinik, Diagnostik und Indikationsstellung sind Patienten der ersten beiden Gruppen einer isolierten Bauchverletzung, da vom Verunfallten exakte Angaben zum Unfallgeschehen und zu den klinischen Symptomen gemacht werden können. Eine klinische Überwachung ist aber in jedem Fall zu fordern.

Eine leichte Schocksymptomatik durch Plexus-solaris-Irritation ist unter klinischer Beobachtung in kurzer Zeit von einem hämorrhagischen oder septischen Schock zu trennen. Das Ausmaß der intraabdominalen Blutung oder bei intestinalen Verletzungen die Menge, Lokalisation und Beschaffenheit des austretenden Magen-Darm-Inhaltes bestimmen im zeitlichen Ablauf die Intensität des Schockgeschehens und die lokale Symptomatik.

Klinische Zeichen sind für einige Organverletzungen typisch, fehlen aber fast immer oder sind nicht nachweisbar im schweren Schockzustand. Dies trifft auch für die sonst übliche Bauchdeckenspannung als Ausdruck einer Peritonealreizung bzw. Entzündung zu.

Bei Milzverletzung ist der ausstrahlende Schmerz in die linke Schulter mit umschriebener Hauthyperästhesie als Kehrsches Zeichen bekannt.

Adäquat findet sich bei Leberverletzung der vom rechten Rippenbogen zur rechten Schulter ziehende Schmerz mit hyperästhetischer Zone im Schulterbereich.

Magen-Darm-Perforationen beginnen mit einem plötzlich einsetzenden stechenden Schmerz, den der Patient oft mit dem Zeigefinger lokalisieren kann. Die Bauchdeckenspannung ist hier ein relatives Spätsyndrom.

Unklare dumpfe Schmerzen, zum Teil gürtelförmig, manchmal aber auch lokalisiert, weisen auf eine retroduodenale Ruptur oder eine Pankreasverletzung hin. Die Beschwerden können so dezent sein, daß der Verletzte primär keinen Arzt konsultiert und erst mit fortschreitender Peritonealsymptomatik in klinische Behandlung kommt.

Blutungen in den Retroperitonealraum beinhalten eine besondere Problematik. Liegen Hinweise durch Blutnachweis für den Urogenitaltrakt als Ausgangspunkt vor, kann die Diagnostik zielstrebig fortgesetzt und die adäquate operative Therapie angeschlossen werden. Dumpfe Rücken- oder Flankenschmerzen sind meist so uncharakteristisch, daß sie für eine weiterführende Diagnostik nicht geeignet sind.

Eine gezielte Diagnostik ist beim Polytraumatisierten im Schockzustand schwierig, beim Bewußtlosen praktisch unmöglich. Der Zeitfaktor bekommt hier eine besondere Bedeutung, da Prioritäten diagnostischer Maßnahmen und kurzfristig einsetzender invasiver Therapie gegeneinander abgewogen werden müssen.

Überstürztes aktives Handeln ist hier gut gemeint, aber falsch. Nur Beobachtung des Patienten während der Schockbehandlung und kurzfristig veranlaßte Kontrolluntersuchungen können die Schwerpunktbestimmung des Handelns unterstützen.

Ist als Hauptursache für den Schockzustand eine intraabdominelle Verletzung zu vermuten, so muß die Probe-Laparotomie durchgeführt werden. Bei völlig unsicherer Symptomatik ist aber eher ein abwägendes Verhalten angezeigt, wobei die Bestimmung von Prioritäten für überwachende und therapeutische Maßnahmen sich ergänzen müssen.

Die Kombination des cranio-abdominalen Traumas mit oder ohne weitere Begleitverletzungen ist am schwerwiegendsten. Berücksichtigt man, daß ein hämorrhagischer Schockzustand nicht zum Schädelhirntrauma gehört, so wird man schon frühzeitig eine gezielte Bauchdiagnostik mit Hilfe der Peritoneal-Lavage, gegebenenfalls eine Probelaparotomie bei Verschlechterung der Gesamtsituation trotz adäquater Schockbehandlung wählen.

Erleichtert wird dieser frühzeitige Entschluß, wenn schon am Unfallort oder später eine erfolgreiche Reanimation des Verletzten vorgenommen wurde.

Für die Laparotomie beim Bauchtraumatisierten wurde als Zugangsweg schon im vorigen Jahrhundert der kleine Mittelschnitt als Boutonniere empfohlen.

Dieser bewährt sich auch heute noch, da er primär die Unterscheidung gestattet, ob eine Blutung aus dem parenchymatösen Organ des Oberbauches, dem Retroperitoneum bzw. aus Gefäßen des Unterbauches herrührt.

Die Nachteile des Medianschnittes durch gehäufte Narbenbruchbildungen müssen in Kauf genommen werden, da in Notsituationen der Vorteil der Schnittführung als kurzer schneller Zugangsweg überwiegt. Ist durch den Medianschnitt keine ausreichende Übersicht in einem Gebiet zu erreichen, so kann man ohne weiteres einen Querriegel auf den Schnitt aufsetzen und somit ein übersichtliches Operationsgebiet erhalten.

Die Inspektion des Bauchraumes muß systematisch erfolgen. Neben der Kontrolle der parenchymatösen Organe im Oberbauch sind im Uhrzeigersinn oder umgekehrt alle intraabdominalen Anteile zu inspizieren, auch wenn vorher schon eine Blutungsquelle versorgt werden konnte.

Auf Einzelheiten intraoperativer Maßnahmen hier einzugehen, würde den Rahmen der Thematik sprengen, da in folgenden Referaten speziell dazu Stellung genommen wird.

Die Erfahrung des Einzelnen bedeutet für Diagnostik und Klinik mehr als theoretische Erörterung, da sie für den Patienten lebensentscheidend ist.

Zusammenfassung

Bauchverletzungen sind in Diagnostik, Therapie und Prognose vom Zeitfaktor abhängig. Klinische Zeichen sind ausgeprägt nur bei isolierten Bauchverletzungen. Eine schwierige Problematik besteht beim polytraumatisierten und bewußtlosen Patienten. Während beim polytraumatisierten Patienten die Indikation zur Laparotomie zurückhaltend zu stellen ist, sollte sie bei Bewußtlosen frühzeitig erfolgten. Als Zugangsweg der Laparotomie ist der Medianschnitt Methode der Wahl.

Literatur

Baumgartl F, Kremer K, Schreiber H W (1972) Spezielle Chirurgie für die Praxis, Bd II, 2. Thieme, Stuttgart

Bailey H (1959) Die chirurgische Krankenuntersuchung. 3. deutsche Aufl. Barth, Leipzig

Kern E, Klaue P (1975) Prognose und Operationsindikation beim stumpfen Bauchtrauma. Dtsch med Wschr 100: 660–664

Kremer K, Böhme H (1968) Beurteilung und Behandlung von Verletzungen der Bauchorgane. Langenbecks Arch Chir 332: 285

Lejars F (1914) Dringliche Operationen, 5. Aufl. Fischer, Jena

Pichlmayr R, Grotelüschen B (1978) Chirurgische Therapie. Springer, Berlin Heidelberg New York

Rehbein F (1972) Der Unfall im Kindesalter. Hippokrates, Stuttgart

Die diagnostische Punktion und Spülung des Abdomens (Lavage) bei stumpfen Bauchverletzungen

P. Klaue, Würzburg

Eine retrospektive Untersuchung von 330 Patienten mit stumpfen Bauchverletzungen, die in der Chirurgischen Universitätsklinik Würzburg in den Jahren 1965–1971 behandelt wurden, ergab eine *verzögerte Indikationsstellung in 16%.* Die diagnostischen Schwierigkeiten waren z.B. dadurch bedingt, daß über 60% der Patienten mehrfach verletzt waren und daß mehr als 40% ein Schädel-Hirntrauma erlitten hatten.

Hefte zur Unfallheilkunde, Heft 153
Zusammengestellt von J. Probst/A. Pannike

Aus diesen Gründen wurde 1972 die *Peritoneallavage* eingeführt und eine prospektive Untersuchung bezüglich ihrer Aussagekraft begonnen, die nun 686 Patienten erfaßt (Tabelle 1).

Technische Probleme

Immer noch wird die Blindpunktion durch eine kleine Hautincision in der Mittellinie unterhalb des Nabels mit einem Peritonealdialysekatheter durchgeführt. Dabei hat sich gezeigt, daß die Beschaffenheit der Katheterspitze nicht ohne Bedeutung ist. Mit einem zwischenzeitlich benutzten billigeren Modell bereitet die Penetration der Bauchdecken derartige Schwierigkeiten, daß der notwendige erhöhte Druck eine vermehrte Verletzungsgefahr mit sich zu bringen drohte (Abb. 1).

Beim Hämoperitoneum war in über 60% bereits die Punktion positiv. Nur nach negativer Punktion mußte die Spülung, also die eigentliche Lavage, durchgeführt werden.

Es muß mit mindestens 1 Liter gespült werden, da sonst falsch-negative Ergebnisse möglich sind. Gelegentlich entleert sich auch nach dieser Menge zu wenig Spülflüssigkeit zur Beurteilung – etwa 50 ml werden als ausreichend angesehen – dann muß weiter gespült werden, wonach nicht selten doch noch ein positives Ergebnis beobachtet wird. Ein negatives Resultat trotz Verletzung eines Bauchorganes kann auch bei der Kombination von Zwerchfell- und Milzruptur, mit rein intrathorakaler Blutung, gesehen werden.

Drei *falsch-positive Ergebnisse* entstanden durch direkte Punktion eines bis auf Nabelhöhe reichenden retroperiteonealen Hämatoms bei Beckenfrakturen. Deshalb wird in diesen Fällen das Eingehen in einen der oberen Quadranten empfohlen.

Die einfache Methode der *qualitativ colometrischen Beurteilung* der Spülflüssigkeit im Infusionsschlauch, entsprechend ihrer Transparenz bei der Leseprobe, hat sich bewährt. Nach 72 *schwach-positiven Ergebnissen* blieb der klinische Verlauf zumeist unauffällig. Nur 5 Patienten mußten schließlich laparotomiert werden (Tabelle 2).

Weitere Vorbehalte bei Kritikern des Verfahrens betreffen mögliche Komplikationen durch die Punktion, die Gefahr zu vieler unnötiger Laparotomien sowie das Versagen bei bestimmten Verletzungsarten. Die diesbezügliche Auswertung der eigenen 8jährigen Erfahrungen brachte folgende Erkenntnisse:

Tabelle 1. Ergebnisse von Punktion bzw. Spülung bei stumpfen Bauchtraumen 1972–80 (Chirurgische Universitätsklinik Würzburg, Direktor: Prof. Dr. E. Kern)

Positiv	256
Falsch positiv	3
Schwach positiv	72
Negativ	353
Falsch negativ	3
Komplikationen	0
Total	686

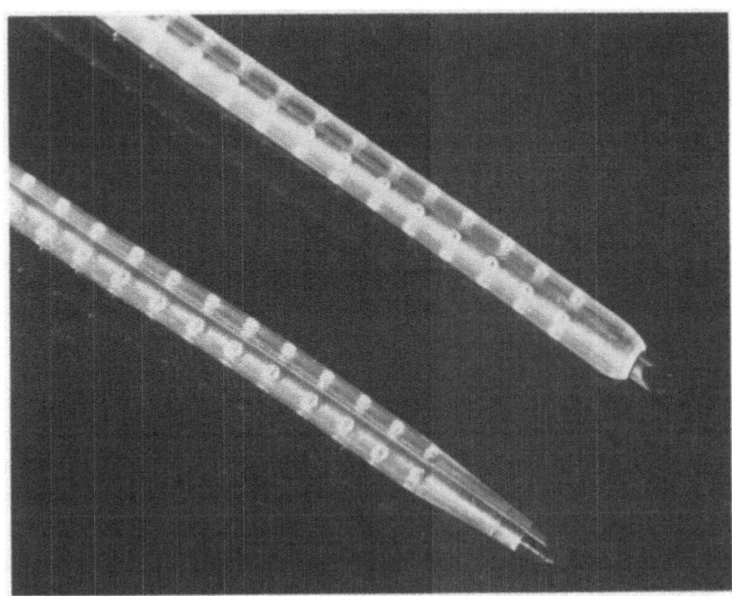

Abb. 1. Bei der Einführung des oberen der beiden abgebildeten Katheter muß ein derartiger Druck aufgewendet werden, daß Gefahr der unkontrollierten Penetration der Bauchhöhle mit Organverletzung besteht

Tabelle 2. Laparotomie nach schwach Pos. Lavage

Indikation		Organverletzungen
Pos. 2. Lavage	2	Leberriß Darmruptur
Klin. Sympt.	2	Milzriß Darmruptur
Rö.-Befund	1	Zwerchfell

1. Komplikationen. Trotz Durchführung der Untersuchung durch eine große Anzahl von Ärzten verschiedener Ausbildungsstufen waren bisher keinerlei Komplikationen zu beklagen. Es kam zwar zu 2 Blasenpunktionen, die jedoch ohne nachteilige Folgen blieben, und die dadurch vermieden werden sollten, daß der meist sowieso indizierte Dauerkatheter bei voller Blase zuerst eingelegt wird.

2. Fragliche Indikationen. Gelegentlich wird von sogenannten falsch-positiven Ergebnissen gesprochen, wenn eine eigentlich richtig-positive Punktion oder Spülung zur Laparotomie führt, bei der dann jedoch zwar Blut im Abdomen, jedoch keine lebensbedrohliche Verletzung gefunden wird. Dies war bei 36 Patienten, also in 5% der Fall. Am häufigsten handelte es sich um durchgebrochene retroperitoneale Hämatome oder oberflächliche Läsionen von Leber, Milz, Mesenterium oder Serosa, die zumindest nicht die notfallmäßige Laparotomie erfordert hätten (Tabelle 3).

Tabelle 3. Fragliche Op-Indikationen nach positiver Lavage

Retrop. Hämatome	17
Meso- u. Serosarißе	8
Leberriße	8
Bauchdeckenriße	2
Milzriß (konserv. Th.)	1
Total	36 (5%)

3. Versagen bei bestimmten Verletzungsarten. Dabei wird besonders an Darmrupturen, subcapsuläre Blutungen oder retroperitoneale Verletzungen gedacht. Bei 17 von 18 *Dünndarmrupturen* wurde die Indikation allein aufgrund blutiger oder trüber Spülflüssigkeit unverzüglich gestellt. Die zusätzliche Laboruntersuchung derselben war in einigen Fällen hilfreich bei der Entscheidung [1].

Subcapsuläre Blutungen haben sich selterner als erwartet gefunden. Bei keiner von 70 Leberverletzungen und nur bei 2 von 101 Milzläsionen wurde eine echte zweizeitige Ruptur beobachtet. Sie wurden verzögert, aber rechtzeitig aufgrund einer positiven zweiten Lavage operiert.

Bei den *retroperitonealen Verletzungen* gab es keine verzögerten Indikationsstellungen. Duodenal- oder Pankreasläsionen wurden zumeist aufgrund der Blutungen aus Begleitverletzungen diagnostiziert. In einigen Fällen ergab die Punktion Ascites mit extrem hohen Amylasewerten.

Zusammenfassend ist zu sagen, daß die Lavage die Organisation der Versorgung, vor allem von Mehrfachverletzten oder Massenunfällen, wesentlich erleichtert hat. Zur verzögerten Indikationsstellung bei lebensbedrohlichen Organverletzungen kam es nur noch in 5 Fällen, also in 0,7%. Bis 1979 hatte eine verspätete Indikationsstellung in 11 Fällen zum Tode geführt. Seither war dies nur noch bei 1 Patienten mit isolierter Magenruptur der Fall, bei dem zunächst leider keine Lavage durchgeführt worden war (Tabelle 4).

Diese einfache, zuverlässige und komplikationsarme Untersuchung, die bei jedem Patienten, von jedem Arzt, jederzeit und an jedem Ort durchgeführt werden kann und deshalb auch ohne Zögern eingesetzt wird, ist offensichtlich geeignet, die Prognose stumpfer Bauchverletzungen zu verbessern.

Zusammenfassung

Bei 686 Patienten mit stumpfem Bauchtrauma wurde die diagnostische Punktion bzw. Spülung durchgeführt. Bei positivem Ergebnis genügte bereits in 60% die Punktion zur korrekten Indikationsstellung. Bei 36 Patienten mit positivem Ergebnis fanden sich keine lebensbedrohlichen Verletzungen. Nur 5 von 72 Patienten mit schwach positivem Ergebnis mußten laparotomiert werden. Mit 3 falsch-negativen und 3 falsch-positiven Ergebnissen lag die Treffsicherheit der Lavage über 99%. Die Rate verzögerter Indikationsstellungen bei lebensbedrohlichen Organverletzungen konnte von 16% auf 0,7% gesenkt werden.

Tabelle 4. Verzögerte Indikationsstellung bei stumpfem Bauchtrauma

	1965–1971		1972–1980	
Anzahl der Patienten	330		686	
Verzögerte Indikation	54	(16%)	5	(0,7%)
Letale Verzögerung	11	(3%)	1	(0,1%)

Literatur

1 Klaue P (1980) Die diagnostische Punktion und Spülung des Abdomens beim stumpfen Bauchtrauma. Zbl Chirurgie 105: 281

Angiographie und Computertomographie

K. Mathias, B. Wimmer und R. Kirchner, Freiburg i. Br.

Das stumpfe Bauchtrauma ist eine klinische Diagnose, die auf anamnestischen Angaben, Prellmarken, Hautabschürfungen, Hämatomen, Schmerzen und Abwehrspannungen bei der Palpation sowie Kreislaufsymptomen beruht [4]. In der Vergangenheit stützte sich der diagnostische Beitrag des Radiologen auf die Aussagen der Thorax- und Abdomenaufnahme, die heute unverändert bei freier Luft als Folge von Magen-Darmperforationen, bei Zwerchfellrupturen mit Organverlagerung in den Thorax und bei Frakturen von Rippen, Wirbeln und Becken wichtige Informationen liefern und als überall verfügbare Basisdiagnostik betrachtet werden kann.

Bei Verletzungen der parenchymatösen Organe kann diese Nativdiagnostik jedoch nur einen beschränkten Beitrag liefern. So entschloß sich der Chirurg bei unklaren Befunden meist zur Laparotomie, um die Prognose des Patienten durch Blutung und Peritonitis nicht zu gefährden.

Die Angiographie brachte mit dem direkten Blutungsnachweis in Leber, Milz und Nieren sowie beim direkten Gefäßtrauma in den letzten beiden Jahrzehnten einen wichtigen Fortschritt [6]. Nachteilig bei dieser Methode war jedoch, daß eine Angiographieanlage und ein erfahrener Radiologe Tag und Nacht verfügbar sein mußten, Bedingungen, die nicht überall zu erfüllen waren und sind. Außerdem bot gerade der Unfallpatient mit schlechtem Puls und enggestellten Arterien infolge eines Volumenmangels Untersuchungsprobleme, die sich in verlängerten Untersuchungszeiten niederschlagen konnten.

Ultraschalldiagnostik und Computertomographie haben in den letzten Jahren die präoperative Diagnostik beim stumpfen Bauchtrauma nachhaltig beeinflußt [1]. Die Angiographie ist aus ihrer führenden Rolle verdrängt worden. Als ideale Screeningmethode muß

Hefte zur Unfallheilkunde, Heft 153
Zusammengestellt von J. Probst/A. Pannike

heute die Ganzkörper-Computertomographie angesehen werden, die in 15–30 min eine umfassende Abdominaluntersuchung ermöglicht, alle wesentlichen intraabdominalen und retroperitonealen Strukturen erkennen läßt und die pathologischen Befunde so präsentiert, daß sie vom Chirurgen ohne schwierige Bildinterpretationen in sein Behandlungskonzept einbezogen werden können [3].

Die Ultraschalldiagnostik hat bei der Untersuchung verletzter parenchymatöser Organe fast die gleiche Leistungsfähigkeit entwickelt wie die Computertomographie, ist jedoch an einen erfahrenen Untersucher gebunden [4]. Die Aufnahmen sind für den Chirurgen schwerer zu deuten. Bei starker Darmblähung ist die Aussagefähigkeit der Sonographie im Mittel- und Unterbauch eingeschränkt. Andererseits kann dieses Verfahren beim Polytraumatisierten auch am Krankenbett eingesetzt werden. Kurzfristige Kontrollen bei unklaren Befunden, etwa einer zweizeitigen Milzruptur, sind möglich. Zunahme oder Rückbildung intraabdominaler und retroperitonealer Hämatome können verfolgt werden.

Bei Milzverletzungen genügen Computertomographie und Ultraschalldiagnostik als alleinige Untersuchung, da die Behandlung unabhängig vom Ausmaß der Milzschädigung immer in einer Splenektomie besteht. Eine Milzcyste kann in der Regel von einem Hämatom unterschieden werden.

Bei Leberverletzungen zeigt die Computertomographie am besten sämtliche Rupturen, während kleine Leberverletzungen der Sonographie und Angiographie entgehen können.

Intra- und peripankreatische Hämatome lassen sich nicht sicher differenzieren, das Hämatom selbst aber kann mit der Computertomographie und Ultraschalluntersuchung diagnostiziert werden. Dies gilt auch für die posttraumatische Pseudocyste des Pankreas.

Bei Verdacht auf eine Nierenverletzung sollte an die Abdomenaufnahme sogleich die Ausscheidungsurographie angeschlossen werden. Die fehlende Kontrastierung einer Niere oder eines Nierenabschnittes spricht für eine Zirkulationsunterbrechung. Kontrastmittelextravasate weisen auf eine meist bis in den Markraum reichende Nierenruptur hin. Ruptur und Hämatombildung werden mit der Sonographie und Computertomographie sicher erkannt. Die Computertomographie zeigt außerdem, ob das subcapsuläre Hämatom in den peri- oder pararenalen Raum durchgebrochen ist.

Die Angiographie hat bei sonographisch und computertomographisch unklaren Befunden weiterhin ihre Bedeutung. Bei der urographisch stummen Niere sollte sie unverzüglich durchgeführt werden, da die Revascularisation eines traumatischen Nierenarterienverschlusses nur in den ersten Stunden nach dem Unfall sinnvoll ist. Auch hepatico-portale und -biliäre Fisteln können nur angiographisch sicher nachgewiesen und lokalisiert werden. Bei postoperativ wieder in Gang kommenden Blutungen empfiehlt sich ebenfalls die Angiographie zur Lokalisation der Blutungsquelle. Mit der Embolisationsbehandlung kann der Radiologe den Chirurgen bei diesen Patienten auch therapeutisch unterstützen.

Ein generelles Konzept zur radiologischen Diagnostik des stumpfen Bauchtraumas ist problematisch, da Computertomographie, Ultraschalluntersuchung und Angiographie nicht überall in gleicher Weise zur Verfügung stehen. Wichtiger ist es deshalb für den Chirurgen, seine lokalen Gegebenheiten richtig einzuschätzen und die Wertigkeit der verschiedenen Verfahren zu kennen. Im Idealfall wird der Thorax- und Abdomenaufnahme die Computertomographie folgen. Die Angiographie wird, soweit dafür noch Zeit verbleibt, beim Verdacht auf Gefäßverletzungen angeschlossen. Die Ultraschalldiagnostik hat ihren Wert bei der Verlaufsdiagnostik, bei schlanken Patienten, Kindern und Schwangeren. Sie kommt dort bevorrechtigt zum Einsatz, wo die Computertomographie nicht verfügbar ist.

Alle röntgendiagnostischen Verfahren können die Prognose beim stumpfen Bauchtrauma nur verbessern, wenn das Management des Traumapatienten durch enge Zusammenarbeit von Chirurgen, Anästhesisten und Radiologen und organisatorische Maßnahmen so gestaltet wird, daß keine Zeit durch verzögerte Entscheidungen, Wartezeiten und Fehlen kompetenten Personals ungenutzt verstreicht. Die Letalität stumpfer Bauchverletzungen steigt innerhalb von 12 Std von 10% auf 80%–100% an [2].

Literatur

1 Ayella R J (1978) Radiologic management of the massively traumatized patient. Williams & Wilkins, Baltimore
2 Burri C, et al (1978) Unfallchirurgie. Springer, Berlin Heidelberg New York
3 Drury E M, Rubin E B (1979) Computed tomography in the evaluation of abdominal trauma. J Comput Assist Tomogr 3: 40–44
4 Foley L Ch, Teele R L (1979) Ultrasound of epigastric injuries after blunt trauma. Amer J Roentgenol 132: 593–598
5 Kirchner R, Hartung H (1976) Abdominalverletzungen nach stumpfem Bauchtrauma infolge des Lenkradmechanismus. Unfallchir 2: 151–154
6 Wenz W (1972) Abdominale Angiographie. Springer, Berlin Heidelberg New York

Laparoskopie

H.-G. Zimmermann, Braunschweig

Vierundzwanzig Patienten, bei denen rasch die Frage nach einer traumatischen Blutung im Bauchbereich beantwortet werden mußte, wurden laparoskopiert. In 11 Fällen mußte die sofortige Laparotomie angeschlossen werden, in den übrigen Fällen wurde diese nicht erforderlich.

Indikationen (Tabelle 1)

Wir wenden die Laparoskopie notfallmäßig in folgenden Situationen an:
1. Beim stumpfen Bauchtrauma mit wirklich zweifelhafter Indikation zur Laparotomie.
2. Beim polytraumatisierten Patienten.

Häufig befinden sich polytraumatisierte Patienten im hypovolämischen Schock, der durch das Schädel- oder Thorax-Trauma, durch Extremitätenverletzungen, durch retroperitoneale Blutungen oder durch Weichteilhämatome erklärt werden könnte. Vielfach besteht jedoch Ungewißheit, ob nicht auch intraperitoneale Läsionen mit schweren Blutungen vorliegen.

Hefte zur Unfallheilkunde, Heft 153
Zusammengestellt von J. Probst/A. Pannike

Tabelle 1. Indikationen zur Laparoskopie bei Traumen

1. Stumpfes Bauchtrauma mit wirklich zweifelhafter Indikation zur Laparotomie
2. Polytraumatisierte Patienten mit
   a) nicht behebbarem Schock
   b) unklarem Abdominalbefund
   c) Bewußtseinsstörungen (Schädelverletzte, hochbetagte Patienten)
   d) Mehrhöhlenverletzungen

Sowohl Traumatisierungen der Bauchwand als auch Bewußtseinstrübungen erschweren dabei oft die klinische Untersuchung des Abdomens. Besondere Bedeutung erlangt dies bei Patienten mit Unempfindlichkeit infolge Cerebralsklerose oder hohen Alters.

Auch erlaubt der schwere traumatische Schock selten eine Differenzierung, in welcher Höhle die das Leben am meisten bedrohende Blutung vorliegt.

Laparoskopische Befunde (Tabelle 2)

Folgende laparoskopischen Befunde sind dann möglich:

1. Bereits beim Anlegen der Lokalanästhesie wird *reichlich Blut* aspiriert.
2. Nach Einführen des Laparoskops findet sich *reichlich Blut* in der freien Bauchhöhle oder man sieht *Magen-Darm-Inhalt oder Urin* auf und zwischen den Darmschlingen.
   In diesen Fällen wird der Gang der laparoskopischen Untersuchung sofort unterbrochen und die *Laparotomie* angeschlossen, da mit Sicherheit Verletzungen von Hohlorganen, Leber und/oder Milz oder Läsionen von Mesenterialgefäßen vorliegen. Nicht die präzise Lokalisation der traumatischen Schädigung bestimmt das weitere Vorgehen, sondern die Therapie.
3. Nach Einführen des Laparoskops finden sich nur *geringe Blutmengen* im Bauchraum. In diesen Fällen kann zunächst abgewartet werden – selbstverständlich unter strenger klinischer Kontrolle des Patienten und der entsprechenden Parameter –, da wahrscheinlich nur kleine Gefäße lädiert sind oder die Parenchymverletzungen so gering ist, daß es spontan zum Sistieren der Blutung kommt oder bereits gekommen ist.
   Cave: Fehlbeurteilungen der Blutmenge in der freien Bauchhöhle! Jeder Operateur kennt die Fehleinschätzung von Blutungen bei Laparotomien!
4. der Laparoskopie sieht man peritoneale Petechien als Zeichen der Kontusion des Abdomens oder Hämatome – z.B. subcapsuläre in Leber und Mliz, subperitoneale Hämatome bei Beckenfrakturen usw.
   Auch in diesen Fällen ist eine *sofortige* Laparotomie nicht erforderlich.

Tabelle 2. Laparaskopische Befunde beim stumpfen Bauchtrauma

In der Bauchhöhle:		
1. Reichlich Blut 2. Magen- oder Darminhalt oder Urin	>	sofortige Laparotomie
3. Geringe Blutmengen 4. Peritoneale Petechien, Hämatome	>	Abwarten! Beobachten!

Tabelle 3. Vorzüge der Laparoskopie

1. Einschränkung der Probelaparotomie mit ihren Risiken (Polytraumatisierte! Hochbetagte Patienten!)
2. Risikoarme, technisch relativ einfache Methode
3. Sichere Erkennung der Blutung oder Perforation
4. Topographische Klärung der Läsion

Vorteile der Laparoskopie (Tabelle 3)

Aus folgenden Gründen empfehlen wir die Laparoskopie beim stumpfen Bauchtraumen und polytraumatisierten Patienten:

1. Für polytraumatisierte Patienten, insbesondere in hohem Lebensalter, stellt die Probelaparotomie als Alternativverfahren zur chirurgischen Laparoskopie ein erhebliches Risiko dar.
2. Die chirurgische Laparoskopie ist weder gefahrvoller noch technisch aufwendiger als die Alternativverfahren Quadrantenpunktion bzw. Lavage.
3. Die chirurgische Laparoskopie erlaubt nicht nur mit nahezu 100%iger Sicherheit die Erkennung der intraabdominellen Blutung, sondern sie ermöglicht darüberhinaus noch die präoperative topographische Klärung der Blutungsquelle oder Perforation. Das vermag das operationstaktische Vorgehen erheblich zu erleichtern (Schnittführung!).

Zu beachten ist, daß beim stumpfen Bauchtrauma mit wirklich zweifelhafter Indikation zur Laparo*tomie* die Laparo*skopie* grundsätzlich unter solchen Voraussetzungen durchgeführt wird, daß unverzüglich und ohne weitere Vorbereitung die Laparo*tomie* angeschlossen werden kann.

Zusammenfassung

Beim stumpfen Bauchtrauma mit wirklich zweifelhafter Indikation zur Laparotomie wie auch bei polytraumatisierten Patienten, bei denen Ungewißheit über eine mögliche intraperitoneale Läsion mit schwerer Blutung vorliegt, ist die *chirurgische Laparoskopie* eine risikoarme Methode zur sicheren Erkennung einer Blutung oder Perforation, die überdies – im Gegensatz zu ihren Alternativverfahren Quadrantenpunktion und Lavage – die präoperative topographische Klärung der Läsion ermöglicht.

Literatur

1 Baerlocher C, Engelhart G, Fahrländer H (1973) Die Notfall-Laparoskopie. Leber-Magen-Darm 3: 11–14
2 Fahrländer H (1969) Die Laparoskopie bei abdominellen Notfällen. DMW 94: 890–892
3 Fuchs E, Bechtler H, Merkel R, et al (1978) Die Notfall-Laparoskopie in der Unfallchirurgie. Unfallheilkd 81: 601–603
4 Lindenschmidt Th O, Zimmermann H G (1975) Chirurgische Laparoskopie. Chir 46: 254
5 Pannen F, Frangenheim H (1976) Laparoskopie beim stumpfen Bauchtrauma. Akt Chir 11: 7–14

6 Tostivint R, Rozenberg G H, Chauveinc L, Sanchez M-F (1971) Plaidoyer pour la laparoscopie dans les traumatismes abdominaux fermés. J Chir (Paris) 102: 77–84
7 Williams R D, Yurko A A (1966) Controversial Aspects in Diagnosis and Management of Blunt Abdominal Trauma. Am J Surg 111: 477–482

Die Ultraschalluntersuchung beim stumpfen Bauchtrauma

Th. Tiling, Göttingen

Die Ultraschalluntersuchung des Abdomens besitzt heute einen festen Platz in der Diagnostik interner und chirurgischer Erkrankungen. Da gerade Flüssigkeitsräume sich im Ultraschall besonders gut darstellen lassen, haben wir nach mehrjähriger Erfahrung in der Ultraschalldiagnostik dieses Verfahren bei einem unausgewählten Teil unserer Patienten mit stumpfem Bauchtrauma zusätzlich eingesetzt.

Sinnvoll jedoch ist der Einsatz einer solchen neuen Methode nur, wenn gegenüber dem herkömmlichen Untersuchungsgang eindeutige Vorteile bestehen. Bei der Beurteilung eines stumpfen Bauchtraumas ergeben sich grundsätzlich zwei Fragestellungen:

1. Besteht eine größere intraabdominelle Blutung, die zur sofortigen chirurgischen Intervention zwingt?
2. Besteht eine Organverletzung bei nicht nachweisbarer größerer Blutung?

Durch den Ultraschall kann der Unfallchirurg zum einen schneller als mit herkömmlichen Methoden Informationen beim stumpfen Bauchtrauma erhalten und zum anderen abdominelle Verletzungen diagnostizieren, die sonst im Rahmen einer Akutversorgung und Intensivpflege gar nicht oder nur schwer zu erkennen sind. Der Ultraschall ist im Gegensatz zum Beispiel zur Lavage und der Angiographie kein invasives Verfahren. Er kann überall mit geringstem Zeitaufwand simultan zur Akutversorgung wie Intubation, Legen eines zentralen Katheters und Röntgen ohne Zeitverzögerung sofort durchgeführt werden, wobei sich bei uns der Einsatz im Schockoperationssaal und auf der Wachstation bewährt hat. Schon vor Erhalt der notfallmäßig bestimmten Laborwerte, vor Röntgenaufnahmen und dem Ergebnis des Lavagekatheters kann die Frage nach einer größeren intraperitonealen, retroperitonealen oder intrapleuralen Blutung beantwortet werden. Durch diese Information kann das weitere diagnostische und therapeutische Vorgehen entscheidend beeinflußt werden (Tabelle 1).

Beim stumpfen Bauchtrauma müssen wir freie Flüssigkeitsansammlungen gezielt an den nachfolgenden Stellen suchen: Bei einer größeren intraabdominellen Blutung findet sich immer eine Flüssigkeitsansammlung über der Harnblase und es lassen sich in Flüssigkeit „schwimmende" Darmschlingen nachweisen (Abb. 1).

Bei geringer freier Blutung in die Bauchhöhle nach Leber- oder Milzruptur findet sich nur ein schmaler Flüssigkeitssaum unter der Leber oder z.B. eine Blutcoagelprojektion über der Milz. Bei einer größeren freien Blutung ist die Leber ventral und dorsal von Blut umgeben (Tabelle 2).

Hefte zur Unfallheilkunde, Heft 153
Zusammengestellt von J. Probst/A. Pannike

Tabelle 1. Vorteile der Ultraschalldiagnostik

Keine invasive Diagnostik
Keine Verzögerung der Akutversorgung
Überall einsetzbar
Geringer Zeitaufwand
Gute Treffsicherheit (?)

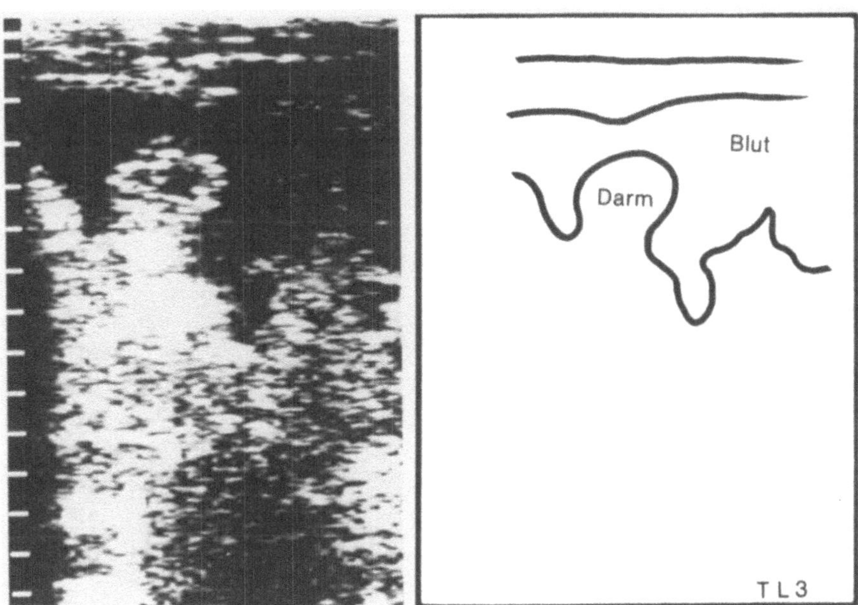

Abb. 1. Intraabdominelle freie Blutung im Ultraschall mit in Blut „schwimmenden" Darmschlingen bei Gallenblasenruptur

Eine Flüssigkeitsansammlung stellt sich im Ultraschall als echoleerer Raum mit dahintergelegener Echoverstärkung dar.

Fand sich im Ultraschall keine intraabdominelle Blutung, suchen wir nach Hinweisen für eine Organverletzung. Es ist so vor Erhalt der Labordaten möglich, zum Beispiel eine Verletzung der Leber und Bauchspeicheldrüse aufzudecken. Eine Lebereinblutung und ein subcapsuläres Leberhämatom lassen sich als begrenzte Flüssigkeitsräume nachweisen, wobei blutchemisch immer eine Erhöhung der GOT und GPT bestand (Abb. 2).

Der Nachweis eines subcapsulären Milzhämatoms kann uns die drohende zweizeitige Milzruptur anzeigen. Im Ultraschall ist eine Vergrößerung des Pankreas mit unscharfer Abgrenzung ein Hinweis auf eine Pankreaskontusion oder Pankreasruptur. Entsteht im weiteren Verlauf dann eine posttraumatische Pankreaspseudocyste, kann diese leicht im Ultraschall erkannt werden. Das Vorliegen und Ausmaß eines retroperitonealen Hämatoms und einer intrarenalen Blutung entzieht sich häufig der klinischen Diagnostik, kann aber sicher im Ultraschall erkannt werden (Tabelle 3).

Tabelle 2. Lokalisation von freiem Blut beim stumpfen Bauchtrauma

Unterbauch (über Harnblase)
Milzloge (unter Milz)
Leberloge (subphrenisch, subhepatisch)
Zwischen Darmschlingen
Retroperitoneum
Pleuraraum
Weichteil

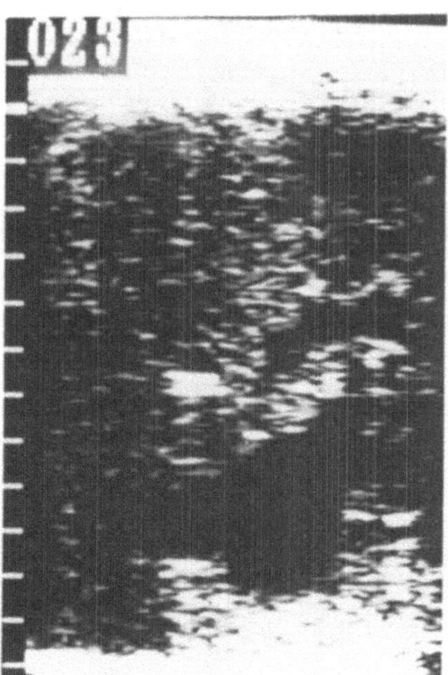

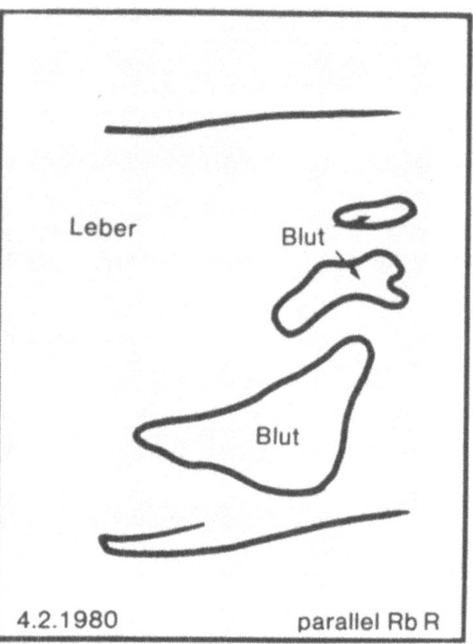

Abb. 2. Intrahepatische Einblutung nach Hufschlagverletzung des rechten Oberbauchs

Eine flüssigkeitsgefüllte Gallen- oder Harnblase im Ultraschall spricht gegen das Vorliegen einer Gallenblasen- oder Harnblasenruptur.

Bei 93 isolierten stumpfen Bauchtraumen und vemuteten stumpfen Bauchtraumen bei Polytrauma wurde eine Ultraschalluntersuchung durchgeführt (Tabelle 4). Dabei fand sich in 59 Fällen kein Anhalt für eine intraabdominelle Blutung. Auf eine nachfolgende Lavage wurde in 36 Fällen verzichtet. Im weiteren Verlauf bestand bei diesen Fällen kein Anhalt für eine Blutung. In 23 Fällen wurde bei negativem Ultraschallbefund im Anschluß eine Lavage durchgeführt, die ebenfalls immer negativ war. In 2 Fällen fand sich jedoch eine Milzruptur, wobei die Lavage primär negativ und erst nach mehreren Stunden positiv wurde (Tabelle 5). In 10 Fällen konnte die intraabdominelle Blutung durch die Lavage und OP bestätigt werden. Falsch positive Befunde fanden sich nicht.

Tabelle 3. Im Ultraschall nachweisbare Organeinblutungen

Lebereinblutung
Subcapsuläres Leberhämatom
Subcapsuläres Milzhämatom
Pankreaskontusion
Posttraumatische Pankreaspseudocyste
Niereneinblutung

Tabelle 4. Ergebnis der Ultraschalluntersuchung bei 93 Patienten mit stumpfem Bauchtrauma

Stumpfes Bauchtrauma	n
Anzahl der Patienten	93
Ultraschall negativ	59
Ultraschall Blutung positiv	10
Organverletzungen	25
Retroperitoneale Blutungen (ohne Niere, Pancreas)	7
Weichteileinblutung	4

Tabelle 5. Vergleichende Untersuchung Ultraschall und Lavage

Stumpfes Bauchtrauma		n
Ultraschall	oB, keine Lavage	36
Ultraschall	oB, Lavage negativ	17
Ultraschall	oB, Lavage (+), keine OP	4
Ultraschall	oB, Lavage neg., später +	2

Bei 25 Patienten konnte im Ultraschall eine Organverletzung nachgewiesen werden (Tabelle 6). Retroperitoneale Blutungen ohne Nieren- und Pankreasverletzungen fanden sich siebenmal, Weichteileinblutungen viermal. Bei den 25 Organverletzungen handelte es sich sechsmal um eine intrahepatische Blutung, sechsmal um eine Pankreasverletzung mit 3 frischen Einblutungen und 3 posttraumatischen Pankreaspseudocysten. Ein subcapsuläres

Tabelle 6. Ergebnisse bei 25 Patienten mit im Ultraschall nachweisbarer Organverletzung

Stumpfes Bauchtrauma mit Organverletzung		n
Intrahepatische Blutung		6
Pankreaseinblutung	3	6
Pankreaspseudocyste	3	
Subcapsuläres Milzhämatom		3
Niereneinblutung, -ruptur		9
Duodenalruptur		1

Tabelle 7. Vergleich der im Ultraschall nachgewiesenen Organverletzungen mit anderen Untersuchungsverfahren

Organverletzung	Bewiesen durch		Kein Beweis
Intrahepatische Blutung	OP 2, Transaminasen ↑	4	
Pankreaseinblutung	OP 1, Amylase ↑	2	
Pankreaspseudocyste	OP 2, CT	1	
Subcapsuläres Milzhämatom	OP 2		1
Duodenalverletzung	OP 1		
Niereneinblutung, -ruptur	OP 4, Hämaturie	5	
Retroperitonealeinblutung	OP 1, CT + Rö	2	4
Weichteileinblutung	OP 2, Klinik	1	2

Milzhämatom wurde dreimal gefunden. Niereneinblutungen bzw. Nierenrupturen ließen sich neunmal darstellen. Eine Duodenalruptur mußte aufgrund des Ultraschallbefundes vermutet werden. Die im Ultraschall festgestellten Organverletzungen wurden durch Operation oder weiterführende Untersuchungen bis auf 7 Fälle bewiesen, bei denen eine weiterführende Diagnostik nicht durchgeführt wurde (Tabelle 7).

Die Ultraschalluntersuchung stellt eine Bereicherung der diagnostischen Möglichkeit beim stumpfen Bauchtrauma dar und hat sich bei uns wegen der hohen Treffsicherheit bewährt. Diese Treffsicherheit kann jedoch nur durch ausreichende Erfahrung erreicht werden. Sie scheint uns auch für einen Unfallchirurgen erlernbar.

Diskussion

Peiper: Ich eröffne hiermit die Diskussion zu den ersten „diagnostischen" Vorträgen. Ich meine, daß diese Methoden so wichtig sind, daß wir Sie um einige weitere Fragen an die Referenten bitten wollen. Wir wollen die ersten Vorträge gemeinsam zur Diskussion stellen. Wer möchte einen der Referenten gezielt etwas fragen?

Fragesteller: Ich wundere mich darüber, daß nicht über die Fälle gesprochen wird, die in einer so prekären Situation sind, daß sie sofort auf den OP-Tisch gehören, daß die gesamte Diagnostik, und zwar die geringstmögliche Diagnostik, die notwendig ist, auf dem OP-Tisch zu erfolgen hat, und zwar dann, wenn der Schock-Index ansteigt.

Zu der Frage, welche der drei Körperhöhlen beim Polytraumatisierten im Vordergrund steht, ist zu sagen: Es ist sicher nicht der Schädel. Die Thoraxblutung ist in aller Regel mit einer Thoraxdrainage zunächst ausreichend zu versorgen, während die abdominelle Blutung keinen Verzug duldet. Es muß gegebenenfalls sofort laparotomiert werden, ehe so zeitaufwendige Untersuchungen wie die letztgenannten überhaupt zum Zuge kommen können.

Peiper: Das, was Sie gerade gesagt haben, bewegte ich auch schon in meinem Herzen, als ich vorhin sagte, daß wir eben unter Zeitdruck stehen und zu einer Priorität kommen müssen.

Tiling: Dem möchte ich ganz entschieden widersprechen. Wir haben Beweise dafür, daß Patienten trotz Prellmarke keine abdominelle Verletzung hatten. Die Frage, ob der Patient Blut im Bauch hat oder nicht, können Sie in einer halben Minute klären, wenn Sie überhaupt eine halbe Minute brauchen.

Fragesteller: Es geht selbstverständlich nicht nur um Prellmarken, sondern um die Situation, wenn der Schockindex bedrohlich ansteigt. Man muß Sie ja auch herbeiholen, und das dauert Zeit. Sie sind zwar in einer Minute fertig, wenn Sie da sind, aber Sie müssen erst einmal kommen.

Schweiberer: Herr Kollege, ich glaube nicht, daß der Schockindex die Indikation darstellen kann, den Patienten auf den Operationstisch zu legen.

Fragesteller: Ich habe gesagt, daß die Diagnostik auf dem Operationstisch erfolgt. Die allermeisten werden den Operationstisch selbstverständlich unoperiert verlassen. Aber die Bereitschaft muß lückenlos sofort hergestellt werden bei einem Schwerstverletzten. Das halte ich für wichtig.

Schweiberer: Wir sind mit Ihnen einig, daß wir gerade bei den von Ihnen angesprochenen Problemen in Zeitnot sind. Es hat sich gerade in dieser heutigen Sitzung gezeigt, wie wichtig es ist, diese Methoden herauszustellen, die Zeitverzögerungen verhindern. In diesem Zusammenhang möchte ich Herrn Klaue fragen, ob er beispielsweise durch die Lavage eine Verzögerung sieht, die dazu führt, daß der Patient verzögert auf den Operationstisch gelegt wird.

Klaue: Das kann ich ganz sicher verneinen. Eine Verzögerung durch die Lavage gibt es unmöglich. Sie läßt sich ja überall sofort durchführen. Wir machen es, bevor der Patient auf dem OP-Tisch liegt.

Herr Kollege, ich nehme Ihre Kritik insofern an, als es eine Schwäche meiner prospektiven Studie ist, daß ich nicht genau erfaßt habe, wieviel Patienten wir ohne Lavage sofort operiert haben. Diese gibt es natürlich auch. Aber sie sind überhaupt nicht interessant. Wenn ein Patient im tiefsten Schock kommt, bei dem ich sicher bin, daß er eine Leber- oder Milzruptur hat – so sicher ist man sich ja in einigen Fällen –, dann wird gar keine Lavage gemacht, sondern dann wird der Patient operiert. Diese Fälle hätte ich vielleicht zahlenmäßig vorstellen sollen.

Aber es gibt auch Fälle mit einem schweren retroperitonealen Hämatom bei der Beckenfraktur. Diese Patienten sind im tiefsten Schock. Meine eigene prospektive Untersuchung von einhundert Patienten hat gezeigt, daß Sie sich hundertprozentig auf die negative Lavage verlassen können. Das heißt, Sie haben einen Patienten im tiefsten Schock, Sie lavagieren ihn – vorsichtshalber im oberen Quadranten –, die Lavage ist negativ, dann bleibt eben nur die Massivtransfusion oder die therapeutische Angiographie mit Embolisierung. Aber Sie müssen diesen Patienten nicht laparotomieren.

Zur Verzögerung möchte ich folgendes sagen. Bei uns in Würzburg ist eine besondere Situation insofern gegeben, als die Neurochirurgie über die Straße ist. Wir müssen dort konsiliarisch hingehen, etwa 200 Meter. Die Patienten liegen dort im Angiographieraum. Die Neurologen rufen uns, sofort die Lavage zu machen. Es gibt keinerlei Verzögerung. Die bitten sogar darum, daß wir es machen, bevor sie den Patienten in den CT-Raum bringen. Es gibt keine Komplikationen, daß die Neurochirurgen drängen und sagen: Die Computertomographie ist wichtiger. Im Gegenteil, sie wollen die Lavage gemacht haben. Eine Verzögerung haben wir nie erlebt.

Fragesteller: Die Lavage rechne ich selbstverständlich zu den diagnostischen Maßnahmen, die sofort auf dem OP-Tisch erfolgen sollen und können. Ich meinte die Angiographie, die CT und unter Umständen die Sonographie.

Vécsei: Herr Klaue, wenn es negativ war, was machen Sie dann? Ziehen Sie das Drain heraus, lassen Sie es liegen? Lavagieren Sie nach? Ich verweise auf Fälle, die bei uns erst nach Stunden positiv geworden sind.

Klaue: Die Baseler Kollegen haben darauf hingewiesen, daß sie die Katheter länger liegenlassen. Wir haben es bisher noch nicht praktiziert. Wenn die Lavage negativ ist, verlassen wir uns darauf. Sie haben ja gesehen: Wir haben wirklich nur drei falsch Negative gehabt. Das Liegenlassen ist eine gute Methode. Wir haben es bisher aber noch nicht für nötig befunden. Wenn es negativ ist, machen wir gar nichts. Wenn es schwach positiv ist, dann wiederholen wir es, wenn der klinische Befund nicht besser wird, oder wir würden, wenn wir es könnten, die Laparoskopie und die Sonographie und die Angiographie einsetzen, wie wir es in einem Fall gemacht haben.

Tittel: Wenn Sie ein schwach positives Ergebnis haben, in welchem Zeitabstand wiederholen Sie die Lavage?

Klaue: Da gibt es keine festen Zeitabstände. Das richtet sich nach dem klinischen Verlauf. Wenn der Patient druckinstabil wird oder wenn der klinische Befund bei der Palpation des Abdomens zunimmt, sagen wir: Wir stechen lieber noch einmal hinein. Aber das geht nicht nach einem festen Schema.

Tittel: Sie laparotomieren dann nicht?

Klaue: Nie, außer in diesen fünf Fällen, die ich Ihnen gezeigt habe, in denen der weitere Verlauf Anlaß zur zweiten Lavage gab, die dann positiv war.

Tscherne: Wenn die klinische Untersuchung einigermaßen sichere Zeichen auf eine intraabdominelle Verletzung bietet und die Lavage negativ ist, dann lassen wir sie liegen. Ich habe eine Frage an Herrn Peiper: Soviel ich weiß, haben Sie in großem Stil die Lavage durchgeführt in Ihrer Klinik. Stimmt das, oder irre ich mich?

Peiper: Das ist richtig.

Tscherne: Wie sehen Sie die Wertigkeit der Ultraschalldiagnostik im Vergleich zur Lavage? Welche Vorteile bietet die Lavage? Welche Vorteile sehen Sie in der Ultraschalldiagnostik?

Ich habe noch eine weitere Frage: Haben Sie die schönen Untersuchungen aus Ihrer Klinik immer präoperativ feststellen können oder sind einige Befunde erst postoperativ zustandegekommen?

Peiper: Sie können mit der Ultraschalldiagnostik nicht nur die Blutung in die freie Bauchhöhle diagnostizieren, sondern auch subcapsuläre Einblutungen und intraparenchymatöse Einblutungen.

Die Beantwortung der anderen Frage möchte ich an Herrn Tiling weitergeben, der die Untersuchungen selber gemacht hat.

Tiling: Ich habe im Text gesagt, daß diese Untersuchung prospektiv durchgeführt worden ist, d.h. ich wußte von diesem hinterher herauskommenden Befund nichts. Es waren sowohl polytraumatisierte als auch bauchtraumatisierte Patienten. Es sind zwei Krankengutgruppen. Wir haben bei allen Patienten – sonst hätte ich die Dias nicht bei den Ergebnissen zeigen können – anschließend eine Lavage durchgeführt, weil wir uns erst überzeugen müssen, ob unsere Methode hieb- und stichfest ist. Wir haben die sehr schöne Koinzidenz gefunden. Alle Blutungen, die wir im Ultraschall feststellten, waren hinterher auch Blutungen bei der Lavage. Alle ultraschallnegativen Befunde waren auch bei der Lavage negativ, wie ich ausführte. Nur zwei Befunde waren bei der Lavage primär negativ. Wir lassen sie in Göttingen 24 Std liegen. Nach einigen Stunden war die Lavage positiv. Wir fanden dann eine Milzruptur, die aber nicht bei der primären Lavage vermutet worden war.

Ein anderer Punkt ist: Man muß eben ein Ultraschallgerät haben, das im Schock-OP steht, wie dies bei uns in Göttingen der Fall ist.

Grewe: Ich möchte noch kurz etwas zur sofortigen Laparotomie sagen. Was bezweckt denn die sofortige Laparotomie? – Sie bezweckt, eine nichtbeherrschbare Blutung zu stillen. Ich habe den Ausführungen von Herrn Voigt leider nicht entnehmen können, ob die Todesfälle allgemein therapiert waren, ob eine Schocktherapie am Unfallort begonnen worden war und die Patienten trotzdem gestorben sind oder ob die Patienten ohne Behandlung in die Klinik kamen.

Es geht darum, zunächst die Allgemeintherapie einzuleiten. Das geht alles im Zeitraffertempo. Dann, wenn man sieht, daß man es nicht beherrschen kann, ist die Laparotomie anzuschließen, um die Blutung zu stillen. Das ist das Primäre, um den Patienten am Leben zu erhalten. Der Lavage kommt in dieser Hinsicht doch nur ein sekundärer Effekt zu. Eine Allgemeintherapie muß wenigstens eingeleitet sein.

Ich habe den Kollegen so verstanden: Wenn er einen Schockindex bestimmt, muß er schon eine gewisse Übersicht über die vorausgegangene Therapie haben.

Peiper: Ich möchte selbst noch eine Frage zum Problem der Laparoskopie stellen. Ich war kürzlich bei Herrn Dr. Berci in Los Angeles. Er hat früher in großem Umfang die Lavage durchgeführt, hat sich jetzt aber ganz auf die Laparoskopie umgestellt.

Meine Frage an Herrn Zimmermann geht dahin, ob er außerdem noch die Laparoskopie macht, ob er beide Methoden benutzt und wie er die Wertigkeit ansieht. Die zweite Frage lautet: Machen Sie die Laparoskopie allein oder machen es mehrere Mitarbeiter in Ihrer Klinik?

Zimmermann: An der Klinik, die zu vertreten ich die Ehre habe, ist es so, daß wir seit mehr als zehn Jahren laparoskopieren. Wir laparoskopieren in erster Linie auf onkologischem Gebiet und haben seit mehreren Jahren die Traumatologie hinzugenommen. Wir haben in einzelnen Fällen auch die Lavage gemacht, sind aber dadurch, daß wir mehr laparoskopieren, zur Laparoskopie bei der Traumatologie gekommen.

Meines Erachtens ist das, was eben zum Teil gesagt wurde, nicht ganz das, was wir vortrugen und was zum Beispiel auch Herr Klaue meinte. Die Fälle, in denen sich die Patienten in einem so massiven Schockzustand befinden, daß jeder sofort weiß, was dahintersteckt, bedingen natürlich eine sofortige Laparotomie. Ich kann in diesem Fall nicht lange zuwarten und sagen: Ich will sehen, wie es nachher ist. Bei solchen Leuten machen wir natürlich auch nicht erst die Laparoskopie oder die Lavage; denn das wäre echt eine Zeitverzögerung.

Auf der anderen Seite sieht es doch so aus, daß jeder von uns Patienten kennt, bei denen er sich, auch wenn er sie schon mehrere Stunden beobachtet hat, nicht hundertprozentig sicher ist, ob eine Blutung im Bauchraum oder eine Perforation oder eine Schädigung eventuell in einer anderen Höhle vorliegt. Das mit der anderen Höhle ist relativ leicht auszuschalten. Man kann ein Röntgenbild des Thorax machen, man kann notfalls einen Drain legen. Beim Schädelhirntrauma ist es ähnlich. Aber im Bauchraum steht diese Frage weiterhin im Vordergrund. Um dann sicher und ruhig schlafen zu können, laparoskopieren wir und haben damit an sich ganz gute Ergebnisse gehabt.

Wir haben im Laufe der Jahre an der Hamburger Klinik alle Mitarbeiter diesbezüglich angelernt, so daß jeder allmählich das Laparoskopieren kennt. Das Ganze ist gewiß keine aufwendige Methode, auch wenn es am Anfang so scheint.

Schweiberer: Herr Zimmermann, Sie haben gesagt, die Ortung der Perforation oder der Blutung sei in höchstem Maße durch die Laparoskopie möglich. Ist sie Ihnen immer gelungen und gelingt sie vor allem jedem Laparoskopeur? Ich frage das deswegen, weil das letztendlich gerade in der Notsituation für uns der Grund war, auf die Laparoskopie zugunsten der Lavage zu verzichten, weil sie uns häufig nicht mehr Auskunft gegeben hat, als daß Blut im Bauch ist. Dafür war sie aber zeitaufwendiger.

Zimmermann: Das ist richtig. Ich muß ganz ehrlich darauf antworten, daß wir zwar eine deutlich bessere Aussage haben, aber in der Hinsicht keine hundertprozentige. Wir liegen vielleicht bei zwei Dritteln der Fälle so, daß wir sagen können „in diesem oder jenem Bereich liegt die Läsion vor".

Schweiberer: Es ist die Frage, ob das CT, wie es uns Herr Mathias gezeigt hat, für die Akutdiagnostik jene Bedeutung haben wird, vor allem für die breite Basis aller Krankenhäuser. Es scheint begrenzt zu sein auf einige Zentren. Wir werden auch in Zukunft davon ausgehen müssen, daß der größte Prozentsatz aller derartig Schwerverletzten in Krankenhäusern mit Regelversorgung versorgt wird. Dort brauchen wir praktikable Lösungen. Da scheinen gerade die Lavage und auch die Ultraschalldiagnostik Methoden zu sein, die überall einführbar sind.

Fortschritte in der Therapie des Leber- und Milztraumas

M. Trede, M. Raute und H.H. Thiele, Mannheim

Krankengut

An der Chirurgischen Klinik in Mannheim wurden in den vergangenen 8 Jahren 64 Patienten mit einem Lebertrauma und 98 mit einer Milzruptur behandelt. Das Durchschnittsalter der Verletzten lag bei 33 Jahren (4–80 Jahre). Männer waren dreieinhalbmal so häufig betroffen wie Frauen.

Ein Drittel der Leberverletzten und ein Fünftel der Patienten mit Milzruptur überlebten das Trauma nicht.

Was ist zu tun, um diese Bilanz und die Prognose von Leber- und Milztraumen zu verbessern?

Literaturstudium und Analysen des eigenen Krankengutes helfen einige Zusammenhänge aufzudecken:

1. Bekanntlich ist die *Verletzungsart* von Bedeutung. Von insgesamt 14 Patienten mit penetrierenden Verletzungen verloren wir keinen – die Letalität war ganz auf das stumpfe Trauma beschränkt (Tabelle 1a, b). Diese Tatsache erklärt auch die relativ niedrigen Letalitätsziffern aus den Vereinigten Staaten, wo häufiger Schuß- und Stichwaffen eine Rolle spielen.
2. Die Letalität der stumpfen Verletzungen ist trotz aller Fortschritte von Diagnostik, Massentransfusion, Antibiotica, Anästhesie und Operationstechnik seit dem II. Weltkrieg

Tabelle 1a. Letalität bei stumpfen und penetrierenden Verletzungen der Leber (Chir. Univ. Klinik Mannheim, 1.10.72–30.6.80)

Trauma	n	Letalität	
Stumpf	51	24	(47%)
Penetrierend	13	0	
Total	64	24	(37%)

Tabelle 1b. Letalität bei stumpfen und penetrierenden Verletzungen der Milz (Chir. Univ. Klinik Mannheim, 1.1.73–30.6.80)

Trauma	n	Letalität	
Stumpf	98	19	(19%)
Penetrierend	1	0	
Total	99	19	(19%)

Hefte zur Unfallheilkunde, Heft 153
Zusammengestellt von J. Probst/A. Pannike

ziemlich konstant geblieben (Aldrete, 1978; Defore, 1976; Flint, 1977; Sherman, 1980; Streicher, 1959; Walt, 1978).

Verantwortlich hierfür ist die zunehmende Rasanz der Unfälle mit entsprechend schwerem *Polytrauma*. So wird deutlich: Die isolierte Milz- oder Leberruptur wird heute meist überlebt, die Letalität dieser Verletzungen ist direkt proportional zur Anzahl und Schwere der Begleitverletzungen (Tabelle 2a, b).

Eine ältere Analyse des Heidelberger Krankengutes (95 Patienten über 3 Dekaden) veranschaulicht diesen Trend (Trede, 1971):

In den 40er Jahren war die Zahl der Begleitverletzungen relativ gering, die Letalität jedoch mit 83% sehr hoch. Die genannten allgemeinen Fortschritte der Therapie bewirkten in den 50er Jahren eine Halbierung der Letalität trotz einer Zunahme der Begleitverletzungen. Und dann, in der Dekade 1960–70 stieg die Letalität abermals an (auf 58%), was fast ausschließlich zu Lasten von Anzahl und Schwere der zusätzlichen Traumen geht.

3. Ein weiterer Faktor betrifft zwar nicht die Prognose des einzelnen Verletzten, sondern die Letalitätsstatistik. Sie wird in dem Maße „schlechter“ wie das Rettungswesen Verbesserungen erfährt. Der Arzt am Unfallort und Helikoptertransporte bringen uns eben heute todgeweihte Patienten in die Klinik (und vor allem in die ohnehin schon überfüllten Intensiv- bzw. Wachstationen), die vor wenigen Jahren die Klinik gar nicht mehr lebend erreicht hätten.

Tabelle 2a. Abhängigkeit der Letalität des Lebertraumas von der Zahl schwerer Begleitverletzungen

Anzahl der Begleitverletzungen	Anzahl der Patienten	Letalität	
Keine	18	0	
1	22	6	(27%)
2	18	13	(72%)
3 und mehr	6	5	(83%)
Total	64	24	(37%)

Tabelle 2b. Abhängigkeit der Letalität des Milztraumas von der Zahl schwerer Begleitverletzungen

Anzahl der Begleitverletzungen	Anzahl der Patienten	Letalität	
Keine	16	0	
1	20	0	
2	25	6	(28%)
3	20	6	(30%)
4	13	5	(40%)
5 und mehr	4	2	(50%)
Total	98	19	(19%)

Diagnostik

Beim Polytraumatisierten mit einem stumpfen Bauchtrauma muß die Diagnostik rasch, schonend und aussagekräftig sein (Trede, 1978).

Diagnostik und Therapie müssen beim stumpfen Bauchtrauma praktisch simultan verlaufen. Je gravierender der Zustand des Verletzten, um so mehr tritt die sofortige Therapie in den Vordergrund.

Patienten mit vermutetem Leber- oder Milztrauma werden in drei Gruppen unterteilt (Tabelle 3a, b).

Gruppe A. Der Patient befindet sich im Schock, und eine kurze Untersuchung deutet auf ein Leber- oder Milztrauma. Für mehr als eine Blutdruckmessung und Blutentnahme reicht hier die Zeit nicht! Dieser Patient wird ohne weitere Verzögerung zur Laparotomie in den Operationssaal gefahren.

Tabelle 3a. Einteilung des stumpfen Leber- und Milztraumas in 3 klinische Gruppen mit entsprechend unterschiedlicher Indikation zu diagnostischen Maßnahmen (die Zahlen entsprechen jenen in Tabelle 3b)

Gruppe A	Hämorrhagischer Schock isoliertes Leber/Milz Trauma wahrscheinlich
Diagnostik:	Nur 1 + 2
Gruppe B	Schock, Koma, C_2H_5OH Polytrauma wahrscheinlich
Diagnostik:	1 , 2 und 3
Gruppe C	Kreislauf stabil Polytrauma wahrscheinlich
Diagnostik:	1 bis 7

Tabelle 3b. Diagnostische Maßnahmen beim stumpfen Leber- und Milztrauma, die in etwa dieser Reihenfolge und entsprechend dem klinischen Bild (siehe Tabelle 3a) durchgeführt werden

1. Blitzanamnese und -untersuchung
2. Blutentnahme Blutgruppe
3. Lavage
4. Ultraschall oder CT
5. Rö. Abdomen und Thorax
6. Angiographie
7. Laparoskopie

Gruppe B. Auch dieser Patient ist im Schock, bewußtlos, betrunken (oder alles drei) und offenbar polytraumatisiert. Er stellt das schwierigste Problem: auf der einen Seite muß eine Blutung (etwa aus einer Leberruptur) rasch gestillt werden; andererseits könnte eine unnötige Laparotomie seine Erholung von anderen (cerebralen, thorakalen) Begleitverletzungen gefährden. Hier ist der Platz für eine diagnostische Lavage!

Gruppe C. Der Kreislauf dieses Patienten ist stabil. Er stellt uns vor diagnostische Probleme, aber er gibt uns genug Zeit sie zu lösen. Hier können alle diagnostischen Möglichkeiten Schritt für Schritt zum Einsatz kommen.

Allgemeine Therapie

Wie so oft schwingt bei der Therapie das Pendel der Lehrmeinung vom konservativen zum radikalen Vorgehen und wieder zurück. Zur Zeit verspricht man sich Prognoseverbesserungen eher vom *konservativen Verhalten.* Das gilt – wenn auch aus verschiedenen Gründen – für Leber- und Milzrupturen und hängt selbstverständlich vom Ausmaß der Parenchymzerreissungen ab.

Für Schwerverletzte der Gruppe A gelten gemeinsame Grundsätze für Zugang, provisorische Blutstillung und Blutersatz (Tabelle 4).

1. *Blutersatz.* Jeder Chirurg kennt die Gefahr des Kreislaufkollapses in jenem Augenblick, da die Laparotomie den Tamponadeeffekt des steigenden Bauchhöhlendruckes aufhebt. Er muß also zu Operationsbeginn genug gekreuztes (oder im Notfall 0-negatives) Blut oder einen Autotransfusionsapparat bereit haben.
2. *Zugang.* Ist die Diagnose klar, wird bei Leberriß rechts, bei Milztrauma links subcostal eingegangen – und notfalls in den 7. ICR erweitert.

   Für ganz schwere und unklare Fälle ist die mediane Laparotomie vorzuziehen (Zeitersparnis!). Sie kann dann auch nach rechts (Leber), nach links (Milz) oder notfalls per mediane Sternotomie in den Thorax erweitert werden (Kontrolle der suprahepatischen V. cava und Aorta!) (Miller, 1972).
3. *Provisorische Blutstillung.* Ist die Bauchhöhle offen, muß der Chirurg drei Dinge quasi gleichzeitig tun: Blut und Gerinnsel ausräumen, die Blutungsquelle identifizieren und provisorische Blutstillung erreichen. Es beruhigt ihn zu wissen, daß in mehr als 50% der Fälle ganz einfache Maßnahmen genügen die Blutung zu stillen – wenn sie nicht schon von allein aufgehört hat (Lucas, 1976).

   Bei identifiziertem Leber- oder Milzriß lohnt die einfache Kompression für 5 min, während der Assistent nach weiteren Verletzungen fahndet.

Tabelle 4. Allgemeine Therapiegrundsätze bei Leber- und Milzruptur

1. Blutersatz	–	Massiv (0 negativ) Autotransfusion
2. Zugang	–	Subcostal → Thorakotomie Median → Sternotomie
3. Temporäre Blutstillung	–	Abklemmung Tamponade

Wenn das bei Leberverletzungen nicht ausreicht, ist meistens die *Abklemmung* des Ligamentum hepatoduodenale wirksam, die auch in Normotherapie ohne Leberschaden für 60 min und mehr vertragen wird. (Der Rekord liegt hier bei 78 min, wenn auch die Oesophagustemperatur dieses Patienten bei 30°C lag (Waltuck, 1970)).
Ist die Blutung nicht anders zu beherrschen, oder übersteigt eine schwere Leberverletzung die Möglichkeiten einer kleineren chirurgischen Abteilung, so ist die *Tamponade* mit Gazestreifen und der rasche Transport in eine größere Klinik durchaus legitim. Calne in Cambridge (Calne, 1979) und Walt in Detroit (Walt, 1978) berichteten über 9 Patienten, die nach massivster Blutung eine derartige zweizeitige Versorgung überlebten.

Spezielle Therapie des Lebertraumas

Hier geht die Tendenz eindeutig weg von den heroischen anatomischen Resektionen mit hoher Letalität (Corica, 1975; Lucas, 1976) und zurück zu Naht und Klebern (Tabelle 5).

Nur bei 2 von 64 Patienten mußten wir die atypische Resektion völlig devitalisierter Leberabschnitte vornehmen, und beide Fälle verliefen glücklich.

Die wegen angeblicher Nekrose- und Hämobiliegefahr so verpönte durchgreifende Naht bewirkt im Notfall beim Polytraumatisierten immer noch eine schnelle und effektive Blutstillung (Walt, 1978). Tabelle 6 zeigt die verschiedenen in Mannheim verwendeten Techniken. Bei drei Patienten stand die Blutung aus oberflächlichen Rissen bereits zum Zeitpunkt der Laparotomie.

Die Ligatur der A. hepatica oder einer ihrer Äste wird in der Regel gut vertragen, solange es sich nicht um eine Cirrhoseleber handelt (Aaron, 1975; Flint, 1977). Wirksam ist die Ligatur einer Arterie allerdings nur dann, wenn ihre präliminäre Abklemmung auch tatsächlich zur Blutstillung führt (!). Bei *Pfortaderverletzungen* ist wo immer möglich die Naht einer Ligatur vorzuziehen – aber auch letztere wurde in 80% der Fälle ohne portosystemische Entlastung vertragen (Pachter, 1979).

Über *intracavale Shunts* ist so viel geschrieben worden (Schrock, 1968; Trunkey, 1974), daß Walt meinte, hier gäbe es wohl mehr Autoren als Patienten, die diese Verfahren überlebt hätten (Walt, 1978). Wir haben bislang keinen Shunt verwendet und trotzdem überlebte der eine Patient mit Cavanaht und Ligatur der linken Lebervene.

Die rein *konservativen Methoden* dürfen natürlich nur unter optimalen Bedingungen mit engmaschiger Überwachung empfohlen werden (Lambeth, 1979). So haben wir inzwischen eine Patientin mit laparoskopisch gesicherten, aber nicht mehr blutenden Leberrissen lediglich beobachtet und nach komplikationslosem Verlauf entlassen.

Tabelle 5. Spezielle Therapie beim Lebertrauma

1. Endgültige Blutstillung	–	Naht oder Kleber Resektion
2. Spezielle Methoden	–	A. hepatica Ligatur V. portae Ligatur Intracavaler Shunt
3. Konservative Methoden	–	Observation Embolisation

Tabelle 6. Chirurgische Maßnahmen bei 64 Patienten mit Lebertrauma (Chirurgische Klinik Mannheim, 1972–1980) (n = 64)

Nur Laparotomie	3
Naht – oberflächlich	31
– durchgreif.	28
Resektion	2
Ligatur A. hepatica dextr.	1
Naht V. portae	1
Naht V. cava inf. und Lig. d. V. hepatica sinist.	1

Posttraumatische Leberarterienaneurysmen und a-v-Fisteln mit und ohne Hämobilie werden inzwischen bevorzugt percutan durch Katheterembolisation mit Gelfoam oder Ethibloc behandelt (Bass, 1977; Schmidt, 1980).

Spezielle Therapie des Milztraumas

Die Therapie der Milzruptur war bis vor kurzem – technisch und gedanklich – einfach: Es wurde ohne Zögern splenektomiert. Und das, obgleich schon 1919 Morris und Bullock die Rolle der Milz bei der Infektabwehr experimentell demonstrierten (Morris, 1919).

Inzwischen haben die Kassandrarufe über die Gefahren der „overwhelming postsplenectomy sepsis" (OPSS) besonders mit Pneumokokken uns alle erreicht (Leonard, 1980; Sherman, 1980). Dies sind die Fakten:

Die fulminante Sepsis nach Splenektomie wegen Trauma ist zwar relativ selten (etwa 0,5%–1%), die Folgen aber sind deletär (40%–50% Letalität) (Sherman, 1980; Singer, 1973).

Eine OPSS, besonders durch Pneumokokken, kann Erwachsene genauso tödlich treffen wie Kinder.

Das Intervall zwischen einer OPSS und Splenektomie liegt zwischen 7 Monaten und 25 Jahren (!) – im Schnitt bei 6 Jahren (Leonard, 1980).

Vor diesem Hintergrund müssen wir die Therapie des Milztraumas neu überdenken, wenn wir vor allem die Langzeitprognose verbessern wollen.

Natürlich wird im akuten Notfall bei Polytraumatisierten im Schock, wo jede Minute zählt, die Splenektomie die Therapie der Wahl bleiben. (Ob sie bei all unseren 98 Milzrupturen wirklich notwendig war, möchte ich retrospektiv in Frage stellen.) Zu den Versuchen, soviel Milzgewebe wie möglich zu erhalten (mit seiner Doppelfunktion als Filter und Antikörperproduzent), zählen: die partielle Splenektomie (Grosfield, 1976), die Naht oder Klebung mit Fibrin oder Kollagen (Brands, 1980) sowie die Blutstillung mit Infrarotkontaktcoagulation (Guthy, 1979) (Tabelle 7).

Ist die Splenektomie unumgänglich, so hat es bereits klinische Versuche von Milzautotransplantationen gegeben (Benjamin, 1978). Daß Milzgewebe in Scheiben oder Breiform in Bauchdecken- oder Netztaschen implantiert überleben und funktionieren kann, ist experimentell und klinisch bewiesen. Unbewiesen ist allerdings ein wirksamer Schutz gegen Sepsis. Diesen Schutz erwarten jene Autoren, die nach jeder Splenektomie die Impfung mit

Tabelle 7. Spezielle Therapie und Prophylaxe beim Milztrauma bzw. nach Splenektomie

1. Splenektomie
2. Splenektomie
   Naht
   Fibrinkleber
   Infrarotkontaktcoagulation
3. Milz-Autotransplantation
4. Proph. Pneumokokken Impfung
5. Proph. Penicillin
6. Konservative Beobachtung

Pneumokokken-Vaccine (Sullivan, 1978) oder eine Penicillin-Dauerprophylaxe empfehlen. Aber auch hier gibt es Versager und das große Problem, wie bei jeder Dauermedikation, mit der „Compliance".

Bleibt noch die rein konservative Beobachtung des Milzverletzten, insbesondere des milzverletzten Kindes.

Sherman hat 81 pädiatrische Fälle gesammelt, bei denen die gesicherte Milzruptur ohne Operation ausheilte (Sherman, 1980). Natürlich kann dies nur für streng selektierte Patienten unter optimalen Überwachungsbedingungen (Lavage, Sonographie, Szintigraphie etc.) gelten.

Zusammenfassung

Es wird über Erfahrungen mit 162 Leber- und Milztraumen berichtet. Entscheidend für die hohe Letalität (37% bei Leberruptur; 19% bei Milzruptur) sind Anzahl und Schweregrad der Begleitverletzungen. Die 34 isolierten Organrupturen wurden alle überlebt.

Fortschritte sind zu erwarten vom Einsatz der neueren diagnostischen Maßnahmen (Lavage, Ultraschall und Arteriographie) zusammen mit einem kontrollierten konservativen Verhalten in der Therapie. Organerhaltung, z.B. mit Naht und Klebern, ist, wo immer möglich, der Resektion verletzten Gewebes vorzuziehen.

Literatur

1 Aaron St, Fulton R L, Mays E T (1975) Selective ligation of the hepatic artery for trauma of the liver. Surg Gyn & Obstet 141: 187

2 Aldrete J S, Halpern N B, Ward S, Wright J O (1979) Factors Determining the Mortality and Morbidity in Hepatic Injuries. Ann Surg 189: 466

3 Bass E M, Crosier J H (1977) Percutaneous control of post-traumatic hepatic hemorrhage by Gelfoam embolization. J Trauma 17

4 Benjamin J T, Komp D M, Shaw A, et al (1978) Alternatives to total splenectomy: Two case reports. J Pediat Surg 13: 137–138

5 Brands W, Beck M, Raute-Kreinsen U (1981) Gewebeklebung der rupturierenden Milz mit hochkonzentriertem Human-Fibrinogen. Zschr f Kind Chir (im Druck)

6 Calne R Y, McMaster P, Pentlow B D (1979) The treatment of major liver trauma by primary packing with transfer of the patient for definitive treatment. Br J Surg 66: 338

7 Corica A, Powers S R (1975) Blunt liver trauma: an analysis of 75 treated patients. J Trauma 15: 751

8 Defore W W Jr, Mattox K L, Jordan G L Jr, Beall A C Jr (1976) Managemant of 1 590 Consecutive Cases of Liver Trauma. Arch Surg 111: 493

9 Flint L M, Mays E T, Aaron W St, Fulton R L, Polk H C Jr (1977) Selectivity in the Management of Hepatic Trauma. Ann Surg 185: 613

10 Grosfeld J L, Ranoschak J E (1976) Are hemisplenectomy and/or primary splenic repair feasible? J Pediat Surg 11: 419–424

11 Guthy E, Kiefhaber P, Nath G, Kreitmair A (1979) Infrarot-Kontakt-Koagulation: Klinische Anwendung an Leber und Milz. Langenbecks Arch Chir 348: 105–108

12 Lambeth W, Rubin B E (1979) Nonoperative management of intrahepatic hemorrhage and hematoma following blunt trauma. Surg Gyn & Obstet 148: 507

13 Leonard A S, Giebink G S, Baesl T J, Krivit W (1980) The Overwhelming Postsplenectomy Sepsis Problem. World J Surg 4: 423–432

14 Lucas Ch E, Ledgerwood A M (1976) Prospective evaluation of hemostatic techniques for liver injuries. J Trauma 16: 442

15 Miller D R (1972) Median sternotomy extension of abdominal incision for hepatic lobectomy. Ann Surg 175: 193

16 Morris D H, Bullock F D (1919) The importance of the spleen in resistance to infection. Ann Surg 70: 513–521

17 Pachter H L, Drager Sh, Godfrey N, LeFleur R (1979) Traumatic Injuries of the Portal Vein. Ann Surg 189: 383

18 Schmidt B, Bhatt G M, Abo M N (1980) Management of Post-Traumatic Vascular Malformations of the Liver by Catheter Embolization. Amer J Surg 332: 140

19 Schrock T, Blaisdell F W, Methewson C (1968) Management of Blunt Trauma to the Liver and Hepatic Veins. Arch Surg 96: 698

20 Sherman R (1980) Perspectives in Mangement of Trauma to the Spleen: 1979 Presidential Address, American Association for the Surgery of Trauma. J Trauma 20: 1–13

21 Singer D B (1973) Postsplenectomy sepsis. Perspect Pediat Pathol 1: 285–311

22 Streicher H J (1959) Chirurgie der Milz. Ihre pathophysiologischen Grundlagen und ihre Ergebnisse. Ergebn Chir Orthop 42: 392–568

23 Sullivan J L, Ochs H D, Schiffman G, et al (1978) Immune response after splenectomy. Lancet I: 178–181

24 Trede M (1971) Surgical aspects of severe liver trauma. Bulletin de la Soc Intern de Chir 30: 506

25 Trede M, Kersting K H (1978) Abdominalverletzungen beim Polytraumatisierten. Chirurg 49: 672

26 Trunkey D D, Shires T, McClelland R (1974) Management of Liver Trauma in 811 Consecutive Patients. Ann Surg 179: 722

27 Walt A J (1978) The Mythology of Hepatic Trauma – or Babel Revisited. Am J Surg 135: 11

28 Waltuck J L, Crow R W, Humphrey L J, Kauffman H M (1970) Avulsion injuries of the vena cava following blunt abdominal trauma. Ann Surg 171: 67

Zeitpunkt und Taktik der chirurgischen Therapie von Pankreasverletzungen

K. Schwemmle, Giessen

Der Anteil an Pankreasverletzungen, bezogen auf die sogenannten stumpfen Bauchtraumen, beträgt im eigenen Krankengut 16% (Tabelle 1). Auch für Pankreasläsionen gilt die Regel, daß sie möglichst rasch einer chirurgischen Behandlung zugeführt werden sollten. Den ersten Teil des mir gestellten Themas, den Behandlungszeitpunkt, könnte man also sehr kurz mit „sofort, möglichst unmittelbar nach Klinikaufnahme" beantworten.

Diese Forderung läßt sich in der Praxis aber nur bei den perforierenden, offenen Bauchverletzungen, nicht nach stumpfer Gewalteinwirkung realisieren, da es keine pankreasspezifischen Symptome gibt und oft ein Mißverhältnis zwischen dem Ausmaß der Verletzung und den relativ geringen Beschwerden besteht. Zudem handelt es sich nicht selten um bewußtlose oder multitraumatisierte Patienten. Im eigenen Krankengut wurde nur gut die Hälfte der Patienten innerhalb von 12 Std operiert. Bei den übrigen dauerte es bis zur endgültigen Versorgung mehrere Tage bis Wochen (Tabelle 1).

Mit Pankreasverletzungen muß man vor allem bei schweren Decelerationstraumen und nach einem Aufprall auf die Lenkstange eines Zweirades rechnen (Tabelle 3). Die Vehemenz einer umschriebenen Gewalteinwirkung erlaubt kein Ausweichen der im retroperitonealen Raum fixierten Bauchspeicheldrüse.

Die Altersverteilung weist zwei markante Gipfel auf (Abb. 1): Kinder um das 8. und junge Erwachsene um das 30. Lebensjahr. Aus dem Alter und dem Unfallhergang läßt sich also eine gewisse statistische Wahrscheinlichkeit für die Beteiligung der Bauchspeicheldrüse ableiten. Schon aus diesem Grund halten wir es für sehr wichtig, daß der weiterbehandelnde Chirurg über den Unfallhergang informiert wird, vor allem, wenn der Patient selbst keine Auskunft geben kann.

Tabelle 1. Zeit zwischen Unfall und definitiver Versorgung

Stunden				Wochen	
–12	13–24	25–48	49–72	–6	–12
42	8	7	4	6	3

Tabelle 2. Verteilung von 262 intraabdominellen Verletzungen (Chirurgische Universitätsklinik Gießen)

Milz, Leber, Mesenterium		181	(69%)
Darm		39	(15%)
Pankreas		42	(16%)
Hämatome	20		
Ruptur	14		
Traum. Pankreatitis	8		

Hefte zur Unfallheilkunde, Heft 153
Zusammengestellt von J. Probst/A. Pannike

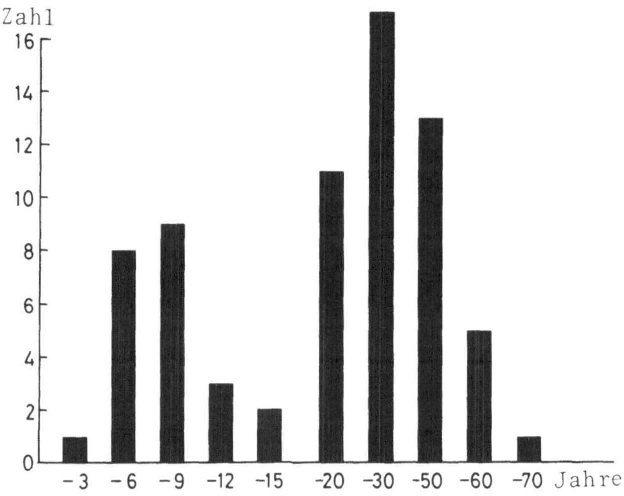

Abb. 1. Altersverteilung (n = 70)

Die klinische Untersuchung trägt zur Differentialdiagnose oft nur wenig bei. Bei isolierten Pankreaswunden ohne Beteiligung weiterer Organe ist das wichtige Symptom: Schmerz manchmal wenig ausgeprägt. Abwehrspannung kann fehlen. Es empfiehlt sich daher, sehr sorgfältig nach den Folgen eines Aufpralls zu fahnden, wie Kontusionsmarken, kleine Hämatome, Striemen oder Schürfverletzungen.

Ein Anstieg von Leukocyten und Pankresfermenten ist frühestens nach Stunden, evtl. erst nach 1 bis 2 Tagen nach Ausbildung entzündlicher Reaktionen zu erwarten und scheidet daher für eine Frühdiagnose aus. Auch die intraperitoneale Spülung, die sich beim Verdacht auf Bauchverletzungen allgemein als hervorragende diagnostische Methode durchgesetzt hat, hilft bei Pankreasverletzungen nicht weiter, wenn eine Blutung innerhalb der Bauchhöhle fehlt. Die Ultrasonographie als nicht belastende und rasch durchführbare Methode kann dagegen für die Diagnose eines retroperitonealen Hämatoms wichtige Hinweise geben. Das gleiche gilt auch für die Computer-Tomographie. Die endoskopisch-retrograde Pankreaticographie, die selektive Angiographie und vor allem die Pankreas-Szintigraphie haben kaum praktische Bedeutung. Sie sind aufwendig, zeitraubend und in ihrer Aussagekraft begrenzt.

Da also Apparate und Labor zur Frühdiagnose einer isolierten Pankreasverletzung wenig beitragen und auch die klinische Untersuchung nicht immer ein eindeutiges Ergebnis liefert, hängt die Entscheidung für einen chirurgischen Eingriff im wesentlichen von der Erfahrung

Tabelle 3. Verletzungsursachen bei 70 Patienten mit Pankreasverletzungen

Verkehrsunfälle	41
Zweiradunfälle	14
Betriebsunfälle	6
Spiel und Sport	5
Schußwunden	2
Andere	2

des behandelnden Arztes ab, seiner Fähigkeit auch diskrete Symptome zu registrieren und vor allem von der ständigen Beobachtung des Betroffenen, was sich am besten auf der Intensivstation verwirklichen läßt.

In vielen Fällen gebieten allerdings Läsionen anderer Organe die notfallmäßige Laparotomie, wobei Blutungen aus Milz und Leber die größte Rolle spielen. Bei 70 eigenen Patienten mit Pankreasverletzungen waren 53 weitere Organe verletzt (Tabelle 4). Wichtig ist also, daß man bei der chirurgischen Versorgung intraabdomineller Verletzungen auch an die Bauchspeicheldrüse denkt, wie es sich überhaupt empfiehlt, immer alle Bauchorgane und die Nieren zu inspizieren, um zusätzliche Unfallschäden nicht zu übersehen. Dies setzt eine genügende Übersicht voraus, die man unseres Erachtens am besten mit einer medianen Incision erreicht, da sie ohne weiteres nach unten bis zur Symphyse und nach oben bis zum Xiphoid und mit einer medianen Sternotomie noch weiter cranial verlängert werden kann.

Für die Revision der Bauchspeicheldrüse genügt es nicht, sie von unten über das Mesocolon transversum abzutasten. Man sollte grundsätzlich das Ligamentum gastrocolicum durchtrennen und das Duodenum ausgiebig nach Kocher mobilisieren. Zusätzlich kann man vom Unterrand der Drüse deren Hinterwand freilegen. Das Pankreas ist dann in ganzer Ausdehnung der Inspektion und vor allem der bimanuellen Palpation zugängig.

Die Auswahl operativer Maßnahmen richtet sich selbstverständlich nach dem Befund (Tabelle 5). Bei Hämatomen und oberflächlichen Einrissen genügt die Drainage der Pankreasloge, allenfalls ergänzt durch eine Kapselnaht. Wenn ein größerer Ausführungsgang oder der Ductus Wirsungianus selbst durchtrennt ist, führt die alleinige Drainage mit Sicherheit zur Pankreasfistel oder zur Bildung einer Pseudocyste. Man muß sich daher bei tiefen Einrissen oder bei der kompletten Durchtrennung des Organs zur Resektion oder einer Drainageoperation entschließen.

Die Rechtsresektion, also die partielle Duodenopankreatektomie (Abb. 2) kommt nur in Frage, wenn gleichzeitig das Duodenum so erheblich beschädigt ist, daß die Übernähung oder eine Anastomose ausscheidet.

Für den Patienten wesentlich weniger belastend ist die Linksresektion, wobei die caudal der Ruptur gelegenen Drüsenanteile entfernt werden. Man nimmt dabei allerdings eine Reduktion des endokrinen Drüsenparenchyms und in der Regel auch die Splenektomie in Kauf. Ein Diabetes mellitus entwickelt sich selbst nach ausgedehnten Resektionen nicht. Man kann aber eine erhebliche Reduktion der Insulinreserven feststellen. Diesen Nachteil umgeht man mit einer Y-Anastomose (Abb. 4) mit dem caudalen Pankreasstumpf. Eine derartige innere Drainage ist die Methode der Wahl auch bei den posttraumatischen Pankreaspseudocysten (Abb. 3).

Als Möglichkeit, den Verlust an endokrinem Drüsenepithel nach einer Resektion in Grenzen zu halten, bietet sich neuerdings die Autotransplantation der Langerhansschen

Tabelle 4. Zusätzliche Organverletzungen bei 70 Pankreasverletzten (n = 53)

Milz	24
Leber	17
Milz und Leber	4
Magen	2
Dickdarm	2
Niere	4

Tabelle 5. Therapie bei Pankreasverletzungen (n = 70)

Drainage der Pankreasloge	42
Kapselnaht	3
Linksresektion	
(zweimal ohne Splenektomie)	18
Pseudocystojejunostomie	3
Pankreojejunostomie	1
Keine Laparotomie	2

Inseln an. Dabei werden aus dem resezierten Pankreasanteil die Inseln isoliert und über die Pfortader in die Leber transplantiert. Von entsprechenden Transplantationen im Tierversuch und aus ersten Erfahrungen bei Patienten mit chronischer Pankreatitis haben wir gelernt, daß die Inselzellen reaktionslos einheilen und die Hormonproduktion aufnehmen.

Neuerdings macht man sich auch über die Splenektomie Gedanken. Die Folgen der Milzentfernung wurden in der Vergangenheit wahrscheinlich unterschätzt. Zumindest bei Kleinkindern bleibt eine erhöhte Infektionsanfälligkeit zurück, was man als Overwhelming-Syndrom bezeichnet. Es ist daher pädiatrischer Usus geworden, nach Splenektomie eine längere, manchmal jahrelange Penicillinprophylaxe durchzuführen.

Mit der gezeigten Drainageoperation vermeidet man die Splenektomie. Es ist außerdem technisch durchaus möglich, bei der Linksresektion die Milzgefäße zu schonen und die Milz zu erhalten. Dieses Verfahren ist allerdings zeitraubend und verlängert die Operationszeit wesentlich, was einem Schwerverletzten nicht ohne weiteres zugemutet werden darf. Außerdem braucht man über die Splenektomie nicht zu diskutieren, wenn eine zusätzliche Milz-

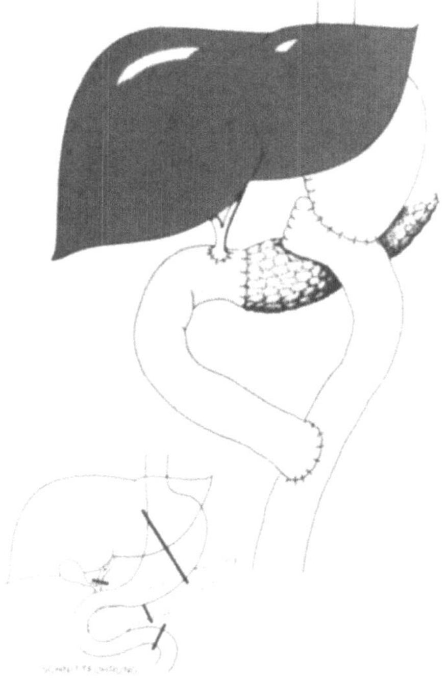

Abb. 2. Schema der partiellen Duodenopankreatektomie

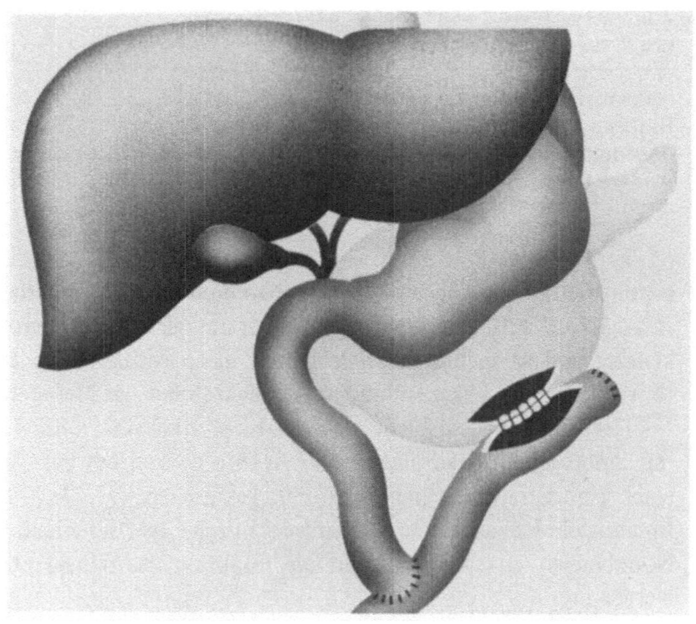

Abb. 3. Innere Drainage einer Pseudocyste mit Y-Anastomose

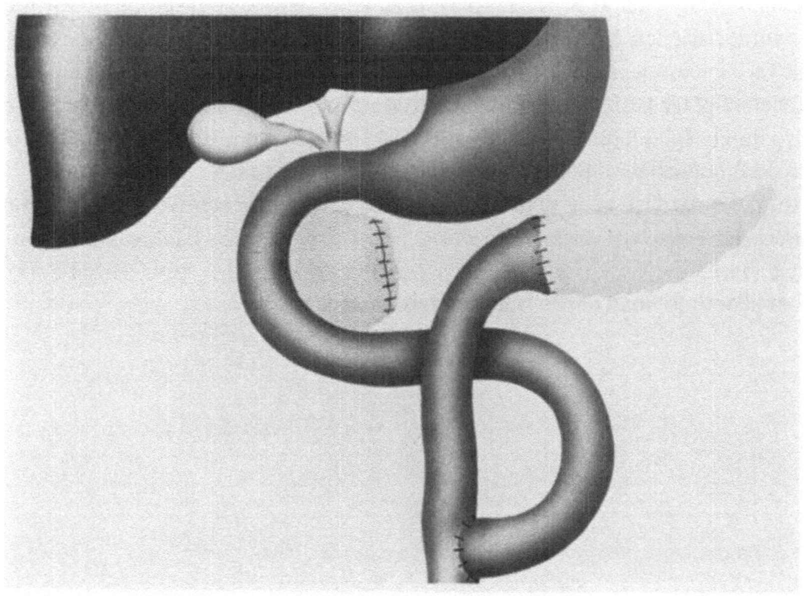

Abb. 4. Y-Anastomose mit caudalem Pankreasstumpf

Tabelle 6. Todesursachen nach Pankreastraumen (16 von 70 Patienten, Letalität 22,8%)

Nekrotisierende Pankreatitis	3
Blutung	3
Peritonitis	2
Andere Ursachen (Polytrauma)	7

ruptur besteht. In solchen Fällen replantieren wir bei Kindern einen Teil des Milzgewebes. Etwa 15–20 ml Milzgewebe werden bis auf eine Teilchengröße von maximal 2 mm zerkleinert und an mehreren Stellen unter das parietale Peritoneum oder zwischen die Peritonealblätter des Ligamentum gastrocolicum oder des Mesocolon transversum implantiert. Im Tierversuch heilen solche kleinen Milzpartikel reaktionslos ein. Bei unserem ersten Fall mit autologer Milztransplantation handelte es sich um ein Neugeborenes, bei dem es zu einer geburtstraumatischen Milzruptur gekommen war. Nach dem postpartalen Abfall der Immunglobuline erreichte das milzspezifische IgM innerhalb von wenigen Monaten den Normbereich, so daß daraus auf die Funktion des transplantierten Gewebes geschlossen werden darf.

Die Letalität von Pankreasverletzungen lag bei 23% (Tabelle 6), wobei etwa die Hälfte der Todesfälle nicht unmittelbar auf die Pankreasläsion zurückgeführt werden kann. In immerhin 3 Fällen ergab die Sektion als Todesursache eine nekrotisierende Pankreatitis, so daß sich die Frage einer zusätzlichen medikamentösen Therapie stellt. Obwohl dem Aprotinin bei der Therapie der akuten Pankreatitis anderer Genese keine große Bedeutung zugeschrieben wird, halte ich einen Behandlungsversuch mit Trasylol beim Pankreastrauma für sinnvoll. Das Schlüsselenzym der Pankreatitis, die Phospholipase A wird zunächst durch Trypsin aktiviert. Später läuft dieser Prozeß autonom ohne Einfluß des Trypsins weiter. Gelingt es aber, durch Inhibierung des Trypsins die Initialzündung der Pankreatitis zu verhindern, müßte es möglich sein, den Krankheitsverlauf günstig zu beeinflussen.

In Zukunft darf man sich auch von Somatostatin einen wesentlichen therapeutischen Fortschritt erwarten. Dieses Hormon hemmt drastisch die Pankreassekretion und vermindert dadurch die Gefahr sekundärer Komplikationen. Einer großzügigen Anwendung steht bisher allerdings noch der sehr hohe Preis entgegen.

Verletzungen des Darmes einschließlich Duodenum

H. Heymann, Hannover

Als Haupt- oder Nebendiagnose läßt sich bei etwa 5% aller Unfälle die Diagnose eines Bauchtraumas feststellen. In Europa überwiegt dabei 25 : 1 das stumpfe Bauchtrauma gegenüber perforierenden Verletzungen. Diese Zahlen stehen im krassen Gegensatz zu den USA, wo mit großem Abstand Schuß- und Stichverletzungen des Bauchtraumas überwiegen.

In Europa führen über 60% der Verkehrsunfälle zu stumpfen Bauchverletzungen. Davon betreffen etwa ein Viertel Verletzungen von Magen, Duodenum, Dünn- und Dickdarm sowie Mesenterium und Netz. Das restliche Drittel wird im wesentlichen durch Arbeitsunfälle verursacht.

Erst nach Beherrschung einer vitalen Gefährdung sind spezifische diagnostische Maßnahmen erlaubt. Über den Wert einzelner diagnostischer Verfahren ist bereits gesprochen worden. Hier möchte ich betonen, daß für uns die Lavage meist im Vordergrund steht. Auf sie wird lediglich dann verzichtet, wenn bereits klinisch eine eindeutige Operationsindikation gegeben ist. Vorausgegangene Laparotomien oder eine Schwangerschaft stellen keine Kontraindikation dar. Der Nachweis von Amylase (über 60 U/l) oder Galle in der Spülflüssigkeit weist auf eine Verletzung des Duodenums oder oberen Jejunums hin, der Nachweis von Bakterien auf eine Dickdarmverletzung.

Bei keiner anderen Erkrankung dürfte die sorgfältige Erhebung der Anamnese so wichtig sein wie bei einem stumpfen Bauchtrauma. Zeitpunkt und Eigenart des Beschwerdebildes, die Reihenfolge beim Eintreten der verschiedenen Symptome können wesentliche Hinweise für die Diagnose liefern. Eine Frühoperation kann schicksalentscheidend schweren Komplikationen und Folgeerkrankungen zuvorkommen. Andererseits gibt es Zustände, bei denen scheinbar sofort operiert werden muß, sich aber die Operation als schwerer, unter Umständen fataler Mißgriff erweist.

Entscheidend bleibt das klinische Bild. Intraabdominelle Blutungen sind prognostisch eher günstig zu beurteilen, da sie keine Verzögerung des operativen Eingriffes erlauben.

Ernsthaftere diagnostische Probleme treten auf, wenn zunächst keine pathologische Symptomatik besteht. Anfangsschmerzen können verschwinden. Es tritt das auf, was man als „fatale Pause“ oder „freies Intervall“ bezeichnet hat. Deshalb sollten diese Patienten stationär beobachtet werden. Mit besonderer Sorgfalt müssen wiederholt, möglichst vom Erstuntersuchenden die Anfangsbefunde kontrolliert werden, um möglichst früh Zeichen einer intraabdominellen Verletzung oder eine beginnende Peritonitis aufzudecken: Schmerzen, Abwehrspannung, Druckempfindlichkeit, Unregelmäßigkeiten der Peristaltik, Tympanismus und Blutdruckabfall. Auf eine evtl. Wiederholung einer Peritoneallavage möchte ich hinweisen.

Duodenalverletzungen

Schwierige Probleme stellen die Verletzungen des Duodenums dar. Retroperitoneal liegt es zwischen dem Pylorus und dem Treitzschen Band relativ fixiert. Seine enge Nachbarschaft zur Wirbelsäule exponiert es in besonderem Maße für stumpfe Oberbauchverletzungen.

Hefte zur Unfallheilkunde, Heft 153
Zusammengestellt von J. Probst/A. Pannike

Eine Duodenalruptur mit Perforation in die freie Bauchhöhle führt zu einer Peritonitis wie nach einer Ulcusperforation mit entsprechenden chirurgischen Konsequenzen. Die Prognose hängt vom Zeitintervall zwischen Ruptur und definitiver operativer Versorgung ab.

Eine retroperitoneale Duodenalruptur führt anfangs nicht zu solchen ernsthaften Symptomen. Nach der Verletzung treten wieder abklingende Schmerzen auf. Erst allmählich entwickelt sich ein diffuser Oberbauchschmerz, der zwischen beide Schulterblätter ausstrahlt und von einem fieberhaften Temperaturanstieg begleitet sein kann.

Diagnostisch helfen Angiographie, Duodenoskopie, Sonographie und selbst Computertomographie meist nicht weiter. Röntgenologisch allerdings kann es gelingen, mit wasserlöslichem Kontrastmittel, den Defekt darzustellen.

Bei der diagnostischen Fahndung sollten selbst kleinste umschriebene Hämatome oder Contusionsmarken der Bauchdecke beachtet werden: Die Schwere des Unfalles steht dabei in keinem direkten Verhältnis zur Schwere der Verletzung.

Treten nach scheinbarer Besserung erneut peritoneale Symptome in den Vordergrund, muß sofort operativ revidiert werden. Selbst bei eröffneter Bauchhöhle ist es häufig nicht leicht, retroperitoneale Verletzungen aufzufinden. Der Austritt von Galle oder Luft kann hier weiterhelfen. Besonders sorgfältiges Nachsuchen ist nötig!

Kleinere Duodenalperforationen lassen sich durch einfache Naht versorgen. Bei größeren Verletzungen muß zusätzlich eine innere Absaugung über eine Gastrostomie und T-Drainage des Choledochus erfolgen.

Größere oder multiple Läsionen können eine End-zu-End-Anastomose oder eine operative Ausschaltung des Duodenums aus der Passage erfordern. Die Duodenalnähte lassen sich durch ein Serosa- oder Omentum-Patch sichern.

Ganz selten wird eine Duodenopankreatektomie notwendig. In solchen Fällen möchten wir nach eigenen positiven Erfahrungen beim Pankreas- bzw. Papillencarcinom die Ausschaltung des Duodenum nach Powis und Young (1973) mit Blindverschluß des Pankreas empfehlen (Abb. 1 und 2).

Die Verkleinerung des Eingriffes mit Verzicht auf eine pankreatodigestive Anastomose vermindert die Operationsmortalität auf unter 10%.

Zum Ausschluß des Duodenum aus der Chymuspassage für mehrere Wochen hat Jordan erstmals 1970 den Pylorus durch eine resorbierbare Chromcatnaht verschlossen (Abb. 3 und 4).

Zweimal mußte eine postoperative Blutung übernäht werden, einmal kam es zu einer Stenose der GE, die sich aber spontan wieder öffnete. Die Autoren empfehlen dieses Vorgehen.

Duodenalwandhämatome können im allgemeinen konservativ behandelt werden, erfordern jedoch im Einzelfall je nach den klinischen Symptomen operative Ausräumung.

Das Fehlen spezifischer Symptome verzögert eine wirksame Therapie, wobei man sich erinnern sollte, daß die Mortalität der Duodenalverletzungen nach 24 Std von 15% bis auf 50% ansteigt. Treten Komplikationen im Sinne einer sich entwickelnden Peritonitis auf, wird die Prognose erheblich belastet. Im Zweifelsfall sollte frühzeitig operativ revidiert werden.

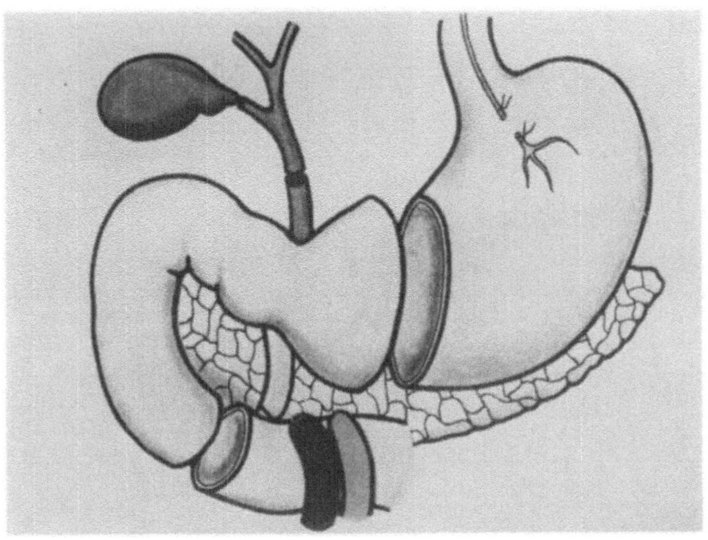

Abb. 1. Modizifierte Pankreatoduodenektomie mit Verzicht auf eine pankreatodigestive Anastomose (Powis und Young, 1973)

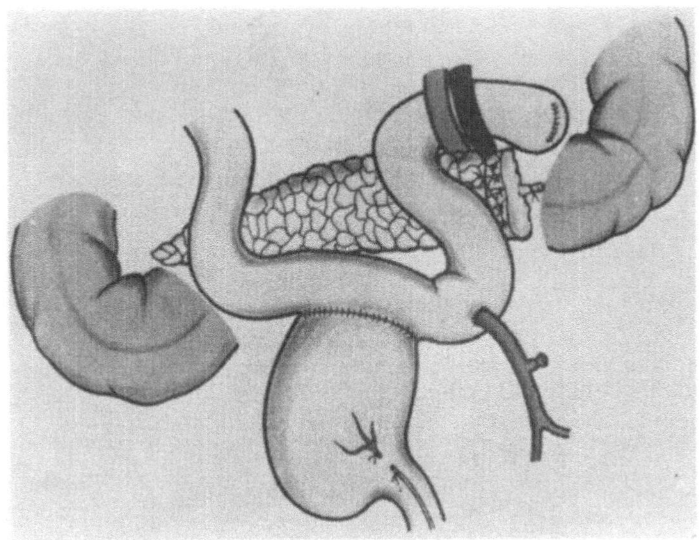

Abb. 2. Trunkuläre Vagotomie und Resektionsstellen. Modifizierte Duodeno-Teilpankreatektomie nach Powis und Young (1973)

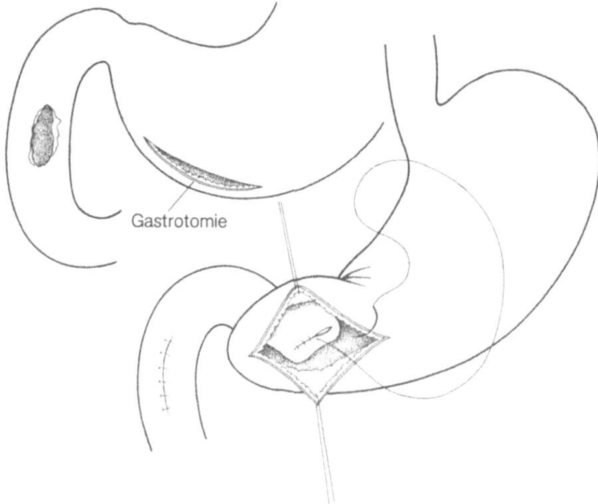

Abb. 3. Duodenalverletzung. Ausschluß des Duodenums nach Verschlußnaht des Pylorus nach Jordan (1977)

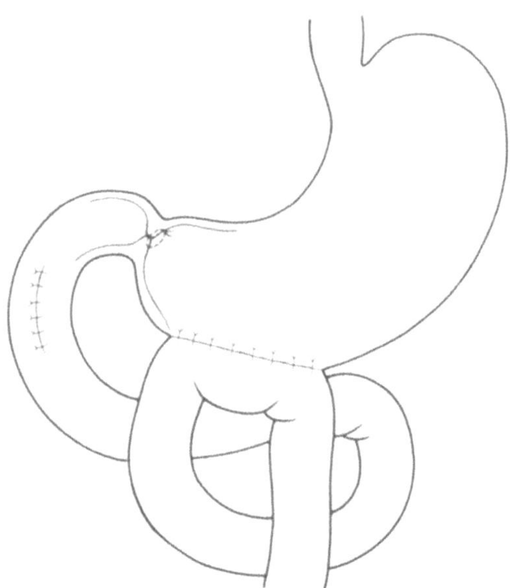

Abb. 4. Duodenalverletzung. Naht der Duodenalwand und Anlage einer GE nach Pylorusverschluß

Dünndarm-Verletzungen

Eine Verletzung des Dünndarmes ist meist die Folge einer zentral auf den gefüllten Verdauungstrakt einwirkenden Kraft. Kommt es nur zu einer Quetschung der Darmwand oder zum Abriß eines sie ernährenden Gefäßes, wird die Diagnostik erschwert durch das verzögerte Auftreten einer richtungsweisenden Symptomatik. Selbst nach Tagen oder Wochen kann eine Wandnekrose schließlich zur Perforation führen. Aus diesen Gründen ist eine ständige stationäre Kontrolle notwendig.

Dünndarmrupturen treten häufiger bei Narbenhernien und bei Leistenhernien auf wegen des mangelhaften Schutzes durch die Bauchdecken und das Fehlen der Muskelspannung sowie an seinen Fixationsstellen, dem Treitzschen Band, der Ileocoecalklappe oder dort, wo Adhäsionen bestehen.

Je höher die Perforationsstelle liegt, um so dramatischer sind die Initialsymptome. Saurer Magensaft ist eben aggressiver als Dünndarminhalt.

Der Dünndarm ist meist luft- und gasarm. Nach Nachweis von freier Luft ist höchstens in 60% zu erwarten. Wichtig ist auch hier die fortlaufende klinische Beobachtung mit Kontrolle der Peristaltik, der Bauchdeckenspannung und Flankendämpfung möglichst durch den Erstuntersucher.

Ergeben sich im Röntgenbild Hinweise auf eine Perforation oder Peritonitis, muß sofort operiert werden.

Therapeutisch wird der Dünndarm entweder primär genäht oder reseziert und nach unserer Technik einschichtig reanastomosiert. Mesenterialeinrisse werden übernäht unter Beachtung der Gefäßversorgung. Da die Schleimhaut des Darmes eher reißt als die Seromuscularis sollte auf intraluminäre Blutungen geachtet werden. Auch avasculäre Schleimhautnekrosen sind beschrieben worden. Im Zweifelsfalle sollte man sich deshalb zur Resektion entschließen.

Dickdarmverletzungen

Einer stumpfen Colonverletzung liegen ähnliche Kräfte zugrunde, wie bei der Entstehung von Dünndarmverletzungen. Die stumpfe Gewalt, die z.B. ein Steuerrrad oder ein nicht straff über die Beckenkämme liegender Sicherheitsgurt auslöst, kann zum Kontusionshämatom bis zur vollständigen Durchtrennung des Colons oder Dünndarms führen. Auch Decollementverletzungen sind mitgeteilt worden. Solange der freiliegende Mucosaschlauch nicht perforiert, ist die klinische Symptomatik arm und kann bei Polytraumatisierten leicht übersehen werden. Vereinzelt sind sogar Abrisse der Appendix beschrieben worden.

Zur Behandlung von Dickdarmverletzungen ist auch heute noch nicht ein einheitliches Konzept vorzuweisen. Lange Zeit war es allgemeine Regel, den verletzten Dickdarm lediglich vorzulagern. In letzter Zeit jedoch wird häufiger die primäre Anastomose empfohlen. Sie kann als Ganzes vorgelagert werden und damit bei Insuffizienz als Colostomie fungieren. Die Abb. 5 zeigt die Technik der Vorverlagerung.

Die große Gefährdung der Colonnaht hängt mit dem hohen Bakterien- und Collagenasegehalt des unvorbereiteten Colons zusammen. Das Behandlungskonzept zugunsten einer primären Versorgung einer Colonverletzung hat sich gewandelt. Die Verbesserung der Frühdiagnostik, der chirurgischen Technik, der Anästhesie und der Chemotherapie haben dies ermöglicht. Obligat bleibt natürlich eine proximale Colostomie jedoch in allen Zweifelsfällen.

Eigene sehr günstige Ergebnisse der Primärresektion von Sigmatumoren und bei Diverticulitis mit der von uns erarbeiteten tiefen Anastomosentechnik ermuntern uns jedoch, in geeigneten Fällen auch Colonverletzungen primär zu resezieren (Tabelle 1).

Für unerläßlich halten wir die antibiotische Abschirmung. Zusätzlich spülen wir die Abdominalhöhle mit Polyvinylpyrolidon und drainieren sie ausgiebig.

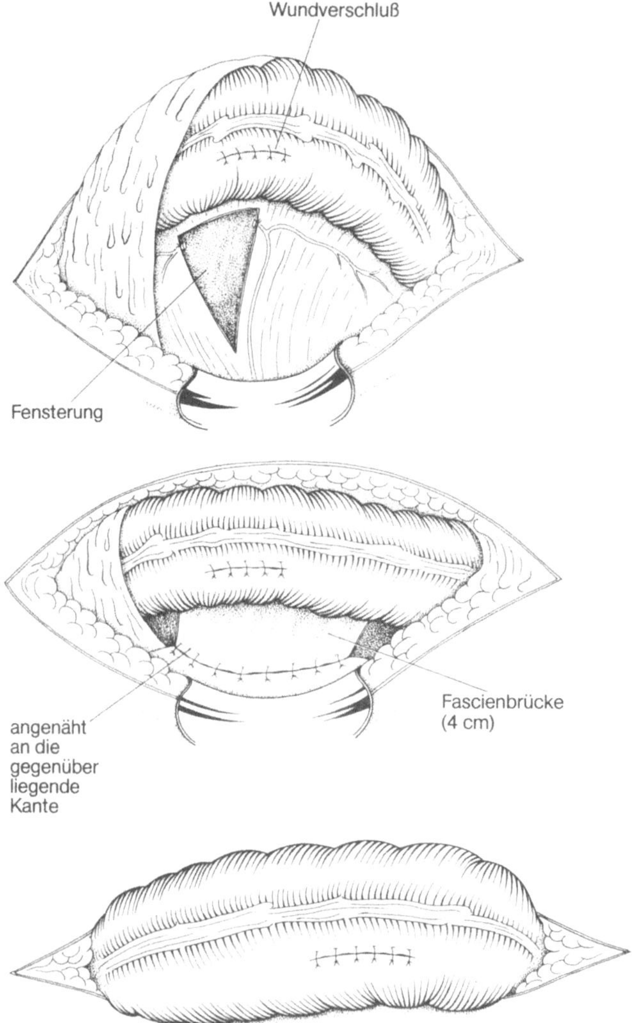

Abb. 5. Technik der Vorlagerung des Dickdarmes mit Fascienbrücke (Kirkpatrick et al., 1973)

Rectumverletzungen

Stumpfe Rectumverletzungen sind außerordentlich selten, meist treten sie kombiniert mit Verletzungen der Blase und der Urethra und vor allem mit Beckenfrakturen auf.

Die proximale Stuhlableitung ist bei intraperitonealen Fällen erforderlich. Bei extraperitonealen Rectumverletzungen ist besonders wichtig die nach perineal durchgeführte pararectale Drainage.

Tabelle 1. Heilungsergebnisse nach einer neuen Technik für eine tiefe Sigma-Rectum-Anastomose (Otten und Heymann, 1979)

Ergebnisse von 80 Patienten		
Primäre Heilung	bei	72 Patienten
Komplikationen	bei	8 Patienten
Davon:	bei	1 Pat. mechanischer Ileus
	bei	2 Pat. massive Anastomoseninsuffizienz
	bei	5 Pat. flüchtige Anastomoseninsuffizienz

Zusammenfassung

Verletzungen des Magens und Dünndarmes werden primär übernäht bzw. reseziert. Duodenalverletzungen erfordern ein entsprechend der Lokalisation und Ausdehnung individuell angepaßtes operatives Vorgehen. Die Diagnostik weist besondere Probleme auf.

Bei der Versorgung von Dickdarmverletzungen mehren sich die Empfehlungen für eine primäre Versorgung. Ohne Frage ist jedoch die Anlage eines Anus praeter *in Zweifelsfällen* dringend anzuraten.

Die geschilderten Verletzungen treten nach stumpfen Bauchtraumen nur selten isoliert auf. Andere Probleme diagnostischer und therapeutischer Art treten dann hinzu und belasten die Prognose zusätzlich.

Verletzungen des Abdomens in Kombination mit Beckenfrakturen und -luxationen

L. Zwank und L. Schweiberer, Homburg/Saar

Das knöcherne Becken erfüllt neben der Überträgerfunktion zwischen Rumpflast und unteren Extremitäten eine Schutzfunktion für Urogenitalsystem und durchziehende Gefäße und Nerven; die Bauchorgane werden vom Becken nur teilweise geschützt.

Urogenitalverletzungen, Nerven- und Gefäßverletzungen kommen häufiger als pelvine Begleitverletzungen vor und werden auch entsprechend häufig bei der isolierten Beckenfraktur gesehen. Intraabdominale Parenchym- und Hohlorganverletzungen, die gleichzeitig mit Beckenfrakturen vorliegen, sind in der Mehrzahl der Fälle extrapelvine Begleitverletzungen [7]. Nur in wenigen Fällen stehen sie im direkten Zusammenhang mit der Beckenfraktur: Dorsale oder ventrale Beckenfragmente können bei erheblicher Luxation einmal den Darm einquetschen oder anspießen. Bei auf Becken und Bauch gleichzeitig einwirkender stumpfer Gewalt kann es zum Bersten des gefüllten Darmes kommen, wenn der Inhalt einem senkrecht zur Achse wirkenden Druck nicht ausweichen kann.

Hefte zur Unfallheilkunde, Heft 153
Zusammengestellt von J. Probst/A. Pannike

Je größer die Gewalteinwirkung beim Unfallgeschehen, desto häufiger sind Abdominalverletzungen und Beckenfrakturen kombiniert. Als Unfallursache rangieren Pkw- und Zweiradunfälle weit an der Spitze [7].

In einer eigenen Untersuchung fanden wir bei 117 isolierten Beckenfrakturen nur einmal eine intraabdominelle Darmverletzung, bei 154 Beckenfrakturen im Rahmen eines Polytrauma jedoch in 25 Fällen eine intraabdominelle Begleitverletzung (Tabelle 1a, b). Auf die Gesamtzahl der Beckenfrakturen bezogen, sind das 26 oder 9,5% intraabdominelle Verletzungen (Tabelle 2).

Bei 703 Beckenfrakturen der Klinik Bergmannsheil wurden in 5,7% der Fälle intraabdominelle Begleitverletzungen diagnostiziert. In der übrigen Literatur wird der Prozentsatz, bezogen auf die Gesamtzahl der Beckenfrakturen, mit 2 bis 3 angegeben [4].

Die Abdominalverletzung in Kombination mit der Beckenfraktur gesondert zu betrachten, hat diagnostische und therapeutische Gründe.

Diagnostische Gründe

Die klinischen Symptome der Abdominalverletzung werden in der ersten posttraumatischen Phase oft von der Symptomatik der Beckenfraktur überdeckt:

a) Schmerzhaftigkeit und Abwehrspannung bei Hohlorganverletzungen nehmen erst allmählich bei zunehmender Peritonitis an Intensität zu und werden deshalb zu spät erkannt.
b) Die Schocksymptome einer intraperitonealen Blutung werden evtl. dem bei Beckenfraktur fast immer mehr oder weniger ausgedehnten retroperitonealen Hämatom zugeschrieben.

Die großzügige Anwendung der Lavage hat einen wesentlichen Fortschritt in der Frühdiagnostik erbracht. Darüber herrscht in der Literatur weitgehende Einigkeit [1, 2].

Tabelle 1a. Begleitverletzungen isolierter Beckenfrakturen

Harnröhre	4
Blase	1
N. ischiadicus	5
Darm	1
Rectum extrap.	1

Tabelle 1b. Zusatzverletzungen bei Beckenfrakturen im Rahmen des Polytrauma

Intraabdominelle Verletzungen		25
Parenchymblutungen	16	
Hohlorganverletzungen	3	
Zwerchfellrupturen	6	
Rectumverletzungen		3

Tabelle 2. Übersicht der nachuntersuchten Beckenfrakturen (1974–1979)

Isoliert oder mit leichten Nebenverletzungen	117
Bei schwerem Polytrauma	154

Wir haben bisher 38 Lavagen bei Beckenfrakturen durchgeführt und hatten nur zweimal ein falsch-positives Ergebnis: Es wurde ein geschlossenes retroperitoneales Hämatom angestochen (Tabelle 3). Diese Gefahr besteht, wenn der Beckenboden durch ein großes Hämatom auf fast Nabelhöhe vorgedrängt wird. Die falsch-positive Punktion kann evtl. vermieden werden, wenn man bei eindeutig ausgedehnter retroperitonealer Blutung, die evtl. an einem Flankenhämatom oder an der Frakturart zu erkennen ist, an atypischer Stelle in einem der oberen Bauchquadranten punktiert.

Die positive Lavage bei nach intraperitoneal durchbrechendem retroperitonealem Hämatom ist keine falsch-positive. Eine daraufhin durchgeführte Laparotomie gibt die Möglichkeit, die retroperitoneale Blutung durch Tamponade zu stillen oder die evtl. Zerreißung eines größeren Gefäßes operativ zu versorgen [3]. Nicht selten finden sich Nierenverletzungen, die sowieso eine operative Freilegung erfordern.

Diagnostische Schwierigkeiten bereitet auch immer wieder die Zwerchfellruptur, die relativ häufig gleichzeitig mit Beckenfrakturen vorkommt, da beim Unfallgeschehen, das zur Beckenfraktur führt, oft eine große intraabdominelle Kompression stattfindet [6]. Die Lavage ist als Diagnostik hier nicht zuverlässig [2]. Die Zwerchfellruptur ist die einzige blutende intrabdominelle Verletzung, bei welcher eine negative oder schwach-positive Lavage vorliegen kann. Eine Blutung aus den in die Pleurahöhle verlagerten Bauchorganen führt zum Hämatothorax, die Bauchhöhle kann trocken bleiben. Um Verletzungen evtl. prolabierter Bauchorgane zu vermeiden, drainieren wir den akuten Hämatothorax grundsätzlich vorne oben im 3. Intercostalraum. Die Abb. 1a, b zeigen Röntgenbild bzw. Operationssitus einer bereits 8 Tage lang bestehenden Zwerchfellruptur, bei welcher mehrfache Thoraxpunktionen im 5. bzw. 6. ICR durchgeführt wurden: Das in den Thoraxraum prolabierte Colon ist mehrfach angestochen und bei der operativen Freilegung bereits incarceriert.

Nach Entleeren des Hämatothorax führen klinische Symptome in Form kardiorespiratorischer oder intestinaler Störungen sowie eine unscharfe Konturierung der Zwerchfellkuppe oder ein Zwerchfellhochstand im Röntgenbild zu weiteren diagnostischen Maß-

Tabelle 3. Ergebnisse intraperitonealer Lavagen bei Beckenfrakturen

118 Lavagen insgesamt
- 38 Lavagen bei Beckenfrakturen
  - 12 Positive Lavagen:
    - 3 Durchgebrochene retroperitoneale Hämatome (2 Nierenrupturen, 1 Beckenbodenblutung)
    - 2 Punktionen eines nicht durchgebrochenen, stark vorgewölbten retroperitonealen Hämatoms
    - 7 Intraabdominelle Organverletzungen

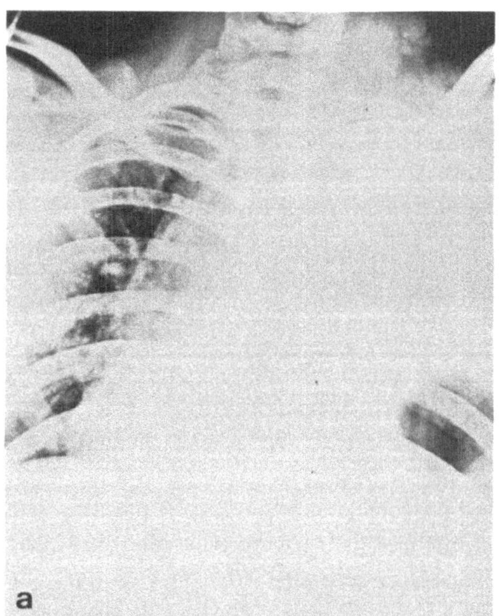

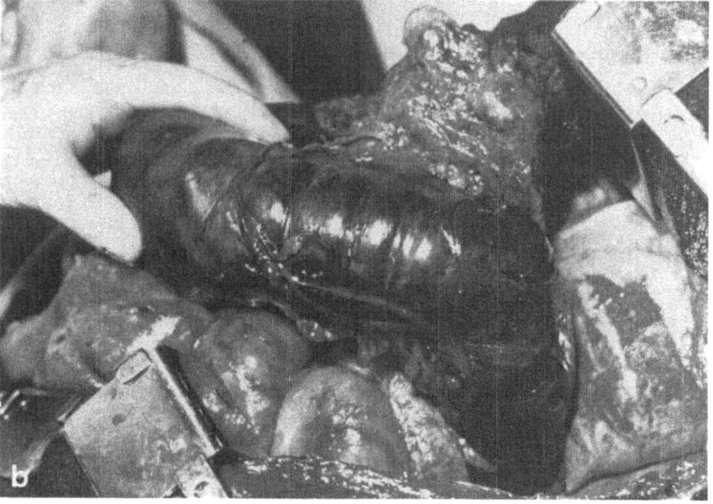

Abb. 1. a Röntgenübersicht a.p. des Thorax eines 20jährigen Patienten mit Zwerchfellruptur: Es wurde die Fehldiagnose Hämatothorax gestellt und es wurde mehrfach im 5. und 6. Intercostalraum punktiert. **b** Operationssitus desselben Patienten: Das in den Thoraxraum prolabierte Colon ist nach verspätet diagnostizierter Zwerchfellruptur incarceriert

nahmen: Durchleuchtung mit Kontrastmitteldarstellung des oberen und unteren Darmtraktes sowie evtl. Angiographie der A. coeliaca und A. mesenterica superior.

Rectumverletzungen sind nicht selten mit Beckenfrakturen kombiniert. Intraperitoneale Rectumverletzungen gleichen in Symptomatik und Therapie den übrigen intraperitonealen

Darmverletzungen. Nach retroperitoneal bzw. perineal reichende Rectumanalzerreissungen sind dann leicht erkennbar, wenn der Analkanal mitverletzt ist und dort die offene Wunde sichtbar wird. Berstung oder Anspießung des Rectums im retroperitonealen oder peritonealen Verlauf wird jedoch häufig verspätet diagnostiziert. Eine exakte Rectaluntersuchung darf, auch wenn diese Verletzungen relativ selten sind, bei Beckenfrakturen nicht unterlassen werden. Bei Frauen ist eine zusätzliche vaginale Untersuchung durchzuführen [5].

Therapeutische Gründe

Therapeutische Schwierigkeiten bei der Versorgung der Abdominalverletzungen in Kombination mit Beckenfrakturen bestehen

1. in der Therapiekonzeption, da die exakte Einschätzung des Verletzungsausmaßes und damit der Therapietoleranz erschwert ist. Bei jeder Therapieplanung sollte man daran denken, daß der retroperitoneale Raum sehr rasch 3 bis 5 l Blut aufnehmen kann.
2. Im weiteren Therapieverlauf: Ein verbleibendes Retroperitonealhämatom erschwert bei intraabdominellen Verletzungen den postoperativen Verlauf: Die Darmfunktion kommt verzögert in Gang, evtl. Anastomoseninsuffizienzen können zu schwersten retroperitonealen Abscessen und Phlegmonen führen.

Bei weit offenen Beckenfrakturen mit gleichzeitiger Abdominalverletzung ist der Krankheitsverlauf erschwert, da im allgemeinen eine erhebliche Weichteilzerquetschung vorliegt. Sukzessiver Gewebsuntergang und ständiger Eiweißverlust erfordern über lange Zeit eine erhebliche Eiweißsubstitution, die meist nur parenteral erreicht wird. Ein normales Serumgesamteiweiß berechtigt nicht, die Aminosäurezufuhr einzustellen, da in der ständigen Katabolie die Enzymeiweiße, die eine kurze Halbwertszeit von nur 6 bis 14 Std haben, als erste verbraucht sind. Muskeleiweiß hat dagegen beispielsweise eine Halbwertszeit von 61 Tagen, Albumin eine Halbwertszeit von 26 Tagen (Tabelle 4). Die Verletzten sterben nicht selten in einer nicht beherrschbaren Sepsis bei völliger Abwehrschwäche.

Neben der exakten allgemeinmedizinischen Therapie kann chirurgischerseits mit einem möglichst frühzeitigen Verschluß der Weichteildefekte durch Rotationslappen der Verlauf verbessert werden (Abb. 2a–c). In der Literatur wird die Letalität offener Beckenfrakturen mit 50% angegeben [4, 7].

Seltene Streusplitterverletzungen, wie dieser Schrotschuß im Becken eines 16jährigen Jungen, führen zu Becken- und Abdominalverletzungen. Eine Entfernung der Splitter ist nicht möglich. Es kann nur eine Versorgung der intraabdominellen Darmverletzung und eine Darmentlastung durchgeführt werden. Von seiten der abdominellen Verletzung ergaben sich in diesem Falle keine weiteren postoperativen Komplikationen, der Anus praeter konnte nach 3 Monaten rückverlagert werden. Im rechten Hüftgelenk entwickelte sich ein Gelenkempyem mit Ankylose des Gelenkes.

Tabelle 4. Halbwertzeiten von Körpereiweiß

Enzymeiweiß	6–14 Std
Albumin	26 Tage
Muskeleiweiß	61 Tage

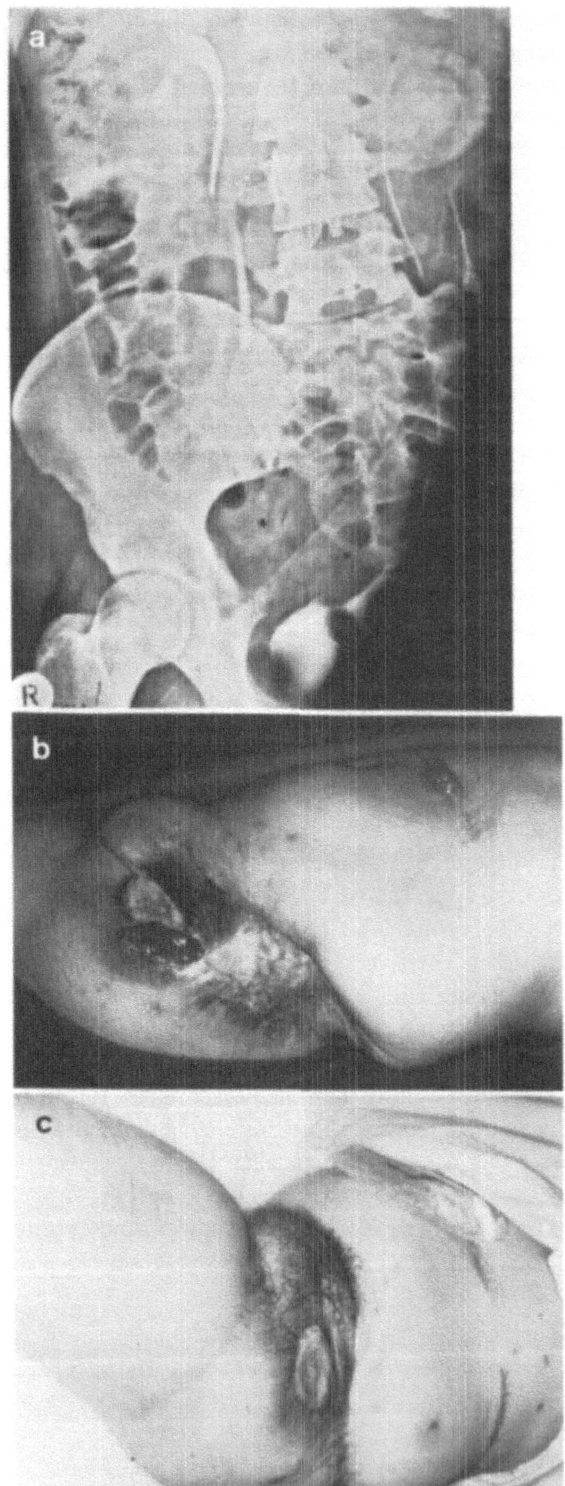

Abb. 2. a Röntgenbild einer traumatischen Hemipelvektomie eines 16jährigen Mädchens. **b** Verbliebener Weichteildefekt nach Hemipelvektomie derselben Patientin. **c** Klinisches Bild nach Decken des Weichteildefektes durch einen Rotationslappen

Tabelle 5. Letalität stumpfer Bauchtraumen mit und ohne Beckenfrakturen

274 Stumpfe Bauchtraumen	
Überlebt: 222	Verstorben: 52
Darunter 31 = 13,9%	Darunter 22 = 42,3%
Beckenfrakturen	Beckenfrakturen

Zusammenfassung

Durch die Kombination der Verletzungen des knöchernen Beckens und des Bauchraumes entstehen häufig diagnostische und therapeutische Schwierigkeiten. Ein Teil der diagnostischen Probleme wird durch großzügigen Einsatz der Lavage erleichtert und eine gezielte Therapie kann frühzeitig einsetzen. Daß Beckenfrakturen in einer Vielzahl der Fälle den Krankheitsverlauf des stumpfen Bauchtraumas komplizieren, ist aus Tabelle 5 zu ersehen.

Literatur

1 Klaue P (1979) Indikationen zur Laparotomie nach stumpfen Körpertraumen mit Beckenfraktur. Unfallheilkd 82: 327
2 Freeman T, Fischer R (1976) The inadequacy of peritoneal lavage in diagnosing acute diaphragmatic rupture. J Trauma 16: 538
3 Morre I R (1966) Pelvic fractures: Associated intestinal and mesenteric lesions. Can J Surg 9: 253
4 Müller-Färber I, Decker S (1979) Das stumpfe Bauchtrauma als Komplikation der Bekkenfrakturen. Unfallheilkd 82: 89
5 Schweiberer L, Scheib D (1978) Retroperitonealverletzungen, Wirbelsäulen- und Beckenfraktur. Langenbecks Arch Chir 347: 177
6 Schwindt W, Gale I W (1967) Late recognition and treatment of traumatic diaphragmatic hernias. Arch Surg 94: 303
7 Zwank L, Schweiberer L (1979) Beckenfrakturen im Rahmen des Polytrauma. Unfallheilkd 82: 320

Verletzungen des Abdomens bei Kindern

A.M. Holschneider, W.Ch. Hecker und D. Buhl, München

In der Bundesrepublik Deutschland stirbt jede Stunde ein Kind an den Folgen eines Unfalls (Willital und Meier, 1977). Auf jeden tödlichen Unfall kommen zusätzlich zwei Unfälle mit schweren bleibenden Restschäden, 40–50 Unfälle mit notwendiger stationärer klinischer Behandlung sowie 100–200 Unfälle mit notwendiger ambulanter Behandlung (Gaedeke, 1974). Unter den Unfallfolgen stehen die Weichteilverletzungen, Kontusionen, Distorsionen, Frakturen und Schädel-Hirntraumen mit über 85% im Vordergrund (Willital und Meier, 1977). Die Häufigkeit eines stumpfen Bauchtraumas wird mit 0,9% (Houd und Smyth, 1974) bis 1,9% (Willital und Meier, 1977) und 6,5% (Hecker, 1971) angegeben. Trotz dieser geringen prozentualen Anzahl gewinnen die stumpfen Bauchtraumen jedoch an Bedeutung, da sie neben den Schädel-Hirntraumen am häufigsten als Todesursachen in Betracht kommen. So beträgt zwar die Mortalität nach Verletzung einzelner Abdominalorgane nur 1,4%, steigt jedoch bei Verletzung von Abdominalorganen und eines anderen größeren Organsystems auf 11,4%, bei Verletzung von Abdominalorganen und zwei anderer Organsysteme auf 78,6% und bei Verletzung von Abdominalorganen und drei anderer Organsysteme sogar auf 100% an (Houd und Smyth, 1974).

Dem Vorliegen von intra-abdominellen Organverletzungen bei stumpfem Bauchtrauma muß daher eine besondere Beachtung geschenkt werden.

Krankengut

Im Zeitraum von 1945 bis 1967 beobachteten wir 462 Kinder mit einem stumpfen Bauchtrauma (Hecker, 1971). Im Zeitraum von 1968 bis 1980 behandelten wir 122 Kinder wegen derselben Erkrankung. Das Alter der Kinder beim Unfallereignis schwankte zwischen einem Tag und 14 Jahren mit einem Häufigkeitsgipfel zwischen dem 4. und 9. Lebensjahr. Dies entspricht der bekannten besonderen Gefährdung des Kindergarten- und Volksschulalters. Welch gibt den Gipfel kindlicher Unfälle mit Bauchbeteiligung mit 8,7 Jahren an (Welch, 1979) (Abb. 1a, b).

Die Analyse der Unfallursachen zeigt eine erhebliche Zunahme der Verkehrsunfälle gegenüber den Spielverletzungen. Die Steigerung von 13,5% auf 67,3% in den letzten 10 Jahren erklärt sich aus der ungeheueren Zunahme des Straßenverkehrs bei gleichzeitig unzureichender Belehrung und Unterweisung der Kinder. So kennen nur 22% aller 3–6jährigen, 62,8% aller 7–10jährigen und 71% aller 11–15jährigen die Bedeutung der Ampel, des Zebrastreifens, der Blickrichtung bei Straßenüberquerung und die Rechts-/Linksunterscheidung (Willital und Meier, 1977). Nach Aussagen dieser Autoren sind 52% aller Kinder im Auto und 36% aller Kinder auf dem Fahrrad lebensgefährlich untergebracht.

Hefte zur Unfallheilkunde, Heft 153
Zusammengestellt von J. Probst/A. Pannike

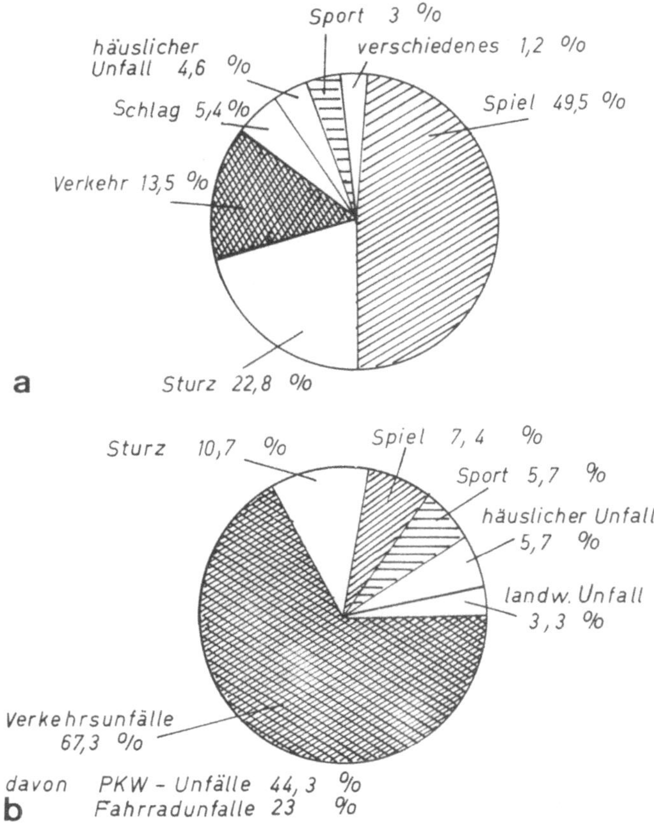

Abb. 1. a Intra-abdominelle Verletzungen bei stumpfen Bauchtraumen im Zeitraum 1945–1967 (n = 122). **b** Intra-abdominelle Verletzungen bei stumpfen Bauchtraumen im Zeitraum 1968–1980 (n = 462)

Organverletzungen

Von den insgesamt 584 Patienten mit stumpfem Bauchtrauma erlitten 315 (53,9%) Organverletzungen (Abb. 2). Dabei waren in unserem neueren Krankengut die Milz und das Pankreas mit 32,6% und 30,7% die meist betroffenen Organe. Verletzungen der Leber wurden in 15,3%, des Magen-Darmtraktes in 11,5%, der ableitenden Harnwege in 7,6% der Fälle beobachtet. Bei einem Patienten lag eine Ruptur der Nebenniere vor. Auffällig ist die starke Zunahme der Milz- und Pankreastraumen sowie die Abnahme der Verletzungen der ableitenden Harnwege. Möglicherweise ist diese Verschiebung durch den unterschiedlichen Verletzungsmechanismus bei Spiel- und Verkehrsunfällen zu erklären. Betrachtet man nämlich die Organläsion in Abhängigkeit von der Unfallursache, so erkennt man, daß 13 der 16 Pankreasverletzungen sowie 11 der 17 Milzverletzungen durch Verkehrsunfälle bedingt waren. Dabei überwogen die Milzrupturen bei den Auto-, die Pankreasverletzungen bei den Fahrradunfällen (Tabelle 1).

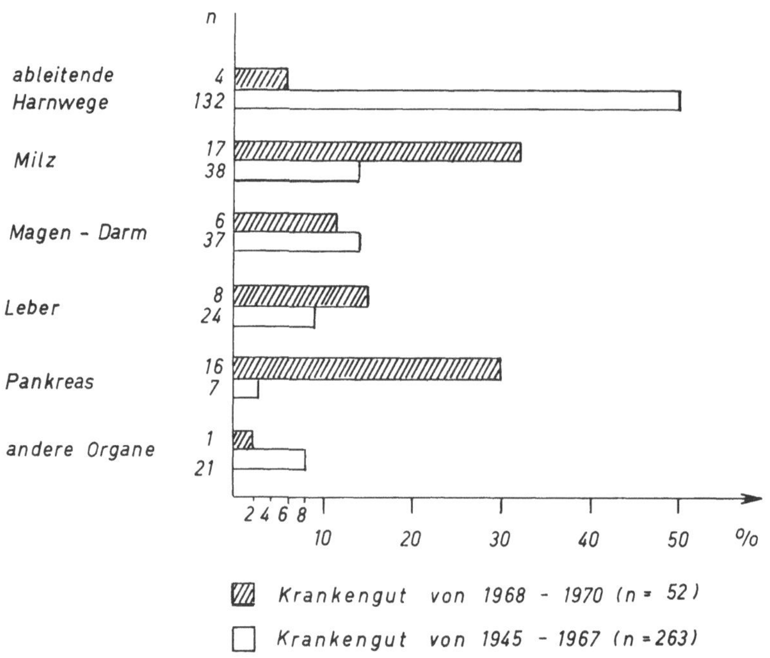

Abb. 2. Prozentuale Verteilung von 52 bzw. 263 verletzten Organen nach stumpfen Bauchtraumen im Kindesalter

13,1% unserer Kinder erlitten neben dem stumpfen Bauchtrauma Frakturen, wobei mit 4% der Oberschenkel, 2,4% die Rippen und je 1,6% das Becken und der Schädel besonders häufig betroffen waren.

Therapie

Unsere derzeitigen therapeutischen Behandlungsmaßnahmen sind aus Tabelle 2a, b ersichtlich.

Milz

Bei Verletzungen der Milz sollte die Splenektomie heute möglichst vermieden werden. Bei Einrissen am unteren Milzpol gelingt es gelegentlich durch Resektion, gezielte Umstechung von Gefäßen sowie Kleben der Wundfläche mit Fibrinkleber und einem Kollagenvlies, die Blutung zum Stillstand zu bringen. Sollte dies nicht möglich sein, sollte in jedem Fall eine Replantation von Milzgewebe durchgeführt werden. Untersuchungen von Livaditis und Sandberg (1980) haben gezeigt, daß es nach Replantation von Milzgewebe zwar zu einer fortschreitenden Degeneration des Implantates kommt, daß jedoch kleinere Milzsegmente überleben und sowohl histologisch wie hinsichtlich der Phagocytosefähigkeit, der Proliferationsaktivität und wahrscheinlich auch der spezifischen Fähigkeit zur Immunisierung normalem Milzgewebes gleichen. Eine gute Immunfunktion wurde auch von Aigner et al.

Tabelle 1. Organverletzungen in Abhängigkeit von der Unfallursache

Organ-läsion	Milz-ruptur		Leber-ruptur		Pankreas-ruptur		Pankreatitis Pankreaspseudocyste	
	Anz.	%	Anz.	%	Anz.	%	Anz.	%
Auto	*8*	*47*	5	62,5	1	33,3	3	23,1
Fahrrad	3	17,7			1	33,3	*8*	*61,5*
Sturz	1	5,9	1	12,5			1	7,7
Spiel	2	11,8					1	7,7
Sport	1	5,9	1	12,5				
Häusl. Unfall	2	11,8						
Landw. Unfall			1	12,5	1	33,3		
Gesamt	17		8		3		13	

(1980) berichtet. Wir selbst haben außer bei zwei Patienten mit stumpfem Bauchtrauma bei zwei weiteren Kindern, bei denen die Milz wegen einer Milzcyste und wegen iatrogener Magen- und gleichzeitig Milzperforation durch eine Magensonde entfernt werden mußte, das Milzgewebe replantiert. Dabei konnten wir szintigraphisch ein Anwachsen des Implantates mit guter szintigraphischer Aktivität nachweisen (Abb. 3).

Während Livaditis (1980) kleine würfelförmige Milzsegmente retroperitoneal implantierte, empfehlen Aigner und Mitarb. (1980) das Milzgewebe zu zerkleinern und den Milzbrei in das gefäßhaltige Omentum majum zu replantieren. Inwieweit diese replantierten Milzsegmente auch quantitativ ausreichen, um die ausgefallene Immunfunktion des Milzgewebes zu kompensieren, ist noch ungewiß. Von unseren 17 Patienten mit Splenektomie verstarben 2 (11,7%) wegen schwerer Begleitverletzungen anderer Organe (Tabelle 3).

Leber

Acht unserer 52 Patienten mit stumpfem Bauchtrauma erlitten eine Leberverletzung. In 6 Fällen konnten die Einrisse durch gezielte Ligatur spritzender Gefäße sowie durchgreifende Nähte über einem Netzzipfel oder einem Fibrinvlies readaptiert werden. In einem Fall mußte zusätzlich eine atypische Resektion von Teilen des linken Leberlappens vorgenommen werden. Bei 2 Kindern mit ausgedehnten Verletzungen des Ductus choledochus einmal nach Hufschlag sowie einmal nach Traktorunfall mußte eine Hepato-Jejunostomie in eine ausgeschaltete Jejunumschlinge durchgeführt werden. In beiden Fällen war die Verletzung des Gallenganges durch die primärversorgende Klinik nicht erkannt worden. Die Kinder kamen erst Wochen später wegen eines Cholaskos mit subhepatischem Absceß, bzw. Cholostase bei vernarbter Leberpforte zur Aufnahme. Bei einem weiteren Fall entwickelte sich nach Autounfall mit Rupturen von Zwerchfell und Leber eine Gallengangspseudocyste. Auch in diesem Falle hatte die auswärtige Klinik die Verletzung der Gallenwege bei der Primärversorgung nicht erkannt. Es wurde eine Cysto-Jejunostomie in eine ausgeschaltete Jejunumschlinge durchgeführt.

Tabelle 2a. Operative Behandlungsmaßnahmen bei Verletzungen von Milz, Leber, Pankreas und Magen-Darmtrakt im Kindesalter

Milz	Kleben über Kollagenvlies, Replantation
Leber	Gezielte Ligatur, Kleben über Kollagenvlies, durchgreifende Resektion, Übernähung über Fibrinschaum oder Netzzipfel
	Ausgiebige subphrenische und subhepatische Drainage, eventuell selektive Dearterialisation, nur bei Gallenwegsverletzungen T-Drain
Gallenwege	Rekonstruktion, ausgeschaltete Jejunumschlinge, T-Drainage
Pankreas	Kleine oberflächliche Parenchymverletzung: Übernähung
	Parenchymrupturen mit Gangverletzung: Linksresektion mit und ohne Jejunaldrainage
	Im Kopfbereich: Parenchymnaht mit Ableitung in ausgeschaltete Jejunumschlinge
	Ausgiebige Drainagen, Cave Pseudocyste

Tabelle 2b. Operative Behandlungmaßnahmen bei Darmverletzungen im Kindesalter

Magen	Übernähen
Duodenum	Übernähen, Hämatom entlasten, eventuell Ableitung in ausgeschaltete Jejunumschlinge
Dünndarm	Ohne Mesenterialverletzung: Übernähen
	Mit Mesenterialverletzung: Resektion, End-zu-End-Anastomose nach Herzog
Colon	Übernähen; bei Peritonitis: Vorverlagern der Rupturstelle
Rectum	Übernähen

Alle 3 Patienten überlebten den Eingriff und sind z. Zt. symptomfrei. Von unseren 8 Patienten mit Leberruptur verstarben 3, bei denen gleichzeitig schwere Thorax- und Schädel-Hirntraumen vorlagen (37,5%).

Pankreas

16 Kinder erlitten eine Verletzung des Pankreas. Nur 4 Patienten wurden unmittelbar nach dem Unfall laparotomiert. Bei 2 Kindern gelang es, die oberflächliche Parenchymverletzung zu übernähen. Bei einem Kind war der Pankreasschwanz einschließlich des distalen Pankreasganges zerquetscht worden, so daß eine Teilresektion erforderlich wurde. Bei einem Patient bildete sich nach Laparotomie und Drainage eine Pankreasfistel im Bereiche des Pankreaskopfes aus, die später in eine ausgeschaltete Jejunalschlinge abgeleitet wurde. Bei 12 Kindern wurde zunächst keine Laparotomie vorgenommen. Innerhalb von 6–14 Wochen bildete sich jedoch in 10 Fällen eine Pankreas-Pseudocyste aus, so daß eine Cysto-Jejunostomie mit Rouxscher Anastomose vorgenommen werden mußte. In einem Falle bildete sich die Pseudocyste wieder zurück. Bei einem weiteren Fall kam es trotz nachgewiesener posttraumatischer Pankreatitis nicht zur Cystenbildung, so daß hier konservativ verfahren werden konnte.

Von unseren 16 Patienten mit einer Pankreasverletzung verstarb keiner, obwohl in einem Fall ein kombiniertes Trauma vorlag.

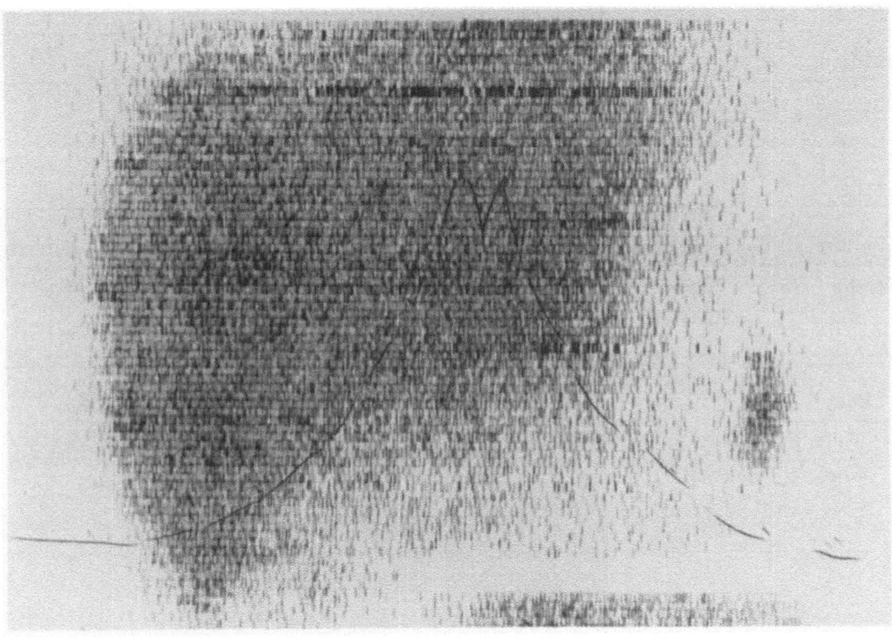

Abb. 3. Szintigramm einer replantierten Milz 8 Monate nach dem Unfall

Magen-Darmtrakt

Bei 6 Patienten lag eine Verletzung des Magen-Darmtraktes vor, wobei in einem Falle der Magen, in den übrigen 5 Fällen der Dünndarm betroffen war. Dabei handelte es sich 4mal um ein duodenales Wandhämatom, das durch Incision der Serosa entlastet werden konnte. Die Magenperforation konnte excidiert und übernäht werden. Bei einem Kind mit gleichzeitigem Einriß des Mesenteriums mußte der durchblutungsgestörte Darm entfernt und reseziert werden. Die Kontinuität wurde durch eine End-zu-End-Anastomose nach Herzog wiederhergestellt.

Ableitende Harnwege

Bei 4 Patienten kam es zu Verletzungen der ableitenden Harnwege. Bei einem Kind konnte der Parenchymeinriß genäht werden. Bei einem anderen Patienten war der obere Pol durch Sturz beim Treppengeländerrutschen zertrümmert worden. Hier mußte eine Teilresektion vorgenommen werden. Bei einem 13jährigen Mädchen mit Malgaignescher Beckenfraktur sowie Acetabelumzertrümmerung war es zur Blasenruptur gekommen, die ebenfalls durch Übernähung versorgt werden konnte. Bei einem weiteren Patienten kam es nach Autounfall zu einer Ruptur des Harnleiters, die primär nicht erkannt wurde. Erst die resultierende subpelvine Ureterstenose mit Hydronephrose wurde in der Ausscheidungsurethrographie und dem Isotopennephrogramm erkannt und mit einer Pyeloplastik behandelt. In einem weiteren Fall konnte der Einriß des Harnleiters übernäht werden. Ebenso bei einem Kind, mit dem

Tabelle 3. Chirurgische Eingriffe bei 52 Organverletzungen nach stumpfem Bauchtrauma

Milz		Magen-Darm-Trakt			
Splenektomie	Splenekt. + retroperit. Transpl.	Naht	Anast. nach Herzog	Abpunktion des des Hämatoms	
= 15	= 2	= 1	= 1	= 4	
Pankreas					**Nebenniere**
Naht	Teilre- sektion	Cystoje- junostomie	konser- vativ	Roux- Anastomose	Naht
= 2	= 1	= 10	= 2	= 1	= 1
Leber		**Niere**		**Harnleiter + Blase**	
durchgr. Nähte	Roux- Anast.	Naht	part. Nephrek- tomie	Naht	
= 5	= 3	= 1	= 1	= 2	

die Mutter in suicidaler Absicht aus dem Fenster gesprungen war und das sich einen Kapseleinriß der Nebenniere zugezogen hatte. Kein Kind mit Verletzung des Magen-Darmtraktes oder der ableitenden Harnwege verstarb. Die Gesamtletalität bei Organverletzungen nach stumpfen Bauchtraumen lag damit in unserem Krankengut bei 9,6%. Sie betrug bei isolierten Organverletzungen nur 4,5%, bei kombinierten 37,5%. Bezogen auf die Gesamtheit aller stumpfen Bauchtraumen lag die Mortalität bei isolierten Organverletzungen bei 1,6%, bei kombinierten bei 2,4% und gesamt bei 4% (Tabelle 4).

Komplikationen

Die häufigsten Komplikationen in unserem Krankengut bestanden in der Ausbildung einer Pankreas-Pseudocyste in 35,7%, einem postoperativen Ileus bei 17,9% sowie in einer Wundinfektion in 14,3% der Fälle. Bei den übrigen Komplikationen wie Lungenembolie, portaler Hypertension mit Oesophagusvaricen, Nachblutungen aus einer Lebernaht handelte es sich um Einzelfälle. Die portale Hypertension entwickelte sich bei dem Kind mit Gallengangspseudocyste und mußte, da eine Rekonstruktion der Pfortader nicht möglich war, mit einem lieno-renalen Seit-zu-Seit-Shunt versorgt werden.

Diskussion

Die erhebliche Zunahme der Unfälle in den letzten Jahren in unserem Krankengut entspricht anderen Angaben in der Literatur. So berichtete Welch (1979), daß allein im Jahre 1974 in den Vereinigten Staaten 10919 Kinder durch Verkehrsunfälle getötet wurden. Das sind 44,3% der Todesfälle im Kindesalter. Die Todesrate pro 100000 Einwohner lag bei 21,6%. Unter 25000 schweren Verletzungen im Kindesalter fanden Bersenstam et al. (1957) zwar nur 463 Verletzungen der abdominellen Eingeweide (1,8%), jedoch sind nach Welch

Tabelle 4. Letalität bei Organverletzungen nach stumpfem Bauchtrauma im Kindesalter (1968–1980)

	Organverletzungen Isoliert			Kombiniert			Gesamt		
Organ	n = 44	†		n = 8	†		n = 52	†	
Milz	14	1	(7,1%)	3	1	(33,3%)	17	2	(11,7%)
Leber	5	1	(20%)	3	2	(66,6%)	8	3	(37,5%)
Pankreas	15	–		1	–		16	–	
Magen, Darm	6	–		–	–		6	–	
Ableitende Harnwege	3	–		1	–		4	–	
Nebenn.	1	–		–	–		1	–	
Gesamth. aller Organverl.	44	2	(4,5%)	8	3	(37,5%)	52	5	(9,6%)
Gesamth. aller stumpfen Bauchtraumen	122	2	(1,6%)		3	(2,4%)		5	(4,0%)

in über 51% der Fälle Verkehrsunfälle für das Abdominaltrauma verantwortlich. 93,5% der Kinder erleiden ein stumpfes Bauchtrauma, nur 6,5% penetrierende Verletzungen (Welch, 1979). Nur etwa 2/3 aller Patienten mit stumpfem Bauchtrauma müssen operiert werden.

Die Indikation zur Operation muß im wesentlichen nach dem klinischen Bild gestellt werden. Die Peritoneallavage ist hierbei von Nutzen. Thal und Shires (1973) berichten allerdings von 3,5% falsch positiven, 3,1% falsch negativen Ergebnissen und 4,5% Komplikationen unter 287 Fällen. Für das Kindesalter liegen nur wenige Erfahrungen mit der Peritoneallavage vor. Powell und Mitarb. (1976) berichten über gute Erfahrungen in 52 Fällen. Dabei zeigte sich die Peritoneallavage auch im Kindesalter der physikalischen Untersuchung mit 22% falsch negativen und 15% falsch positiven Befunden bei der Laparotomie deutlich überlegen.

Für die Therapie der *Milzruptur* hat sich ein konservatives Vorgehen durchgesetzt, seit King und Schumacher (1955) auf die Infektanfälligkeit von Kindern nach Splenektomie aufmerksam gemacht haben. Insbesondere bei Patienten unter 4 Jahren und im Abstand von 2–8 Jahren nach der Splenektomie besteht eine 60–200mal größere Anfälligkeit für Pneumokokken, Influenza, Meningitis- und Colibakterien. Grosfeld und Ranochak (1976) berichten dabei über eine Mortalität von 35%. Die Ursache hierfür soll nach Constantoupoules und Mitarb. (1972) in einer insuffizienten Phagocytosefähigkeit sowie einem reduzierten IGM und einem Properdin-Mangel begründet sein. Auf der anderen Seite gibt es jedoch große Statistiken (Eraklis und Filler, 1972), bei denen die Häufigkeit von Spättodesfällen nach Splenektomie nur mit 0,9% unter 1413 Fällen angegeben wird. Nach Singer liegt sie bei 1,5% unter 688 Kindern (Singer, 1973).

Um eine postoperative Spätsepsis zu vermeiden, wurden bereits 1964 organerhaltende Maßnahmen, insbesondere die Naht empfohlen (Upadhyaya et al., 1968; Mishalny, 1974; Forster und Prey, 1940). Ob die Replantation von Milzgewebe nach Splenektomie ausreicht, um die Immundefizienz zu verhindern, ist z.Zt. noch fraglich, zumal Balfanz und

Mitarb. (1976) zeigen konnten, daß eine erhaltene aberrierende Milz nach Splenektomie eine Pneumokokkensepsis nicht verhindern kann.

Erfahrungen über die Behandlung von *Lebertraumen* im Kindesalter liegen besonders von Kaufman und Burrington (1971) sowie von Stone und Ansley (1977) vor. Die Autoren berichteten über 40 bzw. 203 Kinder mit Lebertrauma. Die Behandlung entspricht der des Erwachsenen, wobei die rekonstruierende Chirurgie gegenüber Resektionen den Vorrang hat. Ob Drainagen der ableitenden Gallenwege im Kindesalter vorgenommen werden sollten, ist umstritten. Kaufman und Burrington halten die Gallenwegsdrainage für zu gefährlich. Zu ähnlichen Ergebnissen kommen auch Faris und Dudley (1973) sowie Bowen und Fleming (1973). Die Autoren meinen, daß Gallenwegsdrainagen zu gastro-intestinalen Blutungen prädisponieren sowie den Druck im Gallenwegssystem nicht senken können. Bei einer vergleichenden Studie kam es bei 7 von 22 Patienten mit Gallenwegsdrainagen zu gastro-intestinalen Blutungen gegenüber einem von 54 Patienten ohne Drainage. Im gleichen Sinne spricht die einzige prospektive randomisierte Studie von Lucas und Walt (1970). Wir selbst legen nach Gallenwegsverletzung ein Drain ein. Die Mortalität nach Lebertraumen variiert dem unterschiedlichen Krankengut entsprechend. Übereinstimmend wird jedoch berichtet, daß die Mortalität nach penetrierenden Traumen niedriger ist als nach stumpfen Bauchtraumen. So lag die Mortalität bei 203 Kindern von Stone und Ansley (1977) nach penetrierenden Traumen bei 3,4%, nach stumpfen Bauchtraumen bei 19%. Die Ursache hierfür liegt darin begründet, daß beim stumpfen Bauchtrauma häufig mehrere Organsysteme mitverletzt werden. Auf der anderen Seite kann jedoch auch die gezielte chirurgische Versorgung penetrierender Verletzungen gegenüber der häufig konservativen Haltung beim stumpfen Bauchtrauma eine Rolle spielen. Schwerste Zertrümmerungen der Leber sind glücklicherweise selten. So wurden bisher nur wenige Fälle von Bilhämie oder Hämobilie im Kindesalter beschrieben (Sandblom, 1972). Die Therapie besteht in der Ligatur der entsprechenden Arterie. Nach Angaben von Canty und Aaron (1975) wird bei der selektiven Dearterialisation sogar die Ligatur der rechten Arteria hepatica distal der Arteria cystica in Fällen unstillbarer Leberblutungen im Kindesalter gut vertragen.

Die Verletzungen des Pankreas haben in unserem Krankengut stark zugenommen und betrugen 13,1% aller Verletzungen beim stumpfen Bauchtrauma. Bedeutend für die Pankreasverletzungen ist, daß die Leitsymptome Bauchschmerz, Erbrechen, Erhöhung der Urin- und Serumamylasewerte keineswegs immer bereits am 1. Tag nachzuweisen sind. So fand sich in einer Sammelstatistik von Turowski (1978) von 93 Pankreasverletzungen im Kindesalter, an der auch wir beteiligt waren, nur in 71% der Fälle am Unfalltag eine akute Bauchsymptomatik. In 18% der Fälle trat die Symptomatik erst nach 3 und mehr Tagen auf. Die Serumamylase war bei 70,4% der Kinder, die Urinamylase bei 80% am 1. Tag erhöht. In ca. 14% der Fälle konnte eine erhöhte Serumamylase jedoch erst nach dem 4. Tage nachgewiesen werden. Die Urinamylase erwies sich dabei als deutlich sicheres Zeichen. Die Unsicherheit der Enzymbestimmung beruht einerseits darauf, daß die Enzyme auch direkt von der peritonealen Oberfläche nach Darmperforationen oder nach Verletzungen, die zu einem erhöhten intraduodenalen Druck führen wie Darmwandhämatome, resorbiert werden können. Auf der anderen Seite kann der Prozeß abgekapselt sein, so daß trotz Pankreasverletzung die Enzyme nicht in die Blutbahn gelangen. Aus diesem Grunde wird von Moretz und Mitarb. (1975) die Bedeutung der Enzymbestimmung stark eingeschränkt. Die Bestimmung der Amylasewerte gewinnt jedoch an Bedeutung, wenn sich postoperativ eine Pseudocyste entwickelt. Dies ist in etwa 26% (Othersen, 1968) bis 50% (Daum und Mitarb., 1972) der Kinder der Fall. Die Cyste entsteht dabei nach Turoski (1978) in 41,2%

der Patienten in einem Abstand von bis zu 2 Monaten nach dem Unfall, bei 11,8% im Abstand bis zu 4 Monaten und nur in 2,9% der Kinder in einem Abstand von bis zu 2 Jahren. Ein Absinken der zuvor erhöhten Serum- und Urinamylasewerte deutet dabei auf eine Stabilisierung des Prozesses mit Ausbildung einer kräftigen anatomosefähigen Cystenwand hin. Die Therapie der Wahl besteht in einer Cystojejunostomie in eine ausgeschaltete Dünndarmschlinge. Eine Gastro-Cystotomie sollte heute nicht mehr durchgeführt werden. Die Frequenz der Pseudocystenbildung kindlicher Pankreasverletzungen hängt unter anderem auch von der Therapie ab. Turowski (1978) fand bei 43 primär operierten Pankreasverletzungen bei 10 Kindern (23%) eine Pseudocystenbildung. Hingegen kam es bei 37 Kindern, deren Pankreasverletzung konservativ behandelt wurde, in 24 Fällen (65%) zur Ausbildung einer Pseudocyste. Hieraus ergibt sich die Notwendigkeit einer frühen operativen Intervention bei Verdacht auf Pankreasverletzungen mit Entfernung nekrotischen Gewebes, Rekonstruktion des Pankreasorganes und ausgiebiger Drainage (Hecker et al., 1980). Die Mortalität nach Pankreasverletzungen im Kindesalter ist gering. Wir selbst hatten keinen Todesfall zu beklagen. Graham und Mitarb. (1978) berichteten über eine Mortalität von 7,8% bei 448 Patienten.

Zusammenfassung

Im Zeitraum von 1945 bis 1967 wurden 462 Patienten mit einem stumpfen Bauchtrauma beobachtet. Im Zeitraum 1968 bis 1980 waren es 122. Dabei nahm die Frequenz der Pankreasverletzungen sowie der Milzverletzungen deutlich zu. Hauptursache für die Abdominalverletzungen sind mit 60% die Verkehrsunfälle, die in den letzten Jahren drastisch zugenommen haben.

Die Letalität der Organverletzungen schwankt entsprechend dem unterschiedlichen Krankengut sehr stark. Im vorliegenden Patientengut liegt sie bei isolierter Milzverletzung bei 7,1%, bei isolierter Leberverletzung bei 20%. Sie erhöht sich bei kombinierten Traumen auf 33,3% bzw. 66,6%.

Das wichtigste Ziel der Therapie ist die Organerhaltung. Dies gilt in den letzten Jahren auch für Milzverletzungen. Dabei kann die entfernte Milz in Form kleiner Segmente replantiert werden. Inwieweit diese Fragmente jedoch immunologisch voll kompetent sind, kann zur Zeit noch nicht entschieden werden.

Bei Pankreasverletzungen empfiehlt sich ein frühzeitiges operatives Vorgehen, um den Prozentsatz der sich später ausbildenden Pseudocysten zu senken. Bei Lebertraumen sollte im Kindesalter keine Gallenwegsdrainage vorgenommen werden, da die Komplikationen bei den kleinen Verhältnissen überwiegen.

Literatur

Aigner K, Bauer M, Treuber J, Doborschke J (1980) Replantation von Milzgewebe nach traumatischen Läsionen. Vortrag auf der Tagung der Vereinigung Mittelrheinischer Chirurgen in Würzburg vom 2.10.–4.10.1980

Balfanz J R (1976) Overwhelming sepsis following splenectomy for trauma. J Pediatr 88: 458

Bertenstam R (1957) Accident cases in Stockholm in 1955. Sven läkartidu 54: 1950

Bowen J C, Fleming W H (1973) Upper gastrointestinal bleeding associated with biliary diversion after heptaic injury. Ann Surg 177: 402

Canty T G, Aaron W St (1975) Hepatic artery ligation for exsanguinating liver injuries in children. J Pediatr Surg 10: 693

Constantoupoules A, Najiar V A, Smith J W (1972) Tuftsin deficiency. A new syndrome with defective phagocytosis. J Pediatr 80: 564

Daum R, Hecker W Ch, Grözinger L (1972) Die stumpfe Pankreasverletzung im Kindesalter. Z. Kinderchir Suppl 11: 544

Eraklis A J, Filler R M (1972) Splenectomy in childhood. A review of 1 413 cases (AAP Survey). J Pediatr Surg 7: 382

Foris I B, Dudley H A F (1973) Closed liver injury: An assessment of prognostic factors. Brit J Surg 60: 227

Forster J M, Prey D (1940) Rupture of the spleen. Am J Surg 47: 487

Gaedeke R (1974) Ursachen, Oekologie, Prophylaxe, Statistik. In: Rehn J (Hrsg) Unfallverletzungen bei Kindern. Springer, Berlin Heidelberg New York

Graham J M, Pokorny W J, Mattox K L, Jordan G L (1978) Surgical management of acute pancreatic injuries in children. J Pediatr Surg 13: 693

Grosfeld J L, Ranochack J E (1976) Are hemi splenectomy and/or primary splenic repair feasible? J Pediatr Surg 11: 419

Hecker W Ch (1971) Intraabdominelle Organverletzungen bei stumpfen Bauchtraumen im Kindesalter. MMW 15: 562

Hecker W Ch, Kraeft H, Ströh M (1980) Paediatrisch bedeutsame kinderchirurgische Probleme des Pankreas. Mschr Kinderheilkd 128: 1

Hendren W H, Kim S H (1975) Trauma of the spleen and liver in children. Pediatric Clinics of North America 22: 349

Hood J M, Smyth B T (1974) Non penetrating intraabdominal injuries in children. J Pediatr Surg 9: 69

Kaufmann J M, Burrington J D (1971) Liver trauma in children. J Pediatr Surg 6: 586

Livaditis A, Sandberg G (1980) Splenic autotransplantation: An experimental Study 29: 148

Lucas C E, Walt A J (1970) Critical decisions in liver trauma. Arch Surg 101: 277

Mishalny H (1974) Repair of the ruptured spleen. J Pediatr Surg 9: 175

Moretz J A (1975) Significance of serum amylase level in evaluating pancreatic trauma. Am J Surg 130: 739

Othersen H B, Morre H, Boles F (1968) Traumatic pancreatitis and pseudocyst in childhood. J Trauma 8: 535

Powell R W (1976) Peritoneal lavage in children with blunt abdominal trauma. J Pediatr Surg 6: 973

Sandblom P H (1972) Hemobilia. Charles C. Thomas, Springield, Ill

Singer D B (1973) Postsplenectomy sepsis. In: Rosenberg H J, Bolande R P (Eds) Perspectives in Pediatric Pathology. Year book Medical Publishers Inc. Chicago 1: 285

Stone H H, Ansley J D (1977) Management of liver trauma in children. J Pediatr Surg 12: 3

Thal E R, Shires G T (1973) Peritoneal lavage in blunt abdominal trauma. Am J Surg 125: 64

Turowski Ch (1978) Die posttraumatische Pankreatitis im Kindesalter. Dissertation Berlin

Welch K J (1979) Abdominal injuries. In: Randolph J G (Ed) The injured child. Surgical management. Year book Medical Publishers, Chicago London

Upadhyaya P, Simpson J S (1968) Splenic trauma in children. Surg Gynecol Obstet 126: 781

Willital G H, Meier H (1977) Verkehrsunfälle im Kindesalter. Eine Analyse von 4 100 Fällen. MMW 119: 565

Verbessert die Autotransfusion die Prognose bei Bauchverletzungen?

G. Kieninger und W. Neugebauer, Tübingen

Die intraoperative Autotransfusion ermöglicht die Gewinnung und Wiederverwendung des patienteneigenen Blutes mittels eines technisch einfachen, ausgereiften und sicheren Verfahrens. Sie vermag einen entscheidenden Beitrag zur Rationalisierung und Optimierung des akuten Blutersatzes zu leisten. Unterdessen liegen zahlreiche tierexperimentelle Untersuchungen und klinische Erfahrungsberichte über die intraoperative Autotransfusion vor, die bei gegebener Indikation die Anwendung dieses Blutersatzverfahrens als klinische Routinemethode rechtfertigen.

Autotransfusionsgerät und Methodik

Wir führen die intraoperative Autotransfusion an unserer Klinik seit 1972 routinemäßig durch. Wir verwenden das Bentley-ATS-Gerät (Abb. 1), das aus einer Rollenpumpe und einem steril abgepackten Einmalset, d.h. einem 2000 ml fassenden Reservoir mit Zuflußschlauch, Sauger und zwei Abflußleitungen besteht. Das Zubehör läßt sich binnen weniger Minuten auf die Pumpe montieren, so daß das Gerät jederzeit sofort einsatzbereit ist. Die Handhabung des Gerätes ist denkbar einfach. Die Entleerung des Reservoirs erfolgt bei Blutungen geringeren Ausmaßes mittels der Schwerkraft, bei massiven Blutungen mit Überdruck, wobei die maximale Retransfusionsleistung 500–600 ml/min beträgt. Für die Anticoagulation des aufgefangenen Blutes verwenden wir bei allen traumabedingten Blutungen ACD-Lösung.

Indikationen und Kontraindikationen

Die häufigsten Indikationen für die intraoperative Autotransfusion sind Verletzungen der großen Körperhöhlen und des Retroperitonealraumes mit Ruptur der parenchymatösen Organe und Gefäßzerreißungen.

Eine absolute Kontraindikation stellt selbstverständlich die Kontamination des Blutes mit Dickdarminhalt dar. Eine relative Kontraindikation ist bei einer Verletzung des Magens oder Dünndarmes gegeben. Ist der Kontaminationsgrad gering und läßt sich die Verletzung rasch und zuverlässig verschließen, so kann das Blut im Notfall verwendet werden, d.h. wenn der Patient ohne Einsatz der Autotransfusion verbluten würde, weil Fremdblut nicht rechtzeitig beschafft werden kann. Eine Ruptur der Harnblase betrachten wir bei massiver Blutung demgegenüber nicht als Kontraindikation.

Ergebnisse

Wir überblicken unterdessen 324 intraoperative Autotransfusionen, wobei 131 mit einfachsten technischen Hilfsmitteln (Gewinnung des Blutes mit dem Schöpflöffel, Filtration

Hefte zur Unfallheilkunde, Heft 153
Zusammengestellt von J. Probst/A. Pannike

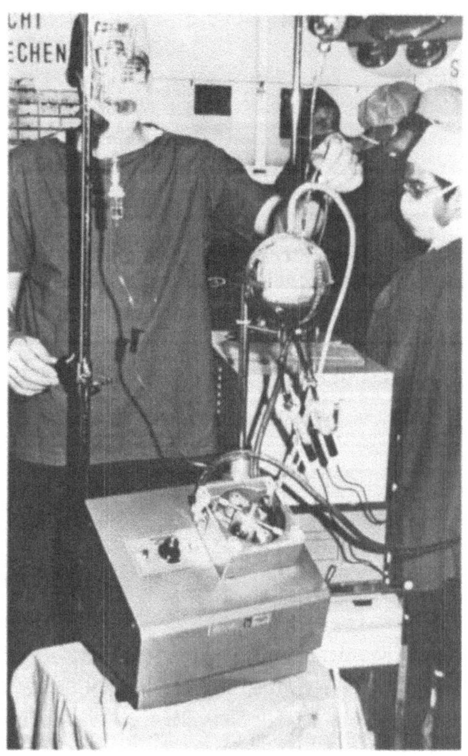

Abb. 1

durch Gazekompressen, Abfüllen in Transfusionsflaschen) an einem Hospital in Afrika bei rupturierter Extrauteringravidität durchgeführt wurden.

Seit 1972 haben wir in Tübingen 192 maschinelle Autotransfusionen nach dem eingangs geschilderten Verfahren vorgenommen. Die Gesamttransfusionsmenge beträgt 660 Liter, das durchschnittliche Transfusionsvolumen bei chirurgischen Patienten 2,6 Liter, das Maximum 20 Liter.

Bei traumatisch bedingten Blutungen haben wir die Autotransfusion 138mal eingesetzt (Tabelle 1), davon 125mal bei Abdominalverletzungen. Am häufigsten war die Indikation bei der Milz- und Leberruptur gegeben, des weiteren bei der Nierenruptur, beim Hämatothorax und bei Zerreißung der großen Gefäße. Bei 18 Patienten konnte auf die zusätzliche Fremdblutgabe verzichtet werden, vorwiegend bei isolierten Milz- und Nierenrupturen. Das größte Autotransfusionsvolumen, das in unserer Serie überlebt wurde, waren 15 Liter bei einer kombinierten Leber/Milzruptur, wobei zusätzlich 10 Liter Fremdblut transfundiert wurden. Nachweislich der intraoperativen Autotransfusion anzulastende schwerwiegende intra- und postoperative Komplikationen haben wir, abgesehen von einer tödlichen Luftembolie, nicht erlebt. Das Risiko von Gerinnungsstörungen ist bei Massivautotransfusion nicht größer als bei Fremdblutmassivtransfusion.

Tabelle 1. Intraoperative Autotransfusion (Chirurgische Universitätsklinik Tübingen)

Milzruptur	50
Leberruptur	39
Aortenaneurysma	27
Massive postoperative Blutung	21
Beckenvenenthrombose	16
Portocavaler/splenorenaler Shunt	16
Nierenruptur	14
Hämatothorax	13
Gefäßzerreißung	9
Beckenfraktur	6
Blasenruptur	4
Leberresektion	4
Aortenruptur	3
Nephrotomie	3
Sonstiges	12
Gesamtzahl der Patienten	193

Schlußfolgerungen

Welche Schlußfolgerungen lassen sich aus dem Dargelegten ziehen? Der entscheidende Vorteil der intraoperativen Autotransfusion ist die *sofortige Verfügbarkeit* des Blutes. Jede Blutung in die Körperhöhlen kann somit ohne Zeitverlust, d.h. ohne Warten auf gekreuztes Fremdblut, operativ angegangen werden. Wir sind damit zur kausalen Behandlung des hämorrhagischen Schocks zum frühestmöglichen Zeitpunkt in der Lage.

Der Operationsaufschub bei 10 unserer Patienten mit stumpfem Bauchtrauma führte zum Tod im irreversiblen Schock und in der Verbrauchscoagulopathie. Alle diese Patienten wurden uns von auswärtigen Krankenhäusern verlegt, da sie sich außerstande sahen, die vorhersehbaren schweren inneren Blutungen zu stillen, da keine ausreichende Menge an Blutkonserven verfügbar war.

Unseres Erachtens sollte deshalb die Möglichkeit zur intraoperativen Autotransfusion im Interesse des Patienten und eines zeitgerechten Blutersatzes an jeder chirurgischen Abteilung gegeben sein. Dies gilt insbesondere für Krankenhäuser, denen keine leistungsfähige Blutbank zur Verfügung steht. Bei Vorhandensein eines Autotransfusionsgerätes könnte wertvoller Zeitverlust durch Sekundärtransport zum größeren operativen Zentrum vermieden und damit die Prognose beim stumpfen Bauchtrauma verbessert werden.

Literatur

1 Hauer J M, Shub H A, Wolff W I (1977) The case for autotransfusion. Resident & Staff Physician 118: 17
2 Kern E, Klaue P, Homann P (1977) Die intraoperative maschinelle Autotransfusion bei Massivblutungen. Dtsch med Wschr 102: 188
3 Kieninger G, Junger H, Schmidt K (1976) Die Anwendung der intraoperativen Autotransfusion in der Gynäkologie und Chirurgie. Anaesthesist 25: 357

4 Klebanoff G, Watkins D (1968) A disposable autotransfusion unit. Amer J Surg 116: 475
5 Pathak U N, Stewart D B (1970) Autotransfusion in ruptured ectopic pregnancy. Lancet 1: 961

Diskussion

Schweiberer: Nach diesem letzten Vortrag von Kieninger sind wir am Ende unserer Zeit. Es bleibt uns leider keine Möglichkeit mehr, die sehr guten Vorträge, die wir heute gehört haben, noch zu diskutieren. Das Thema ist aber auch so groß und die Probleme, die sich daraus ergeben, sind so groß, daß wir es auch in einer ganzen Stunde nicht voll ausdiskutieren könnten.

Ich danke den Referenten für die sehr schöne Darbietung.

VII. Gelenksteifen, präventive und therapeutische Maßnahmen
(Vorsitz: F. Schlegel, Essen; A. Rüter, Ulm)

W. Düben, Präsident

Ich begrüße Sie herzlich zu unserem letzten Tagungstag und damit auch zum letzten Punkt unseres Tagungsprogramms. Ein besonderer Willkommensgruß gilt unserem Kollegen Herrn Professor Kuang Gongdao aus Kanton, der zwölf Jahre hier in Berlin praktisch tätig war.

Prophylaxe und Therapie von Gelenksteifen gehören zur Alltagsarbeit des Chirurgen und Orthopäden. Sie alle haben die Beispiele anatomisch gelungener Gelenkrekonstruktionen und schlechter Funktionen vor Augen, so daß beide Teile – Patient und Arzt – gleichermaßen von dem Ergebnis enttäuscht sind. Die mit diesem Problemkreis zusammenhängenden Fragen sollen uns heute am letzten Vormittag beschäftigen.

Ich darf den Vorsitz dazu an Herrn Rüter und Herrn Schlegel übergeben.

Zur operativen Mobilisation versteifter Kniegelenke

W. Blauth, Kiel

Arthrolysen nennen wir Behandlungsmethoden, die die Lösung von Gelenksperren zum Ziele haben und somit der Gelenkmobilisation dienen. Im *Gegensatz* zur *Arthroplastik* findet keine Resektion von Gelenkflächen statt.

Der entscheidende Vorzug der Arthrolyse liegt, wie M. Hackenbroch einmal formulierte, in der „Persistenz der physiologischen Druckaufnahmezonen".

Einen allen bekannte Form der Arthrolyse ist die *Gelenkmobilisation in Narkose,* das Brisement modéré, das bei rechtzeitiger Anwendung zu ausgezeichneten Ergebnissen führt. Auf diese Methode wollen wir allerdings nicht näher eingehen. Der Schwerpunkt des Referates soll nämlich der *operativen Arthrolyse* des Kniegelenkes gelten, einem Thema, das seit den grundlegenden Arbeiten von Payr vor mehr als 60 Jahren nichts an Faszination eingebüßt hat, und zwar nicht nur wegen der operativ-technischen Herausforderungen. Auch vor und nach einem Eingriff muß sehr vieles bedacht werden, von der Persönlichkeit des Kranken, den Bedingungen im Operationsgebiet und den Risiken bis hin zu dem Wie, Wo und in welcher Reihenfolge vorgegangen werden soll. Selbsteinschätzung und Erfahrungen spielen dabei eine so wichtige Rolle wie Engagement, Fingerspitzengefühl und Urteilskraft in der oft schwierigen postoperativen Behandlungsphase.

Hefte zur Unfallheilkunde, Heft 153
Zusammengestellt von J. Probst/A. Pannike

Schon ein einziger Punkt, den wir nicht genügend beachten oder falsch einschätzen, kann uns um den Erfolg bringen.

Ätiologie und pathologische Anatomie

Zunächst wollen wir Ursachen und pathologisch-anatomische Veränderungen am Beispiel der weitaus am häufigsten vorkommenden Strecksteifen des Kniegelenkes betrachten:

Ätiologisch unterscheiden wir *angeborene* und *erworbene Formen.*

Die sehr seltenen *angeborenen* Sperren möchte ich nur der Vollständigkeit halber erwähnen: Sie liegen meistens doppelseitig vor und zeichnen sich dadurch aus, daß die Quadricepssehne als derber, unnachgiebiger Strang weit nach proximal in die Muskulatur hineinzieht und jedem Redressement widersteht. Mit einer Sehnenverlängerung und Reinsertion der Muskulatur lassen sich schon im Kindesalter gute Ergebnisse erzielen.

Meistens haben wir es aber mit *erworbenen,* vor allem *posttraumatischen* Formen zu tun. Bei Frakturen des Femurschaftes kommt es z.B. zu Schädigungen der Quadricepsmuskulatur mit nachfolgenden Weichteilverklebungen an der Frakturstelle. Aber auch Verletzungen der Oberschenkelmuskulatur allein ohne Beteiligung des Knochens führen zu Bewegungseinschränkungen, weil die Muskeln am Knochen oder untereinander und in sich verwachsen. Verzögert heilende Frakturen sollen von besonderer pathogenetischer Bedeutung sein (Charnley, 1957).

In die Gruppe der posttraumatischen Gelenksteifen lassen sich auch die Kontrakturen nach operativen Eingriffen, nach Verbrennungen, Röntgenbestrahlungen, Myositis ossificans, intramusculären Injektionen oder allzu langen Immobilisationen im Gipsverband (sog. Ruhesteifen) einordnen.

Eine zweite große Gruppe bilden Gelenksteifen nach *entzündlichen* Prozessen, z.B. eitriger Arthritis, Osteitis oder Osteomyelitis sowie rheumatischer Arthritis.

In einer dritten Gruppe fassen wir die *dystrophischen* Gelenksteifen zusammen, die sich meistens aus Begleitdystrophien entwickeln; sie beeinträchtigen die Gelenkfunktionen erheblich und verdienen deshalb vor allem in therapeutischer Hinsicht besondere Beachtung (Blauth, 1961).

Schließlich wären in einer vierten Gruppe *seltene* Formen, z.B. bei Knochen- und Weichteiltumoren, zu nennen, auf die wir hier aber nicht eingehen wollen.

Welches *pathologisch-anatomische Substrat* liegt nun den hier ausschließlich interessierenden Formen der Gruppen 1–3 zugrunde?

Zunächst dürfen wir davon ausgehen, daß immer *mehrere* Gewebsstrukturen *gleichzeitig* betroffen sind:

Muskulatur, Fascien, Tractus iliotibialis, Gelenkkapsel und Bandapparate weisen *Atrophien, Verklebungen* und *Vernarbungen* auf. Dicke Kapselschwielen sind keine Seltenheit; sie können das Gelenk regelrecht einmauern und es zusammen mit der *geschrumpften Haut* und *Subcutis* wie eine starre Hülle umklammern (Blauth, 1970; Blauth u. Hepp, 1978; Blohmke, 1949; Fischer, 1949; Hackenbroch, 1951, 1960; Helfet, 1974; Kortzeborn, 1925; Lange, M., 1951; Payr, 1917, 1934; Smillie, 1970; u.a.).

Auch den *Führungsbändern der Kniescheibe* kommt Bedeutung zu: Die femoropatellaren Bandzüge sind normalerweise bei gebeugtem Gelenk gespannt, bei gestrecktem entspannt. Retrahieren sie sich z.B. während einer längeren Immobilisation in Streckstellung, kann das Gelenk nicht mehr genügend gebeugt werden (Ramadier u. Lacheretz, 1953).

Der *Gelenkraum* kann verödet oder durch bindegewebige Septen unterteilt sein. Verklebungen der Membrana synovialis finden sich mit Vorliebe im oberen Recessus, treten aber auch retropatellar, in der Fossa intercondylica, in den Seitenbandnischen, um den Hoffaschen Fettkörper und die Menisceen auf. Die *knorpeligen Gelenkflächen* können dünn, glanzlos, von Pannus überzogen und usuriert sein. Gelegentlich trifft man auf Gelenkstufen, abgesprengte Knochenfragmente, eingezogene Hautnarben, Callusformationen oder myositische Verkalkungen, die für die Gelenksperren verantwortlich sind.

Klinische Untersuchungen, Arthrographie

Gründliche klinische und röntgenologische Untersuchungen weisen uns auf den Ort und die Ausdehnung der Hindernisse hin: Wir finden hier z.B. *Druckdolenzen* oder umschriebene *Spannungsgefühle* bei passiven Bewegungsversuchen. Wir erinnern auch an die verschiedenen Qualitäten des sog. Bewegungsanschlages: Ein harter Anschlag spricht eher für intraarticuläre Verwachsungen, ein weicher, federnder eher für musculäre Kontrakturen. Typisch für Verklebungen zwischen Menisceen, Hoffaschem Fettkörper und den Gelenkflächen ist der *Verlust* der Unterschenkelrotation. Es können dann nur noch Scharnierbewegungen ausgeführt werden (Helfet).

Im zugehörigen arthrographischen Bild kann man sockelförmig „eingezogene" Menisceen und einen fest auf Femur- und Tibiagelenkflächen „aufsitzenden" Hoffaschen Fettkörper erkennen (Abb. 1).

Die *Arthrographie* liefert überhaupt sehr wertvolle Hinweise und entscheidet mit darüber, welche operative Technik angezeigt ist.

Wir erinnern z.B. an Füllungsdefekte im medialen oder lateralen Gelenkraum, die von einem medialen oder lateralen Parapatellarschnitt aus am besten zu erreichen sind (Abb. 2).

Operative Voraussetzungen und Indikationen

Vorweg sollten wir uns an einen Satz des Altmeisters Payr erinnern, der einmal lapidar festgestellt hat: „Das Geheimnis des Erfolges liegt in der richtigen Auswahl der Fälle".
Die wichtigsten *Voraussetzungen* sind:

1. Der Patient sollte die Operation *wünschen* und *nicht* zu ihr *gedrängt* werden! Unkomplizierte, energische Naturen im jugendlichen und mittleren Lebensalter eignen sich am besten. Große *Zurückhaltung* ist bei wehleidigen oder in Rentenbegehren verwickelte Kranken angebracht.
2. Die Oberschenkelmuskulatur sollte erholungsfähig sein. Größere Muskeldefekte und ausgedehnte Fibrosen stellen Kontraindikationen dar.
3. Das Gelenk sollte reizlos sein, einen gut erhaltenen Bandapparat und möglichst glatte Gelenkflächen aufweisen.
4. Schließlich sollte weder eine floride Dystrophie noch eine Infektion bestehen. Entzündliche Veränderungen im Operationsgebiet sollten mindestens 6–9 Monate abgeklungen sein.

So kann die *Indikation* zur Arthrolyse in einem Satz zusammengefaßt werden: Eine Gelenksteife sollte längere Zeit bestanden haben, funktionell stören und konservativ nicht mehr zu beeinflussen sein.

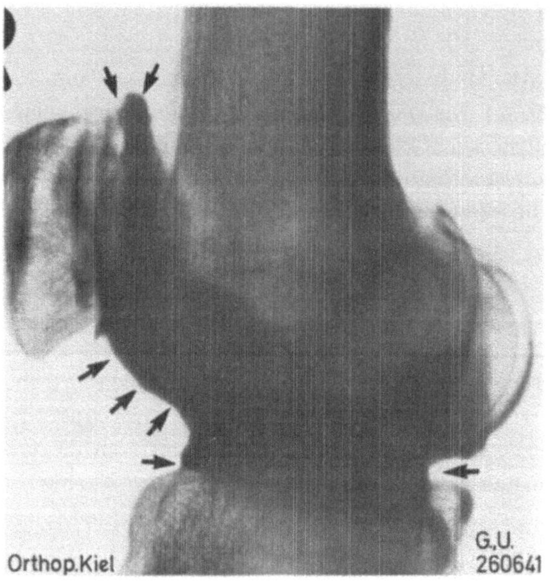

Abb. 1. Arthrographisches Bild einer Kniegelenkstrecksteife. „Sockelförmige" Einziehung der Meniscen. Der Hoffasche Fettkörper „sitzt" auf den Femurcondylen; der Recessus suprapatellaris ist verödet

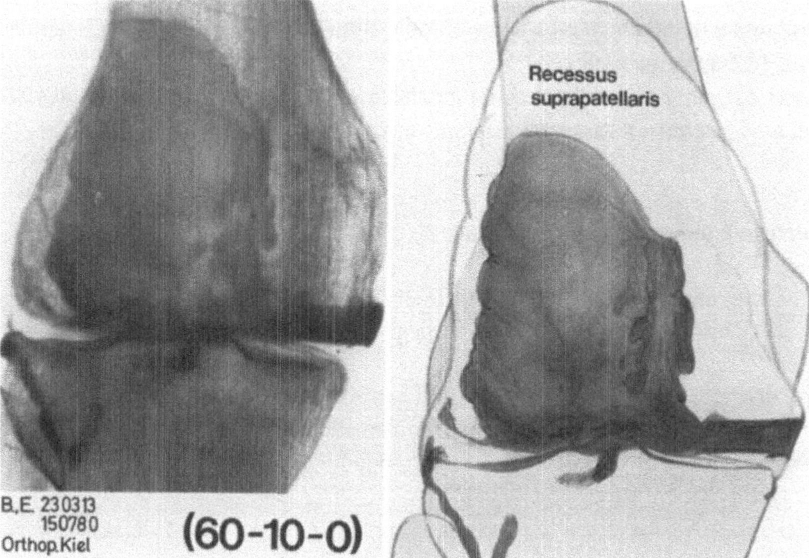

Abb. 2. Strecksteife nach Patellektomie: Die Arthrographie zeigt, daß vor allem der mediale vordere Gelenkraum und der Recessus suprapatellaris verklebt sind. Im schematischen Bild rechts kann man die Füllungsdefekte noch besser erkennen

Operative Strategie und Methoden

Mit dem Entschluß zur Operation müssen wir uns fragen: Wo liegen die Haupthindernisse? Welchen Zugang wählen wir? In welcher Reihenfolge gehen wir vor?

Allen Überlegungen liegt die Absicht zugrunde, die Strecksehne nur ausnahmsweise zu verlängern, um nicht die frühe funktionelle Behandlung aufs Spiel zu setzen. Im übrigen entscheiden wir uns, je nach Ausgangsbefund, für eines von *vier* möglichen *Behandlungsverfahren.*

Intraarticuläre Arthrolyse

Am häufigsten ist eine *intraarticuläre Arthrolyse* erforderlich. Sie ist *angezeigt,* wenn eine Strecksteife z.B. nach einer Patellafraktur oder Gelenkoperation entstanden ist und intraarticuläre Verwachsungen das Haupthindernis darstellen. Wir öffnen das Gelenk von einem Parapatellarschnitt, excidieren schrittweise die Bindegewebsstränge und entfernen die Pannusbeläge. Verklebungen an den Seitenflächen der Femurcondylen, der Meniscusbasis und um den Hoffaschen Fettkörper herum müssen gelöst werden. Manchmal läßt sich der Recessus suprapatellaris leicht mit einem Finger entfalten, manchmal ist er so stark vernarbt, daß er excidiert werden muß (Abb. 3).

Wie ist man aber enttäuscht, wenn die Excision der vernarbten Gewebe und die anschließende manuelle Mobilisation des Gelenkes nichts oder nur wenig zur Verbesserung

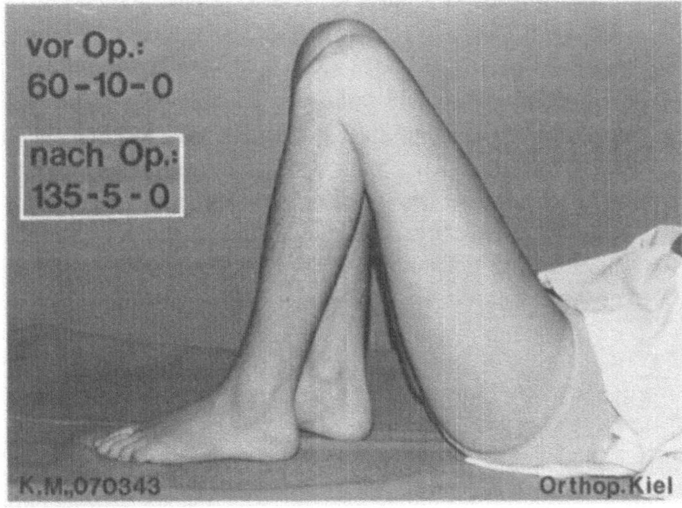

Abb. 3. Ergebnis einer intraarticulären Arthrolyse nach dystrophischer Strecksteife. Die Patientin wurde überwiesen, weil es nach einem operativen Eingriff wegen einer Osteochondrosis dissecans zur Sudeckschen Dystrophie mit Kontraktur gekommen war (Beugung/Streckung vor der Operation 60–10–0). Bei der intraarticulären Arthrolyse mußte der Recessus suprapatellaris reseziert werden. Die Kniegelenkbeweglichkeit konnte bis auf ein leichtes Streckdefizit von 5^{0} und eine geringe Einschränkung der Beugefähigkeit nahezu vollständig wiederhergestellt werden. Zustand 6 Monate nach der Entlassung

der Beweglichkeit beigetragen haben. Wir überprüfen dann ggf. von einem zweiten Parapatellarschnitt aus den gegenüberliegenden Gelenkraum, durchtrennen dabei verkürzte Kniescheibenbänder und versuchen erneut das Gelenk zu mobilisieren. Kommt man immer noch nicht voran, wird extraarticulär weiteroperiert. Oft genügt es, die distalen Anteile des M. vastus medialis und lateralis zu desinserieren (Abb. 4a, b).

Wer eine Arthrolyse vornimmt, sollte nicht auf halbem Wege stehenbleiben! Zuviel Ehrgeiz und ungeduldiges Temperament können aber auch schaden. Lieber 20° weniger Beugung, als mit Rupturen des Streckapparates das mühsam Erreichte aufs Spiel setzen!

Extraarticuläre Arthrolyse

Die *extraarticulären Arthrolysen* sind Gelenksteifen vorbehalten, deren Ursachen außerhalb des Gelenkes liegen, wie z.B. bei Verlötungen und Vernarbungen der Vastusmuskulatur nach Oberschenkelfrakturen, Verlängerungsosteotomien oder entzündlichen Prozessen.

Je nach Lokalisation und Schwere der Veränderungen sind *drei Wege* möglich:

– Die *Excision* eines auf dem Schaft verklebten *M. vastus intermedius* nach der Technik von Thompson (1944). Der M. rectus femoris und die Strecksehne bleiben dabei erhalten, so daß eine frühzeitige Bewegungstherapie möglich ist. – Im deutschen Schrifttum hat A.W. Fischer 1949 die gleiche Methode beschrieben und darauf hingewiesen, daß das Gelenk nach der Excision „langsam und mit wippender elastischer Kraft" gebeugt werden muß, wobei nach und nach noch „hindernde Faserbündel" der Muskulatur zu durchtrennen sind.
– Die *Desinsertion* des *M. vastus lateralis* und *intermedius,* in schweren Fällen auch des *M. vastus medialis* (Judet, R. u. J. u. Mitarb., 1959). Dieses Verfahren wird auch dann angewandt, wenn z.B. Kniestreckstreifen nach intertrochanteren Osteotomien oder anderen Operationen mit lateralem Zugang entstanden sind. Die Muskulatur wird vom Septum intermusculare laterale sowie vom Femurschaft abpräpariert. Wir glätten die Femurdiaphyse, wenn die Knochenoberfläche durch Callusauflagerungen o.ä. unregelmäßig ist und schließen auch diesen Eingriff mit einer manuellen Mobilisation ab.
– Eine *dritte Behandlungsmöglichkeit* ist die *Verlängerung* der Quadricepssehne. Die Sehne braucht nur bei starken Schrumpfungskontrakturen, wie z.B. nach abgelaufenen Dystrophien verlängert zu werden. Die Tenotomie nehmen wir Z-förmig in der Frontalebene vor. Auch eine V-förmige Verlängerung ist möglich.

„Kombinierte" Arthrolyse

Die *„kombinierten" Arthrolysen* sind immer sehr aufwendige Eingriffe zur Behandlung hochgradiger Lötsteifen. Sie setzen sich aus intra- und extraarticulären Techniken zusammen. Umfangreiche Desinsertionen des Vastus lateralis bis zum coxalen Femurende und Arthrotomien mit Durchtrennung der medialen und lateralen Kniescheibenbänder sowie Ausräumung der Recessus sind nicht ungewöhnlich. Als Beispiele mögen schwere Strecksteifen nach Verlängerungsosteotomien oder verzögert heilende subtrochantere Frakturen dienen. Je länger solche Kontrakturen bestehen, desto eher ist eine „kombinierte" Arthrolyse angezeigt, um zum Erfolg zu kommen.

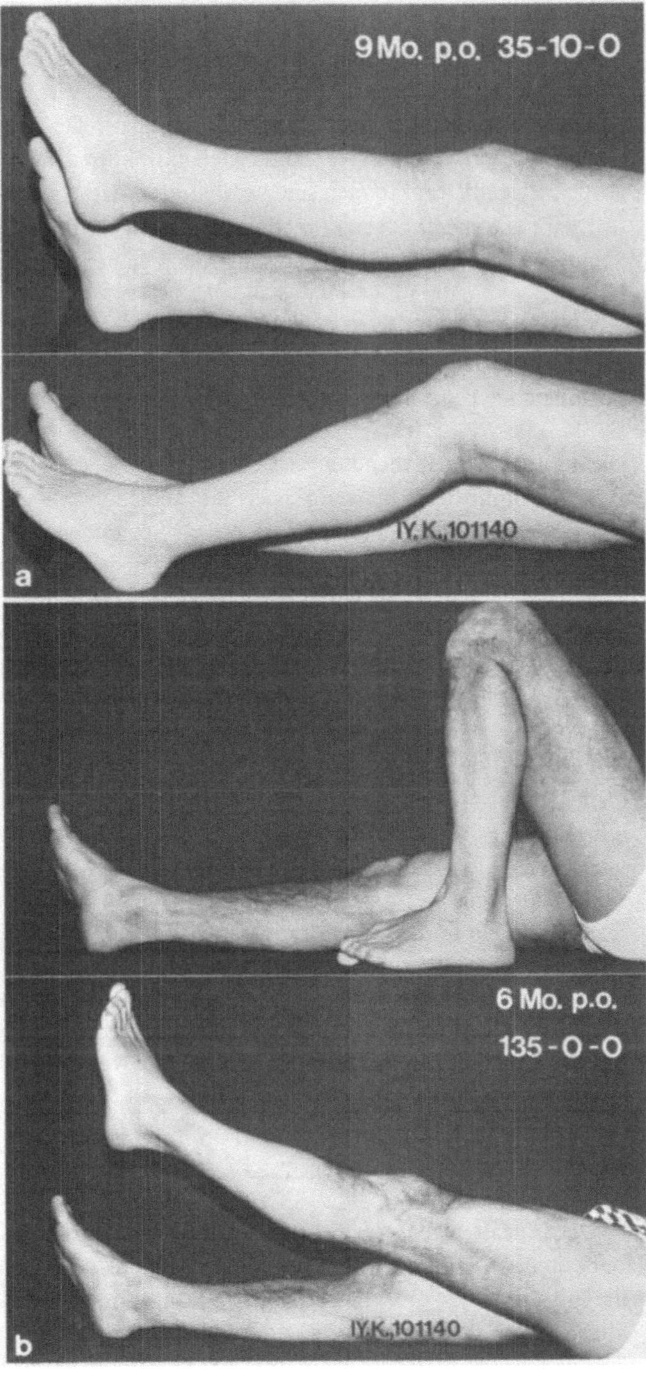

Abb. 4. a YK., K., geb. 10.11.1940. Ausgangsbefund vor einer intra- und extraarticulären Arthrolyse. Dem Patienten mußte auswärtig nach Patellafraktur ein Teil der Kniescheibe entfernt werden. Bei der Untersuchung bestand ein harter Bewegungsanschlag. 9 Monate nach der partiellen Patellektomie Beweglichkeit im Gelenk 35–10–0. **b** Derselbe Patient nach intra- und extraarticulärer Arthrolyse 6 Monate nach der Operation

„Erweiterte" Arthrolyse

Wir möchten noch kurz auf Methoden hinweisen, die streng genommen über den Rahmen reiner Arthrolysen hinausgehen und deshalb *„erweiterte" Arthrolysen* genannt werden können. Es handelt sich um Arthrolysen mit „partieller Arthroplastik", wie z.B. bei Gelenksteifen infolge fehlerhaft verheilter Gelenkfrakturen (Abb. 5a–c). Auch Arthrolysen mit gleichzeitigen Patellektomien sind „erweiterte" Arthrolysen.

Damit soll dieses Thema im Grenzgebiet zur Arthroplastik abgeschlossen werden. Zum Schluß wollen wir noch kurz auf die Prinzipien der operativen Behandlung sowie die Komplikationen und unsere Ergebnisse hinweisen.

Postoperative Behandlung

Die postoperative Behandlung ist so wichtig wie die Operation selbst: Das Gelenk wird zunächst in mittlerer Beugung fixiert und sobald wie möglich mehrmals täglich umgelagert. Die Gelenkposition richtet sich nach dem Spannungszustand der Haut sowie der Muskel- und Kapselnähte und muß individuell entschieden werden. Die Haut auf der Vorderseite des Gelenkes und in der Wundumgebung wird regelmäßig und sorgfältig überprüft, um drohende Durchblutungsstörungen rechtzeitig erkennen und durch Verringerung der Beugung beseitigen zu können (die Wunde kleben wir lediglich mit einem schmalen Mullstreifen zu). Mehrmals täglich lassen wir die Muskulatur isometrisch üben. Der Patient darf sein Gelenk schon nach wenigen Tagen auf der Frankfurter Schiene bewegen. Eisumschläge werden in den ersten 1–2·Wochen nach der Operation als angenehm empfunden. Mit Analgetica darf nicht gespart werden! Gegen Ende der 2. Woche drohen erneute intraarticuläre Verklebungen. Eine Narkosemobilisation kann erforderlich werden, wenn die Gelenkbeweglichkeit „stehenbleibt" (Tabelle 1). Wir sind Anhänger der möglichst frühen Narkosemobilisation. Neuerdings versuchen wir die bei anderen Indaktionen empfohlene Katheter-Periduralanästhesie in der postoperativen Behandlung arthrolysierter Kniegelenke anzuwenden. Unsere ersten Erfahrungen sprechen dafür, daß uns mit dieser Methode eine sehr wertvolle Hilfe in der Behandlung schwieriger Patienten zur Verfügung steht. Die Periduralanästhesie mit einem Katheter kann über viele Tage dosiert eingesetzt werden und wird die bisher gebräuchliche Narkosemobilisation wohl weiter einschränken[1].

Komplikationen

Peroperativ ist vor allem die Ruptur des Streckapparates bei zu forcierter manueller Mobilisation zu nennen. Wir haben diese Komplikation einmal bei einer Patientin erlebt, die mit einer dystrophischen Wackelsteife nach in Fehlstellung verheilter Patellafraktur zu uns kam. Wir wollten die Kniescheibe zunächst erhalten, um das Gelenk früh mobilisieren zu können. Ob dieses Konzept zum Erfolg geführt hätte, bleibt fraglich; denn die beiden Fragmente wiesen erhebliche Fehlstellungen auf. Später sollte dann die Kniescheibe entfernt

---

1 Herrn Professor Dr. J. Wawersik, Direktor der Abteilung für Anästhesiologie an der Universität Kiel, danken wir sehr herzlich für seine Unterstützung

werden. Während der Operation kam es bei der manuellen Mobilisation über einen Beugewinkel von 120° hinaus, also im Bereich der noch fehlenden 10–20° Beweglichkeit, zur Ruptur, so daß wir sofort die Kniescheibe entfernten. Es stellten sich trotz frühzeitiger Übungsbehandlung Verklebungen im Operationsgebiet ein. Bisher wurde lediglich eine 45gradige Beugefähigkeit erzielt. Eine erneute Arthrolyse ist geplant.

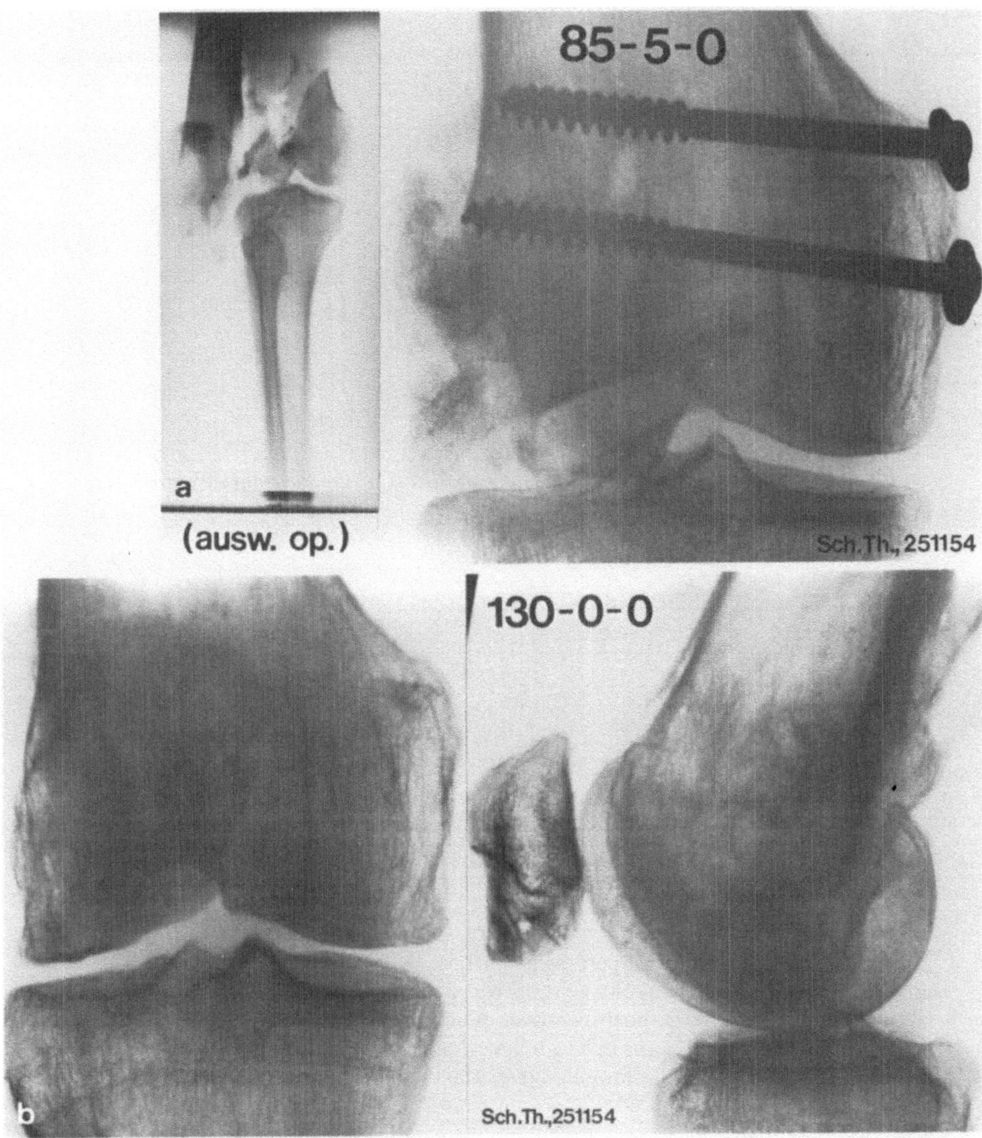

Abb. 5. a Sch., Th., geb. 25.11.1954. Ergebnis einer operativ behandelten Trümmerfraktur am distalen Femurende. Der laterale Femurcondylus wurde nicht optimal rekonstruiert. Es kam zur Gelenkinstabilität und Strecksteife. Ein größeres laterales Condylenfragment war pseudarthrotisch verheilt. **b** 4 Jahre nach Rekonstruktion und Arthrolyse („erweiterte" Arthrolyse). Beugung/Streckung: 130–0–0

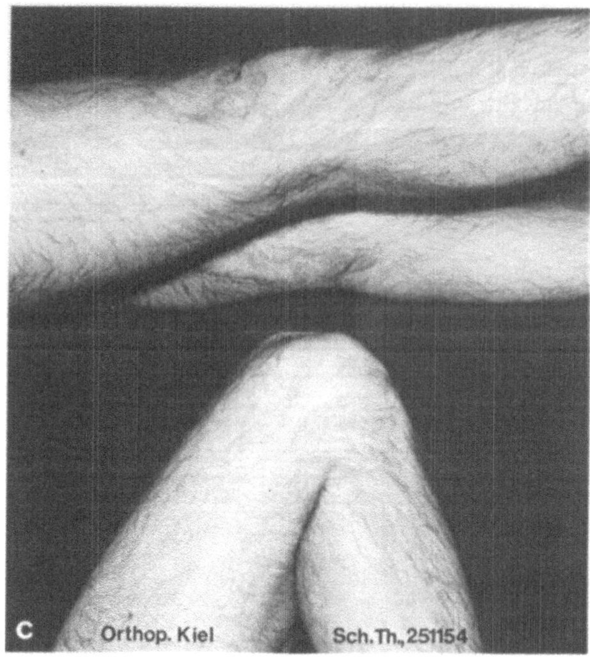

Abb. 5. c Derselbe Patient. Funktionelles Ergebnis 4 Jahre nach dem Eingriff

Tabelle 1. Postop. Mobilisation i.N. (Arthrolysen Knie; n = 39)

In der 1. Woche	1
In der 2. Woche	2
In der 3. Woche	3
In der 4.–6. Woche	5
In der 7.–10. Woche	4
Später	1
Insgesamt	16 (bei 12 Pat.)

Zusammenstellung der postoperativen Narkosemobilisationen. Aus der Tabelle geht hervor, daß mehr Patienten nach der 3. postoperativen Woche mobilisiert worden sind. Inzwischen nehmen wir die Mobilisation möglichst schon in der 2. und 3. postoperativen Woche vor

Die wichtigsten *postoperativen Komplikationen* sind, sehen wir einmal von Hämatomen oder Reizzuständen mit vorübergehenden Gelenkergüssen ab, Ischämien der Haut auf der Vorderseite des Kniegelenkes bis zu Hautnekrosen, Infektionen oder, wie erwähnt, Rupturen des Streckapparates bei der Gelenkmobilisation (Tabelle 2). Wir haben eine vorübergehende Ischämie der streckseitigen Haut erlebt, und zwar bei einer 63jährigen Patientin. Die Durchblutungsstörung konnte noch rechtzeitig durch Verringerung der Kniebeugung beseitigt werden. Wir erreichten ein sehr gutes funktionelles Resultat. Bei zu großzügiger Verlängerung der Quadricepssehne oder musculären Insuffizienzen infolge mangelhafter krankengymnastischer Behandlung können Streckdefizite entstehen.

Die meisten Komplikationen lassen sich vermeiden, wenn sorgfältig, konsequent und einfühlsam vorgegangen wird.

Ergebnisse

Wir können über 39 Arthrolysen berichten, überwiegend bei posttraumatischen Gelenksteifen, wie aus der Tabelle 3 zu ersehen ist. Es handelt sich um 22 männliche und 17 weibliche Patienten mit einem Durchschnittsalter von 38,6 Jahren. Der jüngste Patient war 6 Jahre, der älteste 77 Jahre alt.

In der Abb. 6 sind die wichtigsten Behandlungsergebnisse zusammengefaßt:

Tabelle 2. Postop. Komplikationen (Arthrolyse Knie; n = 39)

Hämatome, Serome	4
Hautischämien (passager)	1
Hautnekrosen	0
Infektionen	0
Rupturen	0

Tabelle 3. Ätiologie (Arthrolysen Knie; n = 39)

I	Trauma	n = 30
II	Entzündung	n = 2
III	Sudeck	n = 2
IV	Sonstige	n = 5
Insgesamt		n = 39

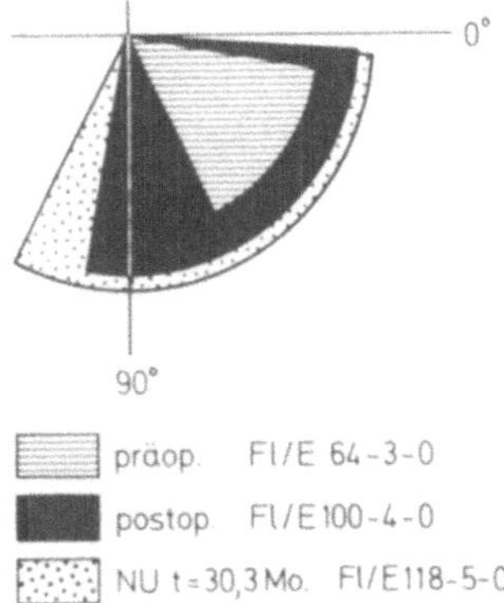

Abb. 6. Ergebnisse: Arthrolysen Knie (n = 39)

Der innere Sektor kennzeichnet die durchschnittliche aktive Gelenkbeweglichkeit vor der Arthrolyse. Der nächst größere Sektor gibt die durchschnittliche Beuge- und Streckfähigkeit bei Entlassung der Patienten aus der stationären Behandlung wieder. Der größte, äußere Sektor entspricht dem durchschnittlichen Bewegungsbefund, den wir bei den Nachuntersuchungen nach durchschnittlich etwas mehr als 30 Monaten erheben konnten. Nach Abschluß der stationären Behandlung war es also zu einer weiteren und deutlichen Besserung gekommen, eine Beobachtung, auf die auch Blohmke hingewiesen hat. Der mittlere, relative Bewegungszuwachs – er setzt sich aus dem Quotienten von absolutem und möglichem Gewinn zusammen – betrug bei der Entlassung der Patienten 51%, bei der Nachuntersuchung 72%. Durchschnittlich wiesen die Gelenke eine Beweglichkeit im Sinne der Beugung und Streckung (Neutral-Null-Methode) vor der Operation von 64–9–0 Grad, nach der Operation von 100–4–0 Grad, und bei der Nachuntersuchung von 118–5–0 Grad auf. Wir werteten eine postoperative Beweglichkeit von mindestens 125–10–0 Grad als

Tabelle 4. Ergebnisse (Arthrolysen Knie)

Bewertung:	
Sehr gut mind. 125–10–0	12
Gut mind. 100–15–0	14
Befriedigend mind. 90–0–0	2
Schlecht Beugung < 90	2

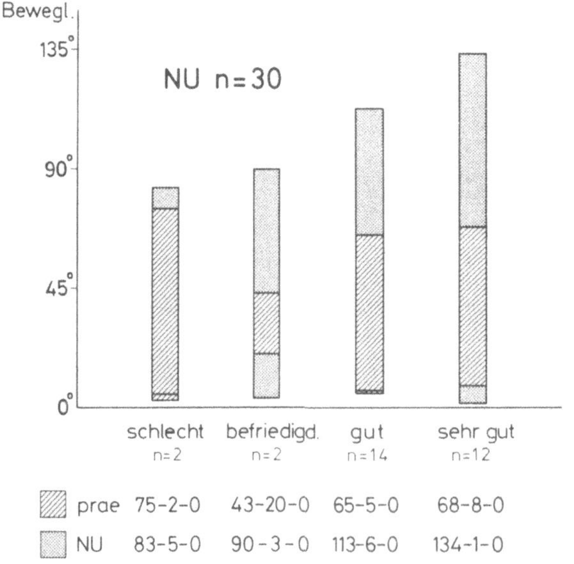

Abb. 7. Ergebnisse: Arthrolysen Knie

sehr gutes Ergebnis, von mindestens 100–15–0 Grad als gutes Ergebnis, von mindestens 90–0–0 Grad als befriedigendes Ergebnis, und von weniger als 90 Grad Beugung als schlechtes Ergebnis (Tabelle 4). Genaueren Aufschluß über die präoperative Beweglichkeit und die Beweglichkeit bei der Nachuntersuchung gibt die Abb. 7.

So muß man zu dem Schluß kommen, daß Arthrolysen am Kniegelenk zu den dankbarsten Behandlungsmöglichkeiten bei der Wiederherstellung verlorengegangener Gelenkfunktionen gehören. Unsere Ausführungen dürften aber auch gezeigt haben, daß es sich oft um sehr anspruchsvolle Eingriffe handelt, die eher mit abwägender Überlegung, Geduld und Erfahrung zu meistern sind, als mit forscher, nur der Technik zugewandter Hand.

Literatur

1 Blauth W (1961) Die Sudecksche Dystrophie des Kniegelenkes. Arch Orthop Unfallchir 53: 231–249
2 Blauth W (1970) Die Arthrolyse des Kniegelenkes. Orthop Praxis 6: 131
3 Blauth W, Hepp W R (1978) Die Arthrolyse in der Behandlung posttraumatischer Kniestrecksteifen. Z Orthop 116: 220–233
4 Blohmke F (1949) Die fibröse Kniesteife. Arch Orthop Unfall-Chir 44: 86
5 Charnley J (1957) The Closed Treatment of Common Fractures. Livingstone, London
6 Fischer A W (1949) Die Kniesteife durch die sogenannte Quadricepskontraktur. Zbl Chir 74: 822–828
7 Hackenbroch M (1951) Arthrolyse und Arthroplastik. Verh Dtsch Orthop Ges 39: Kongr. 29
8 Hackenbroch M (1960) Arthrodese, Arthroplastik, Arthrolyse. Arch Orthop Unfall-Chir 51: 549
9 Helfet A (1974) Disorders of the Knee. Lippincott, Philadelphia
10 Judet R, Judet J, Lord G (1959) Resultats du traitement des paideurs du genou par arthrolyse et desinsertion du quadriceps femoral. Mem Acad Chir (Paris) 24: 645
11 Kortzeborn A (1925) Die myogene Versteifung des Kniegelenkes in Streckstellung (Quadricepskontraktur). Arch Orthop Unfall-Chir 23: 467
12 Lange M (1951) Arthrolyse und Arthroplastik. Verh Dtsch Orthop Ges 30, Kongr. 29
13 Payr E (1917) Über Wesen und Ursache der Versteifung des Kniegelenkes nach langdauernder Ruhigstellung und neue Wege zu ihrer Behandlung. Münch Med Wschr 64: 673, 710
14 Payr E (1917) Zur operativen Behandlung der Kniegelenksteife nach langdauernder Ruhigstellung. Zbl Chir 44: 809
15 Payr E (1934) Gelenksteifen und Gelenkplastik. J. Springer, Berlin
16 Ramadier J O, Lacheretz M (1953) Traitement des ankyloses et des raideurs en extension du genou. Rev Orthop 39: 450–529
17 Smillie I S (1970) Injuries of the Knee Joint. Livingstone, London
18 Thompson T C (1944) Quadricepsplasty to improve knee function. J Bone Joint Surg 26: 366

Anmerkung der Redaktion:

Die in diesem Beitrag angegebenen Beweglichkeitsgrade entsprechen der Umkehrung der üblichen Schreibweise der Neutral-Null-Methode, die „Streckung–Nullstellung–Beugung", z.B. 5–0–135, aufzeichnet. In diesem Beitrag gilt die Leseart „Beugung–Nullstellung–Streckung". Eine Umstellung war wegen vorhandener Abbildungen nicht möglich.

Vermeidbare Fehler bei der Nachbehandlung operierter Kniegelenke – sinnvolle Maßnahmen zur Prävention der Gelenksteifen

H. Hess und W. Thiel, Saarlouis

Die beste Maßnahme zur Erreichung einer vollen schmerzfreien Funktion und einer frühzeitigen vollen Belastbarkeit eines operierten Kniegelenks, ist die sofort postoperativ einsetzende kompromißlose funktionelle Nachbehandlung. Bei fast allen Gelenksteifen, die wir aus auswärtigen Kliniken nachbehandeln und zum Teil in Narkose mobilisieren mußten, war die Ursache in zu langer Ruhigstellung mit ungenügender Nachbehandlung und nur selten in einer falschen Operationstechnik oder in einer Infektion zu sehen.

Unsere Erfahrung basiert auf der Nachbehandlung von über 3 500 operierten Kniegelenken, davon mehr als 2 500 Meniscektomien und über 400 Bandoperationen.

Bei den Meniscektomien hat sich hierbei folgendes Vorgehen bestens bewährt: Das operierte Bein wird auf einer Gipsschale in einer Kniebeugestellung von max. 5–10° für 4 Tage fixiert. Die Übungsbehandlung beginnt am *1. Tag* mit isometrischen Anspannungsübungen der Quadricepsmuskulatur. Die Patienten werden von Krankengymnastin und Stationsarzt streng angehalten, stündlich nach der Uhr 10 min diese isometrischen Übungen selbständig fortzuführen.

Bei Gelenken, die zur Ergußbildung neigen, wird die Polsterung weggeschnitten und ein Eisbeutel draufgelegt. Die Übungsbehandlung wird dann mit liegendem Eisbeutel fortgesetzt. An diesem Prinzip der isometrischen Anspannungsübungen der Quadricepsmuskulatur ändert sich auch nichts, wenn infolge zusätzlicher intraoperativer Maßnahmen eine Redondrainage eingelegt wird.

Am 4. postoperativen Tag wird die Gipsschale entfernt und weiterhin ganz intensiv die volle Streckung des Kniegelenks trainiert, wobei Zeichen der wirklichen kompletten Streckung das Anheben der Ferse ist. Erst dann, wenn das Quadricepsrelief voll zur Darstellung kommt, darf das Bein aktiv angehoben werden.

Hat der Patient die Überstreckung des Kniegelenks erreicht, übt er langsam mit Sandsäcken und führt damit kreisende Bewegungen aus. Gute Hilfen sind dabei die Aufforderung, die Zahlen von 1 bis 50 oder das Alphabet in die Luft zu schreiben.

Erst dann, wenn die Streckung erreicht ist, beginnen wir mit der Übung der Beugung. Es hat sich gezeigt, daß in praktisch allen Fällen die Beugung überhaupt keine Schwierigkeit macht und auch nicht zu einer Ergußbildung führt, wenn die Streckung in vollem Umfang möglich ist. Wird mit der Beugung zu früh begonnen, ohne daß der Quadriceps voll entwickelt ist, kommt es leicht zu vermeidbaren Ergüssen.

In über 90% aller Meniscektomien ist die volle Streckung etwa am 6. Tag und eine schmerzfreie Beugung bis 90° möglich.

Trotz dieser *frühzeitigen funktionellen Behandlung* legen wir größten Wert auf weitgehende *Entlastung* des operierten Beines. Die Patienten stehen vom ersten Tag an unter Benutzung zweier Stockstützen auf, wobei sie jedoch angehalten werden, möglichst wenig zu laufen. Die Entlastung mit zwei Stockstützen wird im allgemeinen bis zur dritten Woche, die Entlastung mit einer Stockstütze auf der kontralateralen Seite bis zur 4. bzw. 5. Woche durchgeführt.

Die *Entlassung* wird von folgenden Bedingungen abhängig gemacht:

Hefte zur Unfallheilkunde, Heft 153
Zusammengestellt von J. Probst/A. Pannike

Reizlos verheilte Operationsnarbe,
Ergußfreies Knie,
Bewegungsausmaß von 5–0–90 Grad.

Die Patienten erhalten genaue Anweisungen für die häusliche Übungsbehandlung mit dem Hinweis der Übung unter Eiskompressen.

Lauftraining ist bei voll entwickelter Muskulatur frühestens ab der 6. Woche auf weichem Boden erlaubt.

Sportliches Training für kniebelastende Sportarten wird im allgemeinen ab der 8. Woche zugelassen.

Selbstverständlich weicht die postoperative Nachbehandlung bei Bandoperation oder anderen größeren Kniegelenkseingriffen von der hier geschilderten Behandlungsmethode ab, jedoch ist das prinzipielle Vorgehen mit der frühzeitigen Übungsbehandlung und der möglichst späten Belastung immer das gleiche, wobei wir auch hier grundsätzlich immer Wert zunächst auf das Training der Quadricepsmuskulatur legen. In dem Überbrückungszeitraum von 5 Jahren mußten 83 Kniegelenksteifen in Narkose mobilisiert werden, wovon 13 aus dem eigenen Krankengut stammten, davon die Hälfte totale Synovektomien. Lediglich bei 5 Meniscektomien (0,2%) aus unserem Krankengut war eine Narkosemobilisierung erforderlich.

Ursachen dieser Gelenksteifen, die uns von auswärts eingeliefert wurden, waren fast ausnahmslos zu lange Ruhigstellung und die nicht exakt durchgeführte Nachbehandlung, wobei oft den Patienten überhaupt keine Anweisung zur Nachbehandlung gegeben wurde. Zum Teil wurde auch zunächst die Beugung und dann erst die Streckung trainiert.

Hauptursachen und vermeidbare Fehler bei der Behandlung operierter Kniegelenke sind nach unserer Ansicht folgende:

1. Zu später Beginn des isometrischen Muskeltrainings, insbesondere der Streckmuskulatur.
2. Zu frühes Üben der Beugung des Kniegelenkes ohne vorher voll erreichte Quadricepsfunktion.
3. Unnötig lange Ruhigstellung normaler Meniscektomien über mehr als 3–4 Tage.
4. Zu frühe Belastung des operierten Kniegelenkes und unnötiges Herumlaufen der Patienten.

Nur in einem ganz verschwindend geringen Prozentsatz sind *echte Infektionen* als Ursache anzusehen. Es handelt sich also im Prinzip um Fehler, die bei konsequenter Nachbehandlung zu vermeiden sind. Sicherlich ist eine strenge Führung des Patienten unabdingbare Voraussetzung für die Durchführung der sinnvollen Nachbehandlungsmaßnahmen. Es hat sich bewährt, uneinsichtige Patienten in einer gut trainierten Gruppe unterzubringen, wo sie dann oft erstaunlich schnell selbst Ehrgeiz entwickeln.

Zusammenfassung

Zusammenfassend ist zu sagen, daß mit wenigen präzisen Anweisungen an den Patienten und strenger Kontrolle der selbständigen Übungsbehandlung von stündlich 10 min, bei gelegentlichen Kontrollen durch Krankengymnastin und Stationsarzt, in kurzer Zeit zufriedenstellende musculäre Verhältnisse des Kniegelenks und damit ausreichende Stabilisierung und Vermeidung von Gelenksteifen erreicht werden. Entscheidend ist das sofortige isometrische Training der Quadricepsmuskulatur bei Vernachlässigung der Beugung, die maximal bis zur Schmerzgrenze geübt wird. Besonders verhängnisvoll sind Ruhigstellungen über mehrere Wochen in einer Beugestellung von mehr als 15°, weil dann ein Quadricepstraining überhaupt nicht durchgeführt ist.

Verhütung von Gelenksteifen durch Funktionsgipsbehandlung

U. Garde und G. Kramer, Dortmund

Die Verhütung von Gelenksteifen ist neben der knöchernen Durchbauung des Frakturspaltes vorrangiges Ziel konservativer und operativer Knochenbruchbehandlung.

Nach übungsstabilen Osteosynthesen bei kooperativen Patienten wird dieses Ziel durch frühfunktionelle Behandlung erreicht.

Überschätzt der behandelnde Arzt jedoch die Stabilität seiner Osteosynthese oder die Kooperationsfähigkeit seiner Patienten, so kann bei uneinsichtigem und unkritischem Verhalten des Patienten die sofortige Freigabe frisch versorgter Frakturen für Patient und Arzt unangenehme Folgen, wie Redislokation, Reluxation oder Bruch des Osteosynthesematerials, haben.

Dieser Erkenntnis Rechnung tragend, wenden wir seit einer Reihe von Jahren bei Frakturen im Sprunggelenksbereich, zunehmend aber auch bei Frakturen im Schienbeinschaft- und Schienbeinkopfbereich folgendes Behandlungsprinzip an:

Postoperativ Ruhigstellung in L- oder U-Gips für 3–4 Tage, anschließend stundenweise Bewegungsübungen ohne Gips und Lagerung in der Schaumstoffschiene, Gipsanwendung für die Nacht.

Am 5.–9. Tag, je nach Schwellung, Liegegips und Entlassung aus der stationären Behandlung. In der 3. Woche Entfernung des Liegegipses und nach Hautpflege und Durchbewegen Anlegen eines bei uns als Bügelgips bezeichneten Funktionsgipsverbandes.

Das Prinzip des Funktionsgipses, den wir in herkömmlichem Gips, meist jedoch in Bay-Cast, seltener in Light-Cast ausführen, besteht in der Abstützung des Gewichtes am Schienbeinkopf wie beim Sarmiento-Gips (Abb. 1).

Der Bügelgips gleicht somit in der Funktion dem Allgöwerschen Gehapparat und erlaubt Belastung des erkrankten Beines, gewährt Sicherheit und ermöglicht Übungsbehandlung.

In der Zeit vom 1.4.1975 bis zum 31.3.1980 haben wir an der Städtischen Unfallchirurgischen Klinik Dortmund 776mal eine Bügelgipsbehandlung durchgeführt.

Die Indikationen verteilten sich wie folgt:

Frakturen im Bereich des		
Sprunggelenkes	494	63,7%
Fersenbeines	139	17,9%
Unterschenkelschaftes	81	10,4%
Schienbeinkopfes	32	4,1%
Mittelfußes/der Fußwurzel	24	3,1%
Sonstige	6	0,8%

Hefte zur Unfallheilkunde, Heft 153
Zusammengestellt von J. Probst/A. Pannike

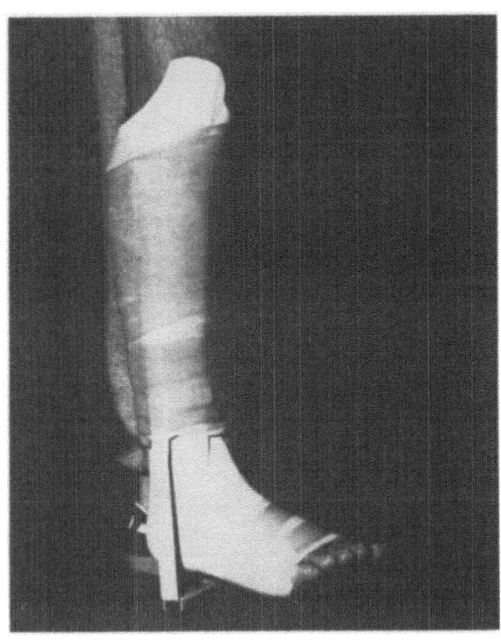

Abb. 1

Wie aus der Indikationsverteilung zu ersehen war, haben wir in den letzten Jahren zunehmend neben Frakturen des Sprunggelenkes, des Fersenbeines und der Fußwurzel auch Unterschenkelschaft- und Schienbeinkopfbrüche mit dem Funktionsgips behandelt.

Bei der Behandlung der Schienbeinkopfbrüche halten wir das seitliche Hochziehen des Gipses an die Oberschenkelcondylen zur Stabilisierung des seitlichen Kniegelenkbandapparates für erforderlich.

Eine Fragmentdislokation wurde in keinem der 32 so behandelten Schienbeinkopfbrüche beobachtet.

Ein röntgenologisch nachweisbarer Vorteil der Funktionsgipsbehandlung zeigt sich in der fehlenden Kalksalzminderung des Knochens.

Da exaktes und festes Anmodellieren des Gipses im Schienbeinkopfbereich erforderlich ist, um ein Verrutschen des Gipses zu vermeiden, stellt sich naturgemäß die Frage nach der Störung des venösen Rückflusses bzw. der Thrombose. Aus diesem Grund wird bei uns immer ein Zinkleimverband unter dem Bügelgips angelegt. Da jedoch bei noch bestehender Schwellneigung zwischen dem Zinkleim als nachgebenden Hülse und dem unteren Rand der nicht nachgebenden Gipshülse gehäuft ein Ringödem gesehen wurde, wenden wir heute den Funktionsgips nicht vor der 3. Woche nach Operation bzw. Trauma an.

Unter Beachtung dieser Kautelen haben wir venöse Stasen nicht mehr gesehen, zumal durch die funktionelle Behandlung die Muskelpumpe der Wadenmuskulatur den venösen Rückfluß fördert (Abb. 2).

Zusammenfassend seien die Vorteile des Funktionsgipses noch einmal dargestellt:

1. Möglichkeit der funktionellen Behandlung in Sprung- und Kniegelenk;
2. Schutz der Osteosynthese;
3. Thromboseprophylaxe durch Betätigen der Muskelpumpe;
4. fehlende Kalksalzminderung.

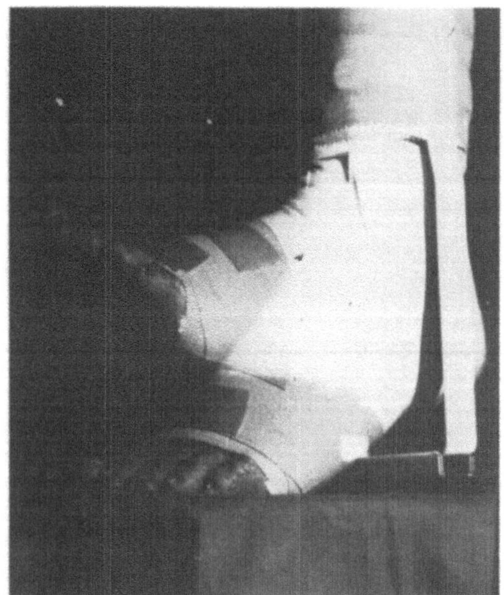

Abb. 2

Die Frühsynovektomie beim Kniegelenkempyem zur Vermeidung der Gelenksteife

G. Giebel, G. Muhr und H. Tscherne, Hannover

Eitrige Kniegelenkinfekte treten nach Verletzungen und Eingriffen wie Punktionen, Injektionen und Operationen, aber auch hämatogen auf.

In großer Zahl eingedrungene Eitererreger führen zur Schwellung der Synovialmembran mit konsekutiver purulent-fibröser Exsudation und eitrig-nekrotischer Gewebereaktion.

Leukocytäre Elemente und Fibrinbeläge blockieren die Knorpelernährung. Experimentell weist der Knorpel am Ende der zweiten Woche meist nur überwiegend oberflächliche Erosionen auf.

Zeigen sich radiologische Zeichen nach Durchbrechen der Synovialis-Knorpelschranke, sind die Schäden irreversibel.

Konservativ behandelte floride Gelenkinfekte heilen meist mit Funktionsstörungen wie Ankylose, Schlottergelenk oder zunehmender Arthrose aus.

In den ersten Wochen bleibt der Gelenkinfekt meist auf die Synovialis beschränkt, die Knorpelschädigung hält sich in Grenzen.

Durch eine subtotale Synovektomie wird der Hauptsitz der Entzündung entfernt. In der Frühphase kann präoperativ ein konservativer Therapieversuch durchgeführt werden, der jedoch nach kurzer Zeit eine Gelenkmobilisation gestatten muß.

Hefte zur Unfallheilkunde, Heft 153
Zusammengestellt von J. Probst/A. Pannike

Wir führten eine Frühsynovektomie bei infiziertem Kniegelenk an der Medizinischen Hochschule Hannover seit 1975 an 20 Patienten durch (Tabelle 1).

Die überwiegende Ursache war ein vorangegangener operativer Eingriff (9 Fälle).

Bei einem über 40jährigen Jogger, der wegen geringer Kniegelenkschmerzen Cortison-Injektionen in beide Kniegelenke erhielt, entwickelte sich ein akuter *beiderseitiger* Kniegelenkinfekt. Der Patient wurde mit septischen Temperaturen zu uns verlegt und wir mußten eine beiderseitige Synovektomie notfallmäßig durchführen.

Prädisponierende Faktoren lagen nur bei 4 Patienten vor (Tabelle 2).

Erreger des Gelenkinfektes waren weit überwiegend Staph. aureus (Tabelle 3). Teilweise konnten mehrere Erreger gleichzeitig nachgewiesen werden.

Ebenso wichtig wie die Operation ist die frühfunktionelle Nachbehandlung auf der Bewegungsschiene, mit der 2 bis 4 Tage postoperativ begonnen wird. Wegen der Schmerzen müssen zunächst vermehrt Analgetica verabreicht werden, zusätzlich lokale Eisapplikationen. Wird die Synovektomie in Periduralanästhesie durchgeführt, bleibt der Katheter einige Tage in situ, um zur Schmerztherapie benutzt zu werden.

Verklebungen der Gleitschichten, Knorpelatrophie und Muskelinsuffizienzen werden so verhindert. Sind nach 1 Woche volle Streckung und 90° Beugung nicht erreicht, wird eine Narkosemobilisation erwogen.

Tabelle 1. Krankengut

Infizierte Kniegelenke	21	
Patienten	20	
Op-Alter	39 Jahre	
Ursachen	Operative Eingriffe	9mal
	Punktion und Injektion	6mal
	Hämatogen	5mal
	Offene Fraktur	1mal

Tabelle 2

Prädisponierende Faktoren	Rheumatoide Arthritis (+ Cortison)	2mal
	Dekompensierte Lebercirrhose	1mal
	Infektion nach Nierentransplantation	1mal

Tabelle 3

Erreger:	Staph. aureus	14
	Streptokokken	5
	Mikrokokken	2
	Staph. epidermidis	1
	Diphtheroide	1
	Mycobact. tuberc.	1
	Keine Erreger	3

Tabelle 4. Nachuntersuchungsergebnisse

Nachuntersuchungszeitraum	Durchschnittlich 2,2 Jahre
Nachkontrolliert	20 Kniegelenke bei 19 Patienten
Schmerzen	15mal keine 4mal geringe bei Belastung
Beweglichkeit	18mal über 90° Beugung 2mal unter 90° Beugung Kein Streckdefizit über 10°

Tabelle 5. Nachuntersuchungsergebnisse

Gehvermögen	14mal uneingeschränkt 4mal mäßig eingeschränkt 1mal bettlägerig wegen Grundkrankheit (infizierte Nierentransplantation)
Radiologisch	3mal beginnende Arthrose (+ Gelenkfraktur)

Nach einem durchschnittlichen Nachuntersuchungszeitraum von 2,2 Jahren konnten 20 Kniegelenke bei 19 Patienten nachkontrolliert werden (Tabelle 4). 15mal bestanden keine Schmerzen, 4mal geringe bei Belastung. Bis auf 2 Patienten konnten alle, teilweise weit über 90°, beugen. In keinem Fall bestand ein Streckdefizit von mehr als 10°.

Das Gehvermögen war 14mal uneingeschränkt, 4mal mäßig, 1 Patientin mit infizierter Nierentransplantation war wegen der Grundkrankheit bettlägerig (Tabelle 5). Radiologisch zeigte sich 3mal eine beginnende Arthrose. Da jedesmal gleichzeitig eine Gelenkfraktur vorlag, ist dieses als überwiegende Ursache anzunehmen.

Zusammenfassung

Die *rechtzeitige* Synovektomie beim Kniegelenkinfekt ist die geeignete Behandlung, weil sie entsprechend dem pathophysiologischen Mechanismus die Knorpelzerstörung verhindert. Durch die funktionelle Nachbehandlung werden Knorpelatrophie und Bewegungsverluste vermieden.

Die guten Ergebnisse hinsichtlich Ausheilungszeit, Funktion und Röntgenbild bestätigen dies.

Literatur

1 Ballard A, Burkhalter W E, Mayfield G W, Brown P W (1975) The Functional Treatment of Pyogenic Arthritis of the Adult Knee. J Bone Joint Surg 57-A: 1119–1123

2 Tscherne H, Trentz O (1973) Gelenkinfektionen nach perforierenden Wunden, Punktionen und Injektionen. Langenbecks Arch Chir 334:521–527

Diskussion

Schlegel, Essen: Wir diskutieren nun die ersten vier Vorträge zu diesem Thema.

Leitz: Ich möchte Herrn Giebel fragen, ob er auch all die Fälle sofort synovektomieren würde, die uns frisch und hochfieberhaft beispielsweise nach Cortisoninjektionen eingewiesen werden, bei denen aber doch bakteriologisch in aller Regel in dem Erguß quantitativ ganz wenige, mitunter gar keine Bakterien nachweisbar sind.

Giebel: Wenn sonst alle klinischen Zeichen eines akut floriden Gelenkinfekts bestehen, synovektomieren wir diese Fälle auch ohne bakteriologischen Nachweis, weil man weiß, daß der Schaden, der durch eine Synovektomie hervorgerufen werden kann, erheblich geringer ist – wenn überhaupt ein Schaden auftritt; in vielen Fällen sind keine Knorpelschäden nach Synovektomie beschrieben worden –, als wenn man abwartet, was sich eventuell entwickelt.

Schlegel: Herr Giebel, eine Lavage oder sonst etwas machen Sie nicht? Sie machen gleich die Synovektomie?

Giebel: Wie ich gesagt habe, machen wir im Frühstadium oder im beginnenden Stadium einen konservativen Therapieversuch. Wenn dieser konservative Therapieversuch nach kurzer Zeit, spätestens nach einer Woche, eine funktionelle Therapie nicht gestattet, synovektomieren wir, immer vorausgesetzt, daß ein Gelenkinfekt vorliegt und daß dies auch gesichert ist.

Tscherne: Wir beginnen natürlich mit der konservativen Therapie. Wir versuchen, konservativ vorzugehen. Gerade beim Frühinfekt oder bei einem Verdacht auf einen Infekt wird man mit der Ruhigstellung und einer isometrischen Muskelbehandlung sicherlich in den meisten Fällen zum Erfolg kommen. Also: nicht sofort die Synovektomie.

Blauth: Herr Tscherne, was verstehen Sie unter „konservativer Therapie"? Beckengips oder nicht?

Tscherne: Die konservative Therapie besteht bei Vorliegen eines ja immer vorhandenen Ergusses oder Empyems in der Punktion und in der Gelenkspülung. Wir lassen keine Dränage legen. Wir stellen den Oberschenkelgips – nicht den Beckengips – ruhig, geben zunächst keine antibiotische Behandlung, bis wir eine Antibogramm haben. Aber aber im Gipsverband beginnen wir mit einer isometrischen Muskelübung. Das ist sehr wichtig. Wenn sich unter dieser Behandlung die entzündliche Symptomatik zurückbildet, gehen wir sehr rasch auf eine funktionelle Mobilisation über.

Weller: Herr Blauth, Sie haben – ebenso wie andere Referenten – sehr viel von der Narkosemobilisation gesprochen. Würden Sie zeitlich nach diesen operativen Lösungen am Kniegelenk eine Limitierung zu einer geschlossenen Narkosemobilisierung setzen? Wir haben immer den Eindruck, daß diese häufige und vor allem wiederholte Narkosemobilisation wieder eine Steife produziert. Wir zerreißen praktisch immer wieder neue Strukturen und machen ein neues Trauma. Würden Sie irgendwelche zeitlichen Limitierungen setzen, auch im Hinblick auf die Anzahl der Narkosemobilisierungen?

Blauth: Zeitlich kann man nicht so schematisieren. Wenn man die Pathomorphologie einer Verklebung bedenkt, muß es so sein, daß Sie mit jeder Woche des Zuwartens schlechter daran sind und mehr mechanische Kräfte einsetzen müssen. Bei einer sehr frühzeitigen Narkosemobilisation können Sie mit leichter Hand, mit einem Finger, mobilisieren. Wir nennen das gelegentlich eine „Untersuchung in Narkose“. Wir lassen das Knie nach zehn Tagen mit der Unterschenkelschwere herunterfallen Das ist kein Trauma, aber es überwindet viele Hemmungen auch beim Patienten. Er hat, wenn man so will, ein Erfolgserlebnis. Es geht dann leichter weiter. Ich halte es für sehr wichtig, daß wir uns der Möglichkeit der Katheter-Periduralanästhesie bedienen, wo wir bei liegendem Katheter unterstützend mehr als bisher die Patienten in eine Beübbarkeit hineinbekommen. Die häufigen Remobilisationen sind nicht mehr so erforderlich. Ich möchte das nur einmal als Anregung gesagt haben. Wir haben auch noch zu wenige Erfahrungen. Das liegt in der Hand unserer Anästhesisten. Mir scheint es eine sehr interessante Entwicklung zu sein, weil wir mit diesen Katheteranästhesien viele Schmerzen und wichtige Phasen in der postoperativen Behandlung schmerzfreier gestalten können.

Schlegel: Es kommt noch der Vortrag von Herrn Reschauer und Herrn Ponhold über dieses Thema. Dann können wir darüber immer noch diskutieren.

Baumgartl: Ich habe eine Frage an Herrn Giebel. Herr Giebel sprach von der Synovektomie. Mich interessieren die Einzelheiten nach der Operation, zum Beispiel die Frage, wie lange die Drainage bleibt, womit sie gemacht wird, wie lange die Ruhigstellung bleibt, womit sie erreicht wird, wie lange Antibiotica und welche Antibiotica gegeben werden.

Giebel: Postoperativ wird das Bein so lange ruhiggestellt, bis die akuten Entzündungszeichen abgeklungen sind. Die funktionelle Behandlung richtet sich auch danach. Bis dahin wird das Bein in einem Spaltgips ruhiggestellt. Es wird aber bereits am ersten postoperativen Tag mit einem isometrischen Muskeltraining begonnen. Antibiotica geben wir nach Austestung unter der Vorstellung, daß nach dem Débridement durch die Synovektomie das Gebiet besser erreicht wird und die Durchblutung besser ist.

Schweiberer: Mir scheint die Katheter-Periduralanästhesie eine sehr wichtige Sache zu sein. Ich möchte an Herrn Blauth und an Herrn Giebel die Frage richten: Wann beginnen Sie damit, gleich postoperativ oder erst nach fünf oder sechs Tagen. Wie lang ist die Verweildauer des Katheters?

Blauth: Beginn: wenn nötig; nicht generell, daß nicht jeder, der eine Arthrolyse über sich ergehen lassen muß, mit dem Katheter aufwacht. Wir machen es nur, wenn eine Schwierigkeit in der Behandlung auftritt, wenn etwas hängenbleibt, wenn das Knie nicht weiter mobilisiert werden kann. Frühestens ist es in der zweiten Woche nach der Operation. Zur Frage der Dauer: Fünf bis sieben Tage. Die Anästhesisten haben etwas Sorge wegen der Infektion. Das ist auch begreiflich. Wir haben einen Patienten längstens sieben Tage damit versorgt. Ich möchte an einen Satz von Herrn Giebel anschließen und eine Empfehlung geben. Es entspricht einem alten orthopädischen Prinzip, bei einer Gelenkinfektion das benachbarte Gelenk mit ruhigzustellen. Ich würde ganz dringend empfehlen, daß man nicht einen Oberschenkelgips, sondern einen Beckengips dabei macht. Sie werden sehen, daß Sie damit eine sehr deutliche entzündungshemmende Wirkung erreichen. Das sehen Sie an der Temperatur. Für uns ist der Beckengips obligat.

Linke: Ich möchte an Herrn Garde die Frage richten, wie er mit diesem Sarmiento-Gips Tibiakopffrakturen funktionell behandeln und ruhigstellen konnte. Das ist mir anatomisch noch nicht ganz klar.

Garde: Ich danke Ihnen für diese Frage. Natürlich ist das auch der Diskussionspunkt innerhalb unserer Klinik. Ich muß sagen, daß wir hier sehr individuell vorgehen. Sie haben gesehen, daß wir bisher nur 32mal bei Schienbeinkopfbrüchen diesen Gips angewendet haben. Wir machen es nicht ganz so, wie es in diesem kurzen Schema anklang, sondern wir wenden ihn später an, wenn wir glauben, daß bereits eine gewisse Konsolidierung des spongiösen Knochens im Schienbeinkopfbereich stattgefunden hat, aber die Corticalis noch nicht fest gebunden ist. Wir glauben, daß diese Köcherform des Gipses mit dem seitlichen Hochziehen der Ohren verhindert, daß ein Ausbrechen der Corticalis nach seitlich stattfindet. Natürlich geht das nur im Zusammenhang mit entsprechenden internen Fixierungsmaßnahmen.

Jäger: Herr Giebel, ich sah in der Auflistung Ihrer Fälle eine Synoviitis tuberculosa. Waren Sie von der Diagnose selber postoperativ überrascht, oder behandeln Sie grundsätzlich tuberkulöse Synovitiden ohne Vorbehandlung mit der Synovektomie?

Giebel: Hier haben wir die Diagnose intraoperativ vermutet. Die Behandlung einer tuberkulösen Synoviitis ist eigentlich nicht neu. Die erste hat Volkmann 1877 durchgeführt. Er hat damit die synoviale Form der Tuberkulose zur Ausheilung gebracht. Normalerweise würden sie vorbehandelt werden. In diesem Fall ist es präoperativ nicht bekannt und eigentlich auch nicht zu erwarten gewesen. Hier haben wir es intraoperativ gemerkt und entsprechend weiter behandelt.

Jäger: Es ist meines Erachtens unbedingt erforderlich, jede erkannte Synoviitis tuberculosa etwa drei Wochen mit der Dreifachkombination vorzubehandeln und dann zu synovektomieren.

Friedrich: Herr Garde, wenn Sie Ihre Tibiakopfbrüche zu einem Zeitpunkt, da Sie annehmen, daß sie schon einigermaßen fest sind, noch mit einem Gips bewehren, dann machen Sie eigentlich Widerstandsübungen mit diesem Knie. Das können Sie wahrscheinlich weniger ohne den Gips. Meine Frage zu den Knöchelbrüchen, die Sie mit diesem Funktionsgips behandeln: Sie wollen damit im Grunde eine Spanne von gerade drei Wochen überbrücken, wenn ich das richtig sehe. Meinen Sie nicht, das ist völlig funktionell frei günstiger zu behandeln? Dieser Gips, den Sie anlegen, schützt Ihrer Osteosynthese wohl kaum. Im übrigen wird die Schwellneigung des Unterschenkels ganz erheblich gefördert statt hintangehalten. Was die Kostendämpfung anlangt: Natürlich ist das billiger als ein Allgöwer-Apparat. Ich meine: Billiger ist die ganz einfache funktionelle Therapie.

Schlegel: Vielen Dank, Herr Friedrich, für diesen wichtigen Hinweis. Krücken genügen auch in den meisten Fällen.

Garde: Ich gebe Ihnen sehr gern recht, daß eine funktionelle Behandlung ohne jeden Gips günstiger, billiger und für den Patienten vielleicht angenehmer ist. Aber Sie müssen auch die katastrophalen Folgen bedenken, wenn jemand seine Osteosynthese „zertrampelt", wie es vor kurzem hier genannt wurde. Eine funktionelle Behandlung ist sehr wohl möglich. Das konnten Sie aus dem Bild mit der Doppelbelichtung auch ersehen.

Fragesteller: Legen Sie nach der Synovektomie manchmal eine Spülsaugdrainage in das Knie ein?

Giebel: Wir haben in den ersten Fällen 1975/76 Spülsaugdrainagen verwendet. Wir haben es insgesamt dreimal kurzzeitig – maximal drei Tage – angewendet. Aber wir haben eigentlich keinen überzeugenden Effekt gesehen. Mit einer möglichst radikal durchgeführten Synovektomie, wobei es klar ist, daß im hinteren Bereich etwas Synovia stehenbleiben muß, haben wir eigentlich bisher gute Ergebnisse gehabt. Wir glauben auch, daß es für den Knorpel nicht unbedingt ein Vorteil ist – darüber gibt es zahlreiche Arbeiten –, wenn man postoperativ eine Spülsaugdrainage installiert.

Rüter: Ich wollte an sich nichts direkt zum Infekt sagen. Ich wolle nur darum bitten, daß wir den Infekt konzentriert diskutieren und nicht vom Infekt zum Funktionsgips und wieder zurück springen. Das Infektthema scheint mir sehr wichtig und brisant zu sein. Ich glaube, daß die Spüldrainage etwas zu schlecht weggekommen ist. Wir haben im letzten Vierteljahr vier Patienten mit der Spüldrainage behandelt. Bei allen vier Patienten hat sich der Infekt beruhigt, ohne daß wir synovektomiert hätten. Ich weiß nicht, ob man generell sagen kann, daß die Spülsaugdrainage hier keinen Platz hat, wie das aus Hannover anklang.

Giebel: Ich wollte damit nur sagen, daß wir diese Erfahrungen gemacht haben. Ich glaube auch, daß andere vielleicht andere Erfahrungen gemacht haben. Wir sagen, daß die Synovektomie eine kausale Behandlung ist, weil der Hauptsitz der Entzündung in den ersten Wochen in der Synovialis sitzt. Deswegen sind wir zur Synovektomie gekommen. Wir möchten die Spülsaugdrainage aber nicht generell ablehnen. Das wollte ich damit sagen.

Schlegel: Ich habe mich gefreut, als Herr Rüter von der „Spüldrainage" sprach. Nachher tauchte dann doch wieder die „Spülsaugdrainage" auf. Ich glaube dieses geschlossene System krankt an der schlechten Wartung. Es ist immer irgendwo ein Fehler. Die Flaschen sind ohne Unterdruck, und es läuft dann nicht ab. Wir müssen immer damit rechnen, daß irgendwann einmal nicht die richtige Wartung durchgeführt wird. Wenn wir eine Spüldrainage machen, kommen wir besser weg. Es gibt keinen Rückstau. Ein Unterdrucksystem ist so wartungsintensiv, daß ich glaube, die meisten Probleme tauchen deswegen auf.

Rüter: Ich meinte schon die Spülsaugdrainage. Das muß ich in dieser Hinsicht präzisieren. Man muß die Frage diskutieren: offen oder geschlossen? Wir glauben, daß es keine offene Spüldrainage eines Gelenks gibt. Wenn, dann ist es eine geschlossene Spülsaugdrainage.

Die Arthroskopie – ein diagnostisches Hilfsmittel zur Abklärung von Kniesteifen

I. Scheuer und A. Lies, Bochum

Das Wort „steif" besagt lediglich, daß eine Bewegungshinderung im Bereich des Gelenkes vorliegt, die von der völligen Unbeweglichkeit über schwer beweglich und eingeschränkt beweglich gehen kann [3]. Gemeint ist mit der Kniegelenksteife eine Strecksperre im Kniegelenk, die gleichbedeutend mit einer Beugesteife ist [2]. Die eigentliche weichteilbedingte Kniegelenksteife oder auch Strecksteife des Kniegelenkes ist von einer knöchernen Ankylosierung zu unterscheiden. Verletzungen, Operationen oder auch Erkrankungen im Kniegelenk oder kniegelenknahe gelegen, können zu erheblichen Störungen der Funktionseinheit „Kniegelenk" führen.

Die wesentliche Ursache der Kniegelenksteife kann extraarticulär, para- oder intraarticulär liegen (Tabelle 1). Rein extraarticuläre, „myogene" Gelenksteifen [7] sind selten; die sog. „fibröse" Gelenksteife [5] mit paraarticulären und intraarticulären Verwachsungen (Abb. 1a), Verlötungen und Vernarbungen, die auch als Folge einer extraarticulär gelegenen Steife oder Sperre auftreten kann, ist häufiger anzutreffen. Bedingt durch die Bewegungsbehinderung entwickeln sich die eigentlichen fibrösen Gelenksteifen auf dem Boden von sekundären Kapselschrumpfungen und Verlötungen zwischen dem Knorpel durch bindegewebigen Pannus. Mangelhaftes Training und Übungswille des Patienten nach gelenknahen oder Gelenkoperationen sind gelegentlich ursächlich für die spätere Kniesteife mit anzusehen.

In unserem Krankengut kommen im wesentlichen als Ursache der Kniegelenksteife Verletzungen des Weichteilmantels, Knochenbrüche, Gelenkfrakturen bzw. Knorpelkontusionen (Abb. 1b) sowie Kapsel-Bandverletzungen und Meniscusschäden (Abb. 1c) in Betracht. Häufig treffen wir kombinierte Kniesteifen mit extra-, para- und intraarticulär gelegenen Veränderungen, die die Gelenksperre bewirken, an. Für das weitere therapeutische Vorgehen ist wesentlich die Lokalisation der Bewegungsstörung zu erkennen. Anamnese und klinische Untersuchung werden bei schweren Gelenksteifen bereits die wesentliche Ursache der Sperre aufdecken (Tabelle 2). Die Röntgenuntersuchung des Kniegelenkes kann für diese Fragestellung negativ ausfallen, insbesondere wenn es sich um leichte oder mittelschwere Kniesteifen auf dem Boden einer sich allmählich entwickelnden Arthrose mit beginnender Kontraktur [4, 7] handelt. Eine beginnende Kniegelenkarthrose mit allmählich fortschreitender Kontraktur weist röntgenologisch nur eine dezente Gelenkspaltverschmälerung auf. Ein schwerer Gelenkknorpelschaden, ggfs. kombiniert mit einem degenerativ veränderten Meniscus (Abb. 2), ist arthroskopisch als Ursache der Gelenkeinsteifung oft Jahre vor den röntgenologisch sichtbaren arthrotischen Veränderungen erkennbar. Die Arthrographie deckt zwar Verlötungen und Verwachsungen im Bereich der Recessus auf, ihre Aussagesicherheit, bezogen auf begrenzte Knorpelschäden, Kapsel-Bandläsionen und auch Meniscusläsionen wird teilweise mit einer diagnostischen Sicherheit von nur 50%–60% angegeben.

Die präoperativ durchgeführte Narkoseuntersuchung, erweitert durch die Arthroskopie, erleichtert die operative Planung und hilft unnötige Arthrotomien zu vermeiden.

Hefte zur Unfallheilkunde, Heft 153
Zusammengestellt von J. Probst/A. Pannike

Tabelle 1. Lokalisation und Ursachen der Gelenksteifen

„*Myogene*" Gelenksteifen		„*Fibröse*" Gelenksteifen	
Extra-articulär		Para-articulär	Intra-articulär
Weichteil-verletzung	gelenknahe Fraktur	Kapsel-schrumpfung	Knorpel-Knochenschaden Bandverletzung Meniscusschaden (Infekt)
		Kombinationen	

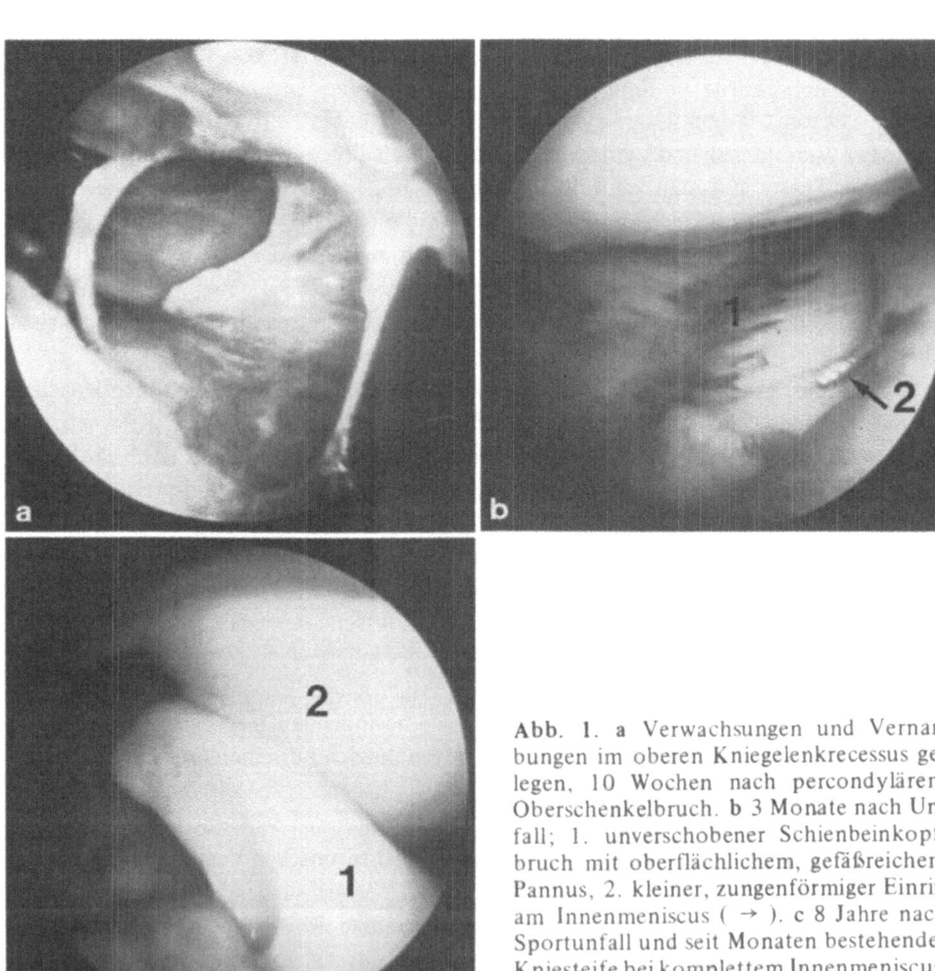

Abb. 1. a Verwachsungen und Vernarbungen im oberen Kniegelenkrecessus gelegen, 10 Wochen nach percondylärem Oberschenkelbruch. **b** 3 Monate nach Unfall; 1. unverschobener Schienbeinkopfbruch mit oberflächlichem, gefäßreichem Pannus, 2. kleiner, zungenförmiger Einriß am Innenmeniscus (→). **c** 8 Jahre nach Sportunfall und seit Monaten bestehender Kniesteife bei komplettem Innenmeniscus-Korbhenkelriß mit Luxation nach zentral (*1*); (Oberschenkelrolle: *2*)

Tabelle 2. Diagnostik bei Gelenksteifen

Anamnese
Klinische Untersuchung
Röntgen-Untersuchung
Arthrographie
Narkoseuntersuchung
Arthroskopie

Die „operative Strategie" [1], Wahl des Zuganges und Reihenfolge des Vorgehens, hängt wesentlich von den Ergebnissen der Voruntersuchung ab. Die Beschaffenheit der Synovia, des Gelenkknorpels sowie der Menisccen ist arthroskopisch gut und annähernd vollständig beurteilbar. Der Kapselbandapparat ist direkt oder indirekt einsehbar bzw. zu beurteilen [6]. Endoskopisch können isolierte Vernarbungen gelöst, Knorpel- und Synovia-Probeexcisionen entnommen, Gelenkkörper entfernt werden (Tabelle 3).

Die *Indikation* zur Arthroskopie bei Kniesteifen ist immer dann gegeben, wenn klinisch eine extraarticulär gelegene Strecksteife vorliegt, aber zusätzlich der Verdacht auf einen Kniebinnenschaden besteht. Bei rein intraarticulär bedingten Kniesteifen oder kombinierten Formen der Einsteifung ist die Arthroskopie einer großzügig durchgeführten Probearthrotomie überlegen und bietet einen vollständigen Überblick, auch der Gegenseite des Kniebinnenraumes.

Voraussetzung für eine arthroskopische Abklärung von Kniesteifen ist, daß eine Restbeweglichkeit des Kniegelenkes von mindestens 40° besteht, die Strecksperre kleiner als

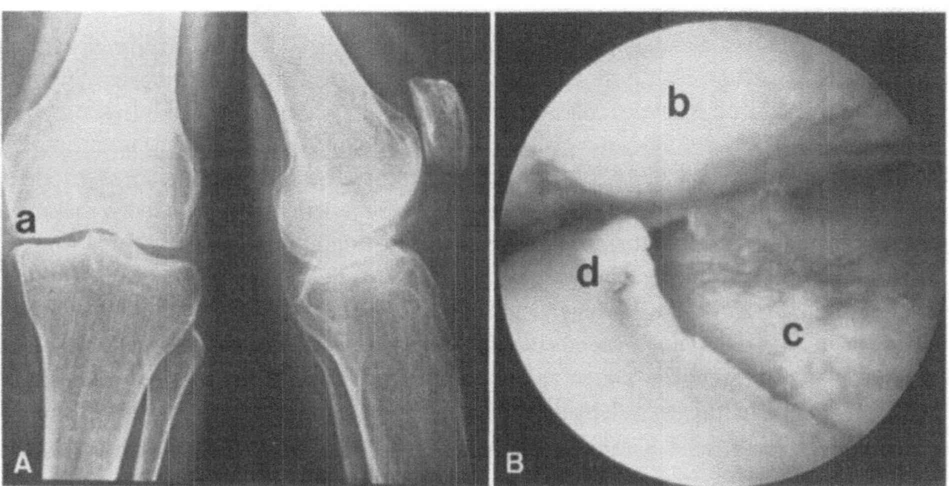

Abb. 2A, B. D.P., 68 Jahre alt. Allmählich fortschreitende Bewegungsbehinderung des rechten Kniegelenkes mit röntgenologischer Gelenkspaltverschmälerung (*a*) und arthroskopisch festgestellten degenerativen Knorpelveränderungen an Knieinnenrolle (*b*), Schienbeinkopf (*c*) und Auffaserungen des Innenmeniscusrandes (*d*)

Tabelle 3. Vorteil der arthroskopischen Abklärung bei leichten und mittelschweren Kniesteifen

Gute Beurteilung von	Synovia
	Knorpel
	Meniscen
	Kapsel-Bandapparat
Erleichterte Operationsplanung	
Vermeidbare Probearthrotomien	
Ggfs. arthroskopische	Narbenlösung
	Synovia-PE
	Gelenkkörperentfernung

50° ist. Bei stärkeren Beugekontrakturen ist eine arthroskopische Abklärung wegen der sich daraus ergebenden technischen Schwierigkeiten nicht mehr regelrecht durchführbar und nicht sinnvoll.

Von 1 092 durchgeführten Arthroskopien im „Bergmannsheil" Bochum lagen bei 82 Patienten Kniesteifen leichten und mittleren Grades vor (Tabelle 4). Es wurden nur die Patienten mit Kniesteifen arthroskopiert, bei denen eine Bewegungseinschränkung von über 30° sowie eine Streckhemmung von mehr als 10° vorlag. In unserem arthroskopierten Krankengut fanden wir in 30 Fällen Kniesteifen, die kurzfristig bis zu 3 Monaten bestanden. Bei 52 Patienten handelte es sich um mehrere Monate bis Jahre fortbestehende Bewegungsbehinderungen im Kniegelenk. Führend bei den kurzfristig zurückliegenden Kniesteifen waren frische und ältere traumatische isolierte Knorpel-Knochenschäden ohne Loslösung, die meist durch die herkömmlichen Untersuchungsmethoden nicht aufzudecken waren (Abb. 1b). Als wesentliche Teilursache der Kniesteife waren zusätzlich Kapselband- und Meniscusschäden anzusehen.

Bei den lange bestehenden Kniesteifen lagen in drei Viertel der Fälle Arthrosen verschiedener Genese vor, die Hälfte dieser Patienten hatte eine histologisch belegbare Synovitis. Meniscusschäden und Kapselbandläsionen fanden sich etwa in gleicher Häufigkeit zu dem erstgenannten Kollektiv. Über die Hälfte der Patienten mit lang zurückliegender Kniesteife waren operativ vorbehandelt, bei den kurzfristig zurückliegenden Gelenksteifen waren nur ein Viertel der Patienten im Kniegelenkbereich voroperiert. Nur bei jedem zehnten Patienten konnten als Hauptursache der Bewegungsbehinderung intraarticuläre Verwachsungen und Verlötungen angeführt werden.

Wichtig für die kurzzeitig bestehenden Kniesteifen ist, die Ursache der Gelenksteife rasch aufzudecken, um das weitere therapeutische Vorgehen – Zuwarten oder operative Lösung der Sperre – zu bestimmen. Durch zu langes Zuwarten können aus temporären, schmerzbedingten Zwangshaltungen sich bleibende Kniegelenkskontrakturen entwickeln [3].

Isolierte, traumatische Knorpel-Knochenschäden heilen meist unter vorübergehender Ruhigstellung des Kniegelenkes und anschließender, dosierter Übungsbehandlung allein aus. Unerkannte, isolierte, vordere, frische Kreuzbandläsionen und Seitenbandverletzungen sind häufige Ursache von fortbestehenden Kniegelenkreizzuständen und Bewegungsbehinderungen. Bedingt durch Schonhaltung und Abwehrspannung entgehen diese Verletzungen der klinischen Untersuchung allzuoft. Aufgrund einer frühzeitig durchgeführten Arthroskopie

Tabelle 4. Auflistung der arthroskopischen Befunde bei 82 Kniesteifen, die kurz (*A*) oder auch über Monate und Jahre (*B*) fortbestanden (Bergmannsheil Bochum)

Befunde	A. kurz zurückliegend (N = 30)	B. lang zurückliegend (N = 52)
Arthrosen	6	39
Traumatische Knorpel-Knochenschäden	15	16
Kapsel-Bandschäden	8	12
Meniscusschäden	6	17
Synovitis	3	27
Narben/Verwachsungen	6	4
Davon op. vorbehandelt an:		
Menisce	3x	14x
Kapselbandapparat	3x	6x
Knorpel-Knochen	2x	7x

des Kniegelenkes kann der aufgedeckte Bandschaden rechtzeitig versorgt werden. Trotz eingehender klinischer Untersuchung, Anamnese und Arthrographie entgehen auch heute immer noch Meniscusschäden, insbesondere Korbhenkelrisse am Meniscus, der klinischen Diagnostik. Monatelange Strecksperren und Beugebehinderungen sind ursächlich auch heute noch auf Meniscusrisse zurückzuführen, insbesondere wenn ein eigentliches Unfallereignis in der Anamnese nicht angegeben wird.

Ärztlicherseits ist gelegentlich eine Bewegungseinschränkung des betroffenen Kniegelenkes nicht erklärbar, bei fehlenden äußerlichen und röntgenologischen Veränderungen wird ein Rentenbegehren als Ursache der Kniesteife hin und wieder vermutet. In diesen besonderen Fällen kann die arthroskopische Abklärung des Kniebinnenraumes überraschende, die Bewegungseinschränkung erklärende Befunde liefern. Gegebenenfalls kann eine zusätzliche neurologisch-psychiatrische Untersuchung weitere Aufschlüsse und Hinweise ergeben. Die Diagnose „psychogene Kniesteife" ist ohne Ausschöpfung aller vorhandenen diagnostischen Möglichkeiten leichtfertig gestellt.

Zusammenfassend ist festzustellen, daß die Arthroskopie des Kniegelenkes eine wesentliche diagnostische Hilfe in der Erkennung von intraarticulär gelegenen Ursachen von Kniesteifen darstellt. Es sollten jedoch nur leichte und mittelschwere Fälle von Kniesteifen arthroskopiert werden, da bei hochgradiger Einsteifung des Gelenkes eine regelrechte Kniegelenkspiegelung wegen der sich ergebenden technischen Schwierigkeiten nicht mehr durchführbar ist. Die Arthroskopie des Kniegelenkes ist der topographisch oft fehlerhaften Probearthrotomie überlegen, unnötige Arthrotomien und sich daraus ergebende Komplikationen können durch die Kniegelenkspiegelung vermieden werden. Die niedrige Komplikationsrate und hohe Aussagesicherheit machen die Arthroskopie des Kniegelenkes in vielen Fällen unentbehrlich. Insbesondere nach Kniegelenksverletzungen mit nachfolgender Bewegungseinschränkung unklarer Genese deckt die Arthroskopie durch bisher übliche Untersuchungsmethoden nur schwer erfaßbare Kniebinnenschäden auf. Sie liefert in diesen Fällen wesentliche Informationen in Bezug auf das weitere therapeutische Vorgehen und die Prognose.

Literatur

1 Blauth W, Hepp W R (1978) Die Arthrolyse in der Behandlung posttraumatischer Kniestrecksteifen. Z Orthop 116: 220
2 Debrunner H (1961) Spezielle Orthopädie, Untere Extremität. In: Hohmann G, u.a. (Hrsg) Handbuch der Orthopädie, Bd. IV/Teil I. Thieme, Stuttgart
3 Hackenbroch M (1947) Kontrakturen und Gelenksteifen. Z Orthop 76: 79
4 Mohing W (1966) Die Arthrosis deformans des Kniegelenkes. Springer, Berlin Heidelberg New York
5 Payr E (1917) Zur operativen Behandlung der Kniegelenksteife nach langdauernder Ruhigstellung. Zbl Chir 36: 809
6 Scheuer I (1980) Die arthroskopische Diagnostik bei Kniebandschäden. Unfallheilkd 83: 393
7 Weigl A (1951) Über die histologischen Grundlagen der Kniestrecksteife. Z Orthop 80: 395

Funktionsanalysen der Kniegelenksrecessus im Doppelkontrastarthrogramm

Th. Stuhler und P. Stanković, Würzburg und Göttingen

Der folgenden Dokumentation liegen 207 Arthrogramme zugrunde, die im Rahmen der erweiterten Kniegelenksdiagnostik durchgeführt wurden. Aus der Perspektive der Arthrographie wird versucht, einen Beitrag zur Morphologie und Funktion des erweiterten Kniebinnenraumes zu liefern. Vergleichend gegenübergestellt wurden 176 Arthrogramme von Erwachsenen (Durchschnittsalter 31,6 J), 15 Arthrogramme von Kindern sowie 16 Arthrogramme von partiellen und subtotalen Ankylosen.

Die Übersichtsaufnahmen wurden ap und seitlich angefertigt. Die seitlichen Aufnahmen erfolgten in Streckstellung und in unterschiedlichen Beugepositionen (90°–120°). Hierbei wurde auf gleichmäßige Füllungen von 5–6 ml Conray sowie 40–60 ml Luft geachtet. Der Abstand war standardisiert. Die Recessus wurden vergleichend ausgemessen.

Wechselnd zwischen 1 bis 4 cm der Patellaoberkante waren Rudimente der Plica transversalis zu erkennen. Bei 2 Kniegelenken bestand mit Wahrscheinlichkeit keine Kommunikation (1,1%). Die Bursa suprapatellaris umgibt die Femurcondylen breitflächig. Septen mit einer abgegrenzten Bursa suprapatellaris proximalis waren in 9,7% nachweisbar.

Beim Übergang aus der Streckstellung in zunehmende Beugeposition (90/120 Grad) lassen sich mehrere Phasen feststellen:

Hefte zur Unfallheilkunde, Heft 153
Zusammengestellt von J. Probst/A. Pannike

Gleiten: Die Bursa suprapatellaris gleitet insgesamt auf ihrem vascularisierten Fettpolster abwärts und nähert sich der Condylengelenkfläche. Die Recessusspitze wandert auf die Ossifikationslinie um durchschnittlich 2–7 cm zu. Der Abstand Transversalfalte-Recussusspitze bleibt nahezu konstant.

Abrollen: Zusätzlich rollt das vordere Blatt der Bursa suprapatellaris ab. Hierbei schiebt sich die Transversalfalte bis auf die Condylengelenkfläche.

Dehnung: Das vordere Blatt erfährt in diesem Prozeß weiterhin eine geringfügige Dehnung. Die Bursa wird zunehmend ausgepreßt. Das vordere Blatt streckt sich durchschnittlich um 1/3 bis 1/4 der Gesamtlänge. Der Abstand Patellaroberkante-Recessusspitze weitet sich. Variierend wurden durchschnittlich Werte von 0–5 cm bei zunehmender Beugung (90°, 120°) festgestellt.

Die zunehmende Verlötung der Blätter der Bursa suprapatellaris bei entsprechender partieller bis subtotaler Ankylose sind bekannt. Der Grad der Verschmelzung läßt sich scheinbar nicht eindeutig der Behinderung der Beugefähigkeit zuordnen, eingeschränkt erscheint der Abrollprozeß. Ein Gleiten ist kaum festzustellen. Die Dehnung des vorderen Blattes fehlt. Für den Grad der Beugeeinschränkung ist neben der Verlötung der Blätter u.a. die Vernarbung des vascularisierten Gleitfettkörpers sowie der Verschiebeschichten des Musculus quadriceps verantwortlich zu machen.

Am Unterrand des Hoffaschen Fettkörpers erstreckt sich eine kleine Tasche nach ventral, die über die Tibiakante hinwegzieht und die Vorderkante nach distal überragt. Sie erreicht in nur 3,3% als Recessus infrapatellaris profundus einen Durchmesser von 1 cm. Bei zunehmender Beugung wird der Hoffasche Fettkörper angehoben und gestreckt. Wesentlich erscheint, daß sich der Hoffasche Fettkörper mit zunehmender Beugung stempelartig nach dorsal kreuzbandartig verschiebt und die Synovialflüssigkeit somit Richtung Intercondylarraum preßt.

Bei Ankylosen ist die hier beschriebene Entfaltung und Verschiebung teilweise eingeschränkt.

Der Recessus popliteus kommuniziert zu 100% mit dem Kniegelenk. Er entspringt im Bereich des Hinterhornes des Außenmeniscus oberhalb und/oder unterhalb der Meniscusbasis. In 52% erreicht der Recessus das Fibulaköpfchen. In 20,5% stellt sich arthrographisch eine Kommunikation mit der A. tib. fibularis dar.

Im Kindesalter zeigen sich nur kleine Recessus.

Bei zunehmender Beugung wird der Recessus nur geringfügig weiter und länger, d.h. um etwa ein Fünftel. Bei partieller oder subtotaler Ankylose bietet der Recessus popliteus wechselnde Befunde, die nicht zuverlässig korrelieren. Die Arthrogramme der partiellen Ankylosen zeigen teilweise aufgehobene, aber nicht grundsätzlich verkleinerte, teilweise auch vollständig erhaltene Recessus. Der Verlötungsprozeß zeigt hier somit nicht die Eindeutigkeit der anderen Gelenkanteile.

Die Bursa musculi gastrocnemii medialis wird in Verlauf und Gestalt teilweise erst durch Ausgußpräparate verständlich. Ein Teil der Recessus entzieht sich der Einsicht durch seine versteckte Lage. In 36% fand sich eine „straffe Kontur" oder es bestanden kleinste Recessusausläufer. Mit gleichmäßiger Streuung variieren die Längen in 64% zwischen 1–2 cm bis 19 cm.

Mit zunehmender Beugung vergrößert sich das Volumen der Bursa m.g.m. um die Hälfte bis auf etwa das Doppelte. Zusätzlich gleitet die Bursa m.g. nach distal. Bei partiellen

Kniegelenkankylosen bestanden gleichartige Bursen, die jedoch ein kleineres Volumen zeigten.

In 4,3% war eine Bursa musculi semimembranosi nachweisbar, die mit der B.m.g.m. kommunizierte und sich bei Beugung gleichartig vergrößerte.

Zusammenfassung

Die gewonnenen Daten dürfen nicht als Absolutwerte verstanden werden. In gleicher Weise sind Bursen physiologisch geringer gefüllt. Es sind jedoch keine Untersuchungen an gesunden Kniegelenken möglich.

Für die postoperative Lagerung darf mit Vorbehalt festgestellt werden, daß die Quadricepsmuskulatur, die Gleitschicht und die Bursa suprapatellaris in Beugestellung die günstigste Vordehnung aufweisen. Gleichartig sind mit dem Rückwärtsgleiten des Hoffaschen Fettkörpers die hinteren Kapselanteile und Recessus vorteilhaft entfaltet.

Es bleibt zu prüfen, ob eine Lagerung in 70°–90° Beugestellung gegenüber der sog. Funktionsstellung von 15°–30° eine schnellere und günstigere Mobilisierung ermöglichen kann.

Arthrolyse und Arthroplastik des Kniegelenkes

J.M. Schmidt und M. Jäger, München

An der Staatl. Orthopädischen Klinik der Universität München wurden im Zeitraum von 23 Jahren 75 Kniegelenkssteifen einer operativen Therapie zugeführt. Das Durchschnittsalter bei den 45 männlichen und 30 weiblichen Patienten betrug 27,5 Jahre. Bei 2/3 der Fälle handelte es sich um schwerste Steifen (Tabelle 1).

Den Gelenksteifen war in der überwiegenden Mehrzahl ein Trauma, meist gelenknahe Frakturen am Femur, vorausgegangen (Tabelle 2).

Eine Indikation zur Arthrolyse sahen wir dann gegeben, wenn die Streckung um mehr als 20° und die Beugung um mehr als 40° eingeschränkt war, wenn durch eine intensive krankengymnastische Behandlung über 6 Monate keine Verbesserung der Gelenksbeweglichkeit mehr zu erzielen war, wenn die Gelenkflächen noch ausreichend intakt waren, wenn die aktive Mitarbeit des Patienten gesichert war, wenn eine intensive und effektive Nachbehandlung angeschlossen werden konnte.

In der überwiegenden Mehrzahl der Fälle wurde die Arthrolyse in Anlehnung an das Vorgehen nach Payr (1917) durchgeführt. Das von R. Judet et al. (1956) angegebene Verfahren bewährte sich in 2 Fällen. In der postoperativen Phase kam es zu einem durchschnittlichen Beugeverlust von 20°. Es ist deshalb intraoperativ ein Bewegungsausmaß von 0/0/120° (Neutral-Null-Methode) zu fordern. Es ist jedoch ein zu ehrgeiziges Vorgehen auf Kosten der Gelenkstabilität zu vermeiden (Bürkle de la Camp, 1949). In der Nachbehand-

Hefte zur Unfallheilkunde, Heft 153
Zusammengestellt von J. Probst/A. Pannike

Tabelle 1

Schweregrad	Amplitude (A)	Arthrolyse (n = 71)	Arthroplastik (n = 4)
Schwerste Steifen	$0^\circ \leqq A \leqq 30^\circ$	49	4
Schwere Steifen	$30^\circ < A \leqq 60^\circ$	18	
Mittelgradige Steifen	$60^\circ < A \leqq 90^\circ$	3	
Geringgradige Steifen	$90^\circ < A$	1	

Tabelle 2

Nicht traumatisch (n = 10)	Arthrolyse	Arthroplastik
Nach Korrekturosteotomie am Femur	4	1
Hämatogene Osteomyelitis Femur	1	
Gonitis tuberculosa	1	1
Fibrose des M. quadriceps	2	
Traumatisch (n = 65)		
Femurfrakturen	42	
Patellafrakturen	9	
Tibiakopffrakturen	1	
Kniegelenkskapselbandzerreißungen	9	2
Extensionsbehandlung bei zentraler Hüftluxation	2	

lungsphase zeigte sich in wenigen Fällen eine Tendenz zur erneuten Einsteifung. Eine frühzeitige Narkosemobilisation kann hier nützlich sein. In 4 Fällen konnte durch das Brisement modéré ein bleibender, durchschnittlicher Bewegungsgewinn von 50° erzielt werden. Ein Brisement forcé ist grundsätzlich abzulehnen (A.N. Witt, 1966; Blauth u. Hepp, 1978).

Es wurden 60 Kniegelenksarthrolysen durchschnittlich 10 Jahre nach erfolgtem Eingriff beobachtet. 55 Patienten beurteilten den Zustand ihres Kniegelenkes als gebessert, 2 Patienten als unverändert und 3 Patienten als verschlechtert. Zur objektiven Beurteilung wurde das von Cauchoix und Deburge (1965) angegebene Bewertungsschema mit dem Begriff des relativen Bewegungsgewinns herangezogen (Tabelle 3).

$$\text{Relativer Bewegungsgewinn (r.G.)} = \frac{\text{absoluter Gewinn}}{\text{möglicher Gewinn}} \cdot 100\%$$

Bei über 2/3 der Fälle konnten sehr gute bis gute Ergebnisse erzielt werden. Durchschnittlich wurde ein relativer Bewegungsgewinn von 56% erreicht, was einem durchschnittlichen absoluten Gewinn von 63° entspricht (Tabelle 4).

Tabelle 3. Bewertungsschema

Sehr gut:			r.G.	$\geqq$	70%
Gut:	70%	>	r.G.	$\geqq$	40%
Befriedigend:	40%	>	r.G.	$\geqq$	20%
Schlecht:	20%	>	r.G.	$\geqq$	0%
Verschlechterung:	Bewegungsverlust				

Tabelle 4

Bewertung	Fallzahl	Absoluter Gewinn	Relativer Gewinn
Sehr gut	19	97°	83%
Gut	23	62°	57%
Befriedigend	5	30°	31%
Schlecht	10	16°	13%
Verschlechterung	3		

Eine Schmerzlinderung konnte nur in der Hälfte der Fälle erreicht werden. Als Ursache hierfür müssen die zum Zeitpunkt der Arthrolyse bereits entstandenen Knorpeldefekte mit reaktiver Synovitis angeführt werden. Lediglich 7 Patienten zeigten intraoperativ keine arthrotischen Veränderungen.

Einen wesentlichen Einfluß auf das Ergebnis hatte die Dauer der Gelenksteife. Bei sämtlichen schlechten Ergebnissen hatte die Gelenksteife ein oder mehr Jahre bestanden (Ramadier, 1953).

Lediglich 13 Mißerfolge mußten hingenommen werden. In 6 Fällen war die Indikation zur Arthrolyse retrospektiv nicht gegeben, bei 3 Patienten mangelte es an der nötigen Mitarbeit und bei den 3 übrigen waren die Gelenkflächen infolge vorausgegangener Traumen stark geschädigt. In 7 Fällen machte eine postoperativ notwendige Ruhigstellung aufgrund von Gelenksentzündung, einer erneut auftretenden Femurosteomyelitis oder einer Femurschaftrefraktur das Operationsergebnis zunichte.

Bei der Nachbehandlung hatte sich Sofort- bzw. Frühmobilisation in Form von sechsstündlichen Umlagerungen zwischen 0° und 90° am besten bewährt (R. Judet et al., 1953; Merle d'Aubigne, 1953).

Im Gegensatz zur Arthrolyse konnten die Ergebnisse der Arthroplastik am Kniegelenk nicht befriedigen. Die 4 Arthroplastiken wurden bei ossären Steifen durchgeführt, und zwar in Form einer modellierenden Resektion der Femurcondylen sowie des Tibiaplateaus mit Interposition von Fettgewebe oder Fascie. Bei der objektiven Beurteilung der Ergebnisse, bei der die Parameter Kraft, Beweglichkeit und Stabilität berücksichtigt wurden, konnten lediglich 2 Ergebnisse zufriedenstellen. Bei den beiden anderen Patienten kam es zu einer erneuten Ankylosierung in guter Funktionsstellung. Wegen der unsicheren Ergebnisse ist die Kniegelenksarthroplastik höchstens noch in Ausnahmefällen, eventuell nach postinfektiösen Zuständen mit knöcherner Teilankylose, indiziert.

Zusammenfassung

Es wurden 75 Kniegelenksteifen durchschnittlich 10 Jahre nach erfolgten Eingriffen beobachtet. In der überwiegenden Mehrzahl waren Traumen, meist gelenknahe Frakturen Ursache der Steife. 71mal wurde eine Arthrolyse und 4mal eine Arthroplastik durchgeführt. Durch die Arthrolyse konnten in über 2/3 der Fälle sehr gute bis gute Ergebnisse erzielt werden. Einfluß auf das Operationsergebnis hatten neben der Operationstechnik die Dauer und der Grad der Gelenksteife, der Zustand der Gelenkflächen und der Zeitpunkt des Beginns der Nachbehandlung.

Die kleine Fallzahl der Arthroplastiken läßt eine gültige Wertung nicht zu, dennoch erscheint die Arthroplastik nur noch in Ausnahmefällen, z.B. bei postinfektiösen Teilankylosen, indiziert zu sein.

Literatur

Blauth W, Hepp W R (1978) Die Arthrolyse in der Behandlung posttraumatischer Kniestrecksteifen. Z Orthop 116: 220

Bürkle de la Camp H (1949) Wiederherstellung der Beweglichkeit versteifter Glieder. Arch Klin Chir 264: 455

Judet R, Judet J, Langrange J (1956) Une technique de libération de l'appareil extenseur dans les raideurs du genou. Mem Acad Chir 82: 944

Merle d'Aubigne R, Ramadier J O, Castaing J (1953) Cinquante cas de raideurs en extension de genou traités par opération mobilisatrices. Mem Acad Chir 79: 544

Witt A N (1966) Die Gelenksteifen. Langenbecks Arch Klin Chir 316: 398

Therapieplan bei Gelenksteifen nach operativ versorgten Bandverletzungen

V. Hendrich und E.H. Kuner, Freiburg

In den Jahren 1976 bis 1979 wurden an der Unfallabteilung der Chirurgischen Universitätsklinik Freiburg insgesamt 91 frische Bandverletzungen am Kniegelenk operativ versorgt. Lediglich bei knöchernen Bandausrissen an der Eminentia intercondylaris konnte bei stabiler Schraubenfixation auf eine Nachbehandlung im Gipsverband verzichtet werden. Bei allen anderen Verletzungen haben wir unmittelbar postoperativ – in der Regel für 6 Wochen – einen Oberschenkelliegegips angelegt.

In neutraler Rotationsstellung wurde – abhängig von der Art der Bandverletzung – in den meisten Fällen in einer Beugung von 20° im Kniegelenk eingegipst. Läsionen der hinteren Kapsel machen eine stärkere Beugung im Gips notwendig, sie sollen hier – auch mit ihren Besonderheiten der Nachbehandlung – außer acht bleiben. Von der Anlage eines Oberschenkelliegegipses mit Einschluß des Fußes versprechen wir uns eine weitgehende Ausschaltung schädlicher Rotationskräfte auf die genähten Bänder. Er wird weniger leicht als ein Tutor verrutschen.

Hefte zur Unfallheilkunde, Heft 153
Zusammengestellt von J. Probst/A. Pannike

Nach der Gipsabnahme findet sich regelmäßig – trotz isometrischer Übungen im Gips – eine Muskelatrophie. Die Gelenksteife läßt meist Spontanbewegungen nur um etwa 20° zu, das Gelenk neigt zu Schwellungen. Die ersten krankengymnastischen Übungsbehandlungen setzen die Spannungsübungen fort, die schon vorher im Gips unter Einschluß der Gesäßmuskulatur durchgeführt wurden. Zusätzlich wird wegen seines analgetischen und durchblutungsfördernden Effekts lokal Eis verrieben. Eispackungen sollten, um länger dauernde Gefäßspasmen zu meiden, nur höchstens zwei Minuten belassen werden. Erst unter Abnahme, dann unter bewußter Nutzung des Unterschenkel-Eigengewichts, werden Streckung und Beugung im Knie geübt. Die Aktivierung der Unterschenkelmuskulatur bei entsprechendem Führungswiderstand am Fuß soll die Quadricepskontraktionen verstärken.

Bewegungsübungen im warmen Wasser lockern die Muskulatur und machen sich den Auftrieb zunutze. Kraftvolle Beinstöße beim Schwimmen sollten erst etwa 4 Wochen nach Gipsabnahme trainiert werden. Übungen nach dem PNF-Muster, sogenannte Komplexbewegungen nach Kabat und Knott, sollen die gesamte umgebende Muskulatur, ganze Kette, nicht nur den Quadriceps, aktivieren und so einen normalen Bewegungsablauf nachvollziehen. Die eigentliche Gelenkmobilisation sollte anfangs ausschließlich aktiv erfolgen. Nach etwa 4 bis 6 Wochen kann, vor allem in Bauchlage, ein etwas kräftigerer Haltewiderstand – im Unterschied zum bloßen Führungswiderstand – gegeben werden. Leichtes Nachdrücken sowie ein intermittierender Längszug am Unterschenkel können nach dieser Zeit bei der Überwindung von Kontrakturen helfen. Die Schmerzgrenze sollte immer respektiert werden.

Gangschule und Belastung richten sich nach dem Ausmaß der Verletzung, der wieder erreichten Stabilität und Beweglichkeit am Knie.

Durch das dargelegte Konzept konnte in den meisten Fällen eine gute Beweglichkeit wiederhergestellt werden. Von den 91 Patienten waren drei 4–5 Monate nach Gipsabnahme mit einer Beugung von höchstens 60° aufgefallen, in zwei Fällen trotz aller therapeutischen Bemühungen, in einem Fall nach zwischenzeitlich anderem Behandlungskonzept alio loco. Auch in einem weiteren Fall, in dem die Beugebeschränkung nach 9 Monaten auf 90° als besonders limitierend empfunden wurde, führten wir die Arthrolyse nach Judet durch.

Alle vier Verletzten konnten bei der jetzigen Kontrolle seitengleich strecken. Im Vergleich zur Gegenseite betrugen die jeweiligen Beugedefizite zweimal 5° und einmal jeweils 10° bzw. 20°. Der Bandapparat war jeweils fest, die Arthrolyse lag mindestens 16 Monate zurück.

Wir sind jeweils von einer einzigen lateralen Incision am distalen Femur zugegangen, von der aus auch das Kniegelenk eröffnet wurde. Regelmäßig fand man als Haupthindernis für die Beugung erhebliche narbige Verwachsungen des Recessus suprapatellaris, die scharf gelöst werden mußten. Danach ließ sich immer eine Beugung von 100° und mehr ohne Gewaltanwendung erreichen. Unter dosiertem Druck wurden mindestens 110° erreicht. In dieser Stellung wurde unmittelbar postoperativ eine ventrale Gipsschiene angelegt, diese wurde ab 2. postoperativem Tag mindestens zweimal täglich zur Übungsbehandlung abgenommen.

Wir sehen aufgrund der intraoperativ gefundenen erheblichen Vernarbungen in diesen vier Fällen weiterhin keine Indikation zur bloßen Mobilisation in Narkose. Sicherlich ist dabei die Gefahr groß, daß, bevor die Vernarbungen des Recessus suprapatellaris nachgeben, die Patellarsehne oder die erst vor wenigen Wochen rekonstruierten Strukturen am Kniegelenk überdehnt werden.

Literatur

Judet R, Judet J, Langrange J (1956) Une technique de libération de l'appareil extenseur dans les raideurs du genou. Mem Acad Chir 82: 944
Judet R, Judet J, Lord G (1959) Résultats du traitement des raideurs du genou par arthrolyse et desinsertion du quadriceps fémoral. Mem Acad Chir 85: 645
Knott N, Voss G E (1970) Komplexbewegungen. Gustav Fischer, Stuttgart

Sekundäre Patellektomie, Spätergebnisse und Folgerungen für die Primärbehandlung von Patellafrakturen

H.-U. Charlet, Hannover

Wert und Prognose der Patellektomie sind nach wie vor umstritten. Mehr auf Grund theoretischer Erwägungen weisen einige Autoren auf die Gefahr der nachfolgenden Sekundärarthrose hin, während vorwiegend klinisch orientierte Arbeiten bei entsprechender Indikationsstellung eher über gute Ergebnisse berichten.

Seit Anwendung der Zuggurtung haben sich die Osteosyntheseergebnisse bei Kniescheibenbrüchen wesentlich verbessert. Dennoch bleiben unbefriedigende Resultate nicht aus, die erhebliche Beschwerden bereiten und die Kniefunktion einschränken. In solchen Fällen ist die sekundäre Patellektomie als Beschwerden und absehbare Sekundärarthrose mindernder sowie funktionsverbessernder Eingriff zu diskutieren.

Von 1962 bis 1978 führten wir 41 sekundäre Patellektomien durch. Indikationen dazu bildeten bei entsprechenden Klagen Stufenbildungen der Patellagelenkfläche, Pseudarthrosen, posttraumatische Chondropathien, postoperative Osteomyelitiden sowie nicht rekonstruierbare Refrakturen.

In Tabelle 1 sind die im Vordergrund stehenden Klagen, in Tabelle 2 die wesentlichen klinischen Befunde vor Ektomie aufgeführt.

Intraoperativ sahen wir 10mal schwere Verklebungen im Gelenk, 9 z.T. ausgeprägte Knorpelschäden der Oberschenkelrolle und 8mal große Defekte oder komplette Risse des Streckapparates. Die Versorgung erfolgte in 6 Fällen durch Verlängerungsplastik oder freies Transplantat.

Unter den postoperativen Komplikationen muß man 5 Rupturen des Streckapparates bei 3 Patienten erwähnen (Tabelle 3).

Zwischen Unfall und Patellektomie lagen im Durchschnitt 24 Monate. Bei 25 Patienten wurde der Eingriff im Mittel nach 6 Monaten durchgeführt, bei den anderen 16 nach 51 Monaten.

Achtundzwanzig Patienten konnten nachuntersucht werden, 7 Verläufe über mindestens ein Jahr wurden aus Gutachten erstellt. Der durchschnittliche Beobachtungszeitraum aller 35 Patienten betrug 89 Monate, man kann 20 einer kürzeren Gruppe von 43 Monaten und 15 einer längeren Gruppe von 151 Monaten zuordnen.

Hefte zur Unfallheilkunde. Heft 153
Zusammengestellt von J. Probst/A. Pannike

Tabelle 1. Hauptbeschwerden der Patienten vor der Patellektomie

Bewegungseinschränkung	22
Schmerzen	10
Reiben und Mahlen	1
Unsicherheitsgefühl	1
Den Akten nicht zu entnehmen	7

Tabelle 2. Präoperativer Befund

Bewegungseinschränkung	31
Reizzustand im Kniegelenk	23
Retropat. Reiben und Mahlen	18
Tastbare Patelladeformation	16
Muskelminderung Oberschenkel	10
Patellaosteomyelitis	2
Refraktur	2
Postop. Patella alta	1

Tabelle 3. Postoperative Komplikationen

- Ruptur des Streckapparates (J.K.) 9 Wochen postoperativ (genäht)
- Ruptur des Streckapparates (J.M.) infolge Sturz 6 Wochen postoperativ, Fascia-lata-Transplantat
- Dreimalige Ruptur des Streckapparates (H.T.) infolge Sturz 3, 4 und 5 Monate postoperativ, jeweils Naht, wegen anhaltenden Streckdefizits später Fascia-lata-Transplantat
- Nekrose im alten Narbenbereich (H.S.), konservativ behandelt 6 Monate postoperativ Seidenfadenfistel, revidiert

Die Kriterien zur Bewertung des Operationserfolges sind Tabelle 4 zu entnehmen. Tabelle 5 zeigt die klinischen Ergebnisse. Zwölf Patienten klagten über geringe oder keine Beschwerden, meist wurde ein befriedigendes Resultat erzielt. Fünfundzwanzig von 28 nachuntersuchten Patienten waren mit dem Ergebnis zufrieden.

In etwa 2/3 der Fälle dominieren die sehr guten und guten Funktionsausmaße und Muskelumfänge. Bei 27 Patienten war in den Akten der präoperative Bewegungsumfang vermerkt. Bei ihnen führte die Patellektomie durchschnittlich zu einem Funktionszuwachs von 37°. Acht Patienten gewannen über 70° hinzu, 3 weitere, präoperativ als „eingesteift" charakterisierte Gelenke erhielten die volle Beweglichkeit zurück.

Zweiundzwanzig Patienten konnten nachgeröntgt werden. Wir sahen 19 z.T. erhebliche Kalkeinlagerungen im Streckapparat. Fünfzehn überwiegend leichte Kalksalzminderungen besonders der Oberschenkelrolle. Je 8 arthrotisch veränderte Gleitlager und Fälle von sekundärer Tibiofemoralarthrose.

Bei 12 der 22 Patienten konnten durchschnittlich etwa 7 Jahre alte, nach Patellektomie angefertigte Aufnahmen vergleichend herangezogen werden. Siebenmal hatte sich keine Arthrose entwickelt bzw. war die damalige Arthrose stationär geblieben. Viermal Entwicklung oder Zunahme einer sekundären Tibiofemoralarthrose, zweimal einer Gleitlagerarthrose.

Tabelle 4. Kriterien des Op.-Erfolges

Subjektiv	
Sehr gut:	keine Beschwerden
Gut:	Wetterfühligkeit, Beschwerden nach langer Belastung
Befriedigend:	Beschwerden beim Treppensteigen, plötzliches Einknicken, ab und zu Schmerzen
Schlecht:	häufige Schmerzen, Beschwerden schon bei leichter Belastung oder in Ruhe
Kniefunktion	
Sehr gut:	volle Streckung, Beugedefizit bis 10°
Gut:	Streckdefizit bis 5°, Beugedefizit bis 20°
Befriedigend:	Streckdefizit bis 10°, Mindestbeugung von 90°
Schlecht:	stärkere Funktionseinbußen als „befriedigend"
Muskelumfang (20 cm über innerem Kniegelenkspalt)	
Sehr gut:	bis 1 cm Umfangsdifferenz
Gut:	1–2 cm Umfangsdifferenz
Befriedigend:	2–4 cm Umfangsdifferenz
Schlecht:	über 4 cm Umfangsdifferenz

Tabelle 5. Ergebnisse (n = 35)

Subjektiv	
Sehr gut:	3
Gut:	9
Befriedigend:	18
Schlecht:	5
Kniefunktion	
Sehr gut:	17
Gut:	4
Befriedigend:	9
Schlecht:	5
Muskelumfang (20 cm über innerem Kniegelenkspalt)	
Sehr gut:	17
Gut:	7
Befriedigend:	8
Schlecht:	3

Bei 26 Patienten konnte mindestens einmal ein sehr gutes Ergebnis erzielt werden. Achtzehn von ihnen gehörten der 6-Monats-Gruppe zwischen Unfall und Ektomie an. Elf Patienten gehörten der langen Nachuntersuchungsgruppe von 151 Monaten an. Ebenfalls 11 wiesen zum Zeitpunkt der Ektomie bereits röntgenologisch oder intraoperativ Gleitlagerschäden auf.

Bei 11 Patienten lag mindestens 1 schlechtes Ergebnis vor. Bei ihnen lag das Unfallgeschehen zum Zeitpunkt der Operation im Durchschnitt 48 Monate zurück, doppelt so lange wie beim Gesamtkollektiv. Die 2 Patienten mit 2 schlechten Ergebnissen wurden sogar erst 166 Monate nach dem Unfall patellektomiert.

Zusammenfassung

- Den jetzigen Zustand mit der Situation vor der Patellektomie vergleichend, waren fast alle Patienten mit dem Operationsergebnis zufrieden.
- Die sekundäre Patellektomie führte bei entsprechender Indikation durchweg zu guten funktionellen Ergebnissen.
- Der durchschnittliche Zuwachs an Beweglichkeit nach sekundärer Patellektomie betrug 37°, in mehreren Fällen erlangten Kniegelenke eine gute Funktion zurück, die zuvor infolge fehlverheilter Patellafraktur weitgehend eingesteift waren.
- Zu guten Ergebnissen kam es besonders dann, wenn der Zeitpunkt zwischen Unfall und Ektomie kurz war.
- Eine theoretisch postulierte Sekundärarthrose konnten wir lediglich in einigen Fällen beobachten, ihr Auftreten scheint auf das klinische und subjektive Ergebnis keinen entscheidenden Einfluß zu haben.
- Die genannten Ergebnisse verdeutlichen den Wert der sekundären Patellektomie bei fehlverheilten Kniescheibenbrüchen. Die primäre Exstirpation besonders von Patellatrümmerfrakturen oder anderen Frakturen mit zweifelhafter Prognose bei Rekonstruktionsversuch ist zu diskutieren.

Mobilisation von Gelenkflächen mit Regionalanästhesie

R. Reschauer und H. Ponhold, Graz

Durch operative Revision und Physiotherapie ist es oftmals nicht möglich bei Patienten mit Gelenksteifen eine befriedigende Funktion zu erlangen. Bei einem Großteil dieses Patientengutes findet sich neben der mechanischen auch eine funktionelle Bewegungseinschränkung infolge der bei der Bewegung auftretenden Schmerzen. Der chronische Schmerzzustand führt zu depressiver Verstimmung, die durch jegliche Art von Mobilisierungsversuchen noch verstärkt wird.

Nervenblockaden ermöglichen durch Erzielen einer steuerbaren Langzeitanalgesie ein Durchbrechen dieses Circulus vitiosus. Nach Wirkungseintritt der Blockaden wird vorerst passiv mobilisiert und mit Hilfe der Physiotherapeutin aktiv und passiv geübt. Anschließend wird ein Gips in der maximal erreichbaren Beuge- bzw. Streckstellung angelegt und in der

Hefte zur Unfallheilkunde, Heft 153
Zusammengestellt von J. Probst/A. Pannike

Regel über einen Zeitraum von 24 Std belassen. Dann wird das Gelenk neuerlich mobilisiert und bei Auftreten von Schmerzen eine weitere Blockade durchgeführt.

Zur Mobilisierung des Kniegelenkes ist die Epiduralblockade ideal geeignet. Die Zugangswege zum Epiduralraum sind in diesem Fall entweder sacral oder lumbal. Man kann eine Einmaldosis mit wiederholten Einstichen oder eine kontinuierliche Methode wählen, wobei bei der kontinuierlichen Blockade durch eine Nadel ein Teflonkatheter in den Epiduralraum eingeführt wird, der ein paar Tage verbleiben kann.

Zur Erzielung der Analgesie wird in der Regel ein Lokalanästheticum und zwar besonders das Bupivacain oder Carbostesin aufgrund der nachfolgenden Eigenschaften verwendet. Das Bupivacain weist eine lange Wirkungsdauer von ca. 4 Std in der Konzentration von 0,5% auf. Außerdem ist die Tatsache, daß vorwiegend die sensorischen Fasern blockiert werden und nur eine geringe Wirkung auf die motorischen Fasern ausgeübt wird, für die Physikotherapie von Bedeutung. Es kann nämlich bei individuell steuerbarer Schmerzfreiheit des Patienten neben der passiven auch eine aktive Bewegungstherapie durchgeführt werden.

Im Epiduralraum kann aber auch Morphin verwendet werden, wobei die Hypalgesie ungefähr 24 Std anhält. Die Dosierung liegt in diesen Fällen in der Regel zwischen 2 und 10 mg pro Patient.

Wir haben bisher 12 Patienten mit eingeschränkter Kniebeweglichkeit mit Sacral- bzw. Lumbalepiduralblockaden behandelt. Es wurden minimal 2, maximal 11 Blockaden durchgeführt. Zehn Patienten erhielten vorübergehend einen Gipsverband. Die Blockaden wurden über einen Zeitraum von mindestens 6 Tagen und maximal 2 Monaten durchgeführt. Die Physikotherapie erstreckte sich über einen Zeitraum von 2–4 Monaten. Bis auf einen Fall konnte bei sämtlichen Patienten eine Besserung der Beweglichkeit erzielt werden. Bei sämtlichen 12 Patienten bestanden vor der Blockadetherapie Schmerzen, diese wurden in 3 Fällen deutlich vermindert, während sie bei 9 Patienten völlig abklangen (Tabelle 1).

Obwohl wir bisher noch keine Komplikationen erlebt haben, möchten wir kurz auf die folgenden Komplikationsmöglichkeiten hinweisen. Eine totale Spinale entsteht nach subarachnoidaler Injektion des Lokalanästheticums und ist gekennzeichnet durch Atemlähmung, Blutdruckabfall und hohen Querschnitt. Nach versehentlicher intravasculärer Injektion kann es zum Auftreten von Krämpfen verbunden mit Atem- und Herzstillstand kommen. Intraneurale Injektion führt durch direkte Nervenschädigung zu monate- bzw. jahrelangen Beschwerden. Ein Epiduralabsceß entsteht vorwiegend auf hämatogener Basis, ein Auftreten nach Blockade ist bisher in der Literatur nur in Einzelfällen beschrieben.

Für die Mobilisierung des Ellbogengelenkes haben wir eine kontinuierliche Blockade des Plexus brachialis durchgeführt. Es wurde dazu ein Venflon in die Gefäßnervenscheide der Axilla eingeführt. Bei gleichzeitigem Sudecksyndrom sollte jedoch zusätzlich eine Stellatumblockade zur Anwendung kommen.

Wir haben bisher 3 Patienten mit Ellbogensteifen auf dieser Art behandelt. Obwohl auch in diesen Fällen eine Besserung der Gelenkbeweglichkeit erzielt werden konnte, gestaltete sich der Behandlungsverlauf wesentlich langwieriger und schwieriger als bei der Kniegelenksmobilisierung (Tabelle 2).

Zur Schultermobilisierung erzielt die Blockade des Nervus suprascapularis, eventuell verbunden mit Stellatumblockaden, eine Verringerung der Schmerzen als Voraussetzung für die Durchführung der Physiotherapie.

Wir haben bei Schultersteife dieses Verfahren zweimal durchgeführt, dabei konnte allerdings bei einem Patienten nur ein Rückgang der Schmerzen, jedoch keinerlei Besserung der Beweglichkeit erzielt werden (Tabelle 3).

Tabelle 1. Kniegelenk

Alter Geschlecht	Blockaden (Anzahl)	Gips	Schmerz	Therapiezeit (Physiotherapie)	Beweglichkeit
30 J., m.	SE 10	+	++	15 T	0/5/15
	LE 1		–	(2 Mo)	0/0/110
41 J., w.	SE 8	+	++	2 Mo	0/10/10
	LE 1		+	(3 Mo)	0/15/65
77 J., w.	SE 6	+	++	9 T	0/20/40
			+	(4 Wo)	0/0/85
78 J., w.	SE 4	–	+	6 T	0/0/80
			–	(2 Wo)	0/0/100
58 J., m.	SE 6	–	+	8 T	0/10/85
			–	(2 Mo)	0/10/110
17 J., m.	SE 7	+	++	2 Mo	0/15/30
	LE 2		–	(4 Mo)	0/10/100
41 J., m.	SE 4	+	++	8 T	0/25/70
			+	(3 Mo)	0/20/85
22 J., m.	SE 2	+	++	9 T	0/30/70
			–	(3 Wo)	0/10/90
19 J., w.	SE 4	+	++	18 T	0/15/60
	LE 5		–	(3 Wo)	0/10/120
37 J., w.	SE 3	+	++	6 T	0/20/60
			–	(3 Wo)	0/0/130
34 J., m.	LE 3	+	++	7 T	0/15/50
			–	(3 Wo)	0/10/135
33 J., m.	LE 4	+	++	7 T	0/20/50
			–	(4 Wo)	0/10/120

Tabelle 2. Ellbogengelenk

Alter Geschlecht	Blockaden (Anzahl)	Gips	Schmerz	Therapiezeit (Physiotherapie)	Beweglichkeit
50 J., w.	Plexus 1	+	–	4 T	4/40/70
				(3 Mo)	0/25/110
31 J., w.	Plexus 3	+	++	1 Mo	0/80/100
	Stellatum 1		–	(2 Mo)	0/25/125
54 J., w.	Plexus 2	+	++	6 Wo	0/65/95
	Stellatum 6		+	(dzt.)	0/30/130

Auf Grund der vorliegenden Ergebnisse glauben wir trotz der vorläufig noch geringen Fallzahl und des kurzen Behandlungszeitraumes sagen zu können, daß die Nervenblockaden in Zukunft einen positiven Beitrag im Rahmen der schmerzhaften und langwierigen physiotherapeutischen Behandlung von Gelenksteifen bilden werden.

Tabelle 3. Schultergelenk

Alter Geschlecht	Blockaden (Anzahl)	Schmerz	Therapiezeit (Physiotherapie)	Beweglichkeit	
57 J., w.	Stellatum 3	+	3 T	S 30/0/20	45/0/70
		–	(3 Wo)	F 25/0/10	45/0/30
				R 0/15/60	5/0/75
62 J., m.	Suprascap. 1	+	6 T	S 40/0/130	65/0/130
		–	(2 Mo)	F 90/0/45	90/0/40
				R 20/0/75	25/0/80

Zusammenfassung

Im Rahmen der mechanischen Gelenksteife entsteht durch Schmerzen und depressive Stimmungslage ein Circulus vitiosus. Durch Nervenblockaden und nachfolgende Physiotherapie wird dieser Kreislauf durchbrochen. Es kommt dadurch zur Verminderung der Schmerzen mit Besserung der Beweglichkeit, wie an Hand von 17 Fällen demonstriert wird.

Literatur

1 Ebert J, Pamela D, Varner D (1980) The effective use of epidural morphine sulfate for postoperative orthopaedic pain. In: Anaesthesiology (Sept.), S 257
2 Morre D (1969) Regionalblock. Charles C Thomas
3 Promage Ph R (1978) Epiduralanalgesia. W B Saunders

Technik und Ergebnisse von Arthrolysen am Ellbogengelenk

W.R. Hepp und W. Blauth, Kiel

Arthrolysen haben am Ellbogengelenk eine ähnlich große Bedeutung wie am Kniegelenk. Auch hier bilden die posttraumatischen Einsteifungen mit Abstand die wichtigste Indikation. Wir wollen deshalb im Rahmen dieses Vortrages nur auf diese Gruppe eingehen und zur Indikation, Operationstechnik, Weiterbehandlung sowie zu unseren Ergebnissen Stellung nehmen (auf das Schrifttum wird verwiesen).

Ätiologie

Jede intra- und periarticuläre Verletzung des Ellbogengelenkes kann zu einer erheblichen Bewegungseinschränkung führen. Viele posttraumatische Einsteifungen sind vermeidbar,

Hefte zur Unfallheilkunde, Heft 153
Zusammengestellt von J. Probst/A. Pannike

wenn man folgende, im Grunde bekannte „Regeln" beachtet: Die Verletzung muß genau analysiert werden, was zumindest im Kindesalter eine vergleichende Röntgenuntersuchung der gesunden Seite erfordert. Die diagnostischen Hilfen von Spezialaufnahmen sowie der Tomographie und Arthrographie (Del Buono, 1961; Wirth, 1971; Haage u. Fischedick, 1973) sollten im Zweifelsfall unbedingt genutzt werden. Gelenkfrakturen und periarticuläre Brüche erfordern eine exakte Reposition, die oft nur operativ zu erreichen ist.

Die Fixation sollte so kurz wie möglich erfolgen, die Remobilisation sehr schonend unter Vermeidung von passiven Bewegungsübungen, Quengeln und Massagen.

Indikation und Kontraindikation

Die Indikation zur Arthrolyse ergibt sich, wenn ein unbefriedigender Bewegungsbefund vorliegt, wobei die individuellen Belange des Patienten besonders berücksichtigt werden müssen (Abb. 1).

Nach kindlichen Verletzungen sollte man mit der Operation ausgesprochen zurückhaltend sein und einen Eingriff im allgemeinen erst etwa 1 Jahr nach dem Unfall erwägen, es sei denn, es handelt sich um interponierte oder in Fehlstellung verheilte intraarticuläre Fragmente.

Der Eingriff ist *kontraindiziert* bei noch bestehender Sudeckscher Dystrophie und bei nicht sicher abgeklungener Infektion. Eine durchgemachte Myositis ossificans muß in ihrer Aktivität erst zur Ruhe gekommen sein. Die gelenküberspannende Muskulatur darf nicht zu stark geschädigt werden, doch stellen im Gegensatz zur Kniearthrolyse selbst stärkere Gelenkdestruktionen keine Kontraindikation dar.

Voraussetzungen

Eine Arthrolyse erfordert in besonderem Maße einen intelligenten und einsichtigen Patienten, der eine Funktionsverbesserung ernsthaft wünscht und bereit ist, den mühevollen Weg der Rehabilitation vertrauensvoll mit seinem Therapeuten zu gehen. Kinder unter 10 Jahren eignen sich nur für diesen Eingriff, wenn sie verständig genug sind für die subtile postoperative Weiterbehandlung.

Vor jeder Arthrolyse ist es unbedingt nötig, sich ein genaues Bild der veränderten Gelenkmechanik zu verschaffen und sich zu fragen, wo die Hauptursache der Kontraktur liegt. Dazu genügen häufig nicht Röntgenaufnahmen in nur 2 Ebenen. Wertvolle Informationen gewinnen wir durch Tomographien im sagittalen und frontalen Strahlengang, durch Schrägaufnahmen sowie bei bestehender Beugekontraktur durch a.p.-Bilder mit aufgelegtem Unter- und Oberarm, schließlich durch Funktionsaufnahmen und Arthrographien.

Operationstechnik

Wie am Kniegelenk läßt sich auch am eingesteiften Ellbogengelenk die Technik der Arthrolyse nur begrenzt standardisieren. Unser operatives Vorgehen richtet sich nach der Hauptlokalisation der Störungen. Es muß grundsätzlich systematisch und konsequent erfolgen. Das Ziel der Arthrolyse ist erst erreicht, wenn intraoperativ die volle Streckung und Beugung

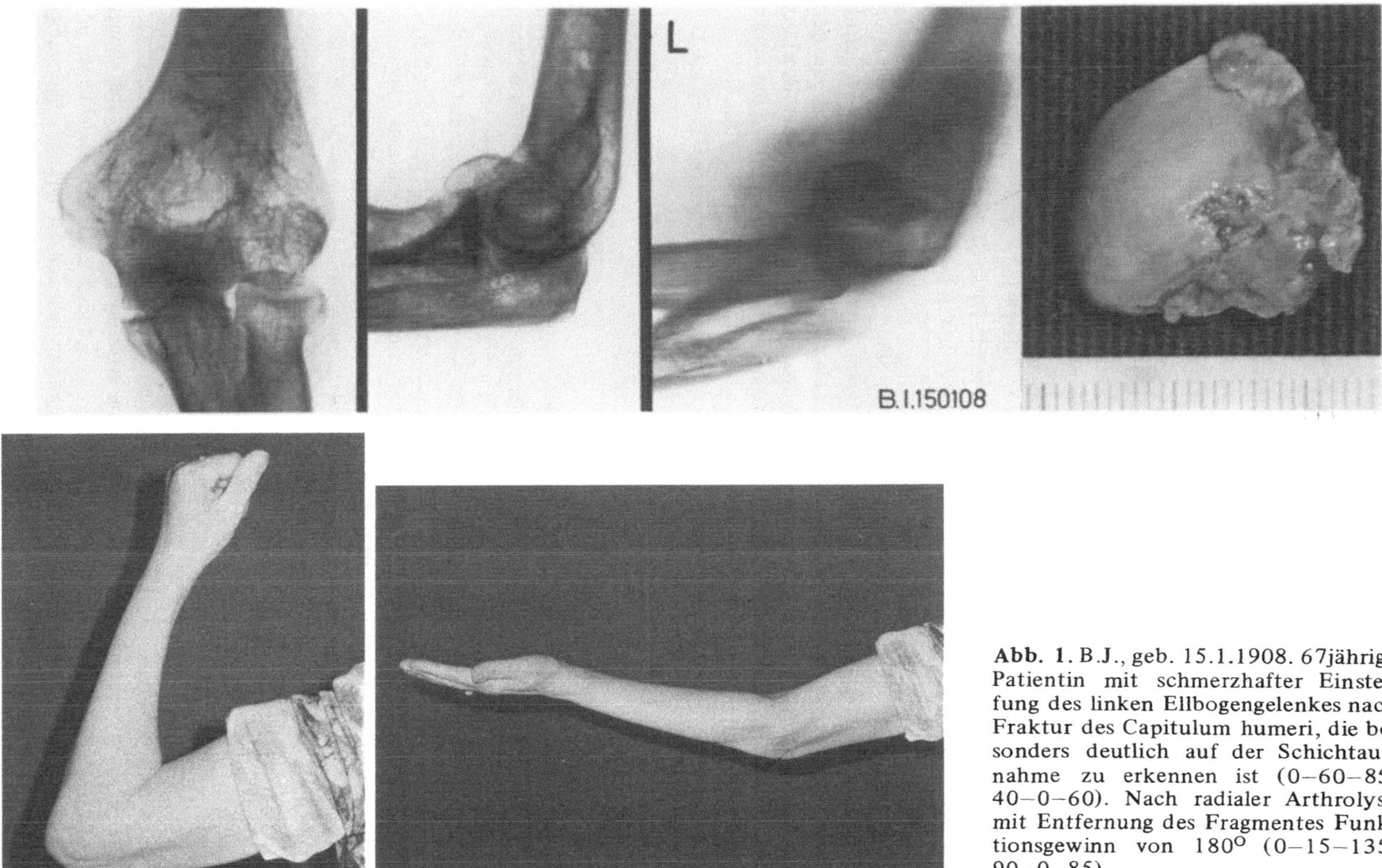

Abb. 1. B.J., geb. 15.1.1908. 67jährige Patientin mit schmerzhafter Einsteifung des linken Ellbogengelenkes nach Fraktur des Capitulum humeri, die besonders deutlich auf der Schichtaufnahme zu erkennen ist (0–60–85, 40–0–60). Nach radialer Arthrolyse mit Entfernung des Fragmentes Funktionsgewinn von 180° (0–15–135, 90–0–85)

gewonnen ist. Was man während des Eingriffes nicht schafft, erhält man auch nicht mit der besten Weiterbehandlung.

Nicht selten verliert man nach der Operation sogar einen Teil an Beweglichkeit; deshalb sollte man die Arthrolyse erst beenden, wenn alle Möglichkeiten der Mobilisation ausgeschöpft sind. Bei bereits lange bestehender Beugekontraktur können auch geschrumpfte Nerven und Gefäße auf der Volarseite die Extension behindern. Wir haben einmal schon bei einer vorsichtigen Narkosemobilisation eine Medianusirritation erlebt, die sich erst bei Rücknahme der vollen Streckung zurückbildete.

Patho-morphologisch können alle intra- und periarticuären Strukturen betroffen sein. Wir achten auf Verwerfungen oder Inkongruenzen der Gelenkflächen, auf interponierte Fragmente und auf periarticuläre Knochenvorsprünge oder Verkalkungen. Meistens handelt es sich um Verklebungen der Capsula synovialis mit den Gelenkflächen und um Synovialproliferationen. Die Recessus sind verödet, die Collateralbänder und die gelenkübergreifende Muskulatur sind verkürzt und narbig geschrumpft. Dicke Schwielenbildungen finden wir in der fibrösen Gelenkkapsel, wobei die Veränderungen häufig ventral sehr viel ausgeprägter sind als dorsal.

Wir sprechen von einer Arthrolyse im engeren Sinne, wenn nur die Weichteile an der Einsteifung beteiligt sind, und von einer erweiterten Arthrolyse, wenn auch die Gelenkflächen geglättet werden müssen, knöcherne Anschlagsperren zu resezieren sind oder periarticuläre Verknöcherungen abgetragen werden müssen. Eine oft notwendige Resektion des Radiusköpfchens fällt ebenfalls in diese Gruppe. Meistens handelt es sich um kombinierte intra- und extraarticuläre Eingriffe.

Drei Schnittführungen haben sich bewährt:

1. Eine radiale,
2. eine ulnare,
3. eine dorsale Incision.

1. Handelt es sich z.B. um eine in Fehlstellung verheilte Fraktur des Speichenköpfchens mit Behinderung der Pro- und Supination oder um einen Bruch des Capitulum humeri sowie um capsuläre und periarticuläre Verkalkungen radial oder volar, wählen wir einen radikalen bogenförmigen Hautschnitt und eröffnen das Gelenk faserparallel zwischen dem M. extensor carpi ulnaris und dem M. anconaeus. Bei stärkeren Läsionen des Speichenköpfchens wird dieses im Halsbereich quer osteotomiert und entfernt. Danach gewinnen wir einen guten Überblick und können schrittweise bis zur Ulnarseite hin die intraarticulären Verklebungen lösen und die vernarbte ventrale Gelenkkapsel resezieren, ohne die Nerven und Gefäße in der Ellenbeuge darstellen zu müssen. Tenotomien oder Verlängerungen der Beugemuskeln sind normalerweise nicht erforderlich. Durch partielle Desinsertion des M. brachialis auf dem Periost des Humerusschaftes (Merle d'Aubigne und Kerboul, 1966; Vallentin, 1968; Esteve et al., 1971) läßt sich meistens die noch eingeschränkte Beugung beseitigen.
   Die am Epicondylus radialis ansetzende Oberarmstreckmuskulatur kann mit einer Knochenlamelle temporär abgelöst und nach der Arthrolyse mit einer Schraube übungsstabil wieder refixiert werden. Verbleibt ein Streckdefizit und sind Verklebungen und Vernarbungen auch in der Fossa olecrani zu erwarten, läßt sich der hintere Gelenkbereich gut von diesem radialen Schnitt dorsal des Septum intermusculare laterale darstellen.
2. Bei Störungen des Ellennerven sowie Verkalkungen und Verklebungen vorwiegend ulnar und bei Frakturen des ulnaren Epicondylus gehen wir von einem innenseitigen Haut-

schnitt aus und stellen immer den N. ulnaris dar. Manchmal ist eine Neurolyse mit anschließender Vor- oder Ventralverlagerung des Ellennerven erforderlich. Von diesem Schnitt aus kann man ebenfalls die dorsalen Gelenkstrukturen gut erreichen, die Fossa olecrani ausräumen und Osteophyten an der Olecranonspitze sowie am Processus coronoideus abtragen. Verwerfungen der Gelenkfläche und Randwülste werden mit dem „Airdrill" geglättet oder abgemeißelt, der M. brachialis wird partiell desinseriert. Wir scheuen uns auch nicht, die Collateralbänder einzukerben, wobei es aber notwendig ist, das für die Gelenkstabilität wichtigere ulnare Seitenband nur partiell zu durchschneiden oder anschließend mit einer transossären Naht zu refixieren. Beide Schnittführungen können, ohne die Hautzirkulation zu gefährden, gut miteinander kombiniert werden.

3. Schließlich verwenden wir in Bauchlage des Patienten einen dorsalen S-förmigen Schnitt von proximal-ulnar nach distal-radial. Diese Schnittführung hat sich bei Streckkontrakturen, bei Olecranonpseudarthrosen und bei Grenzindikationen zur Resektions-, Interpositionsarthroplastik bewährt. Sie gestattet einen weiten Überblick auf die dorsalen, radialen und ulnaren Gelenkstrukturen. Eine temporäre extraarticuläre Osteotomie des Olecranons ist auch bei einer erweiterten Arthrolyse kaum erforderlich. Nur einmal mußten wir eine Y-förmige Verlängerung der Trizepssehne durchführen. Bewährt hat sich auch auf der Streckseite eine partielle Desinsertion des M. triceps brachii, evtl. bis zum Sulcus ni. ulnaris.

Weiterbehandlung

Am Ende der Narkose legen wir in submaximaler Beugung und Streckung Oberarm-Gipsliegeschalen an. Die postoperative Weiterbehandlung nach einer Arthrolyse ist von ähnlicher Bedeutung wie der Eingriff selbst. Sie erfordert viel Fingerspitzengefühl und Geduld und läßt sich ebenfalls nur in den Grundzügen standardisieren (Helbig u. v. Törne, 1978). Spätestens am Tage nach der Operation beginnen wir mit vorsichtigen Umlagerungsübungen. Wir geben reichlich Analgetica und Antiphlogistica, kühlen intermittierend mit Eis und lassen den Patienten möglichst früh im schmerzfreien Bereich aktiv bewegen. Übungen unter Abnahme der Schwere auf einer gutsitzenden Thorax-Abduktionsschiene oder auf einer am Bett angebrachten Bewegungsschiene haben sich sehr bewährt, daneben isometrisches Muskeltraining, und nach Entfernung der Fäden Bewegungsübungen im Wasser sowie in der Beschäftigungstherapie. Das Gelenk muß regelmäßig kontrolliert werden, um schon geringe Reizerscheinungen zu erkennen. Dann sind Übungspausen erforderlich sowie vermehrtes Kühlen, evtl. auch eine intraarticuläre Corticoid-Injektion. Selbst bei einer Verlängerung der Biceps- oder Tricepssehne würden wir auf eine Immmoblisation im Gips verzichten, um erneute Verklebungen zu vermeiden.

Die stationäre Weiterbehandlung muß möglichst lange genug bemessen sein. Sehr wichtig ist es, die Patienten richtig zu motivieren. Unruhe, Ungeduld und eine zu engangierte Übungsbehandlung, vor allem mit passiven Bewegungsübungen, sind unbedingt zu vermeiden. Der Patient wird mit einem festen Übungsprogramm entlassen und wenn möglich weiter ambulant kontrolliert. Eine Besserung des Bewegungsbefundes ist noch zum Ende des zweiten Jahres nach dem Eingriff zu erwarten.

Ergebnisse

Wir haben in den letzten 7 Jahren in der Orthopädischen Universitätsklinik Kiel 44 posttraumatische Arthrolysen am Ellbogengelenk durchgeführt, von denen vier so kurz zurückliegen, daß sie für diese Auswertung noch nicht verwandt wurden. Ernsthafte Komplikationen, wie Wundheilungsstörungen oder Nerven- und Gefäßschäden, erlebten wir nicht. In jedem Fall wurde der postoperative Bewegungsbefund durch den Eingriff deutlich verbessert.

Wenn man von einer normalen Streck-Beuge-Bewegung von 0–0–140 Grad ausgeht, erreichten wir im Durchschnitt einen relativen Gewinn an Beweglichkeit (Merle d'Aubigne u. Kerboul, 1966) von 75% (Tabelle 1 und 2). Dabei ließ sich die Beugefähigkeit durchschnittlich um 30°, die Streckfähigkeit um 35° verbessert (Abb. 2).

Bezogen auf den relativen Gewinn an Beweglichkeit erzielten wir 18mal ein sehr gutes, 16mal ein gutes und je 3mal ein befriedigendes und schlechtes Ergebnis (Tabelle 2).

Alle Patienten, auch die drei mit einem nach diesen relativ harten Kriterien beurteilten schlechten Ergebnis, waren subjektiv mit dem Erfolg der Operation recht zufrieden, ist doch schon ein Flexionsgewinn von 30° ein wesentlicher Vorteil. In 2/3 der Fälle wurde die Arthrolyse mit einer Ulnarisrevision oder -verlagerung, in der Hälfte der Fälle mit einer Radiusköpfchenresektion kombiniert (Abb. 3).

Schlußfolgerung

Die Arthrolyse am Ellbogengelenk ist bei richtiger Indikation sowie subtiler und konsequenter Technik und postoperativer Weiterbehandlung ein in hohem Maße erfolgversprechender Eingriff, der entscheidend die Beweglichkeit des eingesteiften Ellbogengelenkes verbessert, ohne die Kraft und Stabilität zu beeinträchtigen. Es überrascht, daß die Möglichkeiten der Arthrolyse zur Funktionsverbesserung noch immer relativ selten genutzt werden.

Tabelle 1. Gewinn an Beweglichkeit

$$\text{Relativer Gewinn} = \frac{\text{Absoluter Gewinn}}{\text{Möglicher Gewinn}}$$

Normal: Streckung/Beugung 0–0–140°
(nach Merle d'Aubigne und Kerboul)

Tabelle 2. Ergebnisse posttraumatischer Ellbogenarthrolysen

Relativer Gewinn ab 80%	=	sehr gut	(18 Fälle)
Relativer Gewinn 60%–79%	=	gut	(16 Fälle)
Relativer Gewinn 40%–59%	=	befriedigend	(3 Fälle)
Relativer Gewinn 20%–39%	=	schlecht	(3 Fälle)
Durchschnittlich: 75%			

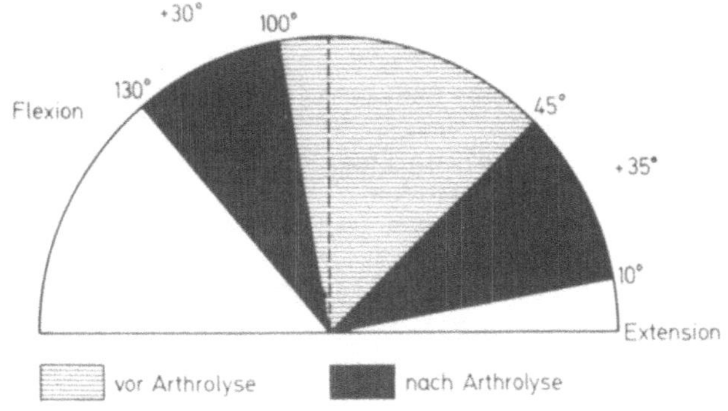

Abb. 2. Schematische Darstellung von 40 nachuntersuchten Ellbogengelenken vor und nach Arthrolyse. Es ließ sich durchschnittlich die aktive Beugung um 30° und die Streckung um 35° verbessern

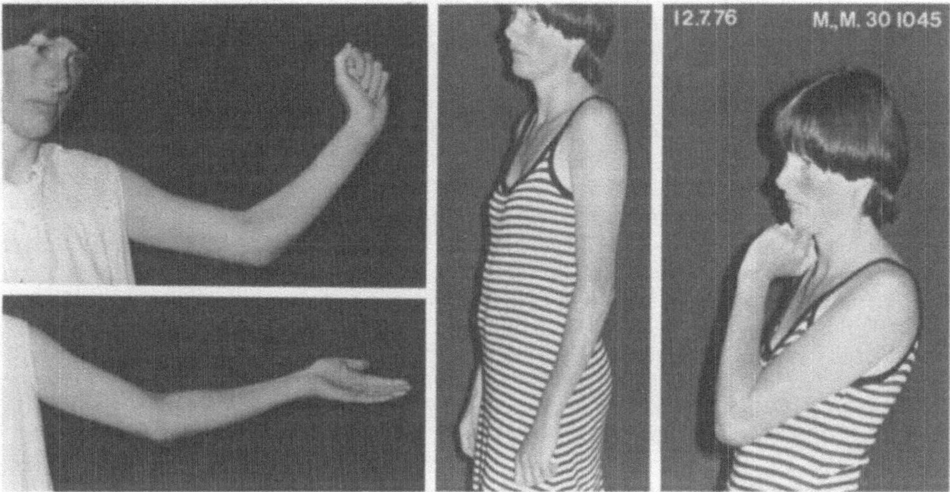

Abb. 3. M.M., geb. 30.10.1945. 30jährige Patientin mit Ellbogengelenkeinsteifung nach operativ versorgter Fraktur des radialen Condylus (0–20–60). Schon 2 Monate nach dorsaler Arthrolyse mit Radiusköpfchenresektion konnte die Streck-Beugebeweglichkeit auf 0–10–130 verbessert werden

Literatur

1 Albert E (1949) Die wiederherstellenden Operationen am Ellenbogengelenk. Z Orthop 78: 339–351

2 Bartsch H (1978) Technik und Ergebnisse bei der Arthrolyse des Ellbogengelenkes. Orthop Praxis XIV: 596–599

3 Blauth W, Hepp W R (1978) Die Arthrolyse des Ellenbogengelenkes. Orthop Praxis XIV: 143–147

4 Bürkle de la Camp H (1950) Wiederherstellung der Beweglichkeit versteifter Glieder. Arch Klin Chir 264: 455–475

5 Buono del M S (1961) Die Doppelkontrast-Arthrographie des Ellbogens. Schweiz med Wschr 91: 1466–1470

6 Esteve P, Vallentin P, Deburge A, Kerboul M (1971) Raideurs et ankyloses posttraumatiques du coude. Rev Chir Orthop Suppl I, 57: 25–86

7 Haage H, Fischedick O (1973) Arthrographie des Ellenbogengelenkes. In: Diethelm L et al. (Hrsg) Handbuch der med Radiologie, Bd V/2. Springer, Berlin Heidelberg New York, S 331–351

8 Hackenbroch M (1952) Arthrolyse und Arthroplastik. Verh dtsch orthop Ges. 39. Kongr. 1951. Kongr-Band 29–62. Enke, Stuttgart

9 Helbig B, v Törne O (1978) Behandlungsrichtlinien nach Ellenbogengelenkarthrolysen. Orthop Praxis XIV: 148–151

10 Hopf A, Arco M (1975) Principes du traitement des raideurs du coude à la suite de traumatismes anciens. Acta Orthop Belg 41: 425–437

11 Klems H, Weigert M (1972) Ergebnisse nach Arthrolysen am Knie- und Ellenbogengelenk. Arch Orthop Unfall-Chir 73: 211–219

12 Lange M (1952) Arthrolyse und Arthroplastik. Verh dtsch orthop Ges. 39. Kongr. 1951, Kongr-Band 62–87. Enke, Stuttgart

13 Lexer E (1931) Die gesamte Wiederherstellungschirurgie. Barth, Leipzig

14 Luther R, Schulitz K-P (1970) Operative Wiederherstellung der Gebrauchsfähigkeit versteifter Ellenbogengelenke. Chir Praxis 14: 91–99

15 Merle d'Aubigné R, Kerboul M (1966) Les opérations mobilisatrices des raideurs et ankyloses du coude. Rev Chir Orthop 52: 427–447

16 Murphy J B (1913) Arthroplasty. Ann Surg 57: 593–647

17 Payr E (1934) Gelenksteifen und Gelenkplastik. Springer, Berlin

18 Renné J, Weller S (1976) Ellenbogengelenk. In: Baumgartl F, Kremer K, Schreiber H W (Hrsg) Spezielle Chirurgie für die Praxis. Bd III/1. Thieme, Stuttgart

19 Vallentin P (1968) Les opérations mobilisatrices du coude. In: „Actualités de chirurgie orthopédique de l'Hôpital Raymond-Poincaré" VI: 58–83. Masson & Cie, Paris

20 Wirth W (1971) Die Ellenbogenarthrographie. Verh 57. DGOT-Kongreß 1970, Kongr.-Band 189–193. Enke, Stuttgart

Diskussion

Hertel: Ich habe eine Frage an Herrn Scheuer. Sie haben das Thema etwas ausgedehnt. Ich würde die Bewegungsbehinderungen in der frühen Folge einer Kreuzbandverletzung oder einer Meniscusruptur nicht unbedingt als „Kniesteife" bezeichnen. In wieviel Prozent der Fälle haben Sie bei echten Kniesteifen durch die Arthroskopie eine intraarticuläre Fesselung entdecken können? Welche Ergebnisse hatte die Durchtrennung der kleinen Narbenstränge, wie Sie sie gezeigt haben?

Scheuer: Die Meniscusläsion und die Kreuzbandrupturen wurden insofern mit aufgenommen, da das Wort „Steife" oder „Kniesteife" Bewegungseinschränkungen, Bewegungsbehinderungen und auch völlige Versteifungen mit einschließt. Außerdem wurden wir dadurch angeregt, daß wir in der letzten Zeit zwei Gutachtenfälle hatten, die zur Dauerrente kamen, wo zwei Jahre ein Bewegungsumfang von 3/30/110° bestand, die als „posttraumatische Kniesteife" liefen, wo jeweils ein eingeschlagener Kapselriß vorlag. Das sind natürlich Raritäten, die auch arthrographisch nicht aufgedeckt waren. Sie wurden mit aufgenommen, weil sie Raritäten sind. Die Möglichkeit der Lösung sollte nur der Vollständigkeit halber mit aufgeführt sein. Wenn der Recessus völlig verklebt und vernarbt ist, kann man das selbstverständlich arthroskopisch nicht lösen. Ich habe ja auch darauf hingewiesen, daß bei den völligen Verklebungen und Verlötungen arthroskopisch die Diagnostik so erschwert ist, daß sie unterbleiben sollte. Wenn die Patellaverschieblichkeit nicht ausreichend ist – was ausreichend ist, ist eine Gefühlssache –, sollte man es unterlassen, weil man dann nur mangelhaft arthroskopieren kann.

Hertel: Haben Sie einen Effekt der Durchtrennung solcher Narbenstränge, wie Sie es gezeigt haben, unter arthroskopischer Kontrolle gesehen?

Scheuer: Diese arthroskopischen Durchtrennungen von Narbensträngen sind im Grunde Vernarbungen, bei denen man sagt: Wenn ich jetzt eine vorsichtige Narkosemobilisation durchführe, reißt das aus. Das ist im Grunde genommen ein kontrolliertes Schneiden. Wir meinen, daß durch den Schnitt, durch die endoskopische Schere, die Nachblutungen oder Verletzungen im Knieraum durch neue Risse geringer sind, als wenn ich in Narkose mobilisiere und diese erkannten Vernarbungen irgendwo zerreiße.

Hertel: Sie haben Verbesserungen der Beweglichkeit nach der Durchtrennung gesehen?

Scheuer: Mit anschließender Narkosemobilisierung in den geeigneten Fällen.

Blauth: Mein Einwand schließt sich an das an, was der Kollege Hertel schon vorgegeben hat. Ich möchte nur, damit nicht der Eindruck entsteht, die Arthroskopie sei für die Entscheidung zur operativen Arthrolyse eine sehr wichtige Maßnahme, sagen, daß das auf die Ausnahmen beschränkt bleiben muß. Ich kann mir vorstellen, daß ihre erfreuliche Begeisterung für die Arthroskopie maßgeblich daran liegt, daß Sie zuviele Fälle mit dem Begriff „Gelenksteife" in Zusammenhang brachten. Wir haben bei etwa 500 Arthroskopien in den letzten zwei Jahren nicht eine einzige Indikation gesehen, eine zur Arthrolyse anstehende

Gelenksteife arthroskopisch zu untersuchen. Die Beispiele, die Sie nannten – insofern werden wir wahrscheinlich einig sein –, die Sie selbst als „Rarität" bezeichneten, möchte ich auch gelten lassen.

Scheuer: Herr Professor Blauth hat in seiner Diagnostik angeführt, daß er sehr großen Wert auf die Arthrographie legt und die Aussagekraft der Arthrographie. Wir haben leider, da wir das in „Lohnarbeit" machen lassen, nicht so günstige Ergebnisse. In der Literatur sieht man auch, daß die Aussagefähigkeit der Arthrographie, insbesondere bei isolierten Knorpelschäden, nicht so hoch anzusetzen ist. Wir haben durch Kontrollen, die anschließend arthrotomiert oder arthroskopiert waren, leider nur feststellen können, daß bei den vier oder fünf in unserem Raum arthrographierenden Röntgenologen, die uns regulär zuweisen, eine Aussagesicherheit von nur 50%–90% zustandekommt. Deshalb ist speziell unsere Klinik im Hinblick auf die Aussagefähigkeit der Arthrographie etwas sensibilisiert.

Schlegel: Ich bitte, bei der Diskussion nicht auf das Schisma zwischen Radiologie und Teilgebietsradiologie einzugehen. Es gibt im Blätterwald sehr viele Beispiele dafür. Ich habe noch eine Frage; Herr Blauth ermutigt mich dazu. Ich hatte eigentlich ein schlechtes Gewissen, daß ich keine solchen Zahlen von Arthroskopien habe. Ich bin immer neidisch; vielleicht haben Sie zuviele Assistenten, vielleicht haben Sie Leute, die gern Überstunden machen. Ich weiß nicht, wer diese vielen Arthroskopien machen soll. Wenn Sie die Zeit für 1200 Arthroskopien in zwei Jahren zusammenrechnen, stellen Sie fest, daß das sehr viel ist. Außerdem vertraue ich doch noch etwas mehr auf mein Ohr und auf meine Hand. Ich habe bisher noch keinen Grund gehabt, einen klaren Meniscusriß mit einer Arthroskopie zu dokumentieren. Es gibt Bücher für die Lehre, aus denen man Bilder herausziehen kann. Ich möchte ganz ketzerisch sagen, daß die Arthroskopie die Elektrische Eisenbahn in diesen Jahren ist. Es wird hinterher wahrscheinlich wieder etwas anderes kommen.

Baumgartl: Ich möchte die Frage stellen, ob es überhaupt notwendig ist, von der alten Unterscheidung abzugehen, daß es fibröse und ossäre Kniesteifen gibt. Man muß sehen, ob wirklich eine Kniesteife oder nur eine Einschränkung der Beweglichkeit vorliegt. Es wäre ganz gut gewesen, wenn das in den Vorträgen besser herausgekommen wäre.

Herr Schlegel, ich stehe vollkommen auf Ihrer Seite. Das einzige, was ich vielleicht klinisch nicht erfassen kann, ist die atraumatische Absprengung von Knorpel oder kleinere Bandschäden oder kleinere Schäden an der Innenhaut der Gelenke. Aber das ist ja nicht das Entscheidende.

Schlegel: Wir machen sie auch. Wir haben jetzt vierzig Fälle in zwei Jahren.

Schweiberer: Herr Schlegel und Herr Baumgartl, das, was Sie eben gesagt haben, kann man nicht im Raum stehenlassen. Die Indikation zur Arthroskopie muß stimmen. Insofern ist vielleicht der Vortrag, der heute zur Arthroskopie gehalten worden ist, nicht am richtigen Platze gewesen.

Das ist der eine Punkt, der einzuwenden ist. Wenn ich aber aus diesem einen Vortrag heraus die Arthroskopie als Akutdiagnosticum plötzlich wieder zurückdrängen möchte, dann bin ich auf dem falschen Weg. Die Arthroskopie ist ein so integrierter Bestandteil moderner Kniegelenksdiagnostik, daß sie in dieser pauschalen Form nicht abgetan werden darf.

Schlegel: Ich darf richtigstellen: Ich habe sie nicht „abgetan“. Ich habe im Grunde nur gesagt: Ich habe in den meisten Fällen den Eindruck, daß sie unnötig gewesen ist, wenn ich die entsprechenden Vorträge über die Arthroskopie höre. Sie müssen bedenken: Im Grunde ist mein Krankengut etwas anders als Ihr Krankengut. Gemäß dem Ettlinger Abkommen behandle ich in der Regel chronische Kniegelenkszustände, die diagnostisch anders zu erforschen sind als akute.

Weller: Herr Schlegel, ich darf zum Thema zurückkommen und vielleicht aus dem Dilemma des Zahlenwalds herausführen. Es könnte nach den bisherigen Vorträgen so scheinen, als könnten wir in Zukunft allzu oft veranlaßt sein, zu früh irgendwelche mobilisierenden Maßnahmen durchzuführen. Ich möchte darauf hinweisen, daß es ganz häufig der Fall ist, daß, wenn Sie einen Patienten nach drei oder vier Wochen entlassen, eben weil Ihnen die Krankengymnastin sagt „Ich komme jetzt nicht mehr weiter“, der Patient, wenn Sie ihn sechs Wochen später untersuchen, eine weitgehend freie Funktion hat. Ich glaube, das ist etwas, was wir bedenken sollten. Bei allem, was notwendigerweise dazu vorgetragen wurde, daß wir gezwungen sind, aktiv einzugreifen, dürfen wir nicht vergessen, daß dieses Gelenk eine gewisse Zeit braucht, um sich in seiner Beweglichkeit wieder zu erholen. Wir sollten nicht durch übertriebene aktive Maßnahmen versuchen, diese spontane Wiedererlangung der Beweglichkeit zu behindern.

Schlegel: Vielen Dank, Herr Weller, für den wichtigen Hinweis, was natürlich auch von der Ätiologie abhängt, denn eine Mobilisierung nach Operationen ist etwas anderes als eine Steife, die nach irgendwelchen Verletzungen eintritt. Ich glaube, Sie haben damit den Weg für die zweite Diskussionsrunde freigegeben, bei der wir uns über den Therapieplan und über die Arthrolyse unterhalten wollen.

Hertel: Zum Vortrag von Herrn Hendrich: Man muß natürlich bei der Erstversorgung die Gelenksteifen verhindern. In dem Fall der jungen Frau mit der komplexen Bandverletzung – vordere Kreuzbandruptur distal und Innenbandruptur distal – ist eindeutig ein operationstechnischer Fehler vorhanden. Das Innenband ist viel zu weit proximal angeschraubt worden. Der distale Innenbandansatz ist acht Zentimeter unterhalb des Kniegelenkspalts. Hier lag er etwa vier Zentimeter unterhalb. Danach müssen Kniegelenksteifen entstehen. – Ein zweiter Fehler: Es sollen bei Bandreinsertionen mit Schrauben keine Metall-Unterlegscheiben verwendet werden, sondern eventuell Plastik-Unterlegscheiben mit Verzahnungen. Die Hannoveraner haben Untersuchungen angestellt, bei denen ausgedehnte Nekrosen im Bereich der Anschraubungsstellen vorhanden sind. Darauf wollte ich nur hinweisen.

Schlegel: Ich glaube, wir sollten uns nicht zu sehr ins Methodische verlieren. Ich weiß nicht, ob man darüber noch diskutieren sollte, denn dann müßte man über die zu kurze Schraube auch diskutieren, die von Herrn Jäger eingezeichnet worden ist, obwohl ich weiß, daß er in Wirklichkeit eine längere Schraube verwendet. Ich glaube, das führt zu weit.

Hendrich: Die Reinsertion des Innenbands ist unter einer abgehobenen Knochenschuppe geschehen. Das modifiziert vielleicht Ihren Einwand. Wir glauben daran, daß die Reinsertion im spongiösen Bett sehr wichtig ist. Es ist also nicht so, daß das Innenband unter dieser Schraube gequetscht wurde. Ich glaube, wir kommen damit aber in die Behandlung der Bandverletzungen, und das wollen wir sicher nicht.

Leitz: Ich möchte noch einmal die Frage des Zeitpunkts ansprechen. Ich glaube, wenn wir von einer Narkosemobilisation sprechen, muß der Zeitpunkt früh liegen, denn nur dann haben wir die Chance, mit wenig Gewalt auszukommen. Eine Arthrolyse durchzuführen, hat eigentlich höchstens eine Obergrenze. Früh ist sie völlig sinnlos. Kein Mensch wird sechs Wochen nach Gipsabnahme eine operative Arthrolyse für indiziert halten können. Wir müssen aber bedenken, daß die zunächst im Recessusbereich, im Synovialbereich gelegenen Verklebungen fortschreiten auf die Knorpelfläche zu durch das Einwachsen der Synovialis. Die Arthroskopiebilder haben das hier vorhin ganz schön gezeigt, wie die Synovialis den Knorpel zerstört, genau wie bei der rheumatoiden Arthritis auch im posttraumatischen Fall. Hier muß ein Zeitpunkt festgelegt werden, den ich zwischen dem ersten und zweiten Jahr nach dem Unfall lokalisieren möchte.

Zum Zeitpunkt einer totalen Patellektomie nach unbefriedigendem Ergebnis: In diesem Zusammenhang möchte ich eine Frage an den Vortragenden richten. Wir alle kennen eine ganze Menge verspäteter Klinikeinweisungsfälle, die keine grobe Stufe im Gegensatz zum Röntgenbild erkennen lassen. Da ist eine bindegewebige Ausfüllung entstanden. Mit diesem optischen Eindruck im Gedächtnis taucht doch jetzt die Frage auf: Wann ist der Zeitpunkt gegeben? Sie haben nur Ihren durchschnittlichen Zeitverbrauch bis zur Operation angegeben, aber nicht den vernünftigen Zeitpunkt, der ja wohl auch abhängig vom Lebensalter sein muß.

Hierholzer: Ich möchte eine vielleicht etwas provozierende Gegenthese aufstellen. Es ist eben gesagt worden, daß wir die Narkosemobilisierung früh durchführen sollen. Bei uns ist es so, daß wir in diesen Fällen und in dieser Situation auch mit der Übungsbehandlung zum Ziel kommen. In den Spätfällen ist in der Regel mit der Narkosemobilisierung ein gutes Ergebnis nicht zu erzielen. Ich möchte also als Gegenbehauptung die Arbeitsthese aufstellen: Man kommt ohne die Narkosmobilisierung in den allermeisten Fällen aus. Man kommt in der Regel mit einer Übungsbehandlung zum selben Ziel.

Schlegel: Ich glaube, die Begriffe sind hier etwas verschieden. Um darüber einmal Klarheit in der Diskussion zu bekommen, müßte man länger darüber reden. Es wäre ein dankbares Thema, einmal die Frage der Kontraktur, die Frage der Lötsteife und ähnliche Fragen in diesem Gremium zu klären. Begriffe, die unsere Lehrer wie Payr und andere geniale Gelenkchirurgen erarbeitet haben, gehen verloren. Darum sollten wir, glaube ich, dieses Thema beenden, denn wir sprechen mit verschiedenen Zungen und können in einer Diskussion einander nicht verstehen.

Charlet: Den OP-Berichten, die ich zu meiner Arbeit studiert habe, ist eher zu entnehmen, daß der intraoperative Befund schlimmer war als der röntgenologisch festzustellende Befund. – Zweitens. Man muß den Zeitpunkt der Ektomie sicherlich von den Beschwerden des Patienten abhängig machen und von seinem Wunsch nach einer Besserung der Situation. – Drittens muß man sagen: Der Zustand einer dislociert verheilten Kniescheibe ruft relativ häufig und früh einen Schaden der Oberschenkelrolle hervor. Wir haben nachgewiesen, daß dieser Schaden per se noch nicht unbedingt nach erfolgter Sekundärpatellektomie negative Auswirkungen im Hinblick auf die Beschwerden hat. Man kann vielleicht sagen, daß man nach einer fraglich dislocierten Fraktur, die durch eine Sekundärpatellektomie behandelt werden soll, ein Jahr sicherlich warten kann, um zu sehen, ob man auch mit anderen Behandlungsmethoden zum Zuge kommt. Aber nach einem Jahr oder nach zwei Jahren sollte man den Zeitpunkt bestimmen. Das kommt, so meine ich, bei der Arbeit heraus.

Schlegel: Der Kenner der Panarthrose des Kniegelenks weiß, daß die meisten Panarthrosen im Patellagleitweg beginnen. Auch das muß man bedenken.

Rüter: Herr Charlet, wenn man patellektomiert, sollte man daran denken, mit der Vorverlagerung der Tuberositas biomechanisch das Femurotibiagelenk sehr entlasten zu können. Es ist eine kleine Erweiterung des Eingriffs. Sie sagten, Sie hätten dort wenig Arthrosen gesehen. Nach biomechanischen Vorstellungen tut man dem Patienten etwas Gutes mit einer geringen Erweiterung der Operation. – Ich glaube, das größere Problem – nicht mengenmäßig, aber behandlungstechnisch – ist der Streckausfall am Kniegelenk. Die Patienten hinken massiv. Sie müssen das mit dem Quadriceps stabilisieren. Sie haben erhebliche Beschwerden. Ich glaube, die Lösung dieses Problems ist technisch schwieriger als die Überwindung der Beugeeinschränkung. Ich möchte Herrn Blauth fragen, ob er in seinem großen Krankengut bezüglich des Streckausfalls einmal die Indikation gesehen hat zu osteotomieren, um die Restfunktion so einzustellen, daß die Patienten wenigstens eine Streckung bis zu 10° erreichen.

Blauth: Sprechen Sie von dem Streckdefizit nach der Arthrolyse?

Rüter: Generell. Patienten mit einem Streckausfall, die Sie mittels offener oder geschlossener Mobilisation nicht verbessern können.

Blauth: Sie meinen also Beugesteifen, die in Narkose nicht zu mobilisieren sind. Da kommen zwei Verfahren in Frage, und zwar zunächst die Streckosteotomie, die ja, wenn es sich nicht um zu erhebliche Defizite handelt, eine elegante Methode ist, 20° oder 30° auszugleichen. Das ist sehr zu empfehlen. Es kommt auch in Frage – das ist aber im Ausgang unsicher – eine dorsale Capsulektomie. Aber das sind Verfahren, die in der Traumatologie sicher mit einer Gefahr der erhöhten Instabilität verbunden sind. Ich persönlich würde mehr zur Osteotomie neigen, als daß ich empfehlen würde, Weichteileingriffe zur Behebung einer Beugekontraktur vorzunehmen.

Arthrolyse und Arthroplastik am Ellenbogengelenk

C.J. Wirth, München

Die Mehrzahl der Gelenksteifen läßt sich ursächlich auf traumatische, entzündlich-rheumatische und seltener infektiöse Prozesse zurückführen. So kommt es nach Ellenbogenfrakturen in 12%-20% der Fälle zu einer Gelenksteife, die in 4%–9% der Fälle sogar eine operative Behandlung notwendig macht (F. Lange, 1917; Esteve u. Mitarb., 1971; Balay u. Mitarb., 1975).

Nach A.N. Witt (1966) unterscheiden wir knöcherne Ankylosen, fibröse Gelenksteifen, Gelenksperren und Kontrakturen am Ellenbogen. Klinisch sind Strecksteifen und Steifen in Mittelstellung des Ellenbogengelenkes am häufigsten, Beugesteifen sind sehr selten. Röntgenologisch geben Funktionsaufnahmen in den möglichen Extremstellungen des Gelenkes über Anschlagsperren Auskunft. Nach Blauth u. Hepp (1978) zeigt die Arthrographie vor allen Dingen das Ausmaß der Kapselschrumpfung.

Arthrolyse und Arthroplastik haben nach wie vor ihren Stellenwert in der Behandlung der Gelenksteifen des Ellenbogens. Man sollte jedoch bedenken, daß die Arthrolyse und Arthroplastik nur einen Teilbereich ausmachen in der therapeutischen „Stufenleiter" (M. Hackenbroch, 1946), die die Prophylaxe, die konservative und operative Therapie von Gelenksteifen gleichermaßen berücksichtigt (Tabelle 1). Die Indikation zur Arthrolyse am Ellenbogengelenk ist frühestens 6 Monate nach erfolgloser intensiver Übungsbehandlung dann gegeben, wenn eine Rechtwinkelbeugung nicht erreicht wird. Wenn wegen der Destruktion der Gelenkflächen die Arthrolyse nicht ausreichend ist, wird die Operation um die Gelenkflächenresektion und fakultative Interposition zur Arthroplastik erweitert.

Als Zugänge zum Ellenbogengelenk empfehlen sich der dorsale und ventrale S-förmige Schnitt oder der ulnare und radiale Kantenschnitt. Schnittführung bzw. Schnittkombination sind jedoch letztlich vom Einzelfall abhängig. Bei Strecksteifen des Ellenbogengelenkes ist die Tricepssehnendurchtrennung und Verlängerung erforderlich. Diese kann entweder zungenförmig oder frontal Z-förmig gestaltet werden. Der N. ulnaris sollte dargestellt und gegebenenfalls verlagert werden. Eine Radiusköpfchenresektion ist nur bei stärkerer Destruktion der Gelenkflächen oder Achsenfehlstellungen nötig. Die Seitenbänder sollten erhalten werden. Wichtig ist eine einwandfreie Ausräumung der Fossae coronoidea und olecrani.

Bei der Arthroplastik werden die Gelenkflächen modellierend reseziert. Die Trochlea wird mit einer autologen oder homologen Bindegewebsstruktur überzogen. Von der anatomischen Form abweichende Resektionen wie die nach Hass (1925) oder nach Ollier (1882) und Herbert (1958) führen wir nicht durch.

Die Nachbehandlung sollte frühestmöglich begonnen werden. Hier hat sich die aktive Übungsbehandlung auf dem Bewegungsbrett ab dem 3. postoperativen Tag bewährt.

Schwerwiegende Komplikationen ergaben sich weder nach Arthrolyse noch nach Arthroplastik. Vordergründig waren vor allem eine zögernde postoperative Mobilisierung mit Tendenz zur Wiedereinsteifung sowie Irritationen des N. ulnaris.

Hefte zur Unfallheilkunde, Heft 153
Zusammengestellt von J. Probst/A. Pannike

Tabelle 1. Prophylaxe und Therapie der Gelenksteifen

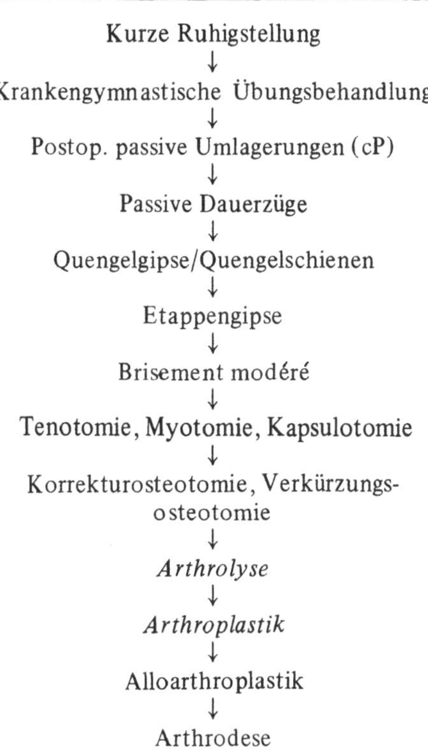

Kurze Ruhigstellung
↓
Krankengymnastische Übungsbehandlung
↓
Postop. passive Umlagerungen (cP)
↓
Passive Dauerzüge
↓
Quengelgipse/Quengelschienen
↓
Etappengipse
↓
Brisement modéré
↓
Tenotomie, Myotomie, Kapsulotomie
↓
Korrekturosteotomie, Verkürzungsosteotomie
↓
Arthrolyse
↓
Arthroplastik
↓
Alloarthroplastik
↓
Arthrodese

Ergebnisse nach Arthrolyse

Von 57 durchgeführten Arthrolysen am Ellenbogengelenk konnten 42 Arthrolysen durchschnittlich 7 1/2 Jahre postoperativ nachuntersucht werden.

Subjektiv beurteilten 38 Patienten die Gebrauchsfähigkeit ihres operativ versorgten Ellenbogengelenkes als verbessert. Über Schmerzen wurde nicht geklagt. Die Kraftleistung genügte im Regelfall zur Ausführung der alltäglichen und beruflichen Aufgaben. Die Körperhygiene konnte immer durchgeführt werden.

Die funktionellen Ergebnisse der Arthrolysen wurden als relativer Gewinn (r.G.) gewertet. Durch die Arthrolyse konnte fast durchwegs eine Verbesserung der Beuge-Streckfähigkeit erzielt werden. Allein zwei Drittel der Gelenke wiesen einen so bedeutenden funktionellen Zugewinn auf, daß sie als sehr gut bis gut eingestuft werden konnten. Zusätzlich bestehende Dehnsteifen des Unterarmes konnten in zwei Dritteln der Fälle wesentlich gebessert werden. Eine Abhängigkeit von der Resektion oder Belassung des Radiusköpfchens konnte dabei nicht festgestellt werden (Tabellen 2 und 3).

Tabelle 2. Bewertungschema

Sehr gut:		r.G.	$\geqslant$	70%
Gut:	70% >	r.G.	$\geqslant$	40%
Befriedigend:	40% >	r.G.	$\geqslant$	20%
Schlecht:	20% >	r.G.	$\geqslant$	0%
Verschlechterung:	Bewegungsverlust			

Tabelle 3. Funktionelle Ergebnisse Arthrolysen (n = 42)

Bewertung	Fallzahl	Amplitude Ext./Flex.	Absoluter Gewinn	Relativer Gewinn
Sehr gut	11	0–20–136	83°	78%
Gut	18	0–13–129	53°	56%
Befriedigend	9	0–50–119	33°	32%
Schlecht	3	0–58– 98	10°	9%
Verschlechterung	1	0–40– 40		

Wesentliche Einflüsse auf das postoperative Ergebnis

Der intraoperativ erzielte Bewegungszuwachs konnte postoperativ in der Regel nicht gehalten werden. Er verschlechterte sich um durchschnittlich 30°. Diesem Faktor muß bei der Arthrolyse Rechnung getragen werden. Die Zeitdauer der Immobilisation nach Arthrolyse hat einen entscheidenden Einfluß auf das funktionelle Endergebnis. Je länger die Ruhigstellung, desto schlechter waren die funktionellen Endergebnisse (Tabelle 4).

Die Prognose einer Arthrolyse verschlechtert sich mit zunehmender zeitlicher Dauer einer Ellenbogengelenksteife. Während bei einem Zeitraum zwischen Trauma bzw. Erkrankungsbeginn und Operation von weniger als 1 Jahr fast regelmäßig sehr gute und gute Ergebnisse erzielt werden konnten, reduziert sich diese Erfolgsquote bei längerem Intervall auf die Hälfte der operativ versorgten Ellenbogengelenke (Tabelle 5).

Ein altersabhängiger Einfluß auf das funktionelle Endergebnis ergibt sich nur bei Kindern. Hier kommt es im Verhältnis häufiger zu schlechten Ergebnissen als bei den Erwachsenen.

Tabelle 4. Abhängigkeit des funktionellen Ergebnisses vom Beginn der Nachbehandlung

Beginn der Nachbehandlung	Fallzahl	Sehr gut und gut	Befriedigend	Schlecht
1.–3. postoperativer Tag	9	9		
4.–7. postoperativer Tag	14	10	2	2
8.–21. postoperativer Tag	19	10	7	2

Tabelle 5. Abhängigkeit des funktionellen Ergebnisses von der Dauer der Gelenksteife

Zeitraum	Fallzahl	Sehr gut	Gut	Befriedigend	Schlecht
Kürzer als 1 Jahr	25	7	13	2	3
Länger als 1 Jahr	17	4	5	7	1

Schweregrad und Position einer Ellenbogensteife bestimmen den funktionellen Zuwachs nach Arthrolyse. Der am schwersten behinderte Patient wird auch den größten funktionellen Nutzen aus dem Eingriff ziehen. Wir konnten bei Schwer- und Schwerststeifen einen mittleren Bewegungsgewinn von 61° feststellen, bei mittel- und geringgradigen lediglich einen solchen von durchschnittlich 21°.

Was die postoperative Arthroseentwicklung anbelangt, so konnten wir in der Hälfte der Fälle eine Zunahme der bereits bestehenden Arthrose feststellen, um 1° bei 15 Patienten, um 2° bei 18 Patienten. Die Zunahme der Ellenbogenarthrose war proportional zur Beobachtungsdauer.

Ergebnisse nach Arthroplastik

Von 19 durchgeführten Arthroplastiken am Ellenbogengelenk konnten 9 Arthroplastiken durchschnittlich 12 Jahre postoperativ nachuntersucht werden. Darunter befanden sich 5 Teilarthroplastiken mit Modellierung nur einer Gelenkfläche.

Subjektiv beurteilten lediglich 6 von 9 Patienten den Zustand ihres operativ versorgten Ellenbogengelenkes als gebessert. Lediglich bei 3 Patienten konnte eine Schmerzbefreiung erreicht werden. Die Kraftleistung war jeweils ausreichend, Körperhygiene und Alltagsverrichtungen waren möglich.

Funktionell gesehen konnten 3 Arthroplastiken als gut, 3 als befriedigend und 3 als schlecht eingestuft werden. Die Arthroplastiken, die bei den 4 ossären Steifen durchgeführt wurden, ergaben insgesamt schlechtere Ergebnisse als die Teilarthroplastiken bei den fibrösen Steifen mit destruiertem Gelenk.

Die in 7 Fällen vorbestandene Drehsteife des Unterarmes konnte lediglich in 4 Fällen gebessert werden.

Lediglich Ausprägungsgrad und Position der Gelenksteifen hatten einen Einfluß auf das funktionelle Endergebnis. Ossäre Steifen haben dabei eine schlechtere Prognose als fibröse Steifen wegen der ausgeprägten Atrophie der Weichteile einschließlich der Muskulatur. Strecksteifen weisen eine Tendenz zu schlechteren Ergebnissen auf im Gegensatz zu Steifen in Gelenkmittelstellung.

Insgesamt gesehen sind die funktionellen Endresultate der Arthroplastiken im Vergleich zu den Arthrolysen generell ungünstiger. Bemerkenswert ist jedoch die Dauerhaftigkeit guter und befriedigender Ergebnisse, was vor allem für die Teilarthroplastiken zutrifft (Abb. 1a–c).

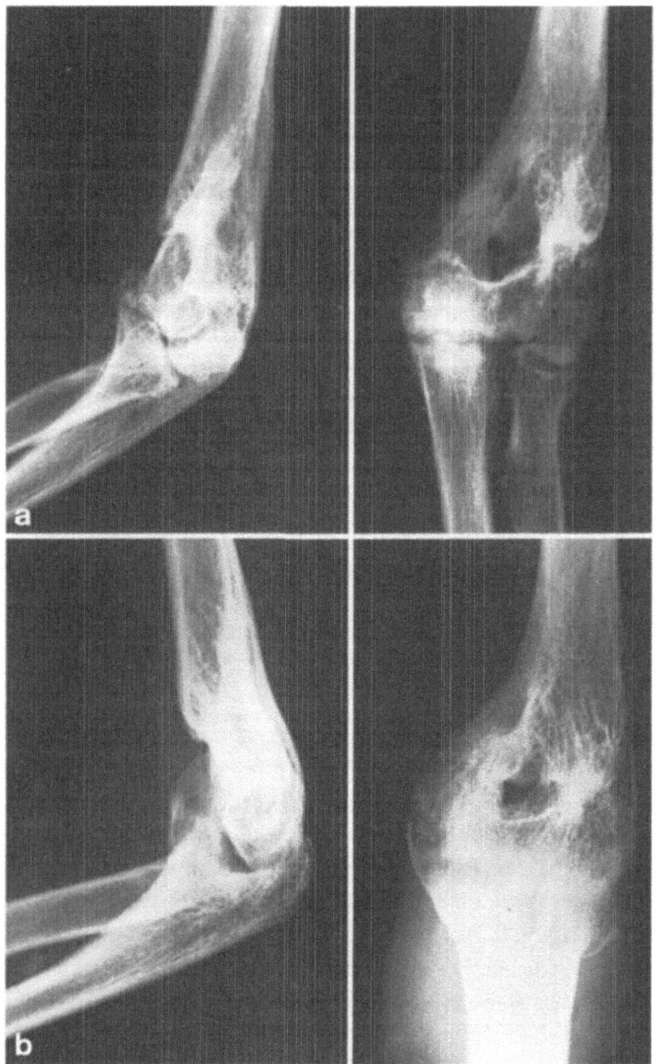

Abb. 1a, b. W.P., weibl., 21 Jahre. Am 5.12.1970 supracondyläre Humerusfraktur li., konservativ behandelt. Wegen zunehmender Beugekontraktur im August 1971 alio loco erfolglose Arthrolyse. Im November 1971 besteht eine fibröse Wackelsteife in 30° Beugung mit beginnender Verknöcherung des humeroulnaren Gelenkes (**a**). Am 14.12.1971 Arthroplastik mit V-förmiger Tricepssehnenverlängerung und Interposition von lyophilisierter Dura. 1973 ossäre Reankylose in 70° Beugestellung (**b**)

Zusammenfassung und Schlußfolgerungen

Die Arthrolyse des Ellenbogengelenkes erbringt in über 60% der Fälle ein sehr gutes bis gutes funktionelles Endergebnis. Dieses Endergebnis wird beeinflußt durch die Zeitdauer der postoperativen Immobilisation, die zeitliche Dauer der bestehenden Gelenksteife, das

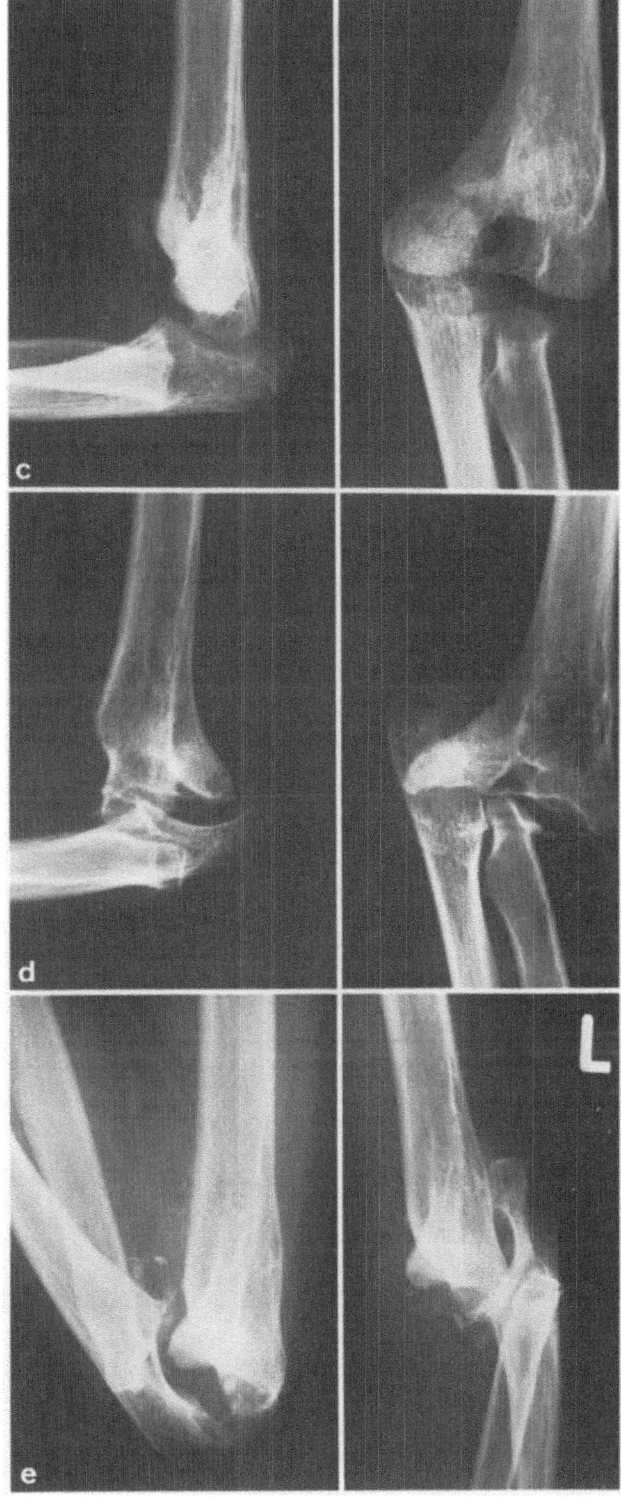

Abb. 1c–e. Am 10.7.1973 neuerliche Arthroplastik mit Fettgewebsinterposition und Radiusköpfchenresektion (**c**). 1978 besteht eine fast freie Ellenbogengelenksbeweglichkeit bei leichter Instabilität (**d**, **e**)

Alter des Patienten, den Schweregrad und die Position der Gelenksteife sowie den Ausprägungsgrad der vorbestandenen Arthrose.

Die Resultate der Arthroplastiken sind im Vergleich zu denen der Arthrolysen generell günstiger. Bemerkenswert ist hierbei die Dauerhaftigkeit guter und befriedigender Ergebnisse. Die Indikation zur Alloarthroplastik als Alternative zur Arthroplastik dürfte demzufolge eingeschränkt bleiben.

Literatur

Balay B, Setiey L (1975) Les raideurs du coude. Traitement orthopedique et chirurgical. Acta Orthop Belg 41: 415

Blauth W, Hepp W R (1978) Die Arthrolyse des Ellenbogengelenkes. Orthop Prax 14: 143

Esteve P, Valentin P (1971) Raideurs et enkyloses post-traumatiques du coude. Rev Chir Orthop Suppl 1, 57: 26

Hackenbroch M (1946) Kontrakturen und Gelenksteifen. Z Orthop 76: 79

Hass J (1925) Neue Gesichtspunkte zur Arthroplastik. Zbl Chir 52: 2702

Herbert J J (1958) Traitement des ankyloses du coud dans le rheumatisme. Rev Chir Orthop 44: 87

Lange F (1917) Die operative Behandlung der Kontrakturen und Ankylosen. Z Orthop 36: 495

Ollier L (1882) Demonstration anatomique de la reconstitution du coude apres la resection sous-periostee. Examen d'une serie de 106 cas de cette operation. Zbl Chir 33: 548

Witt A N (1966) Die Gelenksteifen. Langenbecks Arch Klin Chir 316: 398

Diskussion

Rüter: Wir können schwerpunktmäßig von den einzelnen Gebieten Indikation, Technik und Nachbehandlung her diskutieren. Bei der Indikation stellt sich die Frage: Welchen Weg gibt es, bei dem man als Arzt sagen muß, daß es ausreicht, und welchen Winkelgrad sehen Sie als so behindernd an, daß man eine Änderung versuchen sollte?

Springorum: Es handelt sich ja immer nur um Anhaltswerte. Es gibt Einzelfälle, in denen aus den persönlichen Lebensumständen des Patienten heraus andere Winkelmaße erforderlich sind. Ich darf folgenden Fall stichwortartig erwähnen. Wir haben in der letzten Woche eine Ellenbogenstreckung bei einer sechzehnjährigen ICP durchgeführt. Dieses Mädchen hat nach vielen Schwierigkeiten eine Lehrstelle erhalten, in der es regelmäßig Überkopfarbeiten mit dem Arm durchführen müßte. Wir haben in diesem Fall einen Streckungseingriff durchgeführt.

Blauth: Ich halte generell das, was Herr Springorum gesagt hat, für zu gefährlich. Wir sollten uns doch der Individualität dieser Entscheidung bewußt sein. Es kommt wirklich in jedem Einzelfall darauf an, wie die Bedürfnisse des Patienten sind, wie seine berufliche Situation, seine soziale Situation aussieht. Das muß man unterstreichen. Es wäre zu kochbuchartig, einfach zu sagen: Du hast 40°, sei zufrieden!

Ich möchte im übrigen dazu ermuntern, die Arthrolyse nicht so eng zu sehen, wenn wir schon den Winkel im Raum stehen haben. Die Ergebnisse sind so ausgezeichnet, daß man sich eigentlich nicht mit 40° Streckdefizit zufriedengeben muß. Deshalb wollte ich diese Frage als sehr individuell zu beantworten hier kommentieren.

Stankovic: Wir haben inzwischen knapp einhundert Fälle zusammengestellt. Wir haben gesehen, daß es eine wertvolle präoperative Methode ist. Wir haben keine Komplikationen gehabt.

Fragesteller: Ich wollte Herrn Hepp zwei Fragen stellen. Erstens: Stehen alle drei Zugänge gleichwertig nebeneinander oder ist es – wie bei uns – so, daß der radiale Zugang die Priorität erlangt hat? Haben Sie jemals eine Indikation zu einem ventralen Zugang gesehen? Es gibt immerhin Stellen in der Literatur, bei denen das mit Einschränkung empfohlen wird. – Zweitens: Ist es bei Ihnen schon einmal vorgekommen, daß Sie, obwohl Sie präoperativ keinen Hinweis auf einen Ulnarisschaden hatten, postoperativ durch die Zunahme des Bewegungsumfangs plötzlich doch eine Bewegungsparese bekommen haben und eine Ulnarisverlagerung machen mußten? Bei uns ist das zweimal vorgekommen.

Hepp: Wir bevorzugen jetzt fast ausschließlich die seitlichen Zugänge radial fast genauso häufig wie ulnar. Wir kombinieren sehr häufig beide Zugänge. Wir kommen damit zunehmend häufig und fast ausschließlich aus. Einen ventralen Zugang haben wir nie durchführen müssen.

Zur zweiten Frage: Der Ulnaris wird freigelegt, eventuell nach ventral verlagert. Da haben wir keine Probleme gesehen. Wir haben aber einen anderen Fall, wo wir eine Medianusirritation erlebt haben bei einer Narkosedurchbewegung des Armes bei einer Streckkontraktur von 30°.

Rüter: Meistens gehen diese Einsteifungen mit einer Behinderung der Unterarmdrehbewegung einher.

Hepp: Wir sind froh, wenn wir bei kompletter Kerbung 40° oder 42° haben.

Rüter: Dann reicht Ihnen aber der Zugang doch nicht aus.

Hepp: Wir haben die Radiuskopfentfernung noch nicht mit einer kompletten Spaltung kombiniert. Das würde den Eingriff erheblich ausweiten. Wenn wir vielleicht 40° erreichen, ist der Patient damit recht zufrieden.

Schlegel: Es ist sogar relativ häufig, daß es, wenn nach Erzielung eines größeren Bewegungsausmaßes eine Spätparese des Ulnaris kommt, im Grunde kein Problem machen kann, dies mühelos operativ zu lösen. Vor einem Zweiteingriff muß man nicht zurückschrecken. Überhaupt ist es erstaunlich, daß das Ellenbogengelenk viel toleranter ist als viele andere Gelenke. Das Ellenbogengelenk ist sozusagen ein recht gutmütiges Gelenk bei solchen Prozeduren.

Rüter: Sind noch Diskussionsbemerkungen zur Technik? – Sind zur Nachbehandlung Anregungen oder Fragen?

Blauth: Ich möchte noch eine Empfehlung unterstreichen, nämlich den Einsatz der Schulterabduktionsschiene. Es ist ein Segen für die Patienten, wenn man die Führung, die mit Schmerzen für sie verbunden ist, wegnimmt und sie die Bewegung auf einer Schiene machen läßt.

Erworbene Einsteifungen des Ellenbogengelenkes und ihre Therapie

H.W. Springorum, H.H. Küster und B. Michelbach, Heidelberg

Für erworbene Ellenbogengelenkeinsteifungen gibt es vielerlei Ursachen. Wir unterscheiden, welche Strukturen als Auslöser für den Beweglichkeitsverlust betrachtet werden müssen.

Eine andere Differenzierungsmöglichkeit besteht in der Unterscheidung zwischen entzündlichen und mechanischen Ursachen. Aufgrund der Kürze der uns zur Verfügung stehenden Zeit wollen wir die entzündlichen Ursachen für eine Einsteifung, also die rheumatoide Arthritis, die Gicht, die spezifische und unspezifische Osteomyelitis und die verschiedenen Möglichkeiten der Reizzustände nur beiläufig erwähnen.

Bei den *fibrösen Einsteifungen* unterscheiden wir intra- und extraarticuläre Ursachen. An intraarticulären Formen nennen wir die Inaktivitätssteife nach Ruhigstellung mit Bridenbildungen, Verklebungen und Verwachsungen der Gelenkkapsel.

Hier sind auch Destruktionszustände der Gelenkkapsel, wie z.B. bei der Hämophilie, einzuordnen.

Eine *Gelenksperre* kann die Folge einer Fraktur mit Gelenkbeteiligung in Ellenbogengelenksnähe sein, im typischen Falle handelt es sich um eine knöcherne Anschlagsperre.

Bei dieser veralteten Monteggia-Fraktur ist schon aus dem Röntgenbild die ausgeprägte Streckkontraktur des betroffenen Ellenbogengelenkes abzulesen, auf der rechten Seite verursacht diese unschöne Osteosynthese ein ausgeprägtes Streckdefizit.

Auch die Bewegungseinschränkungen bei Myositis ossificans und paraarticulären Ossifikationen zählen wir zu den Gelenksperren, zwei typische Befunde zeigen wir mit diesen Diapositiven.

Den ausgeprägtesten Bewegungsumfangsverlust registrieren wir in der 3. Gruppe der von uns erwähnten Einsteifungsformen, also bei der *knöchernen Steife.* Dieser als Ankylose bezeichnete Zustand liegt vor, wenn statt der miteinander artikulierenden Gelenkflächen im ehemaligen Gelenkbereich ein knöcherner Durchbau eingetreten ist.

Dieser vollständige Beweglichkeitsverlust ist typischerweise die Folge einer bakteriellen Gelenkinfektion, z.B. bei offenen Frakturen oder bei postoperativem Infekt.

Hefte zur Unfallheilkunde, Heft 153
Zusammengestellt von J. Probst/A. Pannike

Therapie

Für die fibrösen Einsteifungsformen indizieren wir zunächst krankengymnastische und beschäftigungstherapeutische Techniken. Als historischen Vorläufer der heutigen Verfahren darf ich Ihnen hier den Apparat nach Knoke und Dressler zeigen.

Zu den modernen beschäftigungstherapeutischen Verfahren gehört beispielsweise das Schleifbrett. Wir halten die Beugung über den rechten Winkel hinaus unter dem Aspekt der täglichen Verrichtungen wie Kämmen, Zähneputzen, Rasieren usw. für besonders wichtig, ein Streckdefizit bis etwa 50° halten wir für tolerabel.

Erst wenn durch die breite Palette der Bewegungsmöglichkeiten der Beschäftigungstherapie und der Krankengymnastik dieser in unseren Augen wesentliche Bewegungsumfang nicht hergestellt werden kann, indizieren wir für fibröse Einsteifungen operative Maßnahmen; bei Ankylosen und Gelenksperren sind konservative Maßnahmen ohnehin erfolglos. Für fibröse Einsteifungen ist die Arthrolyse der Eingriff der Wahl, das Ergebnis wird im wesentlichen durch eine konsequente und zielstrebige Nachbehandlung gesichert.

Bewährt hat sich uns die in diesem Bild demonstrierte Beugebandage, zur Vermeidung eines Streckdefizits und einer Schultereinsteifung muß jedoch mehrfach während des Tagesverlaufes auf eine Streckschiene umgelagert werden.

Für den Gelenkzugang bevorzugen wir die zungenförmige oder griffelschachtelförmige Tricepsablösung, auch die Olecranonabmeißelung ermöglicht eine gute Übersicht über den dorsalen Gelenksanteil.

Nach Darstellung der Fossa olecrani ist die Trepanation der Ellenhakengrube in der Technik nach Kashiwagi-Outerbridge möglich; auf diese Weise können z.B. Corpora libera mühelos entfernt werden.

Bei den erwähnten knöchernen Anschlagsperren wird die Beseitigung des knöchernen Hypomochlions Zielsetzung einer operativen Maßnahme sein, zu denken ist an die Resektion des knöchernen Anschlages, ggfs. auch an eine Korrekturosteotomie.

Je nach der Beschaffenheit der Gelenkflächen indizieren wir die Interpositionsarthroplastik bzw. sogar die Arthrodese und Alloarthroplastik.

Liegt eine Ankylose in funktionell ungünstiger Stellung vor, so entscheiden wir uns zwischen der Arthrodesierung in Funktionsstellung und dem endoprothetischen Ellenbogengelenkersatz.

Für die Indikationsstellung berücksichtigen wir in diesen Fällen die Alltagsbelastung des Patienten.

Für den Fall lediglich leichter körperlicher Beanspruchung halten wir durchaus die Endoprothese des Ellenbogengelenkes für eine diskutable Maßnahme, für den Schwerarbeiter kommt hingegen lediglich die Arthrodese in Funktionsstellung in Frage.

Literatur

1 Glynn J J, Niebauer J J (1976) Clinical Orthopaedics and Related Research 117: 289–291
2 Keyl W (1973) Monatsschr Unfallheilkd 76: 261
3 Krahl H, Springorum H W (1978) Schriftenreihe Unfallmedizinische Tagungen der Landesverbände der gewerblichen Berufsgenossenschaften, Heft 32: 229–234
4 Morrey B F, Bryan R S (1979) Mayo Clin Proc 54: 507–512
5 Morscher E (1973) Hefte Unfallheilkd 114: 76–85

6 Springorum H W, Krahl H (1979) Orthop Prax 2: 98–100
7 Toeniss D, Waldtsch R (1973) Monatsschr Unfallheilkd 76: 31–39
8 Wilhelm K, Rueff F L, Bedacht R (1971) Monatsschr Unfallheilkd 74: 422–434
9 Witt A N, Jäger M (1973) Hefte Unfallheilkd 114: 90–94

Die Prävention von Drehsteifen nach Unterarmschaftfrakturen. Eine biomechanische Studie

W. Küsswetter, Würzburg

Bewegungsstörungen der Unterarmumwendung sind häufig durch Veränderung an den beiden Radioulnargelenken bedingt. Unterarmdrehsteifen, wie sie bei posttraumatischen Veränderungen des Spatium interosseum antebrachii durch Achsen- oder Drehfehlstellungen der Unterarmknochen nach Schaftfrakturen auftreten können (Vulpius, 1920; Thomsen, 1936; Böhler, 1951; Witt, 1956; Küsswetter, 1979), lassen jedoch auch auf eine Hemmung der Umwendbewegung durch die Membrana interossea antebrachii schließen.

Um diesen Zusammenhang zu untersuchen, wurde das Dehnungsverhalten der Membrana interossea antebrachii an 8 autoptischen menschlichen Unterarmpräparaten Erwachsener gemessen, die eine Einschränkung der Umwendbewegung aufwiesen. Die Messungen wurden simultan an verschiedenen Abschnitten der Membran und an ihren Verstärkungszügen im Umwendsimulator durchgeführt.

Die gewonnenen Dehnungskurven erlauben keine quantitativen Aussagen, geben jedoch qualitativen Aufschluß über Dehnungsanstieg, Dehnungsmaximum und Dehnungsabfall.

Bei den Präparaten, die eine Einschränkung der Supination aufwiesen, fand sich gegenüber den Normkurven ein früherer und stärker supinatorischer Anstieg an den Meßpunkten im Bereich des distalen Querzuges und der Membranmitte (Abb. 1).

Bei den Präparaten mit eingeschränkter Pronation ergaben sich in Abweichung zu den Normkurven an allen Meßpunkten zunehmende Dehnungen mit zunehmender Pronation (Abb. 2). Eine Ausnahme stellt hier die Chorda obliqua anterior dar, die nicht unmittelbar Bestandteil der Membrana interossea antebrachii ist.

Die Dehnungskurven der Präparate, die sowohl eine Einschränkung der Supination als auch der Pronation aufwiesen, unterstrichen diesen Trend (Abb. 3). Hier war als Zeichen der Supinationshemmung ein früherer und stärkerer supinatorischer Anstieg in Membranmitte und als Zeichen der Pronationshemmung ein pronatorischer Dehnungsanstieg in Membranmitte und im Bereich der Chorda obliqua posterior zu beobachten.

Im Anschluß an die Versuche wurde bei sämtlichen Präparaten die Membrana interossea durchtrennt, während die proximalen und distalen Radioulnargelenke intakt blieben. Es konnte dadurch in allen Fällen eine freie Unterarmbeweglichkeit erzielt werden.

Die kausale Rolle der Membrana interossea antebrachii bei Unterarmdrehsteifen scheint damit bewiesen.

Hefte zur Unfallheilkunde, Heft 153
Zusammengestellt von J. Probst/A. Pannike

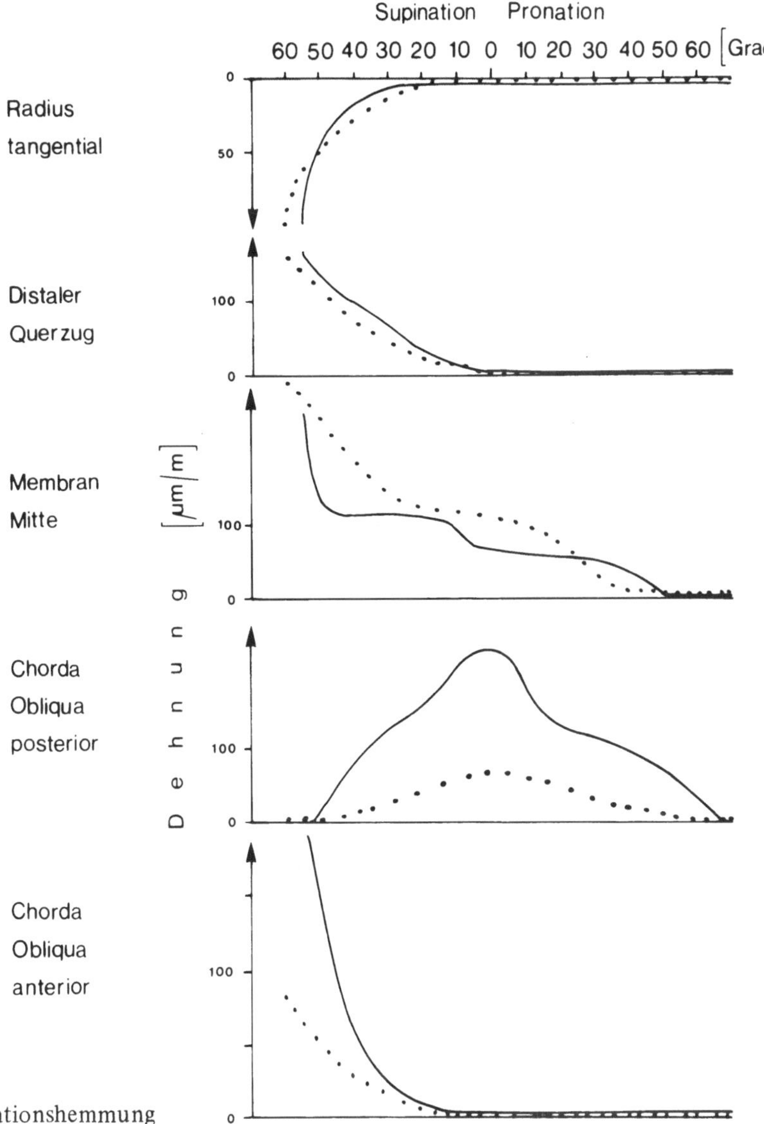

Abb. 1. Supinationshemmung

In Ergänzung zu diesen Untersuchungen führten wir bei 10 ausgewachsenen Katzen am linken Unterarm Osteotomien in Radiusmitte durch. Die Fragmente wurden mit einer 4-Loch-AO-Kleinfragmentplatte in einem vorgegebenen Winkel von 10^{0} derart stabilisiert, daß eine geringe Einengung des Interossärraumes resultierte. Die Tiere wurden postoperativ freigegeben und nach 3, 6 bzw. 9 Wochen abgetötet. An den Präparaten führten wir in gleicher Weise Dehnungsmessungen an der Membrana interossea in Unterarmmitte durch und kamen dabei zu folgenden Ergebnissen:

Während die Dehnungskurven der nichtoperierten Vergleichsserien einen einheitlich zunehmenden supinatorischen Dehnungsanstieg aufweisen, zeigen die Präparate nach 3 Wochen ein Dehnungsmaximum etwa in der Neutral-Null-Position. Nach 6 Wochen liegt das

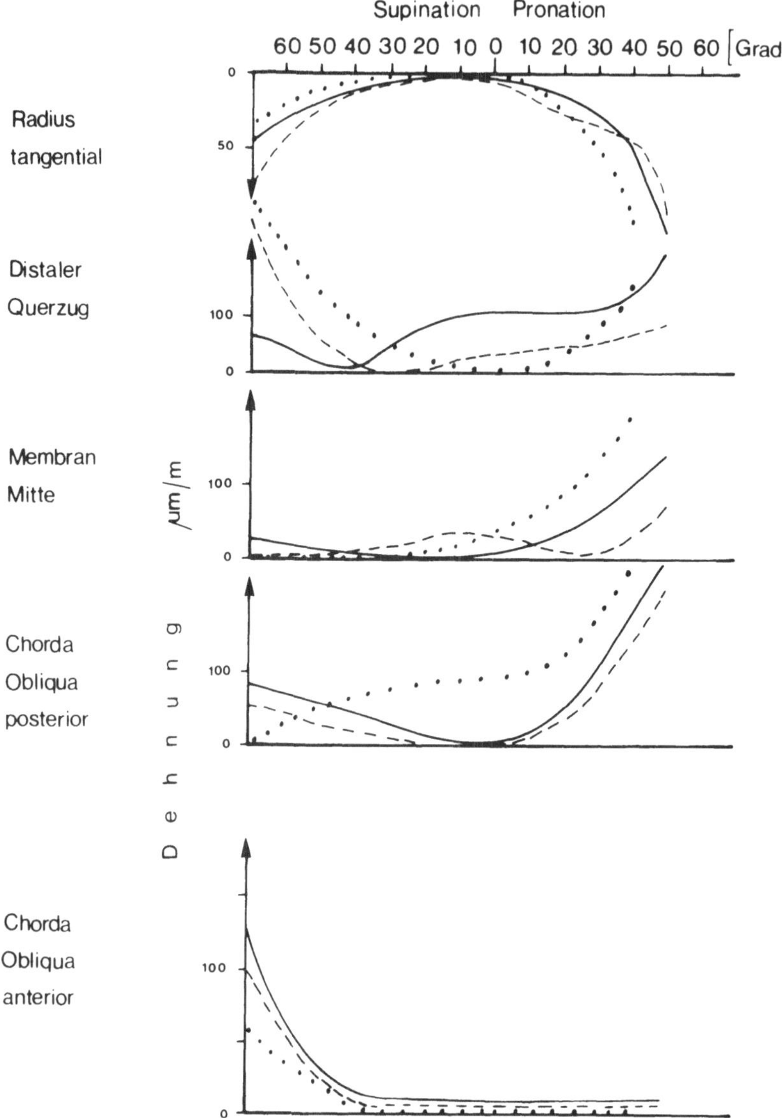

Abb. 2. Pronationshemmung

Dehnungsmaximum bei etwa 10° Supination. Bei 9 Wochen ist die Dehnungskurve mit ihrem Maximum bei 30° Supination noch weiter zur Supination hin verschoben und gleicht sich damit der physiologischen Dehnungskurve an (Abb. 4).

Aus diesen Ergebnissen ist zu schließen, daß eine Achsenfehlstellung der Unterarmknochen zu einer Veränderung des Spannungsdehnungsverhaltens der Membrana interossea antebrachii führt. Unter der funktionellen Beanspruchung, die die übungsstabile Osteosynthese ermöglicht, scheinen Schrumpfungen und ungünstige Narbenbildungen im Bereich der Membran vermieden zu werden. Unter dem funktionellen Reiz erfolgt eine Ausheilung der Bandstrukturen der Membran, bei der das posttraumatische Spannungsdehnungsver-

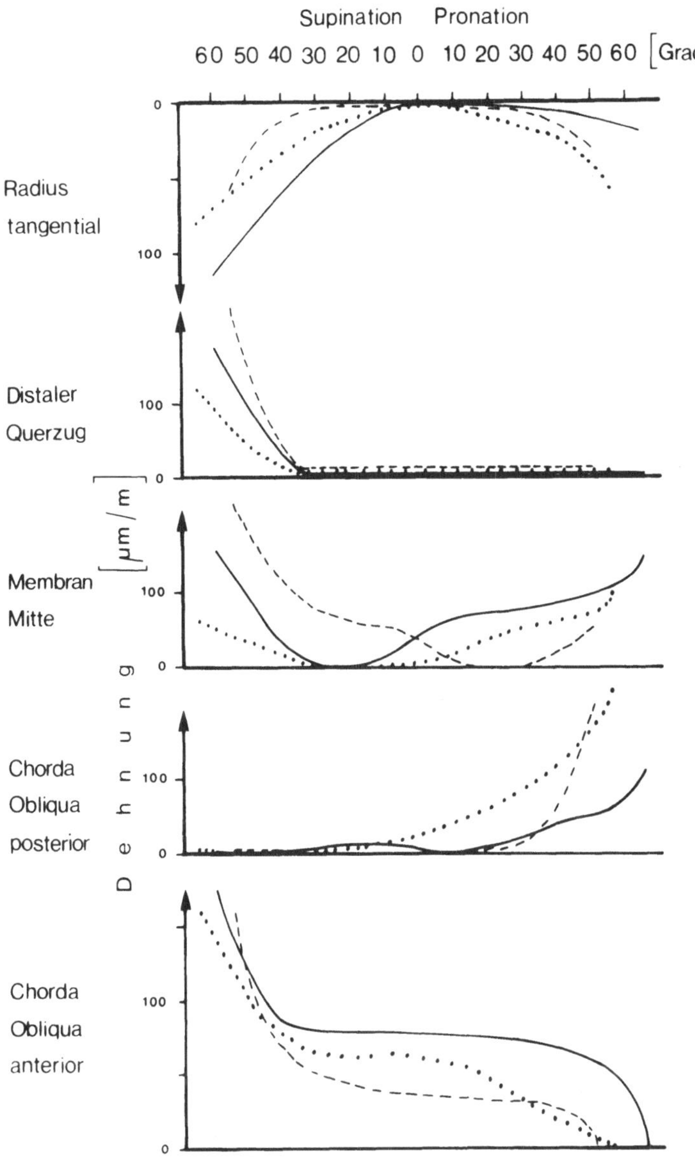

Abb. 3. Supinations- und Pronationshemmung

halten der Membran sich bis zu einem gewissen Grad den physiologischen Gegebenheiten angleicht.

Unsere Untersuchungen unterstreichen somit die Bedeutung der übungsstabilen Osteosynthese bei Unterarmschaftfrakturen Erwachsener, mit der durch die Frühmobilisation posttraumatischen Unterarmdrehsteifen wesentlich vorgebeugt werden kann.

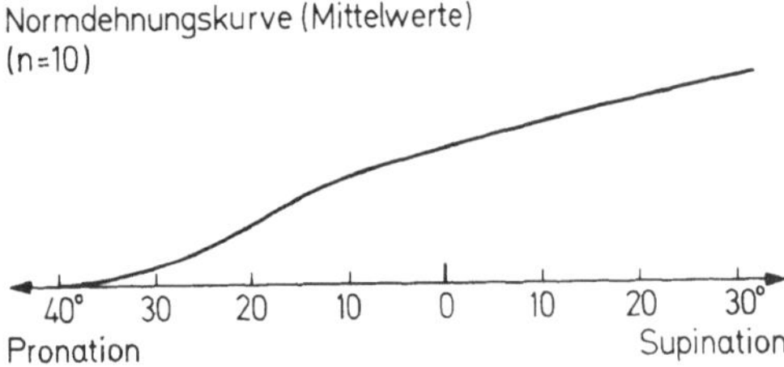

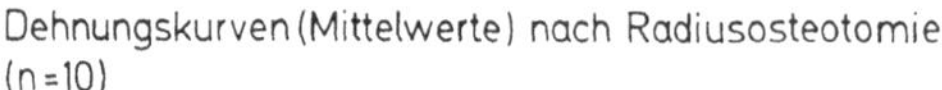

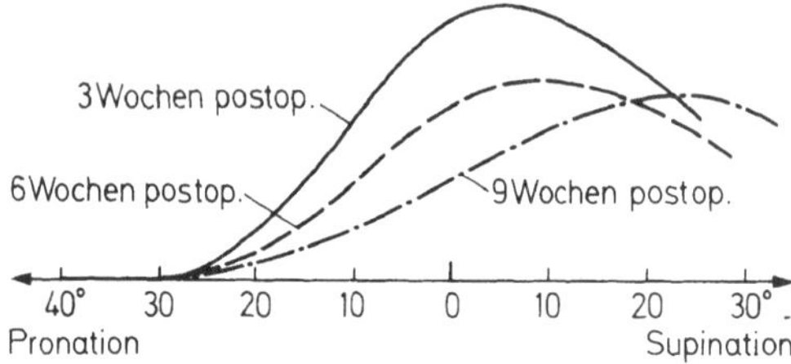

Abb. 4

Literatur

1 Böhler L (1951) Die Technik der Knochenbruchbehandlung. Bd 1. Maudrich, Wien

2 Küsswetter W (1979) Einfluß der Membrana interossea antebrachii auf die Umwendbewegung der Hand. Fortschr Med 97: 1505

3 Thomsen W (1936) Über Spätfolgen nach Verletzungen der Unterarmknochen, insbesondere des Radius. Arch Orthop Unfall-Chir 36: 580

4 Vulpius O (1920) Die primären traumatischen Deformitäten. Vortrag 15. Orthopäd.-Kongreß, Dresden

5 Witt A N (1956) Funktionsstörungen der Hand. Verh Dtsch Orthop Ges 43: 137

Die Korrekturosteotomie am distalen Radius bei Zustand nach Radiusfraktur

R. Rahmanzadeh, M. Faensen und F. Enes-Gaiao, Berlin

Die Radiusfraktur stellt als häufigste Fraktur überhaupt einen alltäglichen Erste-Hilfe-Fall dar. In der Mehrzahl der Fälle wird deshalb die Behandlung von jüngeren Assistenten durchgeführt, so daß gelegentlich die Indikation zur percutanen Spickung oder offenen Reposition und Osteosynthese nicht gestellt, die mögliche Reposition ungenügend durchgeführt und der Patient auf die Dringlichkeit der Verlaufskontrolle nicht nachdrücklich genug hingewiesen wird, so daß er sich erst verspätet beim weiterbehandelnden Kollegen vorstellt.

Wird eine Fehlstellung erst 2 Wochen nach der Erstbehandlung festgestellt, so verzichten wir im allgemeinen auf einen Versuch nachzureponieren, besonders wenn noch eine deutliche Schwellung vorliegt, da in diesen Fällen das Risiko einer Sudeckschen Dystrophie erhöht ist. Es ist sicherer, die Fraktur knöchern ausheilen zu lassen, durch physikalische Therapie die trophischen Veränderungen weitgehend zur Rückbildung zu bringen und dann bei einwandfreien Weichteilverhältnissen die Korrektur vorzunehmen.

Die Indikation wird vom Winkel der Fehlstellung, vom Grad der Einstauchung des Radius bzw. des Ulnavorschubes, aber besonders vom Wunsch des Patienten abhängig gemacht. Nur bei starker Fehlstellung wird von ärztlicher Seite zur Operation geraten, ansonsten ist es vorteilhaft, wenn der Patient selbst die Korrektur wünscht, da das Ausmaß des Erfolges nicht sicher vorhersehbar ist und manchmal die Motivation zur postoperativen Übungsbehandlung fehlt. So können Enttäuschungen vermieden werden. Die Indikation zur Korrektur sollte auch im höheren Alter gestellt werden, wenn auch weniger aus kosmetischen Gründen, da gerade der alte Mensch weniger Kompensationsmöglichkeiten bei einer Behinderung hat und gerade das Handgelenk für die Benutzung eines Gehstockes gebraucht wird. Wünscht der Patient eine Korrektur und beträgt die Achsenfehlstellung mindestens 20° oder der Ulnavorschub 0,5 cm, so soll möglichst bald die Korrektur vorgenommen werden.

Entsprechend der vorausgegangenen Fraktur kommt es hauptsächlich zu 3 Formen von Fehlstellungen:

1. Verkürzung des Radius mit Abflachung des Gelenkwinkels und Ulnavorschub.
2. Achsenknick nach dorsal, selten nach volar.
3. Die Kombination von 1 und 2.

Operationstechnik

Der Zugang erfolgt von dorsal durch einen bogenförmigen Schnitt. Nach Spalten des Retinaculum extensorum wird der Radius zwischen den Sehnen des M. extensor pollicis longus und des M. extensor carpi radialis brevis freigelegt. Die Osteotomie erfolgt distal immer im spongiösen Bereich, also etwa 1 cm proximal der Gelenkfläche. Sie wird bis zur ulnaren Corticalis geführt, die nicht durchtrennt wird. Der Osteotomiespalt wird aufgeklappt und ein cortico-spongiöser Knochenspan vom Becken wird der gewünschten Korrektur entsprechend eingepaßt. Die Stabilisierung erfolgt mit einer T-Platte für den distalen Radius und 3,5 cm Corticalisschrauben oder Spickdrähten.

Hefte zur Unfallheilkunde, Heft 153
Zusammengestellt von J. Probst/A. Pannike

Wichtig ist, daß eine Überkorrektur vermieden wird, da sonst die Beschwerden durch das distale Radio-Ulnargelenk unverändert bleiben oder gar verstärkt werden.

Liegt nur eine Achsenfehlstellung vor, soll die Korrektur das verbliebene Bewegungsausmaß auf Dorsal- und Volarflexion verteilen, auch wenn damit auf eine vollständige Korrektur der Achsen verzichtet werden muß. Eine Spongiosaplastik ist dann nicht immer erforderlich.

In unserer Klinik wurden in den letzten 4 Jahren bei 5 weiblichen und 8 männlichen Patienten am distalen Radius 13 Korrekturosteotomien durchgeführt. Der jüngste Patient war 12, der älteste 62 Jahre alt.

Zweimal lag ausschließlich eine Achsenfehlstellung ohne Substanzverlust vor, 3mal war die Fehlstellung durch Einstauchung allein verursacht, in den verbleibenden 8 Fällen lagen Achsenfehlstellung und Einstauchung gleichzeitig vor. Die Stabilisierung erfolgte 10mal mit einer T-Platte, 2mal mit Spickdrähten und 1mal mit einer Zugschraube.

Nach einer Fraktur, deren Ausheilung in Fehlstellung und einer Korrekturosteotomie ist selten mit einer völligen Wiederherstellung zu rechnen. Besonders ist nach unserer Erfahrung mit einer Einschränkung von Supination und Pronation zu rechnen, da das distale Radio-Ulnargelenk durch die Verkürzung und Achsenfehlstellung gleichermaßen in seiner Biomechanik gestört ist. Wesentlich ist, daß die verbliebene Beweglichkeit schmerzfrei ist. Da die Korrekturosteotomie in der Regel schon wenige Monate nach dem Unfall erfolgt, ist das meßbare Bewegungsausmaß im Vergleich zu dem Vorzustand nicht zu verwerten, da auch ohne Korrekturosteotomie im Laufe der Weiterbehandlung noch eine Verbesserung der Beweglichkeit erreicht worden wäre.

Zusammenfassung

Die Entstehung von Fehlstellungen am distalen Radius nach Frakturen sowie deren Formen werden erörtert. Die Indikationen zur Korrekturosteotomie werden dargestellt, wobei besonders auf den Wunsch des Patienten Wert gelegt wird. Die Op.-Technik wird beschrieben und das eigene Patientengut vorgestellt.

Zur Arthrographie des fibrös versteiften Schultergelenkes

P. Wagner und B. Helbig, Kiel

Zum arthrographischen Bild der fibrösen Schultersteife liegen unseres Wissens bisher keine systematischen Untersuchungen an einem größeren Krankengut vor. Es lag deshalb nahe, sich mit dem Bild des intraarticulären Verklebungsvorganges näher zu beschäftigen und einige Fragen zu klären:

1. Gibt es ein charakteristisches Bild der Schultersteife?
2. Erhalten wir durch das Arthrogramm Aufschluß über das Ausmaß und den bevorzugten Ort der intraarticulären Verklebungen und Schrumpfungsvorgänge?
3. Bestehen Besonderheiten im Bild der posttraumatischen Schultersteife?
4. Welchen Wert besitzt die Arthrographie für die Praxis?

Das normale Arthrogramm. Bevor wir auf die pathologischen Veränderungen im Arthrogramm des eingesteiften Schultergelenkes eingehen, möchten wir kurz an den Normalbefund erinnern (Abb. 1). Die Reserveräume der Bursa subscapularis und Bursa subcoracoidea sind entfaltet und mit Kontrastmittel angefüllt, der Recessus axillaris ist weit und sackförmig. Die Vagina synovialis der langen Bicepssehne stellt sich als fingerförmige Ausstülpung dar. Das Füllungsbild ändert sich allerdings mit der Stellung des Kopfes in der Gelenkpfanne: bei Innenrotation wird nämlich die Bursa subscapularis gefüllt, bei Außenrotation wird sie durch den darüberliegenden Musculus subscapularis komprimiert. Bei Abduktion des Armes verstreicht der Recessus axillaris, die craniale Begrenzung der Gelenkkapsel wird faltenförmig aufgeworfen.

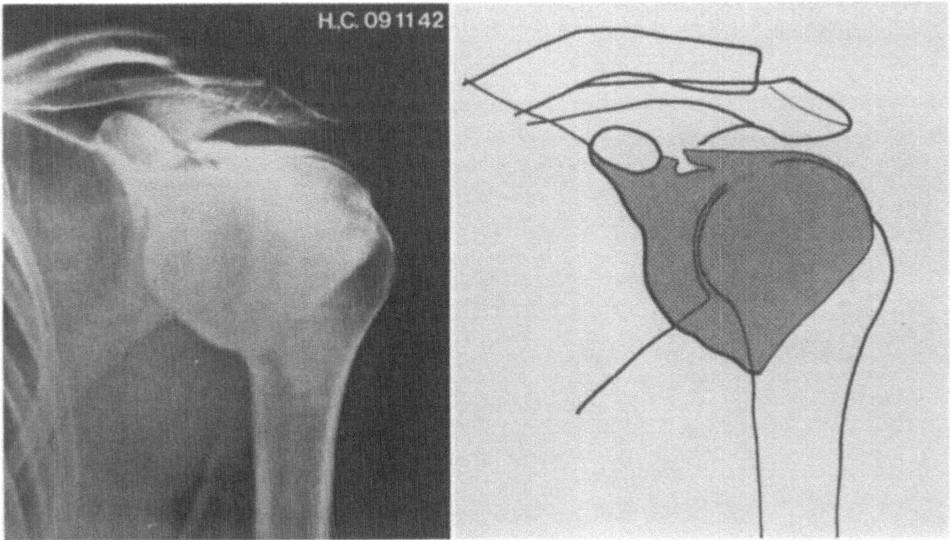

Abb. 1. Normales Arthrogramm

Hefte zur Unfallheilkunde, Heft 153
Zusammengestellt von J. Probst/A. Pannike

Das Arthrogramm der eingesteiften Schulter. Das pathologische Substrat der Schultersteife sind bekanntlich Verklebungen und Schrumpfungen der Kapsel sowie Verlötungen der Bursen und Recessus. Wie wird nun dadurch das Arthrogramm verändert?

Aus unserem Krankengut haben wir von nahezu 300 Schulterarthrographien 60 Gelenkdarstellungen von Patienten mit fibröser Schultersteife unterschiedlicher Genese ausgewertet und dabei folgende charakteristische Merkmale gefunden:

1. Wellige, perlschnurartige Kontrastschatten als Ausdruck von Verklebungen der Gelenkkapsel am Collum anatomicum,
2. Schrumpfungen des Recessus axillaris,
3. Füllungsdefekte der Vagina synovialis der langen Bicepssehne,
4. Obliterationen der Bursa subscapularis und subcoracoidea,
5. Adhäsionen zwischen der Gelenkkapsel und der Kopfkalotte.

Ergebnisse

Je nach der Ausprägung dieser Befunde ließen sich verschiedene Bilder unterscheiden, die wir in drei Gruppen einordneten:

In die Gruppe I reihten wir die Befunde mit allenfalls geringen Füllungsdefekten des Recessus axillaris und welligen, perlschnurartigen Kapselbegrenzungen ein, Veränderungen, die das arthrographische Bild der leichten Schultersteife ausmachen (Abb. 2).

In der Gruppe II faßten wir die mittelschweren Verklebungen zusammen. Neben der geschrumpften Reservefalte des axillären Recessus und der lateralen Kapseladhäsion fanden wir eine geschrumpfte Bursa subscapularis, die sich auch in Innenrotation nur unvollständig entfaltete (Abb. 3).

Die arthrographischen Bilder der „frozen shoulder", dem schwersten Grad der fibrösen Schultersteife, ordneten wir in die III. Gruppe ein. Wir fanden hier eine dem Oberarm eng anliegende Gelenkkapsel. Ihr Fassungsvermögen war stark verringert, die Bursa subscapularis füllte sich nicht und der Recessus axillaris war verklebt (Abb. 4). Dieses Füllungsbild änderte sich auch kaum bei Bewegungen im Schultergelenk. Es entfiel die Verschiebung des Kon-

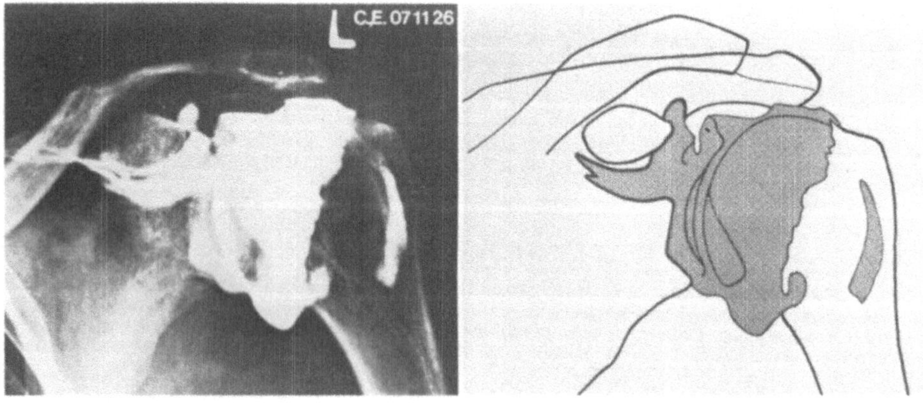

Abb. 2. Arthrogramm der leichten Schultersteife

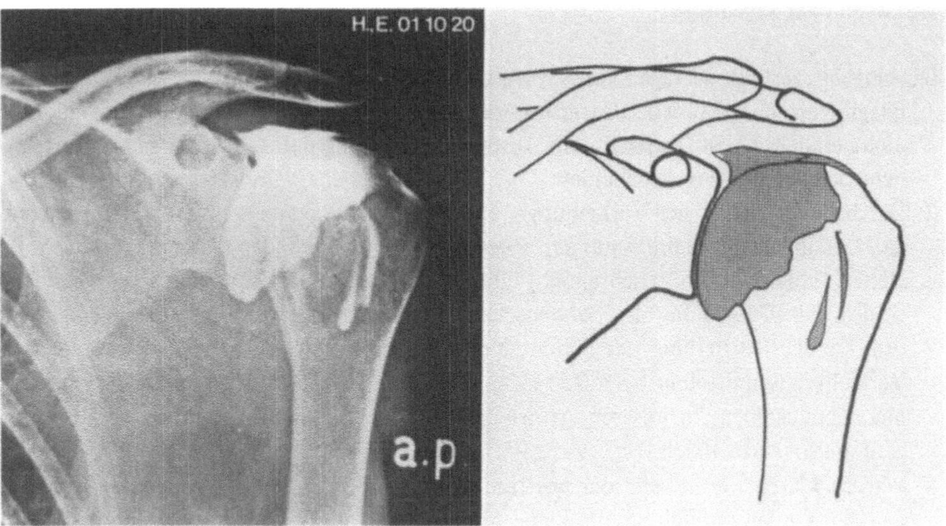

Abb. 3. Arthrogramm bei mittelschwerer Schrumpfung

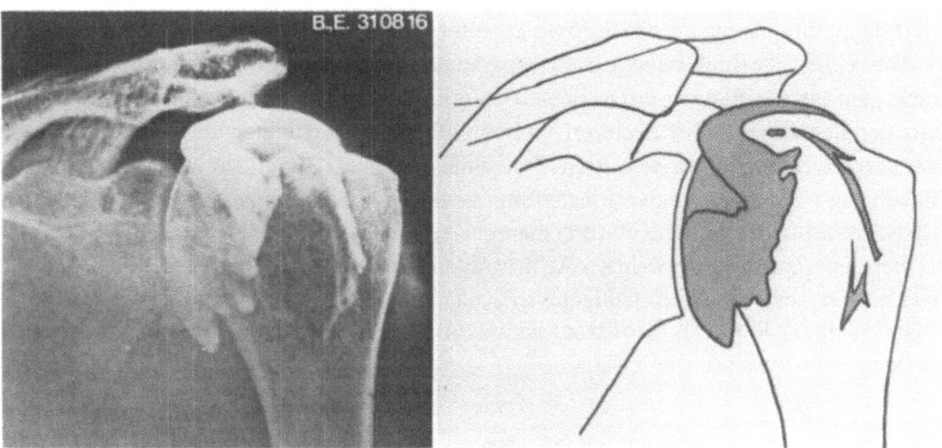

Abb. 4. Arthrogramm der schweren fibrösen Schultersteife

trastmittels und die Formveränderung der Gelenkkapsel, wie wir sie vom normalen Arthrogramm her kennen.

Bei der Auswertung unserer 60 Arthrogramme fanden wir nach dieser Einteilung 35mal das Bild der Gruppe I, 20mal das Bild der Gruppe II, 5 Befunde ließen sich der Gruppe III zuordnen.

Diskussion der Ergebnisse

Die eingangs gestellten Fragen können wir damit wie folgt beantworten:

1. Es gibt ein charakteristisches arthrographisches Bild der Schultersteife, das allerdings nicht einheitlich ist. Je nach dem Ausmaß der Füllungsdefekte lassen sich unterschiedliche Schweregrade unterscheiden.
2. Der bevorzugte Ort der Verklebungs- und Schrumpfungvorgänge sind die Kapselgrenze am Collum anatomicum und der Recessus axillaris. Bei den ausgeprägten Schultersteifen finden wir zusätzlich einen Füllungsdefekt der Bursa subscapularis und subcoracoidea. Die Darstellung der Sehnenscheide der langen Bicepssehne scheidet als Kriterium in der Beurteilung der Schultersteife aus, sie scheint nicht vom Schweregrad der Verklebung unmittelbar betroffen zu sein. Nach Killoran ist sie zudem in 10% der Fälle nicht darzustellen, in unseren Arthrogrammen ließ sie sich unabhängig vom Schweregrad in 23% nicht füllen.
3. War zu klären, ob im Bild der posttraumatischen Schultersteife Besonderheiten vorliegen. Wir fanden im Füllungsbild keine Abhängigkeit von der Genese. Bei der posttraumatischen Schultersteife wie auch bei der Einsteifung anderer Ursachen waren die gleichen Kapselstrukturen betroffen. In der Summe der Verklebungen des Schweregrades III überwog allerdings die posttraumatische Schultersteife, wobei wir in diesem Vergleich auch eine vorangegangene Operation als Trauma mit einbezogen haben.

Es bleibt zum Schluß noch die Frage zu beantworten: Welchen praktischen Wert besitzt die Arthrographie bei der fibrösen Schultersteife?

Wir stellen die Indikation zur Arthrographie bei der fibrösen Schultersteife natürlich nicht, um nur ein Bild der intraarticulären Verklebungsvorgänge zu erhalten, auch wenn sie uns den Schweregrad dokumentiert und eine bildhafte Darstellung über Sitz und Ausmaß der Kapselveränderungen vermittelt. Wir wollen vielmehr durch sie zusätzliche Informationen über die Ursache der Einsteifung gewinnen und Verletzungen anderer wichtiger Gelenkstrukturen, z.B. der Rotatorenmanschette, ausschließen.

Bei den von uns ausgewählten Arthrographien haben wir bewußt jene Bilder nicht berücksichtigt, die eine Verletzung periarticulärer Strukturen aufwiesen. Es kam uns im Rahmen dieses Referates nur darauf an, das Arthrogramm der versteiften Schulter vorzustellen.

Zusammenfassung

Die Autoren berichten über 60 Arthrogramme bei Schultersteifen und erwähnen die pathologischen Veränderungen im Füllungsbild. Die charakteristischen Merkmale der Kapselverklebungen und Schrumpfungen werden nach Sitz und Ausmaß in Gruppen verschiedener Schweregrade eingeteilt. Die Gruppe I umfaßt die Bilder mit geringen Füllungsdefekten. In die Gruppe II werden die Arthrogramme eingereiht, die neben dem geschrumpften axillären Recessus auch eine geschrumpfte Bursa subscapularis aufweisen. Die Gruppe III umfaßt schließlich jene Bilder, die ausgeprägte Adhäsionen zwischen Oberarmkopf und Gelenkkapsel zeigen. Zusammenfassend wird auf das chrakteristische Bild, auf die Prädilektionsstellen und den praktischen Wert der Arthrographie bei der fibrösen Schultersteife eingegangen.

Literatur

1 Fischedick O, Haage H (1973) Die Kontrastdarstellung der Schultergelenke. In: Diethelm L et al. (Hrsg) Handbuch der Medizinischen Radiologie, Bd V/2. Springer, Berlin Heidelberg New York
2 Hofer H, Hofer E (1978) Orthopädisch-physikalische Behandlung von Schultergelenkkontrakturen. Orthop Praxis 7: 499–503
3 Kadner P (1978) Zur Arthrographie des Schultergelenkes. Beitr Orthop u Traumatol 25: 134–136
4 Killoran P J, Marcove R C, Freiberger R H (1968) Shoulder Arthrography. Amer J Roentgenol 103: 658
5 Martinek H, Egkher E (1978) Die Bedeutung der Schultergelenkarthrographie für die Diagnose posttraumatischer Funktionsstörungen. Unfallchirurgie 4: 215–220
6 Weber J (1975) Aussage der Schultergelenkarthrographie bei degenerativen und posttraumatischen Veränderungen. Hefte Unfallheilkd 126: 184–186
7 Zwank L, Schweiberer L (1978) Verletzungen der Rotatorenmanschette. Act Traumatol 8: 155–160

Die Mobilisation der Schultersteife in Narkose Indikation, Technik und Ergebnisse

B. Helbig und R. Winter, Kiel

Bei der Behandlung der Schultersteife kommt der Narkosemobilisation zentrale Bedeutung zu. Dieses Verfahren ist im Prinzip immer dann *angezeigt,* wenn eine Schultersteife längere Zeit fortbesteht und konservative Maßnahmen einschließlich medikamentöser Hilfen keine Besserung des Befundes mehr erwarten lassen.

Folgende Voraussetzungen müssen erfüllt sein, um das gesteckte Ziel, eine schmerzfreie, kraftvolle und möglichst freie Beweglichkeit der Schulter zu erreichen:

1. Der Patient muß über die Risiken aufgeklärt werden. Diese sind, jedenfalls nach unseren Erfahrungen, eher gering anzusetzen, vor allem, wenn der zu erwartende funktionelle Zugewinn gegenübergestellt wird.
2. Wir halten genau wie Hofer, aber im Gegensatz zu den Ausführungen bei Bloch und Fischer (1958) eine *stationäre* Behandlung für unerläßlich.
3. Der ausführende Arzt muß genügend Erfahrung besitzen.
4. Besondere Aufmerksamkeit ist hochgradig entkalkten und osteoporotischen Knochen zu widmen. Es darf keine floride Dystrophie bestehen.
5. Eine gut abgestimmte Weiterbehandlung muß gewährleistet sein.

Hefte zur Unfallheilkunde, Heft 153
Zusammengestellt von J. Probst/A. Pannike

Zur Technik

Der Moblisation hat eine genaue Untersuchung in Narkose und Dokumentation des Bewegungsausmaßes voranzugehen. Dabei offenbart sich der schmerzreflektorische Anteil der Kontraktur.

In tiefer Narkose und bei guter Muskelrelaxation versuchen wir zunächst unter *leichten* Traktionsbewegungen den Oberarmkopf zu lockern. Danach werden die am wenigsten blockierten Bewegungsrichtungen, meist Anteversion und Elevation, mobilisiert.

Bei der dann folgenden *Abduktion* lösen sich, meist deutlich hörbar, Verklebungen im axillären Recessus. Das Schulterblatt wird dabei von einem Assistenten fixiert.

Die *Rotationsbewegungen* sollten ohne viel Ehrgeiz zuletzt mobilisiert werden. Hier droht besonders die Gefahr einer subcapitalen Fraktur! Wir empfehlen deshalb eher einmal eine Wiederholung der Mobilisation, was auch den verhältnismäßig hohen Anteil unserer Zweiteingriffe von etwa 25% erklärt.

Trifft man bei der Mobilisation auf erheblichen Widerstand, so sind besondere Vorsicht und einfühlsames Vorgehen am Platze, wobei wir alle Bewegungen zunächst am kürzeren Oberarmhebel ausführen.

Abschließend wird das Gelenk punktiert und ein Gemisch aus Lokalanästheticum und Corticoid instilliert. Dabei kann ggf. ein Hämarthros abpunktiert werden.

Krankengut und Ergebnisse

In den letzten 5 Jahren haben wir bei fast 100 Patienten Narkosemobilisationen der Schulter durchgeführt. 82 Patienten mit 106 Mobilisationen wurden für die vorliegende Untersuchung berücksichtigt, 76 davon kürzlich nachkontrolliert. Es handelt sich um 38 Frauen und 38 Männer. Das Durchschnittsalter betrug 53 Jahre, die Nachuntersuchungszeit 14 Monate (Tabelle 2).

Tabelle 1. Zur Technik der Narkosemobilisation Schulter

Allg. Nark., Muskelrelax.
'freie' Bew. zuerst (meist Elev.)
Traktions- u. Pumpbew.
Kurze Hebel
Rotat. zuletzt (Frakturgefahr)

Tabelle 2. Krankengut. Narkosemobilisation Schulter

1975–1980	82 Patienten	– 106 Mobil.
	21 Patienten	– 2–3x
76 Pat. (38 Fr./38 Mä.) nachkontr.		
Durchschn.-Alter: 53 Jhr. (18–72 Jhr.)		
Durchschnittl. Beob.-Zeit: 14 Mon.		

Wir teilen unser Krankengut in 2 Gruppen von 47 *degenerativ* bedingten Schultersteifen und 29 mit *Trauma- und Operationsfolgen* am Schultergelenk ein (Tabelle 3 und 4).

Die Drehbewegungen wurden am hängenden Arm und die Abduktion bei fixiertem Schulterblatt gemessen. Die Ergebnisse sind dadurch mit den Angaben im Schrifttum, z.B. Hofer und Hofer (1978), vergleichbar.

Unsere Einteilung der Ergebnisse in einzelne Gruppen der Hauptbewegungsrichtungen ergibt folgende Resultate: Am besten ließ sich die Abduktion wiedergewinnen (Abb. 1). Bei der Innenrotation brachte die Mobilisation für drei Viertel, bei der Außenrotation noch für zwei Drittel der Fälle eine gute Beweglichkeit wieder (Abb. 2a, b).

Interessant dabei ist, daß diese Verteilung, soweit bei der kleinen Zahl beurteilbar, sowohl in der Gruppe der degenerativ bedingten als auch der als posttraumatisch eingestuften

Tabelle 3. Aufteilung des Krankengutes in zwei Gruppen. Narkosemobilisation Schulter (n = 76)

Spontane Schultersteifen	47
Trauma-/Op-Folgen	29

Tabelle 4. Aufschlüsselung der Gruppe „Trauma-/Op-Folgen". Narkosemobilisation Schulter

29 Pat. mit Trauma-/Op-Folgen	
Lux., Prellg., Distors.	10x
Rot. Mansch. Ruptur (veraltet)	6x
Sprengung AC-Gel., Oberarmfraktur	3x
Postop. (Kalkdepot/habit. Lux.)	8x
Aszend. Sudeck	2x

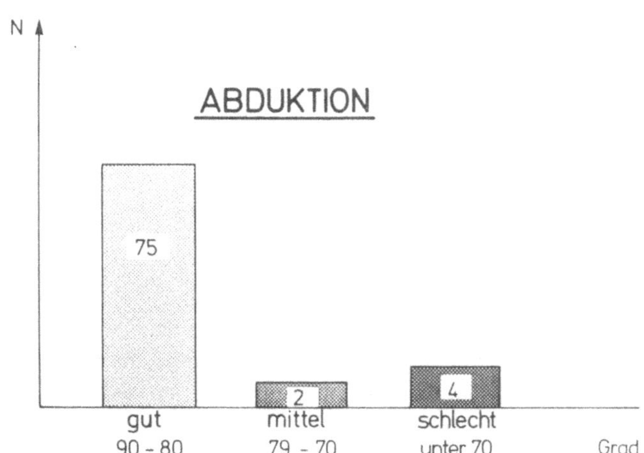

Abb. 1. Narkosemobilisation 81 Schulter-Gelenke (76 Pat.)

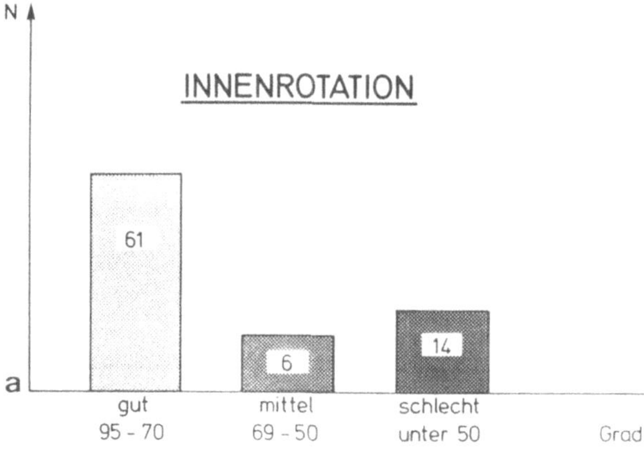

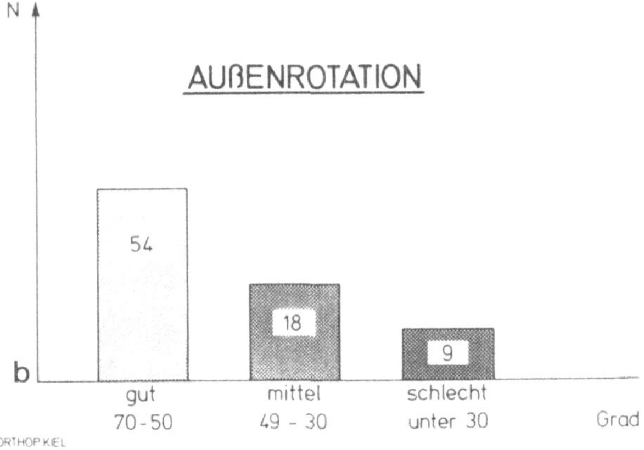

Abb. 2a, b. Narkosemoblisation 81 Schulter-Gelenke (76 Pat.)

Schultersteifen auftrat. Ebenso schienen die durchschnittlichen Endergebnisse von der Bewegungseinschränkung *vor* der Mobilisation nicht beeinflußt zu sein: In beiden Kollektiven wurden nahezu gleiche endgradige Bewegungsmaße erreicht.

Bis auf zwei rezidivierende blutige Gelenkergüsse hatten wir keine *Komplikationen* zu verzeichnen.

Zusammenfassung

Die Narkosemobilisation des eingesteiften Schultergelenkes, gleich welcher Genese, hat sich uns bewährt und kann als empfehlenswerte Methode beurteilt werden. Sie birgt bei Beachtung unserer Anregungen kaum Gefahren und schafft Voraussetzungen für überwiegend gute Ergebnisse, wenn sich eine adäquate Weiterbehandlung anschließt.

Literatur

1 Bloch J, Fischer F K (1958) Probleme der Schultersteife. Doc Rheumatol Geigy 15
2 Hofer H, Hofer E (1978) Orthopädisch-physikalische Behandlung von Schultergelenkkontrakturen. Orthop Praxis 14: 499

Narkosemobilisation bei Schultersteife

W. Keyl, München

Der Gedanke, ein eingesteiftes Schultergelenk in Narkose zu mobilisieren, ist nicht neu. Duplay hat bereits 1872 bei der Beschreibung des Krankheitsbildes der „Periarthritis humero-scapularis" auf die Narkosemobilisation zur Behebung der Schultersteife aufmerksam gemacht. Die Methode blieb aber bis heute umstritten. Einerseits wird sie als einfach und erfolgreich geschildert, andererseits werden ihr aber auch Frakturen und Weichteilschäden zur Last gelegt.

In der Orthopädischen Klinik München wird die Narkosemobilisation bei therapieresistenten Schultersteifen seit 10 Jahren routinemäßig nach einem einheitlichen Schema durchgeführt. Aufgrund unserer Erfahrungen an über 150 Patienten können wir jetzt zu Indikation, Technik, Nachbehandlung und Ergebnissen wie folgt Stellung nehmen:

Indikation

Bei der Indikationsstellung zur Narkosemobilisation muß unterschieden werden zwischen posttraumatischen und nicht traumatisch bedingten Schultersteifen:

- Bei der *posttraumatischen Schultersteife* wird eine Narkosemobilisation bei störender Bewegungseinschränkung und Therapieresistenz von mindestens 6 Wochen durchgeführt. (Kontraindikationen sind: Nicht ausgeheilte Frakturen oder Weichteilläsionen, nicht beeinträchtigende Bewegungseinschränkungen bei älteren Personen, ausgeprägte Osteoporose.)
- Bei der *nicht traumatischen Schultersteife* muß berücksichtigt werden, daß in 9 von 10 Fällen auch nach konservativer Therapie in 1–2 Jahren sich wieder eine schmerzfreie Funktion einstellt. Die Indikation zur Narkosemobilisation muß deshalb strenger gestellt werden. Zu fordern ist ein Bewegungsausfall von mindestens 1/3 des Gesamtbewegungsumfanges sowie eine Therapieresistenz von mindestens 3 Wochen.
  (Schmerzen stellen keine Gegenindikation dar. Vorsicht ist unter anderem aber geboten bei fortgeschrittener Osteoporose, bei akutem Schulterarmsyndrom, bei trophischen Störungen.)

Hefte zur Unfallheilkunde, Heft 153
Zusammengestellt von J. Probst/A. Pannike

Technik

Die Mobilisation der Schulter wird in Allgemeinnarkose durchgeführt: Der Patient liegt auf dem Rücken am Tischrand, so daß ohne Umlagerung des Patienten das Schultergelenk in allen Richtungen durchbewegt werden kann. Da bei der Schultermobilisation gelegentlich eine nicht unbeträchtliche Kraftanwendung aufgebracht werden muß, führen wir die Mobilisation prinzipiell zu zweit durch. Eine Hilfsperson hat die Aufgabe, den Schultergürtel zu fixieren, um eine Mitbewegung des Schulterblattes zu verhindern. Der Arzt führt die Mobilisation des Gelenkes durch. Dabei umfaßt eine Hand den Oberarm möglichst nahe am Schultergelenk, die andere Hand den Unterarm des Patienten.

- Zunächst wird die Abduktion durchgeführt. Dabei ist so gut wie immer ein deutliches Krachen hör- und spürbar.
- Anschließend wird das Schultergelenk in Abduktion nach außen und innen rotiert. Gelegentlich wird auch dabei nochmals ein Krachen bemerkt. Häufig ist der Widerstand aber wächsern und die freie Rotationsbeweglichkeit ist ohne starke Gewaltanwendung nicht immer zu erreichen.

Abschließend wird eine Röntgenkontrolle in 2 Ebenen durchgeführt, um frische Frakturen und Luxationen auszuschließen.

Nachbehandlung

Genauso wichtig wie die Mobilisation ist die konsequente Nachbehandlung. Es muß alles getan werden, um das bei der Mobilisation gewonnene Bewegungsausmaß zu halten. Wir führen deshalb prinzipiell die Nachbehandlung für mindestens 5 Tage stationär durch. Danach wird die Behandlung ambulant fortgesetzt. Im einzelnen wird wie folgt vorgegangen:

- Der Arm des Patienten wird unmittelbar nach der Mobilisation auf einer verstellbaren Abduktionsschiene gelagert.
- Noch am selben Tag wird mit aktiven und passiven Bewegungsübungen begonnen. Die Behandlung soll mindestens 2mal täglich durchgeführt werden. Die Kryotherapie wird unterstützend eingesetzt.
- Medikamentös werden in der Nachbehandlungsphase Corticosteroide und Antiphlogistica für 10 Tage gegeben. Bei Bedarf können auch Analgetica eingesetzt oder Lokalanästhetica intraarticulär injiziert werden.

Arthrographie

Röntgenkinematographische Untersuchungen und Beobachtungen unter Bildwandlerkontrolle zeigen, daß es bei der Mobilisation der capsulär bedingten Schultersteife stets zu einer Ruptur der Gelenkkapsel kommt. Der beobachtete Kontrastmittelaustritt in die umgebenden Weichteile erfolgt bei dem hör- und fühlbaren Krachen bei der Moblisation. Bei der Abduktion kommt es immer zu einer Aufsprengung des Recessus axillaris, bei den anschließenden Rotationsbewegungen in jedem 2. Fall zu einem weiteren Einriß der vorderen Kapsel. Eine Ruptur der Rotatorenmanschette ist nicht beobachtet worden.

Tabelle 1. Ergebnisse der Narkosemobilisation bei posttraumatischer und nicht traumatischer Schultersteife (Auswertung nach Caroit et al., 1972)

Schultersteife	Sehr gut	Gut	Mittel	Schlecht
Posttraumatisch (n = 24)	50,0%	29,2%	20,8%	–
Nicht traumatisch (n = 78)	69,2%	26,9%	3,9%	–
Gesamt (n = 102)	64,7%	27,9%	7,8%	–

Ergebnisse

Die Auswertung unseres Krankengutes (Tabelle 1) zeigt, daß die Prognose bei der nicht traumatischen Schultersteife besser als bei der posttraumatischen ist. Bei der posttraumatischen Schultersteife kann nur in 80% der Fälle, bei den nicht traumatisch bedingten Steifen jedoch in über 95% der Fälle mit einem sehr guten und guten Ergebnis gerechnet werden. Dieser Unterschied dürfte damit begründet sein, daß die nicht traumatischen Gelenksteifen keine gröberen Gelenkläsionen aufweisen und auch ohne Mobilisation in etwa 90% der Fälle ein gutes Ergebnis erwarten lassen. Der wesentliche Vorteil der Narkosemobilisation gegenüber den physiko-therapeutischen Maßnahmen besteht bei den nicht traumatischen Schultersteifen vor allem im Zeitgewinn.

Zusammenfassend wird festgestellt, daß die Narkosemobilisation der Schultersteife bei klarer Indikationsstellung und schonender Technik nicht nur eine einfache und relativ ungefährliche, sondern auch eine erfolgreiche Behandlungsmethode zur Wiederherstellung einer schmerzfreien Schulterfunktion darstellt.

Operative Behandlungsmöglichkeiten der Schultersteife

U. Laumann, Münster

Der ungestörte Bewegungsablauf des Oberarmes im Schultergelenk ist neben einer koordinierten Schultergürtelmitbewegung an folgende anatomische Voraussetzungen des Genohumeral-Gelenkes und seiner periarticulären Strukturen gebunden:

1. Die Gelenkkapsel einschließlich ihrer Verstärkungsbänder – Lig. coraco-humerale und Ligg. gleno-humeralia – muß genügend weit sein, um dem Humeruskopf die bei jeder Bewegung ablaufenden Translations- und Rotationsbewegungen zu ermöglichen. Dafür stehen dem Gelenk zwei Auxiliarräume zur Verfügung – für die Elevation der axillare Recessus und für die Außenrotation der subcoracoidale Recessus (Abb. 1, b).
2. Die Gleitfähigkeit der langen Bicepssehne im Sulcus intertubercularis darf nicht beeinträchtigt sein.
3. Die Muskeln der Rotatorensehnenmanschette, die für den Gelenkanschluß und die Feinsteuerung des Humeruskopfes verantwortlich sind, müssen funktionsgerecht arbeiten.
4. Die Passage des Humeruskopfes, insbesondere seiner Tubercula unter dem Fornix humeri, darf nicht blockiert sein.

Zu Beginn einer sich entwickelnden Schultersteife ist häufig als unmittelbare Traumafolge oder im Gefolge degenerativer Veränderungen nur eine der genannten anatomischen Strukturen betroffen. Bei dem Vollbild einer Schultersteife, die sich klinisch durch eine schmerzhafte oder nicht mehr schmerzhafte Adduktions- – Innenrotationskontraktur des Armes, seltener – und dann zumeist iatrogen – als Abduktionskontraktur manifestieren, sind in der Regel alle genannten Strukturen mitbetroffen. Die Auxiliarräume – axillarer und subcoracoidaler Recessus – sind obliteriert, die Kapsel und ihre Verstärkungsbänder sind verdickt und verkürzt, die lange Bicepssehne ist im Sulcus intertubercularis verklebt, von den Muskeln der Rotationssehnenmanschette sind die Mm. subscapularis und supraspinatus kontrakt und der subacromiale Gleitraum ist durch Bindegewebsverwachsungen obliteriert (Abb. 2).

Die operative Behandlung der Schultersteife muß diese pathologisch-anatomischen Ver-änderungen berücksichtigen und entsprechend die Passage des Humeruskopfes im Spatium subacromiale wiederherstellen, die kontrakten Rotatorenmuskeln mobilisieren, Kapsel- und Bänder spalten und die Blockierung der langen Bicepssehne beseitigen.

Dies erfolgt schrittweise bei der operativen Mobilisation, wobei zunächst die subacromiale Blockierung des Gelenkes beseitigt wird. Bei starker fibröser Verödung gelingt dies am einfachsten mit der vorderen partiellen Acromionplastik nach Neer. Dabei werden das Lig. coracoacromiale reseziert, die vordere Hälfte des Acromion caudalwärts ausgemuldet und die bindegewebigen Adhäsionen einschließlich der obliterierten Bursa subacromialis entfernt. Die Rotatorensehnenmanschette wird inspiziert und bestehende Rupturen werden später mitversorgt. Anschließend wird das Schultergelenk durchbewegt. Gelingt dies leicht, so kann die operative Mobilisation mit dieser Maßnahme beendet werden, gelingt dies nicht, so muß über die Beseitigung der periarticulären Blockierung hinaus die eigentliche Arthrolyse des Gleno-humeral-Gelenkes angeschlossen werden. Dazu werden die Mm. supraspinatus und subscapularis an ihrem Ansatz an den Tubercula abgelöst und soweit nach medial hin mobilisiert, bis bei adduziertem Arm in mittlerer Rotationsstellung

Hefte zur Unfallheilkunde, Heft 153
Zusammengestellt von J. Probst/A. Pannike

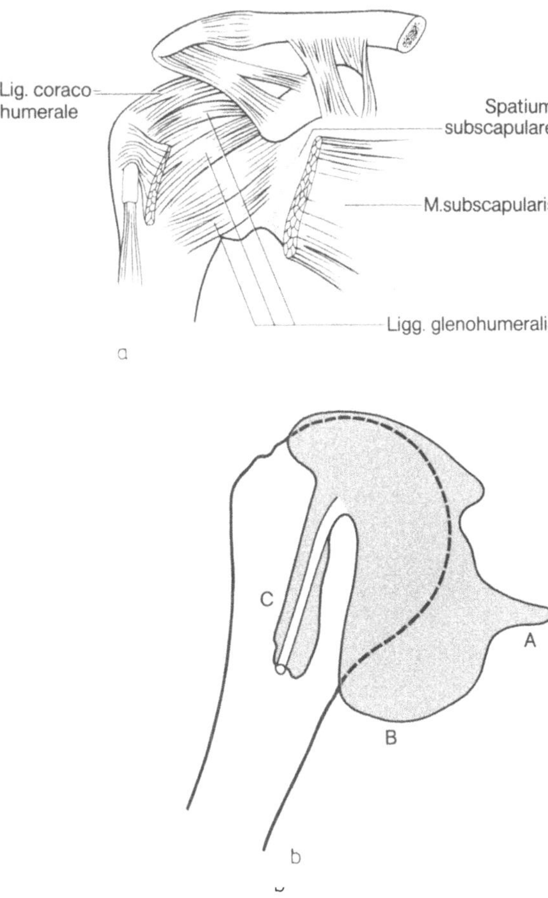

Abb. 1. a Topographie der Kapselverstärkungsbänder am Glenohumeralgelenk. **b** Ausstülpungen der Schulter-Gelenkkapsel (*A*) subcoracoidaler Recessus, (*B*) axillarer Recessus, ((*C*) Processus vaginalis mi. bicipitis)

eine spannungsfreie Reinsertion möglich wird. Die Gelenkkapsel wird ventral incidiert, wobei insbesondere die Verstärkungsbänder komplett gespalten werden müssen; eine Wiedervernähung erfolgt nicht. Die lange Bicepssehne wird im Sulcus intertubercularis inseriert, der intraarticuläre Teil wird reseziert (Abb. 3).

Bei gleichzeitig bestehender Arthrose des AC-Gelenkes empfiehlt sich zur Erweiterung des Bewegungsraumes der Scapula eine Resektionsarthroplastik des AC-Gelenkes in gleicher Sitzung mitdurchzuführen. Dabei werden das Lig. acromio-claviculare superius mit Knochenperiostlamelle nach medial zurückgeschlagen, 1 cm vom acrominalen Anteil der Clavicula mit anhängendem Diskus reseziert, das Lig. coracoacromiale vom Proc. coracoideus abgelöst und als Interponat eingeschlagen und schließlich wird das Lig. acromio-claviculare superius wieder reinseriert.

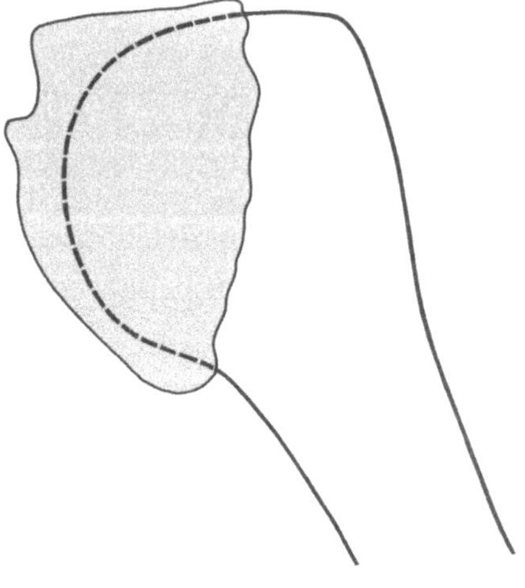

Abb. 2. Gelenkkapsel bei Schultersteife-Verlust der Auxiliarräume

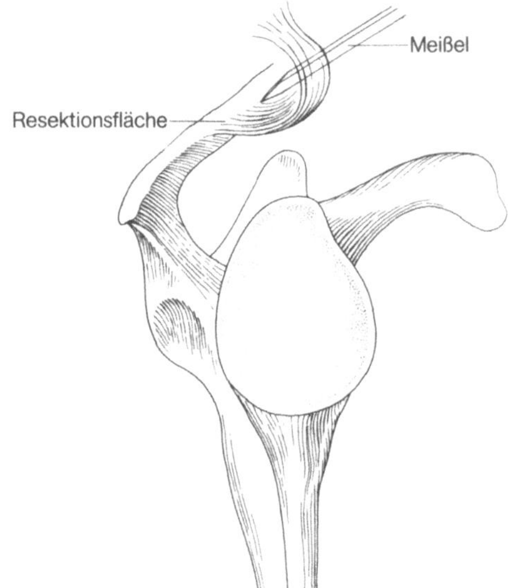

Abb. 3. Vordere partielle Acromionplastik nach Neer

Postoperativ ist eine Frühmobilisation unumgänglich notwendig. Dazu wird der Arm im modifizierten Gilchrist-Verband fixiert, mit Sägebewegungen des Armes am 2. postoperativen Tag begonnen und nach weiteren acht Tagen werden zusätzlich Bewegungen am Schlingentisch durchgeführt.

Dieses aufwendige operative Verfahren zur Mobilisation der versteiften Schulter ist nur dann indiziert, wenn eine vorausgehende konsequente physikalische Behandlung und ein geschlossener Narkosemobilisationsversuch erfolglos geblieben sind bzw. infolge kontrakter Weichteilummauerung des Humeruskopfes die Narkosemobilisation wegen des erhöhten

Risikos ausgedehnter Einrisse der Rotatorensehnenmanschette oder erheblicher Knorpelabscherungen vom Humeruskopf unterbleiben muß.

Wesentliche Voraussetzung für ein gutes postoperatives Ergebnis ist wie bei allen Traumatisierungen im Schultergelenk eine anschließende früh einsetzende, intensive krankengymnastische Übungsbehandlung, zu der der Patient immer wieder erneut motiviert werden muß.

Zusammenfassung

Die operative Behandlung der Schultersteife ist dann angezeigt, wenn eine vorausgehende konservative Behandlung einschließlich eines Narkosemobilisationsversuches erfolglos geblieben ist.

Die operative Mobilisation beginnt mit der Beseitigung der extraarticulären Blockierung im Spatium subacromiale. Reicht dies zur Mobilisation nicht aus, schließen sich die eigentliche Arthrolyse mit Mobilisation der Rotatorensehnenmuskeln, die ventrale Kapselbandincision, die Resektion des intraarticulären Teiles der langen Bicepssehne mit anschließender Tenodese im Sulcus intertubercularis an.

Bei gleichzeitig bestehender Arthrose des AC-Gelenkes empfiehlt sich zur Erweiterung des Bewegungsraumes der Scapula eine Resektionsarthroplastik des AC-Gelenkes mit durchzuführen.

Literatur

Bateman J E (1978) The shoulder and neck. Saunders, Philadelphia London Toronto

De Palma A F (1973) Surgery of the Shoulder. Lippincott, Philadelphia Toronto

Moseley H F (1972) Shoulder lesions. Livingstone, Edinburgh London

Neer Ch (1972) Anterior acromioplasty for the chronic impingement syndrome in the shoulder. J Bone Joint Surg 54A: 41

Die Weiterbehandlung nach Schultergelenksmobilisation

M. Mann und M. Rogge, Kiel

Das Ziel der Behandlung einer Schultersteife, nämlich eine aktive, kraftvolle, schmerzlose und freie Beweglichkeit des Schultergelenkes wiederzugewinnen, vermag die Mobilisation allein nicht zu erreichen. Hierzu bedarf es einer gut abgestimmten und ausgewogenen Weiterbehandlung.

Wir wollen hier nicht ein festgefügtes Programm oder eine Gebrauchsanweisung anbieten, sondern lediglich – untermauert von einigen Richtlinien – Ihr Verständnis für die Wichtigkeit und Schwierigkeit dieser Aufgabe wecken.

Die Behandlung nach der Schultermobilisation ruht prinzipiell auf drei Säulen, nämlich der krankengymnastischen, der physikalischen und der medikamentösen Therapie.

Das abgestufte Ineinandergreifen dieser drei Therapieformen in Abhängigkeit vom Reizzustand des mobilisierten Gelenkes und seiner oft degenerativ veränderten Muskelansätze stellt das Kernproblem der Nachbehandlung dar.

Die Kenntnis des Vorbefundes, der aufzuwendenden Kraft bei der Mobilisation und deren Ergebnis lassen uns ermessen, welchen Anteil einer Schultersteife lediglich Schmerzen und welchen echte Kontrakturen hatten, und wo die Grenzen der Erwartungen sowohl für den Patienten als auch für die Therapeuten liegen.

Direkt nach der Mobilisation kommt der analgetischen und muskelrelaxierenden medikamentösen und physikalischen Therapie die Hauptbedeutung zu; wir verwenden dazu gerne einen lytischen Cocktail oder auch die Infiltration von Lokalanästhetica.

An physikalischen Maßnahmen kommt der Kryotherapie eine besondere Bedeutung zu. Sie wirkt direkt analgetisch und antiphlogistisch, zusätzlich führt sie zu einer Entspannung der Muskulatur.

Die krankengymnastische Behandlung, stets begleitet von medikamentöser und physikalischer Therapie, ist, abhängig vom Schmerzzustand des Schultergelenkes, stufenweise zu steigern.

Am Anfang, direkt nach der Mobilisation, wird das Gelenk zur Entfaltung des axillären Recessus auf einer Abduktionsschiene (Abb. 1) gelagert. Am selben Tag wird mit Umlagerungsübungen in Abduktion und Außenrotation sowie Abduktion und Innenrotation begonnen.

Es ist auf eine schmerzfreie stabile Lagerung des Armes zu achten, um eine Entspannung der Muskulatur zu gewährleisten.

Es folgt das passive Durchbewegen des Schultergelenkes in den einzelnen Bewegungsebenen, gesteigert durch assistierte aktive Übungen.

Es ist wesentlich, daß der Patient lernt, das Schulterblatt dabei nicht mitzubewegen, und daß er seine oft eingeschliffenen Trickbewegungen ablegt.

In den Endstellungen der passiv oder aktiv erreichten Bewegungsausschläge werden isometrische Spannungsübungen zur Muskelkräftigung durchgeführt. Durch sogenanntes Kontrastspannen, also Anspannen des kontrakten Muskels mit darauffolgendem willkürlichem Entspannen, läßt sich eine gute Dehnung der Muskulatur erzielen und das Bewegungsausmaß verbessern.

Hefte zur Unfallheilkunde, Heft 153
Zusammengestellt von J. Probst/A. Pannike

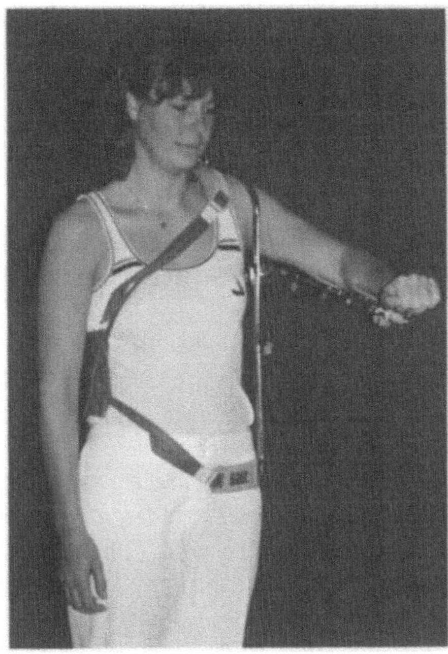
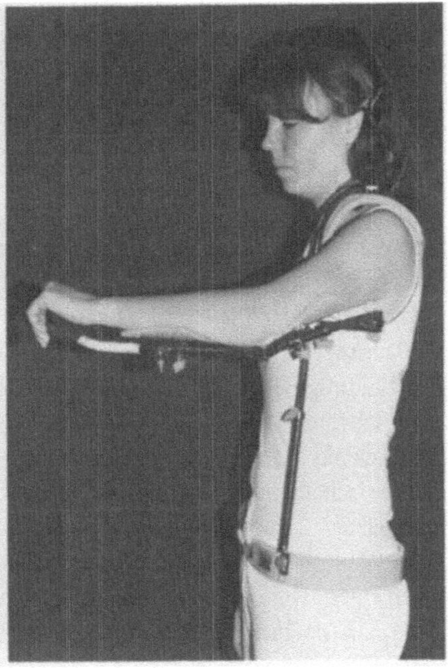

Abb. 1. Kieler Abduktionsschiene

Ist ein schmerzfreies aktives Bewegen in den einzelnen Ebenen möglich, dann sollte eine gezielte Schulung koordinierter Bewegungsabläufe erfolgen; wir bevorzugen dazu die Methode nach Kabat (PNF).

Die Führung des Patienten bei den Übungen bedarf eines besonders hohen Einfühlungsvermögens. Die Krankengymnastin muß am Patienten sehen und fühlen können, wann sie die Grenzen des Zumutbaren erreicht. Zuviel Ehrgeiz ist ebenso falsch wie zu zaghaftes Vorgehen.

Die Übungen erfordern für Krankengymnastin und Patient ein hohes Maß an Konzentration. Daher sollte ein mehrmaliges kurzzeitiges Übungsprogramm am Tage von maximal 20 min Dauer gewählt werden.

In der übungsfreien Zeit kann der Arm entweder auf der Abduktionsschiene gelagert werden oder der Patient kann die erlernten Lagerungsübungen im Bett selbst durchführen.

In der Beschäftigungstherapie, die am Schluß unserer Bemühungen stehen sollte, werden die im täglichen Gebrauch benötigten Bewegungsabläufe erarbeitet und vor allem Kraft und Ausdauer geschult.

Nach Entlassung aus der stationären Behandlung muß der Patient noch ambulant weiterbehandelt und regelmäßig kontrolliert werden. Ihm wird ein individuell festgelegtes schriftliches Programm für häusliche Übungen mitgegeben.

Wir möchten abschließend darauf hinweisen, daß zumindest für die Anfangsphase die Schwierigkeit der Dosierung und die Variabilität der Behandlungstechnik ein standardisiertes Therapieprogramm geradezu unmöglich macht.

Insbesondere ist vor Erreichen einer weitgehend freien, schmerzlosen und kraftvollen Beweglichkeit des Schultergelenkes die Anwendung von Übungsgeräten nicht anzuraten.

Erfahrungen mit der operativen Entfernung periarticulärer Verkalkungen unter gleichzeitiger oraler Diphosphonat-Verabreichung

A. Schäfer, A. Rüter und R. Ziegler, Ulm

Die Crux der Therapie von Gelenksteifen aufgrund von ektopen Verkalkungen ist in unserer geringen Kenntnis der Pathophysiologie dieses in den Entstehungsursachen vielschichtigen Krankheitsbildes begründet.

Die sogenannte „Myositis ossificans“, der – wie wir inzwischen wissen – kaum je eine Entzündung des Muskulatur zugrunde liegt, findet sich häufig nach Unfällen, in der Folge von schweren Schädel-Hirn-Traumen, nach Querschnittslähmungen [1], aber auch nach Hüftgelenks-Total-Endoprothesen, um nur einige Möglichkeiten zu nennen. In der Pathogenese scheinen als sog. Triggermechanismen der von Mesenchymzellen stammenden, hier aktivierten Osteoblasten das posttraumatische Hämatom wie auch das interstitielle Ödem eine wesentliche Rolle zu spielen [2]. Aus diesem Blickwinkel wird die hohe Recidivquote nach operativer Ausräumung der erfahrungsgemäß stark blutenden ektopen Ossifikationen, wie man sie besser nennen sollte, einleuchtend, die in einigen Statistiken mit 50% aufscheint.

1971/72 erschienen erste günstige Berichte über die Therapie der allerdings angeborenen Myositis ossificans progressiva [3, 4] mit Diphosphonaten, Nebenprodukten der Waschmittelherstellung. Inzwischen ist EHDP[1] (wie auch verwandte Substanzen) erfolgreich in die Behandlung des M. Paget eingegangen, wo bei mäßiger Dosierung kaum Nebenwirkungen beobachtet wurden.

Die für die Verminderung ektoper Calcifikationen wesentliche Wirkung von EHDP ist letztlich nicht klar. Möglich ist, daß das Ausfallen amorpher Calciumsalze aus deren Vorstufe, den Pyrophosphaten, verhindert wird. Zweitens kommt den Diphosphonaten sicher eine Hemmung der Umkristallisation von amorphen Calciumsalzen zum Hydroxylapatit (der wesentlichen Kristallform beim Knochenbau) zu. Und drittens ist (jedenfalls beim M. Paget) eine Hemmung der Lösung von Hydroxylapatiten aus dem Knochen durch EHDP wahrscheinlich.

Mit Hinblick auf die guten klinischen Ergebnisse bei der Myositis ossificans progressiva haben wir bei 12 Patienten die periarticulären Verkalkungen unter dem „Schutz“ von EHDP (2 x 50 mg täglich 4 Wochen vor bis 6 Monate nach dem Eingriff) operativ ausgeräumt. Von den 10 Männern und 2 Frauen (Alter: 43,8 Jahre; 18–70) hatten 4 einen unfallbedingten Schaden des ZNS zuvor gehabt. Bei 3 weiteren Patienten lagen unfallunabhängige zentralnervöse Schäden vor. Der älteste Patient war 2 Jahre zuvor wegen einer Coxarthrose beidseitig mit einer Totalendoprothese (TEP) versorgt worden. Die restlichen 4 Patienten hatten Frakturen ohne nennenswerte ZNS-Beteiligung erlitten.

In 7 Fällen waren die Hüftgelenke betroffen, wobei die Ankylose durch Spangenbildung im Vordergrund stand. Bei den 5 Patienten mit Ellenbogenbeteiligung war vor allem die Pro/Supination aufgehoben, die Beugung/Streckung weitgehend eingeschränkt.

Die operative Ausräumung der Verkalkungen ist in den anatomisch immer unübersichtlichen Verhältnissen und bei der unliebsamen starken Blutungsneigung schwierig. Einmal

1 Äthan-1-hydroxy-1, 1diphosphonat

Hefte zur Unfallheilkunde, Heft 153
Zusammengestellt von J. Probst/A. Pannike

wurde eine spätere Hämatomausräumung an der Hüfte erforderlich, in einem Fall mußte die bei der Mobilisation erzeugte Schenkelhalsfraktur mit einer TEP versorgt werden und am Ellenbogengelenk wurde einmal durch die Abtragung der Ankylose-Spange eine permanente Läsion des N. radialis hervorgerufen. Klinische und biochemische Nebenwirkungen der Diphosphonat-Medikation wurden in keinem Fall festgestellt.

In allen Fällen trat gegenüber dem intraoperativ erreichten Bewegungsausmaß postoperativ sofort eine geringe Einschränkung auf, die, trotz intensiver krankengymnastischer Übungsbehandlung, im Lauf der ersten 6 Wochen noch unterschiedlich zunahm. Ausgesprochen erfreuliche Behandlungsergebnisse nach 2 Jahren sahen wir bei 2 Hüften und 2 Ellenbogengelenken. Für den täglichen Gebrauch ausreichende Gelenkfunktion berichteten 4 Patienten (2 Hüften, 2 Ellenbogengelenke). Wirkliche Recidive mußten wir bei dem alten Herrn nach beidseitiger TEP wegen Coxarthrose und an einem Ellenbogengelenk feststellen. Eine nur geringfügige Besserung der Gelenkbeweglichkeit gegenüber dem Zustand vor der Operation beobachteten wir zweimal, davon war der eine Patient wegen eines hypoxischen Hirnschadens nur ganz bedingt zur Bewegungstherapie kooperationsfähig.

Dies entspricht einem Therapieerfolg bei 8 von 12 Patienten. Aus den dargelegten Ergebnissen leiten wir die Berechtigung zu einer kontrollierten Studie ab, um den günstigen Eindruck unserer bisherigen Erfahrungen abzusichern.

Zusammenfassung

Ausgehend von den guten klinischen Beobachtungen der Diphosphonat-Therapie bei der Myositis ossificans progressiva wurden in Ulm in den letzten drei Jahren 12 Patienten mit Gelenksteifen aufgrund ektoper Ossifikationen behandelt. Die operative Ausräumung der Verkalkungen wurde unter dem „Schutz" der Diphosphonatmedikation (2 x 50 mg EHDP 4 Wochen vor bis 6 Monate nach dem Eingriff) vorgenommen. Die bei 8 Patienten erzielten langfristigen Verbesserungen der Beweglichkeit stellen bei der hohen Recidivgefahr dieser Eingriffe ein günstiges Ergebnis dar.

Literatur

1 Heuwinkel R, Hofmann S, Knapp S, Schneider H-M, Schwarz M, Weigand H (1978) Zur Ätiologie und Pathogenese der Knochenneubildungen bei Hirnverletzten und Paraplegikern. Unfallheilkd 81: 577
2 Kewalramani L S, Orth U S (1977) Etopic ossification. Am J Phys Med 56: 99
3 Russell R G G, Smith R, Bishop M C, Price D A, Squire C M (1972) Treatment of myositis ossificans progressiva with a diphosphonate. Lancet I: 10
4 Weiss I W, Fisher L, Phang J M (1971) Diphosphonate therapy in a patient with myositis ossificans progressiva. Am Int Med 74: 933

Arthrolyse beim Spitzfuß nach Beinverletzungen

G. Leitz, Stuttgart

Der offenbar weitgehend unbekannte, jedoch ganz beträchtliche Nutzen einer Arthrolyse des in Spitzfußstellung schmerzhaft wackelsteifen oberen Sprunggelenkes soll an zwei Beispielen demonstriert werden:

1. Bei Erstvorstellung der 20jährigen bestand neben, besser wegen floriden Sudecks ein extremer Spitzfuß von 40° nach vorderem Tibiakantenabbruch. Nach Abklingen der Reflexdystrophie 11 Monate später weiterhin erhebliche Belastungsbeschwerden trotz hochhackigen Schuhwerks. Barfußgehen war unmöglich. Deshalb Arthrolyse durch Achillessehnenverlängerung und Resektion der dorsalen Verwachsungen und Kapselabschnitte. Postoperativ sofortige aktive Dorsalflexionsübungen aus Gipsschale in Neutralstellung für 2 Wochen, dann Entlassung mit Gehgips für weitere 4 Wochen vor Wiederaufnahme zur erneuten Übungsbehandlung und Gehschulung. Sehen Sie das funktionelle Ergebnis 2 Jahre nach dem Eingriff (B/S 20/0/40), die junge Frau kann an Tageswanderungen teilnehmen, mehrere Stunden tanzen, trägt normales Schuhwerk und zeigt ein völlig unauffälliges Gangbild. Das Ergebnis ist also eindeutig besser als eine sofortige Arthrodese dieses ja nicht schwer arthrotischen Gelenkes.

Ein solches Ergebnis weitgehender Wiederherstellung der Funktion und weitestgehender Beschwerdefreiheit durch Arthrolyse des oberen Sprunggelenkes ist keineswegs eine seltene Ausnahme. Die bei Spitzfußankylose meist nach entzündlichen Erscheinungen unfehlbar bestehenden Belastungsschmerzen verschwinden, wenn das Bewegungsausmaß und damit die Belastungsverhältnisse durch die Arthrolyse normalisiert werden.

2. Sicherlich ein Sonderfall ist dagegen der des 19jährigen Patienten, der durch Motorradunfall eine offene Unterschenkelfraktur mit kompletter Fibularislähmung, einen Abriß der A. poplitea und trotz Bypass eine Vorfußamputation erfuhr. In unserer Klinik zunächst erfolglose Neurolyse des N. fibularis, nach Jahresfrist Arthrolyse des oberen Sprunggelenkes wegen der ungünstigen Stumpfverhältnisse und Belastungsunfähigkeit des 94 kg schweren Mannes; uns erschien eine starre Arthrodese in Neutralstellung ungünstiger als ein passiv nachgiebiges oberes Sprunggelenk, dessen leidliche Neutralstellung durch Fersenfeder sichergestellt wird. Sekundär wurde auch noch eine Kürzung des überlangen 5. Strahlstumpfes mit Narbenausschneidung vorgenommen. Hier sehen Sie die passive Neutralstellung, 30° aktiver Plantarflexion; der Patient ist mit Innenschuh versorgt und kann damit normales käufliches Schuhwerk benutzen, worauf ich wo immer möglich großen Wert lege. Auch klagt er über keinerlei Belastungsbeschwerden.

Da die oft langfristig und bleibend schmerzhaften Verwachsungen eines ankylosierten Gelenkes ja nicht im Bereich der knorpeltragenden Gelenkflächen entstehen, ist eine Arthrolyse auch des oberen Sprunggelenkes immer sinnvoll und ein dankbarer Eingriff, so lange die Gelenkfläche selbst nicht schwerwiegend beschädigt ist. Dennoch sollten wir unsere äußerste Mühe zur Vermeidung einer Spitzfußankylose auch im Rahmen einer Reflexdystrophie oder anderer entzündlicher Vorgänge deshalb selbstverständlich nicht reduzieren. Allerdings muß auf hochschmerzhafte und gewaltsame Mobilisationsversuche unbedingt verzichtet werden, wodurch ja die Entzündungserscheinungen, damit aber die Einsteifungstendenz in Spitzfußstellung nur verstärkt würde.

Hefte zur Unfallheilkunde, Heft 153
Zusammengestellt von J. Probst/A. Pannike

Die Therapie der Gelenkkontraktur beim Morbus Sudeck

H.H. Küster und K. Rauterberg, Heidelberg

In diesem Jahr jährt sich zum 80. Mal der Tag, an dem Sudeck über seine Beobachtungen erstmalig berichtete. Weniger die ätiologischen Faktoren als vielmehr die pathogenetischen Vorgänge bei dieser Erkrankung lagen lange im Dunkeln.

Ätiologie

Folgende ätiologischen Faktoren sind heute unumstritten: In über 80% der Fälle *Traumen* wie Frakturen, Distorsionen und Quetschungen, gefolgt von entzündlichen Prozessen und nicht selten in Begleitung von Pseudarthrosen sowie von Durchblutungsstörungen und chronischen Überlastungsschäden wie Periarthritiden, Tendinosen und Periostosen.

Nicht selten steht jedoch nur eine auffällige *psychovegetative Labilität* des Patienten ohne ersichtliche Grundkrankheit im Vordergrund oder spielt bei der Unterhaltung der Erkrankung eine Rolle.

Pathogenese

In der Pathogenese des Morbus Sudeck und seiner Kausalität haben der mechanische, der humorale und der reflektorische Faktor neben der lokalisierten vegetativen Fehlsteuerung nach neurophysiologisch gesicherten Erkenntnissen eines gemeinsam, nämlich die Schädigung der peripheren Nervenfasern, die über einen „Kurzschluß" durch körpereigene chemische Substanzen die Peripherie sensibilisieren und die Mikrozirkulation in den Capillaren ändern. Ein so lang geschädigter Nerv nimmt dann eine Rezeptortätigkeit an und gibt über diesen „erregenden Kurzschluß" langandauernde Impulse ab, die Schmerz- wie Krankheitszustand unterhalten.

Auch bei konsequenter Einhaltung aller unfallchirurgischen Therapievorschlägen kann das Sudeck-Syndrom nach Extremitätenverletzungen im Einzelfall nicht verhindert werden. Hingegen kann aber durch prophylaktische und therapeutische Maßnahmen die Häufigkeit der Schweregrade von Defektheilungen prozentual verringert werden. Wagner (1960) beobachtete immerhin unter 606 Gliedmaßenfrakturen noch in 1,6% der Fälle ein Stadium der Endatrophie bzw. irreparablen Gelenksteife.

Therapie

Von Anfang an stehen bei der Behandlung die kontrakturprophylaktischen Maßnahmen im Vordergrund und richten sich nach den allgemein bekannten Stadien der Erkrankung. Da die sogenannte Endatrophie oft erst nach 2 Jahren erreicht wird, stehen dem Therapeuten langfristige Behandlungsaufgaben zu, deren Erfolg nur durch gezielte Mitwirkung des Patienten auf vertrauensvoller Basis gewährleistet ist.

Hefte zur Unfallheilkunde, Heft 153
Zusammengestellt von J. Probst/A. Pannike

Im *akut entzündlichen Stadium* ist eine aktive wie passive bewegungstherapeutische Behandlung der befallenen Extremitäten nicht zulässig. Gewöhnlich wird die erkrankte Extremität ruhiggestellt. Am Beispiel der oberen Extremität kann zur Behandlung der kontralateralen Seite die Extremität in einer Schwebeextensionsschlinge gelagert werden. Hierdurch wird der Schwerkraft des Armes und der aktiven musculären Verspannung am wirkungsvollsten entgegengewirkt. Im Vordergrund steht zu diesem Zeitpunkt jedoch die medikamentöse Therapie.

In der *Phase der Dystrophie* ist das Ziel der Behandlung, die Blutzirkulation zu fördern, Ödeme zurückzubilden und die Muskulatur zu aktivieren und zu stärken.

So werden jetzt die häufig in den Mittelgelenken gebeugten und Grundgelenken extendierten Finger aktiv unterhalb der Schmerzgrenze im Sinne der Streckung, Beugung und Spreizung beübt.

Hierzu gehören aktiver Faustschluß und Opposition der Finger zueinander, wie Extension und Flexion sowohl der Finger wie auch der Handgelenke z.B. durch Steckspiele an der schrägen Ebene.

Im *Stadium der Rückbildung* und auch zunehmenden Schmerzfreiheit ist eine stärker forcierte aktive krankengymnastische und beschäftigungstherapeutische Beübung gegen vermehrten Widerstand gestattet. Erzielt diese aktive Therapie keine Besserung mehr, so sind im Stadium III passive Maßnahmen erforderlich. Hierzu dient die selbsttätige Unterstützung der Fingerflexion gegen Widerstand wie auch die elastische Wickelung der Hand zur passiven, dorsierten Flexion der Fingergelenke.

Ein bewährtes Hilfsmittel stellt auch der Flexionshandschuh nach Moberg dar. Hierin werden die Finger passiv in Flexionsstellung gezügelt. Ziel ist es, diesen Handschuh neben den oben aufgeführten und häufig am Tage durchzuführenden Maßnahmen schmerzfrei auch in der Nacht zu tragen.

Zur Verbesserung der Extension der flektiert versteiften Fingermittelgelenke benutzen wir einen Fingerextensionsquengel. Hierdurch werden die in Beugestellung fixierten Fingergrundgelenke und die oft bereits kontrakten Mittelgelenke über dosierbare Gummizügel extendiert.

Zusammenfassung

Um schwere und schwerste irreparable Handkontrakturen vom Extensions- oder Flexionstyp zu vermeiden, bedarf es einer langfristigen und konsequenten Behandlung. Entsprechend den Stadien und den Verläufen ist zunächst eine Ruhigstellung, dann eine aktive und später eine passive Beübung der befallenen aber auch der kontralateralen Extremität erforderlich. In der Rückbildungs- bzw. Endphase, wenn aktive Maßnahmen zu keiner weiteren Verbesserung mehr führen, sind passive Übungen bis zur Quengelung der kontrakten Gelenke angezeigt. Die Behandlung kann bis zu zwei Jahre dauern und findet ihren Abschluß, wenn durch alle aufgezeigten Maßnahmen mit einer weiteren Verbesserung nicht mehr zu rechnen ist; denn auch ein operatives Vorgehen ist unseres Erachtens nur in Ausnahmefällen angezeigt.

Quengelverbände aus Kunststoff – Indikation, Vorteil

R. Spier, J. Heisel und H. Gluck, Ludwigshafen

Die Quengelmethode ist ein uraltes Verfahren zur Behandlung von Gelenksteifen, ihre moderne Wiege stand in Berlin bei Mommsen und Biesalski.

Weichteilbedingte Kontrakturen werden durch eine andauernde Beeinflußung der Gelenkstellung durch verhältnismäßig kleine Kräfte bewirkt. Die Umkehr dieser Erkenntnis führte zu dem Prinzip der Quengelmethode, die es erlaubt, durch kleine aber andauernd wirkende Kräfte diese Kontrakturen wieder zu beseitigen. Die angewandten Dehnungskräfte sollen natürlich zu keiner neuerlichen Traumatisierung des Gewebes führen und unterhalb der Reizschwelle für den reflektorischen Muskelspasmus des betroffenen Gelenkes liegen.

Die Kräfte werden über Zügel aufgebracht, die das Gelenk an der gewünschten Zugseite überspannen und an Widerlagern ansetzen, die proximal und distal des Gelenkes befestigt sind.

Die Anordnung der Verbände für die einzelnen Gelenke ist bekannt, sie lassen sich aus Scharnieren, Schnüren und Gummizügen sowie Gips als Trägermaterial relativ leicht und individuell herstellen. Der Gips zeichnet sich durch ein nicht für jede Zugrichtung günstiges hohes Eigengewicht aus. Bei der Suche nach leichteren Materialien boten sich die heute auf dem Markt befindlichen Kunststoffverbände an. In der BG-Unfallklinik Ludwigshafen wurden sie sämtlich klinisch geprüft und mit dem altbewährten Gipsverband verglichen. Für die Herstellung von Lagerungsschienen und Quengelverbänden eignet sich besonders das Polyurethan-Hartschaum-System nach Blömer, das sich durch ein niedriges Gewicht bei ausreichender Festigkeit auszeichnet. Grundmaterialien sind einmal der Hartschaum selbst und zum anderen Strümpfe als Container für die Masse.

Der Hartschaum entsteht durch Verrühren zweier Kompenenten – Polyol und Isozyanat – ; auf den chemischen Reaktionsablauf kann ich hier nicht eingehen.

Er wird in einen Strumpf eingefüllt, auf die erforderliche Schichtdicke ausgewalzt und ohne zusätzliche Polsterung am Körper anmodelliert, bis er zum Stützverband aushärtet.

Der im Bild dargestellte Reißverschluß sorgte in der Presse für Schlagzeilen. Nüchtern betrachtet ist er das Hilfsmittel, mit dem aus einem Polyurethan-Sandwich Rundverbände gefertigt werden können. Der Reißverschluß erlaubt auch, die Verbände abnehmbar zu gestalten.

Schienen und Segmente dieser Rundverbände dienen als Widerlager. Sie lassen sich über Scharniere, Zügel usw., die durch Nieten und Schrauben befestigt werden, zu allen denkbaren Quengelverbänden arrangieren – wie zu diesem Beugequengel am Kniegelenk. Das Indikationsspektrum bleibt natürlich auf die nicht ossär bedingten Kontrakturen beschränkt.

Zusammenfassend läßt sich feststellen, daß Quengelverbände weiterhin eine Ergänzung der therapeutischen Möglichkeiten bei der Gelenksteife darstellen. Der Polyurethan-Hartschaum hat sich dabei als gute Alternative zum Gips bewährt. Bei ausreichender Festigkeit zeichnet er sich insbesondere durch sein niedriges Gewicht aus. Dabei läßt er sich gut und sauber anmodellieren und hervorragend durch einfache Hilfsmittel mit anderen Werkstoffen verbinden. Die Abnehmbarkeit der Verbände erlaubt lokale Befundkontrollen und Behandlungsmaßnahmen sowie eine normale Körperhygiene. Letztendlich freut uns der

Hefte zur Unfallheilkunde, Heft 153
Zusammengestellt von J. Probst/A. Pannike

relativ geringe Preis – zumindest im Vergleich zu den Produkten orthopädischer Werkstätten.

Literatur

Blömer A (1978) Praxis der Neofrakt-Technik. Thieme, Stuttgart
Blömer A 1980) Neofrakt-Technik. Thieme, Stuttgart
Eichelter G (1945) Zeitschrift für Orthopädie und ihre Grenzgebiete 75: 23–33
Künne B (1924) Die Quengelmethode an den Fingergrundgelenken. Zeitschrift Orthopädische Chirurgie, Band XLIV: 386–388
Mommsen F (1922) Zeitschrift für Orthopädische Chirurgie, Band XLII: 231–350

Schlußworte

W. Düben, Präsident

Meine sehr verehrten Damen und Herren! Am Ende der 44. Jahrestagung angekommen, bleibt mir eigentlich nur noch ein Wort des Dankes. Dieser Dank gilt in erster Linie Herrn Kollegen Dorka, Frau Vopel, aber auch Frau Kucera von der AMK. Ohne deren Einsatz hätten sich insbesondere die in diesem Jahr neu gestellten Aufgaben kaum lösen lassen.

Mein Dank für ihr aktives Mitwirken gilt den Tagesvorsitzenden, gilt den Referenten, gilt den Vortragenden und last not least meinen Mitarbeitern in Hannover, die mich von der Klinikarbeit entlastet haben. Indem ich mich von Ihnen verabschiede, wünsche ich meinem Nachfolger im Amt ein gutes Gelingen, insbesondere aber eine glückliche Hand für die Vorbereitung unserer 45. Jahrestagung.

L. Schweiberer

Meine sehr verehrten Damen und Herren! Lieber Herr Düben! Es obliegt dem künftigen Ausrichter der Tagung, Dank an den scheidenden Präsidenten abzustatten. Ihnen, Herr Düben, gilt in ganz besonderem Maße dieser Dank. Sie haben trotz technischer Schwierigkeiten, die durch den Teileinsturz der Kongreßhalle aufgetreten sind, einen Kongreß abgehalten, der in Erinnerung bleiben wird. Sie haben durch die Auswahl der Themen eine breite Palette der Unfallchirurgie, aber auch der Rechtsmedizin angeboten. Die zahlreichen Besucher, die wir hier bei allen Sitzungen gehabt haben, beweisen, daß die Auswahl der Themen richtig war.

Sie, Herr Düben, haben aber auch – dies möchte ich ganz besonders hervorheben – durch Ihre Eröffnungsrede Zeichen gesetzt. Sie haben mahnend aufgezeigt, daß in der Indikationsstellung unseres Faches da und dort mehr nachgedacht werden muß. Sie haben aber auch aufgezeigt, daß manche berufspolitische Auseinandersetzung in der Öffentlichkeit eher überflüssig ist. Sie haben hier dazu beigetragen, die Wogen zu glätten. Wir betrachten gerade

Hefte zur Unfallheilkunde, Heft 153
Zusammengestellt von J. Probst/A. Pannike

diese Eröffnungsrede als ein Vermächtnis eines Mannes, der nach über dreißigjähriger chirurgischer Tätigkeit und nach über 22jähriger Tätigkeit als Leitender Chirurg einer Unfallklinik sich anschickt, den Ruhestand anzustreben. Wir wünschen Ihnen sehr gute Gesundheit, daß Sie vielleicht in einem Jahr als Pensionär und dann darüber hinaus in bester Gesundheit mit Ihrer Frau Gemahlin die Jahre verbringen mögen. Wir hoffen aber auch, daß Sie uns als Berater weiterhin zur Seite stehen mögen.

Sie, meine Damen und Herren, darf ich für das nächste Jahr jetzt schon zur 45. Jahrestagung der Deutschen Gesellschaft für Unfallheilkunde einladen, die im Internationalen Congreß-Centrum stattfinden wird.

Ich wünsche eine gute Heimreise!

Bericht über die Mitgliederversammlung der Deutschen Gesellschaft für Unfallheilkunde e.V. am 20. November 1980 im Palais am Funkturm zu Berlin

J. Probst
Generalsekretär

Der Präsident der Deutschen Gesellschaft für Unfallheilkunde e.V. für 1980, Herr Professor Dr. med. W. Düben, Hannover, eröffnete um 14.15 Uhr die Mitgliederversammlung. Anwesend waren 109 Mitglieder. Der Präsident stellte zunächst fest, daß die Einladung zur Mitgliederversammlung ordnungsgemäß und termingerecht ergangen ist und Beschlußfähigkeit nach den Bestimmungen der Satzung besteht.

Aus dem Mitgliederkreise waren Änderungs- oder Ergänzungsvorschläge zur Tagesordnung nicht eingebracht worden und wurden auch jetzt nicht angemeldet.

Sodann nahm der Präsident die *Totenehrung* vor und gedachte der verstorbenen Mitglieder. Besondere Gedenkworte widmete der Präsident dem Korrespondierenden Mitglied Professor Dr. med. Sir Ludwig Guttmann und dem Präsidenten der 36. Jahrestagung 1972 Professor Dr. med. Georg Maurer, Gründer der Medizinischen Fakultät der Technischen Universität München.

Verstorben sind:

Dr. med. Albin Angerer, Würzburg
Dr. med. Peter Boecker, Bochum-Weitmar († 23.11.1979)
Prof. Dr. med. habil. Jacob Clemens, Rheinbreitbach
Prof. Dr. Dr. med. Konrad Friedrich Dietrich, München († 06.10.1979)
Dr. med. Eugen Dorbath, Rinteln († 22.08.1980)
Dr. med. Wilhelm Eckinger, Berlin († 22.07.1980)
Dr. med. Carlo Ehls, Berlin († 21.12.1979)
Dr. med. Helmut Fischer, Berlin († 27.03.1980)

Hefte zur Unfallheilkunde, Heft 153
Zusammengestellt von J. Probst/A. Pannike

Dr. med. Gerhard Fuchslocher, Stuttgart († 03.08.1980)
Dr. med. Paul Galluschke, Berlin († 25.08.1979)
Dr. med. Gerhard Graumann, Münster
Dozent Dr. med. habil. Hermann-Ernst Grobig, Ravensburg († 19.09.1978)
Prof. Dr. med. Sir Ludwig Guttmann, Aylesbury († 18.03.1980)
Prof. Dr. med. Dr. h.c. Mathias Hackenbroch, Köln († 05.09.1979)
Dr. med. Hermann Heinen, Unna († 08.06.1979)
Dr. med. Horst Holthoff, Köln
Prof. Dr. med. Theodor Hünermann, Düsseldorf
Dr. med. Ernst Kleiser, Rottweil († 28.07.1980)
Dr. med. Arthur Kutter, Friedrichshafen († 31.03.1980)
Prof. Dr. med. Georg Maurer, München († 04.07.1980)
Dr. med. Hans Nolden, Köln († 20.11.1977)
Dr. med. Hans Jost Oetzmann, Bad Pyrmont († 02.09.1979)
Dr. med. Gerhard Rothmaler, Göttingen-Geismar († 22.06.1980)
Dr. jur. Wilhelm Schiering, Bremen († 24.01.1979)
Dr. med. Hans von Schleyer, Berlin († 29.07.1980)
Dr. med. Franz-Helmut Schulte, Dorsten († 21.01.1980)
Prof. Dr. Dipl.-Ing. A. Slattenschek, Wien († 09.1979)
Dr. med. Ekkehard Stappenbeck, Berlin († 21.04.1980)
Prof. Dr. med. Emil Weinig, Erlangen
Dr. med. Hermann Wiedner, Hückeswagen († 12.1979)
Prof. Dr. med. Hans Wojta, Ravensburg († 12.09.1979)

Zum *Jahresbericht* verwies der Präsident auf die vorliegenden Mitteilungen und den nachfolgenden Geschäftsbericht.

Im *Geschäftsbericht* unterrichtete der Generalsekretär, Prof. Dr. J. Probst, Murnau, über die Geschäftsvorfälle seit der vorherigen Mitgliederversammlung. Diesbezüglich verwies er auch auf die als Rundschreiben erschienenen „Mitteilungen und Nachrichten“. Im Berichtsjahr war die Deutsche Gesellschaft für Unfallheilkunde an der Arbeit in verschiedenen Ausschüssen insbesondere der Bundesärztekammer beteiligt, wobei Fragen der Facharzt-Weiterbildung, des Teilgebietes Unfallchirurgie und des ambulanten Operierens erörtert wurden. – Die im Rundschreiben I/80 gestellte Frage nach Altmitgliedern unserer Gesellschaft aus der Zeit vor dem 2. Weltkrieg wurde leider nicht beantwortet. – Das Mitgliederverzeichnis ist mit Stand vom 01.10.1980 erneuert und inzwischen jedem Mitglied zugesandt worden. Es ist vorgesehen, die seither neu aufgenommenen Mitglieder in einem Nachtrag bekanntzugeben. – Der gemeinsame Kongreßbericht der 3. Deutsch-Österreichisch-Schweizerischen Unfalltagung 1979 in Wien konnte bis zur 44. Jahrestagung nicht fertiggestellt werden, weil dem Kongreßsekretär der Österreichischen Gesellschaft für Unfallchirurgie, Herrn Dozent Dr. Vécsei, die Manuskripte zum Teil mit großer Verspätung oder überhaupt nicht zugegangen waren und daher vom Tonband nachgeschrieben werden mußten. Es liegt jedoch die Zusage des Springer-Verlages vor, daß der inzwischen im Druck befindliche Bericht in der 51. Woche zum Versand kommen wird.

Zur Mitgliederbewegung: Am 01.11.1980 zählte die Gesellschaft 1109 Mitglieder. Davon waren 322 Mitglieder beitragsfrei, unter diesen 14 Ehrenmitglieder und 16 Korrespondierende Mitglieder. Seit der letzten Mitgliederversammlung haben insgesamt 87 Kollegen Antrag auf Aufnahme in die Deutsche Gesellschaft für Unfallheilkunde gestellt. Die Namen der Antragsteller sind den Mitgliedern mit den Rundschreiben II/1979 und I/1980 bekanntgegeben worden. Die Namen der weiteren Antragsteller wurden verlesen. Der Generalsekretär bat die Mitgliederversammlung um Zustimmung zur Aufnahme der Antragsteller. Dem wurde ohne Gegenstimme entsprochen.

Sodann berichtete der Generalsekretär über die durch den Einsturz der Kongreßhalle entstandenen Probleme. Neben dem Präsidenten, Herrn Prof. Dr. Düben, gelte insbesondere dem Schatzmeister, Herrn Dr. Dorka, und Frau Vopel großer Dank für die in einem kurzen Zeitraum zu bewältigenden Maßnahmen zur Anmietung des Palais am Funkturm. Dabei sei man sich jedoch von vornherein im Klaren gewesen, daß dieses Tagungslokal als Dauerlösung nicht in Betracht komme. In den vergangenen Monaten und noch am Tage vor der Mitgliederversammlung seien Gespräche geführt und Besichtigungen vorgenommen worden. Dabei seien alle denkbaren Möglichkeiten getestet worden, mit dem Ergebnis, daß für die nächsten zwei Tagungen nur das ICC in Betracht komme. Die Unterbringungsmöglichkeiten für Sitzungen, Vorträge, Ausstellungen und Foyer seien einwandfrei. Allerdings sei die Anmietung des ICC mit etwa den doppelten Kosten verbunden, die bisher hätten aufgebracht werden müssen. Es seien auch Untersuchungen an Kongreßmöglichkeiten in Westdeutschland angestellt worden, wobei sich jedoch gezeigt habe, daß auch dort mit geringeren Kosten nicht gerechnet werden könne. Was den Wiederaufbau der Kongreßhalle angehe, so seien die zuständigen Berliner Regierungsstellen darauf hingewiesen worden, daß die Kongreßhalle ein ideales Tagungsgebäude gewesen sei und daher großes Interesse daran bestehe, dieses Tagungsgebäude wieder beziehen zu können.

Entsprechend einem Beschluß des Präsidiums trug der Generalsekretär danach der Mitgliederversammlung den Antrag auf Erhöhung des Mitgliedsbeitrages von bisher DM 80,-- auf künftig DM 120,-- vor, begründet ausschließlich durch die erhöhten Kosten der Durchführung des Kongreßes im ICC. Der Mitgliedsbeitrag für Assistenten soll wie bisher DM 50,-- betragen. Bei 3 Stimmenthaltungen wurde dieser Antrag auf Erhöhung des Beitrages für ordentliche Mitglieder auf DM 120,-- ab 01.01.1981 angenommen.

Der Schatzmeister, Dr. G. Dorka, Berlin, trug den *Bericht über den Haushalt 1979* vor. Buchführung und Abschluß 1979 sind vom Steuerberater und Wirtschaftsprüfer der Gesellschaft, Herrn Dipl.-Kfm. Färber, Berlin, überprüft worden. Im Prüfungsbericht wurde bestätigt, daß sie den Grundsätzen ordnungsmäßiger Rechnungslegung entsprechen. Satzungsgemäß erfolgte die Kassenprüfung durch die beiden gewählten Kassenprüfer, Herrn Priv.-Dozent Dr. Behrens, Lemgo, und Herrn Prof. Dr. F. Schauwecker, Wiesbaden.

Das Vermögen der Gesellschaft betrug am 01.01.1979 DM 55.377,--. Einnahmen DM 117.204,47. Kassenbestand am 31.12.1979: DM 63.979,79. Kassenbestand am 31.10.1980: DM 58.467,65. Die Gesellschaft hat keine Verpflichtungen. Abschließend schlugen die beiden Kassenprüfer der Mitgliederversammlung die Entlastung des Vorstandes vor, die ohne Gegenstimme gewährt wurde.

Zu den *Wahlen* ließ der zum Wahlleiter bestellte Priv.-Dozent Dr. Trentz, Hannover, bei Anwesenheit von 109 Mitgliedern die Saaltüren schließen. Zur Wahl zum 2. stellvertretenden Vorsitzenden und damit zum Präsidenten für 1982 wurde vom Präsidium Prof. Dr. Jürgen Probst, Murnau, vorgeschlagen. Die Auszählung der im geheimen Wahlgang abgegebenen Stimmen ergab für den Vorgeschlagenen 101 Ja-Stimmen, 7 Nein-Stimmen und 1 Enthaltung. Prof. Dr. Probst nahm mit Worten des Dankes und des Gedenkens für seine Lehrer die Wahl zum 2. stellvertretenden Präsidenten und damit zum designierten Präsidenten für 1982 an.

Zur Wahl für den nicht ständigen Beirat waren für die Wahlperiode 1981 bis 1983 vom Präsidium Prof. Dr. Cajus Burri, Ulm, Prof. Dr. Hermann Ecke, Gießen, Prof. Dr. Peter Hertel, Homburg/Saar, Prof. Dr. Günther Hierholzer, Duisburg, Prof. Dr. Carl-Heinz Jungbluth, Hamburg, und Dr. Heinz-Gert Wahl, Krefeld, vorgeschlagen worden. In geheimer Wahl entfielen auf die Vorgeschlagenen von den abgegebenen Stimmen 93 auf Prof. Dr. Ecke, je 92 auf Prof. Dr. Burri und Prof. Dr. Jungbluth, 91 auf Dr. Wahl, 90 auf Prof. Dr. Hierholzer, 86 auf Prof. Dr. Hertel. Die Gewählten – mit Ausnahme des abwesenden Prof. Dr. Burri – erklärten einzeln die Annahme der Wahl; der Generalsekretär gab bekannt, daß ihm eine schriftliche Annahme der etwaigen Wahl von Prof. Dr. Burri vorliege.

Als Kassenprüfer für 1980 wurden ohne Gegenstimme per acclamationem Dr. Günther, Wolfsburg, und Dr. Rudolph, Rotenburg-Wümme, gewählt.

Nachdem durch die Wahl von Prof. Dr. Probst zum 2. stellvertretenden Präsidenten das Amt des Generalsekretärs zum 01.01.1981 vakant geworden ist, teilte der Präsident der Mitgliederversammlung mit, daß das Präsidium Prof. Dr. Alfred Pannike, Frankfurt/Main, zum Generalsekretär bestellt hat. Dessen bisheriges Amt als Kongreßsekretär übernimmt Prof. Dr. Gert Muhr, Hannover.

Da Anträge aus dem Mitgliederkreis weder schriftlich noch mündlich gestellt worden waren, schloß der Präsident um 14.55 Uhr unter gleichzeitigem Dank an die erschienenen Mitglieder die Versammlung.

Professor Dr. J. Probst
Generalsekretär

Professor Dr. W. Düben
Präsident für 1980

Sachverzeichnis

Hefte zur Unfallheilkunde

Beihefte zur Zeitschrift „Unfallheilkunde/Traumatology"
Herausgeber: J. Rehn, L. Schweiberer

131. Heft:
Verletzungen des oberen Sprunggelenkes
9. Reisensburger Workshop zur klinischen Unfallchirurgie, 22.–24. September 1977
Herausgeber: C. Burri, A. Rüter
Unter Mitarbeit zahlreicher Fachwissenschaftler
1978. 171 Abbildungen, 52 Tabellen. XIV, 262 Seiten
DM 58,–. ISBN 3-540-08599-8

132. Heft:
41. Jahrestagung der Deutschen Gesellschaft für Unfallheilkunde e.V.
17. bis 19. November 1977, Berlin
Kongreßbericht im Auftrag des Vorstandes zusammengestellt von J. Probst
1978. 169 Abbildungen, 160 Tabellen.
XX, 508 Seiten
DM 132,–. ISBN 3-540-08832-6

133. Heft:
Arthrose und Instabilität am oberen Sprunggelenk
10. Reisensburger Workshop zu Ehren von M. E. Müller und J. Rehn, 9.–11. Februar 1978
Herausgeber: C. Burri, M. Jäger, A. Rüter
Unter Mitarbeit zahlreicher Fachwissenschaftler
1978. 143 Abbildungen, 74 Tabellen.
XVI, 204 Seiten
DM 58,–. ISBN 3-540-08970-5

134. Heft:
13. Tagung der Österreichischen Gesellschaft für Unfallchirurgie
7.–8. Oktober 1977, Salzburg
Kongreßbericht im Auftrag des Vorstandes zusammengestellt von J. Poigenfürst
1979. 119 Abbildungen. XVIII, 281 Seiten
DM 98,–. ISBN 3-540-09180-7

135. Heft: M. Weinreich:
Der Verkehrsunfall des Fußgängers
Ergebnisse einer Analyse von 2000 Unfällen
1979. 38 Abbildungen, 4 Tabellen. VII, 62 Seiten
DM 36,–. ISBN 3-540-09217-X

136. Heft: F. E. Müller
Die Infektion der Brandwunde
1979. 18 Abbildungen, 12 Tabellen. IX, 57 Seiten
DM 32,–. ISBN 3-540-09354-0

137. Heft: H. Jahna, H. Wittich, H. Hartenstein:
Der distale Stauchungsbruch der Tibia
Ergebnisse von 583 frischen Fällen
1979. 106 Abbildungen, 46 Tabellen.
VIII, 136 Seiten
DM 58,–. ISBN 3-540-09435-0

138. Heft:
42. Jahrestagung der Deutschen Gesellschaft für Unfallheilkunde e.V.
23. bis 25. November 1978, Berlin
Kongreßbericht im Auftrag des Vorstandes zusammengestellt von J. Probst
1979. 143 Abbildungen, 62 Tabellen.
XXI, 397 Seiten
DM 98,–. ISBN 3-540-09494-6

139. Heft: U. Lanz:
Ischämische Muskelnekrosen
1979. 34 Abbildungen, 11 Tabellen.
VII, 72 Seiten
DM 38,–. ISBN 3-540-09436-9

140. Heft:
Frakturen und Luxationen im Beckenbereich
12. Reisensburger Workshop zu Ehren von A. N. Witt, 15.–17. Februar 1979
Herausgeber: C. Burri, A. Rüter
Unter Mitarbeit zahlreicher Fachwissenschaftler
1979. 1 Porträt, 136 Abbildungen, 87 Tabellen.
XIII, 262 Seiten
DM 58,–. ISBN 3-540-09647-7

141. Heft:
14. Tagung der Österreichischen Gesellschaft für Unfallchirurgie
6. bis 7. Oktober 1978, Salzburg
Kongreßbericht im Auftrag des Vorstandes zusammengestellt von A. Titze
1980. 281 Abbildungen, 74 Tabellen.
XVII, 319 Seiten
DM 108,–. ISBN 3-540-09878-X

Springer-Verlag
Berlin
Heidelberg
New York

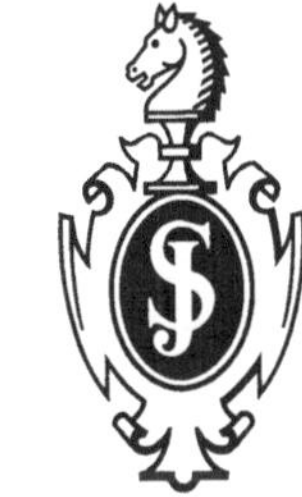

Hefte zur Unfallheilkunde

Beihefte zur Zeitschrift „Unfallheilkunde/Traumatology"
Herausgeber: J. Rehn, L. Schweiberer

142. Heft: P. Hertel
Verletzungen und Spannung von Kniebändern
Experimentelle Studie
1980. 61 Abbildungen, 25 Tabellen.
VII, 94 Seiten
DM 40,–. ISBN 3-540-09847-X

143. Heft:
Antibiotica-Prophylaxe in der Traumatologie
Von D. Stolle, P. Naumann, K. Kremer, D. A. Loose
1980. 1 Abbildung, 7 Tabellen. IX, 55 Seiten
DM 23,–. ISBN 3-540-09851-8

144. Heft: J. Harms, E. Mäusle:
Biokompatibilität von Implantanten in der Orthopädie
1980. 63 Abbildungen, 12 Tabellen.
IX, 119 Seiten
DM 54,–. ISBN 3-540-09852-6

145. Heft: G. Lob:
Chronische posttraumatische Osteomyelitis
Tierexperimentelle und klinische Untersuchungen zu einer oralen antibakteriellen Vaccination
1980. 19 Abbildungen, 23 Tabellen.
IX, 108 Seiten
DM 48,–. ISBN 3-540-09946-8

146. Heft: J. Rehn, H. P. Harrfeldt:
Behandlungsfehler und Haftpflichtschäden in der Unfallchirurgie
1980. V, 40 Seiten
DM 15,–. ISBN 3-540-09896-8

147. Heft: L.-J. Lugger:
Der Wadenbeinschaft
1981. 69 Abbildungen, 10 Tabellen.
VIII, 100 Seiten
DM 38,–. ISBN 3-540-10421-6

148. Heft:
3. Deutsch-Österreichisch-Schweizerische Unfalltagung in Wien
3. bis 6. Oktober 1979
43. Jahrestagung der Deutschen Gesellschaft für Unfallheilkunde e.V.
15. Jahrestagung der Österreichischen Gesellschaft für Unfallchirurgie
65. Jahresversammlung der Schweizerischen Gesellschaft für Unfallmedizin und Berufskrankheiten
Kongreßbericht zusammengestellt von V. Vécsei, J. Probst, C. A. Richon
1980. 313 Abbildungen, 251 Tabellen.
XLVII, 895 Seiten (42 Seiten in Englisch)
DM 136,–. ISBN 3-540-10156-X

149. Heft:
Verletzungen der Wirbelsäule
13. Reisensburger Workshop zu Ehren von H. Willenegger
14. bis 16. Februar 1980
Herausgeber: C. Burri, A. Rüter
Unter Mitarbeit zahlreicher Fachwissenschaftler
1980. 1 Porträt, 168 Abbildungen, 38 Tabellen.
XIII, 270 Seiten
DM 64,–. ISBN 3-540-10202-7

150. Heft: E. Jonasch, E. Bertel:
Verletzungen bei Kindern bis zum 14. Lebensjahr
Medizinisch-statistische Studie über 263166 Verletzte
1981. 5 Abbildungen, 188 Tabellen.
XI, 146 Seiten
DM 42,–. ISBN 3-540-10476-3

151. Heft: R. Kleining:
Der Fixateur-externe an der Tibia
Biomechanische Untersuchungen
1981. 78 Abbildungen, 12 Tabellen.
Etwa 90 Seiten
DM 34,–. ISBN 3-540-10665-0

152. Heft: F. Klapp
Diaphysäre und metaphysäre Verletzungen im Wachstumsalter
Experimentelle Studie
1981. 51 teilweise farbige Abbildungen in 106 Einzeldarstellungen. Etwa 90 Seiten
ISBN 3-540-10760-6
In Vorbereitung

Springer-Verlag
Berlin
Heidelberg
New York

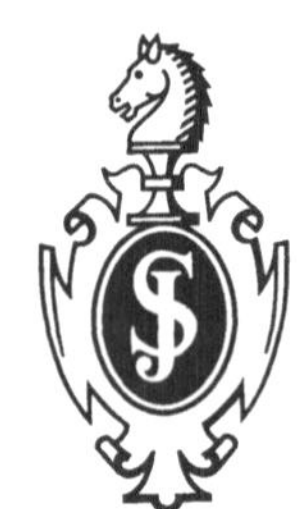